DIE GRIECHISCHE KUNST

JOHN BOARDMAN · JOSÉ DÖRIG · WERNER FUCHS · MAX HIRMER

DIE GRIECHISCHE KUNST

Aufnahmen von Max Hirmer

HIRMER VERLAG MÜNCHEN

Die Übersetzung des Teils Architektur von John Boardman besorgte Wolf Koenigs

Die Deutsche Bibliothek – CIP-Einheitsaufnahme

Die griechische Kunst / John Boardman... Aufnahmen von Max Hirmer
⟨Die Übersetzung des Teils Architektur von John Boardman
besorgte Wolf Koenigs⟩. – 5., durchges. Aufl., Sonderausg. – München : Hirmer 1992
ISBN 3-7774-5850-3

NE: Boardman, John; Hirmer, Max

Sonderausgabe 1992

Schutzumschlag: Dieter Vollendorf, München
Lithos bzw. Klischees: Chemigraphia Czech, München und Brend'amour, Simhart & Co, München
Papier: Schleipen, Bad Dürkheim (Text) und Scheufelen, Oberlenningen (Tafeln)
Druck und Bindung: Offizin Andersen Nexö Leipzig
Printed in Germany
ISBN 3-7774-5850-3

INHALTSÜBERSICHT

DIE ARCHITEKTUR (John Boardman) 7

EINLEITUNG 9

TECHNIK 9

URSPRUNG DER GRIECHISCHEN MONUMENTALARCHITEKTUR 13

DIE ORDNUNGEN 14

Die dorische Ordnung 14
Die ionische Ordnung 16
Die korinthische Ordnung 23

DER BAUSCHMUCK 24

DIE GEBÄUDE UND IHRE AUFGABEN 35

Die Altäre 35
Die Tempel 37
Der dorische Tempel im griechischen Mutterland bis zum Ende des 5. Jahrhunderts 38 – Die Tempel der Westgriechen 43 – Die ionischen Tempel bis zum 5. Jahrhundert 46 – Die Tempel der Spätklassik und des Hellenismus 50
Sonstige Sakralbauten 53
Schatzhäuser 55
Theater 55
Sportanlagen 57
Säulenhallen 58
Öffentliche Gebäude 59
Grabbauten 62
Häuser und Paläste 63
Städteanlagen und Heiligtümer 65

DIE BILDENDEN KÜNSTE 69

GEOMETRISCHE KUNST · 1100–700 V. CHR. (José Dörig) 71

Protogeometrische Kunst · 1100–900 v. Chr. 72
Frühgeometrische Kunst · 900–850 v. Chr. 73
Strenggeometrische Kunst · 850–800 v. Chr. 74
Reifgeometrische Kunst · 800–750 v. Chr. 74
Spätgeometrische Kunst · 750–700 v. Chr. 75
Geometrische Plastik 78
Themen der geometrischen Kunst 80

ARCHAISCHE KUNST · 700–500 V. CHR. (José Dörig) 85

Urarchaische Malerei · 700–660 v. Chr. 85
Urarchaische Plastik · 700–660 v. Chr. 88
Früharchaische Plastik · 660–620 v. Chr. 89
Früharchaische Malerei · 660–620 v. Chr. 92
Strengarchaische Plastik · 620–570 v. Chr. 94

Strengarchaische Malerei · 620–570 v. Chr. 98
Reifarchaische Malerei · 570–530 v. Chr. 100
Amasis-Maler 102 – Exekias 103
Reifarchaische Plastik · 570–530 v. Chr. 104
Mikkiades und Archermos 106 – Phaidimos 106 – Meister Rampin 107
Spätarchaische Kunst · 530–500 v. Chr. 107
Spätarchaische Malerei · 530–500 v. Chr. 108
Spätarchaische Plastik · 530–500 v. Chr. 108
Endoios 109 – Antenor 109
Die Münzkunst der Archaischen Zeit (MAX HIRMER) 112
DIE FRÜHE KLASSIK: DER STRENGE STIL · 500–450 V. CHR. (JOSÉ DÖRIG) 117
Die Malerei 117
Der Kleophrades-Maler 117 – Makron 118 – Der Pan-Maler 120 – Duris 120 –
Der Berliner Maler 121 – Der Brygos-Maler 121 – Polygnotos von Thasos und sein Kreis 122
Die Bildhauer 124
Kalon von Aigina 126 – Onatas 127 – Kritios und Nesiotes 128 – Der Olympia-Meister 131
Die Münzkunst der Zeit des Strengen Stils (MAX HIRMER) 135
DIE HOHE KLASSIK · 450–400 V. CHR. (JOSÉ DÖRIG) 141
Die Bildhauer 141
Pheidias, Sohn des Charmides 141 – Kalamis 147 – Myron von Eleutherai 150 – Polyklet von Argos 152
Die hochklassische Malerei 154
Parrhasios 157 – Apollodor 157 – Zeuxis von Herakleia 158
Die Plastik des Reichen Stils 160
Die Münzkunst der Zeit der Hohen Klassik (MAX HIRMER) 161
DIE SPÄTE KLASSIK · 400–323 V. CHR. (JOSÉ DÖRIG) 169
Die Bildhauer 169
Naukydes 170 – Daidalos aus Sikyon 170 – Timotheos 171 – Praxiteles 173 –
Leochares 175 – Skopas 176 – Bryaxis 179 – Silanion 179 – Lysippos aus Sikyon 181
Die spätklassische Malerei 185
Euphranor vom Isthmos 189 – Apelles aus Kolophon 190 –
Das Alexandermosaik 192 – Die Mosaiken von Pella in Makedonien 193
Die Münzkunst der Zeit der Späten Klassik (MAX HIRMER) 193
DER HELLENISMUS · 323–31 V. CHR. (WERNER FUCHS) 199
Die frühhellenistische Form · 323 – um 225 v. Chr. 201
Die hochhellenistische Form · Um 225 – um 160 v. Chr. 207
Die späthellenistische Form · Um 160–31 v. Chr. 212
Malerei und Zeichnung 219
Die Münzkunst der Zeit des Hellenismus (MAX HIRMER) 221
ANMERKUNGEN 226
KARTE DER GRIECHISCHEN WELT 228
SCHRIFTTUM 230
VERZEICHNIS DER ABGEBILDETEN UND BESPROCHENEN WERKE 234
KÜNSTLERVERZEICHNIS 240

DIE ARCHITEKTUR

EINLEITUNG

Von allen Künsten des antiken Griechenlands ist die Architektur wahrscheinlich die bekannteste, gleichzeitig aber auch die am wenigsten verstandene. Vielleicht ist sie so schwer zu verstehen, weil ein Gebäude nur richtig beurteilt werden kann in seiner Anlage, seiner Stellung zu den umgebenden Bauten und in seinem Verhältnis zu der Gesellschaft, die es errichtete und gebrauchte. Was Vorstellungskraft oder historische Kenntnisse dem Kenner einer Vase oder einer Statue vermitteln können, erschließt sich nicht so leicht bei der Betrachtung z. B. eines Tempels, der, einst in einer lebendigen Stadt gelegen, heute einsam in der Landschaft steht, oder bei der Betrachtung eines Theaters, das weder Bühne noch Schauspieler, noch Zuschauer mehr hat.

Dennoch glauben wir die griechische Architektur verstehen zu können, weil wir in ihr die Formen wiedererkennen, die uns aus späteren Epochen bis in die jüngste Vergangenheit geläufig sind. Aber gerade das hindert uns daran, uns ein angemessenes Urteil zu bilden, ja es erschwert uns auch das richtige Verständnis der übrigen griechischen Kunst.

Was wir von der griechischen Architektur kennen, sind im wesentlichen Bruchstücke. Nur sehr wenige Tempel
sind leidlich bis zum Dach erhalten oder konnten wieder aufgebaut werden – wie der Parthenon, der Hephaistos- *7–11*
und der Athena Nike-Tempel in Athen, die Tempel in Paestum, der sog. Concordia-Tempel von Akragas und der *21, 14–18, II*
Tempel von Segesta – und auch sie haben ihren ursprünglichen Ausdruck mehr oder weniger verloren. Ein paar *20*
kleinere Gebäude und Denkmäler gibt es noch, die ganz erhalten oder wieder aufgebaut sind, wie das Schatzhaus der *30*
Athener in Delphi und das Lysikrates-Monument in Athen. Ferner sind die Theater zu nennen, von denen aber nur die *Abb. 102*
Sitzreihen erhalten sind und wenige Reste der Bühnengebäude. All diese Bauwerke muß man heute ohne die einstige, *31–34*
bebaute Umgebung gänzlich einsam in der Landschaft oder in einer modernen Großstadt oder manchmal gar in einer Aufmachung für den Fremdenverkehr betrachten. Wo ferner die Landschaft beherrschend ist, wie in Sunion oder Segesta, verfälschen die Einsamkeit und die landschaftliche Schönheit den Eindruck der Heiligtümer, um die einst Menschen wohnten, arbeiteten und den Göttern dienten. Bei den nicht erhaltenen öffentlichen und privaten Gebäuden sind wir auf die sorgfältige wissenschaftliche Untersuchung der Fundamente und Architekturteile angewiesen. Diese Bauteile – Kapitelle, Profile und Ornamente – kennen wir am genauesten, und vielleicht ist es sicherer bei der Behandlung der griechischen Architektur von dem auszugehen, was wir wissen können, so vereinzelt und bruchstückhaft es auch sein mag. Schließlich überdauerten ja gerade die Formen und der plastische Schmuck der Architektur die Jahrhunderte und weniger die Grundrisse und Konstruktionen, die im allgemeinen auch keinen großen technischen Ehrgeiz zeigen. In römischer Zeit, als man überlegenere Konstruktionen anwandte, entwickelten sich diese Formen weiter und gingen von da an in die Formensprache der Renaissance über.

Dementsprechend wollen wir in diesem Kapitel zuerst die verschiedenen Ordnungen und Ornamente der griechischen Architektur, ihre Anfänge und ihre Entwicklung betrachten und dann die Gebäudetypen besprechen, an welchen sie auftreten. Dabei müssen die Probleme und Einzelheiten der Konstruktion natürlich weitgehend unberücksichtigt bleiben. Das bedeutet also, daß wir die Architektur weniger als Kunst für sich, sondern als Zweig der angewandten bildenden Künste in Griechenland behandeln wollen, wozu uns ihr Charakter und die Geschichte ihres Einflusses auf die abendländische Architektur berechtigen.

TECHNIK

Das Bauen wird überall bis zu einem gewissen Grad durch das erreichbare Baumaterial und die bekannten Bearbeitungsverfahren bestimmt. Zum Beispiel wird das Äußere moderner Bauten durch die Anwendungsmöglichkeiten von Stahl, Beton, Ziegel und Glas geprägt. Bei römischen Bauten ist es oft abhängig von der Spannweite einer Kuppel und der Tragfähigkeit von Gewölben und Pfeilern. Die griechische Architektur war nicht erfinderisch: Mit geringen statischen Kenntnissen wurde Stein auf Stein geschichtet und vor allem auf die Proportionen und den Schmuck, also den sichtbaren Ausdruck des Gebäudes, geachtet, weniger auf die Konstruktion und manchmal sogar weniger auf die Zweckmäßigkeit. Man kann also nicht sagen, daß die Griechen in der Beherrschung und Kenntnis der Baustoffe Fertigkeiten besessen haben, die von keiner folgenden Epoche übertroffen worden sind. Die Bauweise einfacher Häuser war in der ganzen griechischen Welt ziemlich einheitlich und reichte in der Frühzeit bis zum 7. Jahrhundert v. Chr. für Bauten aller Art aus. Die Kunst der minoischen und mykenischen Palastarchitektur ging mit dem Untergang dieser Paläste auf Kreta und auf dem griechischen Festland verloren. Und es war wahrscheinlich für die Zeitgenossen Homers im 8. Jahrhundert v. Chr. schwieriger, sich das «Homerische Haus» ihres heroischen Zeitalters vorzustellen als für den heutigen Gelehrten, der seine Ruinen untersuchen kann. Neben den durch mündliche Überlieferung weitergegebenen und in den homerischen Epen enthaltenen Beschreibungen kannten die Griechen der archaischen Epoche aus eigener Anschauung das Löwentor in Mykene und die massiven Burgmauern sowie andere ähnliche Denkmäler in Griechenland. Aber wie sie errichtet wurden, blieb ihnen ein Rätsel. Sie schrieben sie dem Werk von Kyklopen zu. Die großen Kuppelgräber (Tholoi) konnten sie sich nur als ausgeraubte Schatzhäuser erklären.

Die Hauswände waren in frühgriechischer Zeit aus Stein, der nur wenig mehr war als rauher Bruchstein, aber sehr sorgfältig verbaut wurde, manchmal in unregelmäßigen Schichten, gelegentlich an den Stirnseiten gut geglättet und eng verfugt. Oft erhob sich auch über einem niedrigen Steinsockel eine Mauer aus Lehmziegeln. Diese waren nicht gebrannt, sondern nur an der Sonne getrocknet und mußten deshalb von der Bodenfeuchtigkeit ferngehalten werden. Sie waren sehr groß, durchschnittlich 60 cm lang, 30 cm breit und 10 cm dick, in klassischer Zeit oft quadratisch mit 45 cm Seitenlänge. Einfache Häuser hatten häufig flache Dächer aus Balken und Reisig und einer Lage gestampftem Lehm darüber, wobei mit Laub oder Seetang die Ritzen zugestopft wurden, eine Bauweise, die man heute noch in einigen Teilen Griechenlands antreffen kann. Mit Ausnahme von Strohdächern sind steile Satteldächer wohl bis zur allgemeinen Verwendung von Tonziegeln, die in der Eisenzeit erst in der zweiten Hälfte des 7. Jahrhunderts wieder auftauchen, nicht üblich gewesen.

Der Stein, den man zum Bauen verwendete, wurde gewöhnlich von dem nächstgelegenen Berg gebrochen, denn der griechische Kalkstein war leidlich gut zu bearbeiten. Als die Griechen begannen, die ersten monumentalen Bauten zu errichten, verfeinerten sie sehr schnell die Methoden, mit dem weicheren Stein umzugehen und scheuten auch erhebliche Mühen nicht, um härteren und schöneren Stein zu gewinnen und zu bearbeiten. Es war die Zeit, in der sich ihre Bildhauer an überlebensgroßen Statuen aus härterem Stein wagten, so aus dem schönen weißen Marmor, der auf den griechischen Inseln ohne Schwierigkeiten gebrochen werden konnte und den sie schließlich auch in anderen Teilen Griechenlands, vor allem in Attika am Pentelikon, entdeckten. Anfangs wurde Marmor selten für ganze Bauten verwendet, sondern blieb vielmehr dem Ornament und dem Skulpturenschmuck vorbehalten.

Der Steintransport mit Schlitten und Ochsenwagen war in einem Lande wie Griechenland nicht einfach. Am Pentelikon sind uns noch die Wege erhalten, über die die Marmorblöcke auf Schlitten nach Athen hinuntergeschafft worden sind. Um sehr große Blöcke zimmerte man auch Reifen, auf denen sie zur Baustelle gerollt wurden. Wie für die Werkstatt des Bildhauers, so wurde zum Teil auch für Bauwerke der bevorzugte Marmor über beachtliche Strecken herbeigeschafft. So holten Athen und Siphnos zum Bau ihrer Schatzhäuser in Delphi den Marmor weit her von den Inseln.

Wenn Marmor nicht zur Hand oder zu teuer war, überzog man den billigeren Stein mit einer feinen Stuckschicht, um glatte Flächen und exakte Profile zu erhalten. Auch dieser weichere Stein (Poros) wurde mit Sorgfalt und Genauigkeit bearbeitet: herausgesägt und zu Quadern zurechtgehauen. Aus dichtem, hartem Kalkstein, später auch aus Marmor, wurde das «Polygonalmauerwerk» errichtet, das ein Netz unregelmäßiger, meist gerader Fugen aufweist. Es war schon im 6. Jahrhundert vollkommen entwickelt. Seltener finden wir das sog. lesbische Polygonalmauerwerk mit gekrümmten Fugen. Polygonalmauern waren für Wände, Stützmauern und besonders für Befestigungen lange Zeit üblich, da sie durch ihren verzahnten Verband sehr standfest waren. Seit der zweiten Hälfte des 6. Jahrhunderts jedoch, als man für bedeutendere Bauten Marmor verwendete, wurde Schichtmauerwerk aus rechteckigen Quadern allgemein gebräuchlich. Dabei gab es Mauern, bei denen hohe und niedrige Schichten wechselten (pseudoisodome Mauern) oder bei denen alle Schichten gleich hoch (isodom) waren; oder die Schichthöhe nahm nach oben hin ab, wobei eine hohe Schicht am Wandfuß aus aufrecht stehenden Quadern (Orthostaten) bestand.

Wegen der Bruchgefahr wurden die Blöcke gewöhnlich nur an den Kanten bearbeitet, und die Kanneluren der Säulen vor dem Versetzen nur im Ansatz angelegt und erst an Ort und Stelle vollendet. Die Vorderseiten der Wandquadern waren dann bossiert, das heißt rauh belassen und nur von einem schmalen Randschlag gesäumt. Sie wurden danach im allgemeinen vollständig geglättet, erst in späthellenistischer Zeit ließ man manchmal aus dekorativen Gründen eine feine Schicht stehen.

Dichter Fugenschluß wurde erreicht, indem man nur den Streifen unmittelbar hinter den Kanten glättete, die übrige Fläche aber leicht aushöhlte (Anathyrose). Mörtel wurde außer bei Wasserbauten nicht verwendet, wohl aber Klammern und Dübel aus Eisen und Bronze, die die Quadern der größeren Bauten und gelegentlich der Fundamente in horizontaler und vertikaler Richtung zusammenhielten. Bei einfacheren Bauten waren die Wände manchmal nur außen in Schichtmauerwerk ausgeführt. Der Raum zwischen der glatten Außen- und der rauhen Innenschale war mit Bruchsteinen gefüllt.

Bogen und Gewölbe wurden in archaischer und klassischer Zeit nur vereinzelt bei einigen Gräbern und Befestigungen verwendet. Erst die Baumeister des Hellenismus gewannen allmählich mehr Vertrauen in diese Konstruktion. Allerdings dürfen wir annehmen, daß sie aus ästhetischen Gründen abgelehnt wurde, so zweckmäßig sie auch sein mochte.

Gelegentlich, wenn eine übermäßige Belastung der Bauteile zu befürchten war, verstärkte der Baumeister den steinernen Oberbau mit Eiseneinlagen – so am Parthenon unter den Giebelskulpturen, in den Architraven der ionischen Westhalle der Propyläen auf der Akropolis von Athen, am Apollon-Tempel von Bassai und am Olympieion von Akragas. Von größtem Geschick im Umgang mit riesigen Steinblöcken zeugen aus mykenischer Zeit der Türsturz vom Schatzhaus des Atreus und dann aus römischer Zeit die drei riesigen Blöcke, die das Fundament des Jupitertempels in Baalbek (Trilithon) bilden. In der griechischen Architektur beeindruckt uns weniger die Größe der Blöcke, obgleich sie recht beachtlich sein kann, als vielmehr die Art, wie sie bearbeitet und aneinandergefügt wurden. Die Vollendung und Exaktheit, die weit über die statischen und praktischen Erfordernisse hinausgehen, verleihen dem Mauerwerk der klassischen Bauten und natürlich auch den Ornamenten etwas von dem, was auch an der griechischen Plastik so begeistert.

Bei den aus Stein erbauten Tempeln waren die Decken wie der Dachstuhl bis zur Klassik noch oft aus Holz, doch zog man bei bedeutenderen Bauten bald Steindecken vor. In einfachen und älteren Häusern waren die Stützen ebenfalls aus Holz, sicher nur roh zugehauene Baumstämme. Eine Ahnung von der hochentwickelten Zimmermannskunst an bedeutenderen Bauten der Frühzeit geben uns die Einzelheiten der dorischen Ordnung, in der viele in Stein übertragene Formen des Holzbaues enthalten sind. Die Holzteile dieser frühen Bauten waren oft mit schützenden Terrakottaverkleidungen verschalt. Nirgends zeigt sich so gut wie bei diesen farbenfreudigen archaischen Tonverkleidungen, wie geschickt die Griechen im Brennen großer Tonplatten waren. Schon die gewöhnlichen Dachziegel stellen eine hohe Leistung der Töpferkunst dar. Ihre Größe, 65 bis 90 cm lang, 55 bis 70 cm breit und etwa 5 cm dick, wird heute nicht mehr erreicht. Als die amerikanischen Ausgräber der Agora von Athen für den Wiederaufbau der Stoa des Attalos Ziegel im alten Format herstellen lassen wollten, fanden sie nur mit Mühe eine griechische Ziegelei,

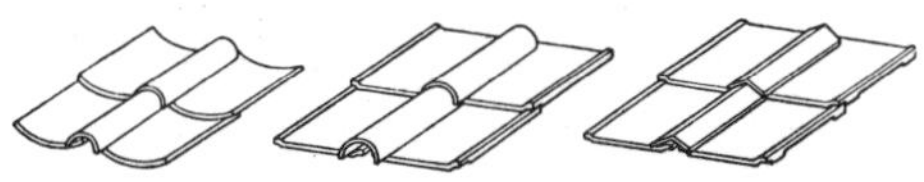

1 Lakonische, sizilische und korinthische Dachdeckung

die mit den technischen Schwierigkeiten fertig werden konnte. Die flachen Ziegel griffen oben und unten übereinander, die seitlichen Fugen wurden durch Deckziegel geschützt. Der sog. «korinthische» Deckziegel ist scharfkantig und dachförmig, während der «sizilische», der aber auch im ostgriechischen Raum verbreitet war, halbkreisförmig ist. Die älteste Variante, die «lakonische» Deckung, besteht aus breiten konkaven Ziegeln mit halbkreisförmigen Deckziegeln. Auf die Bemalung dieser Ziegel soll später näher eingegangen werden. *Abb. 1*

Dachziegel aus Marmor in der gleichen Form sind nach Pausanias erstmals von Byzes auf Naxos in der ersten Hälfte des 6. Jahrhunderts v. Chr. verwendet worden. Wegen des großen Gewichtes wurden jedoch oft nur die Reihen am Dachrand und am First in Marmor ausgeführt.

Bei der strahlenden Helle Griechenlands genügte es, die Häuser durch kleine Öffnungen oben in den Wänden, seltener in den Dachziegeln, zu belichten; Fensterglas war noch nicht bekannt. Die Tempel erhielten ihr Licht durch die Tür. Der Rauch zog vom Herd durch ein Loch im Giebel ab, oder durch einfache Rauchfänge. Sicher dienten auch die Hälse großer Vorratsgefäße als Schornsteine.

Da wir so viel über das feine Proportionsempfinden der Griechen lesen, könnten wir versucht sein anzunehmen, daß es ein sehr differenziertes und allgemeines Maßsystem gegeben hätte. Das wäre aber weit gefehlt; dennoch begeistert es manche Wissenschaftler immer von neuem, an den vorhandenen Gebäuden allgemein gültige Maße aufzuspüren. Allenfalls läßt sich zeigen, daß zwar dem Entwurf der meisten Gebäude ein Maß zugrunde liegt, ohne aber dem Entwurfsmaß irgend eines anderen zu entsprechen. Viele, vielleicht sogar alle Maße wurden mit der Meßlatte des Steinmetzen festgelegt, die zwar gekennzeichnet und unterteilt, aber keineswegs nach einem allgemeinen oder auch nur örtlichen Standard geeicht war. Man vereinfacht fast schon zu sehr, wenn man sagt, die Griechen hätten sich nur an zwei Maßeinheiten gehalten: den im dorischen Gebiet gebräuchlichen Pheidonischen Fuß von etwa 32,7 cm und den im attischen Gebiet neben diesem gebräuchlichen Solonischen Fuß von ungefähr 29,4 cm, welcher sich seit Mitte des 5. Jahrhunderts v. Chr. im Bereich des Attischen Seebundes ausbreitete und den in Ionien üblichen ostionischen Fuß von 34,9 cm verdrängte, der seit dem Anfang des 6. Jahrhunderts v. Chr. von Ägypten her übernommen worden war. Zu jedem Fußmaß gehörte eine das eineinhalbfache betragende Elle.

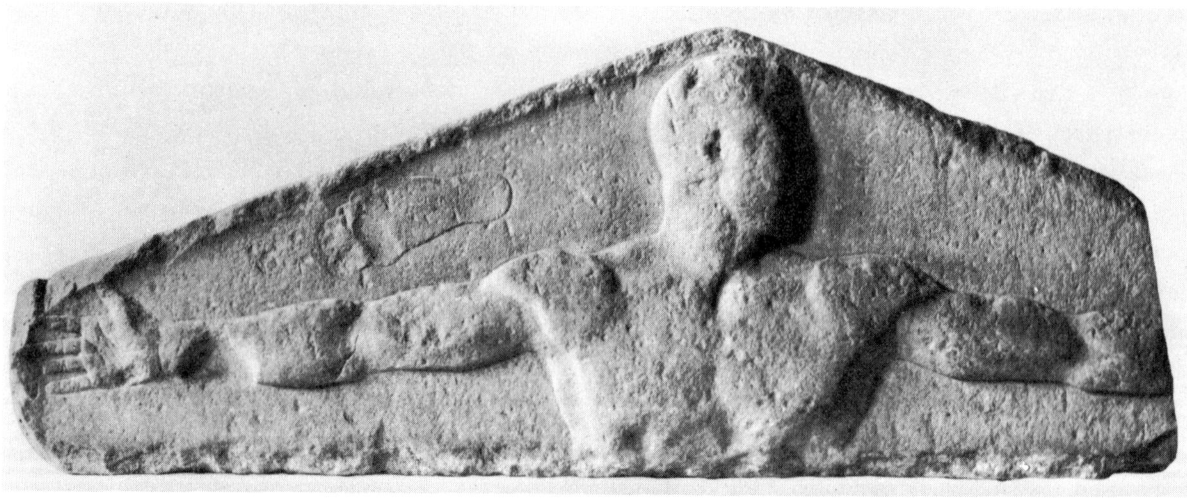

2 Metrologisches Relief. Mitte 5. Jahrhundert v. Chr. – Oxford

Abb. 2 Eine Erläuterung dieser Vielfalt von Maßeinheiten gibt das seltsame Metrologische Relief in Oxford. Hier entspricht das Maß von Fingerspitze zu Fingerspitze der ausgestreckten Arme des Mannes (2,07 m) sechs ziemlich langen Fuß, bzw. sieben kurzen Fuß, wie sie das Relief ebenfalls zeigt, oder vier ziemlich langen Ellen. Ob dieses Relief etwas mit der Einführung des attischen Maßsystems im Bereich des Seebundes zu tun hat, ist ungewiß.

Es spielte in einer Zeit, in der der Sieg in einem Rennen wichtiger war als der absolute Rekord, keine Rolle, wenn z. B. keine zwei Wettlaufstadien gleich lang waren. Das ortsübliche Maß oder auch der Zufall bestimmten die genaue Länge der geforderten sechshundert Fuß.

Nicht viel sinnvoller ist es, nach genauen Regeln für die Proportionierung aller Gebäudeteile oder Vorschriften für den Steinmetzen zu suchen. Die Schriften Vitruvs, des römischen Architekten und Architekturtheoretikers, in denen er solche Regeln ableitete und vorlegte, haben wahrscheinlich zu dieser falschen Auffassung geführt. Allerdings gibt es einige ganz einfache Hilfsmittel beim Entwurf der Grundrisse und Fundamente, und es lassen sich auch einige deutliche, vielleicht sogar bewußte Prinzipien erfassen und in ihrer Entwicklung im Laufe der Zeit beobachten. Die griechischen Architekten begannen selbst Proportionstheorien aufzustellen, ziemlich gleichzeitig mit den Bildhauern, zu denen manche freilich auch zählten. Mißt man aber erhaltene Bauten nach, so stellt man nicht selten Differenzen von einigen Zentimetern bei Maßen fest, die wegen der Symmetrie und bei genauer Meßtechnik gleich sein sollten. Faustregeln müssen bei der Bauausführung eine ebenso wichtige Rolle gespielt haben wie das Augenmaß bei einigen einfacheren optischen Korrekturen, die später zu besprechen sein werden.

Immerhin zwang schon die Verwendung von Lehmziegeln zu einer gewissen Vereinheitlichung der Mauerstärken. Entsprechendes gilt für die Dachziegel, für die in manchen griechischen Städten öffentlich anerkannte Muster ausgestellt waren.

DIE URSPRÜNGE DER GRIECHISCHEN MONUMENTALARCHITEKTUR

Für die Bronzezeit kann in Griechenland nur bei der weniger verfeinerten mykenischen, nicht aber bei der nichtgriechischen minoischen Kultur auf Kreta von einer Monumentalarchitektur gesprochen werden. Die mykenische Architektur zeigt, außer bei den ungeheuren Mauern und Gräbern, auch in den Palästen einen Ansatz zur Monumentalität. Der Kern der Anlage ist hier ein großer Raum, das Megaron, wogegen sich in den minoischen Palästen Prunksäle, Wohnräume und Magazine in zwei oder mehr Stockwerken locker um einen Innenhof gruppieren. Das Megaron, wie es die Paläste auf der Oberburg von Mykene, Tiryns und in Englianos bei Pylos zeigen, war ein rechteckiger Raum mit einem Herd in der Mitte, vor dem, noch durch einen Vorraum getrennt, eine offene Vorhalle mit einer oder zwei Säulen lag. Am Ende der Bronzezeit verschwand diese ausgeprägte Bauform und mit ihr auch ihre Konstruktion aus Bruchsteinen oder Quadern, die durch Balken verankert waren. Wir finden jedoch dieselbe Megaronform von neuem in Häusern des wiedererwachenden Griechenlands der Geometrischen Zeit.

Abb. 105–107

Die Einflüsse aus dem Orient, welche die griechische Kunst im 8. und 7. Jahrhundert umformten, wirkten auch auf die Architektur, allerdings erst allmählich und man kann sie daher weniger klar an einfachen Nachahmungen aufzeigen. Die großen Bauten des Vorderen Orients, welche die Griechen gekannt haben mochten, waren weitgehend aus Lehmziegeln, nur am Sockel und an den Türen in Stein ausgeführt. Der Vergleich mit der Kunst Nordsyriens ist besonders wichtig für das Verständnis der neuen Einflüsse auf die griechische Kunst. Dort finden wir oft plastische Details an der Fassade. Ein geläufiges Motiv ist der reliefverzierte Sockel, der uns vielleicht von den assyrischen Palästen her am bekanntesten ist. In Ägypten dagegen waren Bauten aus Stein die Regel. Hier lernten die Griechen den ästhetischen Wert der Steinsäule und die Wirkung wiederkehrender Profile und Bauformen kennen. Davon sollten sie dann die Grundidee ihrer Ordnungen ableiten. Diese beiden Elemente, Säulen und regelmäßige Profile, finden sich auch schon bei ihren mykenischen Vorfahren. Erst allmählich paßten die Griechen diese Schmuckformen ihren einfachen architektonischen Erfordernissen an. Ein kleiner Relieffries östlichen Typs vom Ende des 8. Jahrhunderts ist aus Chania auf Kreta bekannt. Von einem Tempel bei Prinias in Mittelkreta stammt ein Fries mit einem Reiterzug aus dem 7. Jahrhundert. Er wurde, vielleicht in falscher Analogie zu späteren ionischen Friesen, von den Ausgräbern über einem hölzernen Architrav rekonstruiert, kann aber auch an den Sockel oder vielleicht an den Dachrand gehört haben. Der Türsturz dieses Tempels ist mit

Abb. 3

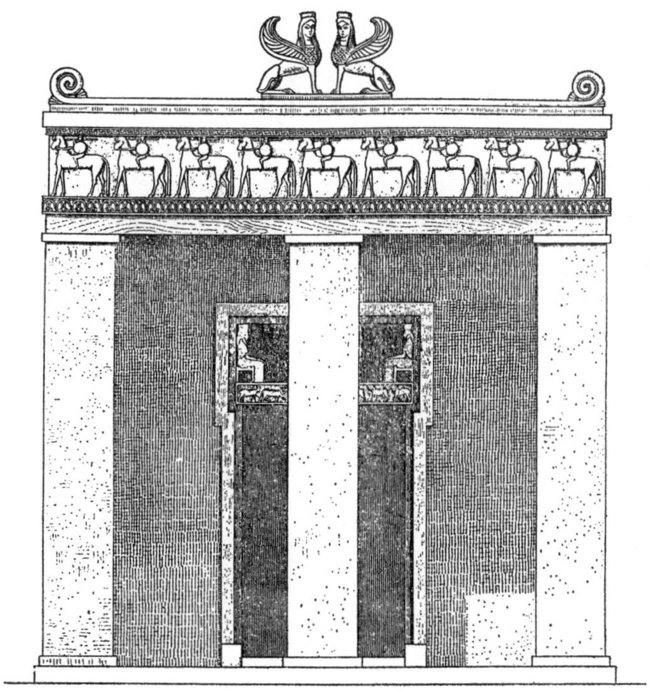

3 Prinias, auf Kreta, Tempel A. Spätes 7. Jahrhundert v. Chr. Rekonstruktion der Frontansicht

Relieffriesen von Löwen und Hirschen geschmückt, darüber rahmen zwei vollplastische thronende Göttinnen eine fensterartige Öffnung – vielleicht ist auch das ein ägyptisches Motiv. In Arkades, ebenfalls auf Kreta, wurde ein Palmkapitell aus Stein gefunden, wie es aus Ägypten und aus dem mykenischen Griechenland bekannt ist. Diese Stücke von Kreta sind aber nur Vorläufer der Steinarchitektur, die nicht vor Ende des 7. Jahrhunderts auftritt und wohl einer unmittelbaren Anregung aus Ägypten zugeschrieben werden muß. Ebenso erklären wir uns ja auch den gleichzeitigen Beginn der monumentalen Plastik in Griechenland.

DIE ORDNUNGEN

Säulen und Gebälk sind die Elemente der kanonischen Ordnungen der griechischen Architektur. Sie unterscheiden sich durch die verschiedene Ausbildung der einzelnen Glieder von der Basis bis zur Sima. Selten werden die Formen verschiedener Ordnungen vermischt, und sie verändern sich nur so langsam und so wenig, daß es im allgemeinen als möglich gilt, das ganze Äußere eines Gebäudes aus einigen Fundstücken zu rekonstruieren.

Im folgenden seien die Ordnungen in ihrer klassischen Ausbildung beschrieben sowie ihr Ursprung und ihre Entwicklung kurz umrissen.

DIE DORISCHE ORDNUNG

Abb. 4 Die dorische Säule hat keine Basis, sondern erhebt sich unmittelbar über ihrer Standfläche, dem Stylobat, der obersten der drei Stufen des Unterbaus (Krepis). Der Säulenschaft hat gewöhnlich zwanzig flache Kanneluren, die durch scharfe Grate getrennt sind. Am Säulenhals befinden sich zwei oder drei Kerben, darüber am Kapitellansatz drei flache Ringe. Das Kapitell selbst besteht aus zwei Teilen, dem runden, ausladenden Echinus und der daraufgelegten, flachen quadratischen Platte, dem Abakus. Auf den Kapitellen liegt der glatte Architrav auf, darüber zieht sich ein sorgfältig ausgearbeiteter Fries, das Trigliphon, hin. Hier wechseln etwa quadratische Platten, die Metopen, die oft bemalt sind oder Reliefs tragen, mit schmäleren, dreigliedrigen Triglyphen. Zwischen Architrav und Triglyphon läuft eine Leiste, die Tänia, an der unter jeder Triglyphe wieder ein kurzes Leistchen, die Regula mit sechs nagelkopfartigen Tropfen, den Guttae, erscheint. Über dem Triglyphon springt ein Gesims vor, das Geison, an dessen Unterseite über Triglyphen und Metopen je eine Platte, der Mutulus, mit achtzehn ebensolchen Tropfen hängt.

Das ist in ihren Grundzügen die dorische Ordnung des Außenbaues. Architrav und Triglyphon wurden innerhalb der Säulenhalle über der Cellawand meist noch einmal wiederholt. Den Abschluß bildet außen die Sima, die von Wasserspeiern, oft in Gestalt von Löwenköpfen, durchbrochen wird.

Die merkwürdigen Formen leiten sich eindeutig vom Holzbau her. So scheinen die Nägel der Guttae die Triglyphenbretter zu befestigen, welche wiederum die Deckenbalken verbergen. Aber es sind keine genauen Nachbildungen von Holzdetails, die an den entsprechenden Stellen vorkämen; ein streng logischer Aufbau dieser Teile fehlt. Das Grundmotiv der Triglyphen und Metopen war mit den Balkenenden und Zwischenräumen gegeben, doch das übrige ist eine feine Komposition von in Stein übertragenen Formen des Holzbaus.

Selbst die flachen Kanneluren ähneln sehr den Spuren der groben Glättung eines Baumstammes mit dem Beil.

Aus mykenischer Zeit sind Säulen mit konvexen und konkaven Kanneluren bekannt. Erstere erinnern an eine ägyptische Säulenform, die wahrscheinlich auf Stützen aus zusammengebundenen Papyrusstengeln zurückgeht, eine Säulenform, wie sie im Djoser-Grabbezirk zu Saqqara in der Eingangshalle und, in einigen Stücken auch noch am sog. Kleinen Tempel, schon aus Stein gearbeitet, anzutreffen ist. Die Enden der Seitenwände der Vorhalle des dorischen Tempels, die sog. Anten, waren noch bei den Steinbauten ein wenig dicker, in Erinnerung an die Holzverkleidung, die die vorstehenden Stirnen der Lehmziegelmauern geschützt haben müssen.

Die schwellenden, kissenartigen Kapitelle der frühesten dorischen Bauten sind mit den mykenischen Kapitellen verglichen worden, deren Profil im allgemeinen halbrund war und die kräftiges Blattornament am Säulenhals trugen. Wir kennen sie am besten von kleinen Elfenbeinschnitzereien und vom Löwentor in Mykene; von daher

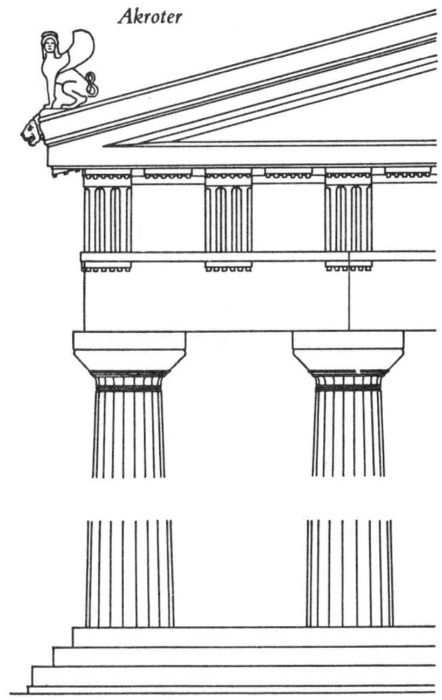

4 Die dorische Ordnung des Aphaia-Tempels auf Aigina

kannten sie vielleicht auch die Griechen des 7. Jahrhunderts. Einige dorische Kapitelle haben am Säulenhals ebenfalls diesen Blattkranz, den auch ein Bronze-Fragment aus Olympia zeigt, das von einer der dorischen Holzsäulen des dortigen Hera-Tempels stammen könnte. Aber man muß vorsichtig sein mit solchen auffälligen Parallelen, denn wir wissen z. B. nicht, wie frühe dorische Holzkapitelle ausgesehen haben. Das Kapitell einer Säule, dargestellt auf einer korinthischen Vase aus der ersten Hälfte des 7. Jahrhunderts, hat ein schwellendes, gerundetes Profil, aber eine attische Vase vom Ende des 7. Jahrhunderts zeigt schon den kanonischen dorischen Typ mit Ringen; allerdings steht diese Säule auf einer Basis. Das sind, vielleicht zusammen mit einigen Modellen aus Sparta und einem aus Argos, die frühesten Darstellungen dorischer Säulen aus Holz oder aus Stein.

Der Hera-Tempel in Olympia hatte zunächst Holzsäulen, die dann im Laufe der Zeit durch Steinsäulen ersetzt *2, 3*
wurden. Bei deren frühesten müssen die Kapitelle den Vorgängern aus Holz noch sehr ähnlich gewesen sein.

Die frühesten dorischen Kapitelle haben einen vollen, weit ausladenden Echinus. Doch keines der erhaltenen läßt sich nachweisbar vor 600 v. Chr. datieren. Später steigt die Kurve immer steiler an und krümmt sich weniger und
zur Zeit des Zeus-Tempels von Olympia, in der Mitte des 5. Jahrhunderts, verläuft sie am Ansatz auffallend gerade. *Abb. 59*
Diese Entwicklung der Echinuskurve können wir bei den zu verschiedenen Zeiten als Ersatz für die Holzkapitelle gearbeiteten Steinkapitellen an dem genannten Hera-Tempel in Olympia verfolgen. Mit der Zeit werden die Säu-
len schlanker und die Kapitelle niedriger, wie die Reihe von Beispielen aus Delphi sehr gut zeigt. *Abb. 5*

In Gebieten, in denen sich der ionische Einfluß geltend machte, kamen an dorischen Tempelbauten mitunter ungewöhnliche Formen vor. In der sog. Basilika, dem Hera-Tempel I von Paestum vom Ende des 6. Jahrhunderts, finden sich, an vier Säulen plastisch ausgeführt, am Säulenhals feine Blattkehlen und am Ansatz des Echinus ein Band mit zum Teil pflanzlichen Ornamenten. Ferner, ebenfalls im Westen, haben die dorischen Halbsäulen des Tempels des
Zeus Olympios in Akragas aus dem 5. Jahrhundert ionische Basen, eine Verbindung, die sonst nur an sehr späten *Abb. 70*
dorischen Bauten vorkommt. Der Tempel der Athena in Assos (Troas), der einzige bekannte frühe dorische Tempel im ostgriechischen Raum, zeigt einen ionischen Relieffries auf dem Architrav unter den üblichen Triglyphen und Metopen. Ein spätarchaischer Tempel auf Korkyra, in Kardaki, hat anstelle des dorischen Gebälks ionische Profile. An dem seltsamen archaischen sog. Thron des Apollon, den der ionische Künstler Bathykles in Amyklai bei dem dorischen Sparta errichtete, kommen zusammengesetzte Kapitelle vor: Unter dem dorischen Echinus springt hier nach einer Seite hin eine ionische Volute wie eine Konsole vor. Derartige Mischformen sind in Unteritalien und Sizilien häufiger.

Das dorische Gebälk veränderte sich wenig, nur seine Höhe nahm im Verhältnis zur Säulenhöhe immer mehr ab.

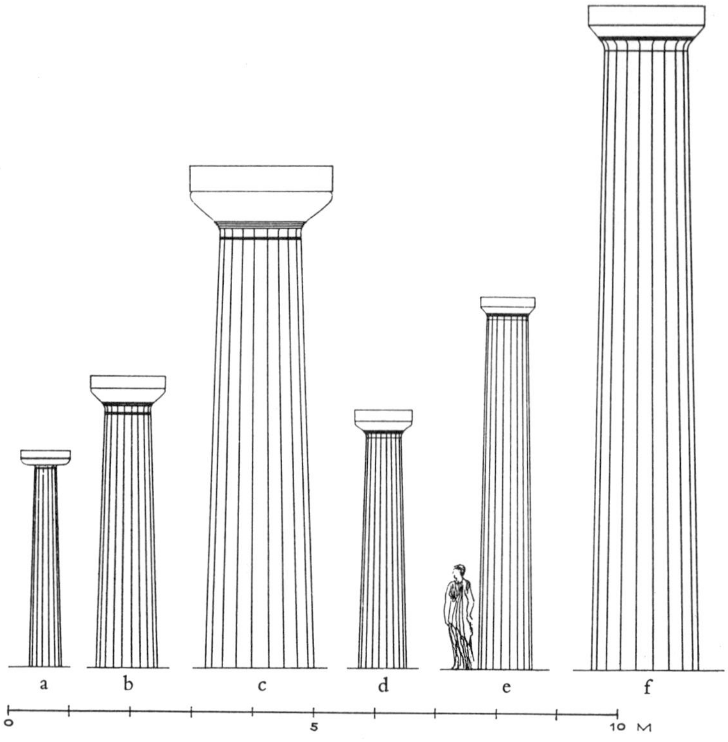

5 Delphi, Gegenüberstellung dorischer Säulen von Bauten des Apollon-Heiligtums (c, d und f) und des Heiligtums der Athena Pronaia (a, b und e) in Delphi (1:112,5).
a vom Athena-Tempel I (um 600 v. Chr.);
b vom Athena-Tempel II (um 510 v. Chr.);
c vom Apollon-Tempel V (um 525 v. Chr.);
d vom Schatzhaus der Athener (kurz nach 507 v. Chr.);
e von der Tholos (kurz nach 400 v. Chr.);
f vom Apollon-Tempel VI (nach 346–320 v. Chr.)

Der höchst kunstvolle Triglyphen- und Metopenfries bot dem Architekten eine besondere Schwierigkeit. In der Regel stand jede zweite Triglyphe über einer Säulenmitte. Hätte man das bis zur Ecke durchgeführt, so hätte sich eine häßliche halbe Metope an der Ecke ergeben, da die Triglyphenbreite geringer war als die Architravtiefe. Rückte man die Triglyphe ganz auf die Ecke, dann saß sie nicht mehr mitten über der Säule und die Eckmetope wurde wesentlich breiter. In Griechenland selbst verringerte man, um das auszugleichen, den Abstand der beiden letzten Säulen; am sog. Concordia-Tempel im sizilischen Akragas kontrahierte man das Eckjoch und das folgende Joch. Es gab noch andere Lösungen für das Problem des Eckkonflikts und man darf annehmen, daß sie im allgemeinen allen – außer mathematischen Puristen – genügten.

Die dorische Ordnung war sicherlich die Erfindung eines einzigen Mannes. Sie vereinigte die beständigsten Formen der griechischen Kunst und blieb daher lange Zeit hindurch unverändert, stellte aber stets weit höhere Anforderungen an die Kunst der Architekten und Handwerker als die formenreichere und verspieltere ionische Ordnung. Wie der Name nahelegt, finden wir die dorische Ordnung im südlichen Griechenland verbreitet, aber auch in den westlichen Kolonien in Italien und Sizilien. Abgesehen von dem merkwürdigen frühen Tempel von Assos in der Troas kommt sie im östlichen Griechenland bis zum Hellenismus nicht vor und dann nur verachtet von den einheimischen Baumeistern, die aus guten Gründen die ionische Ordnung vorzogen.

DIE IONISCHE ORDNUNG

Die ionische Ordnung ist viel mannigfaltiger als die dorische. Ihre kanonischen Formen setzten sich im Gegensatz zu den dorischen erst nach zwei Generationen des Experimentierens durch. Und es gab immer bedeutende und voneinander deutlich unterschiedene Schulen an mehreren Orten der griechischen Welt. Die ionische Ordnung ist im Grunde eine dekorative und ein großer Teil des Bauschmuckes, den wir später beschreiben werden, wurde für sie entwickelt, um dann auch auf zahlreiche kleinere Gegenstände übertragen zu werden; denn der Größenunterschied spielte für die Wirkung des Ornaments keine Rolle.

Da die Ursprünge dieser Ordnung so verwickelt und verschiedenartig sind, müssen wir sie zunächst betrachten. Die frühesten Hinweise monumentaler Steinarchitektur im östlichen griechischen Raum geben glockenförmige *Abb. 6* Kapitelle mit Blütenfriesen in Flachrelief. Solche Kapitelle waren für einen neuen Tempel in Altsmyrna bereits

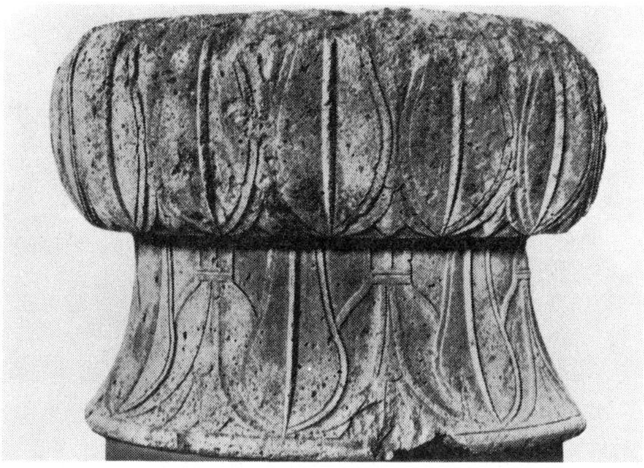

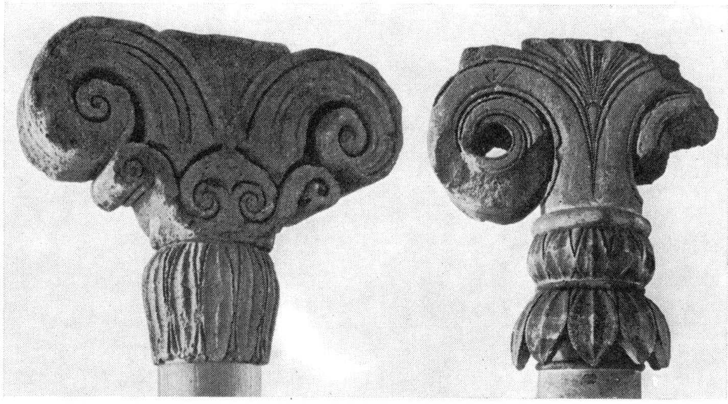

6 Kapitell, aus Altsmyrna. Spätes 7. Jahrhundert v. Chr.
7 Äolische Kapitelle aus Larissa (links) und Neandria (rechts) 1. Hälfte bzw. Mitte 6. Jahrhundert v. Chr. – Istanbul, Archäologisches Museum

vollendet, als der Lyderkönig Alyattes, kurz nach 600 v. Chr., die Stadt zerstörte. Sie sind aus Kalkstein, die zugehörigen Säulentrommeln sind unkanneliert und haben einen Durchmesser von etwa einem Meter. Daneben sind andere Kapitelle von einfacher Form z. B. aus Phokaea bekannt, deren Hauptteil ein Kranz von Blättern auf einem Wulstprofil zu sein scheint. Diese Blätter liegen so aufeinander, daß die Spitzen der inneren Reihe zwischen den Blättern der äußeren Reihe erscheinen. Schließlich ist noch eine Anzahl von Kapitellen gefunden worden, bei denen über diesem Blattkranz ein Volutenpaar aufsteigt, das in dem dazwischenliegenden Zwickel ein plastisches Blütenornament, eine Palmette, einschließt. Diese Kapitelle kommen aus Fundstätten im Norden Kleinasiens (Neandria, *Abb. 7* Larisa, Lesbos) und werden daher äolische oder einfach protoionische Kapitelle genannt.

Die Motive, Blütenfriese und Voluten, stammen aus der Kunst des Vorderen Orients und waren als Schmuckformen in der griechischen Vasenmalerei des orientalisierenden Stils keineswegs neu. In der Architektur jedoch waren sie auch im Vorderen Orient noch nicht verwendet worden. Wohl gibt es in Nordsyrien Profile mit plastischen Blütenfriesen, aber es handelt sich hier um Basen von Holzsäulen, und es ergibt sich keine rechte Parallele zur ionischen Baukunst, eher schon bei gewissen Kapitellen aus Cypern, die den äolischen ähneln; denn sie haben ebenfalls Voluten, wenn sie auch ganz anders aufgebaut sind. Die Voluten setzen beiderseits an einem Dreieck über dem Schaftende an. Außerdem kommen diese Kapitelle fast ausschließlich an viereckigen Pfeilern oder an Pilastern vor. Nur in Hazor und Ramat-Rahel in Palästina wurde ein solches Kapitell früher als in Griechenland für eine Säule im griechischen Sinne verwendet. Aber auch hier krönt es sonst rechteckige Pfeiler und die Voluten scheinen ebenfalls nicht organisch aus dem Schaftende zu entspringen.

All diese Elemente der frühen griechischen Kapitelle finden sich im Vorderen Orient auf Füßen von Möbeln und kleineren Geräten. Es ist deshalb recht wahrscheinlich, daß die ostionischen Baumeister sie von dort in einem größeren Maßstab auf ihre neue monumentale Architektur übertrugen. Wenn das Ergebnis in mancher Hinsicht an ägyptische Bauformen einer viel früheren Epoche erinnert, ist das im gewissen Grade ein Zeichen für die ägyptische Herkunft selbst östlicher vegitabilischer Ornamente, vielleicht auch Ausdruck der unmittelbaren Anregung durch ägyptische Bauwerke, die die Griechen beinahe ebenso beeinflußten wie die ägyptische Skulptur; wiederum jedoch ohne zu genauen Kopien der ägyptischen Motive und Formen zu führen.

Der Oberbau der frühen Gebäude war aus Holz. Später, als man Stein verwendete und die Dächer mit Ziegeln deckte, mußte man die Säulen dichter stellen, oder ein Kapitell mit breiterer Auflagefläche schaffen. Dazu konnte man beispielsweise die Voluten des äolischen Kapitells auseinanderspreizen, bis ihre Ansätze horizontal lagen und nur noch durch das genannte Blütenornament getrennt waren. Und so sieht tatsächlich der Oberteil der frühesten ionischen Kapitelle aus. Zwischen ihre Voluten ist der Blattkranz emporgeschoben und bildet nun das Echinus-Profil aus stilisierten Blättern, das später zum Eierstab wird. Kapitelle aus Naxos zeigen diese ursprüngliche Form und möglicherweise wurde sie dort erfunden. Naxos war ein wichtiges Zentrum der Marmorgewinnung und -verarbeitung und hat außer Marmor für Skulpturen halbfertige und wahrscheinlich fertige Statuen, vielleicht

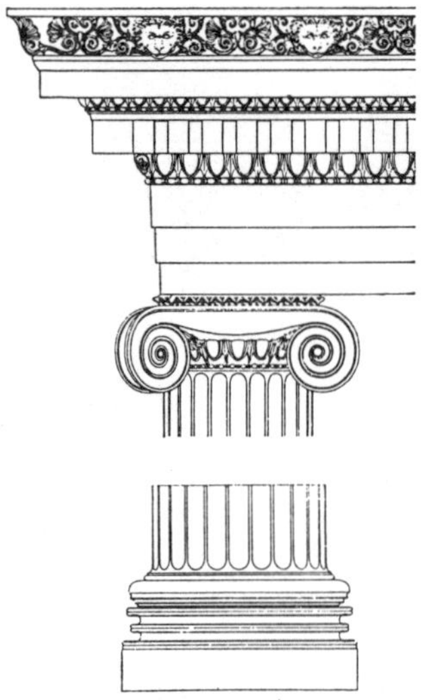

8 Die ionische Ordnung am Athena Polias-Tempel in Priene. 4. Jahrhundert v. Chr. (1 : 75)

auch fertige oder halbfertige Architekturteile ausgeführt. Ein frühes Beispiel aus der Zeit um etwa 560 v. Chr. ist
103 das Kapitell, das die Sphinx der Naxier in Delphi trägt. Es wird im allgemeinen mit durchgehendem Volutenteil wie die späteren ionischen Kapitelle ergänzt. Aber das entscheidende Stück ist auf beiden Seiten abgebrochen, vermutlich, weil an dieser Stelle etwas abbrechen konnte, nämlich eine plastisch ausgeführte Blüte. An den großen ostgriechischen Tempeln der Mitte des 6. Jahrhunderts ließ man die Ansätze der beiden Voluten in ein durchlaufendes Band, die Kanalis, münden, damit war die kanonische Form des ionischen Kapitells geschaffen. Jedoch geriet die Urform mit zwei getrennten Voluten nie ganz in Vergessenheit.

Wir wollen nun die anderen Teile der ionischen Ordnung in ihrer klassischen Ausprägung betrachten und zwar
Abb. 8 am Beispiel des Athena Polias-Tempels von Priene aus der 2. Hälfte des 4. Jahrhundert. Im Gegensatz zur dorischen Säule hat die ionische eine Basis, die sich in diesem Falle zusammensetzt aus einem Wulst, dem Torus, über der sog. Spira, die wiederum aus zwei tiefen Hohlkehlen mit je zwei dazwischenliegenden Rundstäben besteht. In Priene liegt darunter noch eine quadratische Platte, die Plinthe, als drittes Glied, eine Besonderheit, die in der ostionischen Architektur zeitweise auftritt. Die beiden Hauptglieder der Basis können waagerecht kanneliert oder auch je nach
Abb. 15 Zeit und Ort anders behandelt und verziert sein. Diese Basisform heißt ephesische, da sie am älteren und jüngeren
Abb. 81, 89 Artemis-Tempel von Ephesos auftritt. Dort trägt der Torus manchmal einen Blattkranz. Die ionische Säule hat in der Regel vierundzwanzig Kanneluren, also vier mehr als die dorische. Die Kanneluren sind wegen ihrer größeren Anzahl und wegen der zwischen ihnen liegenden schmalen Stege etwas tiefer eingeschnitten als die dorischen. Die Enden des Schaftes sind oft mit einem Perlstab verziert. Die ganze Säule war schlanker als die dorische: In klassischer Zeit war das Verhältnis vom unteren Durchmesser zur Höhe bei dorischen Säulen 1 : 5 bis 1 : 6, bei ionischen Säulen 1 : 8 bis 1 : 10. Diese größere Höhe bei gleichem Durchmesser ließ die ionische Säule für Innensäulen besonders geeignet erscheinen, wie wir im weiteren noch sehen werden.

Das Kapitell besteht aus zwei wesentlichen Teilen, kann aber auch aus einem Stück gearbeitet sein. Der Echinus, der auf dem Säulenschaft aufsitzt, hat die Form einer runden Scheibe und ist mit einem Eierstab verziert. Darüber liegt das Band, die Kanalis, welches in der Mitte leicht nach unten gebaucht ist und sich seitlich zu zwei großen Spiralen, den Voluten aufrollt, aus deren Zwickeln kleine Palmetten über den Eierstab greifen. An der Schmalseite ist die Rolle der Voluten, das sog. Polster, leicht eingezogen und mit Rippen oder Bändern verziert. Zum Architrav vermittelt ein niedriger profilierter Abakus. Das ionische Kapitell hat, im Gegensatz zum dorischen, nur zwei befriedigende Ansichten, die Front- und die Rückansicht. Eine Schwierigkeit entstand daher bei Eckkapitellen, bei denen zwei Frontseiten rechtwinklig aufeinander treffen. Man löste das Problem, indem man die beiden Voluten zu einer diagonal gestellten, doppelseitigen vereinigte.

Der Architravblock, der über den Kapitellen liegt, ist horizontal in drei flache Bänder, die Fascien, gegliedert, die nach oben breiter werden und eine über die andere ein wenig vorspringen; den Abschluß bildet ein kleines Profil.

Darüber liegt der Fries – in Priene ein durchlaufender Eierstab – dann folgt der sog. Zahnschnitt, dessen »Zähne« für die Enden der einstigen Deckenbalken aus Holz stehen. Doch ein Relieffries kann, vor allem in der attisch-ionischen Architektur, die Stelle über dem Architrav einnehmen. Beispiele finden sich dafür am Athena Nike-Tempel *21, Abb. 82*
und an der Nordhalle des Erechtheion auf der Akropolis von Athen. Über dem Zahnschnitt und einem weiteren *Abb. 85*
kleinen Profil springt ein glattes Gesims, das Geison, vor. Es gibt somit im ionischen Gebälk keine ausgesprochen vertikale Gliederung, die dem Triglyphenrhythmus beim dorischen entspräche.

Nach dieser kurzen Beschreibung der ionischen Ordnung in ihrer voll ausgebildeten Form in Kleinasien, wenden wir uns nun ihren Spielarten zu, wie sie andere Zeiten und Epochen in großer Vielfalt hervorgebracht haben.

Von den frühesten ionischen Kapitellen, bei denen die Voluten noch nicht verbunden waren oder die noch ein Blütenornament auf der Mitte zeigen, hatten die wenigen bekannten naxischen Kapitelle konkave Volutengänge. Alle anderen ionischen und äolischen Kapitelle aus archaischer Zeit, und noch bis weit ins 5. Jahrhundert hinein, haben im östlichen Griechenland schwellende, konvexe Volutengänge, die entweder in einer Spitze oder an einem *Abb. 9*
runden Auge, das bisweilen aus anderem Material eingesetzt oder als Rosette gebildet sein kann, enden. In Ephesos *Abb. 10*
scheint an einigen Kapitellen eine große plastische Rosette die ganze runde Volutenfläche bedeckt zu haben.

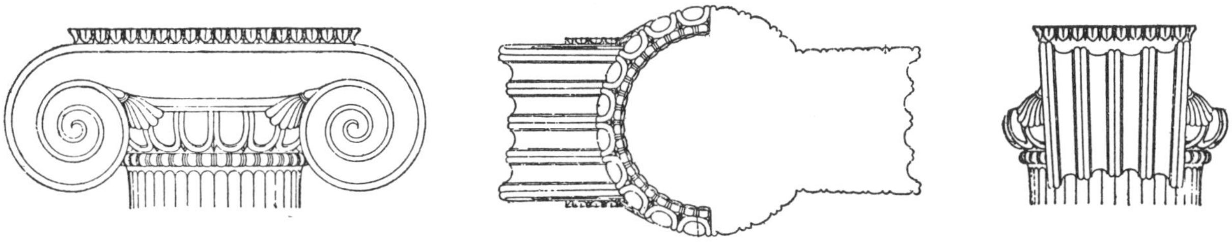

9 Ionisches Kapitell vom Älteren Artemision in Ephesos. Mitte 6. Jahrhundert v. Chr., von vorne, von der Seite und von unten

In Samos wurde der Abakus weggelassen und die äußere Volutenbegrenzung bildet zur Auflagefläche einen Knick. Einige seltsame Kapitelle des frühen 5. Jahrhunderts aus Kavalla und Eretria haben auf der einen Seite konkave, auf der anderen konvexe Volutengänge. Bei den Stücken aus Kavalla erinnert eine große Rosette auf der Kanalis an das einstige Blütenornament auf der Mitte.

Die frühen Kapitelle sind im Grundriß rechteckig, spätere eher quadratisch; die Voluten werden immer näher zusammengezogen, bis ihre Mittelpunkte fast auf der Umrißlinie der Säule liegen.

Die ionische Ordnung kommt auch in Athen schon vor dem Ende des 6. Jahrhunderts zum mindesten an Zier- und Votivsäulen vor. Hier zog man, vielleicht unter dem unmittelbaren Einfluß von Naxos, konkave Volutengänge vor, die auch in der Klassik die Regel blieben. Eine besondere Form findet sich im dorischen Apollon Epikurios- *Abb. 11*

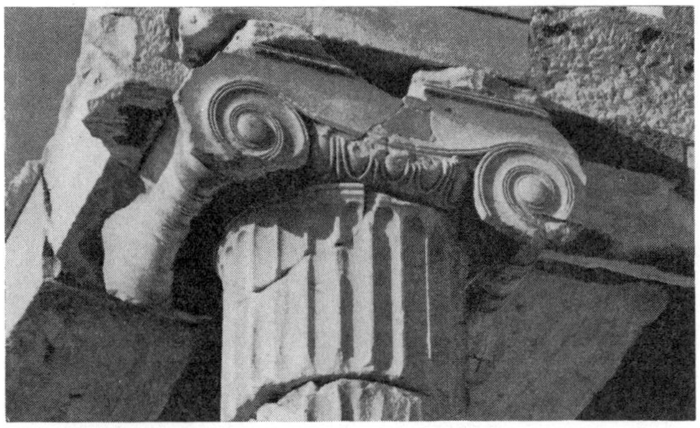

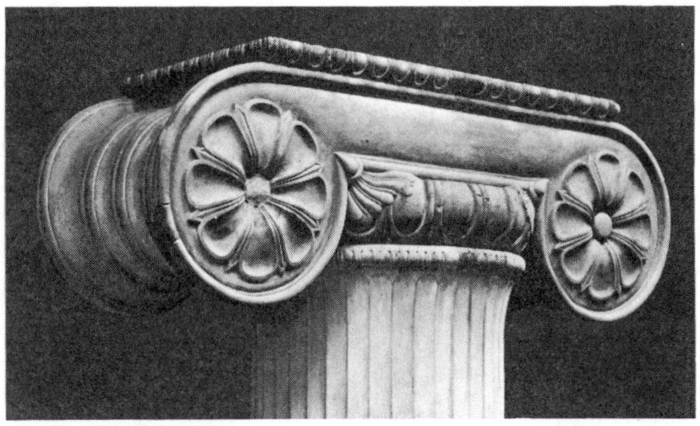

10/11 Ionische Kapitelle. 10 (rechts) vom Älteren Artemision in Ephesos. Mitte 6. Jahrhundert v. Chr. Rekonstruktion. – London, British Museum; 11 (links) von den Propyläen auf der Akropolis in Athen. Mitte 5. Jahrhundert v. Chr.

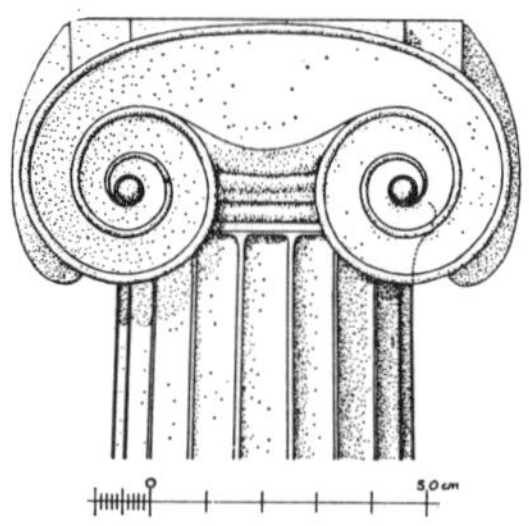

12 Ionisches Kapitell, vom Apollon Epikurios-Tempel in Bassai. Spätes 5. Jahrhundert v. Chr. (1:30)

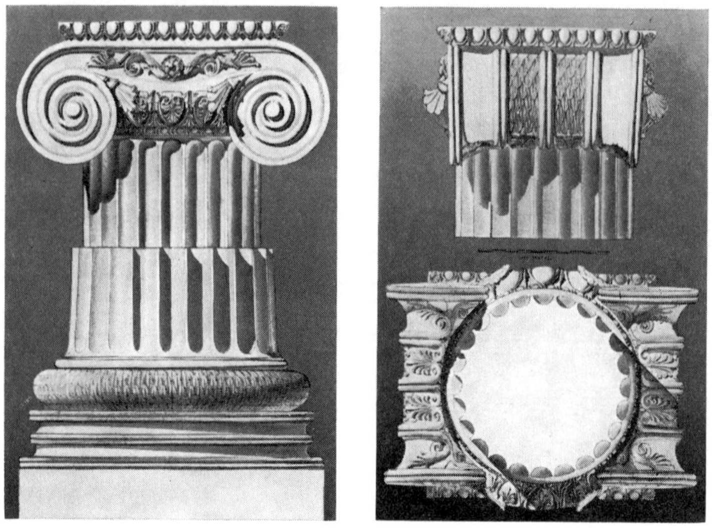

13 Sardes, Artemis-Tempel. Kapitell und Basis einer der ursprünglich zwischen den Anten, dann in der Front der prostylen Vorhalle stehenden Säulen; 3. Jahrhundert v. Chr. Ansicht von vorne, von der Seite und von unten

Abb. 12 Tempel in Bassai bei den ionischen Halbsäulen, die die Enden von Zungenmauern in der Cella bilden: Bei ihren *Abb. 60/61* dreiseitigen Kapitellen ist die obere Linie der Kanalis ein wenig aufwärts gebogen, der Echinus ist glatt, der Abakus fehlt. Die attischen Basen schwingen wie die Füße schwarzfiguriger Schalen weit aus.

24 Neue Schmuckformen führte der Architekt des Erechteion in Athen ein, weshalb seine Säulen sowohl in der Antike – in Delphi, in Halikarnassos und Xanthos im Süden Kleinasiens, am Tempel von Roma und Augustus auf der Akropolis in Athen und bei Tyros in Phoenikien – als auch bei neuen klassizistischen Bauten oft als Vorbild dienten. Er legte einen Lotus- und Palmettenfries um den Säulenhals, wie er auch von archaischen ionischen Bauten bekannt ist. Über dem Echinus wurde ein niedriger Torus mit Flechtband eingefügt, die konkaven Volutengänge wurden verdoppelt. Dazu kamen noch einige eingelegte Verzierungen aus vergoldeter Bronze und Glas. Jedoch waren ionische Kapitelle bis in spätere Zeit nur selten so reich geschmückt. Im 4. Jahrhundert bezeichnen am Artemis-*Abb. 13* Tempel in Sardes fein ausgearbeitete Blüten die Mitte des Kapitells. Dafür und für die Zwickelpalmetten, die hier auftreten, gibt es aber, wie wir gesehen haben, frühe Vorformen.

Im Hellenismus gewinnen durch die Beliebtheit der korinthischen Ordnung andere Blüten- sowie die Akanthos-Ornamente Bedeutung. In Mylasa in Kleinasien kommt sogar ein Kapitell mit Voluten an allen vier Ecken vor, ein Vorläufer des römischen Kompositkapitells. In Didyma bei Milet tritt im 2. Jahrhundert v. Chr. zum ersten Mal eine hybride Form auf, die später sehr beliebt wurde, bei der aus den Mittelpunkten der Volute plastische Köpfe hervorwachsen.

Abb. 14 Gelegentlich finden wir an ionischen Bauten, z. B. an den Schatzhäusern von Massilia und Klazomenai in Delphi,

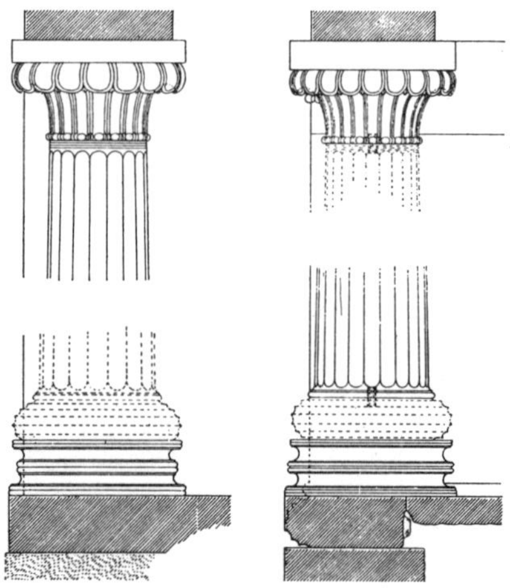

14 Kapitelle und Säulenbasen der Schatzhäuser von Klazomenai (links) und Massilia (rechts) im Apollon-Heiligtum von Delphi. 6. Jahrhundert v. Chr.

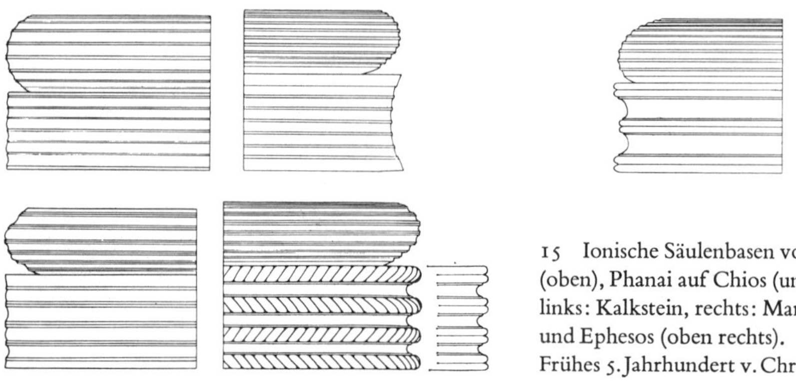

15 Ionische Säulenbasen von Samos (oben), Phanai auf Chios (unten; links: Kalkstein, rechts: Marmor) und Ephesos (oben rechts). Frühes 5. Jahrhundert v. Chr.

ein Kapitell von ganz anderer Form, das an das ägyptisch beeinflußte Blattkranzkapitell aus Kreta erinnert. Diese Form lebt dann an einigen Hallen in Pergamon und anderswo wieder auf, manchmal bereichert durch eine Reihe von Akanthusblättern.

Die Säulenbasen bieten eine ebenso große Vielfalt der Formen wie die Kapitelle. Die frühesten Basen aus Naxos, z. B. die der Naxiersäule in Delphi und der Säulen im Naxier-Oikos – anscheinend einem Gästehaus – im Heiligtum von Delos, sind einfach zylindrisch. Die großen Bauten des 6. Jahrhunderts zeigen zwei Varianten: die samische und *Abb. 15*
die ephesische Basis. Bei der samischen haben die zylindrische Spira und der Torus feine, vielfältige Profile aus Kehlen, Rundstäbchen und Rillen. Diese großen und schweren Basen aus weichem Kalkstein für den früheren Hera-Tempel bei Samos sind auf einer Drehscheibe hergestellt worden, also mittels eines Verfahrens, das genau dem Drechseln entspricht. In Samos kommen kannelierte Torus-Profile auch als Kapitelle für kleine Votivsäulen vor.

Die ephesische Basis mit der zweigliedrigen Spira und dem Torus wurde bereits besprochen (S. 18). Hybride Formen derselben aus Chios zeigen eine Spira mit drei Hohlkehlen und plastischen Seilmustern. Die Profile der Basisspira werden häufig auf dem Polster der ionischen Kapitelle wiederholt. Die frühen ionischen Säulen haben mehr als die kanonischen vierundzwanzig Kanneluren, auch fehlen, wie bei den dorischen Säulen, die dazwischenliegenden Grate. In Chios finden wir eine Variante mit doppelten Graten zwischen den Kanneluren; an einigen Säulen in *Abb. 15*
Ephesos wechseln schmale und breite Kanneluren. Eine andere Zutat zur ephesischen Basis war die einfache quadratische Plinthe unter der Spira, welche zuerst am archaischen Tempel von Ephesos vorkommt, dann wieder am Athena- *Abb. 81*
Tempel von Priene im 4. Jahrhundert v. Chr. und später häufiger auftritt. *Abb. 8, 88*

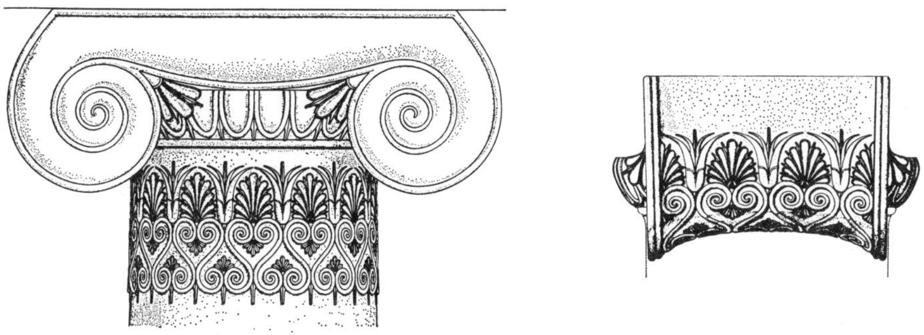

16 Kapitell mit Säulenhals-Anthemion vom polykratischen Hera-Tempel auf Samos. Um 480 v. Chr. Vorder- und Seitenansicht

Samische Architekten führten einen Fries von Lotosblüten und Palmetten, die aus verschlungenen Ranken ent- *Abb. 16*
springen (Anthemion), unter dem Kapitell ein. Ein Lotosfries ohne Palmetten tritt schon an einem frühen ionischen Tempel in Naukratis, der griechischen Handelsstadt in Ägypten, auf. Die samische Form kommt dann, zusammen mit anderen samischen Bauformen, in Lokroi in Süditalien vor und kehrt endlich am Erechtheion wieder. Der Lotos- *24*
Palmetten-Fries ist auch für Ephesos belegt, war also offenbar ein den beiden großen ostionischen Schulen gemeinsames Motiv. Auf welche von ihnen es zurückgeht, läßt sich nicht sagen.

Die attisch-ionische Basis, wie sie sich z. B. am Athena Nike-Tempel auf der Akropolis von Athen findet, hat eine *21, Abb. 82*
breite Hohlkehle zwischen zwei niedrigen Wülsten, deren unterer wiederum etwas niedriger als der obere ist und weiter auslädt. Diese Basis war in Attika üblich, doch kam sie nach dem 2. Jahrhundert auch in Ostgriechenland vor, bisweilen, wie in Didyma, zusammen mit der ephesischen am gleichen Bau. In hellenistischer Zeit wurde der untere *Abb. 42*
Teil der Säulen oft nicht kanneliert, sondern nur mit Facetten versehen, vielleicht um ein Absplittern der hohen Stege zu vermeiden. Kannelierte Säulen mit Rundstäben im unteren Teil der Kanneluren sind wohl erst am Ende des Hellenismus in Ionien aufgekommen.

Wie schon gesagt, haben die attisch-ionischen Bauten, wie z. B. das Erechtheion und der Athena Nike-Tempel, *21, Abb. 85, 82*
anstelle des Eierstabes und Zahnschnittes einen Skulpturenfries; in Kleinasien dagegen kommt diese Variante anscheinend nur selten vor.

Formen aus dem Holzbau sind in der ionischen Ordnung weniger eindeutig zu erkennen als in der dorischen. Außer dem Zahnschnitt weisen nur noch die drei Fascien des Architravs auf eine Balkenkonstruktion.

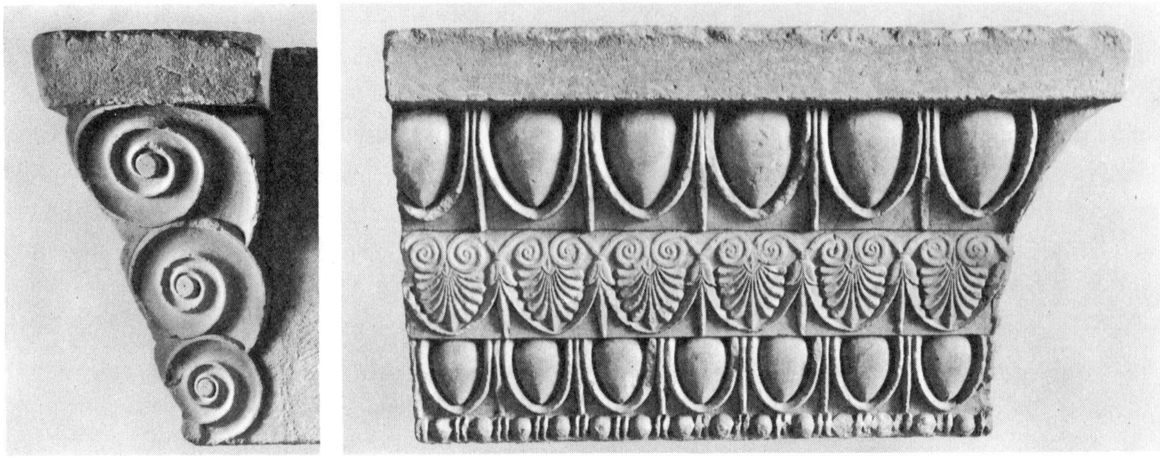

17 Antenkapitell vom Älteren Apollon-Tempel in Didyma bei Milet. Mitte 5. Jahrhundert v. Chr. Von vorne (rechts) und von der Seite (links). – Berlin, Pergamonmuseum

Abb. 17 Eine weitere Eigentümlichkeit der ostionischen Architektur ist das Antenkapitell. Es zeigt übereinander drei Profile mit plastischen Eierstäben oder Blütenfriesen, die seitlich von einer nach oben leicht über die Mauerflucht ausschwingenden, mit Spiralen verzierten Fläche abgeschnitten werden.

Wie wir gesehen haben, ging vieles aus der Kunst des Ostens und aus dem orientalisierenden Stil in die ionische Architektur ein; der Gedanke der Säulenordnung aus Stein stammt allerdings nicht aus dem Orient. Aber er wurde, mit anderen ionischen Schmuckformen, vom Osten schon im 6. Jahrhundert v. Chr. übernommen und trug mit zur Entwicklung der monumentalen Steinarchitektur im Perserreich bei. Zur gleichen Zeit wurde die griechische Kunst ganz allgemein am Hofe der Achämenidenkönige geschätzt und griechische Künstler waren dort sehr willkommen. In den großen Palästen sehen wir ionische Profile und Ornamente an den Volutenkapitellen, deren Komposition dem *Abb. 18* östlichen Volutenmotiv mehr ähnelt als irgend etwas in Griechenland selbst. Tierprotomen, wie sie hier erscheinen, *Abb. 45, 19* werden wir in der griechischen Architektur später noch finden. Es kommen ionische Kanneluren und Basen vor, von denen die größeren orientalisierende Ornamente aufweisen, die in der Unmittelbarkeit ihres Entwurfs eher griechisch als orientalisch wirken. Eine ähnliche Mischung von griechischen Formen und Techniken mit orientalischen Darstellungen kann man in der Plastik der Achämenidenzeit beobachten.

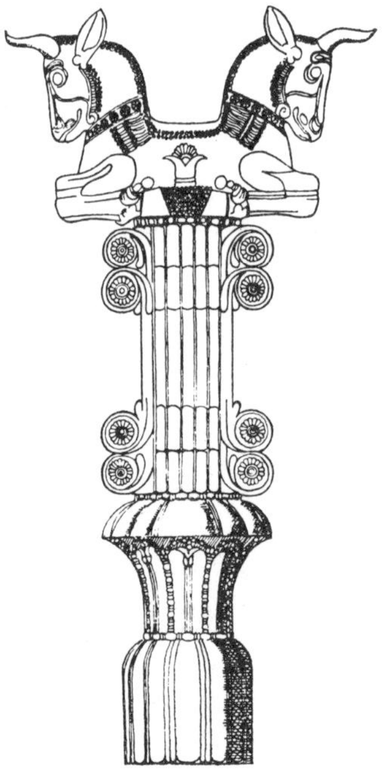

18 Säulenkapitell, vom Palast des Artaxerxes in Susa. 5. Jahrhundert v. Chr. – Paris, Louvre

19 Säulenbasis, vom Palast des Großkönigs in Persepolis. Frühes 5. Jahrhundert v. Chr.

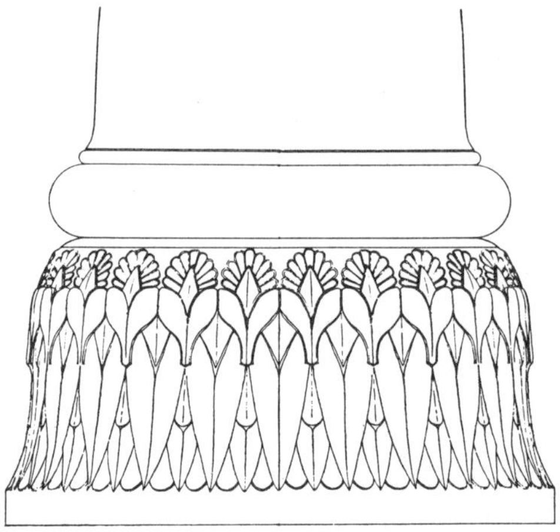

Das korinthische Kapitell soll von Kallimachos geschaffen worden sein. Es hat vor dem ionischen den Vorzug, daß es vier gleiche Ansichten hat und vielleicht verdankt es dem Bedürfnis nach einem solchen rundansichtigen Kapitell seine Entstehung. Das früheste bekannte Beispiel befand sich in der Cella des Apolion Epikurios-Tempels von Bassai, einem Bau aus der zweiten Hälfte des 5. Jahrhunderts. Es wurde am Anfang des vorigen Jahrhunderts, kurz vor seiner Zerstörung, gezeichnet. Seine Grundform war die einer umgedrehten Glocke; zweifellos geht sie auf die der Blattkapitelle zurück. An seiner Basis wurde dieses Kapitell von zwei Reihen zierlicher Akanthosblätter umgeben, über die vier längere Blätter an den Ecken herausragten, aus denen wiederum schmale Bänder zu den Abakusecken aufstiegen und sich zu kleinen, diagonal stehenden Voluten aufrollten. Die Ansicht schmückten zwei halbplastische, symmetrische Spiralen, zwischen denen eine Palmette aufstieg. Das Kapitell wurde als Ersatz für das ionische angesehen und in die unveränderte ionische Ordnung eingefügt. Es war eine auffällige, reiche Schmuckform, die sich am besten für Innensäulen eignete, und es verging einige Zeit, bis sie sich durchsetzte und schließlich auch am Außenbau verwendet wurde. *Abb. 20–23* *Abb. 20*

Ein ziemlich gedrungenes Kapitell des neuen Typs zeigen die Halbsäulen der Cella des dorischen Tempels der Athena Alea in Tegea aus dem 4. Jahrhundert. Seine Eckvoluten wachsen bereits als organische Ranken aus dem Akanthoslaub empor. *Abb. 21*

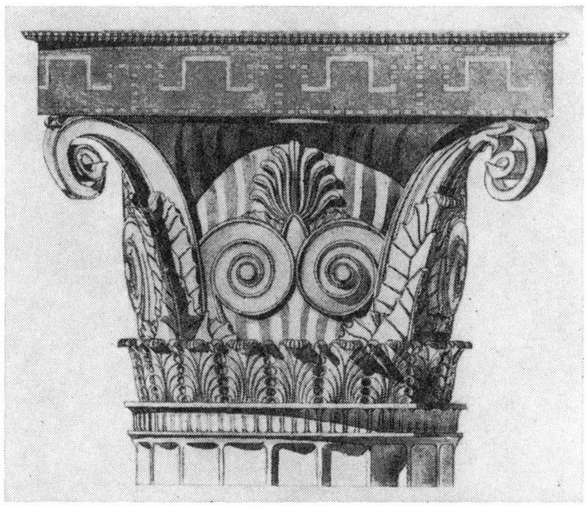

20

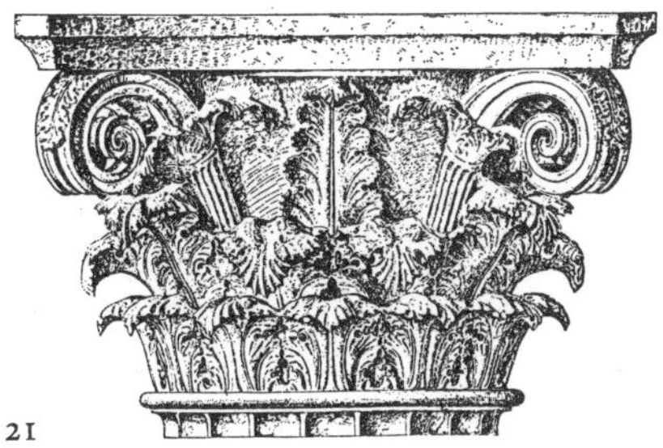

21

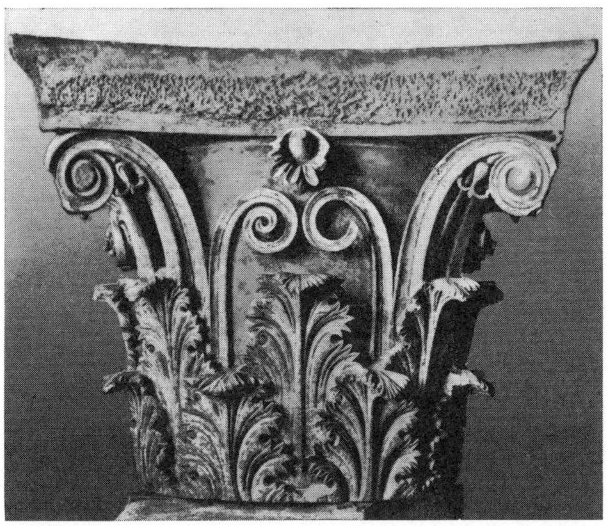

22

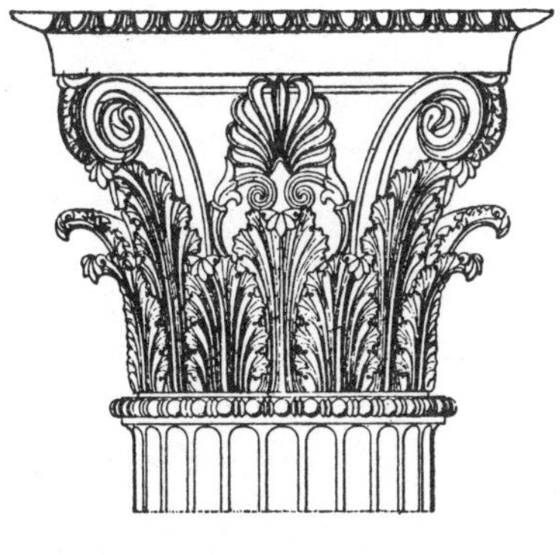

23

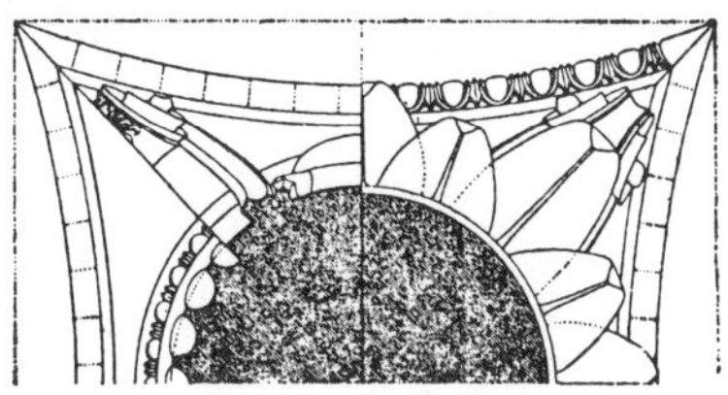

20–23 Korinthische Kapitelle. 20 vom Apollon Epikurios-Tempel in Bassai. Höhe 70,5 cm. Spätes 5. Jahrhundert v. Chr.; 21 vom Athena Alea-Tempel in Tegea. Von den Säulen der Cella. Höhe 75,0 cm. Mitte 4. Jahrhundert v. Chr.; 22 von der Tholos in Epidauros. Modellkapitell von Polyklet d. J. Höhe 53,6 cm. Spätes 5. Jahrhundert v. Chr. – Epidauros, Museum; 23 von einer Adyton-Halbsäule des Jüngeren Apollon-Tempels in Didyma bei Milet. 3. Jahrhundert v. Chr.

Gegen Ende des 4. Jahrhunderts und in hellenistischer Zeit werden die korinthischen Kapitelle häufiger verwendet, vor allem an kleineren Monumenten, für die ihre auffällige Form besonders geeignet erschien. In späterer Zeit boten sie natürlich Spielraum für die verschiedensten künstlerischen Einfälle. Die einst streng geometrischen Spiralen wur-
Abb. 23 den zu Ranken, die aus den Akanthosblättern aufwuchsen. Eine unendliche Vielfalt ausschweifender vegitabilischer Formen wurde entworfen, die üppigsten in römischer Zeit. So finden wir – um uns auf Griechenland zu beschrän-
28 ken – z.B. am Tempel des Zeus Olympios in Athen im 2. Jahrhundert v. Chr. noch den nahezu klassischen Typ, in Eleusis dagegen, an einem Torbau des 1. Jahrhunderts, eine fremdartige, sechseckige Bildung mit geflügelten Pferden anstelle dreier Eckvoluten. Dieser Bau, die sog. Kleinen Propyläen, weist außerdem ein hybrides dorisch-ionisches Gebälk auf. Eine andere Variante, die vielleicht kaum noch als korinthisch bezeichnet werden kann, ist den Blattkapitellen in der Form ähnlich und trägt an der Unterkante einen Kranz von Akanthosblättern. Sie kommt zum ersten Mal in Athen an dem sog. Turm der Winde – einem Bau für eine Wasseruhr aus dem 1. Jahrhundert v. Chr. – vor. Aber zu dieser Zeit war der strenge Kanon der Ordnungen schon längst von anderen Architekturideen durchbrochen worden.

DER BAUSCHMUCK

Die Ornamente der griechischen Architektur überlebten bei weitem die Konstruktionen und Gebäudetypen, für die sie ursprünglich entwickelt worden waren. In der Kunst der Römer und später in der der Renaissance begegnen sie uns immer wieder.

Betrachtet man sie für sich, so kann man leicht ihre Beziehung zur Entwicklung der Kunst in Griechenland aufzeigen. Die Ausbildungen eines Motivs zeigen am gleichen Ort und in der gleichen Epoche nur geringe Unterschiede, gleichgültig, ob es an einem Tempel oder einem Grab, in Ton oder in Marmor, in Dimensionen von einem Meter oder einem Zentimeter auftritt.

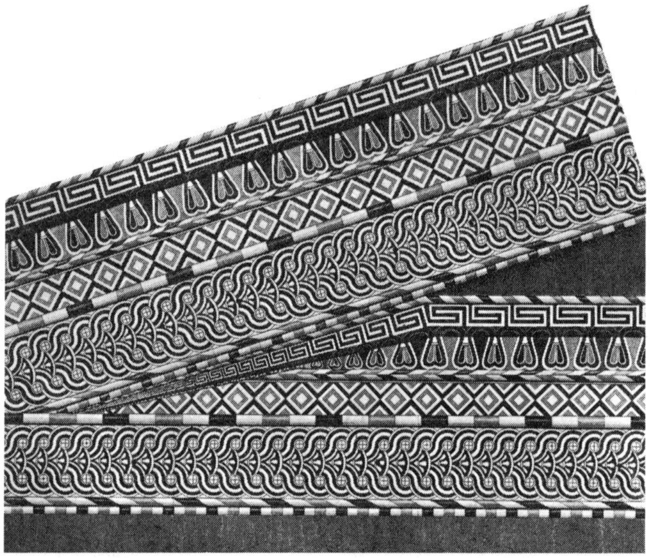

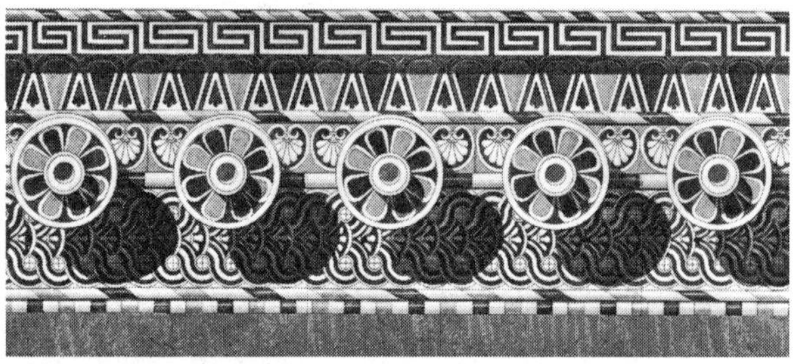

24 Terrakotta-Verkleidung des Giebels (links) und des Traufgeison (rechts) am Schatzhaus von Gela in Olympia. Mitte 6. Jahrhundert v. Chr.

Abb. 24 Der älteste und bunteste Bauschmuck sind die Terrakottaverkleidungen des hölzernen Oberbaus früherer Gebäude, an denen man, als einem einfachen Mittel komplizierte Ornamente an Gesimsen anzubringen, auch im Steinbau noch eine Weile festhielt. Die ersten griechischen Terrakottaverkleidungen aus dem 7. Jahrhundert wurden in Thermos in Ätolien gefunden. Sie stammen aus Korinth oder sind von korinthischen Handwerkern hergestellt worden. Im 6. Jahrhundert hat die ätolische Stadt Kalydon sämtliche Terrakottateile für ein Dach vollkommen vorgefertigt aus Korinth bezogen. Die einzelnen Teile waren mit Buchstaben gekennzeichnet, damit sie richtig zusammengesetzt werden konnten – ein frühes Beispiel für die Vorfertigung von Bauteilen.

Im Apollon-Tempel von Thermos waren auch die Metopen bemalte, gebrannte Tonplatten; ein anderes Gebäude dort hatte aus Ton gebrannte Triglyphenplatten. All diese Terrakottaverkleidungen waren mit Grundfarben leuchtend bemalt. 77, VII

An frühen dorischen Tempeln im griechischen Mutterland laufen die Terrakottaverkleidungen an Gesims und Dachrand entlang. Sie zeigen ein einfaches, sich oben leicht vorwölbendes Profil und sind mit Zungenmuster, Mäander- oder Lotos-Palmetten-Fries verziert sowie mit Wasserspeiern in Form von einfachen Röhren oder auch

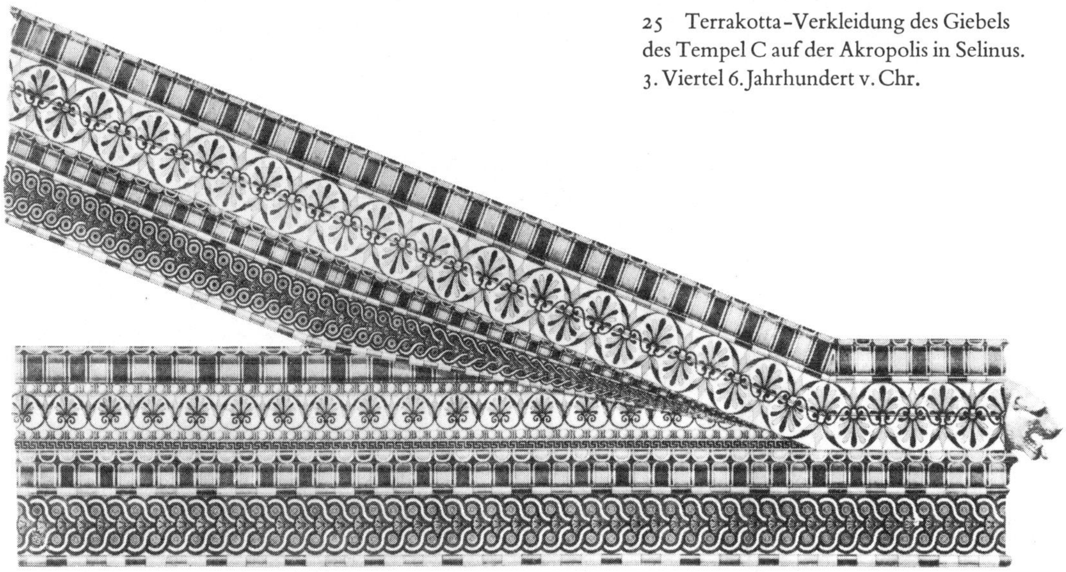

25 Terrakotta-Verkleidung des Giebels des Tempel C auf der Akropolis in Selinus. 3. Viertel 6. Jahrhundert v. Chr.

schon von Löwenköpfen, wie sie später in Stein üblicher wurden, versehen. Die auffälligsten Architekturterrakotten dieser Art stammen von den Tempeln in Sizilien und Süditalien, wo die Verkleidungen häufig nicht nur am Schräggeison, sondern auch am Horizontalgeison des Giebels und an den Langseiten des Daches, mit den gleichen Mustern besonders reich bemalt, entlangliefen. Abb. 25

Zur Dachdeckung gehören auch die sog. Antefixe an den Enden der Deckziegelreihen. Sie brauchten nicht größer

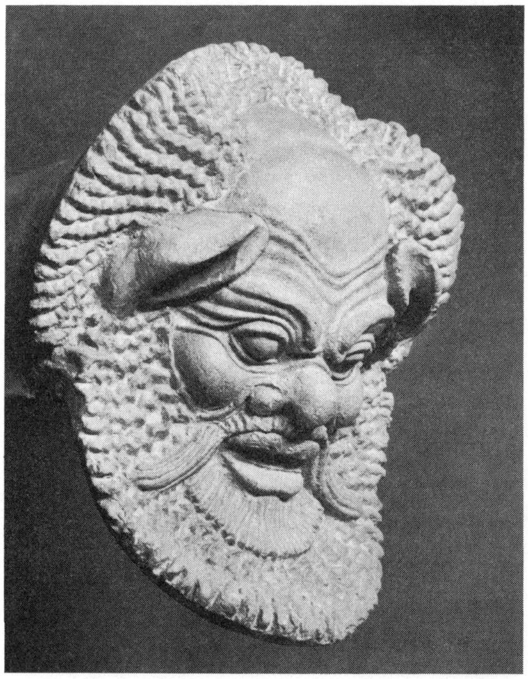

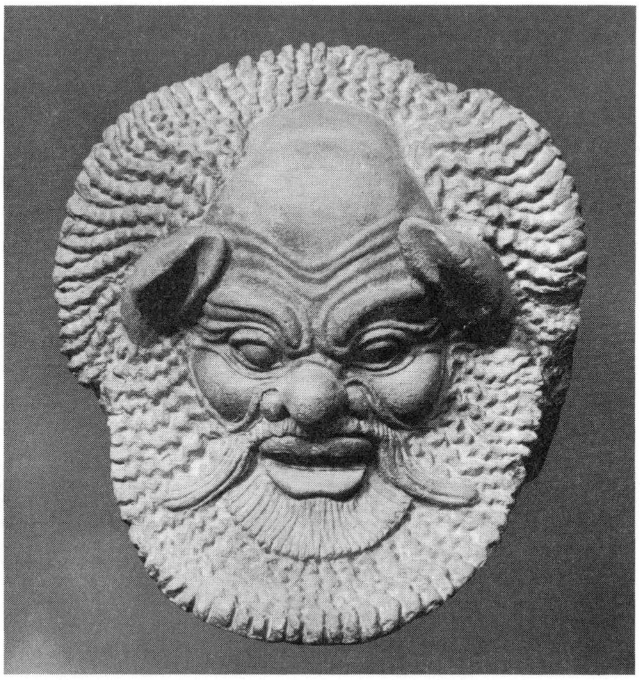

26 Satyrkopf. Terrakotta-Antefix, aus Gela. Höhe 19,7 cm. Frühes 5. Jahrhundert v. Chr. – Gela, Museo Nazionale Archeologico

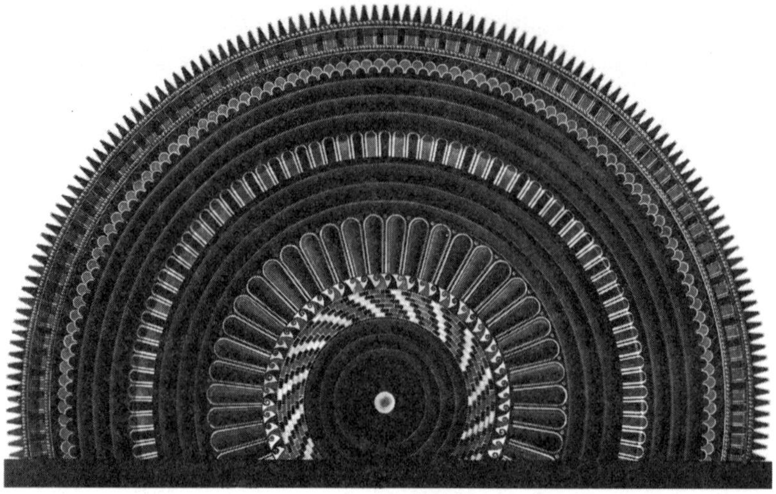

27 Scheiben-Akroter aus bemalter Terrakotta, vom Hera-Tempel in Olympia. Frühes 6. Jahrhundert v. Chr. Olympia, Museum.

zu sein als der Deckziegelquerschnitt selbst und wurden oft nur mit einer einfachen, gemalten oder plastischen Palmette verziert. Aber bald wurden größere Antefixe mit hoch aufwachsenden Palmetten üblich. Auch wurden sie, wie schon vom 7. Jahrhundert an, mit Köpfen von Menschen oder Fabelwesen, die dann von der Traufe der Langseite herabsehen, verziert. Mit noch reicheren Reliefs schmückten die Westgriechen diese Antefixe so, daß *Abb. 26* sie oft hervorragende Beispiele antiker Kleinkunst darstellen. Am First entlang lief gewöhnlich eine Reihe von beidseitig ausgebildeten Palmetten-Antefixen.

An den Ecken und am Scheitel des Giebels konnten große Terrakotten, sog. Akrotere, stehen. In archaischer Zeit *Abb. 27* hatten sie in Lakonien vielfach die Form großer Scheiben, die sich wie prächtige Fächer über der Giebelmitte spreizten. Aber auch prunkvollere Terrakotten fanden sich bisweilen an dieser Stelle, so vielleicht die berühmte Gorgo von Syrakus, eine der frühesten Architekturterrakotten überhaupt. Doch ist ihr Platz an einem Gebäude oder Altar noch nicht gesichert.

Ganz anders waren die Gesimsverkleidungen aus bemaltem Ton im östlichen griechischen Raum. Ihre einzelnen Platten stellten – gewöhnlich in Flachrelief – immer wieder die gleichen oder wenigstens ähnliche Themen dar: Wagenrennen, Gastmähler, Tierfriese. Diese Art des Bauschmuckes breitete sich im 6. Jahrhundert auch im nicht- *Abb. 28* griechischen Anatolien, in Phrygien und Lydien aus.

Als aufgemalte Ornamente erscheinen auf den Tonverkleidungen die gleichen Lotos-Palmetten-Friese, Mäander oder Flechtbänder, die schon von so vielen anderen griechischen Kunstwerken seit der Zeit des orientalisierenden Stils bekannt sind. Dabei bietet die archaische Epoche die größte Vielfalt verschiedener Zeichnungen ein und derselben Motive. Später wird z. B. das Lotos-Palmetten-Ornament hier genau so gezeichnet wie auf kleineren Gegenständen gleicher Zeit und gleicher Herkunft. Die Ornamente wurden zunächst als selbständige Dekoration aufgefaßt. *Abb. 29/30* Als sie dann an Gebäuden häufiger aus den Steinprofilen plastisch ausgearbeitet wurden, bemalte man sie auf den Tonverkleidungen mit denselben Farben wie dort. Dabei hoben sich die Schmuckformen wie bei der Reliefskulptur oder der rotfigurigen Vasenmalerei hell gegen den dunklen Untergrund ab.

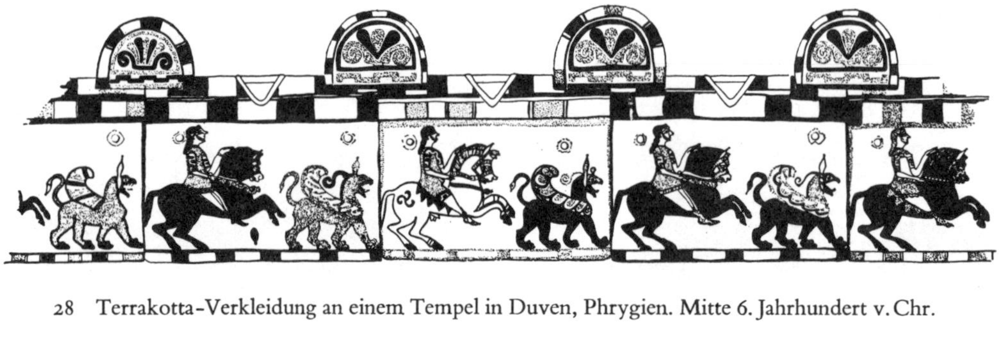

28 Terrakotta-Verkleidung an einem Tempel in Duven, Phrygien. Mitte 6. Jahrhundert v. Chr.

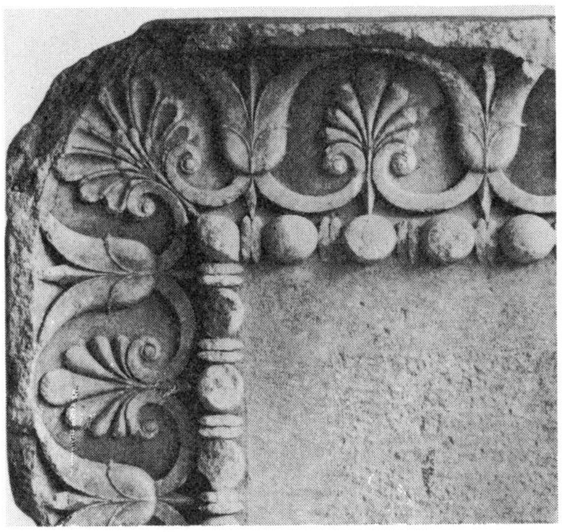

29 Eckhängeplatte mit ionischem Kyma und Lotos-Palmettenband, vom Siphnier Schatzhaus in Delphi. Um 525 v. Chr.

30 Baufragment mit lesbischem Kyma und Lotos-Palmettenband, aus Delphi. Spätes 6. Jahrhundert v. Chr. Beide Delphi, Museum

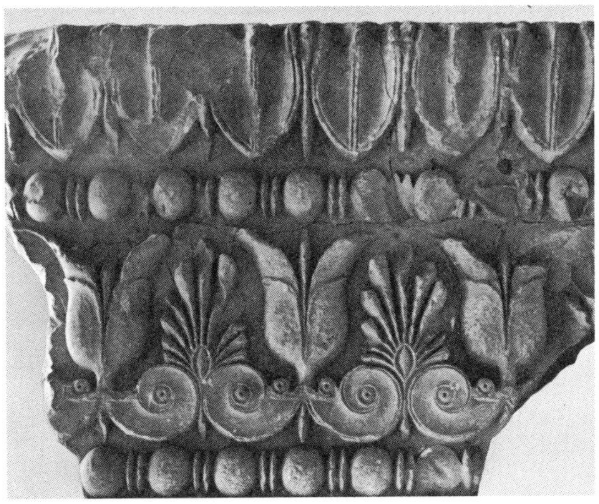

Nicht alle Terrakottaformen wurden für den Steinbau übernommen, denn hier waren Ornament und Gesamtform eng aufeinander bezogen, gleichgültig, ob das Ornament aufgemalt oder plastisch ausgeführt war. Für fortlaufende Profile, wie sie am Gesims, Wandfuß, Wandabschluß oder als Türumrahmung vorkamen, galt gemeinhin als Regel, daß sich das Ornament in den Grenzen des Profils halten sollte. Das wird bei der Beschreibung der einzelnen Ornamente zu verfolgen sein. Ursprünglich wurden Profil und Ornament von Ägypten übernommen. Und zwar stammt von dort die Hohlkehle, ein Profil, das vor allem an rein dorischen Bauten vorkommt. In ihrer einfachsten und frühesten Ausbildung hatte die Hohlkehle die Form eines flachen Bandes, das sich oben zu einer Viertelhohlkehle vorwölbt. Als Ornament trägt sie eine Reihe einfacher, aufrechtstehender Blätter mit runden Enden. In archaischer Zeit wurde sie an der Sima und als Abschlußprofil für Stelen verwendet. Später begegnet sie uns wieder, bereichert um ein konvexes Profil am Ansatz, ähnlich dem ionischen Simaprofil. Eine Weiterentwicklung ist das dorische Kyma, das ein falkenschnabelartiges Profil hat und das mit breiten runden Blättern bemalt ist.

Flache Bänder oder Fascien wurden naturgemäß mit dem streng regelmäßigen Mäander versehen. Doch gab es immer wieder Ausnahmen: So ist z. B. beim Poseidon-Tempel in Sunion die Fläche hinter dem Architrav mit einem reichen Flechtband bemalt.

In der ionischen Ordnung wurden mehrere verschiedene Profile verwendet, die sich in der klassischen wie in der klassizistischen Architektur gleicher Beliebtheit erfreuten. Da ist der einfache kleine Rundstab, der die Kugel als Ornament forderte: Doch nicht eine Folge einfacher runder Perlen finden wir, sondern abwechselnd Perlen und Scheiben, eine Form, die schon viel früher im Vorderen Orient vorkommt und von gedrechselten Holzstäben, etwa für Stuhlbeine, herrühren mag. In der griechischen Architektur war der Perlstab kleinen Schmuckgliedern vorbehalten, so treffen wir ihn am oberen und unteren Säulenende oder neben einem größeren Profil an. Weniger gebräuchlich war es, den Rundstab wie ein gedrehtes Seil auszubilden. *Abb. 29/30*

Der Eierstab hatte ein schwellend sich vorwölbendes, unten knapp eingezogenes Profil, in das eine Reihe von Blättern mit dazwischenliegenden Spitzen eingearbeitet war. Die archaische, noch runde Form hatte breite Blätter mit runden Enden, wogegen die Blätter in klassischer Zeit schmäler, spitzer und stärker ausgearbeitet waren und eher wie Eier aussahen. Mit den langen dazwischenliegenden Spitzen erinnert das Ornament an die übereinanderliegenden Blattreihen von altionischen Kapitellen, bei denen die Spitzen der zweiten Blattreihe zwischen den Blättern der vorderen Reihe hervorsehen. Wir finden den Eierstab am Echinus jeden ionischen Kapitells und oft über dem Architrav sowie an der Rahmung von Türen und Fenstern. *Abb. 31*

Ferner kommen zwei einander ähnliche Profile vor, das Sima-Profil oder »cyma recta« und das lesbische Kyma oder »cyma reversa«. Beide haben die Form einer schräg liegenden S-Kurve. Beim cyma recta jedoch tritt der meist oben liegende konkave Teil vor, beim lesbischen Kyma dagegen der konvexe Teil. Das lesbische Kyma ist fast immer mit einer Reihe herzförmiger Blätter mit Spitzen dazwischen verziert, die die gleiche Entwicklung von der vollen archaischen zur klassischen Form durchmachten wie beim Eierstab. Beide Kymen sind sehr beliebt als Fuß- und Abschlußprofil. *Abb. 30*

31 Eierstab mit Lotos-Palmettenornament, aus Emporio auf Chios. Mitte 5. Jahrhundert v. Chr.

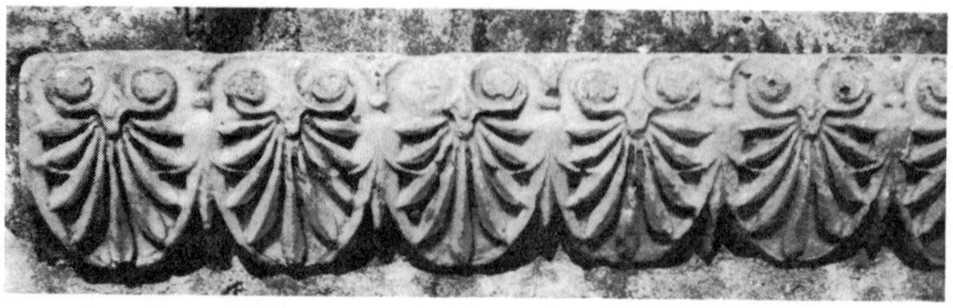

Allein aus dem Vergleich der Schmuckformen ergibt sich, daß die ionische Ordnung zu verfeinerter Ornamentik neigte, und es ist nicht verwunderlich, daß einzelne lokale Schulen diese Formen zu eigenen Varianten weiterentwickelten. In Chios z. B. paßten Baumeister der spätarchaischen Zeit die gerundeten und schwellenden Umrisse der Blätter auf den Eierstäben den Einzelformen der Blütenfriese an, die sie noch darüberlegten.

Abb. 31
Abb. 32

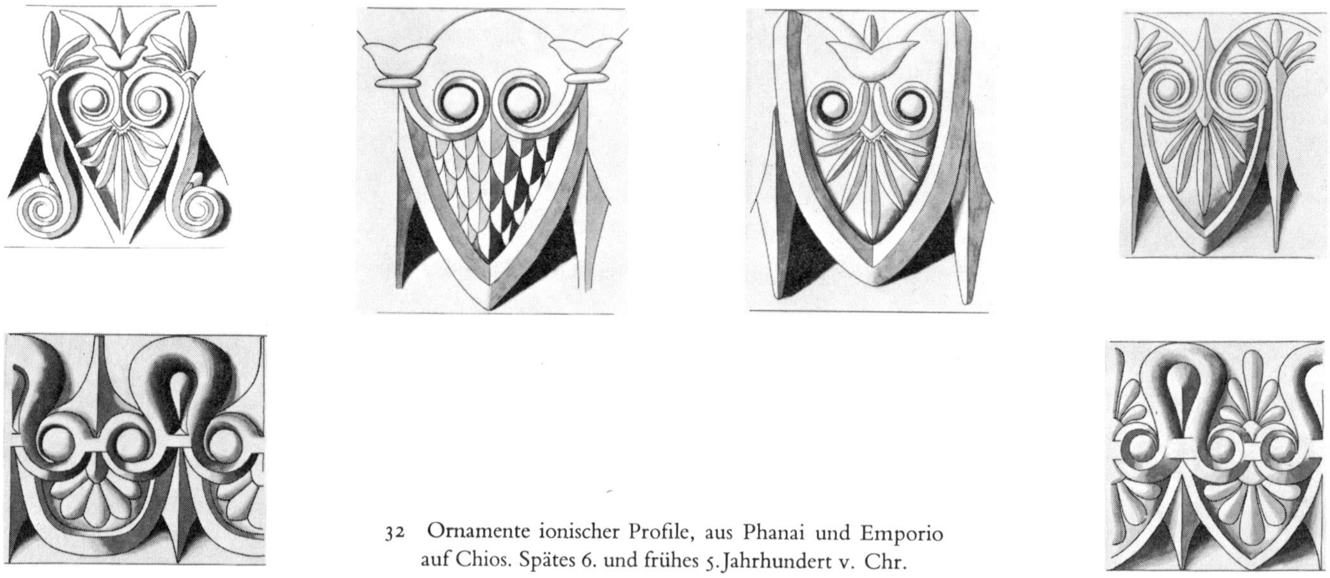

32 Ornamente ionischer Profile, aus Phanai und Emporio auf Chios. Spätes 6. und frühes 5. Jahrhundert v. Chr.

In klassischer Zeit kamen weitere Pflanzenornamente als Bauschmuck hinzu. Wir haben bereits das Akanthosblatt am korinthischen Kapitell kennengelernt. Dasselbe Pflanzenmotiv tritt auch an anderer Stelle auf. Es kann das Polster ionischer Kapitelle überziehen und sogar die Zwickelpalmette ersetzen. An korinthischen Kapitellen werden ihr noch Palmetten aufgepropft. Diese hybriden Pflanzenformen verbreiten sich dann auch als Bekrönung von Grabstelen. Bald werden die knappen, straffen Spiralen auf den Grabstelen der archaischen Kunst zu üppigem, lebhaft bewegten Laubwerk in hohem Relief, das ebenso Flächen und gewölbte Profile überzieht, verwandelt. Das Akanthosmotiv sollte später in der Ornamentik Roms und der Renaissance noch eine bedeutende Rolle spielen.

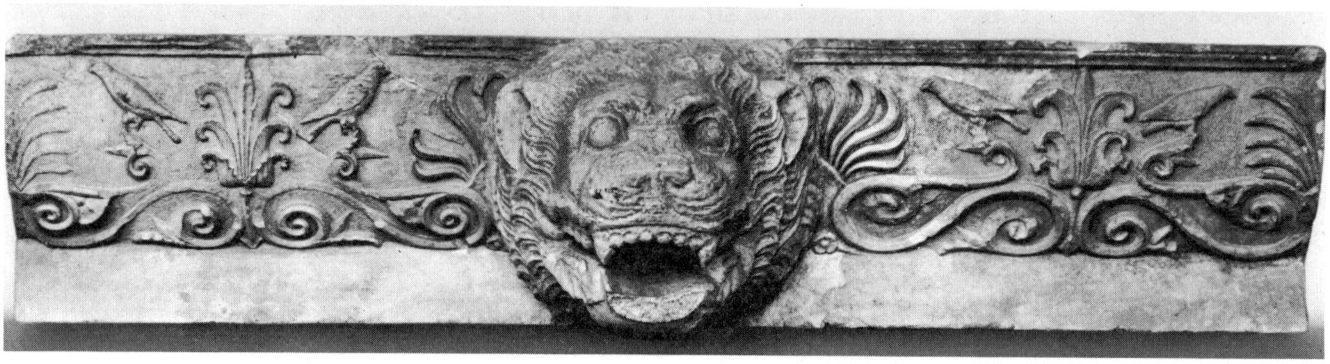

33 Sima mit Löwenkopf-Wasserspeier, vom Heraion von Argos. 4. Jahrhundert v. Chr. – Athen, Nationalmuseum

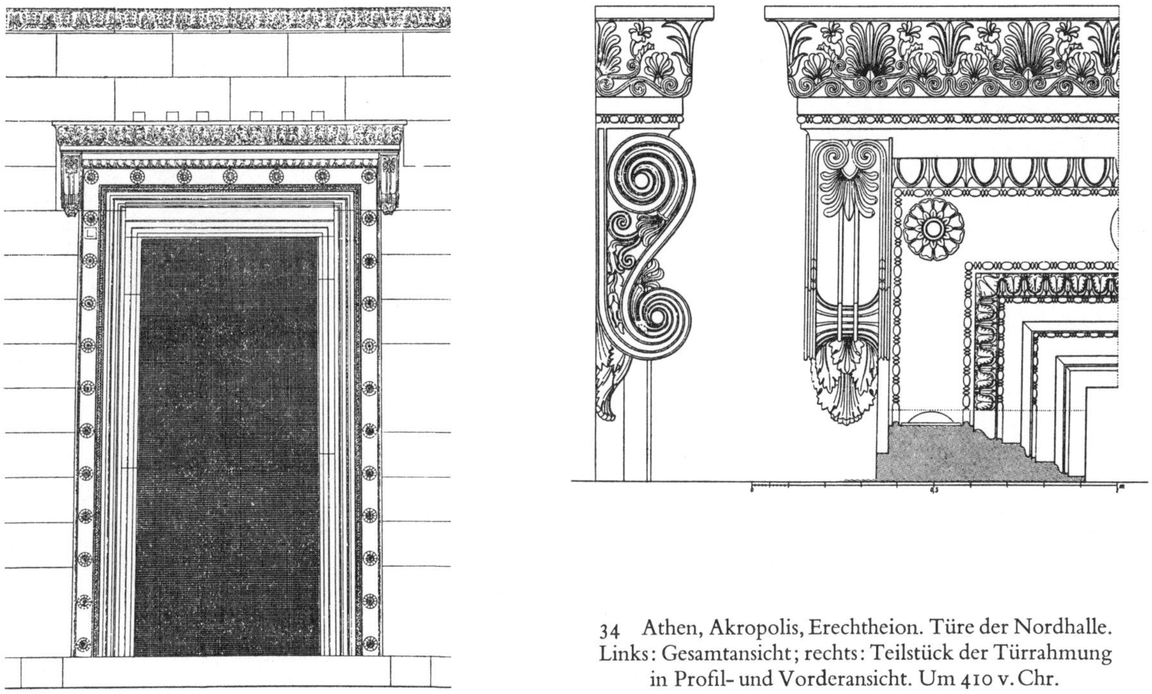

34 Athen, Akropolis, Erechtheion. Türe der Nordhalle. Links: Gesamtansicht; rechts: Teilstück der Türrahmung in Profil- und Vorderansicht. Um 410 v. Chr.

Wohl die reichste Zusammenstellung von Profilen begegnet uns an den Türen ionischer Gebäude. Die Tür der Nordhalle des Erechtheion ist ein hervorragendes Beispiel. Ihr Rahmen ist in mehrere Fascien gegliedert, zwischen denen Perlstäbe und lesbische Kymen liegen. Auf dem äußeren Rahmen sitzen Rosetten – ein zur Verzierung von Flächen und Bändern häufig verwandtes Motiv. Oben über diesem Rahmen laufen ein Eierstab und eine Hohlkehle. Drüber liegt, von zwei S-förmigen Konsolen getragen, der Türsturz mit dem Lotos-Palmetten-Fries auf einem Simaprofil. Die Form der Konsole, aus einem archaischen Typ mit nur einer Volute hervorgegangen, begegnet uns bis in unsere Tage immer wieder als Auflager aus Stein oder Schmiedeeisen für Gesimse und Balkone. *Abb. 34*

Die Decken der bedeutenderen Steinbauten der Klassik waren im allgemeinen ebenfalls aus Stein und wie die Holzdecken kassettiert. Mehrfache Profile zierten die Seiten ihrer quadratischen, eingetieften Kassetten, deren flacher Boden einen Stern oder eine Rosette trug. Einige spätere Decken zeigen eine besonders sorgfältige Ausführung, und vergegenwärtigen wir uns die strahlende griechische Sonne und das von den Marmorböden und -wänden hell zurückgeworfene Licht, so können wir uns vorstellen, wie diese Details hoch in den Säulengängen gewirkt haben. *Abb. 35* *Abb. 36*

Die Palmette wurde schon oft als zusätzliches Element des Bauschmuckes erwähnt. Sie ziert vor allem eine Gruppe

35 Athen, Akropolis. Propyläen. Bemalte Deckenkassette. Um 435 v. Chr.

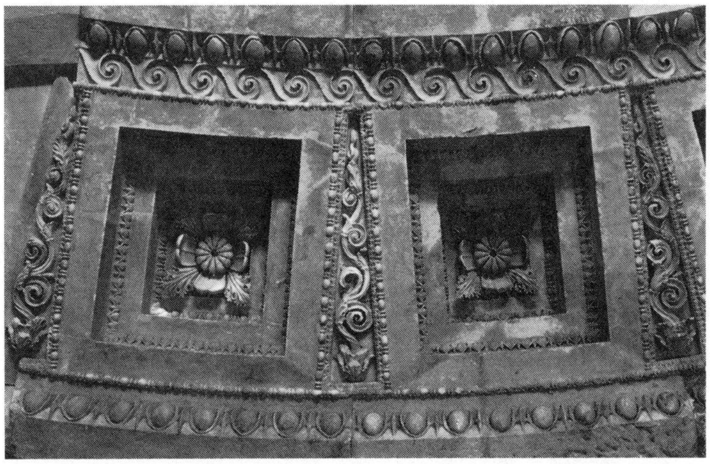

36 Epidauros, Asklepios-Heiligtum. Tholos. Von der Kassettendecke des Umgangs. 4. Jahrhundert v. Chr. – Epidauros, Museum

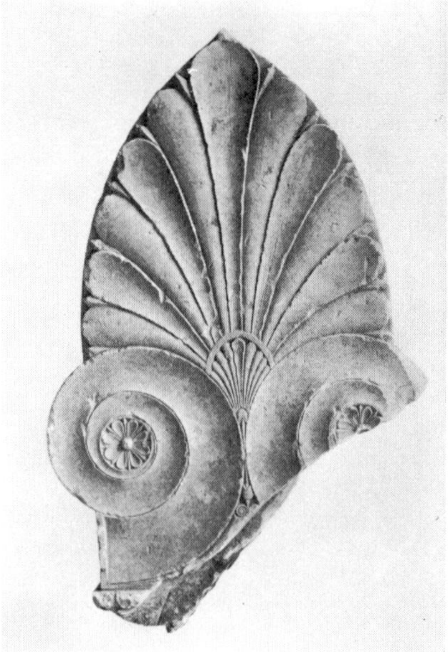

37 Palmettenbekrönung einer Grabstele, aus Samos. Mitte 6. Jahrhundert v. Chr. Samos, Museum

38 Voluten- und Palmettenbekrönung einer Grabstele, aus der Troas. Spätes 6. Jahrhundert v. Chr. – Boston, Museum of Fine Arts

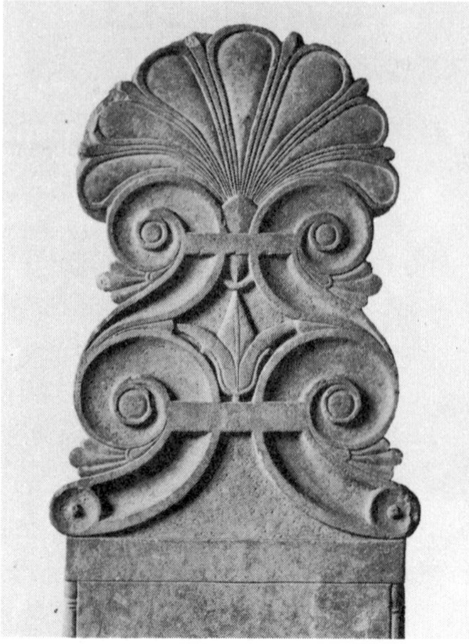

Abb. 37/38 von Denkmälern, die nur bedingt zur Architektur gehören: die Grabstelen. Als Stelenbekrönung wurde sie zuerst in Ionien verwendet und um 530 v. Chr. von Athen übernommen, wo bisher eine Hohlkehle oder ein Volutenpaar, über denen eine Sphinx saß, den Stelenabschluß gebildet hatten. Wir kennen die graziösen archaischen Palmetten
Abb. 37 am besten aus Samos. Manchmal wechseln dort konvexe mit konkaven Blättern, so wie bei samischen Säulenbasen
Abb. 38 hohle und gewölbte Profile einander abwechseln. Bei anderen Grabstelen sind die Voluten beherrschend, aus denen die Palmetten emporwachsen. Im 5. Jahrhundert wurden die Palmettenblätter lang und dünn und schließ-
24 lich geschwungen, bis jene flammenartige Form erreicht ist, die wir z. B. in dem Anthemion des Erechtheion finden. Die Palmetten werden jetzt auch zusammen mit Akanthos verwendet. Grabstelen mit solchen Ornamenten lassen
169 sich auf den griechischen Inseln bis zur Mitte des 5. Jahrhunderts verfolgen. In Athen tritt nach der Jahrhundertmitte
222 ein architektonisches Motiv en miniature dazu: Eine Tür oder Fassade, flankiert von zwei Pilastern und von einem Giebel bekrönt.

Abb. 39 Von farbiger Bemalung war bisher nur bei den Terrakottaverschalungen die Rede. Da die Farben hier eingebrannt waren, sind sie noch gut erhalten. Auf Architekturteilen ebenso wie an den Skulpturen aus Marmor hat sich Farbe nur in geringen Spuren erhalten. Soweit wir wissen, beschränkte sie sich am Bau auf die Profile sowie auf besonders hervorgehobene Bauteile, wie Kapitelle und Basen, während größere Flächen und Wände nicht bemalt wurden. Im hellen Sonnenlicht werden die Farben matter erschienen sein, sie werden die Gliederung des Gebäudes und seine Ornamente – wenn auch nicht unbedingt sein strukturelles Gerüst – betont haben. Mit keiner Rekonstruktion auf dem Papier wird man je den ursprünglichen farbigen Eindruck wiedergewinnen können, bei keiner Kopie aus Stein wagte man den Versuch. Es bleibt daher ebenso schwer, sich die Wirkung bemalter Bauten vorzustellen, wie die der bemalten Skulptur. Rot und Blau waren die Hauptfarben, auch Grün und Gold kamen vor. Im dorischen Gebälk waren die Triglyphen meist blau, während der Reliefgrund der Metopen rot war. Gelegentlich wurden, sogar schon in klassischer Zeit, andersfarbige Steine eingelegt. An den Erechtheion-Kapitellen fanden sich sogar Einlagen aus farbigem Glas und vergoldeter Bronze. Vergoldete Bronzerosetten wie die aus Stein gehauenen an der Erechtheion-
Abb. 34 tür und ähnliche Ornamente konnten an Wänden und Kassetten angebracht werden.

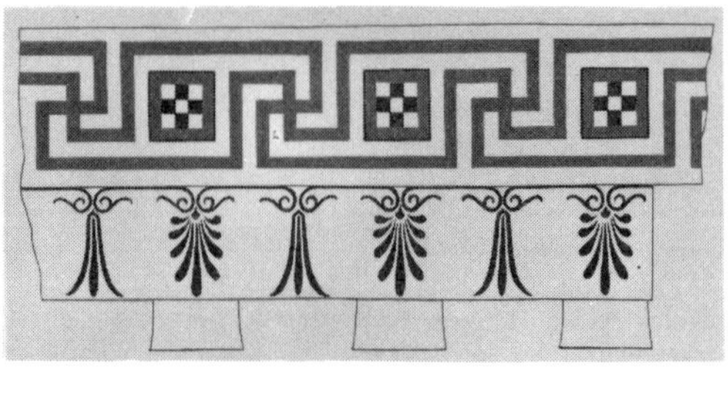

39 Ornamentmalerei an Taenia und Regula am Architrav des Parthenon auf der Akropolis von Athen. 3. Viertel 5. Jahrhundert v. Chr.

Absichtlicher Farbkontrast durch verschiedene Steinarten wurde selten gesucht, doch gibt es ein paar Beispiele aus klassischer Zeit; so die Unterstufe und Schwelle der Propyläen auf der Akropolis zu Athen und die Unterstufe des Nemesis-Tempels in Rhamnus. Auf Chios, wo der einheimische Marmor blau und weißer Marmor knapp war oder importiert werden mußte, herrschte oft der Kontrast zwischen bläulichen Wänden und Säulenschaften einerseits und weißen Profilen und Bauteilen andererseits. Den gleichen Effekt zeigte daher auch der große Altar, den Chios für den delphischen Apollon errichtet hatte; auch später kam er noch öfter vor, war aber in der griechischen Architektur nie ein beherrschendes Motiv, wie er das dann in der römischen geworden ist.

Die Architekturplastik muß hier besonders erwähnt werden, obwohl sie eigentlich in das Gebiet der bildenden Künste gehört. Aber ihre Anordnung am Bau war ein fester Bestandteil des Entwurfes. Die Einheit der griechischen Architektur und Plastik war einzigartig. In Ägypten mögen ganze Bauten mit Reliefs bedeckt gewesen sein, aber diese sind nie mehr als der Schmuck der Oberfläche und nie ein Grundbestandteil des Planes. Im Vorderen Orient waren die plastischen Teile am Gebäude – gewöhnlich Friese – dem Bauganzen streng untergeordnet und rein dekorativ. Am griechischen Tempel dagegen ist die Plastik für den Entwurf und für die Wirkung des Ganzen ebenso wichtig wie die Ausbildung der Säulen und Profile.

Wir sahen, daß an den primitiven Bauten aus Stein hier und da plastische Friese orientalischen Stils auftreten und haben die über der Tür des Tempels in Prinias einander gegenübersitzenden Gottheiten erwähnt. Bei späteren *Abb. 3*
dorischen und ionischen Tempeln sind die Stellen, an denen Plastik auftreten kann, genau festgelegt. Dazu gehörten auch die Akrotere. Häufig waren es Palmetten, oft auch Tiere, manchmal Götterfiguren oder Menschen oder ganze *228*
Gruppen. Bis zum äußersten wird die Verwendung von Bauplastik, wie so manches Griechische, in Etrurien gesteigert, wo oft eine Reihe von massiven Terrakottafiguren am Dachfirst entlang standen.

Das flache dreieckige Giebelfeld oder Tympanon an dorischen Bauten bot eine recht unglückliche Fläche zur Anordnung von Skulpturengruppen. An ionischen Bauten fehlt es gewöhnlich, vielleicht weil der Oberbau sonst zu schwer gewirkt hätte und weil es schon zu viele andere Möglichkeiten gab, Skulpturenschmuck anzubringen. Zum Beispiel konnte auf dem Gesims ein Relieffries in der Art einer Brüstung stehen, sei es aus Ton, wie wir oben beschrieben haben, oder, wie in Ephesos, aus Stein.

Dienten löwenkopfförmige Wasserspeier, die schon seit der Zeit der ältesten Dachterrakotten üblich waren, *Abb. 33,*
ursprünglich zur Ableitung des Regenwassers, so spielten sie – wie übrigens auch die Antefixe – bald als Schmuck- *Abb. 40/41*
glieder eine so selbständige Rolle, daß sie auch angeordnet wurden, wo sie ihren ursprünglichen Sinn nicht mehr hatten. An zwei Tempeln der Artemis aus dem 4. Jahrhundert, in Kalydon und in Epidauros, fanden sich anstelle der Löwenköpfe Köpfe von Hunden, den heiligen Tieren der Göttin.

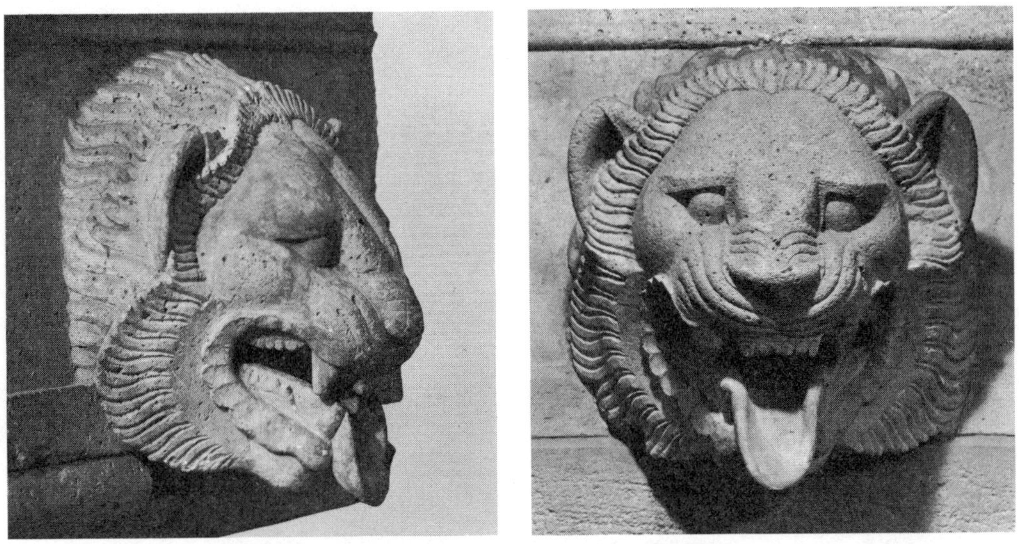

40 Löwenkopf-Wasserspeier von der Sima der Südseite des dorischen Tempels in Himera. Kalkstein. Höhe etwa 45,0 cm. Um 475 v. Chr. – Palermo, Museo Nazionale Archeologico

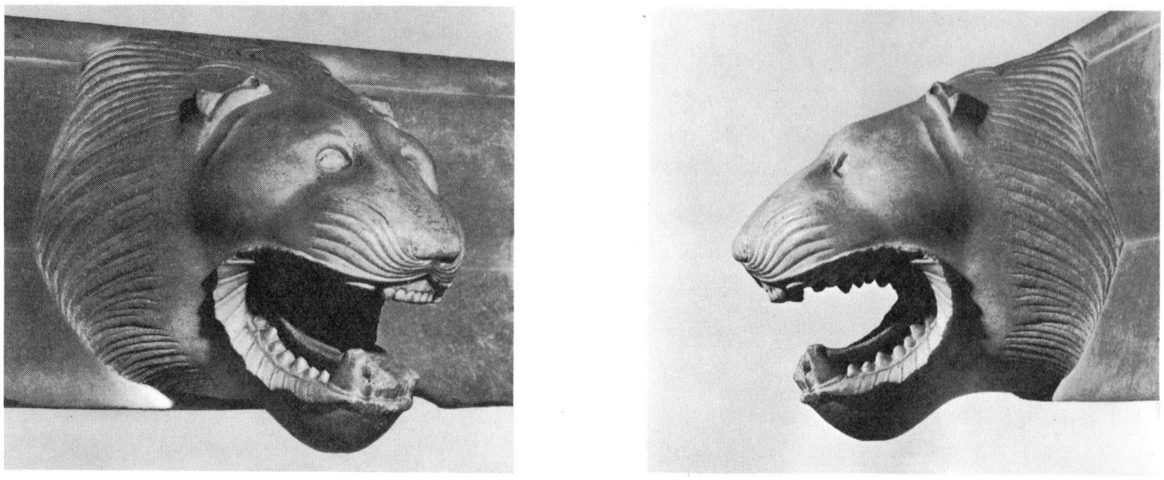

41 Löwenkopf-Wasserspeier von der Sima eines unbekannten Tempels in Akragas.
Marmor. Höhe 26,7 cm. Mitte 5. Jahrhundert v. Chr. – Palermo, Museo Nazionale Archeologico

Das Gebälk dorischer Bauten bot mit den Metopen rechteckige Flächen für die Reliefplastik. Dementsprechend waren die auf einer Metope dargestellten Szenen in sich geschlossen. Doch konnte sich in archaischer Zeit eine Szene auch über zwei Metopen erstrecken. Oft bezogen sich alle Metopenreliefs eines Tempels auf ein einziges Thema. Die Reliefs waren nicht auf die Metopen der Außenseite beschränkt. So erschienen am Zeus-Tempel in Olympia
Abb. 170/171 die berühmten Reliefs mit der Darstellung der Taten des Herakles auf den Metopen der inneren Vorhallen, während die Metopen der Außenseite nur glatte Tafeln waren. Offenbar hatte der griechische Tempel die Aufgabe, den Betrachter anzuziehen, zu belehren und sogar zu erfreuen, gleichgültig, ob er ihn aus der Ferne oder aus der Nähe sah.

An ionischen Gebäuden entwickelte sich die Plastik am Gebälk in einem fortlaufenden Fries, der entweder an der Frontseite entlanglief oder den ganzen Bau umzog. Doch ist der Fries kein Privileg rein ionischer Bauten. Der dorische Tempel in Assos bei Troja hatte über seinem Fries auf dem Architrav noch skulptierte Metopen. Der
190–193 Parthenon hatte einen Fries, der die Cella umzog, und im Hephaistos-Tempel in Athen und im Poseidon-Tempel
Abb. 61 in Sunion gab es Friese in den zu Vorhallen erweiterten vorderen Umgängen. In Bassai lief der Fries im Innern der Cella entlang.

Einen Fries am Wandsockel, wie er im Orient so häufig ist, kennt die griechische Architektur im allgemeinen nicht.
274–280 Am ehesten damit zu vergleichen wäre wohl der Fries des großen Zeusaltars von Pergamon und die Reliefs, die
256 vermutlich die Orthostaten der Anten beim jüngeren Artemision in Ephesos bedeckten.

Nur ionische Gebäude boten noch weitere Möglichkeiten für figürlichen plastischen Schmuck. Die Köpfe im

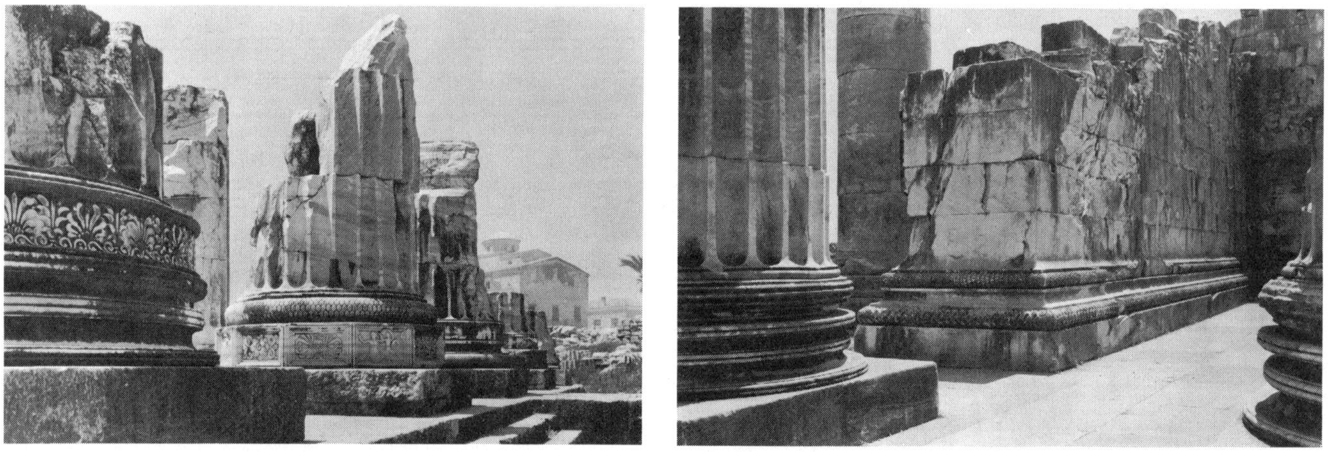

42 Säulenbasen und Wandfuß von der Vorhalle des Jüngeren Apollon-Tempels in Didyma bei Milet. Spätes 4. Jahrhundert v. Chr.

Mittelpunkt der Voluten einiger ionischer Kapitelle des Späthellenismus haben wir bereits erwähnt. Schon an den frühesten monumentalen Tempeln in Ephesos und Didyma umziehen von Profilen eingefaßte Reliefs die untersten *Abb. 81, 42* Säulentrommeln. Dies wurde am jüngeren Artemis-Tempel von Ephesos wiederholt, bei dem auch quadratische *256, Abb. 89* Sockel mit Reliefs gefunden wurden, deren Bestimmung nicht mit Sicherheit geklärt ist. Wie oben erwähnt, deutet man sie u. a. als Anten-Orthostaten. Kleinere Reliefs konnten ferner auf den polygonalen Plinthen erscheinen, welche nach dem 4. Jahrhundert manchmal zur ionischen Basis hinzugefügt wurden, gelegentlich finden sie sich auch an anderen Bauteilen.

Bisweilen wird eine Figur oder ein Teil einer Figur anstelle eines Bauteils gesetzt. Ein naheliegendes Beispiel sind Statuen, die als Säulen dienen, ein Motiv, das sich schon an nordsyrischen Bauten findet. In Griechenland waren lange Zeit Spiegel- und Gefäßträger in Gestalt menschlicher Figuren üblich.

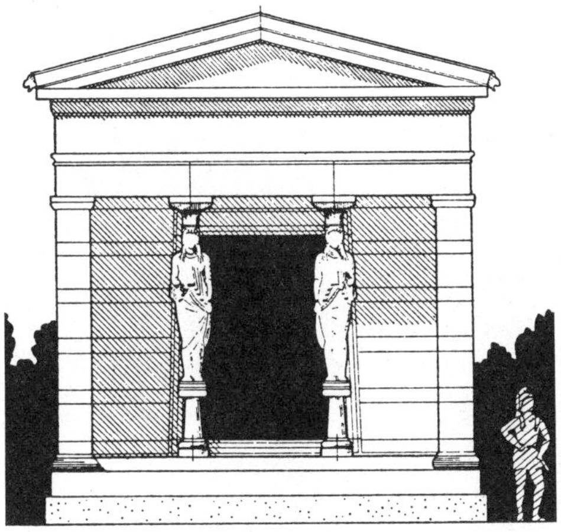

43 Delphi, Front der Schatzhäuser von Knidos (links) und Siphnos (rechts). Mitte 6. Jahrhundert bzw. 625 v. Chr. Rekonstruktion (ca. 1:30)

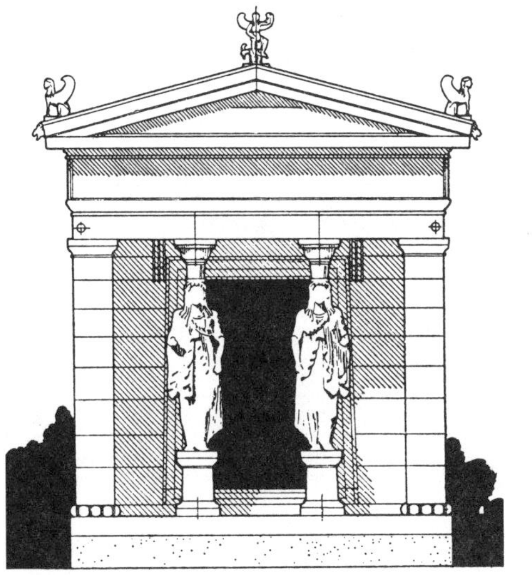

In der Architektur des griechischen Mutterlandes waren es immer Statuen von Mädchen, die an einer solchen Stelle standen und Architekturglieder ersetzten. Man nannte diese Mädchengestalten schon in der Antike – zum mindesten bei kleineren Denkmälern – Karyatiden. Bei zwei archaischen ionischen Schatzhäusern in Delphi, dem von Siphnos und dem von Knidos, stehen sie anstelle zweier Säulen zwischen den Anten. Auch sollen nach Berichten *Abb. 43* antiker Schriftsteller am sog. Thron des Apollon in Amyklai bei Sparta Karyatiden gestanden haben. Die berühmte-

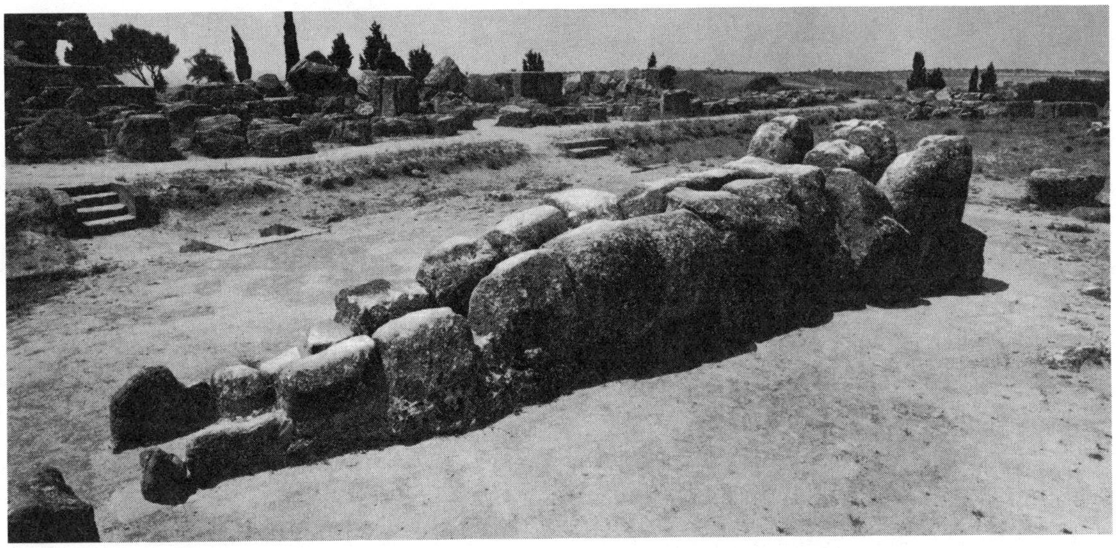

44 Atlant, vom Tempel des Zeus Olympios (Tempel B) in Akragas. 5. Jahrhundert v. Chr.

25, 219 sten sind jedoch die der Korenhalle am Erechtheion in Athen. An sie erinnern diejenigen der schon einmal erwähnten
späteren Kleinen Propyläen in Eleusis. Noch sind aber auch die Atlanten, jene männlichen Kolossalfiguren zu er-
wähnen, die auf den Interkolumniumschranken der dorischen Halbsäulen außen an dem riesigen Tempel des Zeus
Abb. 44 Olympios in Akragas in Sizilien standen. Sie haben unter der Last die Köpfe gesenkt, die Arme erhoben und ange-
winkelt unter der Last des massiven Gebälks, die sie lebendig zum Ausdruck bringen – sehr im Gegensatz zu den
leicht und frei stehenden ionischen Karyatiden.

Konsolkapitelle konnten die Form von Tierprotomen haben. Auf Thasos und Chios z. B. haben sie die von
Abb. 45 geflügelten Pferden. An einem merkwürdigen Bau des 3. Jahrhunderts auf Delos, in dem ein geweihtes Kriegsschiff
aufgestellt war, finden sich an dieser Stelle kniende Stiere und im »Haus des Dreizacks«, ebenda, gibt es Kapitelle mit
Stier- und Löwenprotomen. Dieser Typus mag von den Rücken an Rücken gesetzten Tierprotomen der persischen
Abb. 18 Architektur des Achämenidenreiches herrühren. In Chios gab es in spätarchaischer und klassischer Zeit Antenbasen
Abb. 46 in Form von Löwentatzen, eine Besonderheit, die sich sonst nirgends findet und wohl auch besser an ein Möbel als in
die monumentale Architektur paßt.

46

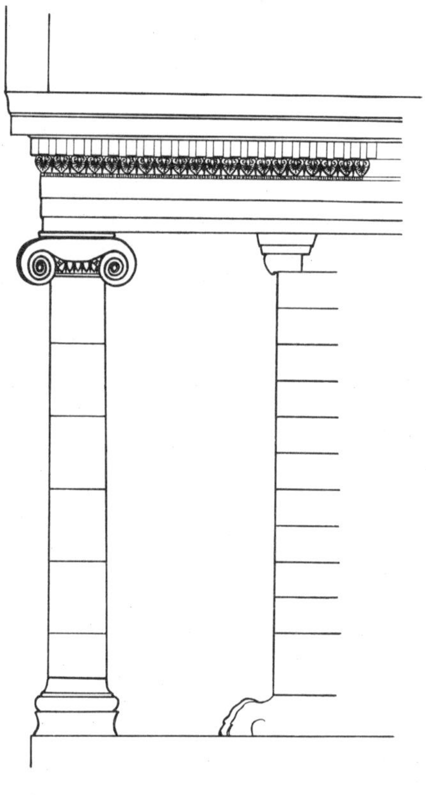

45

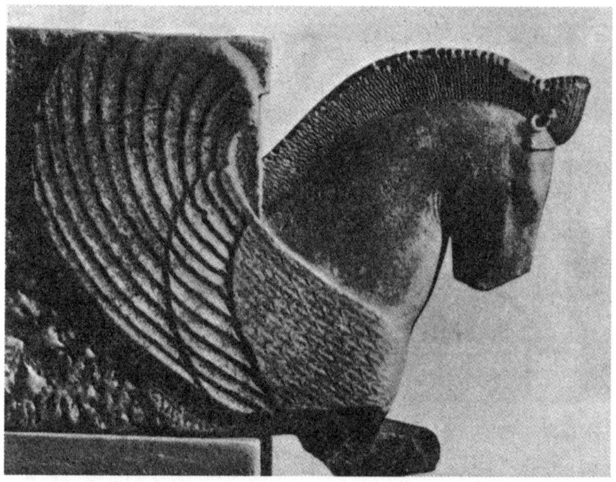

46

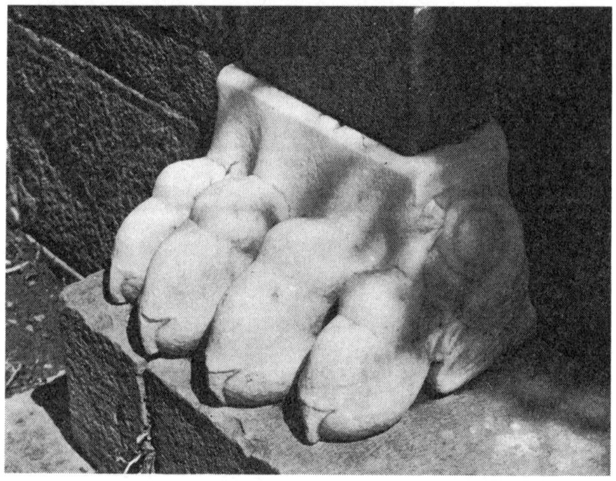

45 Kapitell in Form des Vorderteils eines Pferdes, aus Thasos. Um 500 v. Chr.

46 Rekonstruktion der Seitenansicht eines Apsidial-Tempels und zugehörige Antenbasis in Gestalt einer Löwenbranke, von Emporio auf Chios. Mitte 5. Jahrhundert v. Chr.

Wir können nicht alle Formen und Varianten des Bauschmuckes nennen, mit denen die Architekten des 4. Jahrhunderts experimentierten, doch sind die wichtigsten hier erwähnt. Im allgemeinen sind sie für ionische Bauten geschaffen worden, oder doch ionisch beeinflußt. Die Gesamtwirkung der ionischen Ordnung ist dekorativ, zumal die pflanzlichen Ornamente häufig die Grundformen der Steinmetzarbeit überspielen, obwohl ihre Gestalt ursprünglich gerade daher bestimmt war. Es ist nicht zu verwundern, daß einige der Neuerungen dem Einfluß der Bühnenmaler, die die Tafeln für die Szenenhintergründe malten und sich mit perspektivischen Problemen beschäftigten, zugeschrieben werden.

DIE GEBÄUDE UND IHRE AUFGABEN

Haben wir bisher Bauweise und Bauschmuck der Griechen, insbesondere Ursprung und Entwicklung der kanonischen Ordnungen betrachtet, so wenden wir uns nun den verschiedenen bekannten Gebäudetypen Griechenlands selbst zu. Mit sehr wenigen Ausnahmen sind wir hier auf das angewiesen, was sich ablesen läßt aus den ausgegrabenen Grundmauern und aus den Bauteilen, die den Kalköfen, diesen leidigen Begleiterscheinungen der meisten griechischen Fundstätten, entgangen sind. Zum Glück waren manche Schmuckglieder ihrer dekorativen Wirkung wegen aus den antiken Bauten herausgebrochen und z.B. an byzantinischen Kirchen wieder verwendet worden – häufig weit von ihrem ehemaligen Standort entfernt. Selbst wenn die Architekturteile recht gut erhalten sind, sind Rekonstruktionsversuche naturgemäß weitgehend hypothetisch und beruhen auf der Annahme gleicher Baugepflogenheiten in der ganzen griechischen Welt. Besonders schwierig ist die Rekonstruktion der selteneren Gebäudetypen und vor allem der frühen ionischen Bauten, die entstanden sind, bevor sich die endgültigen Formen der Ordnungen herausgeschält hatten.

Die griechische Architektur sollte auf die Menschen wirken, selbst wenn ein Gebäude zu Ehren der Götter errichtet und geweiht wurde. Aber die Bauten hatten natürlich auch eine bestimmte Aufgabe, und so kann man sie kaum richtig beurteilen, ohne ihren Zweck zu kennen und zu wissen, wie weit sie ihm gerecht wurden.

DIE ALTÄRE

In der griechischen Religion war der Altar und nicht der Tempel der Mittelpunkt der Kulthandlungen: der Opfer. Daher gab es Heiligtümer ohne Tempel, aber keines ohne Altar. In Olympia z.B. war die heiligste Stätte nicht der große Zeus-Tempel und der gleichzeitig errichtete Altar, sondern der hohe Aschenkegel des alten Altars, der schon lange bevor der Tempel gebaut wurde dort stand. Auf Opferdarstellungen in der griechischen Vasenmalerei wird daher der Tempel häufig weggelassen, oder durch eine einzige Säule angedeutet, während die Opfergaben, der Altar und das Kultbild hervorgehoben sind. Gewöhnlich befand sich der Altar im Osten des Tempels, vor dessen Eingang. Die einfachste Form war ein offener Herd, öfter jedoch war es ein erhöhter Block oder Tisch, auf dem die Opfergaben verbrannt wurden und von dem der Rauch zu den Göttern aufstieg. Für die unterirdischen, die »chthonischen« Gottheiten dagegen wurden die Opfergaben in eine Grube (Bothros) gegossen. Doch bot beides wenig Möglichkeiten für architektonische Gestaltung.

Die kleineren massiven Altäre, die auf Straßen und in Häusern standen, waren im Grundriß rund oder rechteckig und mit einem Eierstab- oder Triglyphenfries am oberen Ende und später oft mit Reliefs, Girlanden und Rinder-

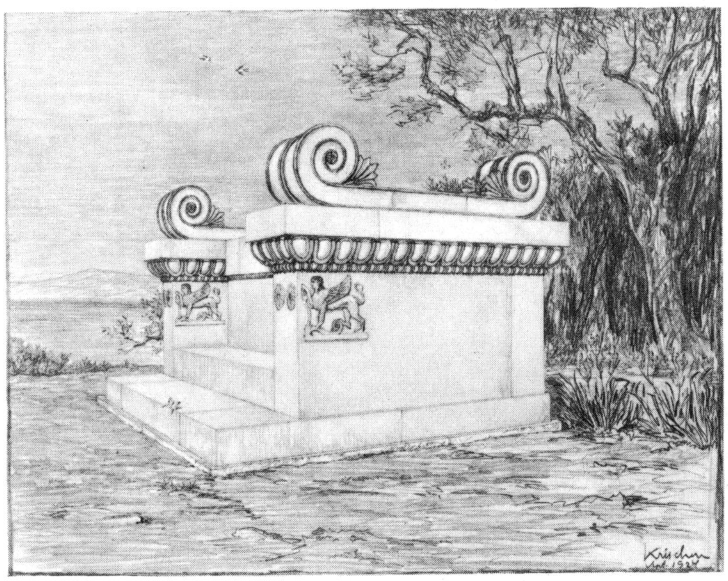

47 Altar, aus Milet. Spätes 6. Jahrhundert v. Chr. Rekonstruktion

schädeln (Bukranien) geschmückt. Altarwangen, deren Ecken mit Voluten verziert sein konnten, waren die einzige notwendige Ergänzung, um das Feuer vor Wind zu schützen.

Ionische Altäre entwickelten sich, zum mindesten in Ostgriechenland, zu einem ausgeprägten monumentalen Typ mit einer Freitreppe, die zu einer breiten Plattform aufstieg, flankiert von vorspringenden Mauern, deren Stirn
Abb. 47 fein verzierte Antenkapitelle trugen und an denen manchmal Reliefs angebracht wurden. So sahen z. B. die beiden
Abb. 48 aufeinanderfolgenden Altäre des Hera-Heiligtums von Samos im 6. Jahrhundert aus. Diese Form mag von ähnlichen ägyptischen Altären beeinflußt sein.

Abb. 49 Eine umfangreiche, archaische Altaranlage für Poseidon – anscheinend ohne einen Tempel – ist am Kap Monodendri bei Milet ausgegraben worden. Der Altar steht dort auf einer weiten Terrasse, deren Mauer schöne, volle Profile und als Abschluß ein sich vorwölbendes Band, das sich an den Ecken zu großen Voluten aufrollte, trug.

274, Abb. 50 Die höchste Vollendung erlangte diese Form im Zeus-Altar von Pergamon, der wiederum nicht im unmittelbaren Zusammenhang mit einem Tempel, sondern in einem eigenen Hof stand. Er war über 36 m breit; seine Plattform mit dem eigentlichen Opfertisch umgab eine kleine doppelseitige Säulenhalle, die über die Treppenwangen vorgezogen war; sein Sockel trug den gewaltigen plastischen Fries.

Ein dorisches Gegenstück dazu war der Altar des Zeus Eleutherios, den Hieron II. von Syrakus hatte errichten lassen. Er war fast 200 m lang und war wahrscheinlich die Stätte für das jährliche Opfer von vierhundertfünfzig Ochsen, ein Opfer, das zweihundert Jahre früher zur Feier der Befreiung von der Tyrannis eingeführt worden war. Er war allerdings nicht so reich verziert wie die ionischen Altäre, sondern trug nur das übliche dorische Gebälk und darüber Volutenakrotere. Auch er gehörte zu keinem Tempel.

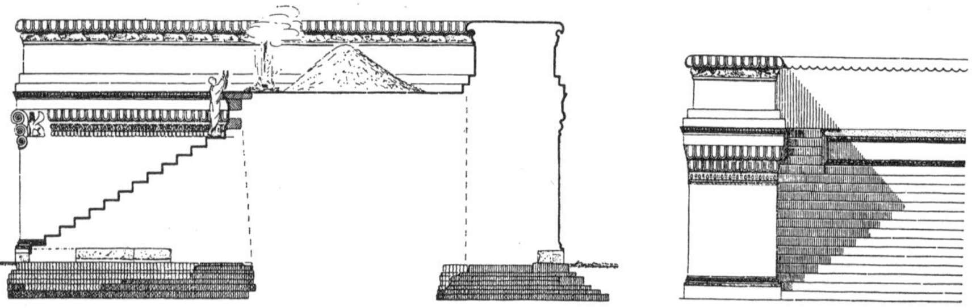

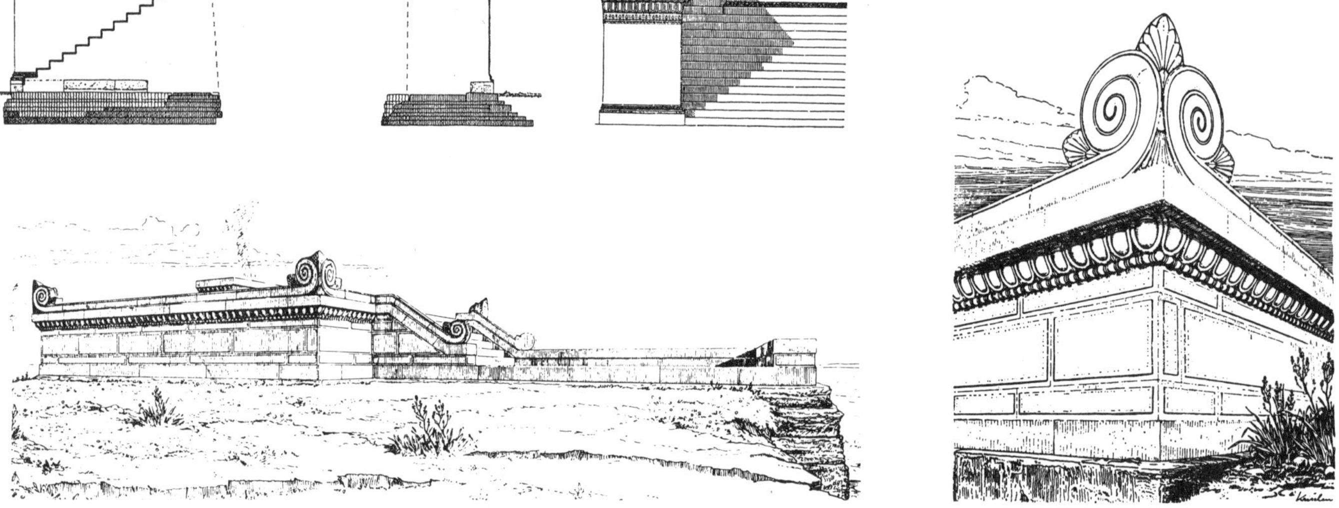

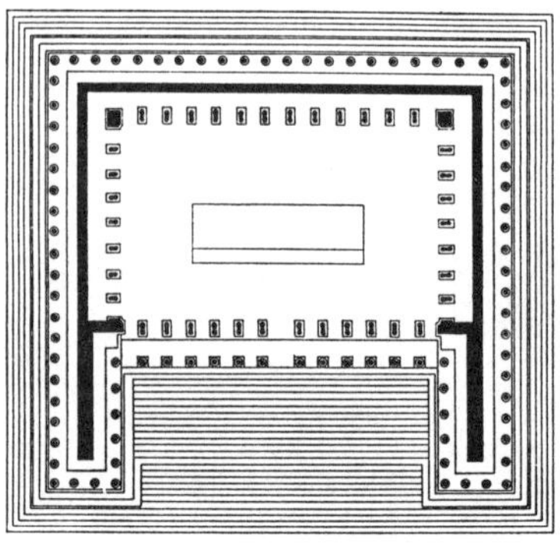

48 Altar, erbaut von Rhoikos im Heraion von Samos. Um 550 v. Chr.

49 Altar des Poseidon am Kap Monodendri bei Milet. Um 540 v. Chr.

50 Zeus-Altar in Pergamon. Begonnen um 180 v. Chr. unter Eumenes II. (197–160/159 v. Chr.), vollendet unter Attalos II. (159–138 v. Chr.). Grundriß

DIE TEMPEL

Der Tempel war das Haus für einen Gott, und die Griechen hatten dafür das gleiche Wort wie für ihre eigenen Häuser: οικος. Die Bedeutung des Tempels stieg erst, als die des in ihm untergebrachten Kultbildes zunahm.

Man baute den Tempel zunächst als monumentales Haus für das Kultbild, das zur Tür hinaus auf den Opferaltar, den sakralen Mittelpunkt des Heiligtums, blickte. Nur bei wenigen primitiveren Tempeln befand sich auch ein Herd oder Altar im Innern. Das Kultbild brauchte ursprünglich keine figürliche Darstellung zu sein; manchmal war es ein einfacher in prunkvolle Gewänder gehüllter Stein oder Baumstamm; später jedoch waren die Götterbilder die aufwendigsten, bedeutendsten und prächtigsten Werke aus Gold und Elfenbein und von den besten Meistern ihrer Zeit geschaffen. Natürlich verlangte jetzt auch der Tempel einen angemessenen Aufwand. Die Kulthandlungen im Tempel selbst beschränkten sich nur auf kultische Waschungen und Bekleidungen des Kultbildes. Wenn der Tempel auch Zufluchtsort der Verfolgten war und Weihgeschenke in ihm aufgestellt wurden, so galt doch der Altar als die Stätte der größeren Nähe zur Gottheit. Über seine religiöse Aufgabe hinaus war der Tempel ein sicherer Aufbewahrungsort für wertvolle Weihgeschenke. Sogar ein Raum für den Staatsschatz konnte abgetrennt werden, wie z.B. der Opisthodom des Parthenon in Athen. *Abb. 63*

Die Tempel der Griechen waren gewöhnlich gegen Osten orientiert – Ausnahmen führt man in Griechenland selbst u.a. auf die Geländebeschaffenheit zurück. In Ionien allerdings gab es einige Tempel, die wie das Artemision in Ephesos und der Artemis-Tempel in Magnesia nach Westen ausgerichtet waren.

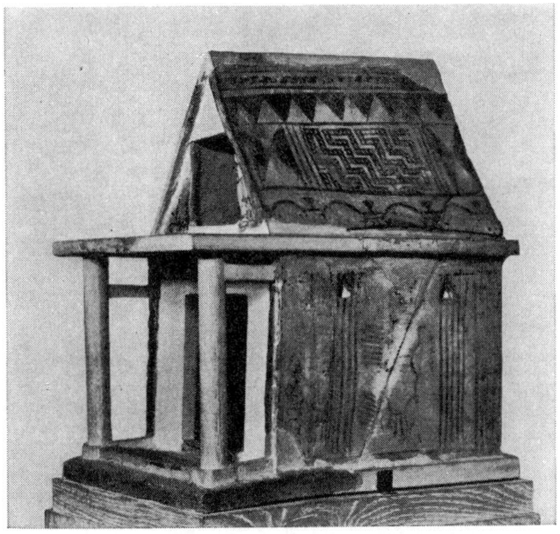

51 Terrakottamodell eines frühen Tempels aus dem Heraion von Argos. Höhe etwa 54,0 cm. Um 700 v. Chr. Athen, Nationalmuseum

Die Grundform des Tempels war durch die Bestimmung als Haus gegeben: Sie ging hervor aus dem Megaron, dem in der Eisenzeit sehr verbreiteten Haustyp, einem rechteckigen Raum mit vorgezogenen Seitenwänden, zwischen die ein oder zwei Säulen gestellt waren, um eine offene Vorhalle zu bilden. Einige frühere Häuser hatten Apsiden, manche waren sogar oval. Einige erhaltene Tonmodelle mit rechteckigem Grundriß, mit oder ohne Apsis, aus der Zeit um 700 v. Chr. sollen anscheinend Tempel darstellen, vor allem die aus Argos und Perachora. Sie haben steile Satteldächer, die wohl darauf hindeuten, daß ihre Vorbilder strohgedeckt waren. Ein Modell aus Argos, mit rechteckigem Grundriß und ohne Apsis, scheint eine flache Decke gehabt zu haben; nur über dem Raum selbst liegt noch ein Satteldach mit einer rechteckigen Öffnung im Giebel, die in den entstehenden Dachraum führte. Noch älter ist das Modell aus Archanes in Kreta. Es stellt ein rundes Häuschen – vermutlich eine Holzkonstruktion – mit dem Sitzbild einer Gottheit im Inneren dar, auf das zwei Menschen und ein Hund durch das Dach herabschauen. *Abb. 51* *1*

In Kreta sind einige ungewöhnlich breite, rechteckige Tempelgrundrisse aus dem 7. Jahrhundert erhalten, die vielleicht auf minoische Vorbilder zurückgehen. Zum Teil hatten sie auf der Rückseite Bänke für Opfergaben und Kultbilder, wie in Dreros, oder auch Herde oder Opfergruben, wie in Dreros und Prinias. *Abb. 3*

Abb. 52 In Ätolien, das vielleicht nicht immer ein so rückständiger Landstrich wie in späterer Zeit war, fand sich in Thermos eine interessante Abfolge von Bauten, die uns viele Eigenheiten der frühen Tempelgrundrisse zu erläutern vermag. Dicht bei einem spätbronzezeitlichen Megaron mit einer Apsis (A) liegt ein beinahe rechteckiges Megaron von 7,30 × 21,40 m (B) aus geometrischer Zeit. Man hat es zu einem späteren Zeitpunkt außen mit einer Reihe von Holzstützen umgeben, die das Gebäude seitlich und hinten oval umzogen und vermutlich ein vorspringendes Gesims oder eine Erweiterung davon trugen. So entstand ein gedeckter Gang, der gleichzeitig die Lehmziegelwände schützte.

Der Plan eines um 630 v. Chr. entstandenen Neubaus dieses Apollon-Tempels, denn ein solcher muß auch das Megaron B gewesen sein, ist das erste klare Beispiel des kanonischen Tempelgrundrisses. Breite und Länge des Stylobats betrugen 12,13 × 38,23 m. Den Kern der Anlage bildet ein langes Megaron ohne Vorhalle, das an seiner Rückseite eine Halle mit zwei Säulen in der Längsachse hat. Eine Ringhalle (Peristasis) umzieht das ganze Gebäude. Je fünf Säulen standen an den Schmalseiten und fünfzehn an den Langseiten (Ecksäulen jeweils mitgezählt). Zahl und Abstand der fünf Frontsäulen entsprach den dahinter liegenden seitlichen Säulenreihen, den Wandstirnen und der Mittelstützenreihe, ein Schema, das sich nur bei frühen dorischen Bauten findet. Merkmale früherer Bauwerke sind auch der langgestreckte Grundriß und die Säulenreihe in der Mittelachse, die natürlich den Innenraum für ein axial aufgestelltes Kultbild verstellte. Derartige Mittelstützen finden wir auch im gleichzeitigen griechischen Wohnhaus. Schon hier sind, wie bei späteren dorischen Tempeln, die Jochweiten an den Fronten größer als die an den Langseiten. Dieser Tempel trug auch die oben erwähnten frühen Terrakottaverkleidungen und bemalten
77, VII Tonmetopen, ebenso die ersten bekannten griechischen Tonziegel. Die Säulen und der Oberbau waren in Holz ausgeführt; aber allein das Gewicht eines Ziegeldaches erforderte bald ein festeres Material für die tragenden Glieder. Der Tempel hat sehr lange gestanden, seine bemalten Metopen sind im 4. Jahrhundert erneuert worden. Ein ähnlicher, etwas späterer Bau stand im nahegelegenen Kalydon.

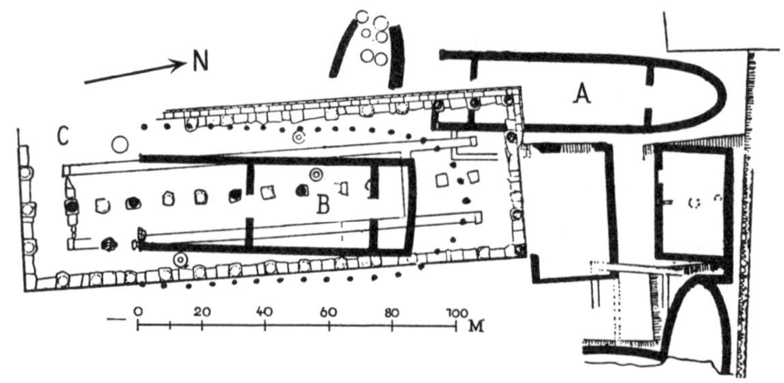

52 Thermos, Apollon-Heiligtum. Megaron A sowie Tempel B und C. Grundriß (1:250)

2/3, Abb. 53 Am Hera-Tempel von Olympia (18,75 × 50,01 m; 6 × 16 Säulen) aus dem frühen 6. Jahrhundert zeigen sich neue Züge des dorischen Tempelbaus: Anstelle einer Mittelreihe von Säulen in der Cella stehen hier im Cellainneren zwei Säulenreihen, die dicht vor die Seitenwände gerückt sind und von denen jede zweite Säule in die Cella eingebunden war. So entstand ein klares Längsschiff. Durch die Anlage einer Halle an der Rückseite, die der Vorhalle glich, allerdings keinen Zugang nach innen hatte, wurde die Symmetrie des Grundrisses hergestellt. Mit den Säulen vor den Cellalängswänden, zwei vor der Vorhalle und den beiden Ecksäulen waren es nun sechs Säulen an der Frontseite, die auch später gebräuchliche Anzahl. Der wiederum sehr langgestreckte archaische Grundriß erforderte sechzehn Säulen an den Langseiten. Sie waren ursprünglich aus Holz und wurden nach und nach, als sie einzustürzen drohten, durch monolithe oder aus Trommeln gebildete Steinsäulen ersetzt; ihre Kapitelle geben einen Überblick über die Entwicklung dieses Baugliedes. Zu den Terrakotten des Baus gehören lakonische Scheibenakrotere.

84/85 Der Artemis-Tempel in Korkyra (21,94 × 47,50 m) mit den berühmten Giebelskulpturen entstand ungefähr gleichzeitig, hatte aber eine für diese Zeit besonders breite Front von acht Säulen.

I, Abb. 54 Vom Apollon-Tempel in Korinth (21,48 × 53,82 m; 6 × 15 Säulen), der etwa 540 v. Chr. errichtet worden ist,

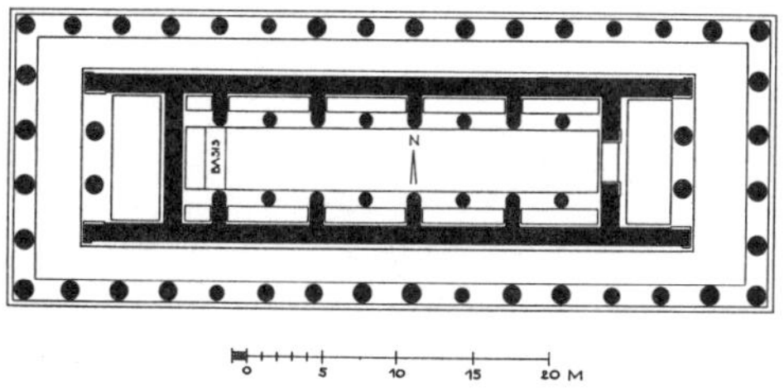

53 Olympia, Altis. Heraion. Frühes 6. Jahrhundert v. Chr. Grundriß (1:800)

54 Korinth, Apollon-Tempel, um 540 v. Chr. Grundriß (1:800). Schwarz: die sieben noch aufrecht stehenden Säulen

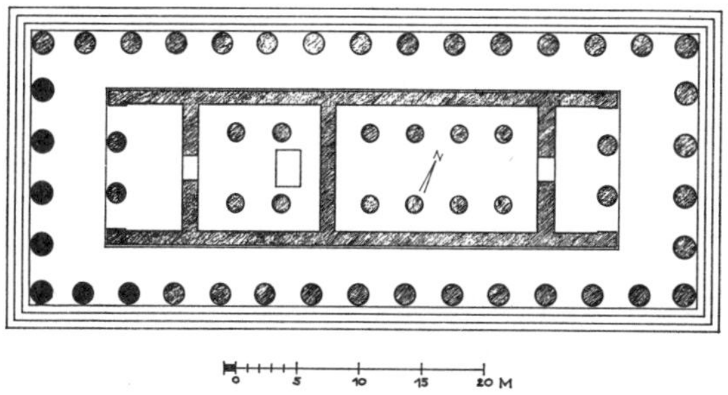

stehen noch einige der monolithen Säulen. Sein Grundriß ähnelt dem des Hera-Tempels, zeigt aber einen ungewöhnlichen, zusätzlichen Raum, der von der hinteren Halle aus betreten wurde. Der ganze Bau war im Unterschied zum Hera-Tempel mit Ausnahme der Sima aus Stein.

Am Grundriß des dorischen Tempels wurde in archaischer Zeit nichts wesentliches geändert. Der älteste Tempel der Athena auf der Akropolis zu Athen, der sog. Hekatompedos, war genauso angelegt. Er war ein reich verzierter Bau mit einer Reihe fliegender Vögel und großer Lotosblumen in flachen, bunt bemalten Reliefs unter dem Schräggeison.

Der Apollon-Tempel V in Delphi (21,65 × 58,18 m; 6 × 15 Säulen) erhielt in der zweiten Hälfte des 6. Jahrhunderts durch eine Stiftung der Athener Familie der Alkmeoniden eine Fassade aus Marmor, zu einer Zeit, als dieses wertvolle Material noch fast ausschließlich der Plastik oder dem Bauschmuck vorbehalten war. *Abb. 55*

Das Gegenstück in Athen aus der Zeit der Peisistratiden – wieder ein Athena-Tempel auf der Akropolis, der sog. »Dörpfeld-Tempel« (21,3 × 43,15 m; 6 × 12 Säulen) – hatte vielleicht ionische Säulen in den Vorhallen und einen Fries, der die Cella umzog. Die Cella war in drei Räume geteilt und wies damit voraus auf die Cella des Nachfolgebaus, des Erechtheion. Vom »Hekatompedos«, vom »Dörpfeld-Tempel« und von den Apollon-Tempeln in Delphi und Eretria kennen wir im übrigen außer der Giebelplastik, die teilweise erhalten ist, sehr wenig.

55 Delphi, Apollon-Heiligtum. Apollon-Tempel V der attischen Alkmeoniden. Um 525 v. Chr. Ostfront. Rekonstruktion (etwa 1:250)

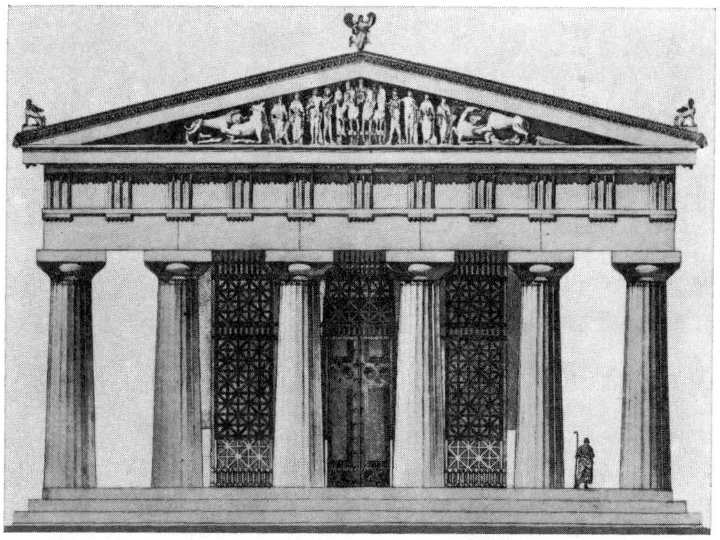

Der Tempel der Aphaia in Aigina (13,77 × 28,82 m; 6 × 12 Säulen) aus dem frühen 5. Jahrhundert ist vergleichsweise gut erhalten und so restauriert, daß sich der Entwurf leicht ablesen läßt. Hier sehen wir, daß die inneren Säulenstellungen zweigeschossig, mit einem Architrav dazwischen, angelegt wurden, um allzu dicke Säulen zu vermeiden und doch die Höhe bis zur Holzdecke zu erreichen. Solche Tempel hatten gelegentlich in den äußeren Schiffen eine Galerie, von der aus man das Kultbild besser betrachten konnte. *6, Abb. 56/57*

Der einzige deutliche Versuch, die Riesentempel Ioniens nachzuahmen, wurde von dem Athener Tyrannen Peisistratos und seinen Söhnen Hippias und Hipparchos im späten 6. Jahrhundert unternommen. Sie begannen einen Tempel für Zeus Olympios (41,0 × 107,75 m), der wohl auch ionisch werden sollte, allerdings nicht vollendet wurde. *28*

56/57 Aigina, Aphaia-Tempel. Baubeginn um 500 v. Chr. 56 Grundriß (1:800). Neuzeichnung G. Gruben; 57 Schaubild

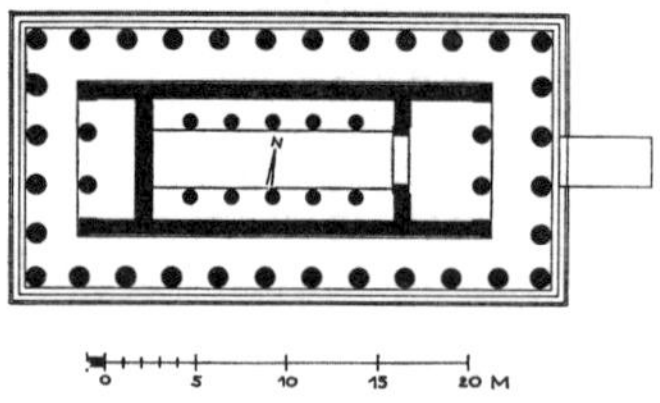

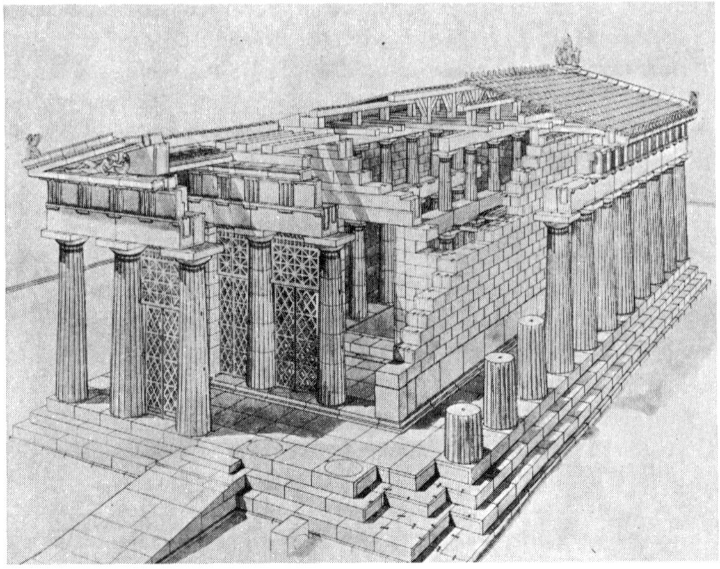

3, *Abb. 58/59* Der Zeus-Tempel von Olympia (27,68 × 64,12 m; 6 × 13 Säulen), kurz vor Mitte des 5. Jahrhunderts vollendet, ist in seinem Grundriß und seinen Einzelformen ein klassisches Beispiel dorischer Baukunst, wie die Rekonstruktion seines Aufrisses und der Schnitte, insbesondere durch die Cella mit ihren zweistöckigen Säulenreihen und Phidias's großem Kultbild, das eine Generation später aufgestellt wurde, zeigen. Der ganze Tempel wurde in dem schlechten

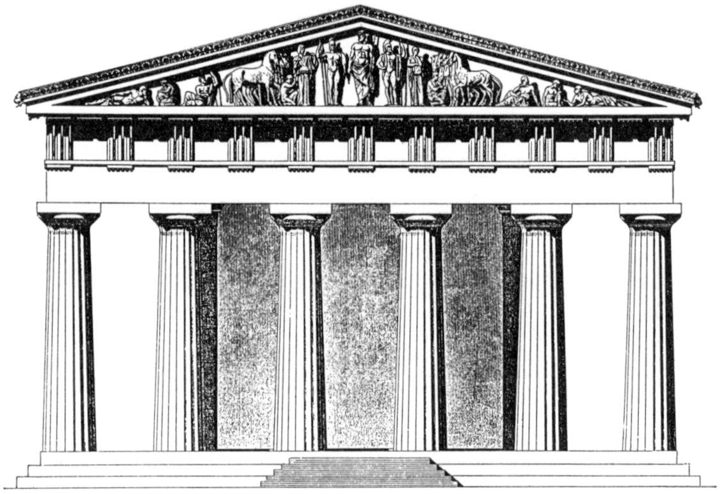

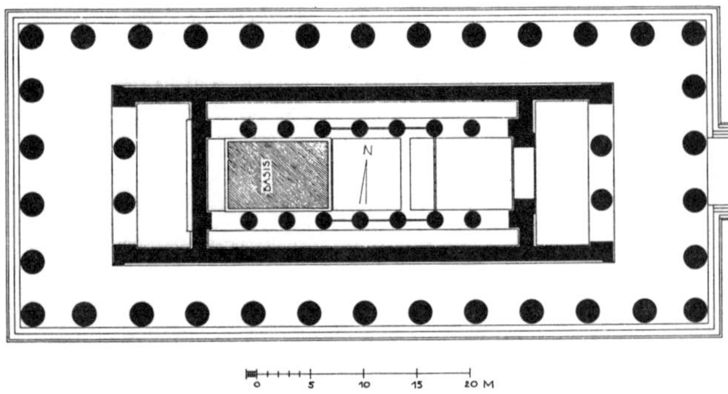

58/59 Olympia, Zeus-Tempel. 2. Viertel 5. Jahrhundert v. Chr. 58 Grundriß (1:800); 59 Ansicht der Ostseite, Querschnitt durch den Ostteil mit Ansicht des Pronaos und Querschnitt durch den Westteil mit dem thronenden Zeus des Pheidias

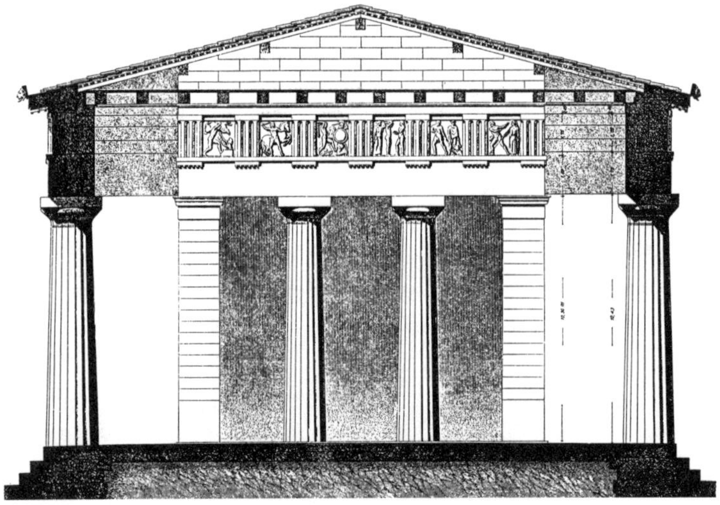

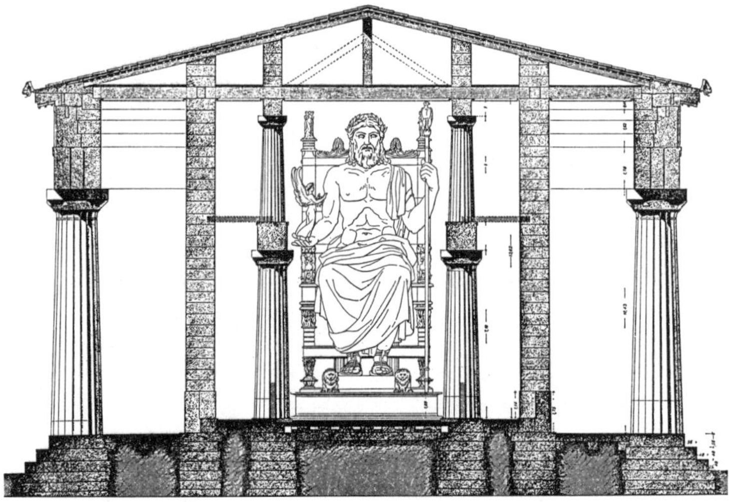

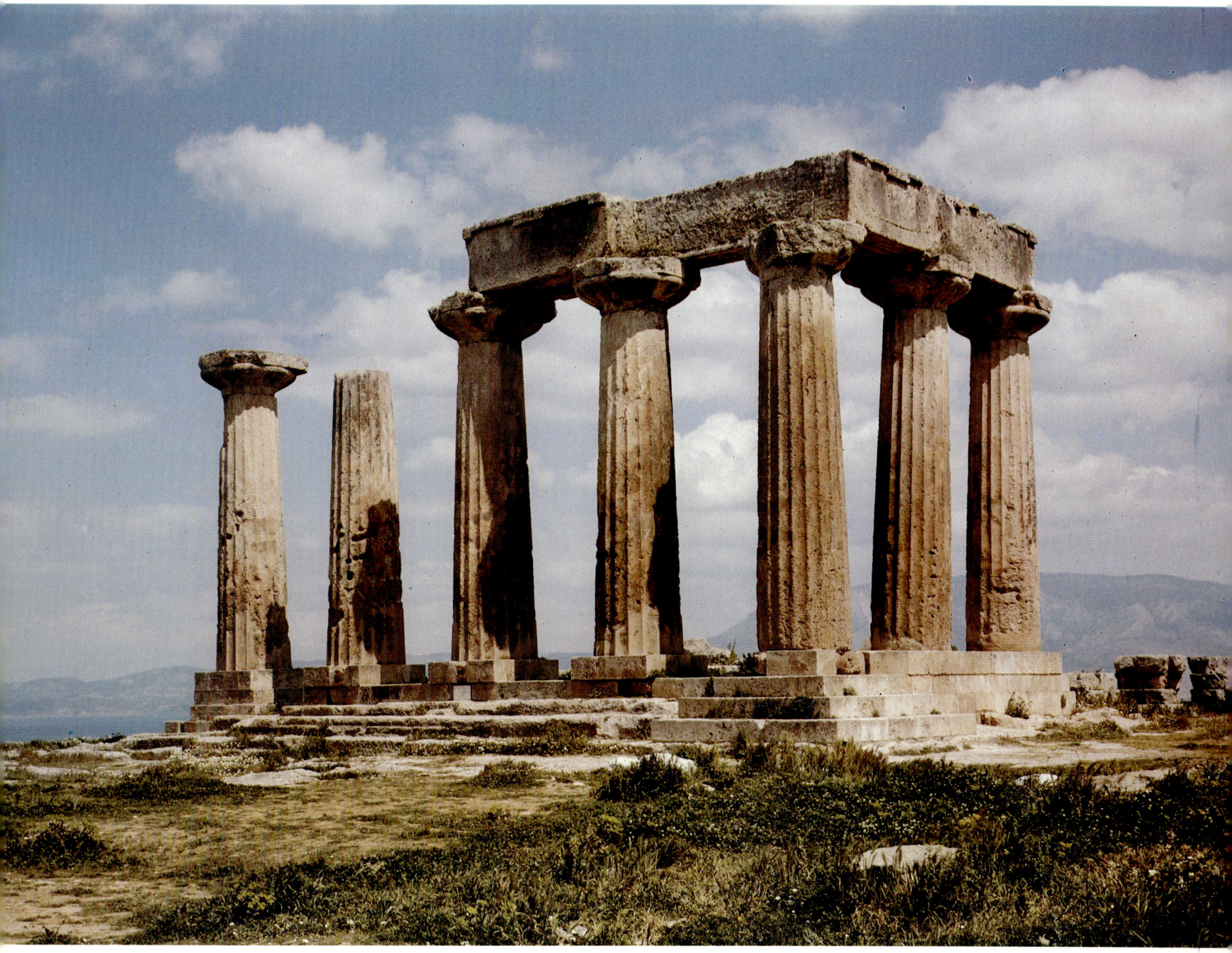

I Korinth, Apollon-Tempel, von Südwesten. Mitte 6. Jahrhundert v. Chr.

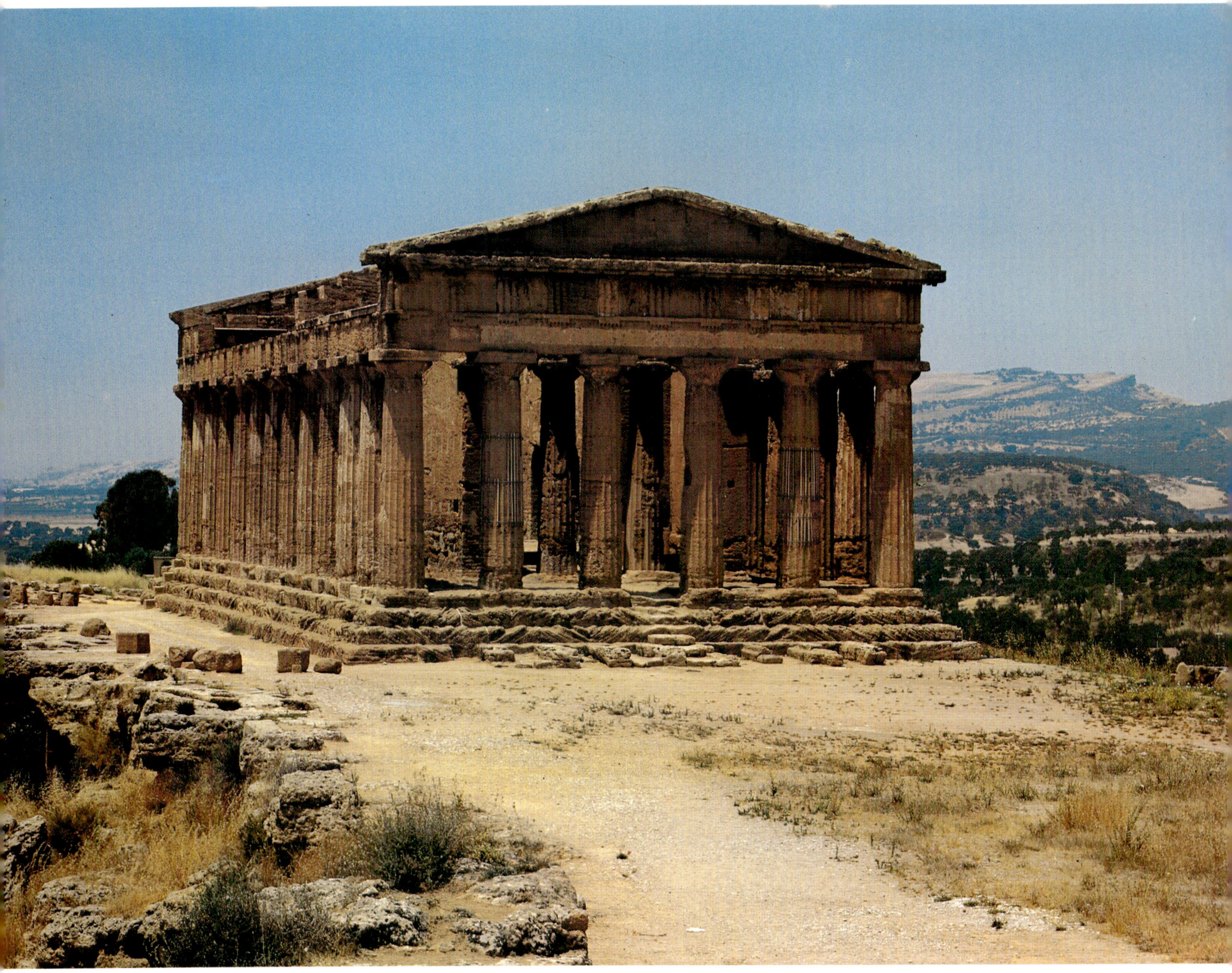

II Akragas (Agrigento), Tempel F, sog. Concordia-Tempel, von Südosten. Spätes 5. Jahrhundert v. Chr.

einheimischen Kalkstein errichtet, den man mit einer feinen Stuckschicht überzog; nur für die Skulpturen, Dachplatten und Simen wurde Marmor von den Inseln geholt.

Nicht sehr weit von Olympia entfernt, liegt hoch in entlegener, wilder arkadischer Landschaft der Tempel des Apollon Epikurios von Bassai (14,48 × 38,24 m; 6 × 15 Säulen), der nach Pausanias von Iktinos, dem Architekten *4/5*
des Parthenon, erbaut sein soll. Seine Cella ist in ganz neuer Weise gegliedert: Die inneren Säulen sind hier als *Abb. 60/61*
schlanke ionische Halbsäulen gebildet und durch Mauerzungen mit den Cellalängswänden verschmolzen. Sie sind *Abb. 12*
im einzelnen bereits beschrieben worden. Über ihnen läuft ein ionischer Architrav, ein Relieffries und ein einfaches Geison. Hinten teilt die nach dem Beispiel des Parthenon ⊔-förmig umlaufende Ordnung einen weiteren kleinen Raum ab, dabei steht eine Säule frei in der Cellaachse. Dieser ist das erwähnte früheste korinthische Kapitell zuzu- *Abb. 20*
schreiben. Von dem hinteren Raum führt eine Tür gegen Osten in die Ringhalle. Sie war vielleicht nötig, weil für den Tempel, der möglicherweise wegen der Geländeverhältnisse nach Nordosten gerichtet ist, eine Öffnung nach Osten unerläßlich war. Man hat angenommen, daß das Kultbild nicht in dem von der ionisch-korinthischen Ordnung umgebenen Teil der Cella stand, sondern durch diese Seitentür nach Osten auf das heilige Lykeiongebirge blickte. Wenn das richtig ist, handelt es sich hier um eine recht überraschende Beziehung von Kultbild und Tempel.

60/61 Bassai, Apollon Epikurios-Tempel. Spätes 5. Jahrhundert v. Chr.

60 Grundriß (1:800)
61 Blick in Cella und Adyton

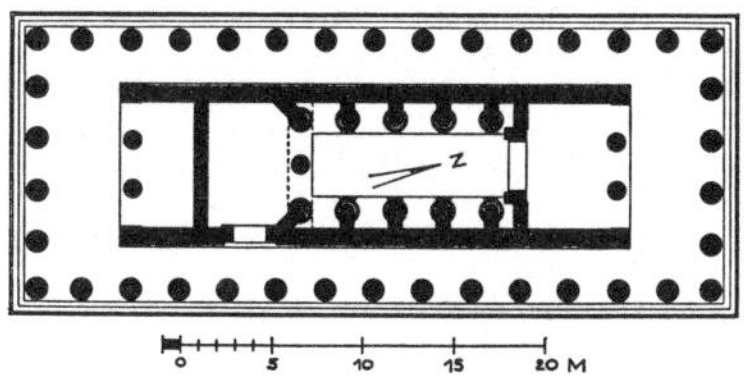

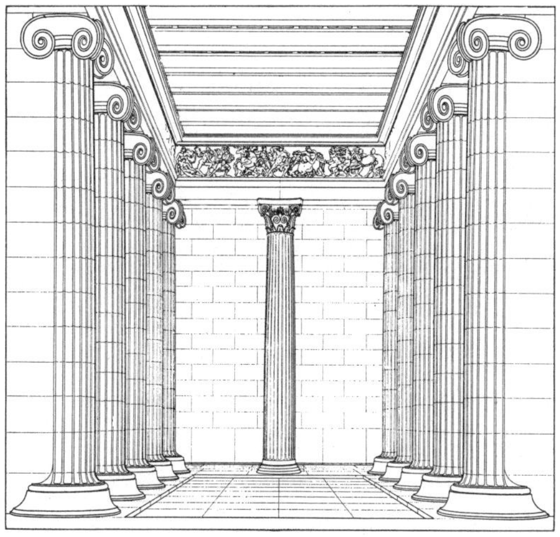

Im Parthenon, dem Tempel der Athena Parthenos auf der Akropolis in Athen, (30,88 × 69,50 m; 8 × 17 Säulen) *7–10*
erreicht der dorische Tempelbau seine höchste Verfeinerung, wenn auch nicht seine reinste Ausbildung; denn der *Abb. 62/63*
Parthenon enthält mehr eigenwillige Züge und Abweichungen vom dorischen Kanon als irgendein anderer Tempel. Allein die Schönheit und die Präzision seiner Profile, selbst der Bau der glatten Wände finden nicht ihresgleichen. Sein Erhaltungszustand und sein Wiederaufbau geben uns wenigstens eine Ahnung von der Gesamtwirkung, die ein solches mächtiges, dennoch unendlich kunstvolles Bauwerk ausgeübt hat. Erbaut aus Abgaben, die die Verbündeten Athens zu ihrem Schutze geleistet hatten und die ihrem Zweck entfremdet wurden, war er mehr als die meisten anderen Tempel sowohl Ausdruck des Stolzes, ja des Hochmuts der Athener, als auch Ausdruck ihrer Frömmigkeit. Das spiegelt sich in seiner Pracht und in seinem plastischen Schmuck wider. Pheidias' Athena Parthenos war keineswegs das am höchsten verehrte Bild der Stadtgöttin, wie denn auch die heiligsten Kulthandlungen gar nicht hier im Parthenon vollzogen wurden.

Der ganze Bau ist aus Marmor, der in Athen verhältnismäßig leicht vom nahegelegenen Pentelikon herbeigeschafft werden konnte, errichtet worden. Die acht Frontsäulen ergeben eine eindrucksvoll breite Ansicht, deren Säulenstellungen verdoppelt erscheinen, da zu den vier Säulen der Vorhalle des Kernbaus noch zwei weitere anstelle der Anten vor die nur leicht vorgezogenen Seitenwände der Cella treten. Die zweistöckige Säulenstellung im Inneren ist ⊔-förmig an drei Seiten des Raumes umgeführt. Im Westen liegt ein großer abgetrennter Raum, der Opisthodom, dessen Decke durch vier hohe, schlanke, wahrscheinlich ionische Säulen getragen wurde. Der berühmte Skulpturenschmuck, die Giebelfiguren, die Metopenreliefs und der ionische Fries, der die Cellawand außen unter der Decke

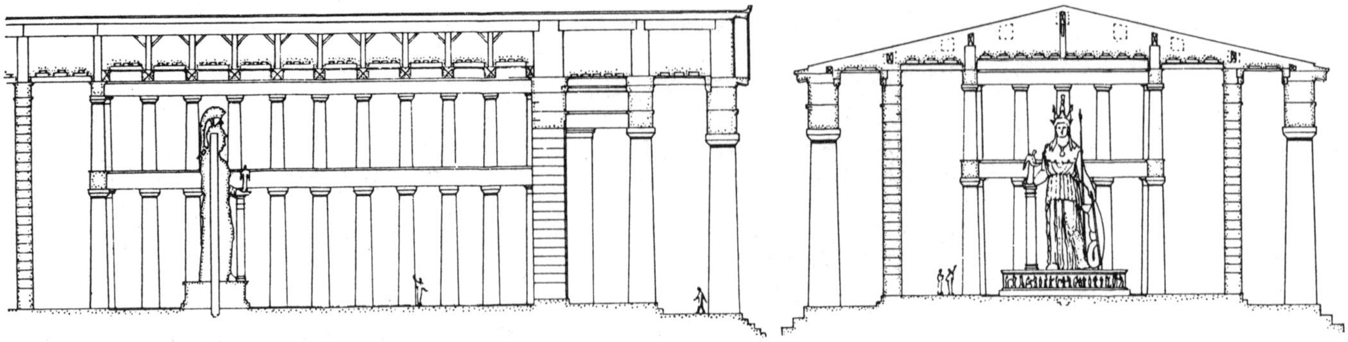

62 Athen, Akropolis. Parthenon. Rekonstruktion des Goldelfenbein-Standbildes der Athena Parthenos des Pheidias in der Tempelcella. 3. Viertel des 5. Jahrhunderts v. Chr. Links: Längsschnitt durch den Tempel vom Westende der Cella bis zur Ostperistasis; rechts: Querschnitt durch den Tempel an der Stelle des Standbildes der Athena Parthenos des Pheidias

umzog und auch über die Architrave der Vorhallen hinweglief, sei hier nur gestreift; er wird an anderer Stelle bei der Darstellung der griechischen Plastik ausführlich besprochen. Das Dach war, wie mittlerweile bei allen bedeutenden Bauten, mit Marmorziegeln gedeckt.

Ein so strenges, stereometrisches Gebilde, das ganz auf den rechten Winkel aufbaute und dem Auge nichts als ein »Regiment von Säulen« darbot, hätte leicht übertrieben starr wirken können. In archaischer Zeit milderten die schwellenden schweren, ja auffallend derben Säulen einen solchen Eindruck. Das 5. Jahrhundert verlangte feinere Mittel: winzige Abweichungen von der Horizontalen oder Vertikalen, die nur ein geschultes Auge wahrnimmt, sollten die Wirkung des Ganzen verbessern. Die leichte Schwellung, die Entasis der Säulen ist nur so gering, daß sie gerade die optische Täuschung, der zufolge die Säule, gen Himmel gesehen, in der Mitte dünner wirkt, aufhebt.

Solche feinen Korrekturen erscheinen schon an manchen frühen und an vielen klassischen Tempeln, aber nirgends in derartiger Vielfalt und Präzision der Ausführung wie am Parthenon. Sein Stylobat wölbt sich an den 69,51 m langen Seiten um den winzigen Betrag von 11 cm empor, die Säulenachsen neigen auf eine Höhe von 10,43 m um etwa 6 cm nach innen, auch ihre Entasis ist mit etwa 2 cm sehr gering. Der Abstand der Säulen wurde an den Ecken verkleinert, einerseits wegen des Triglyphenkonflikts, darüber hinaus aber um den Eindruck größerer Festigkeit an den Ecken zu erzielen. Ferner verstärkte man die Ecksäulen ein wenig, um auch hier zu vermeiden, daß sie – gegen den Himmel gesehen, wie es bei ihnen ja meistens der Fall ist – dünner zu sein scheinen als die übrigen Säulen. Auch im Gebälk ist keine Fläche genau senkrecht. Alle diese Feinheiten und die Proportionierung im ganzen wirken zusammen und erwecken den Eindruck, als erhebe sich, ja als wachse das große Bauwerk aus dem Burgfelsen. Das Auge wird die Säulen empor und die Friese entlang geführt, ohne daß man das Ganze als schematische Wiederholung gleicher Grundformen auffaßt.

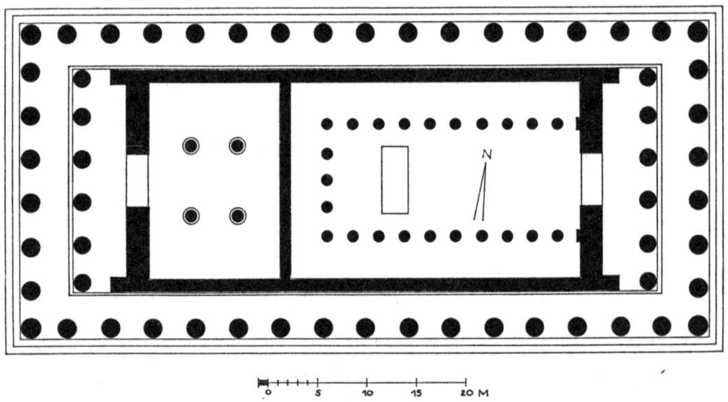

63 Athen, Akropolis. Parthenon. 3. Viertel des 5. Jahrhunderts v. Chr. Grundriß (1:800)

64 Athen, Hephaisteion (sog. Theseion). Baubeginn nach 449 v. Chr. Grundriß (1:800)

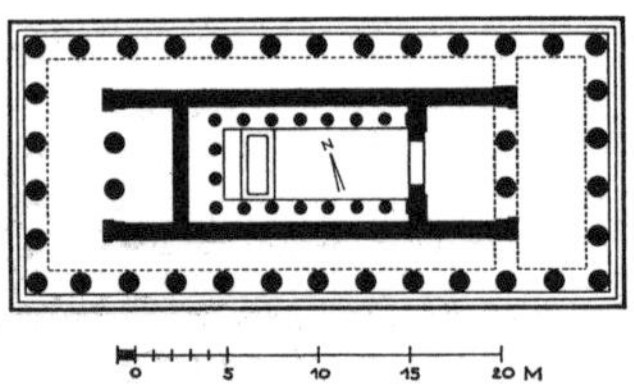

11, Abb. 64 Unterhalb der Akropolis, in der Stadt, steht der Tempel des Hephaistos (13,71 × 31,77 m; 6 × 13 Säulen), der sich strenger an den herkömmlichen dorischen Kanon hält, doch auch hier wird der übliche Skulpturenschmuck durch einen ionischen Fries über der Vorhalle bereichert. Die Gliederung der Cella entsprach der der Parthenoncella. Hervorzuheben ist der gute Erhaltungszustand dieses Baus. Die optischen Korrekturen sind nicht so fein wie am Parthenon, aber doch bemerkenswert; der plastische Schmuck ist hervorragend. Um den Tempel herum waren Büsche, deren Töpfe noch erhalten sind, angepflanzt.

Dem Architekten des Hephaistos-Tempels können ferner die Entwürfe des Ares-Tempels (14,34 × 33,17 m; 6 × 13 Säulen) und des Tempels der Demeter und Persephone zugeschrieben werden, die in der Umgebung Athens, in Acharnai und Thorikos, standen, ehe sie in römischer Zeit auf die Agora versetzt wurden. Desgleichen stammen wohl auch der Poseidon-Tempel auf Kap Sunion (13,47 × 31,12 m; 6 × 13 Säulen) und der Nemesis-Tempel von *12* Rhamnus (10,0 × 21,42 m; 6 × 12 Säulen) von demselben Baumeister.

DIE TEMPEL DER WESTGRIECHEN

In der Architektur der griechischen Kolonien in Unteritalien und Sizilien, kurz Großgriechenlands, herrschte die dorische Ordnung, wenn auch nicht in klassischer Reinheit, vor. Sie wurde vielmehr oft mit ionischen Ornamenten vermischt, im allgemeinen nur um der größeren Wirkung willen, nicht in der künstlerischen Absicht, die beiden Ordnungen in harmonisches Gleichgewicht oder bewußten Gegensatz zu bringen. Rein ionische Bauten waren selten: ein Tempel in Lokroi, ein großer, unvollendeter archaischer Bau in Syrakus und schließlich ein Bau in Massilia (Marseille) in Südfrankreich seien hier angeführt.

Die Beliebtheit des Dorischen hat ihren Grund darin, daß die meisten Siedler in Großgriechenland aus dorischen Städten der Peloponnes stammten. Zum anderen waren die ionischen Kolonien verhältnismäßig arm. Sie sind außerdem weniger erforscht als ihre dorischen und achäischen Nachbarn. Den größten Einfluß übte Ionien durch das Vorbild aus, das seine großartigen archaischen Tempel für die reichen Tyrannen der westgriechischen Städte darstellten; denn diese gaben sich anscheinend alle Mühe, die Tempel des Mutterlandes an Größe, Prunk und Aufwand zu übertreffen. Eine Schwäche, die man auch bei anderen Kolonien beobachten kann, die ihre Unabhängigkeit gewonnen haben.

Um die Mitte des 6. Jahrhunderts wurden in der korinthischen Kolonie Syrakus zwei große dorische Tempel *Abb. 65* erbaut, der Apollon-Tempel (21,57 × 55,33 m; 6 × 17 Säulen) und der Tempel des Zeus Olympios (22,40 × 62,05 m; 6 × 17 Säulen). Vom dorischen Kanon abweichend, ist hier die Reihe der Frontsäulen verdoppelt, womit eine zwei Joch tiefe Halle gewonnen wurde. Die Anregung dazu mögen die gleichzeitigen, wenn auch viel größeren Tempel des ionischen Ostens, auf Samos und in Ephesos, gegeben haben. An den Langseiten des Apollon-Tempels waren die Säulen ungewöhnlich eng gestellt; neuerdings ist festgestellt worden, daß Metopen und Triglyphen mit erstaunlicher Unbekümmertheit und ohne Bezug auf die Säulenachsen verteilt waren. Das Eingangsjoch der Tempelfront wurde wie an ionischen Bauten erweitert.

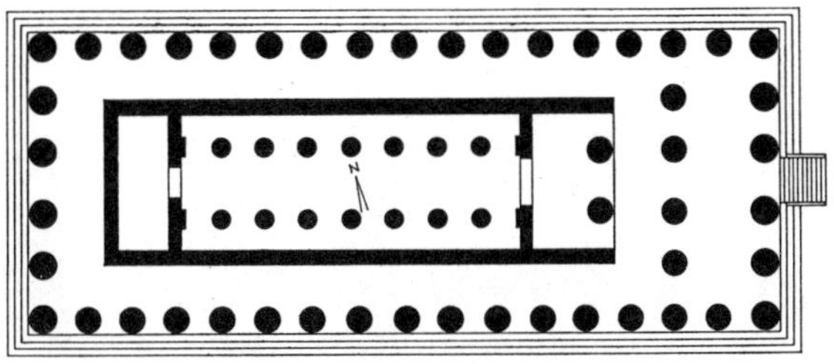

65 Syrakus, Apollon-Tempel. Um 570/560 v. Chr. Grundriß (1:800)

Selinus (Selinunt), im südwestlichen Teil der Insel, errichtete eine stattliche Anzahl dorischer Tempel. Sie weisen eine Besonderheit auf, die vielfach in Sizilien, möglicherweise auch bei den Tempeln von Syrakus vorkommt: einen abgeteilten Raum hinter der eigentlichen Cella, der nur von dieser aus zugänglich ist, das sog. Adyton. Tempel C *13, Abb. 66* in Selinunt (23,93 × 63,72 m; 6 × 17 Säulen) ist kaum jünger als die Tempel von Syrakus und hat die gleiche doppelte Vorhalle. Seine teilweise monolithen Säulen zeigen eine weitere Eigentümlichkeit der dorischen Architektur Großgriechenlands: eine kleine Hohlkehle unmittelbar am Kapitellansatz. Das Gesims des Tempels trug auffallende, *Abb. 25* sorgfältig gearbeitete Tonverkleidungen.

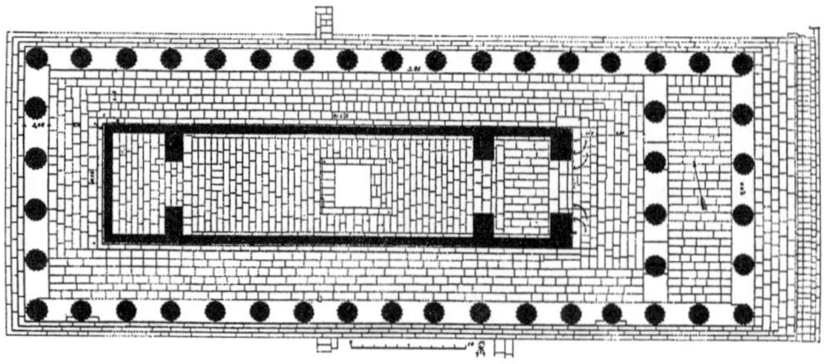

66

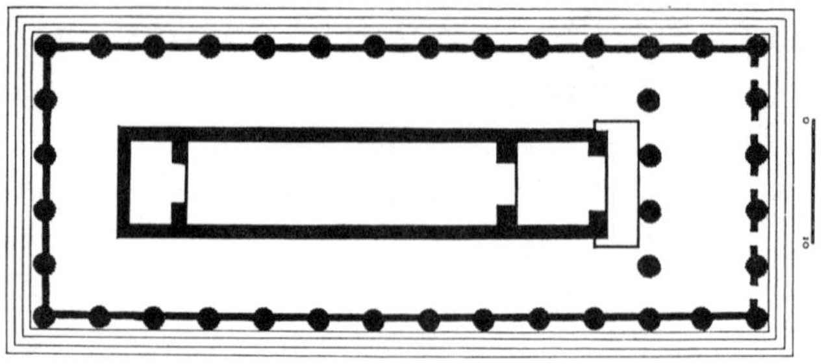

67

66 Selinus, Tempel C. Drittes Viertel 6. Jahrhundert v. Chr. Grundriß (1:800)

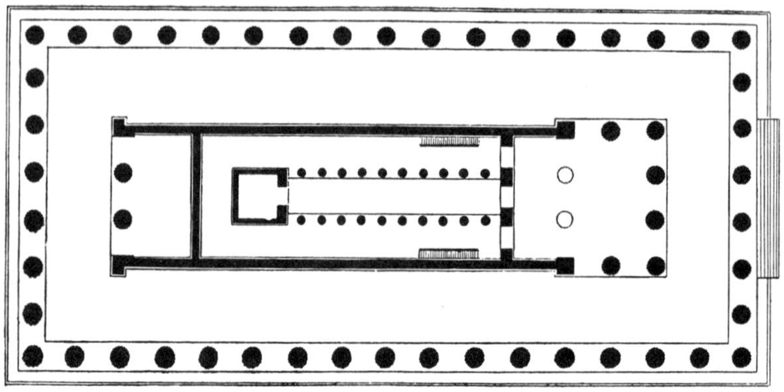

68

67/68 Selinus, östliche Tempelgruppe. 67 Tempel F. Gegen 530 v. Chr. Grundriß (1:800); 68 Tempel G. Um 510–470 v. Chr. Grundriß (1:800)

Tempel D (23,62 × 55,68 m; 6 × 13 Säulen) und Tempel F (24,37 × 61,88 m; 6 × 14 Säulen) entstanden etwas später
Abb. 67 und haben ähnliche Grundrisse mit stark verbreiterter Säulenhalle an der Vorderseite. Tempel F hatte offensichtlich halbhohe Steinschranken zwischen den Säulen, um den Umgang nach außen abzuschließen. Durch die weiten Ringhallen der sizilischen Tempel wurde die Cella ziemlich schmal, so das man auf innere Säulenstellungen verzichten konnte (Ausnahme: Tempel G). Es scheint, daß das Innere der Tempel dem Volke selten zugänglich war und daß man durch die lange schmale Cella mit dem Adyton am Ende eine geheimnisvolle Atmosphäre schaffen wollte.

Abb. 68 Der Tempel G (50,07 × 110,12 m; 8 × 17 Säulen), am Ausgang des 6. Jahrhunderts begonnen und nie vollendet, ist der größte Tempel dieser Stätte. Er erreicht fast die Größe der frühen ionischen Tempel und hatte wie diese acht Säulen an der Front. Seine Grundrißform mit einer Ringhalle, die rundum zwei Joch breit ist, nennt man Pseudodipteros weil es den Anschein hat, als habe man die zweite innere Säulenreihe eines echten Dipteros weggelassen. Die Cella hatte hier wieder eine zweigeschossige Säulenstellung.

Abb. 44, 69/70 Der andere sizilische Kolossalbau, der Tempel des Zeus Olympios in Akragas (52,74 × 110,10 m; 7 × 14 Halbsäulen), wurde 30 Jahre später begonnen. Der Aufbau ist sehr merkwürdig. Die Säulen – dorisch, aber mit ionischen

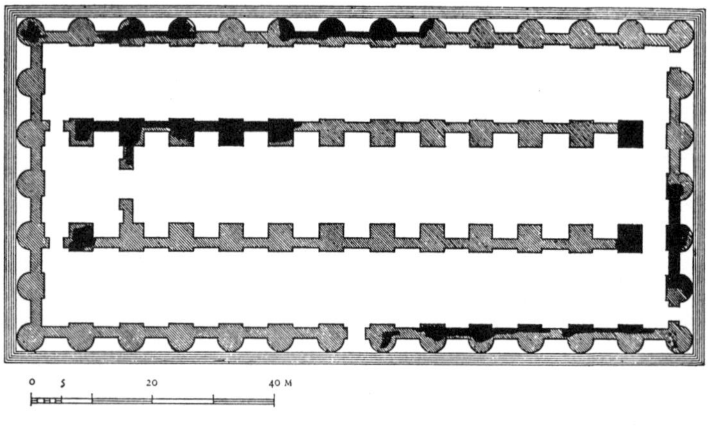

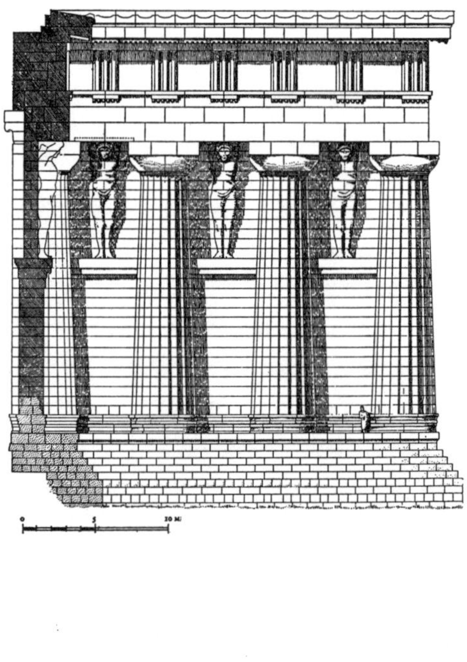

69/70 Akragas, Tempel des Zeus Olympios (Tempel B) Baubeginn 480/479 v. Chr. 69 Grundriß (1:1200); 70 Ansicht der Langseite mit Gebälkschnitt (1:500)

Basen – waren als Halbsäulen in einer den ganzen Bau umschließenden Wand eingebunden, an der auf einem Zwischengesims in jedem Säulenjoch einer der erwähnten 8m hohen Atlanten stand und das Gebälk, das noch mit Eisen *Abb. 44* verstärkt werden mußte, zu stützen schien. Die Säulen und Kapitelle hatten so gewaltige Ausmaße, daß sie nicht aus einem Stück oder aus Trommeln hergestellt werden konnten, sondern wie die Wand aus Quadern zusammengesetzt werden mußten. Auch dieser Tempel wurde nicht vollendet. Der beabsichtigte Ausbau der Cella mit mächtigen Pilastern an der Innenwand sowie der Plan für die Dachkonstruktion, wenn es überhaupt einen gab, übersteigen jede Vorstellung.

Der kleinere Herakles-Tempel von Akragas (25,28 × 67,04m; 6 × 15 Säulen) war in seiner Anlage wieder strenger. Hier wurde auch die sizilische Eigenart, die Langseitenjoche besonders eng zu machen, aufgegeben.

Im süditalischen Paestum stehen drei recht gut erhaltene Tempel, die zu den bedeutendsten dorischen Bauten der griechischen Welt gehören. Der Hera-Tempel I, lange als »Basilica« bezeichnet, (24,51 × 54,27m; 9 × 18 Säulen), *14/15, Abb. 71* stammt aus dem späten 6. Jahrhundert. Er hat einen beinahe ebenso breiten Umgang wie ein Pseudodipteros. Altertümlich für seine Zeit ist die Säulenstellung in der Mitte der Cella und die ungerade Zahl von neun Säulen an den Schmalseiten, die sich dadurch ergibt. An der Westseite befinden sich jene oben schon erwähnten Kapitelle, die an ihrem Ansatz mit Pflanzenornamenten verziert sind.

71 Paestum, Hera-Tempel I (sog. Basilica). Baubeginn nach Mitte des 6. Jahrhunderts v. Chr. Grundriß (1:800)
72–74 Paestum, Athena-Tempel (sog. Ceres-Tempel). Spätes 6. Jahrhunderts v. Chr.
72 Grundriß (1:800); 73 Nordwestecke des Tempels; 74 Einblick in den Pronaos

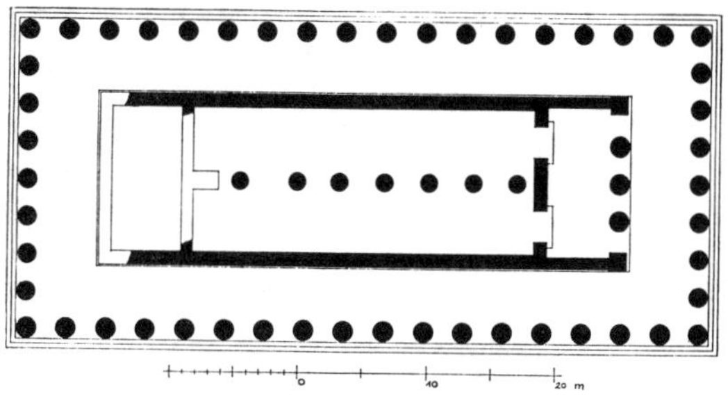

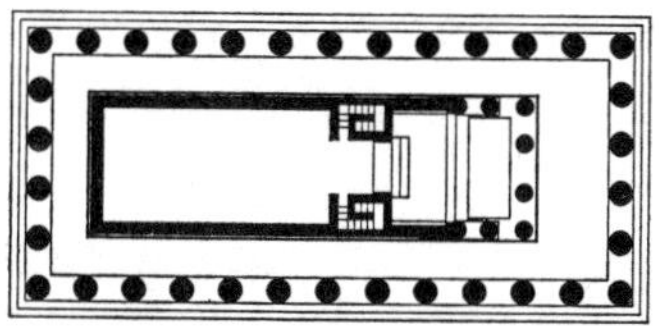

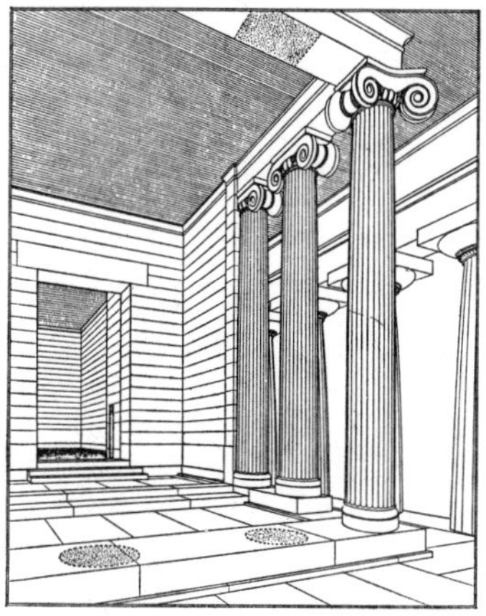

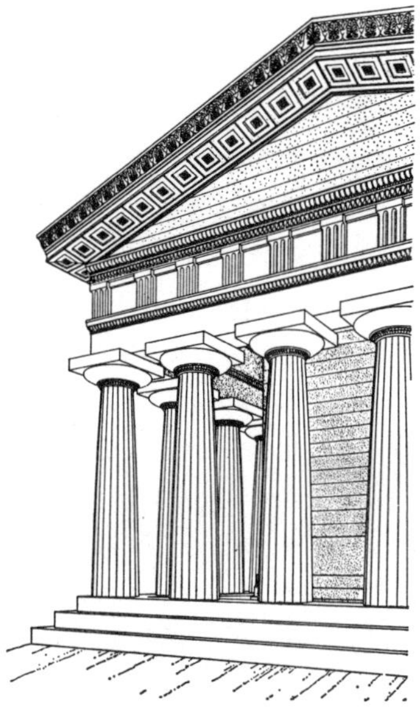

Ähnlichen, aus dem Ionischen entlehnten Bauschmuck finden wir reichlicher an dem etwas späteren Athena- *18, Abb. 72–74* Tempel, der lange als Ceres-Tempel galt (14,54 × 32,88m; 6 × 13 Säulen). Er zeigt innen eine merkwürdige ionische Vorhalle: Vor den als ionische Halbsäulen gebildeten Anten steht je eine Säule und davor die innere Front von vier Säulen. Wie beim Hera-Tempel I läuft über dem Architrav ein ionisches Profil. Über dem Triglyphon sind ionische Kymatien erhalten, auf denen ein Geison mit Kassetten an Stelle der üblichen Mutulusplatten aufliegt.

Der ältere und kleinere, völlig zerstörte Tempel der Hera an der nahen Sele-(Silaris-)Mündung (etwa 9 × 16,5m; viersäuliger Prostylos) zeigt andere seltsame, jedoch nicht eindeutig ionische Elemente: Seine Antenkapitelle haben ein weit ausschwingendes Hohlkehlenprofil, das eine mit einem Saum von Rosetten, das andere mit einem Lotos- und Palmetten-Fries.

Ein kleiner dorischer Tempel in dem ganz im Süden Italiens gelegenen Lokroi ist wegen seiner merkwürdigen Details – plastischen Blättern an der Geisonstirn und Granatäpfeln zwischen den sehr schmalen Mutuli – sowie wegen seiner aufs sorgfältigste gearbeiteten Dachterrakotten hervorzuheben.

Die Tempel des 5. Jahrhunderts halten sich strenger an den Kanon, sind jedoch in ihren Ausmaßen nicht weniger anspruchsvoll. Zunächst ist der Tempel von Himera zu nennen (22,45 × 55,95 m; 6 × 14 Säulen), erbaut zur Erinnerung an den Sieg des Gelon von Syrakus und Theron von Akragas über die Karthager im Jahre 480 v. Chr.; ferner der Tempel der Athena in Syrakus (22,00 × 55,00 m; 6 × 14 Säulen), der teilweise in den Mauern der heutigen Kathedrale erhalten ist.

19, Abb. 75 Der Tempel E, der Hera-Tempel, in Selinus (25,32 × 67,74 m; 6 × 15 Säulen) und der für dortige Verhältnisse kleine Tempel A (16,13 × 40,30 m; 6 × 14 Säulen) vereinen das sizilische Adyton mit der im Mutterland üblichen rückwärtigen Halle.

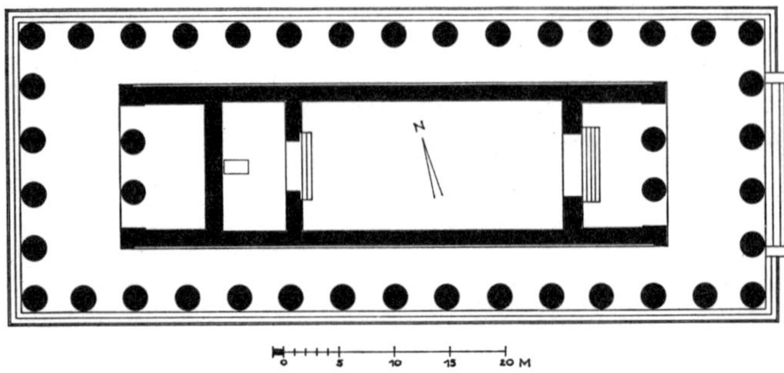

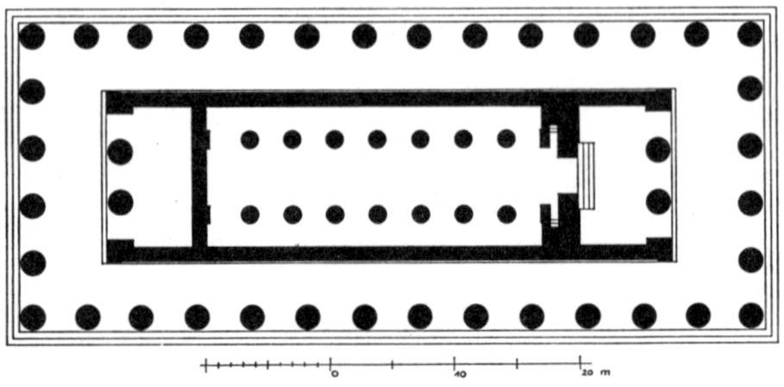

75 Selinus, Hera-Tempel (Tempel E) der östlichen Tempelgruppe. Um 465/450 v. Chr. Grundriß (1:800)

76 Paestum, Hera-Tempel II (sog. Poseidon-Tempel). Mitte 5. Jahrhundert v. Chr. Grundriß (1:800)

16/17, Abb. 76 Der Hera-Tempel II (24,26 × 59,97 m; 6 × 14 Säulen) in Paestum, der früher als Poseidon-Tempel galt, ist einer der besterhaltenen griechischen Tempel überhaupt. Er dürfte etwa zur gleichen Zeit wie der Zeus-Tempel von Olympia erbaut worden sein. Im Grundriß und mit den zweistöckigen Säulenstellungen in der Cella ist er den gleichzeitigen Tempeln des griechischen Mutterlandes eng verwandt.

In Akragas fügte man einer stattlichen Reihe von Tempeln innerhalb der Südmauer der großen Stadtbefestigung zwei weitere hinzu: den Tempel der Juno Lacinia (Tempel D) (16,89 × 31,10 m; 6 × 13 Säulen) und den sog. Con-
II cordia-Tempel (Tempel F) (16,92 × 39,42 m; 6 × 13 Säulen), ebenfalls ein sehr gut erhaltener Bau. Bei den Bauten finden sich – wie auch bei manchen anderen Tempeln Großgriechenlands, so beim Athena-Tempel in Paestum, Tempel A in Akragas – neben der Cellatür Treppen, die, wie sich hier eindeutig ergibt, nicht auf Galerien, sondern in den Dachraum führen.

20 Der letzte wichtige klassische Tempel in Sizilien ist der eindrucksvolle Tempel von Segesta (23,12 × 58,03 m; 6 × 14 Säulen). Er liegt im Westen der Insel, wo die Griechen sich nie ganz gegenüber der Urbevölkerung und den karthagischen Nachbarn in den Küstenstädten durchsetzen konnten. Seine Säulen blieben unkanneliert, die Hebebossen wurden nicht entfernt, die Cellawände nicht mehr errichtet. Vielleicht war auch, wie manche annehmen, gar keine Cella vorgesehen.

In der Baukunst Unteritaliens und Siziliens haben im ganzen Größe und schmuckvolle Ausstattung – mit Bemalung oder Reliefs – den Vorrang vor Feinheiten des Entwurfs und einer sorgfältig ausgewogenen Verschmelzung dorischer und ionischer Elemente, wie wir sie an manchen Werken des Mutterlandes beobachten können. Im Grundriß wie in der Ausführung gibt es bei den westgriechischen Tempeln viele Eigenheiten, die sich an einigen Tempeln wiederholen, so daß man sicher von verschiedenen Schulen sprechen kann. Tatsächlich kann man sogar dem Einfluß nachgehen, den einzelne, wenn auch dem Namen nach unbekannte Architekten ausübten, die sich im übrigen bei jedem Bau einerseits mit technischen Problemen, die das vorhandene Material stellte, andererseits mit den Wünschen der reichen Tyrannen, ihrer Bauherren, auseinanderzusetzen hatten.

DIE IONISCHEN TEMPEL BIS ZUM 5. JAHRHUNDERT

Die Geschichte der ionischen Tempel ist wesentlich vielfältiger als die der dorischen, obwohl für ihre Anlage dieselben, ebenso genau beachteten Grundforderungen galten.

Abb. 77 Im Hera-Heiligtum von Samos läßt sich die Reihe der aufeinanderfolgenden Tempel bis in die Geometrische

Zeit zurückverfolgen. Um den ersten, langen und schmalen Tempel der Hera (Hekatompedos I; 6,50 × 32,86 m) wurde vielleicht schon im 8. Jahrhundert eine Peristasis gelegt (7 × 17? Stützen). Sicher läßt sich aber für den ebenfalls sehr schmalen Neubau aus der ersten Hälfte des 7. Jahrhunderts eine äußere Säulenhalle nachweisen, eine Neuerung, die wir im dorischen Bereich zum ersten Mal an dem etwas späteren Apollon-Tempel von Thermos sahen. Dieser jüngere Tempel in Samos (Hekatompedos II; 11,70 × 37,70 m; 6 × 18 Säulen) auf den Fundamenten des älteren erbaut, hatte sechs Säulen an der Front, die durch die vier Säulen der Vorhalle des Kernbaus noch verdoppelt erschienen, ein Motiv, das sich bei späteren Bauten wiederfindet. Die Säulen waren aus Holz und man war noch immer weit von jeglicher Architektur in Stein entfernt. Eine Säulenreihe in der Mittelachse teilte die Haupthalle, die Cella, des älteren Baus in zwei Schiffe; der jüngere Tempel hatte in die Wand eingebundene Pfeiler.

In Smyrna war um 600 v. Chr. ein Tempel mit Steinkapitellen und Steinsäulen im Bau, als die Lyder die Stadt *Abb. 6*
eroberten und zerstörten.

Wir kennen auch den Grundriß eines der Gebäude, für die die äolischen Kapitelle der ersten Hälfte des 6. Jahrhunderts bestimmt waren. Es ist der lange, schmale Tempel von Neandria, ebenfalls mit einer Säulenreihe in der *Abb. 7*
Cella-Achse und mit einem Herd am Ende des einen Schiffes – beides frühe Merkmale. Ohne Peristasis scheint er frei auf einer erhöhten Plattform gestanden zu haben, so daß man ihn umschreiten konnte. Eine derartige Anlage ist nur noch bei wenigen frühen ionischen Tempeln gesichert, bei einigen wird sie vermutet.

Kurz vor der Mitte des 6. Jahrhunderts errichteten die Baumeister Rhoikos und Theodoros in Samos einen monu- *Abb. 77*
mentalen Hera-Tempel (III) (52,5 × 105,0 m; 8/10 × 21 Säulen). Er war der erste der großen ionischen Bauten, die in

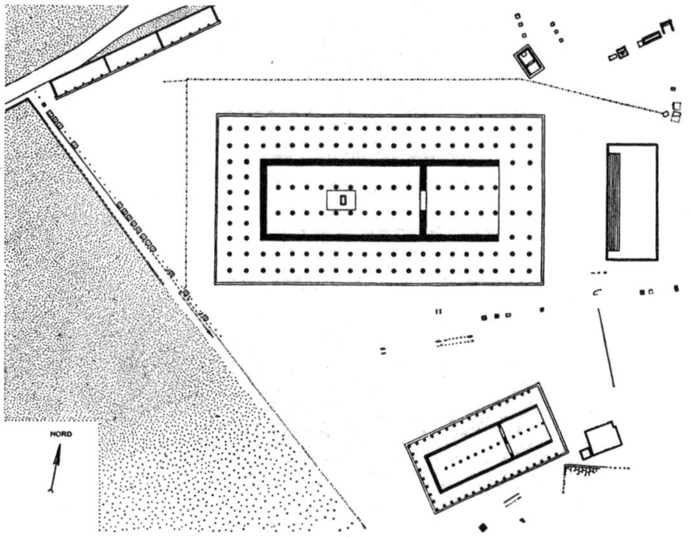

77 Samos, Hera-Heiligtum. Um 540 v. Chr. Im Mittelpunkt der Dipteros des Rhoikos (Hera-Tempel III) mit Altar, im Vordergrund der »Südbau« (1:2400)

die Baukunst übersetzt, den frühen überlebensgroßen Kuroi entsprachen und wie diese lange Zeit allein an Größe und technischer Kühnheit unübertroffen blieben. Der Grundriß ist der für diese archaischen ionischen Tempel charakteristische und mag vielleicht die Westgriechen zum Bau ihrer Pseudodipteroi angeregt haben. Er hat die Form des echten Dipteros, d.h. eines Tempels mit einer Peristasis von zwei Säulenreihen. Die tiefe Vorhalle war ebenso wie die Cella durch zwei Reihen von Säulen in drei Schiffe geteilt. Dadurch ergeben sich an der Eingangsseite acht Säulen mit drei erweiterten Mitteljochen, wodurch eine entfernte formale Ähnlichkeit mit der oben besprochenen dorischen Eckkontraktion entstand. Auf der Rückseite dagegen standen zehn Säulen mit gleichen Jochweiten. Der Oberbau muß ganz aus Holz gewesen sein, die Kapitelle zum mindesten teilweise. Die oben bereits besprochenen, gedrehten Basen des Rhoikos-Dipteros sind uns, in den Fundamenten des folgenden Tempels verbaut, zum guten Teil erhalten geblieben. Bald nachdem der Tempel um 540 v. Chr., vielleicht bei einem Perser-Überfall, durch Feuer zerstört worden war, wurde unter der Herrschaft des Polykrates ein neuer Dipteros (IV) (55,16
× 112,20 m; 8/9 × 24 Säulen) begonnen. Sein Grundriß ähnelt dem des ersten, doch wurde an den Schmalseiten *Abb. 78/79*

Abb. 16 eine Säulenreihe hinzugefügt. Seine ältesten Kapitelle – wohl für die inneren Säulen – sind bloße, mit einem Eierstab gefaßte Echini ohne Volutenteil, auf denen ein Abakus und das hölzerne, wahrscheinlich provisorische Gebälk lag; denn der Tempel wurde nie ganz vollendet, obwohl in mehreren Perioden daran gebaut wurde. Aus dem frühen 5. Jahrhundert stammen Fragmente schöner Marmorkapitelle des beschriebenen samischen Typs mit einem Lotos- und Palmettenband am Säulenhals, die wohl für die äußere Ordnung bestimmt waren. An den Säulen finden wir auch zum ersten Mal die später üblichen vierundzwanzig Kanneluren mit dazwischenliegenden flachen Stegen.

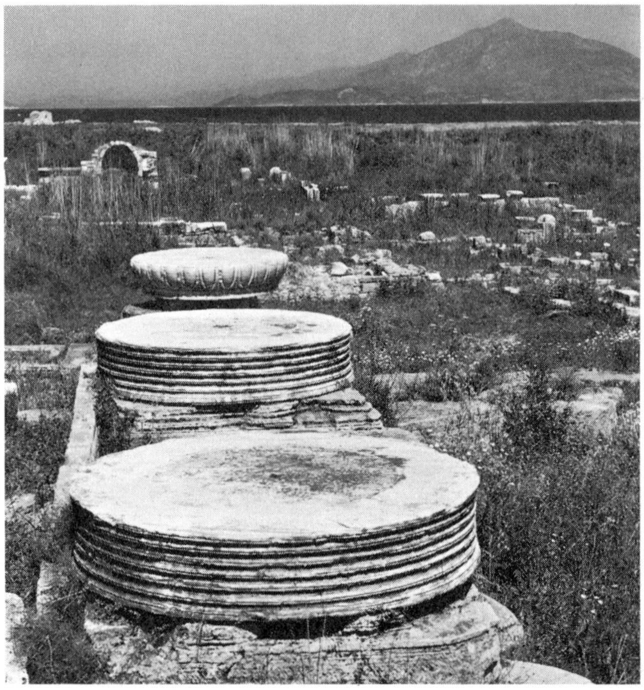

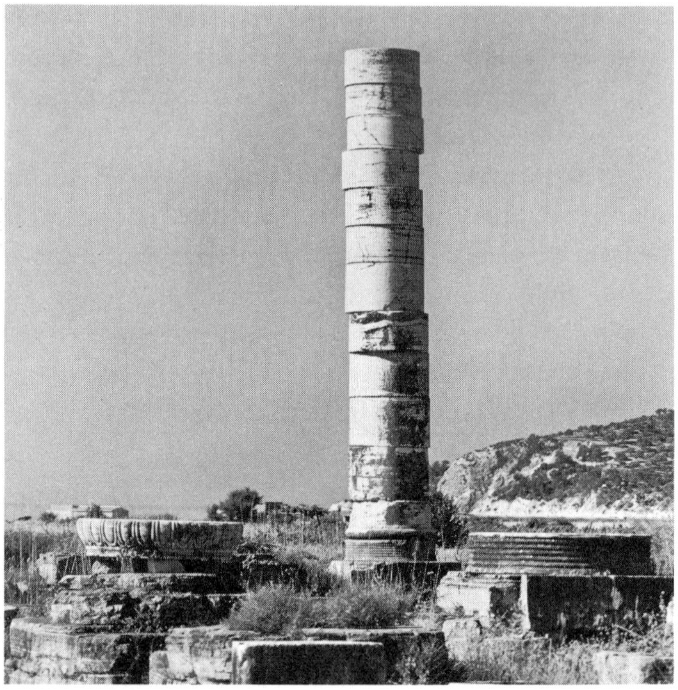

78/79 Samos, Dipteros des Polykrates (Hera-Tempel IV). Baubeginn nach 538 v. Chr. 78 Säulenbasen der Fronthalle von Westen, dahinter Rundkapitelle; 79 der Tempel von Nordosten, links Rundkapitelle, rechts die Basis der Fronthalle mit der einzigen aufrechten Säule

Abb. 80/81, Abb. 9/10 Zwischen die Bauzeiten der beiden großen samischen Tempel fällt der Baubeginn des Artemis-Tempels in Ephesos (55,10 × 115,14 m; 8/9 × 21 Säulen), der ihnen an Größe gleichkommt, der aber, wie wir gesehen haben, ganz andere Basen und Kapitelle hatte. Außerdem umzogen Reliefs die unteren Säulentrommeln und schmückten die hohe Sima. Der Grundriß ähnelte dem des samischen Tempels, hatte aber an der Front, die hier gegen Westen gerichtet war, drei Reihen von je acht Säulen, an der gegen Osten gewandten Rückseite zwei Reihen von neun Säulen, hinter denen die Säulen einer rückwärtigen Halle als dritte Reihe wirkten. Das Gebälk hatte die ostionische Form mit einem mächtigen Eierstab über dem Architrav. Der Tempel wurde erst nach hundertjähriger Bauzeit vollendet; die Cella war möglicherweise ungedeckt. Daß der Tempel einen Giebel besaß, ist nur auf Umwegen nachzuweisen. Aber wenn die hohe, brüstungsartige Sima aus Reliefplatten nicht als ein reicher, horizontaler Abschluß des Baues gedacht war, hatte wahrscheinlich wenigstens die Peristasis ein leicht geneigtes Dach; dafür spricht auch, daß bei den Ausgrabungen Tondachziegel gefunden wurden, die die Ausgräber dem Bau zuschreiben. Der Lyderkönig Kroisos stiftete einige der Säulen für diesen Bau und hat vielleicht in Sardes selbst einen monumentalen Tempel erbauen lassen.

Von anderen ionischen Tempeln des späten 6. und frühen 5. Jahrhunderts ist wenig bekannt. In Didyma bei Milet stand ein Apollon-Tempel von vergleichbarer Größe, ebenfalls ein Dipteros (etwa 40,5 × 88,0 m; 8/9 × 21 Säulen); der Grundriß ähnelt dem des Polykratischen Tempels (IV) in Samos, jedoch war seine Cella nicht gedeckt und umschloß ein gesondertes, kleines Tempelchen. Besonders hervorzuheben ist ein Fries von großen Figuren, der auf dem Architrav unter dem – nicht gesicherten – Zahnschnitt außen um den ganzen Bau lief. Wie in Ephesos waren auch hier die unteren Säulentrommeln mit Reliefs geschmückt.

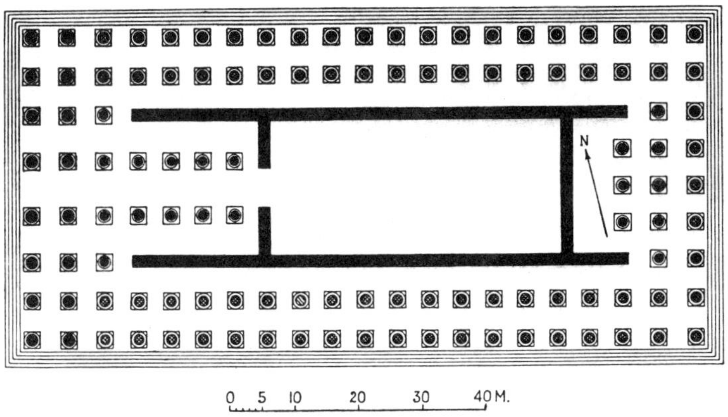

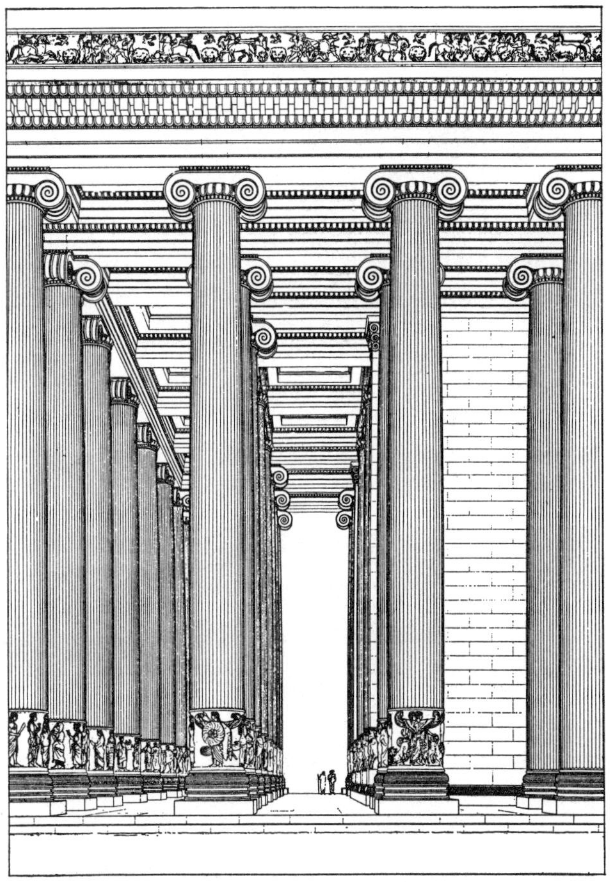

80/81 Ephesos, Älteres Artemision. Baubeginn vor Mitte 6. Jahrhundert.
80 Grundriß (1:1200) 81 Die Säulenhallen der Westfront von Süden

Der Tempel von Phanai auf Chios bietet eine Überfülle an sorgfältigst gearbeiteten Ornamenten. Darüber hinaus gab es in Milet, Myus, Magnesia und Smyrna in Ionien, auf Delos, in Naukratis in Ägypten und in Neapolis (Kavalla) an der Küste Thrakiens, gegenüber von Thasos, bedeutende Tempel, von denen wir jedoch nur noch Schmuckglieder besitzen.

Ihre höchste Verfeinerung erreichte die ionische Ordnung in der attischen Klassik. Von Athen war sie ja schon in spätarchaischer Zeit übernommen worden, blieb aber auf kleinere Denkmäler beschränkt.

Der Tempel der Athena Nike (5,40 × 8,17 m) aus dem 5. Jahrhundert besteht aus einer einfachen, ungefähr qua- *21,*
dratischen Cella, vor die an der Front- und an der Rückseite je vier Säulen gestellt sind, wobei die Ecksäulen vor *Abb. 82/83*
den zurückgezogenen Anten stehen. Hier sehen wir den neuen Kapitelltyp mit konkaven Volutengängen, die attisch-ionische Basis und statt des Zahnschnittes im Gebälk einen schönen skulptierten Fries, alles in der feinen Arbeit, die auch die dorischen Bauten des großzügigen Perikleischen Planes auszeichnet. Der Tempel wurde erst Ende des

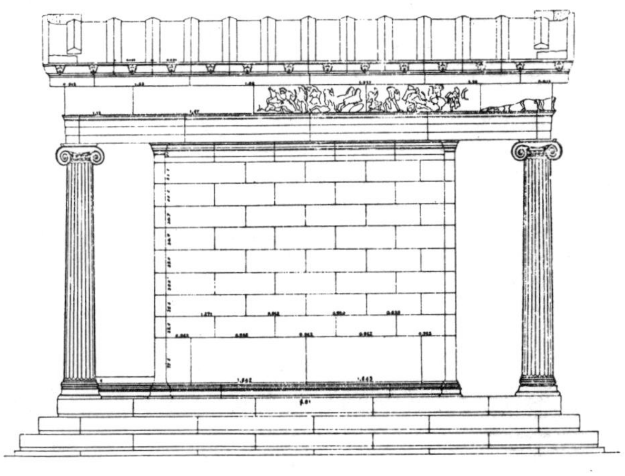

82

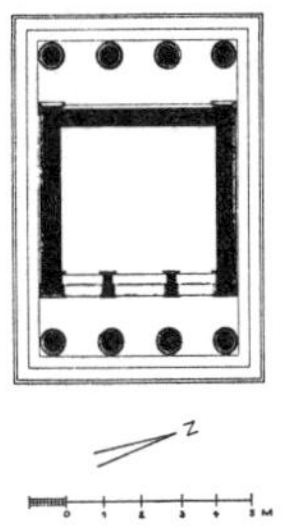

83

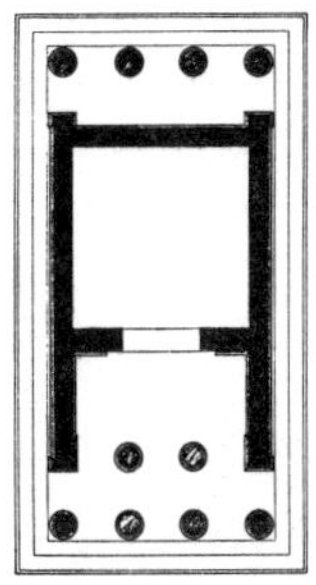

84

82/83 Athen, Akropolis. Athena Nike-Tempel. Unmittelbar nach 421 v. Chr. 82 Ansicht von Süden; 83 Grundriß (1:400)

84 Sog. Ilissos-Tempel. Kurz nach Mitte 5. Jahrhundert v. Chr. Grundriß (1:400)

5. Jahrhunderts errichtet, aus Platzmangel nur in gekürzter Form. Der ursprüngliche Plan mit den gleichen Einzel-
Abb. 84 formen wurde in dem kleinen Tempel am Ilissos (5,85 × 12,69 m) dicht vor der Stadtmauer verwirklicht. Am Ende des 18. Jahrhunderts konnte er noch sehr gründlich vermessen und gezeichnet werden. Heute sind zwei Basen, die man kürzlich weit vom ehemaligen Standort entfernt gefunden hat, das einzige, was von ihm erhalten geblieben ist.
22–25, Der schönste und zugleich ungewöhnlichste ionische Tempel ist das Erechtheion (Hauptbau: 11,63 × 22,76 m;
Abb. 85/86 Prostylos mit 6 Säulen). Kultische Forderungen und die Unebenheit des Akropolisfelsens bereiteten dem Architekten besondere Schwierigkeiten. Er überwand sie, indem er ein unsymmetrisches Gebäude auf drei Ebenen entwarf. Es ist undenkbar, daß dieser Bau je symmetrisch, mit einem weiteren großen Flügel im Westen und vorgelegten Hallen geplant war. Die Raumaufteilung des Mittelbaus ergab sich aus kultischen Erfordernissen. Vor der Hauptcella im Osten liegt eine prostyle Vorhalle mit sechs Säulen. Auf einem tieferen Niveau liegt die Nordhalle, die jedoch mit ihren sechs schlanken, weitgestellten Säulen – vier stehen in der Front, je eine hinter den Ecksäulen vor den als schmale Lisenen gebildeten »Anten« –, die die weitgespannte Decke tragen, fast die Höhe des Mittelbaus er-

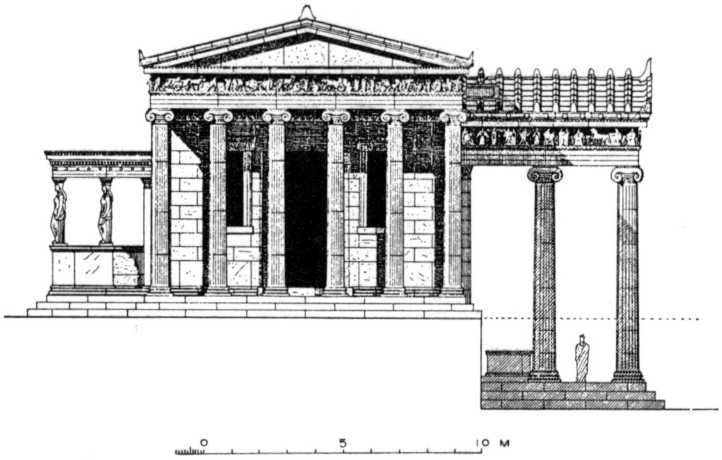

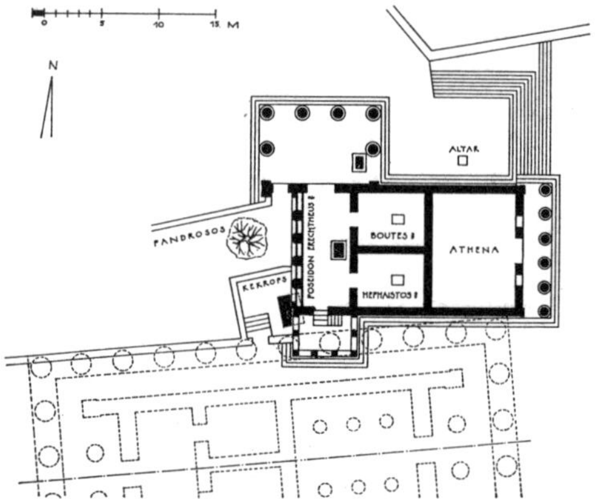

85/86 Athen, Akropolis. Erechtheion. Baubeginn 421/414 v. Chr., Vollendung 409/406 v. Chr. 85 Ansicht von Osten; 86 Grundriß (1:800), vorne der Alte Athena-Tempel

reicht. Diese Nordhalle zeigt, wie überhaupt das ganze Erechtheion, die bereits erwähnte, reiche und äußerst feine Ornamentik sowie das attische Gebälk mit einem Fries. Von der Nordhalle her betrat man durch jene prachtvolle,
Abb. 34 oben beschriebene Tür einen Westraum, der tiefer lag als die Hauptcella. Daneben führte ein kleines Pförtchen in
22 den geschlossenen Bezirk der Pandrosos. Die Westseite nahm in der Fassade das Hauptniveau wieder auf, als Standfläche für vier Halbsäulen, die in Schrankenwände mit Fenstern eingebunden sind. In ihrer heutigen Form stammt diese Wand allerdings von einer römischen Wiederherstellung. Vom Westraum konnte man über eine winklige
25, 219 Treppe am Südende hinauf in die Halle mit den sechs Karyatiden gelangen, die wie eine königliche Loge über den Panathenäenweg hinweg zum Parthenon sah. Die heiligsten Riten der Stadtgöttin fanden im Erechtheion statt und die Korenhalle muß eine Art Bindeglied zum Parthenon gebildet haben. Sie steht in ihrer ionischen Zartheit und Durchwirktheit architektonisch in spannungsvollem Gegensatz zu der edlen Strenge der dorischen Ordnung des Parthenon.

DIE TEMPEL DER SPÄTKLASSIK UND DES HELLENISMUS

Die weitere Geschichte des Tempelbaus in Griechenland ist hauptsächlich die Geschichte neuer Proportionstheorien und neuer Schmuckformen. Die Grundrisse ändern sich wenig; aber der Wiederaufbau der großen archaischen Tempel und der Impuls durch die ehrgeizigen Baupläne der hellenistischen Herrscher brachten einige eindrucksvolle Werke hervor. Im allgemeinen wandten sich jedoch die Architekten mehr und mehr der Planung anderer öffentlicher und privater Bauten zu; denn die großen klassischen Tempel in den meisten griechischen Städten mußten weder durch neue ersetzt noch ergänzt werden.

Da man den geringen technischen Anforderungen, die diese Bauten stellten, bald gewachsen war, richtete sich das Hauptaugenmerk nun auf die Dekoration. Dabei ist ein spürbarer, vielleicht unvermeidlicher Abfall der Qualität und der Exaktheit der Arbeit zu verzeichnen, und jene kaum wahrnehmbaren Verfeinerungen der Klassik wurden allmählich aufgegeben. Besonders verlor der dorische Tempel mehr und mehr seinen kraftvollen Ausdruck; dies in eben dem Maße, wie sich die Proportionen der dorischen Ordnung allmählich denen der ionischen anglichen, und Grundriß und Aufbau immer häufiger von den kanonischen dorischen Formen abwichen. Auch ionische und korinthische Säulenstellungen kommen in zunehmender Zahl in dorischen Tempeln vor.

Die dorischen Tempel des 4. Jahrhunderts in Griechenland bieten wenig Neues. Ein Tempel der Athena Alea in Tegea (19,19 × 47,55 m; 6 × 14 Säulen) zeigt den üblichen Grundriß. Ungewöhnlich sind nur die niedrigen korinthischen Kapitelle der in die Wand eingebundenen Halbsäulen der Cella. Am Zeus-Tempel von Nemea (20,09 *Abb. 21*
× 42,55 m; 6 × 12 Säulen) ließ man die rückwärtige Halle gänzlich fort. Die korinthische Säulenordnung stand hier frei in der Cella.

In Delphi wurde nach Mitte des 4. Jahrhunderts der neue Apollon-Tempel VI errichtet (21,68 × 58,18 m; 6 × 15 *38*
Säulen), da der alte 373 v. Chr. durch einen Felssturz zerstört worden war und ein neuer Athena-Tempel III erstand in dem nahen Heiligtum der Athena Pronaia.

In Ionien waren die Neubauten aufwendiger. Für die neue Stadt Priene konnte ein einheitlicher Plan ohne Rücksicht auf ältere Bauten entworfen und ausgeführt werden. Ihr Tempel der Athena Polias (19,53 × 37,17 m; 6 × 11 *Abb. 87/88*
Säulen), vom Ende des 4. Jahrhunderts, wurde zum klassischen Beispiel ionischer Baukunst. Man war sich dessen wohl bewußt, das zeigen deutlich nicht nur die sorgfältig abgewogenen Proportionen, sondern vor allem die Tatsache, daß der Architekt Pytheos ein Buch über diesen Bau verfaßt hat. Der Grundriß hält sich weitgehend an die hergebrachte Form. Er zeigt eine einfache Peristasis, eine sehr tiefe Vorhalle und eine flache Halle an der Rückseite. Die ganze Ordnung kann aus den erhaltenen Fragmenten, von den rechteckigen Plinthen bis zum kanonischen ostionischen Gebälk, wie wir es auch auf S. 18 beschrieben haben, rekonstruiert werden.

87/88 Priene, Athena Polias-Tempel. 350/330 v. Chr. 87 Grundriß des Tempels mit Altar und Propylon (1:1200); 88 Ostteil des Tempels und Altars von Nordwesten

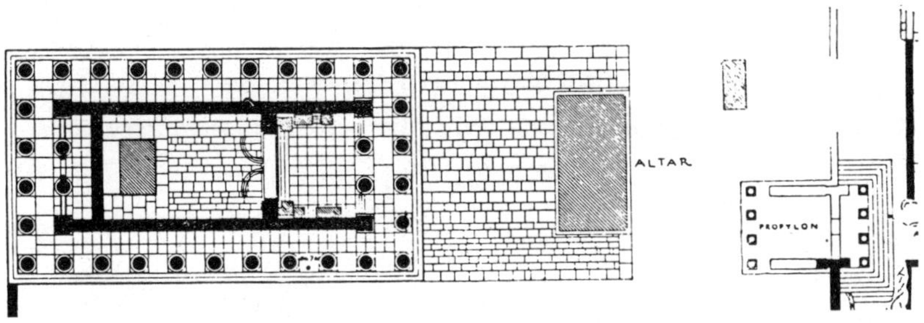

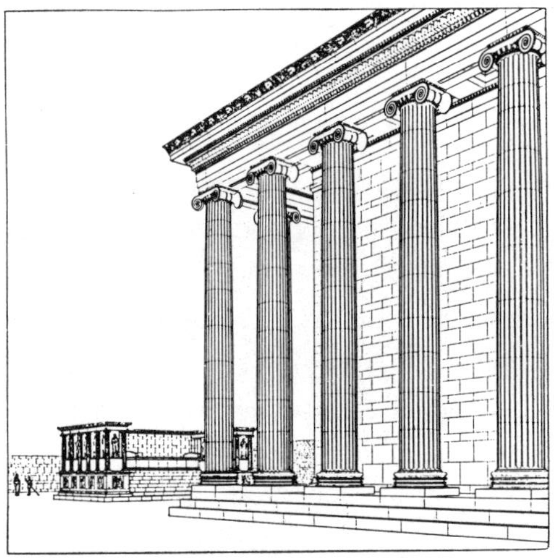

Der ältere Artemis-Tempel in Ephesos war durch einen Brand zerstört worden und wurde nun auf höherem *Abb. 80/81*
Niveau mit gleichem Grundriß und in den gleichen Formen neu erbaut. Die Wiederholung erstreckte sich selbst bis *Abb. 89*
zu solchen Details, wie den skulptierten unteren Säulentrommeln.

In Sardes wurde ebenfalls ein Tempel für Artemis errichtet (45,73 × 99,16 m; 8 × 20 Säulen), der den archaischen *26, Abb. 13*
ionischen Bauten an Größe kaum nachstand. Seine Cella bestand ursprünglich aus zwei Räumen; die breiten Hallen der Langseiten entsprachen denen eines Pseudodipteros. In mehreren Perioden wurde daran gebaut und vor allem der Cella-Grundriß verschiedentlich geändert, vollendet wurde der Bau jedoch nie. Von seinen sorgfältig gearbeiteten Kapitellen und Basen sind einige besonders gut erhalten.

Der neue Apollon-Tempel in Didyma (51,13 × 109,34 m; 10 × 21 Säulen) erinnert in einigen Grundzügen noch *27*

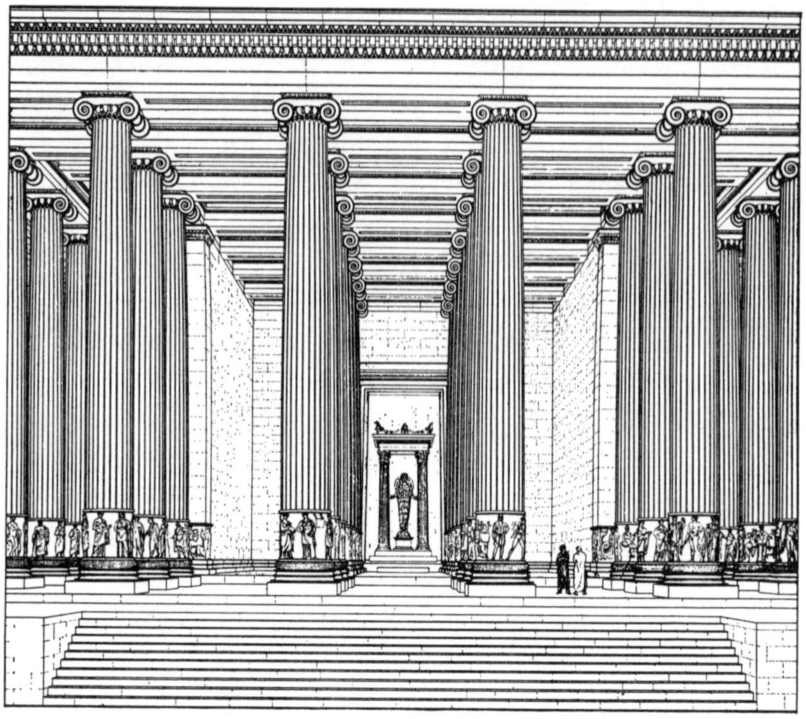

89 Ephesos, Jüngeres Artemision. Baubeginn kurz nach 356 v. Chr., Vollendung nach Mitte des 4. Jahrhunderts v. Chr. Westfront mit Einblick in Pronaos und Sekos

42, Abb. 90/91 an den archaischen. Er hat die hergebrachte Form des Dipteros. Wie bei seinem archaischen Vorgängerbau lag der riesige Raum seiner Cella, deren Wände durch Pilaster gegliedert waren, einem Innenhof vergleichbar, unter freiem Himmel. Ein kleines ionisches Gebäude (8,24 × 14,23 m) mit einer Front von vier Säulen stand in dieser hofartigen Cella, in die man durch zwei gewölbte tunnelartige Gänge, die von den Ecken der Vorhalle ausgingen, gelangte.

Zwischen der Vorhalle und der Cella lag der »Zweisäulensaal«, den man nur über eine große Freitreppe vom Cellahof her betreten konnte, nicht aber durch die monumentale Tür von der Vorhalle, deren Schwelle 1,50 m hoch lag. Zweifellos erforderten die Riten für die Orakel, die hier gegeben wurden, diese Anordnung.

Im 3. und 2. Jahrhundert boten die neuen Städteanlagen unter den hellenistischen Königen den Baumeistern Möglichkeiten, die im Mutterland fehlten. Gleichzeitig wurden die Arbeiten an den noch unvollendeten Bauten des 4. Jahrhunderts fortgeführt. Die Architektur Ioniens stand unter dem Einfluß der Werke und Theorien von Architekten, wie Hermogenes und Pytheos, die hofften, durch ihre Bauten und mit ihren Schriften einen Kanon für die ionischen Proportionen und Bauformen aufzustellen. Der Plan des Pseudodipteros, den wir bisher nur in Großgriechen-
26 land und am Artemis-Tempel von Sardes (an den Langseiten) ausgeführt sahen, wird nun besonders gern verwendet, z. B. in einem Tempel des Apollon Smintheos in Chryse bei Troja (22,57 × 40,44 m; 8 × 14 Säulen) und beim Tempel

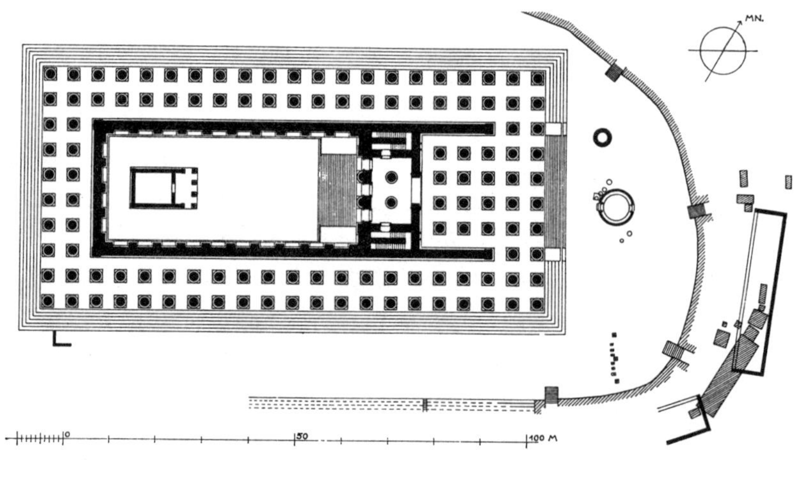

90 Didyma bei Milet, Jüngerer Apollon-Tempel. Baubeginn um 310 v. Chr. Grundriß (1:1200)

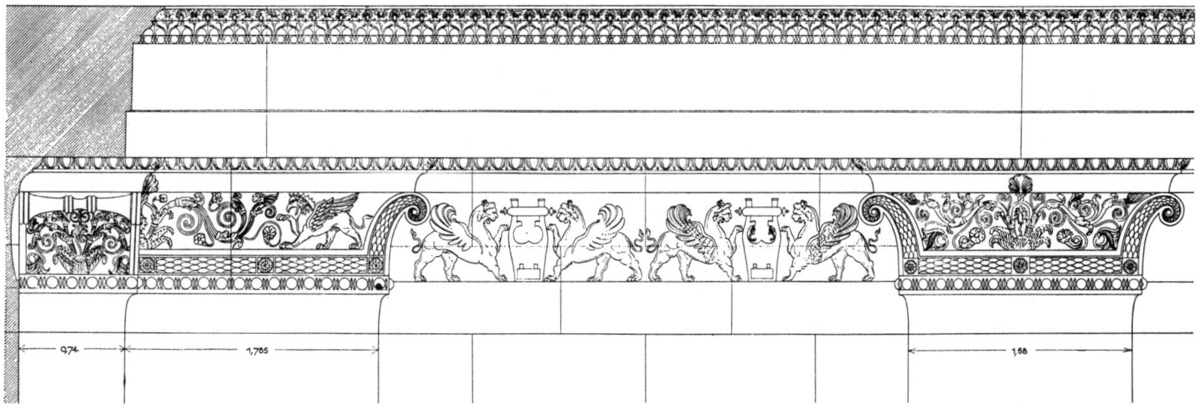

91 Didyma bei Milet, Jüngerer Apollon-Tempel. Baubeginn um 310 v. Chr. Pilasterkapitelle, Fries und Gebälk im Adyton

der Artemis Leukophryene in Magnesia am Mäander, dem Werk des Hermogenes, (31,60 × 57,89 m; 8 × 15 Säulen). Die Giebelrückwand war hier anscheinend von drei türartigen Öffnungen durchbrochen, wie sie auch in Ephesos vorhanden gewesen sein können. Vielleicht sollte so die Last auf den Frontarchitraven verringert werden. Die Einführung attisch-ionischer Säulenbasen in Magnesia und an anderen Orten bedeutet offensichtlich eine bewußte Aneignung der Errungenschaften der attischen Klassik.

Zum ersten Male werden nun auch korinthische Säulen für die äußere Ordnung von Tempeln verwendet. Ein frühes Beispiel dafür ist der Zeus-Tempel von Olba in Kilikien (22 × 40 m; 6 × 12 Säueln). Korinthische Säulen hatte vor allem auch der Tempel des Zeus Olympios vor der Stadtmauer von Athen (41,11 × 107,89 m; 8 × 20 Säulen), *28*
der bis zu den Tagen Hadrians größtenteils unvollendet geblieben ist. Wie die archaischen ionischen Tempel sollte er ein Dipteros mit drei Säulenreihen an den Schmalseiten werden; die Fundamente waren, wie oben bemerkt, schon im 6. Jahrhundert unter den Peisistratiden gelegt worden.

Die dorische Ordnung breitete sich allmählich auch in Kleinasien etwas mehr aus und fand sich sogar an Tempeln, z. B. dem der Athena (16,40 × 35,70 m; 6 × 12 Säulen) in Troja auf dem Hügel der bronzezeitlichen Stadt und am Tempel der Athena Polias Nikephoros auf der Burg von Pergamon (12,27 × 21,77 m; 6 × 10 Säulen).

Der Tempelbau der hellenistischen Welt verdient mehr Beachtung und Ansehen, als ihm gemeinhin in Handbüchern zuteil wird. Die späteren, aus römischer Zeit stammenden Bauten Griechenlands sind für uns vor allem interessant, weil sie zeigen, wie die übernommenen Formen neben dem völlig neuen Baustil und der höheren Technik der Römer überleben und weiterentwickelt werden.

SONSTIGE SAKRALBAUTEN

Die meisten griechischen Sakralbauten haben als Grundform das Megaron. Selbst das Erechtheion, bei dem die Beschaffenheit des Gebäudes und kultische Forderungen einen höchst merkwürdigen Grundriß erzwangen, hat als Hauptform ein Megaron mit Cella und Vorhallen. Doch gab es auch andere, seltenere Formen sakraler Gebäude, von denen wir einige betrachten wollen.

Apsidiale Tempel ohne Peristasis, die an primitive Häuser erinnern, kennen wir z. B. aus Athen, Korinth und Delphi aus dem 6. Jahrhundert; aus dem 5. Jahrhundert stammt ein ionischer Bau mit einer Vorhalle von vier Säulen in Emporio auf Chios. Ein dorischer Tempel der Kabiren auf der Insel Samothrake hatte eine doppelte Säulenhalle an der Front wie die frühen Tempel Siziliens, seine Cella schloß mit einer außen rechteckig ummauerten Apsis.

Die monumentalen Rundbauten, die sog. Tholoi, blicken in Griechenland auf eine lange Geschichte zurück. Ob Tempel die für sie richtige Bezeichnung ist, läßt sich, zumindest bei einigen Bauten, nicht mit Sicherheit sagen. Schon in der ersten Hälfte des 6. Jahrhunderts stand in Delphi ein runder Sakralbau. Ein zweiter, besonders schöner Bau wurde im 4. Jahrhundert dort im Heiligtum der Athena Pronaia errichtet (Durchmesser 13,50 m). Seine Außensäulen *29, Abb. 92*

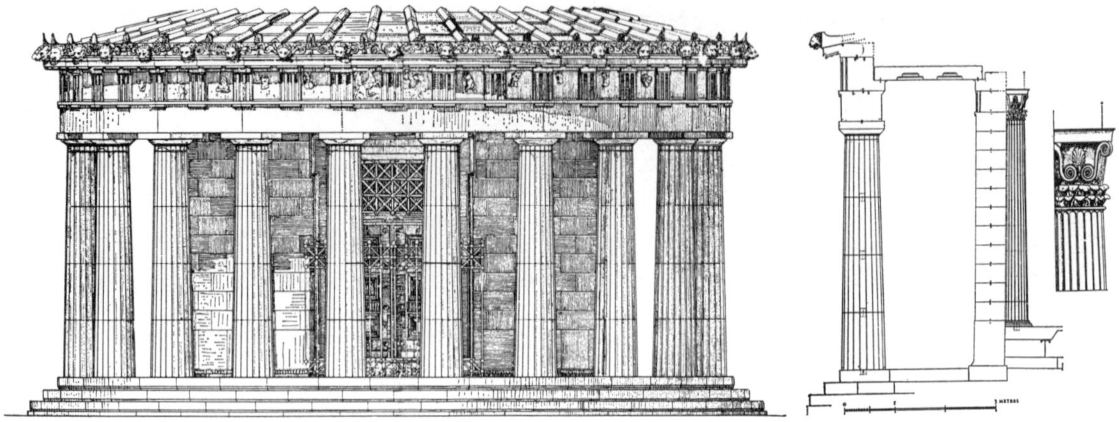

92 Delphi, Heiligtum der Athena Pronaia. Die Tholos. Anfang 4. Jahrhundert v. Chr. Rekonstruktion und Schnitt (die Säulen sind um eine Trommel höher zu ergänzen)

waren dorisch; die Cellawand wurde innen durch Halbsäulen mit frühkorinthischen Kapitellen, die auf einer niedri-
Abb. 36 gen Steinbank standen, gegliedert. Etwas später entstand im Heiligtum des Asklepios in Epidauros eine größere Tholos (Durchmesser 21,68 m), wieder mit dorischen Außensäulen und korinthischen Innensäulen. Die plastische Ornamentik dieses Baus ist sehr reich; so sind unter anderem die Metopen nicht mit Figuren, sondern mit Rosetten geschmückt.

Die Tholos (Durchmesser 13,92 m), welche unter Philipp II. von Makedonien in Olympia begonnen und unter Alexander dem Großen vollendet wurde, hat außen eine ionische Ordnung, innen wieder korinthische Halbsäulen. Im Inneren waren Standbilder der makedonischen Könige und ihrer Angehörigen aufgestellt. Sie war also kein Tempel im eigentlichen Sinne, obwohl offensichtlich die Vorstellung geweckt werden sollte, daß das makedonische Königshaus in Olympia einen Platz neben dem Göttervater verdiene.

Aus der Zeit nach Ausgang des 4. Jahrhunderts, in dem die Tholoi in Griechenland so beliebt waren, gibt es nur noch wenige Beispiele, eines davon auf Samothrake. Die römischen Rundtempel, wie der Roma- und Augustus-Tempel auf der Akropolis in Athen, gehören nicht in diese Reihe, sondern sind anderen Ursprungs.

Ein besonderes Gebäude, nicht ein Haus für ein Kultbild, sondern einen Raum zur Feier religiöser Riten erforderte der Kult der Demeter und Kore in Eleusis. Diese sog. Mysterien verlangten einen völlig abgeschlossenen Raum mit
29, Abb. 93 Sitzen für die Teilnehmer und einer Art Bühne. Die endgültige Form dieses Baues, des sog. Telesterion, war bereits im 7. Jahrhundert festgelegt: ein quadratischer Raum mit Zugängen durch einige Pforten aus einer offenen Säulenhalle und mit Sitzreihen an drei Seiten der mittleren freien Fläche, auf der sich gewissermaßen ein Wald von gleichmäßig verteilten Säulen erhob, die das Dach trugen. Ein auf Veranlassung von Perikles entworfener Plan des Iktinos, des Parthenonbaumeisters, (51,56 × 49,44 m) wurde nicht ganz ausgeführt. Er sah Sitze an allen vier Seiten und zwei konzentrische Säulenstellungen rechteckigen Grundrisses (5 × 4 und 3 × 2 Säulen) vor. Der endgültige, im 4. Jahrhundert verwirklichte Plan hatte die gleiche Sitzverteilung, jedoch 42 (6 × 7) Säulen; frei im Inneren stand das kleine Adyton, hier Anaktoron genannt, in seiner ursprünglichen Form.

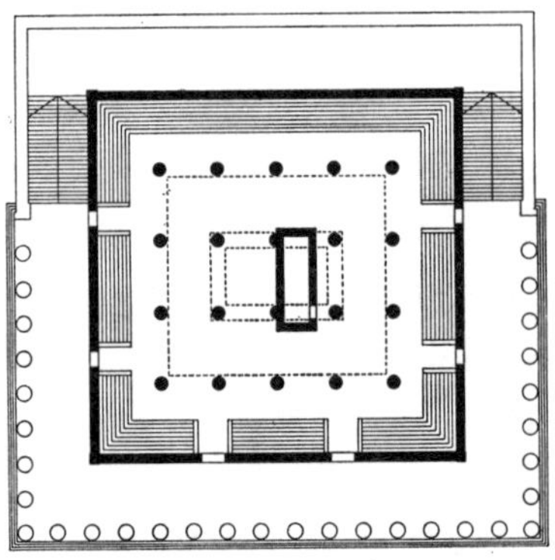

93 Eleusis, Telesterion. Links: Entwurf des Iktinos, um 440 v. Chr.; rechts: ausgeführter Bau (Vorhalle, zweite Hälfte 4. Jahrhundert v. Chr.)

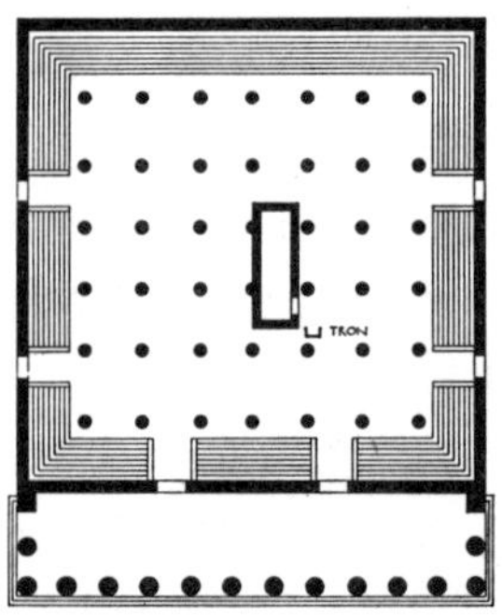

SCHATZHÄUSER

In archaischer Zeit konnten Weihgeschenke einzelner Städte in den gesamtgriechischen Heiligtümern von Delphi und Olympia aufgestellt werden, und zwar in Gestalt kleiner Häuser, die man als Schatzhäuser bezeichnet. Sie waren keine Tempel, sondern dienten zur Aufstellung kleinerer Votive ihrer Stifter oder anderer Personen. Sie waren meist reich verziert und hatten im allgemeinen die Form eines kleinen Megaron, eines rechteckigen Raumes mit einer Vorhalle und zwei Säulen zwischen den Anten. Von den dorischen Schatzhäusern in Delphi ist das von Sikyon wegen seiner Metopenreliefs das bekannteste. Am Schatzhaus von Siphnos, dem reichsten und best erhaltenen ionischen, *Abb. 43, 29* aus der Zeit um 525 v. Chr., führte man Karyatiden an Stelle der Säulen ein, ferner schmückte man es mit reicher *118/119* Ornamentik und mit einem ringsumlaufenden Fries. Die ebenfalls ionischen Schatzhäuser von Klazomenai und Massilia hatten ephesische Basen und Blattkranzkapitelle. *Abb. 14*

Am Ende des 6. Jahrhunderts entstand das dorische Schatzhaus der Athener, das heute an Ort und Stelle wieder *30* aufgebaut ist. Später wurde noch von Kyrene und von Theben je ein dorisches Schatzhaus errichtet; nach dem Ende der archaischen Zeit baute man indes diese Form kaum noch.

In Delphi säumten die Schatzhäuser die Heilige Straße, die zum Tempel hinaufführte; in Olympia standen sie auf einer Terrasse beim Eingang zum Stadion. Zehn von ihnen kann man benennen: fünf sind von den westlichen Kolonien errichtet worden, drei weitere von ebenso fernen Städten, nämlich von Kyrene, Epidamnos (heute Durazzo) und Byzanz. Alle hatten die Form kleiner dorischer Antentempel. Nur das Schatzhaus von Metapont mit drei Säulen zwischen den Anten und das von Gela, an das im 5. Jahrhundert eine prostyle Vorhalle mit 6 × 2 Säulen angebaut wurde, haben abweichende Grundrisse. Das Schatzhaus von Gela hatte besonders schöne Architektur-Terrakotten, die *Abb. 24* eigens für dieses Gebäude aus Sizilien hergebracht waren und hier Stein und nicht Holzwerk verkleideten.

Schatzhaus-ähnliche Bauten gab es auch in anderen griechischen Heiligtümern, wie in Delos und in Dodona; ob sie unabhängige Stiftungen von Städten waren, läßt sich nicht mit Sicherheit sagen.

THEATER

Das Grundelement jeder frühen griechischen Theateraufführung war der Tanz. Jegliche Theaterbauten sind daher zunächst nichts weiter als einfache Sitzbänke, die eine Tanzfläche, die Orchestra, von fast allen Seiten umgaben und nicht wie heute nach einer Seite auf eine Bühne oder Leinwand gerichtet waren. Mit der Zeit gewannen die Dialoge gegenüber den Tänzen an Bedeutung und man schloß den Raum an einer Seite der Orchestra mit einem geraden Bühnengebäude ab. Als Bühne selbst diente zunächst die Fläche davor, später, erstmals im 4. Jahrhundert, wurde sie über die Ebene der Orchestra emporgehoben. Die Sitzreihen bildeten weiterhin einen etwas über die Hälfte geschlossenen Kreis um die Orchestra. Für die in der sog. Cavea aufsteigenden konzentrischen Sitzreihen der griechischen Theater wurden meistens in der natürlichen Mulde eines Hanges Bettungen in den Fels geschlagen, wie z. B. am Abhang der Akropolis von Athen; nur an den Seiten wurden Aufschüttungen angelegt. Darauf versetzte man in den bedeutenderen Theatern Sitzstufen aus Stein. Die Sitze waren über radiale Treppen und, in großen Theatern, auch noch mittels horizontaler Umgänge, der diazomata, zu erreichen. Marmorne Sessel als Ehrenplätze befanden sich in der Mittelachse am Rande der Orchestra, oder in den unteren Reihen. Dieser Zuschauerraum war nicht gedeckt. Möglichkeiten zu einer besonderen architektonischen Gestaltung boten lediglich die Zugänge, Parodoi, von beiden Seiten zu Cavea und Orchestra, später auch die Bühnengebäude. Da die Aufführungen ursprünglich immer an einen Kult gebunden waren, lag gewöhnlich ein kleiner Tempel in der Nähe. Von besonderer Bedeutung bei den Festen der panhellenischen Heiligtümer waren Musik- und Theaterwettstreite, für die ein eigener Theaterbau vorhanden war; nur in Olympia fehlt er – oder ist noch nicht entdeckt.

Am Beispiel des Dionysos-Theaters in Athen läßt sich die Entwicklung des griechischen Theaters gut erläutern. *Abb. 94* Im 6. Jahrhundert scheint am Südosthang der Akropolis nur eine runde Orchestra, aber noch keine eigentliche Anlage für die Sitze bestanden zu haben. Im 5. Jahrhundert erforderte die kompliziertere Handlung der Stücke eine gerade Bühnenwand als Hintergrund zur Orchestra. Gegen Ende dieses Jahrhunderts wurde die Anlage in Stein aus-

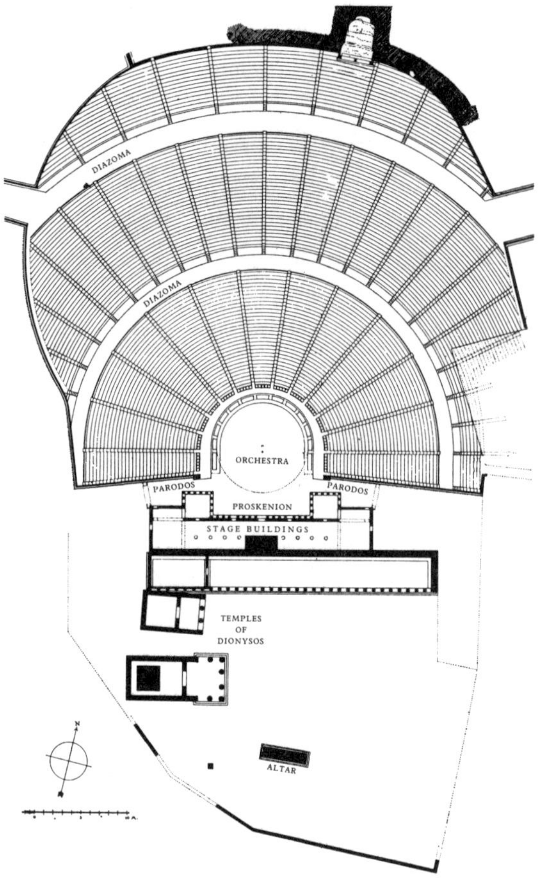

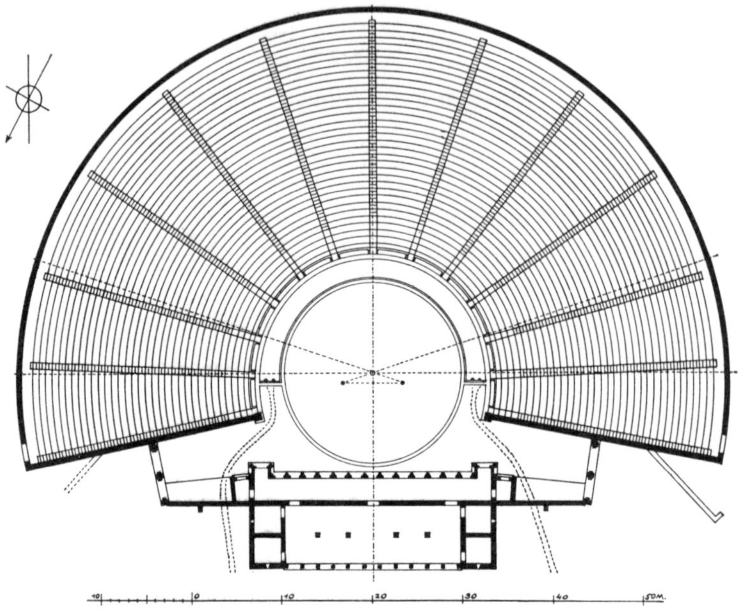

94 Athen, Dionysos-Theater, einschließlich Heiliger Bezirk mit Tempel und Altar. 4. Jahrhundert v. Chr. Grundriß (1:800)

95 Epidauros, Theater. Erster Zustand. Grundriß (1:800)

geführt, die Orchestra etwas in den Hügel hineingeschoben und die Steigung der Cavea dadurch etwas erhöht. Die unteren Sitze waren nun größtenteils aus Marmor, nur einige Reihen noch aus Holz; auf dem Hang darüber saß man nur auf dem bloßen Erdboden. Die Bühnenwand diente hier gleichzeitig als Rückwand einer Säulenhalle, die sich andererseits zu dem Heiligtum und kleinen Tempel des Theatergottes Dionysos öffnete. Hundert Jahre später wurde das Theater vollständig neu errichtet und erhielt eine breitere und höhere Cavea für etwa 17.000 Zuschauer. Das neue

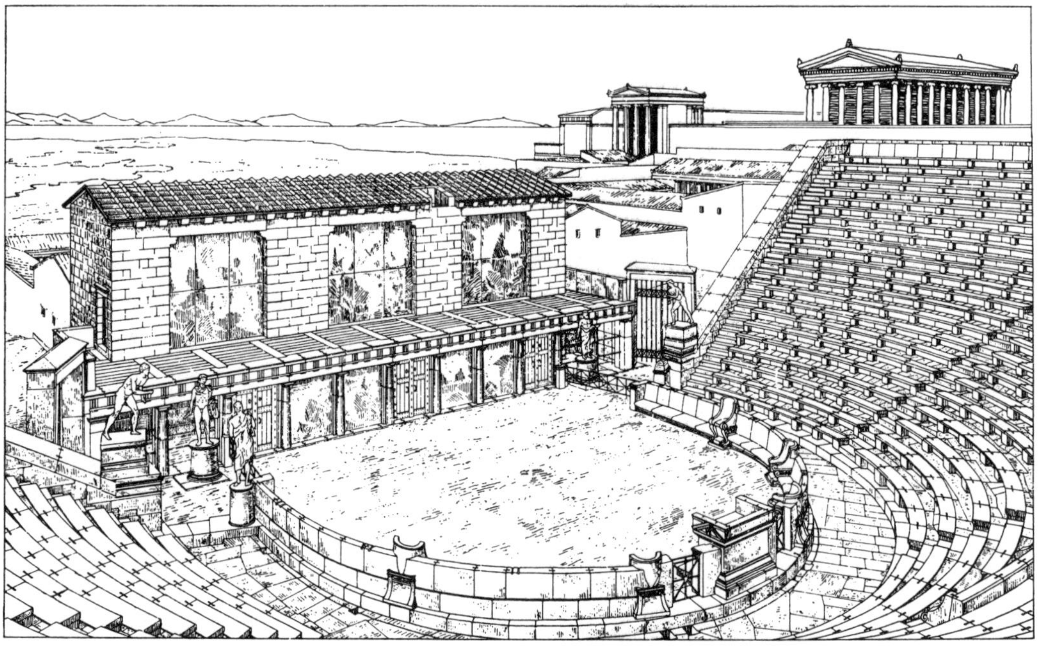

96 Priene, Blick auf das Theater mit Skene und Orchestra, im Zustand nach 150 v. Chr., aus Nordosten; im Hintergrund der Athena-Tempel

Bühnengebäude hatte leicht vorspringende Flügel, an der zwischen ihnen liegenden Wand wurden bemalte Tafeln in der Art von Hintergründen angebracht. Bis zur hellenistischen Zeit konnte davor noch ein hölzernes Gerüst, das Proskenion, aufgeschlagen werden, das nicht nur als Hintergrund, sondern bald auch als erhöhte Bühne für die neuen Stücke diente, in denen nun die Handlung der Schauspieler dominierte, während der Chor zurücktrat, um schließlich ganz zu verschwinden. Der Brennpunkt des Interesses hatte sich somit vom Tanz auf die Handlung verlagert und damit aus der Orchestra auf die Bühne.

Bei neuen Theaterbauten pflegte man als Bühne ein festes Proskenion aus Stein in Gestalt einer niedrigen Säulenhalle vorzusehen. Bei dem kleinen Theater in Priene für etwa 6000 Zuschauer glaubten die Ausgräber den Zeitpunkt bestimmen zu können, in dem man von der Benutzung des Proskenions als Hintergrund dazu überging, es als *31, Abb. 96*
Bühne zu gebrauchen.

Das schönste Theater Griechenlands gehörte zum Asklepios-Heiligtum von Epidauros und stammt aus dem *32/33,*
4. Jahrhundert. Seine 13.000 Zuschauer fassenden Sitzreihen sind am besten erhalten. Die Einzelheiten des Bühnen- *Abb. 95*
gebäudes sind allerdings nicht ganz gesichert.

Auch an zahlreichen anderen Orten finden wir recht gut erhaltene griechische Theaterbauten, so z. B. in Syrakus, Delos, Eretria, Ephesos und Pergamon.

Bei den kleineren überdachten Gebäuden für literarische und musikalische Veranstaltungen, wie auch bei Bauten für Versammlungen anderer Art lag die Cavea meist nicht an einem Hang, sondern war auf einer Aufschüttung oder einem Unterbau über rechteckigem Grundriß angelegt. In Athen wurde zur Zeit des Perikles ein solches Gebäude, das Odeion (etwa 60 × 60 m), neben dem Dionysos-Theater errichtet.

Der offene Versammlungsplatz für die Athener Volksversammlung auf dem Hügel der Pnyx erinnert mit seiner *39*
halbrunden Form an ein Theater. Auch hier war bei der ersten Anlage der natürliche Abhang gegenüber der Akropolis zur Agora hinab genutzt; am Ende des 5. Jahrhunderts änderte man die Orientierung und schüttete um die aus dem Fels gehauene Rednertribüne, Bema, ein Halbrund auf dem Hang auf.

In Megalopolis fand die Volksversammlung in einem überdachten Raum mit einer prostylen Vorhalle, dem Thersilion (65,4 × 57,9 m), statt. Es ähnelte im Grundriß dem Telesterion von Eleusis; die Säulen waren radial so angeordnet, daß sie die Sicht so wenig wie möglich behinderten, sie standen in Reihen parallel zu den Seitenwänden. Wahrscheinlich fanden darin etwa 6000 Leute auf Holztribünen Platz.

SPORTANLAGEN

In Griechenland wurden Wettläufe nicht, wie heutzutage, auf einer ovalen, sondern auf einer geraden Bahn ausgetragen, an deren Ende gewendet werden mußte; daher ist das griechische Stadion ein langes, haarnadelförmiges Gebäude, das sich um die Rennbahn von etwa 192 m Länge zieht. Seine Tribünen, erst einfache Erdhänge, später mit ansteigenden Reihen steinerner Sitzbänke, laufen an beiden Seiten der Bahn entlang und, im Halbkreis oder

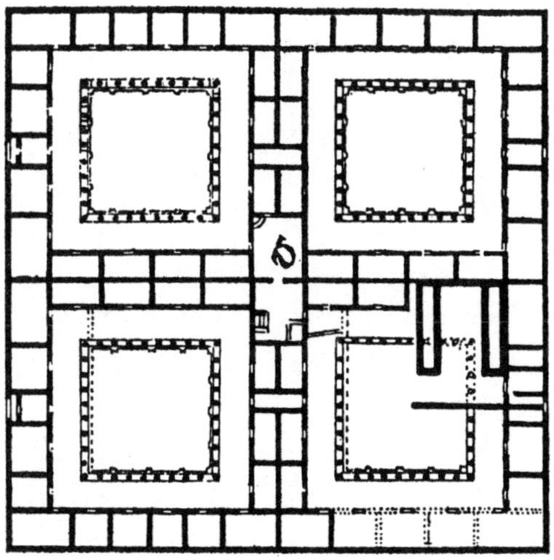

97 Epidauros, Asklepios-Heiligtum. Plan des Gästehauses nahe dem Theater. 4. Jahrhundert v. Chr. (etwa 1:1200)

Rechteck, um eines ihrer Enden. Das andere Ende erhielt später manchmal einen architektonisch gegliederten Abschluß. Das Stadion in Athen, das für die ersten Olympischen Spiele 1886 getreu wieder aufgebaut wurde, vermittelt eine gute Vorstellung eines solchen Baus in seiner ausgeprägtesten Form.

Als Übungsplätze dienten Gymnasien und Palästren. Beide hatten gewöhnlich die Form eines großen Hofes, der von Säulenhallen umgeben war, an denen die Räume für Vorträge, Unterricht und zum Waschen lagen. Manchmal waren sie lang genug, um als gedeckte Laufbahn zu dienen. Gebäude dieser Art hatte seit dem 5. Jahrhundert jede wohlhabende Stadt und natürlich jedes Heiligtum, an dessen Fest Wettkämpfe stattfanden. In diesen Heiligtümern mußten außerdem die Festteilnehmer, Athleten wie Zuschauer, die zu den Spielen zusammenströmten, untergebracht werden. Für die bedeutenderen Gäste wurden »Hotels« gebaut, die in ihrer Anlage den Gymnasien nicht unähnlich waren. Die Gastzimmer lagen um einen großen quadratischen Hof, manchmal gab es auch einen größeren Speisesaal. Ein gutes Beispiel für ein solches Gästehaus ist das Leonidaion in Olympia aus dem 4. Jahrhundert. Diesen Bau umgab außen eine ionische Halle, seinen Innenhof dagegen eine dorische. In Epidauros waren in einem Gebäude ähnlicher Größe weniger aufwendige Unterkünfte mit kleineren Räumen um vier quadratische Innenhöfe angeordnet.

Abb. 97

SÄULENHALLEN

Die Säulenhalle, die Stoa, ist der vielseitigste Bautyp der griechischen Architektur. Ursprünglich war sie ein langes schmales Gebäude mit einer geschlossenen Wand und Reihen von Holzstützen in der Mitte und an der offenen Seite. Im Heraion von Samos stand ein solch einfacher Bau bereits im zweiten Viertel des 7. Jahrhunderts. Die Stoa mochte als Aufbewahrungs- und Ausstellungsort für Weihgeschenke, als Wetterschutz für Besucher, im Heiligtum des Heilgottes Asklepios zu Epidauros auch zur Unterbringung von Patienten und selbst als eine Art Zuschauerstand für Zeremonien, die auf dem offenen Platz vor dem Tempel stattfanden, gedient haben. Ähnliche Hallen kennen wir auch aus anderen archaischen Heiligtümern, z. B. dem Heraion bei Argos.

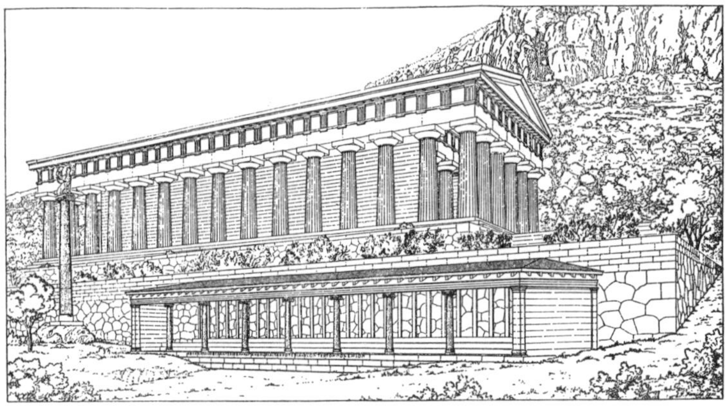

98 Delphi, Apollon-Heiligtum. Halle der Athener. 478 v. Chr. Dahinter die Polygonalmauer und der Apollon-Tempel V

Die Athener bauten im frühen 5. Jahrhundert v. Chr. in Delphi eine kleine elegante Halle als Denkmal für einen Seesieg. Sie hatte sieben weitgestellte ionische Säulen zwischen ihren beiden in Anten auslaufenden Seitenwänden, ihr Oberbau muß aus Holz gewesen sein. Ihre Rückwand bildete die großartige Polygonalmauer, die die Tempelterrasse abstützte.

Später wurde an der Rückwand der Säulenhallen des öfteren eine Reihe von Räumen zugefügt, die als Speise- oder Schlafräume dienten, wie der Bau in dem kleinen Heiligtum der Artemis in Brauron in Attika zeigt. In der Nähe eines Theaters ist natürlich eine Stoa als Wandelhalle sehr geschätzt worden.

Bei Säulenhallen für profane Zwecke waren ebenfalls Räume, die als Läden oder Büros dienten, hinter der eigentlichen Halle notwendig. In Pergamon war die Bibliothek in einer solchen Säulenhalle untergebracht. Die berühmte »Stoa Poikile« in Athen enthielt Gemälde der großen klassischen Künstler; von ihr haben die »stoischen«

Philosophen ihren Namen, die hier im Gespräch auf und ab wandelten. In dem langen offenen Raum, den die eigentliche Halle bot, fanden möglicherweise auch Versammlungen, bisweilen sogar Sitzungen eines Gerichtshofes statt; häufig waren die äußeren Säulenstellungen dorische, die inneren aber ionische, da deren Säulen wegen ihrer schlankeren Proportionen dünner und höher sein und außerdem weiter auseinandergestellt werden konnten.

Am bekanntesten sind vielleicht die zweigeschossigen Säulenhallen pergamenischen Typs, um so mehr als jetzt die Stoa, die König Attalos II. von Pergamon in Athen hatte errichten lassen, von den amerikanischen Ausgräbern *36*
wieder aufgebaut wurde. Sie hat in beiden Stockwerken die gleiche Raumeinteilung, im Untergeschoß dorische Frontsäulen, im Obergeschoß ionische Doppelsäulen mit Schranken dazwischen; in der inneren Reihe finden wir unten ionische Säulen mit Volutenkapitellen, oben solche mit Blattkranzkapitellen. Diese sind in der Architektur Pergamons häufig, kommen aber hier im griechischen Mutterland, seit ihrer Verwendung bei den archaischen ionischen Schatzhäusern von Delphi, nun zum erstenmal wieder vor.

Die Hallen wurden bald zum wichtigsten Element bei der Anlage großzügiger Stadtzentren, als Einfassung von Plätzen – in Athen obendrein mit dem Blick über den Weg des Panathenäenzuges – oder als Trennung von verschiedenen Marktbereichen, wobei die Stoaräume feste Läden oder auch Verwaltungsstellen aufnehmen konnten. So wurden in Pergamon zusammenhängende Komplexe von Säulenhallen an drei oder vier Seiten der Markt- *37*
plätze oder der Höfe angelegt, in denen ein Tempel oder Altar stand. Der großzügige Südmarkt von Milet war ein Platz von etwa 160 × 120m, eingefaßt von Hallen, die nur an den drei Zugängen unterbrochen waren.

ÖFFENTLICHE GEBÄUDE

In vielen der größeren griechischen Städte finden wir selbstverständlich Rathäuser und können hier einen Wechsel von der einfachen Rechteck- zur Theaterform feststellen. Am bekanntesten sind die Rathäuser aus Ionien, z.B. das von Priene, wo die Sitze in geraden Reihen an drei Seiten aufsteigend angeordnet waren, vergleichbar dem Ther- *Abb. 99*
silion von Megalopolis. In Milet stand ein größeres Gebäude mit halbkreisförmigen Sitzbänken für bis zu 1.500 Personen, dessen Dachstuhl innen von nur vier Säulen gestützt wurde. Es lag an einem Hof mit dorischen Säulenhallen, einem Altar oder Heroon in der Mitte und einem korinthischen Propylon. In Olympia war das Rathaus ein Komplex aus zwei parallelen Apsidialbauten mit axialen Säulenreihen. In späterer Zeit wurden diese beiden Bauten, von denen einer archaisch war, durch eine ionische Säulenhalle miteinander verbunden.

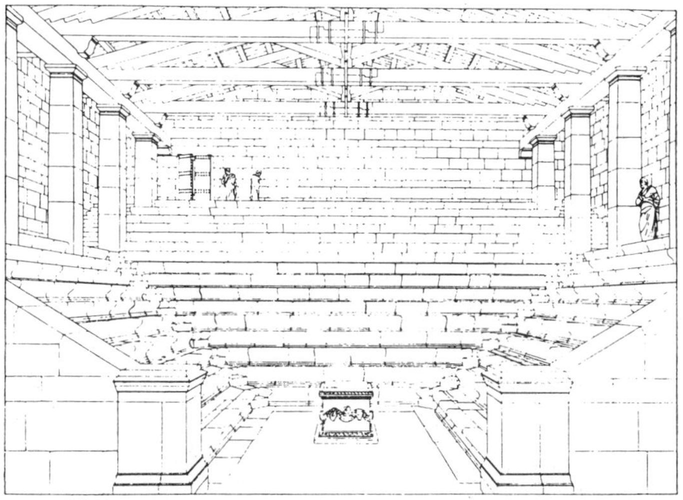

99 Priene, Buleuterion. Sitzungssaal. 4. Jahrhundert v. Chr. Rekonstruktion

Die griechischen Profanbauten, ihre Typen und Formen, sind am besten kennenzulernen bei der Betrachtung der Bauten auf der Agora in Athen zur Zeit des Hellenismus. Hier finden sich sowohl Spuren der allerersten griechischen *Abb. 100/101*
Amtsgebäude als auch schöne Beispiele großer, hellenistischer Profanarchitektur. Dieser freie Platz lag an den unteren Hängen der Akropolis und des Areopag, im Westen begrenzt durch den flachen Hügel, auf dem der Tempel

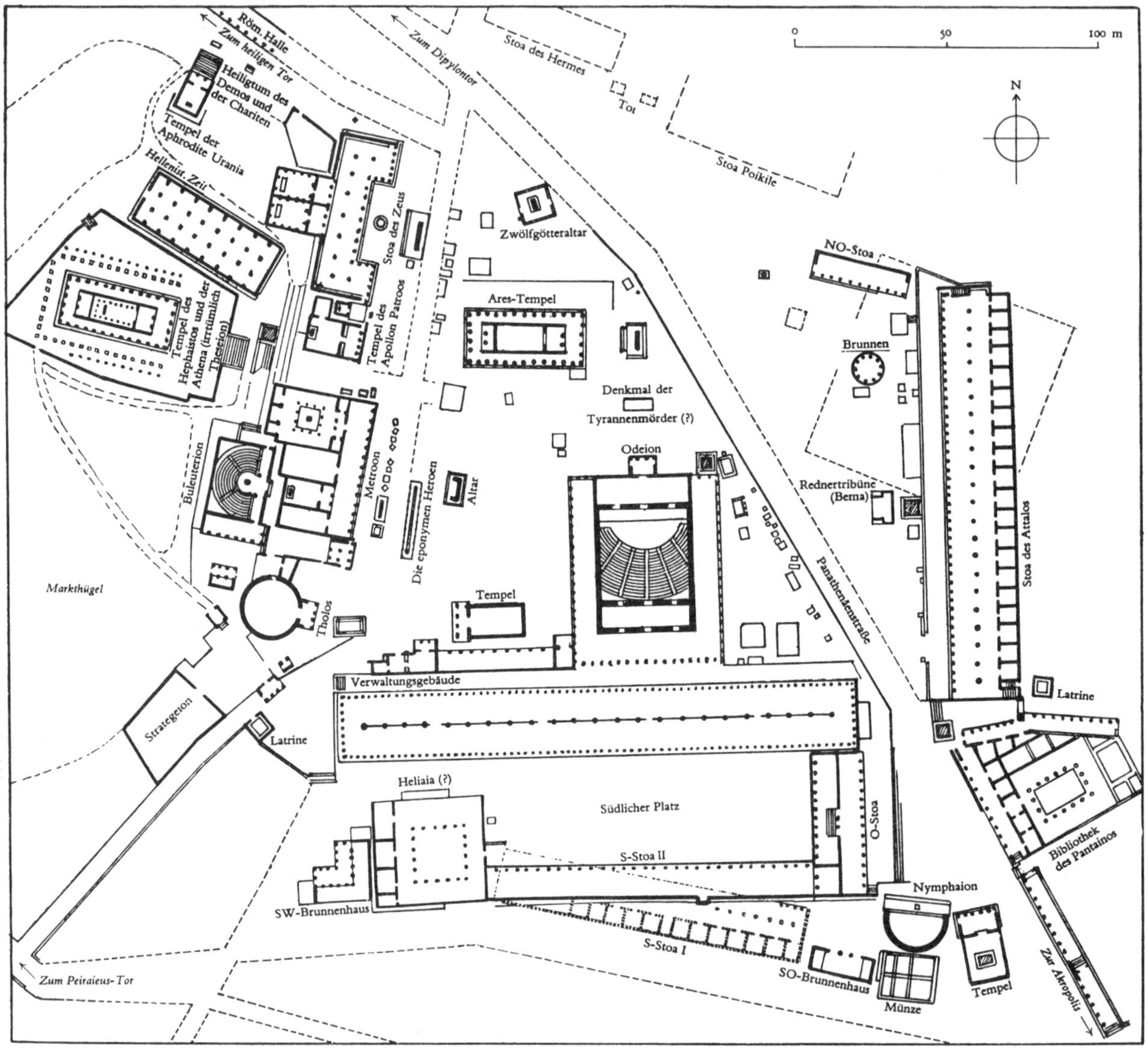

100 Athen, Agora. Lageplan (1:2250)

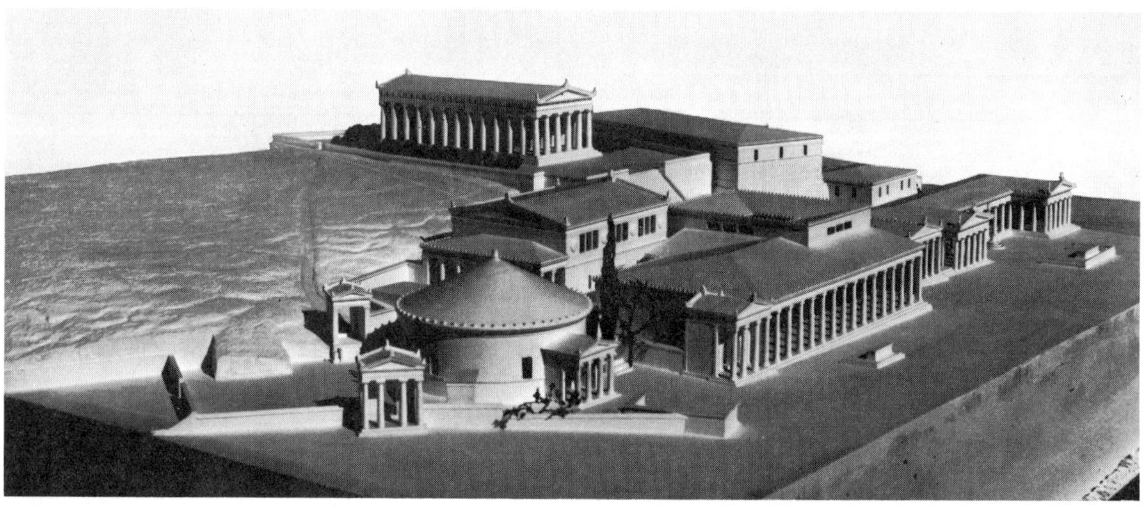

101 Athen, Agora. Schaubild über die Westseite

des Hephaistos steht. Der Weg des Panathenäenzuges führte schräg darüber hinweg und konnte im Osten von der Stoa des Attalos II., die gleichzeitig als eine Art Tribüne für die Prozession gedient haben mag, überschaut werden. Die Südseite war durch einen Komplex von Säulenhallen abgeschlossen, darunter die doppelseitige Mittelstoa, die einen kleineren, seinerseits von Hallen umgebenen Marktbereich abtrennte. Dahinter lag die Münze und zwei öffentliche Brunnenhäuser. Eines davon, mit rechteckigem Grundriß, gehörte zu der archaischen Wasserversorgung Athens, die schon Peisistratos hatte anlegen lassen. Das zweite stammte aus klassischer Zeit und hatte einen L-förmigen Grundriß; beide folgen dem für diese Gebäude üblichen Schema. Aus Löwenkopfwasserspeiern an der geschlossenen Rückwand floß Wasser in ein großes Bassin, aus dem es, von einer Säulenvorhalle aus, mit Hydrien geschöpft wurde. Wir können eine gewisse Vorstellung des ganzen Gebäudes von Vasenbildern des 6. Jahrhunderts, die offensichtlich frühe Anlagen dieser Art darstellen, gewinnen. Die Brunnenhäuser behielten diese Form bei, wenn sie auch später großzügiger ausgebaut und manchmal durch einen Vorhof erweitert wurden.

Das erste Gebäude am Südende der Westseite der Agora von Athen war eine seltsame Tholos. Sie wurde gegen Ende des 5. Jahrhunderts mit einer glatten Außenwand und sechs Säulen im Innern errichtet und diente als Aufenthaltsraum der Prytanen, einer Art geschäftsführenden Ausschusses des Rates, der dort Dienst tat, ständig anwesend war und auch die Mahlzeiten dort einnahm, weshalb an der Rückseite des Gebäudes eine Küche angebaut war. Ein Satz von Normalgewichten und -maßen wurde ebenfalls in diesem Gebäude aufbewahrt. In keiner anderen griechischen Stadt ist ein vergleichbarer Bau gefunden worden. Neben ihm lag das Gebäude für den Rat der »Fünfhundert«, das Buleuterion und ein Tempelchen der Muttergöttin Meter, das Metroon. Das ältere Rathaus hatte einen einfachen Rechteckgrundriß. Am Ende des 5. Jahrhunderts wurde dahinter und halb in den Hügel eingeschnitten ein neues Rathaus mit ansteigenden konzentrischen Sitzreihen, wie in einem Theater, gebaut, während das alte Rathaus als Archiv weiter in Benutzung blieb. Später wurde auch dieses erneuert und mit dem Metroon zu einem einheitlichen Komplex vereinigt.

Wandern wir weiter an der Westseite der Athener Agora, so kommen wir, an dem kleinen Tempel des Apollon Patroos vorbei, zur Zeus-Stoa des 5. Jahrhunderts. Diese hatte, wie später die meisten doppelten Säulenhallen, dorische Außen- und ionische Innensäulen; rückwärtige Räume fehlten. Eine Neuerung sind zwei leicht vorspringende Flügelbauten, durch die eine Fassade mit zwei Giebeln entstand, deren Ecken plastische Akrotere schmückten, die bei den längsgerichteten Hallendächern nicht zur Wirkung gekommen wären. Auch in anderer Hinsicht war die Zeus-Stoa ein ungewöhnlicher Bau, einerseits einem Gott geweiht, andererseits der Ort, an dem einer der Athener Gerichtshöfe, also eine bedeutende Behörde, zusammentrat.

Die Gruppierung der öffentlichen Gebäude in Athen war durch die Geschichte der Agora und die Lage ihrer wenigen, kleineren Vorgängerbauten, die schon in der Frühzeit denselben Zwecken gedient hatten, festgelegt. In den neuen ionischen Städten des 4. Jahrhunderts und des Hellenismus wurden die großen rechteckigen Marktplätze regelmäßig angelegt, doch fehlte ihnen die Vielfalt und feine Abgewogenheit der Stile, die die Agora Athens, dieser vornehmsten Stadt Griechenlands, ausgezeichnet haben muß.

Noch mögen hier einige wenige, höchst ungewöhnliche Gebäude erwähnt werden. Besonders berühmt ist wohl der Leuchtturm des ägyptischen Alexandria aus dem 3. Jahrhundert, den wir aus Beschreibungen antiker Autoren und von einigen sehr kleinen und ungenauen Darstellungen her kennen. Anscheinend erhob sich der untere Teil als ein quadratischer Turm auf einer weiten, ebenfalls quadratischen Fläche, ging nach einem Rücksprung in einen achteckigen und dann in einen runden Turm, in welchem das Feuer unterhalten wurde, über. Er soll über 100 m hoch gewesen sein.

Auch Denkmäler, die zur Erinnerung an besondere Erfolge von Einzelnen oder von Städten aufgestellt wurden, konnten Formen der monumentalen Architektur annehmen. Aus archaischer Zeit kennen wir Statuen auf Säulen, z. B. die Naxiersphinx in Delphi und die Koren der Akropolis, später auch Monumente, die nur aus einer oder zwei *103; 111, 120*
Säulen bestanden. So wurden die Dreifüße, die die Sieger im Theater- oder Chorwettstreit gewannen, in Athen an *XVIII*
einer Straße entlang dem Theater oft auf hohen Säulen aufgestellt. Eines der besterhaltenen und meistbewunderten Denkmäler Athens errichtete Lysikrates, der im Jahre 334 v. Chr. einen solchen Preis gewonnen hatte; es handelt sich *Abb. 102*
um einen kleinen geschlossenen Rundbau der auf einem ziemlich hohem glatten Sockel steht und von frühen korin-

thischen Halbsäulen, die hier zum erstenmal am Außenbau auftreten, gegliedert ist. Das Gebälk zeigt einen plastischen Fries unter einem Zahnschnitt. Das konische Marmordach, das aus einem Stück gearbeitet war, wurde gekrönt von einem üppigen Akanthos, der seinerseits den Dreifuß trug.

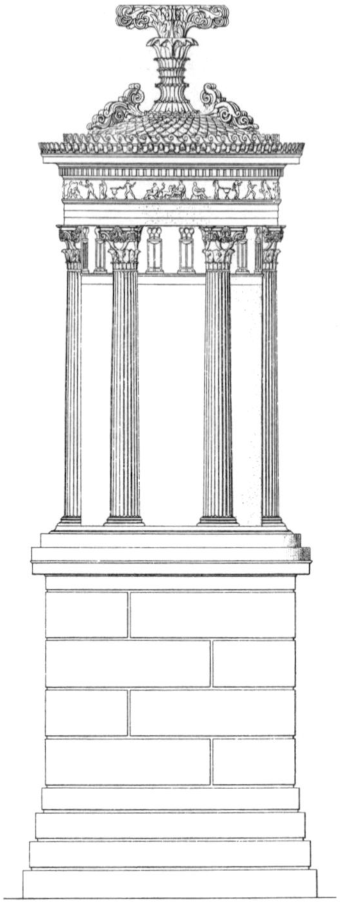

102 Athen, Lysikrates-Denkmal. Spätes 4. Jahrhundert v. Chr. Gesamthöhe 10,33 m. Gesamtansicht

GRABBAUTEN

In archaischer wie in klassischer Zeit trugen die Grabsteine, wie wir gesehen haben, Architekturprofile und Bekrönungen. In Athen gab es niedrige Grabbauten aus Lehmziegeln oder Bruchsteinen. An den Grenzen der griechischen Welt, in Lykien und im Südwesten Kleinasiens, wo hausartige Gräber orientalischer Art ohnehin üblich waren, finden wir dagegen monumentale Grabbauten, die allerdings keine sehr sorgfältige architektonische Ausführung zeigen, wenn sie auch manchmal mit Reliefs griechischer Herkunft verziert waren. Ein besonderer Typ, der an einigen Orten lange Zeit gebräuchlich war, scheint eine getreue Kopie einheimischer Holzkonstruktionen zu sein. Eine östliche archaische Form in den Fels gehauener Gräber mit einer architektonisch gegliederten Fassade findet man in Phrygien; sie gelangte vielleicht auch durch die Vermittlung der persischen Eroberer in die griechische Kolonie Kyrene in Nordafrika.

Ein Bau in den Formen griechischer Architektur ist das sog. Nereidenmonument von Xanthos in Lykien, ein Grabmal vom Ende des 5. Jahrhunderts. Auf hohem Sockel trägt es einen kleinen Ringhallentempel mit Kapitellen, die jene des Erechtheion kopieren, und ist reichlich mit skulptierten Friesen verziert. Ferner hatten viele Sarkophage der klassischen und hellenistischen Zeit sowie auch ein einzelner archaischer aus Samos die Form kleiner Tempel, zum Teil mit einer als Relief gebildeten Peristasis. Die besten Beispiele stammen wieder aus dem Orient, vor allem aus den Königsgräbern von Sidon.

Monumentale Grabarchitektur schien den orientalischen Dynasten besonders angemessen. Alle derartigen Denkmäler aus der Zeit, in der griechische Künstler regelmäßig in den Diensten dieser Herren standen, zeigen
Abb. 103, 238/240 griechische Bauformen. Der Satrap Maussollos von Halikarnassos ließ für sich das erste Mausoleum erbauen, von dem spätere derartige Bauten ihren Namen haben. Nach seinem Tode, 353 v. Chr., ließ seine Gattin Artemisia den Bau vollenden. Auf einem hohen Sockel trug er anscheinend eine ionische Säulenhalle mit einem steilen, pyramidenförmigen Dach, gekrönt von einem Viergespann auf seiner Spitze. Seinen plastischen Schmuck, vor allem den Fries, der wahrscheinlich den Sockel oben umzog, kennen wir besser als seine Architektur.

Der Aufbau des etwas älteren Löwengrabes von Knidos war ähnlich, jedoch einfacher. Die Wände der Grabkammern waren außen mit dorischen Halbsäulen über einem Sockel und mit einem Gebälk verziert, das gleichfalls eine Pyramide trug, hier mit einem Löwen auf der Spitze. Solche Gräber finden sich in leicht abgewandelter Form
Abb. 104 mehrfach in Ionien; ein sehr ausgeprägtes Beispiel ist aus Belevi bei Smyrna aus dem 3. Jahrhundert bekannt, ein anderes mit korinthischen Säulen aus Mylasa in Karien und ein weiteres aus Syrien.

Schließlich sei noch der in Kleinasien verbreitete Tumulus genannt, ein Grabhügel über einer gemauerten Kammer, der sich auch in Griechenland in verschiedener Ausbildung findet. Aus dem späten Hellenismus kennen wir aus Nordgriechenland monumentale Gräber dieser Art; ihre Grabkammern waren oft gewölbt und mit einer Front von vier dorischen Säulen versehen. Die sorgfältige Bemalung der Fassaden war bei der Auffindung manchmal noch gut erhalten.

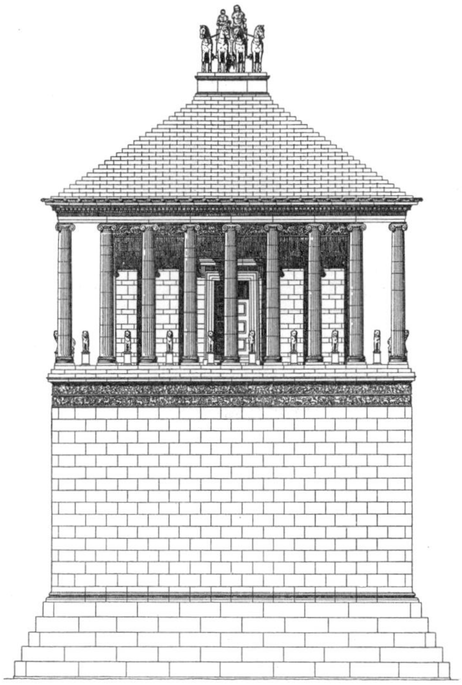

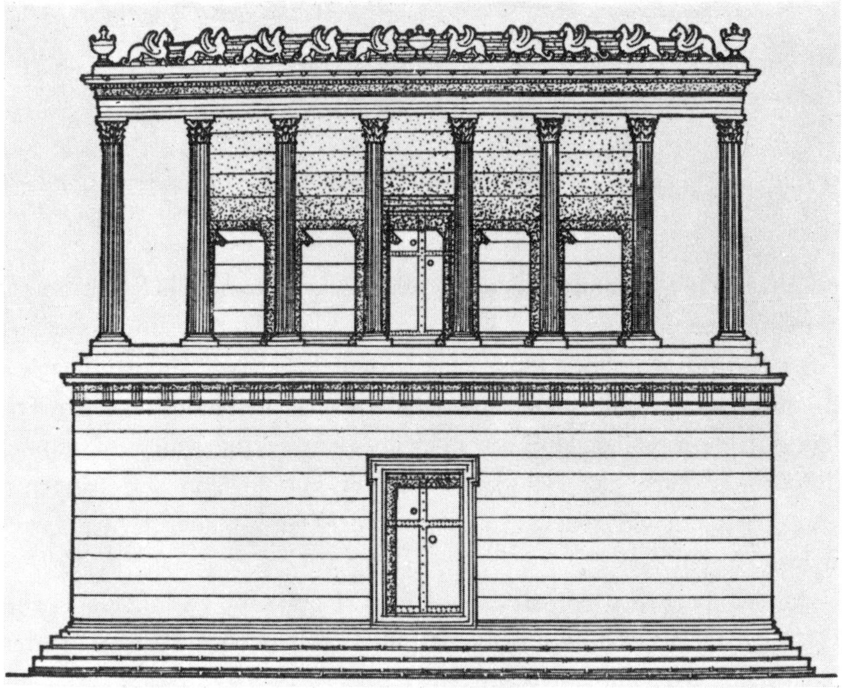

103 Halikarnassos, sog. Mausoleum, Grabmal des Satrapen Maussollos. Baubeginn um 359 v. Chr., vollendet nach 353 v. Chr. Gesamthöhe über 45 m. Rekonstruktionsversuch der Front, unter dem Säulenbau die beiden umlaufenden Friese der Bildhauer Skopas, Timotheos, Bryaxis und Leochares (1:560).

104 Grabmal in Belevi, nahe Smyrna. 3. Jahrhundert v. Chr. (1:560)

HÄUSER UND PALÄSTE

Der einfache Megarontyp des griechischen Hauses ist schon oben bei Besprechung der Anfänge des griechischen *Abb. 105–107*
Tempels beschrieben worden. Er war keineswegs der einzige archaische Haustyp Griechenlands, vielmehr gab es auch andere, einfachere Bautypen. Zwei Grundformen des Hausbaues aus dem 7. Jahrhundert konnten in einem Dorf in Emporio auf Chios festgestellt werden. Die eine ist ein Megaron mit innenliegendem Herd und zwei *Abb. 108*
Säulen in der Achse, die andere stellt ein einfaches quadratisches Gebäude mit vier Säulen im Innenraum und einer

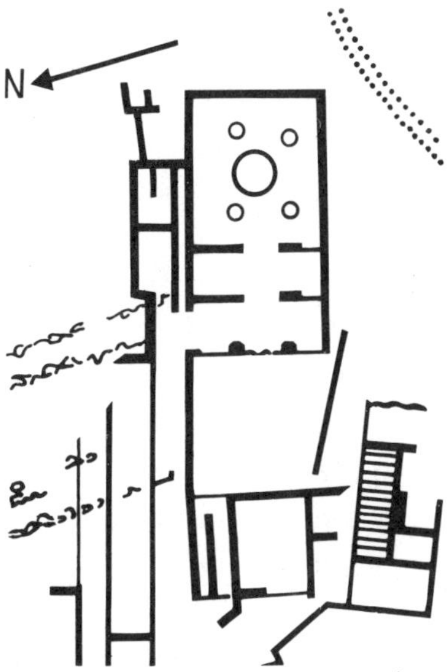

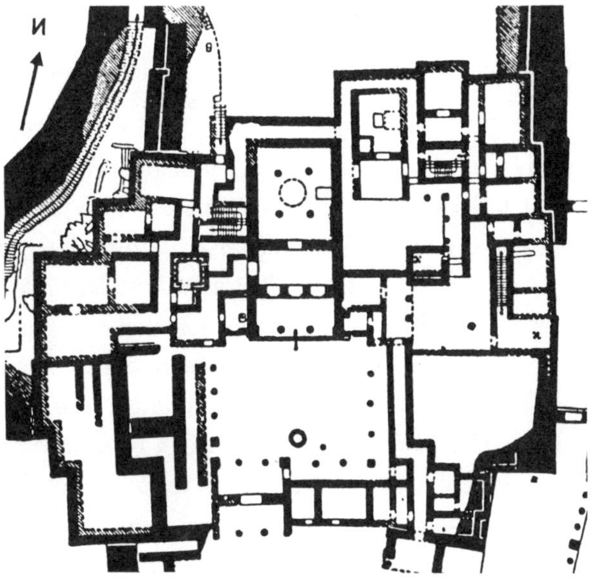

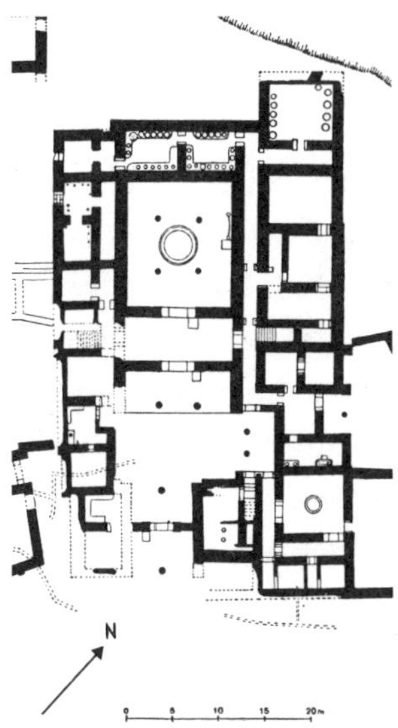

105–107 Drei Megara aus der griechischen Vorzeit in Grundrissen. 105 (links) von der Oberburg von Mykene; 106 (Mitte) von der Burg von Tiryns. 107 (rechts) vom sog. Palast des Nestor in Englianos bei Pylos. (sämtliche 1:1000)

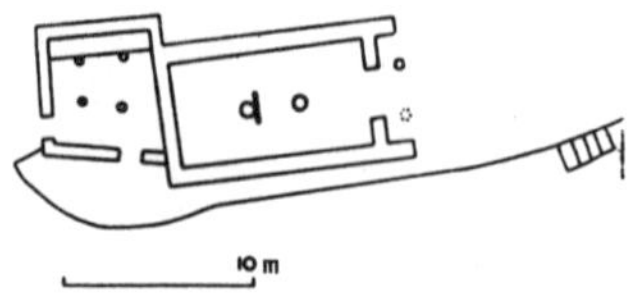

108 Emporio auf Chios. Grundrisse zweier Häuser. 7. Jahrhundert v. Chr. Rechts: Megaron mit Herd und zwei Säulen; links: annähernd quadratischer Raum mit vier Säulen

erhöhten Schlafstelle an der Rückseite dar. Beide hatten wohl flache Lehmdächer. Beide Häuser überschauten eine der Seitenstraßen des an steilem Berghang gelegenen Dorfes. Im großen und ganzen müssen die frühen Siedlungen Griechenlands denselben Eindruck gemacht haben wie die heutigen kleinen Dörfer auf den griechischen Inseln mit ihrer unregelmäßigen Anlage, den flachen Dächern und winkligen Treppengassen. Vor dem Megaron der Wohnhäuser lag ein offener Hof, den man über eine Treppe von der Straße aus betrat. Ein derartiger Innenhof bildete das Grundelement des Hausbaus, und hielt sich auch in der späteren Zeit in Griechenland, gleichgültig ob das Haus freistand, wie etwa das Landhaus an der Dema-Mauer in Attika, oder innerhalb eines Wohnblocks in der Stadt selbst gelegen war.

An Stelle des Megaron als des einzigen Hauptraumes konnte auch eine Reihe von Zimmern, die um einen Hof lagen, treten. Das Grundprinzip, ein oder mehrere nach Süden gerichtete Haupträume mit davorliegender Pastas, einem Flur, der durch die ganze Breite des Hauses gehend, sich – manchmal mit Stützen – zum Hof hin öffnete, ist stets beibehalten. Häuser dieser Art aus dem 4. Jahrhundert sind in Olynth gefunden worden. In späterer Zeit wurde
Abb. 109–110 der Hauptraum stärker hervorgehoben und die Häuser in Priene z. B. nahmen beinahe wieder die Megaronform auf.

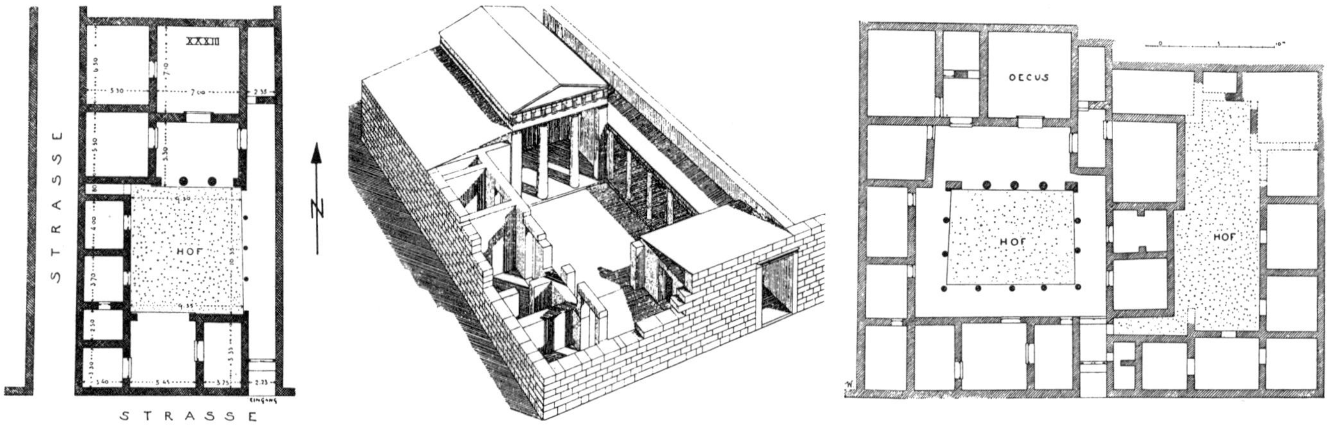

109/110 Priene, Haus XXXIII. 4. Jahrhundert v. Chr. 109 Grundriß und Rekonstruktion des ursprünglichen Baus (1:600); 110 spätere Erweiterung. Grundriß (1:600).

Abb. 111–114 In Delos hat der Hof Säulenhallen an allen vier Seiten, was schon auf spätere römische Häuser vorausweist. Vielfach war der Fußboden dieses »Peristyls«, der häufig die Decke einer Zisterne bilden konnte, mit Mosaike geschmückt. Die Nordseite des Hauses, an der sich der Hauptraum befand, hatte oft ein zweites Stockwerk mit einem Balkon, der auf den Hof hinausblickte. In solchen luxuriösen Villen bot vor allem der Peristylhof Möglichkeiten verschiedener architektonischer Ausbildung. Ihr Äußeres zeigte dagegen nur eine einfache glatte Wand und man vermied im allgemeinen, den Häusern irgendwie eindrucksvolle Fassaden zu geben.

Der Palast hatte aufgrund der herrschenden Gesellschaftsordnung im archaischen und klassischen Griechenland keinen Platz und wir kennen keine Gebäude, in denen einerseits Räume für das aufwendige Leben eines Herrschers und andererseits die Diensträume und Vorratskammern, die zur Verfügung sein mußten, vorgesehen waren. Die hellenistischen Fürsten hatten schon eher eine Vorstellung, wohl angeregt durch das Beispiel der Perser, die Alexander gestürzt hatte. Dennoch waren auch die hellenistischen Paläste eigentlich nicht viel mehr als sehr große Privathäuser. Erst die Römer entwickeln den Palasttyp, der Hof, Amtsräume, Verwaltung und Wache in einem Gebäude vereinte, welches einem König oder Kaiser angemessen war.

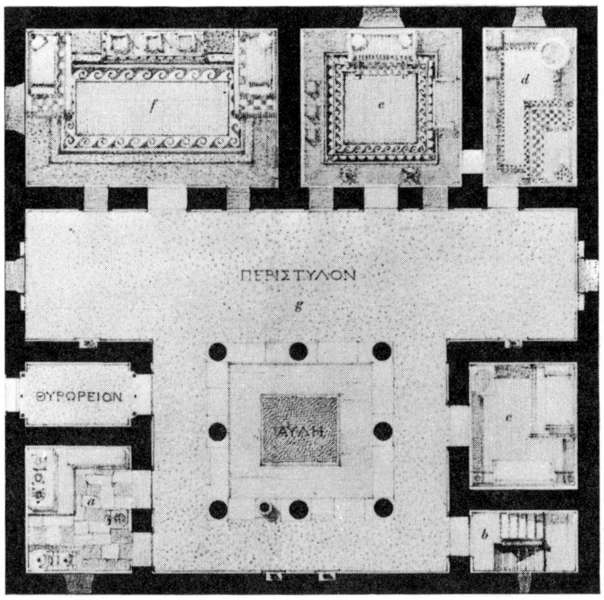

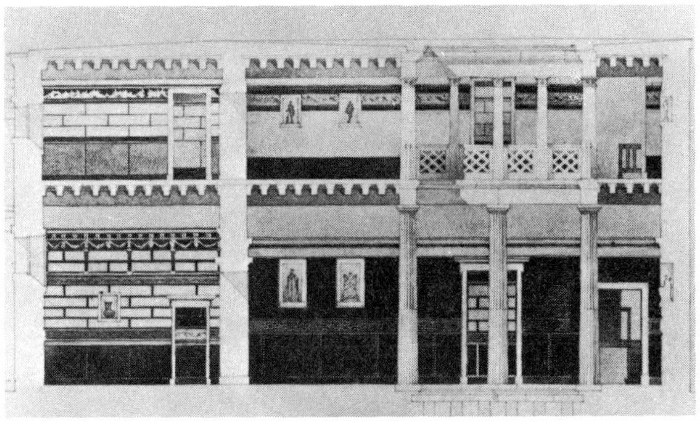

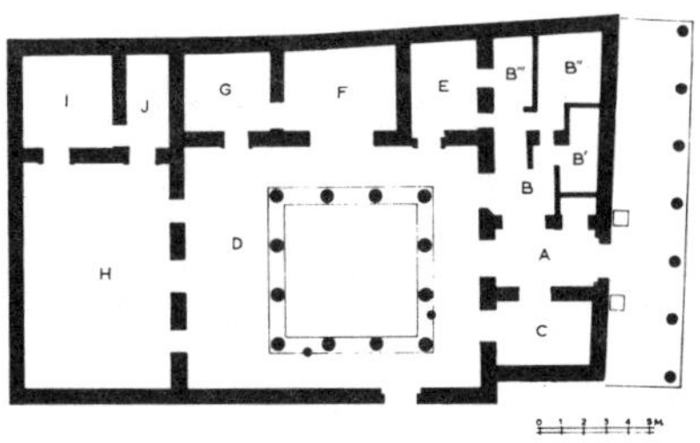

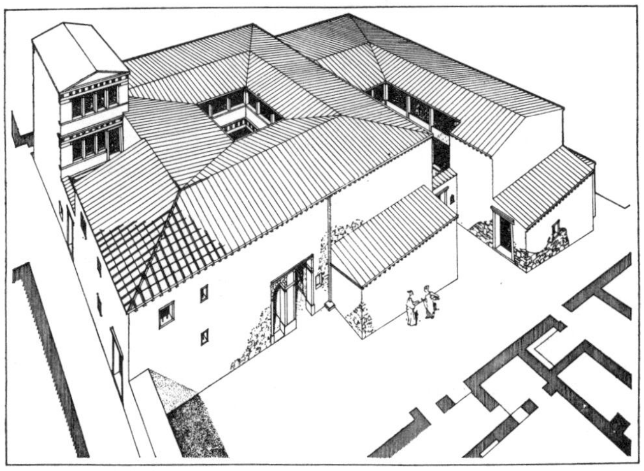

111–114 Delos, Häuser des 4. Jahrhunderts v. Chr. 111/112 Maison de la Colline. Grundriß und Schnitt durch das Peristyl mit Blick auf die Räume der Ostseite; 113 Maison des Dauphins. Grundriß (1:600); 114 Maison des Comédiens

STÄDTEANLAGEN UND HEILIGTÜMER

Die meisten alten Städte Griechenlands wuchsen im Laufe der Zeit planlos um die Grundelemente der griechischen Siedlung herum, nämlich um die befestigte Burg, die Akropolis, und um den offenen Markt und Versammlungsplatz, die Agora, wobei die Verteidigungsmöglichkeit freilich von ausschlaggebender Bedeutung war. Voraussetzungen für eine spätere einheitliche Stadtplanung waren entweder ungeheure Katastrophen oder die Verlegung der Siedlung an einen anderen Ort oder die Zentralisierung der Macht, die natürlich unter einem Alleinherrscher eher als in einer Demokratie statthat. Daß man schon in der Frühzeit die Gelegenheit zu neuer Stadtplanung ergriff, zeigt das Beispiel von Alt-Smyrna im 7. Jahrhundert v. Chr., wo, anscheinend nach einem verheerenden Erdbeben, *Abb. 115* das Straßennetz neu rechtwinkelig angelegt wurde. Hippodamos von Milet, ein Architekt des 5. Jahrhunderts, erkannte die Vorteile, die sich aus dem rechtwinkligen Straßennetz mit gleichgroßen Bauflächen ergaben, um größere Freiflächen für das öffentliche Leben, z. B. für Marktplätze, zu gewinnen. Die Erleichterung des Verkehrs in der Stadt war wahrscheinlich keine so dringende Forderung, als vielmehr die der bestmöglichen Ausnützung des Platzes innerhalb der Stadtmauern; denn gerade im 5. Jahrhundert begannen manche Städte schon, sich mit größeren Vororten vor ihre Mauern auszudehnen. Die Möglichkeit uneingeschränkter Anwendung des neuen Systems bot sich hauptsächlich beim Wiederaufbau der alten und bei der Anlage der neuen Städte Ioniens, allen voran ging Milet, dessen hippodamischer Stadtplan sich heute noch an den Grundmauern ablesen läßt. Von dort wurde Hippodamos zur Neuplanung des Piräus, der Hafenstadt Athens, berufen.

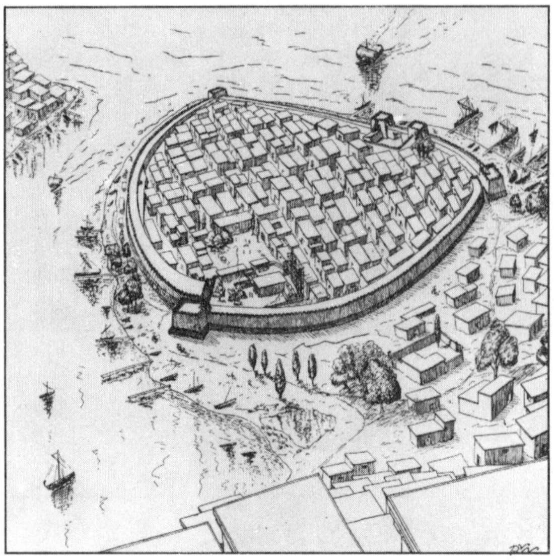

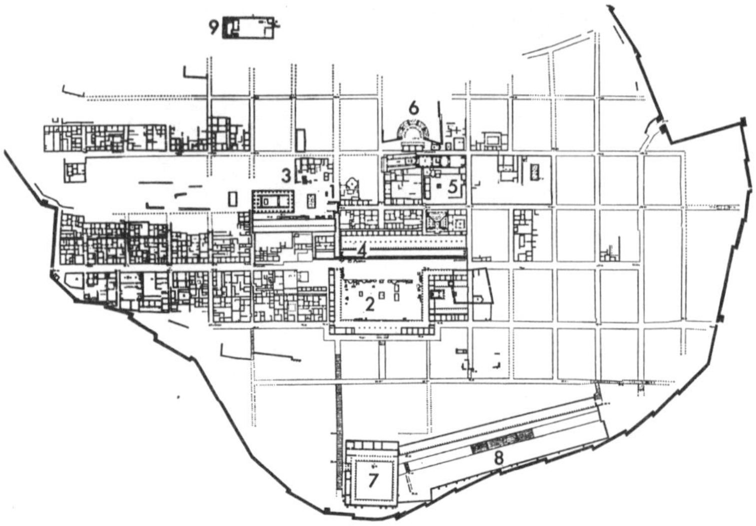

115 Alt-Smyrna. Wiederherstellung der Ansicht der Stadt des späten 7. Jahrhunderts v. Chr.

116 Priene, Plan der Stadt (etwa 1:6500). 1 Heiligtum und Tempel der Athena Polias (3); 2 Agora; 4 Heilige Halle (Hiera Stoa), nördlich anschließend Buleuterion; 5 Oberes Gymnasion; 6 Theater; 7 Unteres Gymnasion; 8 Stadion; 9 Demeter-Heiligtum

Abb. 116 In Priene setzte man sich bei der Anlage des Straßennetzes mit bewundernswerter Überlegenheit, die uns an die Führung römischer Straßen denken läßt, über die Geländeformen hinweg und zwang es einem abschüssigen Hang *Abb. 117* auf. Und selbst ein scheinbar noch ungünstigeres Gelände, wie die Bergspitze, auf der die Akropolis von Pergamon liegt, bot Gelegenheit für eine prachtvolle Anlage, die man beinahe theatralische Architektur nennen kann. Hier lagen Terrassen, eine über der anderen, den ganzen Berg hinauf: unten die Märkte, dann der große Altar und der Tempel der Athena Polias Nikephoros mit ihren Bezirken und ganz oben die Paläste. Das alles gruppierte sich in großem Bogen um das Theater mit seinen 10000 Plätzen, das unten in den Hang gebettet ist.

a b c d e

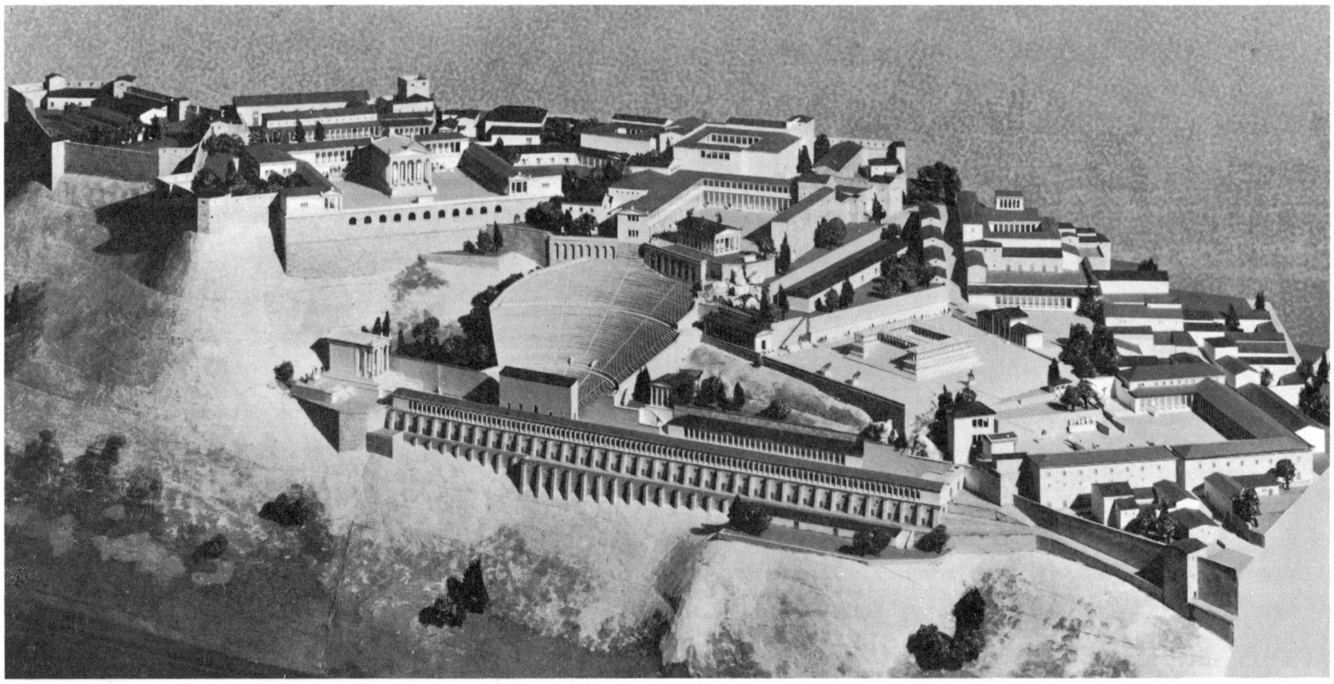

k i h g f

117 Pergamon, die Oberstadt. Schaubild. a Magazine; b Traianeum; c Athena Polias Nikephoros-Bezirk; d Palast Eumenes II.; e Burgtor; f Markt; g Zeus-Altar; h Theaterterrasse; i Theater; k Ionischer Tempel

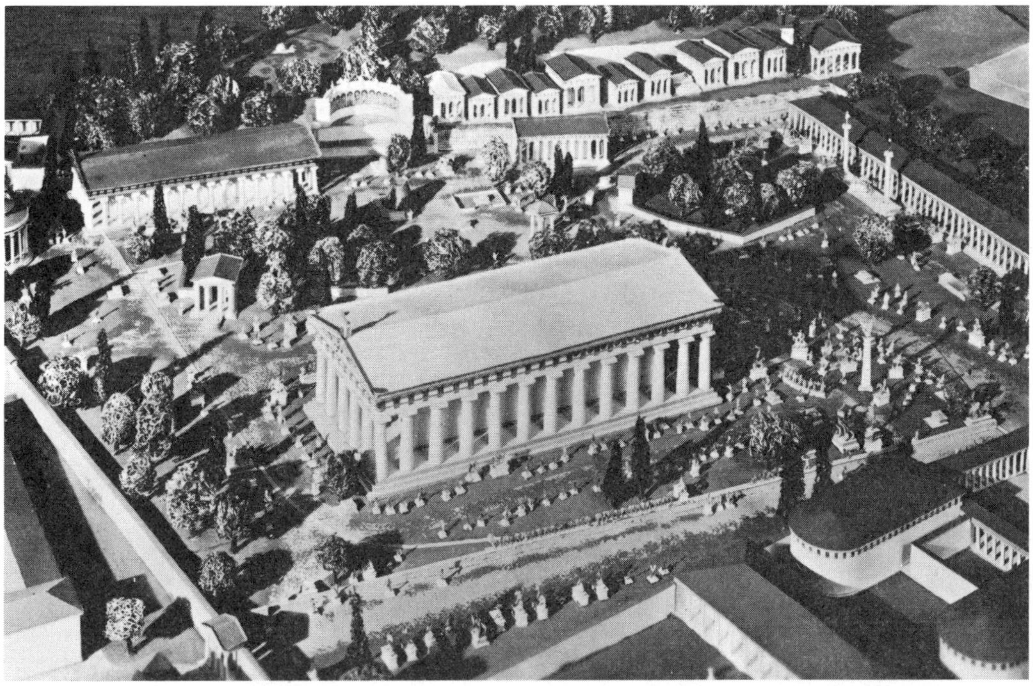

118 Olympia, Altis und Schatzhausterrasse. Im Mittelpunkt der Zeus-Tempel; links der Hera-Tempel; links von der Schatzhausterrasse das Nympheion des Herodes Atticus; vor der Schatzhausterrasse das Metroon; rechts die Echohalle, dahinter Anfang des Stadions; rechts unten das Buleuterion

Die Anlage von Heiligtümern war durch die ursprüngliche Stellung von Tempel und Altar und die Lage des Zuganges, der häufig zur Heiligen Straße wurde, festgelegt. In Delphi ist die Heilige Straße im Temenos ein steiler Zickzackpfad, an dem die Schatzhäuser und Weihegeschenke aufgestellt wurden. In Olympia dagegen wurden die *Abb. 118* Schatzhäuser auf einer höher liegenden Terrasse mit dem Blick über das Heiligtum zusammengefaßt, während die übrigen zum Heiligtum gehörenden Bauten in dem geschlossenen Bezirk, der Altis, um die Tempel von Zeus und Hera verteilt standen. Wieder anders ist es bei dem Heiligtum auf der Akropolis von Athen. Diese war zuerst nur der be- *Abb. 119/120* festigte Kern der Stadt, doch scheint sie schon im 7. Jahrhundert gänzlich den Stadtgöttern als Heiligtum geweiht worden zu sein. Die Zerstörung Athens durch die Perser im Jahre 480 v. Chr. bot die Möglichkeit einer vollständigen Neuplanung der Akropolis, die aber erst nach der endgültigen Überwindung der Perser in Angriff genommen

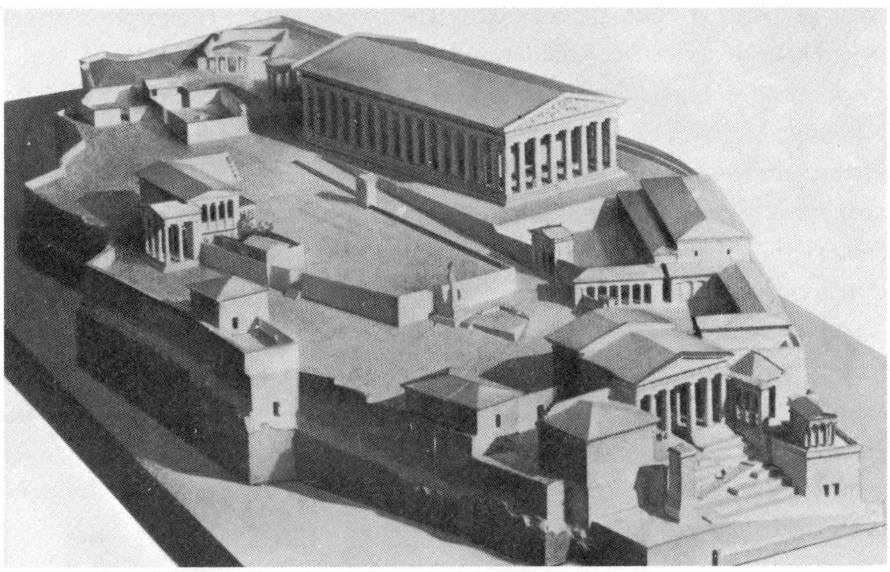

119 Athen, Akropolis. Schaubild, vgl. den Gesamtplan in Abb. 120

wurde. Dennoch war die Stellung der Bauten selbst im neuen Plan des Perikles weitgehend durch Vorgängerbauten oder altüberlieferte Bezirke festgelegt. Die wiederaufgebauten oder neuen Tempel waren mit besonders feinem Gefühl für architektonische Harmonie und Spannung einander zugeordnet; das läßt die Akropolis zu einem einzigartigen Architekturerlebnis werden.

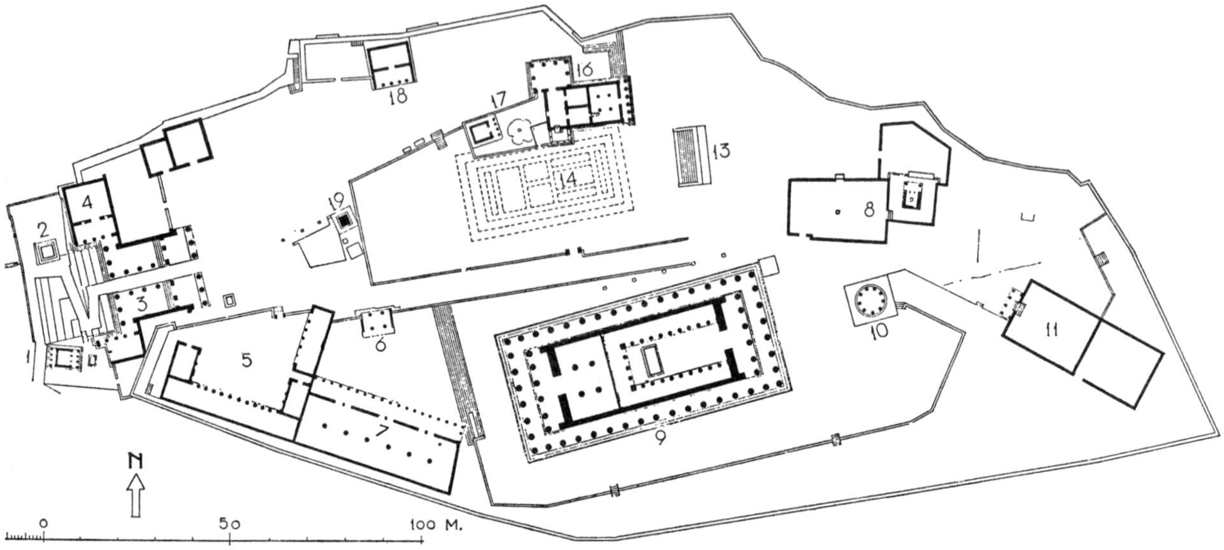

120 Athen, Akropolis. Gesamtplan (1:2000). 1 Tempel der Athena Nike; 2 Agrippa-Monument; 3 Propyläen und Pinakothek (4); 5 Bezirk der Artemis Brauronia; 7 Chalkothek mit Propylon (6); 8 Bezirk des Zeus Polieus; 9 Parthenon; 10 Rundtempel der Roma; 11 Heroon des Pandion; 13 Athena-Altar; 14 Alter Athena-Tempel; 16 Erechtheion; 17 Pandroseion; 18 Haus der Arrheophoren

Der Hauptaufgang zur Akropolis ist ein steiler gewundener Pfad, der von Westen zu den Propyläen hinaufsteigt. Auch dieser Torbau, der einst, wie weiterhin in vielen Heiligtümern, eine schlichte doppelseitige Halle mit je zwei Säulen zwischen den Anten war, wurde in der bewußt monumentalen Konzeption der perikleischen Architektur zu einem eindrucksvollen Baukomplex. Der Besucher steht zunächst vor einer hoch aufragenden dorischen Tempelfront, vor die rechts und links zwei niedrige Flügel in Gestalt kleiner Antentempel ohne Giebel vorgreifen. Der linke Flügelbau enthielt Gemälde, während der rechte eine offene Halle war, da sein Plan verkürzt werden mußte, denn er hätte sonst den Altar der Athena Nike überschnitten, deren ehrwürdiges Heiligtum auf dieser vorgeschobenen Bastion stand. Außerdem hätte der erhaltene Rest der mykenischen Akropolismauer, die als ein Werk von Kyklopen galt, abgetragen werden müssen. Folgte man nun dem Weg, so gelangte man erst in die weiträumige Westhalle der Propyläen, stieg dann einige Stufen hinauf zur eigentlichen Türwand mit ihren fünf abgestuften Toren, die einen in die zur Akropolis selbst gewendete höher liegende Osthalle führten. Den Weg durch die tiefe und weite Westhalle flankierten zwei Reihen ionischer Säulen, die es auf Grund ihrer schlankeren Proportionen und größeren Höhe trotz geringerem Durchmesser ermöglichten, die Decke in Höhe des westlichen Triglyphenfrieses zu legen, wobei die ionischen Architrave in derselben Höhe lagen wie die dorischen der höher gelegenen Osthalle. Auch wenn der Besucher die Propyläen durchschritten hatte, blieb ihm der Anblick des Parthenon als ganzem zunächst verstellt, bis er durch ein weiteres Propylon einen der kleineren heiligen Bezirke vor der Westseite des Tempels betrat oder auf dem Weg des Panathenäenzuges an der Nordseite entlang weiterging. Von hier konnte er nun durch die Säulen zum Cellafries, der den Panathenäenfestzug darstellte, hinaufschauen. Linkerhand stand das Erechtheion, gewissermaßen als ionischer Kontrapunkt zu der dorischen Schwere des Parthenon. Der Blick der Karyatiden der Korenhalle verband gleichsam die beiden Eigenschaften, in denen die Stadtgöttin verehrt wurde: als kriegerische Schutzherrin im Erechtheion und als jungfräuliche Athena Parthenos bewundert in Phidias' Gold-Elfenbein-Standbild im Parthenon, als sichtbarer Ausdruck der Größe und des Stolzes der Stadt.

DIE BILDENDEN KÜNSTE

GEOMETRISCHE KUNST · 1100–700 V. CHR.

Auf griechischem Boden wurden Siedlungsspuren gefunden, die bis in die Jungsteinzeit zurückreichen. Funde in Böotien, Phokis und Thessalien bezeugen ein hochstehendes Kunsthandwerk, das der Vorgeschichte angehört. Vorgriechisch ist auch die Kunst der Insel Kreta, die man nach dem mythischen König Minos minoisch nennt. Sie zeichnet sich durch ihren vegetativen Charakter aus. Pflanzen und bewegte, anschwellende und ausschwingende lineare Ornamente überziehen bereits die sog. »Kamares«-Vasen der zweiten mittelminoischen Periode. Nirgends ist ein fester Halt, ein tektonischer Bau betont. Die gleitende, kreisende, momentane Bewegung, die Abkehr von jeglicher starren Komposition steigert sich bis in spätminoische Zeit. Die Fresken der Paläste stellten beschwingte Szenen, Kulttänze inmitten großer Menschenansammlungen, Stierspiele, Prozessionen, Vögel und Affen im rankenden Dickicht dar. Der ekstatischen Bewegung und Beweglichkeit entspricht eine manchmal geradezu ausschweifende Farbigkeit. Bevorzugt werden auf den Vasen Mollusken des Meeres, Oktopus und Algen, Nautilus, aber auch Seesterne und Schnecken. Die gleiche Vorliebe für hemmungslose Bewegung und rankenhaft biegsame Gestalten offenbart auch die Glyptik, die rauschende Bewegung und kultische Ekstase darstellt.

Mit dieser Kunst kamen die ersten griechischen Stämme in Berührung, als sie zu Beginn des zweiten Jahrtausends das griechische Festland in Besitz nahmen. Doch kann die mykenische Kultur (1600–1150 v. Chr.) keineswegs bloß als Ableger, als Provinz der minoischen gelten, wie sehr auch kretische Importstücke in den Schachtgräbern von Mykene überwiegen. Nach und nach brachten die Bewohner der Peloponnes einheimische Arbeiten nach kretischem Muster hervor. Die Herrensitze von Mykene, Tiryns und die Akropolis von Athen unterscheiden sich von den minoischen Palastanlagen durch ihre Befestigung mit kolossalen Mauerringen, den Kyklopenmauern. Die Kuppelgräber streben Monumentalität an. Die Fresken- und Vasenmalerei gestaltet die Lebensinhalte der Herrscher, Kriegertum und Jagd. Auch in der Bildhauerei kann man die ersten Vorstufen monumentaler Plastik feststellen. Die achäischen Könige stellen ihr eroberndes Krieger- und Rittertum in den Vordergrund. Sie unterscheiden sich auch bewußt durch Tracht und Bewaffnung von den kretischen Fürsten und Prinzen, ihrem tänzelnden Stand und ihren gertenschlanken, von heftigen Bewegungen erfaßten und durchgebogenen Leibern. Die Menschen Kretas geben sich den Mächten der Natur schwelgerisch hin, die Menschen des helladischen Festlandes setzen sich mit der Umwelt tätig auseinander.

Eine Vorahnung griechischer Plastik hat man in den formvollendeten Marmor-Idolen erkennen wollen, die ihr Zentrum auf den Kykladen haben und weite Verbreitung gefunden haben. Diese Figuren und Figurengruppen erreichen jedoch nur in seltenen Fällen Lebens- oder gar Überlebensgröße. Eine Kontinuität zur Plastik des ersten Jahrtausends läßt sich nicht erweisen. Ja nicht einmal mit der späthelladischen Plastik besteht ein formaler Zusammenhang. Das riesige Relief mit den antithetischen Löwen über dem Haupteingang der Burg von Mykene ist völlig anderer Art.

Allein auch die Träger der mykenischen Kultur haben keine griechische Kunst im eigentlichen engeren Sinne hervorgebracht, wenngleich die archäologische Forschung längst festgestellt hatte, daß sie Griechen gewesen sind. Die Entzifferung der Linear B Schrift durch Ventris und Chadwick ergab, daß sie griechisch sprachen. In den homerischen Gedichten leben die achäischen Herren der helladischen Burgen als Helden der Vorzeit fort: Agamemnon, Menelaos und Nestor. Theben bildet das Zentrum des thebanischen Sagenkreises, Athen den Mittelpunkt der Theseussagen.

Eigentliches, selbständiges griechisches Wesen tritt erst nach dem Ende der minoischen und dem Niedergange, der Erschöpfung der spätmykenischen Kunst am Ausgange des zweiten Jahrtausends hell, klar und bestimmend zutage. Seit 1200 strömten neue Volksstämme aus dem nördlichen Balkan nach Griechenland ein, setzten sich in der Peloponnes fest, brachten die achäischen Ansässigen in Bewegung oder überlagerten sie. Diese sogenannte Dorische Wanderung veränderte den griechischen Lebensraum bis nach Kleinasien hin. Die Sagen von der Eroberung und Zerstörung Trojas spiegeln solche geschichtliche Ereignisse. Diese Umschichtung der Völker wurde gleichsam das erregende Moment zur Geburt der griechischen Kunst. Nicht daß die einwandernden Dorier das neue griechische Wesen fertig mitgebracht oder in der neuen Heimat hervorgebracht hätten. Denn der Neubeginn spielt sich nicht im dorischen Gebiete ab, sondern in Attika, das nun bedeutend und tonangebend in der Kunstgeschichte hervortritt.

Das attische Land ist von der Dorischen Wanderung kaum in Mitleidenschaft gezogen worden. Verdrängte Achäer aus der Peloponnes mögen hier Zuflucht gefunden haben. Dorische Elemente mögen in friedlicher Vermischung sich Zugang verschafft haben. Träger des weltgeschichtlich bedeutsamen Neubeginns in der Kunst wurden die alteingesessenen Ionier. Der Übergang vollzog sich vorerst während der letzten beiden Jahrhunderte des 2. Jahrtausends fast heimlich in der Stille. Das alte Töpferhandwerk lebte ungestört und ohne Einschränkung fort. Die Gefäße wurden aus fein geschlämmtem Ton auf der Töpferscheibe gedreht. Als Malfarbe diente weiterhin der leuchtende Firnis, mit dem bereits der bildliche Schmuck der spätmykenischen Gefäße aufgemalt worden war. Eine Zeitlang behaupten sich die alten Gefäßformen unverändert weiter, mitunter werden sie mit dem neuen Schmucksystem ausgestattet. Neue Gefäßformen behalten manchmal spätmykenische Dekoration. Submykenische Vasen gehen noch neben den Gefäßen einher, die vom neuen Geiste geprägt sind.

PROTOGEOMETRISCHE KUNST · 1100–900 V. CHR.

41 Eines der frühesten Gefäße des neuen urgeometrischen oder protogeometrischen Stils ist die Schulterhenkelamphora 556 im Kerameikos. Die behäbig bauchigen Wölbungen der mykenischen Vasen sind hier einem freien, hohen Aufstreben des Gefäßleibes gewichen. Auf einem scharf abgesetzten Basisring steht ruhig und fest die Vase. Die Wandung steigt in straffem knappem Umriß zur angehobenen Schulter, biegt dann zu den Henkeln und zum kräftigen Gefäßhals um und gipfelt in der vollen, aufgeworfenen Gefäßlippe. Der klare bewußte Bau dieser Amphora, das Zusammenstimmen der Teile zum Ganzen und der Teile untereinander heben solche Erzeugnisse der formenden Töpferhand weit über ihre alltägliche Verwendung hinaus. Ein reiner, voller Klang geht von ihnen aus, der unverkennbar auf den Rhythmòs und die Symmetría der späteren griechischen Kunst vorausweist. Die Bemalung unterscheidet sich von der wuchernden Hingabe spätmykenischer Dekoration durch ihre knappe und präzise Festigkeit, die nicht allein durch Zirkel und Lineal bestimmt ist. Straff gezogene Ringe umziehen das Gefäß und grenzen die Fußzone vom Gefäßleib ab. Die Schulter ist durch ein breites, von zwei schmalen Streifen begleitetes Band hervorgehoben. Das Schulterfeld wird überdies durch konzentrische Ringe ausgezeichnet.

Die unauflösliche Einheit zwischen dem Bau und der malerischen Akzentuierung dieser Gefäße ist entschieden abgesetzt von ihren älteren helladischen Geschwistern, die weit mehr ihre große Aufnahmefähigkeit sinnfällig machen und auf ihre Weise von der allumfassenden Naturverbundenheit, von der Verehrung großer Muttergottheiten Zeugnis ablegen. Angesichts der durchdringenden Klarheit, welcher der urgeometrische Stil zum Durchbruch verholfen hat, darf man vom neuen, vom zukunftsweisenden apollinischen Geiste sprechen. Daß sich ein so umwälzender Vorgang an Gefäßen des Totenkultes und des Alltags ablesen läßt, offenbart, wie tiefgreifend der verwandelnde Geist gewirkt hat. Wir dürfen von der Geburtsstunde der griechischen Kunst sprechen, die das ganze letzte vorchristliche Jahrtausend erfüllen wird.

Daß wir den Ablauf dieser bedeutsamen Entwicklung von ihren Anfängen an mit ziemlicher Klarheit überblicken, verdanken wir vor allem den Ausgräbern der frühen Nekropolen im Kerameikos von Athen. Die Gefäße der Frühzeit müssen weitgehend auch für die fehlende Plastik dieser Jahrhunderte eintreten. Diese Aufgabe erfüllt die geometrische Keramik in erstaunlicher Weise. Daß wir vom Fuße, von dem Leib, der Schulter, dem Hals, der Lippe und der Mündung eines Gefäßes, von dessen Wuchs oder Bau sprechen können, ist weit mehr als äußerliche Sprachkonvention. Damit ist die tiefere Eigenart der griechischen Töpferkunst bezeichnet. Die Gefäße sind lebendige Organismen, die seit protogeometrischer Zeit auf das hervorragende, plastische Durchdringungsvermögen der Griechen vorausweisen. »Jene Menschen fuhren leibhaftig in ihre Werke, sei es nun Statue oder Säule oder Gefäß, und nur diese Befähigung, in dem Geschöpf körperlich aufzugehen, erklärt das Wesentliche eines griechischen Werkes«[1].

III Attisch-reifgeometrische Amphora 1250. Höhe 51,0 cm.
Mitte 8. Jahrhundert v. Chr. – München, Staatliche Antikensammlungen

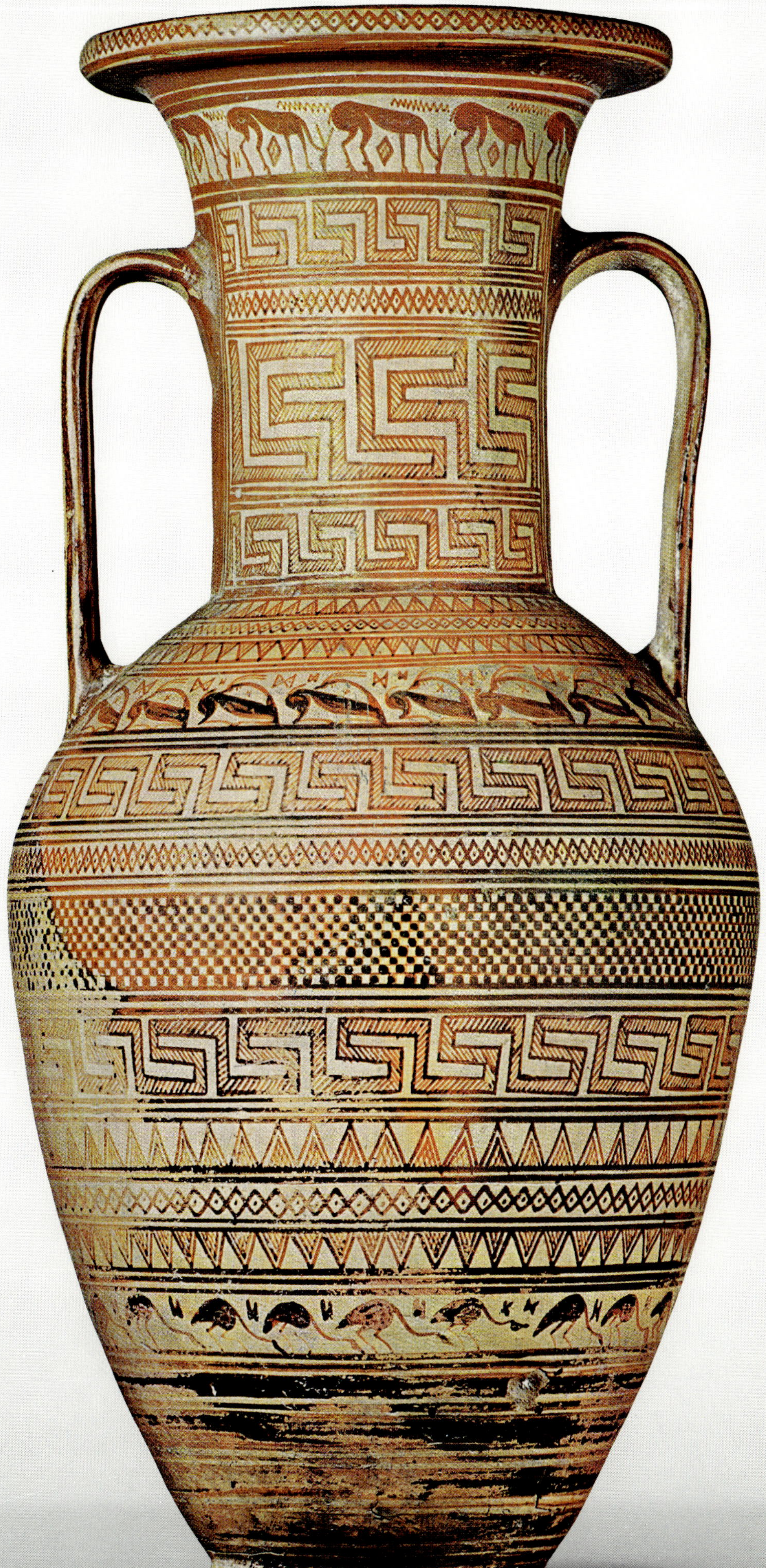

Die protogeometrische Amphora 544 setzt die von der Amphora mit den Schulterhenkeln 556 eingeleitete Art folgerichtig fort. Die Straffung und Streckung des Konturs tritt noch augenfälliger zutage, obwohl kein großer zeitlicher Abstand zwischen den beiden Werken geltend gemacht werden kann. Die beiden freihändig von Henkel zu Henkel geführten Wellenlinien zeigen noch die unmittelbare Nähe zum lockeren spätmykenischen Dekorationssystem. Die betontere Gliederung der Bauchhenkelamphora, die zunehmende Schwarz-Weiß-Wirkung verraten die jüngere Entstehungszeit. Sie wird dem 10. Jahrhundert angehören. *42*

Reifprotogeometrisch ist ein Becher mit steilem Kegelfuß. Anstelle von konzentrischen Ringen mit verbindenden Tangentenlinien, wie sie ältere Becher aufweisen, ist hier die Henkelzone in drei Flächenfelder mit Rauten- und Schachbrettmustern aufgeteilt. Die stärkere Verwendung der dunklen Malfarbe steigert die Einheit von bewußt spannkräftigem Wuchs des Trinkgefäßes und dem dichten Überzug der vollschwarzen oder gegitterten Malerei. *43 oben*

Dem gleichen Jahrhundert gehört der tönerne Hirsch im Kerameikos an, dessen schwerer Leib wie ein Fäßchen von den vier Pfeilern der Beine getragen wird. Der Koroplast geht in unbekümmerter, kindhafter Weise mit seinem Naturvorbild um. Weniger als die leichtfüßige Beweglichkeit hat ihn die wache Aufmerksamkeit des lauschenden Tieres beeindruckt, der lange, gereckte Hals mit dem krönenden Geweih. Es handelt sich um ein offenes Gefäß, wie der Ansatz eines Mündungsrandes zeigt, wohl um ein protogeometrisches Spendegefäß, das dicht mit Rautengitterfeldern, Schachbrettflächen und Zickzackstreifen überzogen ist. Es wird kein Zufall sein, daß solche plastische Gebilde ganz vereinzelt auftreten. Auf einer protogeometrischen Amphora 560 ist ganz beiläufig ein Pferdchen unter den von einem Henkel zum anderen gezogenen Wellenlinien angebracht, und manche Tiere aus Ton der frühesten griechischen Zeit sind auf Samos gefunden worden. Die protogeometrische und die frühgeometrische Epoche sprechen ihr Lebensgefühl vornehmlich in der ordnenden Durchdringung der Welt und des Gefüges des Kosmos mit den einfachsten Zeichen aus: der Geraden und dem Kreis und deren Brechungen zum Zickzack oder den Verbindungen zu Kreisscheiben, Rauten- und Rechteckmustern. Es geht hier nicht um Wiedergabe der umgebenden Natur mit abstrahierenden Zeichen und Chiffern. Es geht der Kunst der Frühzeit um die Grundformen aller Zeichnung selbst, Linie, Fläche und Kreis. Deshalb verdient die geometrische Kunst der Griechen den Namen geometrisch, den ihr Conze 1870 gegeben hat, allein in dem ganzen Gewicht, das dieser Bezeichnung innewohnt. *43 unten* *44, 47 oben*

FRÜHGEOMETRISCHE KUNST · 900–850 V. CHR.

Die frühgeometrische Kunst steigert die Schlankheit der Gefäße, betont immer mehr den steilen Schwung gestraffter Konturen, die einfache Gegensätzlichkeit von schwarzer Glasurfarbe und hellem Tongrund. Das Schwarz erobert stets ausgedehntere Teile der Gefäßoberfläche. Die hellen Streifenbänder leuchten dazwischen auf wie die Milchstraße aus dem geheimnisvollen Dunkel der Nacht. Die Gefäße wirken in ihrer bewußten Einfachheit, in der Entkörperlichung durch das überhandnehmende Schwarz der Oberfläche geradezu preziös. Die frühgeometrische Zeit führte den Mäander ein, der nun während zwei Jahrhunderten die Gefäße in immer neuen Verbindungen und Abwandlungen überzieht. Der Mäander wird zum Leitmotiv, ja geradezu zum Symbol des eigentlichen geometrischen Stils. Trotz seiner klaren eckigen Fügung aneinanderstoßender Balken versinnbildlicht er den dahinziehenden Fluß der Bewegung. Er gleicht dem natürlichen Schreiten, dem Ablauf des epischen Versmaßes. In senkrechter Anbringung zwischen benachbarten Flächen setzt er manchmal lebendige Zäsuren.

Das neunte Jahrhundert entdeckte die Plastizität der Gefäße neu. Aus der Nacht des schwarzen Firnisses leuchten helle Friese und Bänder wie die Morgenröte des Strenggeometrischen auf. Die Amphora 2146 im Kerameikos teilt die dunkle Fußzone durch ein breites helles Band in Streifen auf. Den schlanken Hals umzieht ein Mäander, die Schulter schmücken gegitterte Rauten und Dreieckstreifen mit eingestreuten Punkten. Hervorgehoben wird die Zone zwischen den Bauchhenkeln, die in zwei Metopenfeldern je sechs mit dem Zirkel geschlagene dunkle Ringe zu einem Scheibenornament zusammenfaßt, dessen dunkles Zentrum von ausgesparten Kreuzarmen aufgeteilt wird. Die gliedernden senkrechten Balken werden von gegitterten Dreiecken und Rautenreihen, Fischgratstreifen und einem gestrichelten Mäander in der senkrechten Achse des Gefäßes gebildet. *45*

Die folgenden Jahrzehnte führen zu einer immer feinteiligeren Aufschnürung der horizontalen Streifen, welche
Abb. 121 die Gefäße umziehen. Die herrliche, fast intakte Deckelpyxis Angelopoulou gliedert die Fußzone durch fünf schwarze Bänder, die durch dünnere Streifen aufgeteilt sind, welche ihrerseits durch drei ausgesparte tongrundige Linien unterteilt sind. Das Bildfeld ist zur Schulter des Gefäßes hinaufgerückt. Es besteht aus einem Ausschnitt eines gestrichelten Mäanders, der oben von einem Zickzackmuster, unten von drei Zickzackreihen und auf den beiden Seiten durch senkrechte verzierte Balken gerahmt ist. Die Gefäßkontur schwingt in den beiden senkrechten Henkeln aus. Indem sie die architravartige Schulterzone überragen, betonen sie die aufstrebenden Kräfte und steigern die innere Dynamik des Gefäßes.

46 Die Deckelpyxis A 514 des Louvre bereichert den feinteiligen Schmuck der oberen Hälfte des Gefäßes durch zwei Pferdchen, welche zu beiden Seiten des zentralen Mäandergebälkes den Bildfries gegen die Henkel hin abschließen. Obwohl kein großer zeitlicher Abstand zwischen den Dekkelgefäßen angenommen werden kann, vertritt die Pyxis in Paris eine reifere Stufe. Bereichert ist der Pyxisdeckel durch den Griff in Form einer Kanne, die aus den gedrechselten »tori« ihres säulenartigen Fußes aufwächst. Eine neue Körperlichkeit verrät die ausladendere Gefäßwandung.

In verwandter Weise begrenzt der getriebene offene Kes-
Abb. 122 sel des Bronzedreifußes B 1240 aus Olympia großes Volumen. Die Beine sind massiv gegossen und mit gekerbten, strickartigen Ornamenten verziert. Nach oben verbreitern sich die hohen Pfostenfüße und sind an den oberen Kesselrand genietet. Zwei große, kreisrunde, verzierte Ringhenkel überragen das mächtige Gerät, das in homerischer Zeit sich hoher Wertschätzung erfreute. Es bildete den kostbaren Besitz der Häuser und zeugte von deren Glanz und Reichtum. Wurde doch der Dreifuß, den Achill bei den Leichenspielen für Patroklos als ersten Preis aussetzte, auf nichts weniger als den Wert von zwölf Rindern geschätzt, während eine in vielen Arbeiten erprobte Schaffnerin nur deren viere galt (Ilias 23,700ff.).

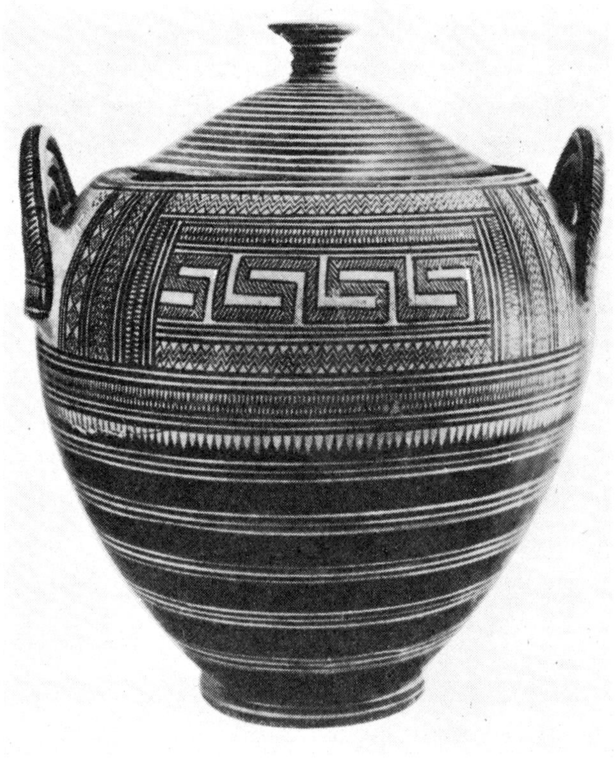

121 Strenggeometrische Deckelpyxis. Zweite Hälfte 9. Jahrhundert v. Chr. – Athen, Akropolis-Museum

Der Dreifußkessel von Olympia – der einzige vollständig erhaltene der Frühzeit – vertritt nicht die intime Sphäre des Privathauses. Er wurde offenbar Zeus in seinem Heiligtum geweiht, denn auch die Götter erfreute das kostbare Handwerk der Menschen.

REIFGEOMETRISCHE KUNST · 800–750 V. CHR.

47 unten Zum achten Jahrhundert leitet die flache Deckelpyxis 257 vom Kerameikos über, deren bauchige Gefäßwandung mit einem monumental aufgefaßten Mäander geschmückt ist, der nur wenig über die Fußzone heraufgehoben ist. Der Deckel ist mit einem plastischen Pferdchen ausgestattet, das zugleich als Deckelknauf dient. Mähne, Hals und Kopf des Tieres sind ornamental geschmückt. Dieses Deckelgefäß in seiner kompakten Geschlossenheit und Schlichtheit weist bedeutend voraus auf das achte Jahrhundert, das man gern als das Jahrhundert Homers anspricht. In der Bildenden Kunst zeichnet es sich aus durch den Einzug des Tieres und des Menschen in die Figurenfriese, nicht mehr nur in spärlicher Vereinzelung, sondern in betonter Reihung.

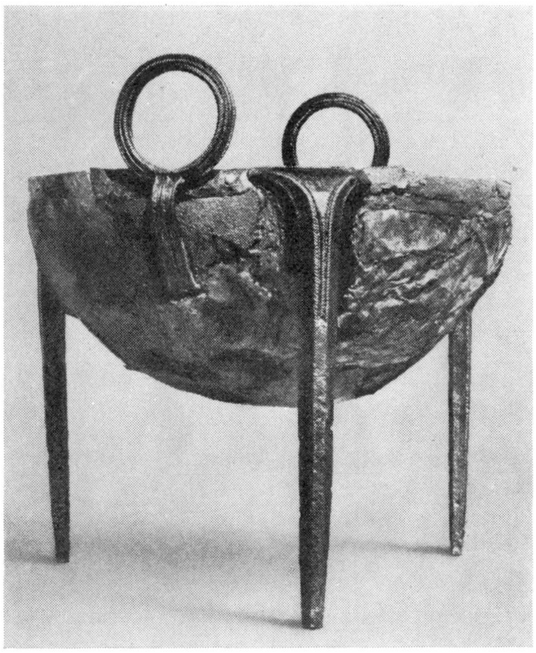

122 Strenggeometrischer Dreifuß-Bronzekessel B 1240, aus Olympia. Höhe (ohne Henkel) ca. 51,0 cm, Durchmesser 57,5–61,0 cm. Zweite Hälfte 9. Jahrhundert v. Chr. Olympia, Museum

123 Apollon und Herakles streiten um den Dreifuß, von einem spätgeometrischen Dreifußbein, aus Olympia. Vgl. Taf. 53 rechts. Olympia, Museum B 1730

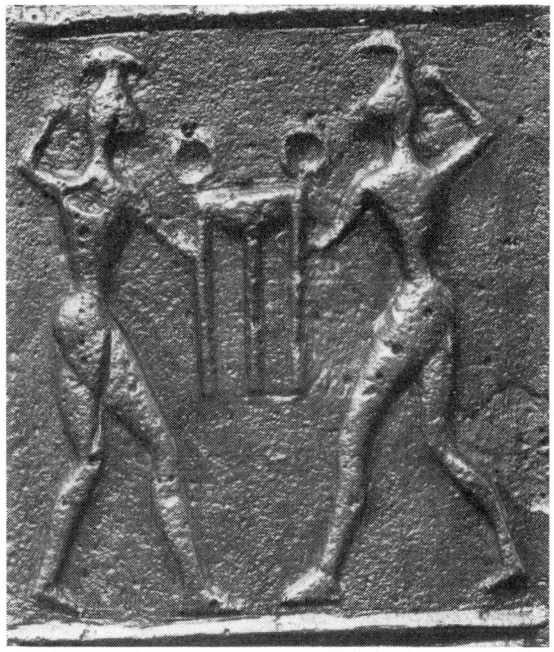

Das neunte Jahrhundert hebt sich von den früheren und späteren Epochen bedeutend ab durch seine strenge Geschlossenheit, seine betonte Einfachheit und die bewußte Beschränkung, die künstlerische Fülle vertritt und offenbart. Wenige Gefäßformen werden mit den Vokabeln des Punktes und der Linie zum Sprechen gebracht.

Das vielseitigere achte Jahrhundert hat mit seinen neuen Errungenschaften, dem Streben nach innerer und äußerer Monumentalität, dem Einzug einer Bilderwelt aus dem tierischen und menschlichen Bereiche manchen Vorzug des vorangehenden Jahrhunderts eingebüßt. Die geometrische Amphora 1250 in München vertritt die neue Stufe des *III* Reifgeometrischen in der ersten Hälfte des achten Jahrhunderts. Bis auf eine nicht allzu hohe, dunkel gefärbte Sockelzone ist das ganze Gefäß mit einer Vielzahl schmälerer und breiterer Frieszonen ausgestattet. Dreieck- und Rautenreihen umziehen den Gefäßleib abwechselnd mit Mäanderbändern. Die Zone unterhalb der größten Ausladung der Amphoraschulter schmückt ein Schachbrettmuster. Der Hals ist durch Mäander gegensätzlicher Richtung und eine auffallende Hell-Dunkelwirkung ausgezeichnet. Man kann diese Musterung doppelt lesen, einmal nach dem Gefüge der gestrichelten Balken oder nach den hell ausgesparten Flächen. Keine Frage, das Schmucksystem hat seine satte Fülle und sinnliche Gegenständlichkeit verloren, die ihm im vergangenen Jahrhundert eignete. Der zeichnerische Schmuck wirkt geradezu wie durchbrochenes Spitzenwerk. Die neuen Akzente setzen nun die äsenden Hirsche unter der ausladenden Gefäßlippe, die liegenden Böcke mit den zurückgeworfenen Köpfen auf der Gefäßschulter und die Reiher mit ihren gereckten Hälsen im ersten Fries oberhalb der Zone der dunklen Fußringe.

Die höchste Steigerung erfährt die geometrische Kunst in den nach ihrem Fundorte genannten Dipylonvasen, die mit $1^1/_2$ Meter Höhe fast Menschengröße erreichen. Solche mannshohen Gefäße stellen Grabmäler der Frühzeit dar. Sie weisen voraus auf die monumentalen marmornen Tier- und Menschengestalten, die seit dem späteren siebten Jahrhundert archaische Gräber auszeichneten. Daß geometrische Gefäße, die in Gräbern beigesetzt oder als Mahnmale auf ihnen aufgestellt wurden, als lebende Organismen aufgefaßt wurden, bekunden mit aller Deutlichkeit einige Stücke, welche den Gefäßkörper mit weiblichen Brüsten ausgestattet zeigen.

SPÄTGEOMETRISCHE KUNST · 750–700 V. CHR.

Die riesigen Gefäße werden mit einem dichten Netzwerk geometrischer Muster überzogen, die in ihrer Feinheit und präzisen Schärfe der schweren Massigkeit des Gefäßkörpers entgegenwirken und ihn mit lebendigem Atem durchdringen. Die Tierfriese rücken an die Randzonen des edel geformten Halses. Das Hauptbildfeld, das früher

Mäander von betonter Gegenständlichkeit beherrscht hatten, zeigt nun das große Thema der Totenklage. Diese Dipylonvasen bilden eine großartige Einheit von Gegenstand, kultischer Verwendung und figürlichem Bildthema.

Abb. 124 Die Totenklage wird mit großer Eindringlichkeit dargestellt. Auf einer hochpfostigen Kline ist der Tote aufgebahrt. Das Bahrtuch breitet sich als Schachbrettmuster über ihm in der Fläche aus. Zu beiden Seiten des aufgebahrten Leichnams stehen die Klagenden mit erhobenen Armen. Unter der Kline erscheinen zwei Kniende und zwei auf Diphroi sitzende Gestalten. Mit ergreifender Gebärde faßt eine kleinere Gestalt am Kopfende der Bahre an den Pfosten der Kline, offenbar ein klagendes Kind.

49 Der Krater 990 in Athen führt das Thema der Totenklage, der Ekphora, des Leichenzuges in epischer Breite aus. Die größere Bildfläche ist lockerer angefüllt. Blattsterne, Kreise, Hakenkreuze, Wasservögel, Punkt- und Zickzackreihen bilden Füllsel zwischen den einzelnen Gegenständen und Figuren. Die Kline ist nicht einfach von vorne gesehen, sie wird mit ihren vier gedrechselten Beinen und der Liege ausführlich geschildert. Das Thema der Totenklage wird hier unmittelbar mit der Ausfahrt, der Ekphora, zum Friedhof verbunden, die in einem anschließenden zweiten Fries dargestellt ist. Zwei langhalsige, geschirrte Pferde stehen vor dem Wagen, der die Kline mit dem aufgebahrten Toten aufgenommen hat. Die Teilnehmer am Leichenzug sind teils durch Schwerter als Männer, teils durch Brüste als Frauen gekennzeichnet. In einem dritten Fries, der durch ein von schwarzweißen Ringen begleitetes Zickzackband von der Henkelzone abgesetzt ist, führen zehn Wagenlenker ihre Zweigespanne, offenbar zu Ehren des Toten wie die Myrmidonen der Ilias, die dem Befehle Achills gehorchen:

Auf, noch nicht den Geschirren entlöst die stampfenden Rosse;
sondern zugleich mit Rossen und rollenden Wagen uns nahend,
weinen wir erst Patroklos; denn das ist die Ehre der Toten.
Aber nachdem wir die Herzen des traurigen Grames erleichtert,
lösen wir unser Gespann' und schmausen allhier miteinander.
Sprachs, und begann Wehklag; auch klageten alle Genossen.
Dreimal lenkten sie rings schönmähnige Ross' um den Leichnam.
Trauernd; und Thetis erregte des Grams wehmütige Sehnsucht.
Naß war der Sand von Tränen, und naß die Rüstung der Männer.

(Ilias 23,7ff., übers. v. J.H. Voss)

Der Krater 990 hat das ältere homerische Thema des Heldentodes, der Aufbahrung, der Totenklage und der
48, Abb. 124 Leichenspiele, die auf der reifgeometrischen Amphora 804 in ein knappes Friesfeld verdichtet sind, zu einem reichen,

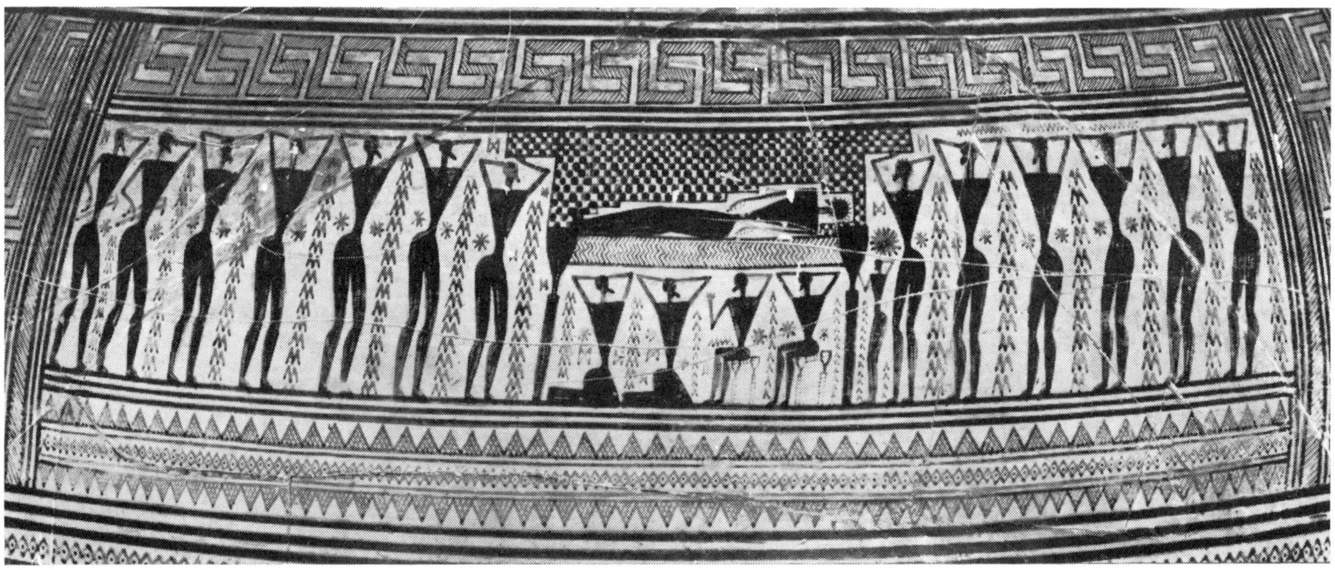

124 Totenklage, aus der reifgeometrischen Amphora 804. Vgl. Taf. 48. – Athen, Nationalmuseum

vielfigurigen »farbigeren« Gemälde verwandelt. Die strenge Norm, die feste Syntax des reifgeometrischen Stils, der die erste Hälfte des achten Jahrhunderts noch beherrschte, ist gesprengt. Die hingebungsvolle Beobachtung des Einzelnen, die schildernde Ausbreitung, Ansätze von Verkürzungen, die Bezeichnung von Gegensätzen, vor allem aber die flimmernde Vielfalt von Figur und Muster, welche die Oberfläche malerisch überziehen, verraten wegweisend den Beginn des Spätgeometrischen.

Den neuen malerischen Spätstil führt der Krater 34. 11.2 in New York in noch freierer Weise fort. Die strengen Ge- *50*
setzmäßigkeiten, die Anbringung der einzelnen Vokabeln mit Lineal und Zirkel, die präzise und doch lebendige Gleichmäßigkeit der Teile ist einer offeneren, freieren Schau gewichen. Die Umrisse beginnen zu schwanken, die Felder büßen ihre Regelmäßigkeit ein, ja die beiden Henkel müssen im Zuge der malerischen Flächenfüllung ganz verschiedene Größe annehmen. Das feierliche Thema der Totenaufbahrung und der Klage wird auf kleine Metopen eingeschränkt. Der Kampf bei den Schiffen wird in einem umlaufenden Sockelfries in freier und lockerer Reihung dargestellt. Gewiß auch dies ein älteres homerisches Thema (Ilias 15.696, Odyssee 9.54). Mehr noch als die Kämpfe der Griechen vor Troja aber scheinen in diesem Bilde die Erfahrungen der landnehmenden Kolonisten an den fernen Gestaden Unteritaliens und Siziliens mitgestaltet.

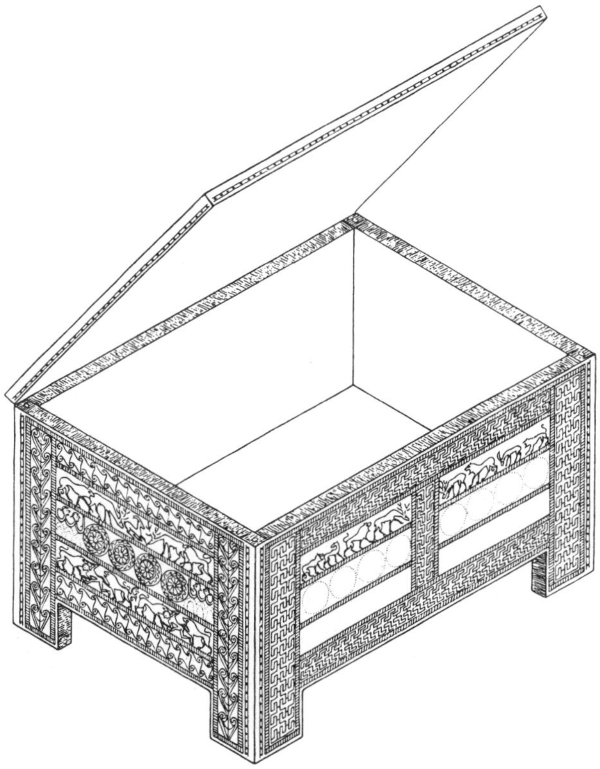

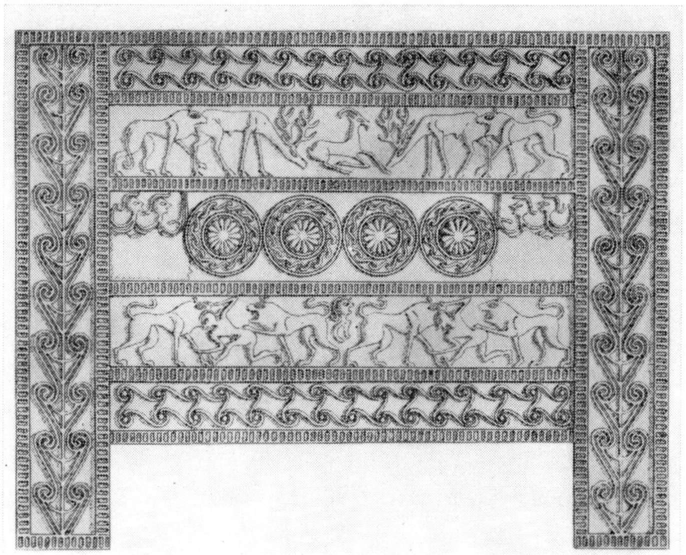

125/126 Larnax, Behälter für die Asche des Toten.
Rekonstruktion und Ansicht einer der Schmalseiten nach D. Ohly 1953

Den Aufbruch in neue Gebiete zeigt auch eine spätgeometrische Kanne 2542 in Boston, die in dem breiten, die *51*
Bauchzone schmückenden Bildfelde ganze Rudel von Tieren des Waldes in flüchtiger Bewegung nach links hin zeigt: Rehe, Rehkitze, Hunde und Füchse, die an den buschigen Schwänzen kenntlich sind, dazwischen flächenfüllend Hakenkreuze. Jäger mit Peitschen oder Knotenstöcken als Fang- und Treibgerät. Die unbekümmerte lockere
Bildkomposition bezeugt eine aufgeschlossene freie Naturverbundenheit, die weit über die Friese äsender Rehe und *III*
hockender Böcke hinausgeht. Verwandt ist die Richtungsfreiheit der spätgeometrischen Münchner Kanne mit der *53*
Darstellung eines Schiffsbruchs. Die friedlichen, paradiesischen Tierfriese der reifgeometrischen Gefäße bilden in ihrer echten Strenge einen aufschlußreichen Gegensatz zu den gejagten Tieren der Bostoner Kanne. Eine weitere Stufe der den Menschen umgebenden übermächtigen, drohenden Natur gestalten die Bilder menschenverschlingender
Löwen. Geometrische Goldbänder behandeln das grausige Thema wie auch ein spätgeometrischer attischer Kantharos *52 unten*
in Kopenhagen. Zwei antithetische Löwen zerreissen einen schwerbewaffneten Krieger. Ringkämpfer, ein Leier-

spieler und Hydrien tragende Frauen rahmen das unheimliche Bild, das die übermächtigen Kräfte des Todes gleichnishaft gestalten, das unausweichliche Todeslos. Die getriebenen Goldbänder mit Hirschen zwischen Raubtieren, Tierkampfgruppen und menschenverschlingenden Löwen schmückten wohl ursprünglich kleine Holzkästchen,
Abb. 125/126 Larnakes, welche die Asche des Toten aufnahmen. In eine solche goldene Larnax wurden die verbrannten Knochenreste Hektors gesammelt (Ilias 24,795). Der kostbare Schmuck bildet auch thematisch eine sinnvolle Einheit mit dem Aschenbehälter des geometrischen Totenkults. In seiner Bedrohung tritt das Leben stärker als kostbares Gut hervor.

GEOMETRISCHE PLASTIK

Im achten Jahrhundert treten plastische Werke auf, die man im vollen Sinne des Wortes griechisch nennen darf. Nicht daß die vorangehenden Jahrhunderte überhaupt keine plastischen Gebilde hervorgebracht hätten. Sie vermieden aber die Menschengestalt oder sind – wie die frühen in Olympia gefundenen Zeusbilder mit dem Erscheinungsgestus emphatisch erhobener Arme – von bescheidener, um nicht zu sagen, roher Technik und Art. Sie sind in ihrer Primitivität von geringem künstlerischem Wert und enthalten keinen Stil im eigentlichen Sinne des Wortes. Sie vertreten nicht unverwechselbar eine bestimmte geschichtliche Epoche. Diesem Anspruch vermögen allein Werke von höherem künstlerischem Range zu entsprechen.

Dem zweiten Viertel des achten Jahrhunderts gehört eine Reihe von Elfenbeinfigürchen an, die in einem geometrischen Grabe beim Dipylontor in Athen gefunden worden sind. Die bedeutendste unter ihnen ist die verhältnis-
54 links mäßig gut erhaltene Statuette einer nackten Frau mit steif auf die Oberschenkel gelegten Armen und hoher, mäandergeschmückter Krone, welche die mädchenhafte Gestalt als Göttin kennzeichnet. Offenbar hat der attische Meister, der diese Figur schuf, mit dem östlichen Material auch Formen und Formeln orientalischer Vorbilder übernommen. Er wird syrische Elfenbeinstatuetten mit Darstellungen der Muttergöttin Astarte gekannt haben. Trotz allen unverkennbaren Zusammenhangs mit fremdländischen Vorbildern tritt mit diesen Figuren vom Dipylon etwas völlig Neues in die Welt der Erscheinungen ein. Wir dürfen von der Geburtsstunde der griechischen Plastik sprechen, obwohl es sich allein um Werke kleinen Formates handelt. Erst das kommende Jahrhundert wird eine monumentale Plastik hervorbringen. Solche künftigen Möglichkeiten enthalten die Dipylonstatuetten erst knospenhaft.

Das feste Stehen griechischer Standbilder, die bewußte Willensäußerung im Gebrauche der Glieder, das funktionelle Gegenspiel tragender und lastender Elemente hat erst die Plastik des siebenten Jahrhunderts als formales Problem erkannt und künstlerisch gestaltet. Die Figuren und Gruppen des achten Jahrhunderts »tragen ihre Einheit nicht im organischen Zusammenschluß ihrer Glieder, sondern in der spannungslosen kosmischen Verwobenheit. Es ist deutlich genug, daß überhaupt nicht der physisch abgegrenzte Körper zur Darstellung gelangt; von diesem Blickpunkt aus müßten alle Körperdarstellungen der Epoche als zerfallend bezeichnet werden. Zur Darstellung gelangt vielmehr der quellende Lebensträger, den jene Epoche, die homerische, bekanntlich als ein persönliches Wesen, als eine Art Doppelgänger des sterblichen Körpers erlebt und benannt hat« (E. Buschor).

Neben den östlichen nackten Frauenfiguren, deren fülliger, fast schwammiger Fleischlichkeit, vertritt die Elfenbeingöttin vom Dipylon einen neuen Geist durchsichtiger attischer Klarheit. Umgeschmolzen ist der östliche Kopfputz zu einer Götterkrone, welche mit einem Mäander, dem urgriechischen Schmuckelement, ausdrücklich als griechisch bezeichnet wird. Gewiß gehörten bereits die angelegten Arme auch zum orientalischen Statuettentypus. Der griechische Schnitzer hat die langen, schlanken, von den Schultern gleitenden Arme für den klaren, durchsichtigen, künstlerischen Aufbau wirksam gemacht. Sie umschreiben mit den ausladenden Schultern ein hohes schmales Rechteck, das von dem hohen Antlitz und der Krone noch einmal abgewandelt wird. Die hohen, schlanken Schenkel sind in den Kniekehlen leicht eingeknickt wie bei den zeitgenössischen Silhouettenbildern der großen Grabgefäße, welche den gleichen »knieweichen Stand« als Charakteristikum der Kunst der ersten Hälfte des achten Jahrhunderts erweisen. Man hat die Eigentümlichkeit solcher Figuren vielleicht am treffendsten mit dem stilbestimmenden Kennwort »schwebende Tektonik« bezeichnet, wobei Tektonik auf den festen Bau der späteren Plastik vorausweist und das Schweben die besondere geometrische Gestalt umschreibend charakterisiert.

Daß hier ein attisch-geometrischer Stil auf frühester Stufe sich äußert, bestätigt eine leider sehr zerfressene Bronzestatuette 6503 von der Akropolis,[2] die wohl nur wenig jünger sein wird. Dadurch wird die Einmaligkeit der Elfenbeinfigur, die sie durch ihren Erhaltungszustand und ihre überragende Qualität einnimmt, doch etwas gemildert.

Ein neues zukunftträchtiges Thema hat die geometrische Kunst mit den frühen Gruppen in Angriff genommen und hat Werke hervorgebracht, welche in der monumentalen Plastik erst Jahrhunderte später wieder aufgenommen worden sind. Wir kennen Wagenlenker, die behelmt im Wagenkasten stehen. Es handelt sich um Weihgeschenke, die im Zeus-Heiligtum von Olympia ausgegraben wurden. Eine Bronzegruppe aus Samos stellt einen behelmten *52 oben rechts* Jäger im Kampf mit einem Löwen dar. Ein Hund beißt das Raubtier in die linke Vorderpfote. Mit einer einzigen Ansicht läßt sich das Gewirr von Tierkörpern und Gliedern kaum entwirren, die Räumlichkeit, die in diesem beispielhaften Naturausschnitt zu einem lebendigen, figürlichen Zusammenschluß vereinigt ist, nicht erfassen.

Überschaubarer ist die Bronzegruppe eines von Hunden angefallenen Hirsches. Die ganze dramatische Bewegtheit *52 oben links* des Themas wird durch die aufreihende Verbindung scheinbar ruhiger Tierfiguren erreicht. Diese Gestaltung heftiger Bewegung durch statuarisch ruhige Gestalten teilen die Bronzefigurengruppen mit den Friesen der Totenklage und der Wagenrennen der Leichenspiele.

Ein heftiges Kampfgeschehen der Mitte des achten Jahrhunderts gestaltet eine Bronzegruppe der ehemaligen Samm- *55 links* lung Morgan im Metropolitan Museum in New York. Die reine Seitenansicht zeigt in der Abfolge der beiden gegnerischen Körper, einem nackten, behelmten Mann und einem behelmten Roßmenschen, ähnliche Kadenzen wie die Hirschgruppe von Olympia, eine ähnliche Einbeziehung des umgebenden Luftraums in die durchlöcherte, plastische Komposition. Die beiden Menschenleiber der New Yorker Gruppe gleichen in der Verklammerung der Arme einem großen H, der Kentaur beschreibt die Letter eines kleinen m. Man hat längst erkannt, daß diese Gruppe nicht eine friedliche Begegnung, keine Begrüßung darstellen kann. Ein Waffenrest im beginnenden Pferdeleib auf der linken Seite zeigt mit aller Deutlichkeit, daß nicht allein ein Ringkampf, sondern heftiges, bewaffnetes Ringen gemeint ist.

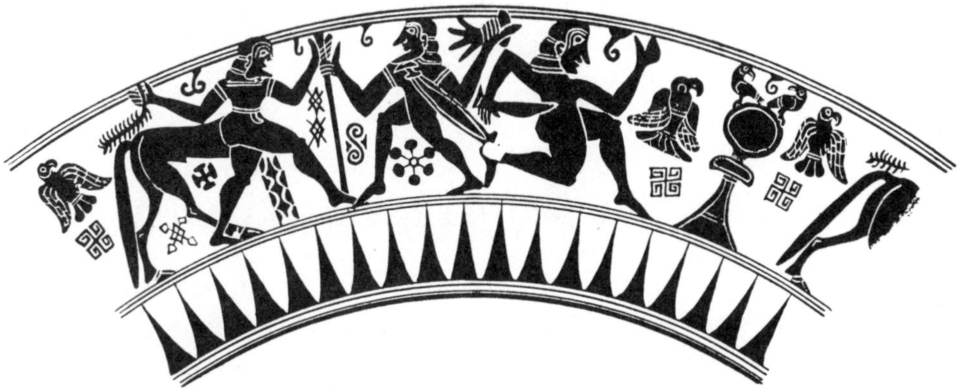

127 Zeus und Kronos, von einer protokorinthischen Lekythos. Gesamthöhe 7,4 cm. Zweites Viertel 7. Jahrhundert v. Chr. – Boston, Museum of Fine Arts

Eine um beinahe ein Jahrhundert jüngere protokorinthische Lekythos in Boston kennzeichnet den überlegenen *Abb. 127* Kentaurengegner durch den Blitz deutlich als den Himmelsherrn Zeus. Ein bekanntes mythologisches Thema liegt bereits der Bronzegruppe zugrunde, von der wir auch eine künstlerisch bescheidene tönerne Wiederholung aus Böotien kennen. Ein Fragment des verlorenen Epos geometrischer Zeit, das den Kampf der Götter und Titanen besang, besagt, daß Kronos, der Titanenherrscher der Vorzeit, sich in ein Pferd verwandelt hat. Die New Yorker Bronzegruppe wird mit aller Wahrscheinlichkeit den Kampf des Zeus gegen den urtümlichen Herrscher der Vorzeit, Kronos, gestalten, den beispielhaften Urkampf der Olympier gegen die Titanen.

Unter den zahlreichen Figuren, die Ringhenkel geometrischer Dreifüße schmückten, leuchtet der jüngst in Olympia gefundene Lanzenschwinger B 4600 hervor. Die Statuette ist schon durch ihren hervorragenden Erhaltungszustand *54 rechts* ausgezeichnet. Bis auf den Leibgurt ist der Jüngling, der in der erhobenen Rechten eine Lanze schwang und in der Linken ein Pferd am Zügel führte, nackt. Dieser Leibgurt setzt die langen, säulenähnlichen Schenkel von dem gedrungenen Oberkörper ab, der einem Rhombus gleicht. Darüber ruht schwebend das große, kräftige Antlitz mit dem spitzen Kinn, der schlanken Nase, den kugeligen, plastisch aufgesetzten Augen und den aufgeworfenen Lippen. Das Haar bildet eine sorgfältig in Streifen gravierte Kappe, die sich klar von der Stirn abhebt. Die Bronzestatuette B 4600 von Olympia sticht keineswegs durch das äußere Format unter seinen Artgenossen hervor. »Aber an Klarheit und Zucht der Formensprache kann sich kein anderer mit ihm messen. Er ist in vollem Sinn des Wortes ein Meisterwerk geometrischer Plastik. Mit den Elfenbeingöttinnen vom Dipylon zählt er immer noch zu den ganz seltenen plastischen Menschenbildern der geometrischen Zeit, an denen die Schlacken eines ungestümen und wagemutigen, aber unbeherrschten Eingreifens der Erscheinung im Feuer des Gestaltungsvorganges bis auf den letzten Rest ausgeschmolzen sind« (E. Kunze[3]). Der Lanzenschwinger von Olympia führt über die blütenfrisch aufwachsende Elfenbeingöttin vom Dipylon deutlich hinaus. Gewiß, der Unterschied zwischen attischem und dorischem Wesen scheint sich bereits in der reifgeometrischen, geschnitzten Statuette und dem klassisch geometrischen Jüngling aus Bronze von Olympia zu äußern. Verschwebende, leuchtende Anmut dort, versammelter, schwerer Ernst in den gedrungeneren, gebauteren Formen hier. Und doch erinnert auch der klar gefügte Leib des Kriegers an die homerische Ausdrucksweise μέλεα καὶ γυῖα »d. h. Glieder mit starken Muskeln, die durch stark betonte Gelenke gegeneinander abgesetzt sind« (B. Snell[4]).

Den Versuch, den menschlichen Leib nicht als Summe von Schenkeln, Bauch, Brust, Schultern, Armen und Kopf
55 rechts darzustellen, hat die spätgeometrische Bronzestatuette 6613 von der Akropolis unternommen. Hier wird der zusammenhängende Fluß, der den Leib durchströmt, hervorgehoben. Die starke Einziehung zwischen Ober- und Unter-
54 rechts körper, die Wespentaille des Lanzenschwingers B 4600 entfällt und hat einem durchgängigen Bewegungsstrom Platz gemacht, der über die leicht gespreizten Schenkel, über die kaum in Erscheinung tretenden Hüften zum Leib weitergeführt wird, sich in der Brust verbreitert und von den bewegten Armen aufgenommen wird. Alle Bewegung gipfelt in dem großen Antlitz unter dem spitzen Helm, das heftige, lodernde, kämpferische Bereitschaft aus großen Augen verströmt. Ja, alle Bewegung scheint an diesem leidenschaftlichen Blicke aufgehängt. So bleibt auch diese Bronzestatuette der Akropolis, in der man wohl den gegen das Geschlecht der Titanen siegreichen jungen Zeus erkennen darf, dem Gesetz der geometrischen Kunst unterworfen, Mächte und Kräfte der mythischen Vorzeit und des göttlichen Olymps zu verkörpern, ohne doch ihr gegenwärtiges Stehen auf dem Boden der Sterblichen zu bewirken.

THEMEN DER GEOMETRISCHEN KUNST

56 Eine Kanne des mittleren achten Jahrhunderts in Athen NM 192 zeigt auf der Gefäßschulter eine frühe Inschrift in Ritztechnik. Zahlreiche geometrische Scherben, die auf dem Gipfel des Hymettos gefunden wurden[5] bestätigen ohne jeden Zweifel, daß das griechische Alphabet im Laufe des achten Jahrhunderts in Attika geläufig wurde. Damit waren die Griechen imstande, die langen epischen Gedichte aufzuzeichnen. Die Schrift half mit, ihre Kenntnis zu verbreiten. Es wird kein Zufall sein, daß nun figürliche Themen, die im Beginn des Reifgeometrischen vereinzelt und mit größter Zurückhaltung in das Geflecht geometrischer Gefäßausschmückung Eingang gefunden haben, im Verlaufe des achten Jahrhunderts immer zahlreicher und ausführlicher geworden sind. Die Stimme Homers hat offenbar auch den Vasenmalern die Zunge zu vielfigurigen Bildern gelöst. Gewiß, die Toten, die im Friedhof vor den Toren Athens bestattet worden sind, waren keine Heroen der Vorzeit. Die Leichenzüge, die Totenklage, die Wagenlenkerfriese mochten sich auf ihren eigenen Totenkult beziehen. Kein einziges dieser Bilder ist durch Namensbeischriften auf die Leichenspiele für Patroklos gesichert. Wir können deshalb nicht entscheiden, ob die Schiffskämpfe von den Ereignissen vor Troja oder Erlebnissen von Kolonisten des achten Jahrhunderts in fernen Landen berichten. Der moderne Betrachter wird angesichts solcher Bilder immer an die dichterischen Prägungen der Heroensagen erinnert und man kann sich fragen, ob ein Maler den Totenkult und die Leichenspiele für Patroklos anders hätte darstellen können als etwa der Maler des Kraters 990. Man hat das Bild eines thebanischen Kessels spätgeometrischer Zeit
Abb. 128 in London auf die Entführung der Helena durch Paris bezogen. Ein Mann faßt eine Frau mit der Rechten am Handgelenk und zieht sie in das große Schiff, in dem achtunddreißig Ruderer der Befehle des Steuermannes harren, der

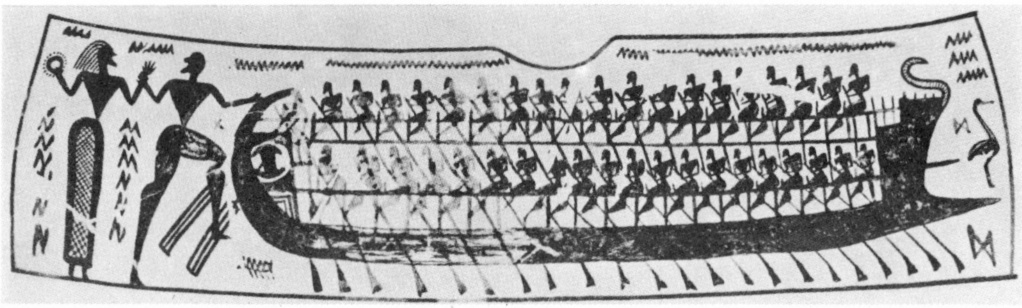

128 Entführung der Helena durch Paris, von einem spätgeometrischen Kessel, aus Theben. Höhe des Bildstreifens 9,0 cm. Zweite Hälfte 8. Jahrhundert v. Chr. – London, British Museum

mit seiner Braut oder entführten Geliebten auf dem leeren Kommandositz Platz nehmen wird. Eine spätgeometrische Scherbe von der Agora zeigt die Abschlachtung eines Kindes im Beisein einer klagenden Frau und eines Mannes.

Das Halsbild einer Münchner Kanne zeigt ein umgeschlagenes Schiff, regellos darum herum die Schiffbrüchigen und dazwischen zahlreiche Fische. Wer dieses Bild einmal gesehen hat, kann die Erzählung vom Schiffbruch des Odysseus nicht mehr lesen, ohne daß dieses Bild vor seinem inneren Auge auftauchte. Und doch läßt sich nicht mit Gewißheit sagen, ob der Maler ein Thema der Sagenwelt oder den Schiffbruch von Schiffern oder Seeräubern seiner Zeit darstellen wollte. *53 links*

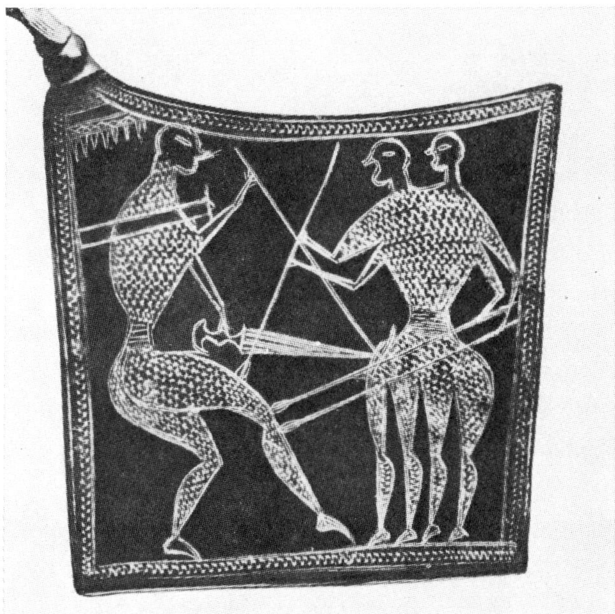

129 Herakles und die Molione, von einer spätgeometrischen ehernen Fibel, aus Kreta. Höhe 6,0 cm. Um 700 v. Chr. – Athen, Nationalmuseum

Die Zahl der Bilder, die ohne Zweifel mythologische Darstellungen zum Thema haben, ist nicht groß.

Das hölzerne Pferd auf einer spätgeometrischen Fibel aus Theben und Taten des Herakles gehören zu den ältesten, gesicherten Sagenbildern[6]. Den Kampf des Herakles gegen die vielköpfige Hydra zeigt der gleiche böotische Gebrauchsgegenstand. Der Kampf des Herakles gegen die zusammengewachsenen Zwillinge, die man als Söhne der Moliona die Molione nannte, taucht mehrfach in spätgeometrischer Zeit auf. Herakles rühmt sich in einem Ibykusfragment (fr. 2 Diehl): »Die Jünglinge mit den weißen Rossen, die Kinder der Moliona, habe ich erschlagen; gleichen Alters, gleichen Wuchses, eines Leibes waren sie, beide in einem silbernen Ei geboren.« Solche sagenhafte Zwillinge waren auch die Aktorione, die nach dem Könige Aktor von Elis benannt waren. Ihr Erzeuger war aber Poseidon, der sie auch aus dem Kampfgetümmel entrückte und vor dem überlegenen Nestor rettete, als sie in früher Jugend noch kampfesungeübt an einem Feldzuge der Epeier gegen die Pylier teilgenommen hatten. *Abb. 129* *Abb. 130*

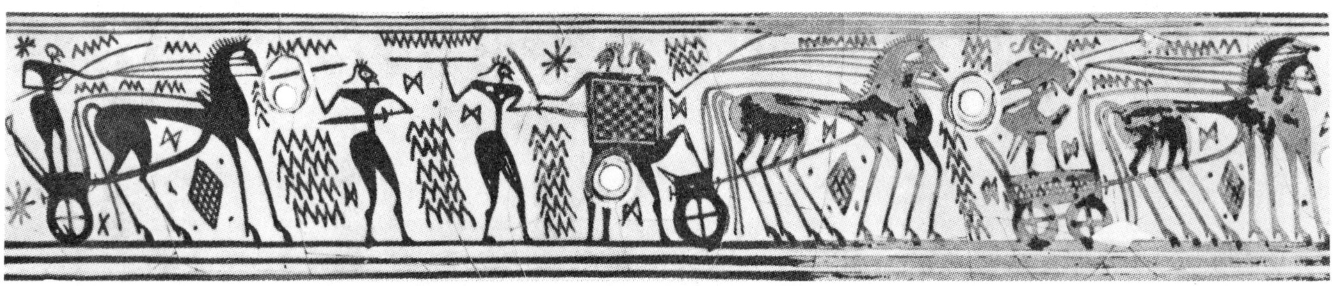

130 Nestor im Kampf mit den Aktorionen, von einer spätgeometrischen Kanne. Gesamthöhe 22,8 cm. Zweite Hälfte 8. Jahrhundert v. Chr. – Athen, Agora-Museum P 4885

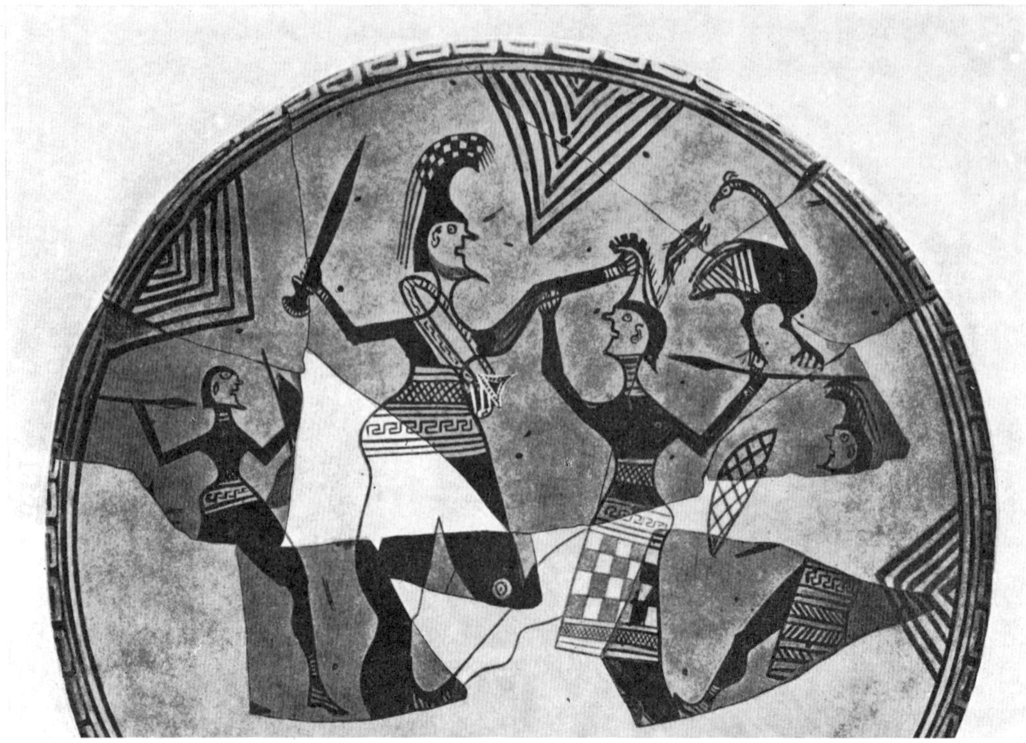

131 Herakles im Kampf mit der Amazonenkönigin Andromeda, von einem spätgeometrischen Tonschild, aus Tiryns. Durchmesser etwa 40,0 cm. Ende 8. Jahrhundert v. Chr. – Nauplia, Museum

Abb. 131 Diese Bilder überragt der große, tönerne Schild von Tiryns, der im Durchmesser etwa vierzig Zentimeter erreichte. Ein behelmter Krieger von überragender Größe beherrscht die Mitte der Komposition. Sein Haupt schmückt ein Kegelhelm mit einem hohen, schachbrettgemusterten Helmbusch. Um die Schultern hängt das Schwertgehänge. Der linke Arm hat die Gegnerin am Helmbusch gepackt, die durch ihr knielanges Gewand und vor allem die betonte Angabe der Brüste als weibliche Gegnerin, als Amazone, gesichert ist. Sie wehrt mit der Rechten den linken Arm ihres Gegners ab, so daß er sichtlich einknickt, in der Linken schwingt sie die Lanze. Eine schildbewaffnete Amazone folgt in ihrem Rücken. Über den Amazonen erscheint ein großer, dunkler Vogel, der seinen langen Hals zu dem Hauptereignis zurückreckt. Er entspricht dem blanken, zum Schlag erhobenen Schwert in der Hand des riesigen Recken. Sein überragender Wuchs kennzeichnet ihn als den Zeusproß Herakles. Als Knappe steht ihm Iolaos im Kampfe bei. Die Hauptgegnerin ist Andromeda, die Amazonenkönigin. Die kleinere mitkämpfende Amazone ist wohl Alkinoa oder Areximacha, wie sie auf einem jüngeren korinthischen Salbfläschchen inschriftlich genannt ist.

Der Schild von Tiryns stellt das älteste bisher bekannte Tafelbild dar. Die Kampfgruppe von Herakles und Andromeda erinnert wohl noch an die älteren geometrischen Gruppen wie die New Yorker Kampfgruppe mit Zeus und Kronos. *(55 links)* Aber eine neue entfesselte Leidenschaft des Kampfes durchströmt diese Leiber mit ihren eckig in der Fläche ausgebreiteten Gliedern, den erregten Mündern und den kleinen kugeligen Augen. Obwohl diese Gestalten das feinteilige, gebrechliche Kleinformat sprengen, darf man doch nicht von Monumentalmalerei sprechen. Auch in dem unvollständigen Erhaltungszustand sieht man, daß alle Figuren in dem Bildfelde mehr hängen und schweben als stehen. *(55 rechts)* Sie verraten die Stilstufe des Bronzejünglings von der Akropolis, das zu Ende gehende achte Jahrhundert, das allenthalben die geometrische Form zerbricht und das Morgenrot eines neuen Weltentages der griechischen Kunst ankündigt: das siebente Jahrhundert.

53 rechts, Abb. 123 Den bedeutenden Vorgang der Überwindung des geometrischen Stils offenbart auch ein schönes Oberteil eines spätgeometrischen Dreifußbeines aus dem Zeus-Heiligtum von Olympia. Die eigentlich geometrischen Muster sind den neuen Gestalten in hochrechteckigen Bildfeldern gewichen. Apollon erscheint am linken Rand des oberen Bildes. Mit der Linken hält er den Dreifuß, den sein Gegner Herakles ihm zu entreißen sucht. Beide sind behelmt. Ihre verbissene Streitwut macht das nächste Metopenbild noch deutlicher, in welchem zwei gegeneinander aufgebäumte

Löwen wie in einem homerischen Gleichnis Kraft, Mut und Ausdauer der aufeinanderprallenden Gegner sinnbildhaft verkörpern.

Das Dreifußbein entstammt einer – vielleicht argivischen – Werkstatt der Peloponnes, die auch den Tonschild von Tiryns hervorgebracht hat. Über alle landschaftlichen Unterschiede hinweg offenbaren Apollon und Herakles in ihrer gelenkigen Schlankheit die Stilstufe der Kriegerstatuette von der Akropolis, das letzte Viertel des achten Jahrhunderts. *55 rechts*
Dem Tafelgemälde mit dem Kampf des Herakles gegen die Amazonen auf dem Tonschilde von Tiryns läßt sich ein plastisches Werk großen Formates an die Seite stellen: der in einem spätgeometrischen Grabe in Argos vor wenigen Jahren gefundene, fast vollständig erhaltene mächtige Bronzepanzer. Die beiden getriebenen Panzerschalen, Vorderteil und Rückenteil, sind sorgfältig aufeinander abgestimmt. Am vorstehenden Zapfen im einen, und einem Loch *Abb. 132/133*

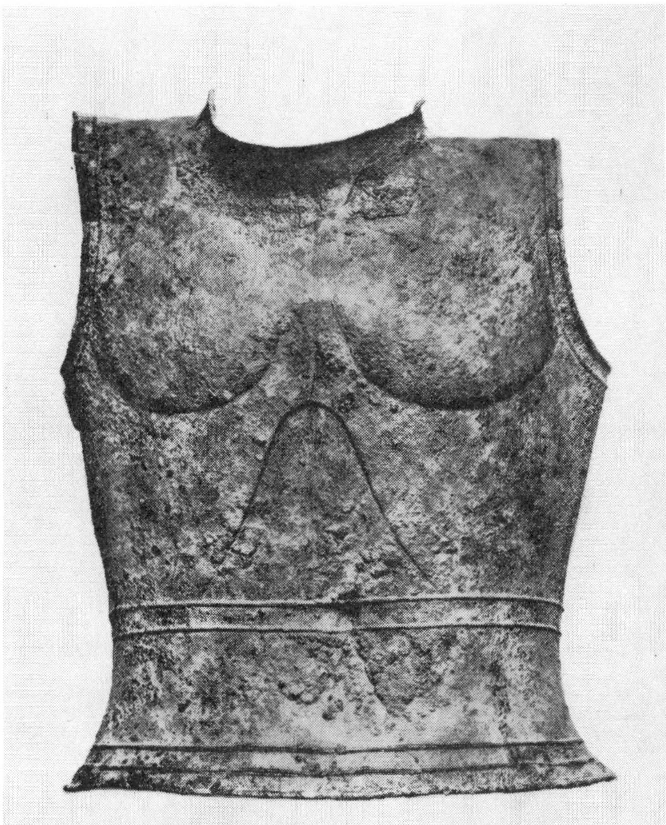

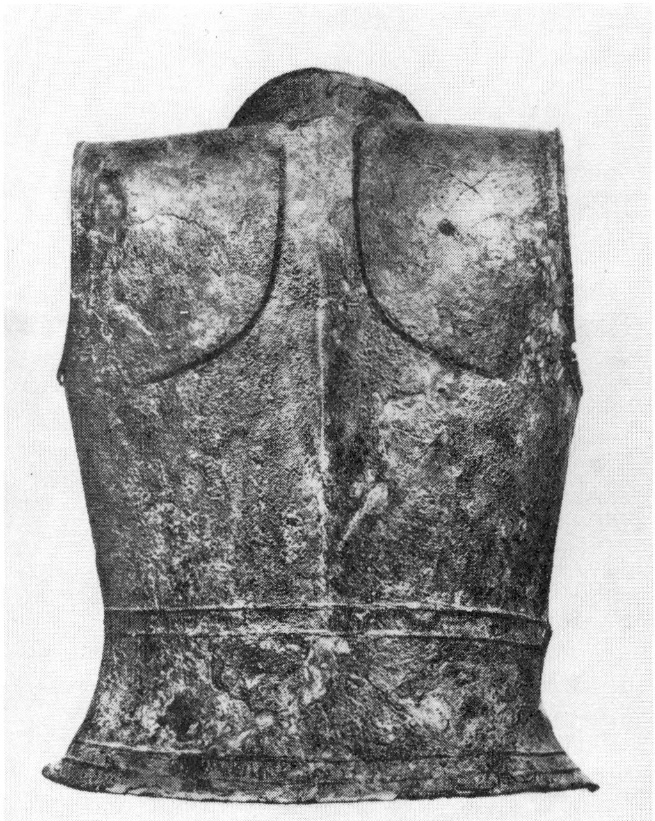

132/133 Bronzepanzer, aus einem spätgeometrischen Grab in Argos. Höhe 47,4 cm. Ende 8. Jahrhundert v. Chr. – Argos, Museum

im anderen Teil wurde der Panzer auf den Schultern ineinandergehängt. Der heraufgezogene, gebogene Halsrand verläuft beim Tragen in einer Kreislinie ohne Unterbrechung. Ringe am Unterteil und Öffnungen für Lederriemen auf der Seite ermöglichen den festen Sitz am Träger. Wären wir nicht in dem seltenen glücklichen Fall, den Kontext der im gleichen Grabe gefundenen argivischen Keramik zu kennen, der die Entstehungszeit des Panzers am Ende des achten Jahrhunderts außer Zweifel stellt, hätte man den kunstgeschichtlich höchst wichtigen Fund wohl beträchtlich später datiert. In dem Bronzepanzer von Argos ist eine Urform griechischer Monumentalplastik erreicht. Die Brustmuskeln sind plastisch vorgewölbt und in zwei großen Bogenlinien vom Leib abgesetzt. Die Bauchpartie hingegen ist eingetieft und von einer Bogenlinie gegen den Brustkorbrand abgehoben. Die Hüftpartie ist durch einen breiten horizontalen Gürtelstreifen markiert. Ein schmales, durch zwei konvexe Linien gerändertes Band begrenzt den unteren Brustkorbrand gegen den Unterleib. Der untere Panzerrand wird durch zwei Saumstreifen ausgezeichnet.

Das kleine Format der geometrischen Bronzestatuetten ist schon durch die Bestimmung des Gebrauchsgegenstandes, einen Krieger im Kampfe zu wappnen, überwunden. Die reifgeometrische Art, den menschlichen Oberkörper in ausladender Dreiecksform wiederzugeben, hat einer nuancierteren Bildung Platz gemacht. Der menschliche Körper

ist hier als lebendes Gewächs erschaut, als neue, große Einheit von Schulter und Brust und Leib. Durch die zurückhaltenden, knappen Begrenzungen der einzelnen Partien voneinander wird der innere Zusammenhang, der einheitliche Wuchs der Gestalt geradezu betont. Das Menschenbild des spätesten achten Jahrhunderts ersteht in diesem Panzer mit eindringlicher Frische und Lebendigkeit vor uns. Seine zuchtvolle, spannungsgeladene Gliederung weiß aber noch nichts von der bewußten Absetzung der Massen. Dieser Kosmos, diese ordnungsvolle Einheit, behält etwas von
54 links dem schwerelosen paradiesischen Schweben der Elfenbeingöttin vom Dipylon. Monumentalität im tieferen Sinne des Wortes besitzt er nicht wirklich. Aber er enthält in seiner »schwebenden Tektonik« den Keim zur griechischen Marmorplastik. Ja, er weist über die Jahrhunderte hinweg voraus auf den großen Polyklet von Argos.

ARCHAISCHE KUNST · 700–500 V. CHR.

Der geometrische Stil hatte sein Zentrum bis zum letzten Ausklang am Ende des achten Jahrhunderts in Athen und Attika. Nicht daß die übrigen Landschaften keine Zeugnisse der ersten Jahrhunderte des hellenischen Jahrtausends hinterlassen hätten. Ihre manchmal etwas provinzielle Abhängigkeit von den führenden Attikern läßt sich jedoch nicht übersehen. Mit Beginn des siebten Jahrhunderts schafft sich nicht allein die figürliche Welt mit Tier- und Fabelwesen und menschlichen Gestalten freieren Raum. Die einzelnen Landschaften kommen im neuen Jahrhundert selbständiger zu Wort. *57 oben*

Man spricht gerne vom orientalisierenden Stil. Und zweifellos haben orientalische Werke, die bereits in geometrischer Zeit von phönizischen Händlern als Handelsware in Griechenland Eingang gefunden hatten, ihre Wirkung auf die griechischen Werkstätten nicht verfehlt. Aber sie bilden auch im siebten Jahrhundert trotz ihres unverkennbaren Beitrages nicht eine so bestimmende Rolle, daß man eine ganze Stilepoche danach benennen dürfte. Auch die Bezeichnung der Kunst des frühen siebten Jahrhunderts als »Idäischer Stil« erfaßt keineswegs wirklich die ganze Fülle der Erscheinungen, sondern eine Sondergruppe von Fundstücken aus einer Grotte am Ida-Gebirge auf Kreta. Wie die geometrische Kunst durchläuft die Kunst der Griechen in den folgenden Jahrhunderten ähnliche Stadien der Vorbereitung, eines klassischen Höhepunktes und eines reichen Ausklanges. Die Kunst der Jahrzehnte von 700–650 gleichen dem Protogeometrischen, man könnte sie die protoarchaischen oder urarchaischen Jahrzehnte nennen.

URARCHAISCHE MALEREI · 700–660 V. CHR.

Korinth tritt mit kleinen, kugeligen Aryballoi hervor, neben die bald gestrecktere, birnen- und eiförmige Lekythen treten. Die Gefäße verraten eine neue sinnlich erfahrene Körperlichkeit. Der Bildschmuck gibt nicht mehr eine Idee oder ein Erinnerungsbild von Tieren und Menschen wieder, sondern sucht ein Geschautes festzuhalten. Ein schwarzer Umrißstil erobert die Fläche. Hell ausgesparte Linien und Flächen beleben die Wesen des ersten Jahrhundertviertels mit reicherer Binnenzeichnung. Seit dem zweiten Jahrhundertviertel stellen wir einen schwarzfigurigen Stil mit Ritzlinien fest. Farbe tritt hinzu und charakterisiert die neue malerische Schau am deutlichsten. Neben den Tieren und lebendig aufgefaßtem Rankengeschlinge erkennen wir frühe Sagenbilder. Wir sehen den korinthischen Helden Bellerophon[1] auf dem Flügelpferde Pegasos im Kampfe gegen die Chimaira, das Mischwesen aus Löwe, Ziege und Schlange. Wir sehen auch Zeus selber im Kampfe. Mit der einen Hand schleudert er den Blitz, mit der anderen sucht er dem Kentaurengegner das Zepter zu entreißen. Wir finden Herakles als Bogenschützen im Kampfe gegen die Kentauren und sehen ihn weiter im Kampf mit den Dioskuren zu Pferde in Aphidnai in Attika, wo sie die von Theseus und Peirithoos entführte Schwester Helena nach Sparta heimholten. Andere protokorinthische Lekythen schmücken sehr figurenreiche Kämpfe des trojanischen Krieges. *57 Mitte* *57 unten* *Abb. 134*

Alle diese protokorinthischen Bilder behalten trotz der spannungsgeladenen Kämpfe etwas Kleinteiliges, ja Miniaturenhaftes. Am auffälligsten unterscheidet sich davon die proto- oder frühattische Vasenmalerei der ersten Hälfte des siebten Jahrhunderts. Die herrliche Lutrophoros CA 2985 vertritt den neuen malerischen Stil in der lichten Aufreihung von Bildfriesen und gemusterten Zonen mit vielblättrigen Blüten und horizontalen Flechtbändern, Wellenlinien, Treppenmustern, Wolfszähnen, Doppelvoluten und Rautenreihen. Das neue malerische Sehen verrät die lockere Hinstreuung der Ornamente, die ornamentale Ausstattung der Sphingenflügel mit einem Schuppenmuster und der Schmuck der gegürteten Peploi der Tänzerinnen mit zahllosen Punkten. Der federnde Tanzschritt des Flötenspielers teilt sich nicht allein den Tänzerpaaren, sondern auch den hochbeinigen Sphingen im obersten Bildfries und den Pferden der Bigen im Hauptbild mit. Der leichtfüßige tänzelnde Stand bezeichnet den urarchaischen Stil allgemein. Die proto- *IV*

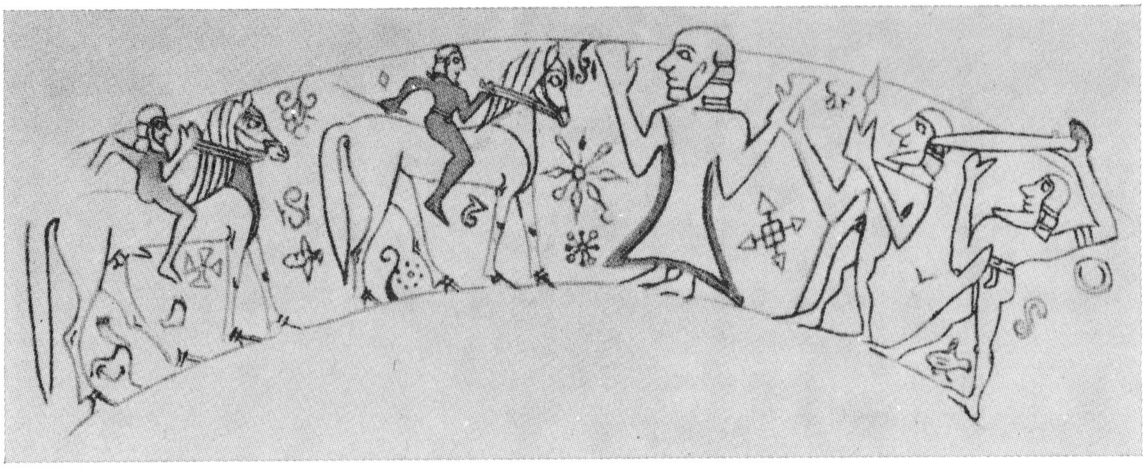

134 Die Dioskuren führen ihre von Theseus und Peirithoos entführte Schwester Helena wieder heim, von einer protokorinthischen Lekythos. Höhe des Bildstreifens 7,1 cm. Um 680 v. Chr. – Paris, Louvre

attische Vasenmalerei zeichnet sich aus durch mächtige Gestalten, welche die Gefäße beherrschen, durch Bilder, welche formal und durch die Wucht ihrer Themen die Gefäßoberfläche zu sprengen scheinen. Dramatische Ereignisse wie die Ermordung des Aigisth durch Orest treten an der Wende zum zweiten Jahrhundertviertel auf einem
Abb. 135/136 Krater in Berlin auf. Klytaimestra wendet sich voller Schrecken ab, doch ihr Blick fällt auf einen häßlichen Daimon, die Verkörperung der Rache oder des Unheils, das auch die Gattenmörderin ereilen wird.

58 Eine ungeahnte dynamische Wucht durchzieht auch die Amphora in New York mit der Tötung des Kentauren Nessos durch Herakles. Die Tierkampfgruppe im Halsbild wandelt das heftige Geschehen des Hauptfrieses in einen Löwen mit geschupptem Hals und fletschenden Zähnen ab, der eine Hindin mit getupftem Fell schlägt.

Großartig sind die Sagen von der Enthauptung der Medusa durch Perseus und die Blendung Polyphems durch Odys-
59, V seus und seine Gehilfen auf der mächtigen frühattischen Amphora in Eleusis im zweiten Viertel des siebten Jahrhunderts dargestellt. Das Abenteuer des Perseus schmückt die Bauchzone. Die Tat ist vollbracht. Die todbringende Medusa ist enthauptet zu Boden gesunken wie ein gefällter Baum. Perseus macht sich mit dem erbeuteten Haupt auf die Flucht. Die Gorgonenschwestern verfolgen ihn mit eiligen Schritten, welche der Maler durch die weißen, aus dem Gewand sich befreienden linken Schenkel verdeutlicht. Ihre aus dem Bildgrund gewendeten Köpfe gleichen denen an zeitgenössischen Greifenkesseln. Doch können sie dem enteilenden Perseus nichts anhaben, denn Athena stellt sich als Beschützerin des Helden den grausigen Wesen entgegen.

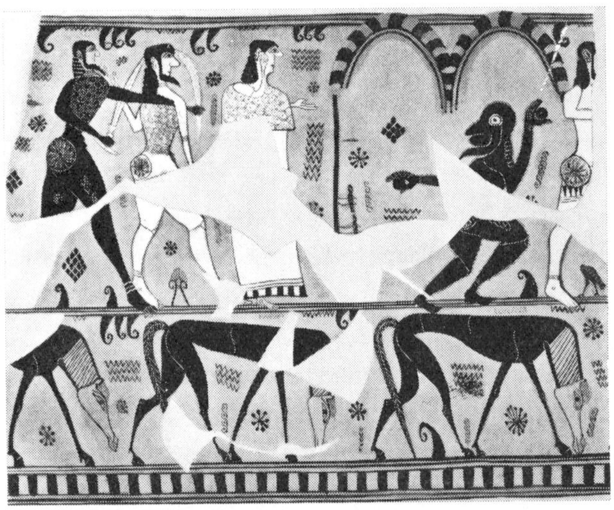

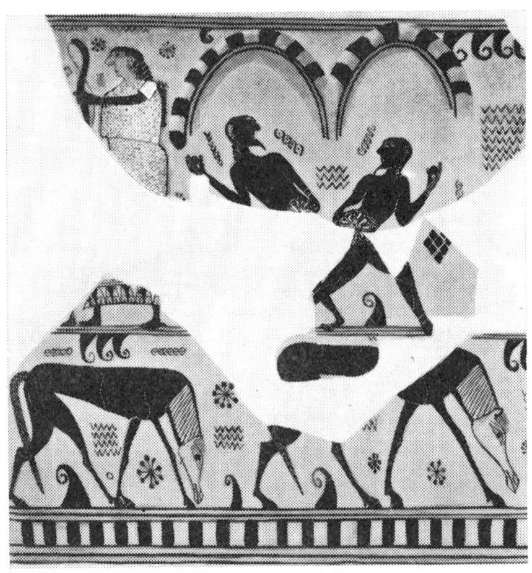

135/136 Ermordung des Aigisthos durch Orestes. Fragment eines frühattischen Kraters. 1. Hälfte 7. Jahrhundert v. Chr. – Berlin, Staatliche Museen A 32

Die genannten protoattischen Vasenbilder lassen eine großfigurige Tafel- und Wandmalerei im Attika des frühen 7. Jahrhunderts erschließen. Diese Bilder vermeiden den schwarzfigurigen Stil bewußt, weil sie echte Gemälde darstellen wollen. Odysseus, der Hauptheld bei der Blendung des Polyphem, erscheint weiß. Malerisch reich differenzierte Gewänder zeichnen auch die Gestalten von protoattischen Untersätzen aus. Einer davon zeigt die Versammlung der *Abb. 137*
Griechenfürsten durch Menelaos, der inschriftlich als Hauptperson genannt ist. Denn er wird sie zum trojanischen Kriege überreden, damit er die schöne Helena zurückgewinne. Manche dorische Beischriften auf solchen aus Attika und Aigina stammenden Vasen scheinen auf einen Zusammenhang mit nordostpeloponnesischer großer Malerei hinzudeuten, die auch durch den Schild von Tiryns bezeugt ist.

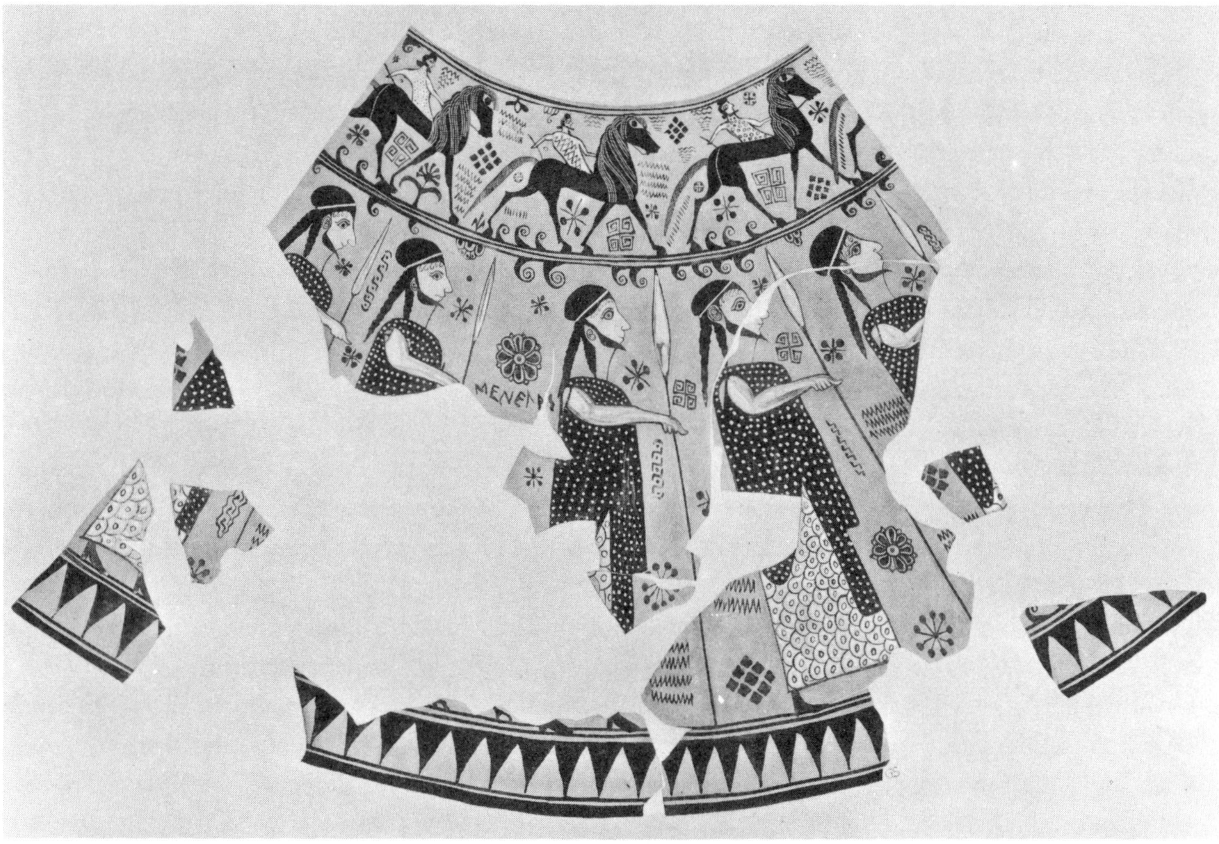

137 Menelaos versammelt die Griechenfürsten, von einem urarchaischen Mischkrug-Untersatz. Höhe, soweit erhalten, 68,0 cm. 1. Hälfte 7. Jahrhundert v. Chr. – Berlin, Staatliche Museen

Der Charakter großfiguriger Tafel- und Wandmalerei eignet auch manchen Vasen von den Kykladen. Doch ziehen diese Maler stillere, friedlichere, feierlichere Themen vor. Ein einziger ruhig äsender Hirsch schmückt das Metopenfeld *60*
einer parischen Amphora in Stockholm. Seine langen Beine sind in großer Zickzackbewegung in die Fläche gespannt. In größerer Zahl erscheinen äsende Wildziegenböcke auf dem Hauptfries einer rhodischen Kanne in München. Den *61*
Eindruck des Paradiesischen verstärken die zwischen die Tiere gestreuten Rosetten, Kreis- und Dreiecksmuster, die Flechtbänder zwischen den einzelnen Friesen und vor allem die großen Lotosblüten und -knospen am Fuße der Kanne. Ein großes feierliches Bild stellt der Hauptfries einer Kykladen-Amphora aus Melos dar. Apollon steht leierspielend im *62*
Wagen, der von einem Viergespann geflügelter Pferde gezogen wird. Vor den Pferden erscheint Artemis, einen Hirsch am Geweih packend und mit einem Pfeil in der Linken. Die beiden Mädchen hinter dem Gotte sind vielleicht die auf Delos verehrten hyperboreischen Jungfrauen. Vielleicht hießen sie Arge und Opis. Vielfältige Muster überziehen die Gewänder der göttlichen Gestalten. Liebevoll ist der Pferdekummet geschildert. Das Bündel der Zügel ist locker um den einen Arm der siebensaitigen Leier Apollons geschlungen, um zu zeigen, daß der Gott das Viergespann ohne Anstrengung, gleichsam mit den Klängen seines Instrumentes zügelt. Zahlreiche eingestreute Füllmuster schmücken den Bildgrund wie einen Teppich. Schwellende Palmetten umziehen das übrige Gefäß mit einem dichten Geflecht.

55 rechts Das lodernde Feuer, das aus dem Antlitz des Bronzejünglings von der Akropolis schlägt, hat sich noch auf manche Figuren des frühen siebten Jahrhunderts übertragen. Wir beobachten es an Kesselattaschen rein griechischer Prägung, die ihre orientalischen Vorbilder ganz umgeschmolzen haben. Wir begegnen einer leidenschaftlichen inneren Erregung an einem behelmten, im übrigen nackten Krieger in Delphi[2] und der attischen Bronzestatuette 6618 von der Akropolis, die wohl den Ringhenkel eines Dreifußkessels[3] schmückte.

64 links Eine verwandte Heftigkeit inneren Erlebens äußert auch eine langgewandete weibliche Bronzestatuette, die im Menelaion bei Sparta gefunden wurde. Der Kopf ist fast so groß wie der Oberkörper. Die weit auseinanderstehenden kugeligen Augen, die großen Brauenbögen, die in der kräftigen, kurzen Nase auslaufen, und der breite Mund betonen die Macht der Sinnesträger, die unter dem breiten Gewölbe der Schädelkalotte zusammengefaßt sind. Eine neue Sinnlichkeit verraten auch die fülligen Haare, die halblang in den Nacken fallen und den kräftigen Hals in der Vorderansicht noch verbreitern. Der Leib erreicht ein fülliges Volumen, das durch die Einziehung des Oberkörpers in den Hüften etwas zurückgedämmt und in dem gedrungenen flachen Unterleib nur scheinbar gefestigt wird. Denn trotz der großen Füße und dem ausladenden Rand des Gewandes über den Knöcheln hat die Figur keinen wirklichen Stand gewonnen. Die aufsprießende Bewegung gleitet über die schlanken Arme vom kantigen, schmalen Unterkörper zu den ausladenden Schultern. Das deutliche Streben, die Massen zu gliedern, wird durch die dynamische Aufwärtsbewegung in seiner Wirkung eingeschränkt.

Die neue Körperlichkeit, die sich auch in der schwellenden Brust äußert, weist auf die Entstehung der Großplastik voraus, so wie die Blüte die Frucht ankündigt. Die Bronzestatuette von Sparta wird mit der protokorinthischen Lekythos
Abb. 134 mit Helena in Aphidnai etwa gleichzeitig entstanden sein. In ihrem gereinigten Zustand offenbart sie ihre lebensvolle Schönheit in einer bisher unbekannten Weise. Das Fehlen jeglichen Attributs verbietet es wohl, an eine Göttin zu denken. Der Fundort im Menelaion von Sparta enthält vielleicht einen Hinweis auf die Heroine, »bewundert viel und viel gescholten, Helena« (Goethe).

Die Erfüllung dramatischer Abenteuer, wie die Blendung Polyphems und die Enthauptung der Medusa, bilden die Themen der ur- oder früharchaischen Kunst. Dazu gesellen sich mythische Liebesbegegnungen. Theseus[4] wirbt auf einem tarentinischen Tontäfelchen um Ariadne, die als Spinnerin des rettenden Fadens aus dem Labyrinth des Königs Minos dargestellt ist. Hochbeinige, schlanke Gestalten begegnen einander in federndem Tanzschritt[5].

Es hat einen tieferen Sinn, daß in dieser Epoche der Tanz auch zum Gegenstand bildlicher Darstellungen der Mytho-
65 logie geworden ist. Ein kostbares Elfenbeinrelief in New York war man immer wieder versucht, in die zweite Hälfte des siebten Jahrhunderts, in dädalische Zeit zu datieren, weil man die Darstellung offenbar als unerhört bereicherte Gruppe empfunden hat. Doch ist kein zuständliches Paar, sondern ein erregter Tanz dargestellt. Die beiden Mädchen werfen ihre Gewänder ab; die Stellung der Füße ins Profil zeigt, daß sie nicht in statuarischer Ruhe, sondern wie Mänaden in rasender Bewegung aufgefaßt sind. Das vollständiger erhaltene Mädchen neigt den Kopf zurück. Das dichte Perlhaar flattert im Winde. Sie hat das Gewand von der Schulter gelöst. Nackt erscheint ihr Leib mit den runden, hohen Schenkeln, der fülligen Brust und der aufdringlich bezeichneten Scham.

Das zweite Mädchen ist schlechter erhalten, allein die übereinstimmende Größe verbietet es, verschiedenartige Wesen wie Mutter und Tochter oder eine Göttin und ihre Begleiterin zu erkennen. Die Haltung der linken Hand zeigt mit aller Deutlichkeit, daß auch sie den Gürtel löst; denn wollte sie ihn knüpfen, müßte sie mit Daumen und Zeigefinger das Gürtelende fassen. Es können schwerlich Göttinnen gemeint sein mit diesen leidenschaftlichen Gestalten. Es sind die Töchter des Proitos, die von Hera verfolgt und mit Irrsinn geschlagen, nackt durch die Wälder und das Gebirge rasten, bis der Seher Melampus sie am Lusosstrom von ihrem Wahnsinn heilte. Vgl. auch S. 26.

Den Proitiden des tarentinischen Beschlagreliefs aus Elfenbein geht eine halblebensgroße Figur aus getriebenem
64 rechts Bronzeblech voraus, die in Dreros zusammen mit zwei kleineren weiblichen bekleideten Statuetten gefunden wurde. Man wird die Jünglingsfigur, in der man Apollon[5a] vermuten darf, nicht allein der altertümlicheren Technik wegen noch in geometrische Zeit datieren. Die Figur wurde aus mehreren Bronzeblechstücken getrieben und über einem Holzkern vernietet. Man nannte solche Werke Sphyrelata. Altertümlich bleiben der vegetative Wuchs der Gestalt, das

IV Analatos-Maler. Protoattische Lutrophoros CA 2985. Am Hals: zur Doppelflöte tanzende Paare, darüber geflügelte Sphingen; am Gefäßkörper: Wagenauffahrt. Höhe 80,0 cm. Erste zwei Jahrzehnte 7. Jahrhundert v. Chr. – Paris, Louvre

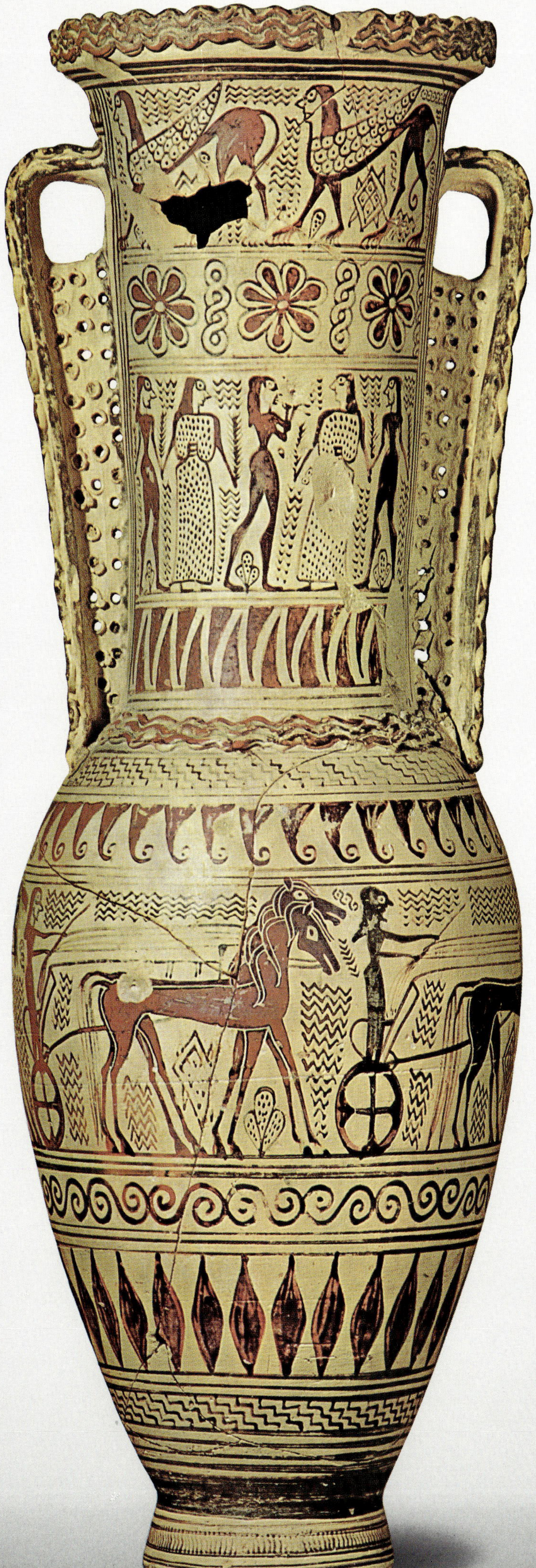

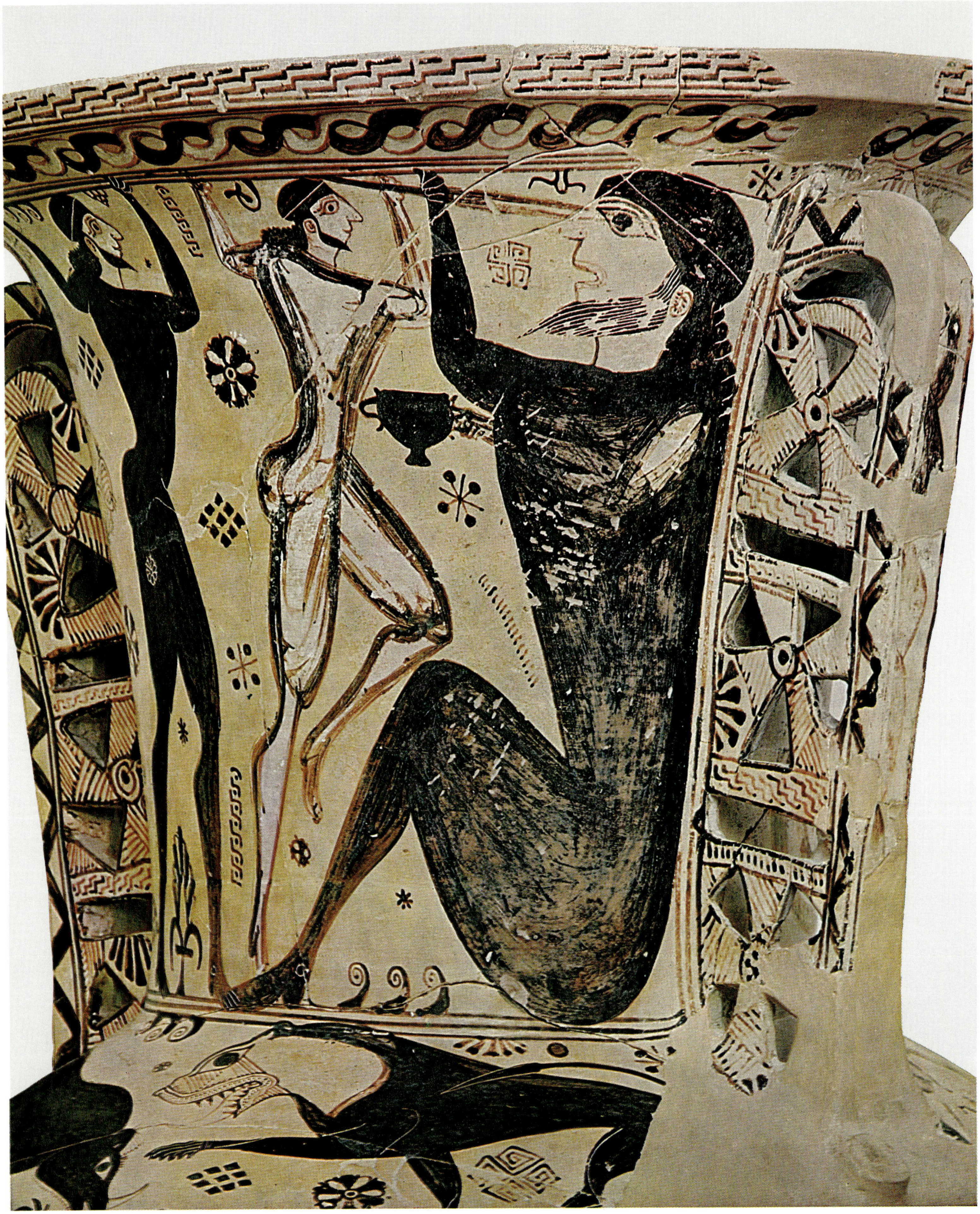

V Frühattische Amphora, aus Eleusis. Vgl. Tafel 59. Vom Hals: Blendung des Polyphem durch Odysseus und seine Gehilfen. Gesamthöhe der Amphora 1,42 m. Um 670 v. Chr. – Eleusis, Museum

lockere Aneinandernieten des Rumpfes und der Glieder. Trotz der Einziehung der Taille und des klaren Zusammenhangs der Teile mit dem Ganzen, kommen horizontale Achsen kaum zu Wort. Die ruhige Parallelstellung der Beine verstärkt den Eindruck des Unstatischen. Die Knospen, aus denen griechische Standbilder hervorgehen werden, haben sich hier noch nicht geöffnet.

Die expressive Stufe der urarchaischen Kunst hat auch mächtige Vorratsgefäße – sog. Pithoi – mit großartigen Reliefbildern der Götter- und Heldensage ausgestattet. Da erscheint als Halszier eines Pithos aus Theben eine große *66*
Göttin mit emphatisch erhobenen Armen, flankiert von zwei riesigen Löwen und zwei langgewandeten kleineren Gestalten, die ihren Leib umfangen. Das Halsbild eines neugefundenen Pithos auf Tenos[6] zeigt die Geburt eines geflügelten und bewaffneten Kämpfers aus dem Haupte einer thronenden, geflügelten Gottheit. Ein wahrhaft ganzes Bilderbuch mit den Ereignissen bei der Eroberung Trojas enthält ein Reliefpithos von Mykonos. Eine Vielzahl von *67*
Greueltaten der Griechen, die Bedrohung von Frauen und Müttern mit riesigen, blanken Schwertern, die Abschlachtung von Kindern im Beisein der wehrlosen Mütter mit ausdrucksvoll gehängten bittflehenden Armen wird in mehreren Friesen dargestellt. Das große Halsbild zwischen den durchbrochenen Henkeln verdeutlicht den Ort der Handlung, denn hier ist das riesige, hölzerne Pferd auf dünnen, hohen Beinen, mit Rädern an den Hufen, zu sehen. Krieger in voller Bewaffnung füllen den ganzen zur Verfügung stehenden Bildraum in zwei Reihen. Doch geht es dem Künstler nicht darum, den epischen Ablauf zu schildern, der zum Untergang Trojas führte. Er wählt das erregende Moment der Handlung. Die Griechen sind in dem seltsamen Pferd in die Stadt gefahren. Und nun beginnt sich in dem Meisterstück des listenreichen Odysseus, in dem hölzernen Pferde, Leben zu regen. In seinem Leib und Hals erscheinen die Köpfe der Achäer wie in einem Metopen- und Triglyphenfries. Sie blicken aus großen Augen und bringen die versteckten Waffen zum Vorschein: Helme, Schilde und mächtige ausdrucksstarke Schwertgehänge, die bedeutungsvoll auf die Iliupersis hinweisen.

Wie die Sagenbilder der Götter- und Heroenwelt in der ersten Hälfte des siebten Jahrhunderts mit Vorliebe erregende Ereignisse oder grausige Taten aufsuchen und mit expressiven Mitteln darstellen, so erfährt auch das Gerät dieser Menschen eine Ausstattung mit wilden Tieren und Fabelwesen. Ein tarentinisches Tontäfelchen in Bari zeigt einen bauchigen Dreifußkessel der alten Form mit mächtigen Ringhenkeln. Daneben steht ein Kessel früharchaischer Zeit mit Greifenprotomen, die an seinem obern Rande angebracht sind. Löwen- und Greifenprotomen solcher Geräte sind vor *63*
allem in Olympia in großer Zahl gefunden worden. Erst wurden sie aus Bronzeblech getrieben, dann auch gegossen wie das mächtige Exemplar, das an der Grenze einer neuen Stufe griechischer Plastik steht.

FRÜHARCHAISCHE PLASTIK · 660–620 V. CHR.

Der Frühling einer echten griechischen Monumentalplastik, der sich knospenhaft in manchen älteren Werken ankündigt, erblüht gegen die Mitte des siebten Jahrhunderts. Das älteste bekannte Zeugnis stellt die etwas überlebensgroße Marmorstatue der Artemis dar, welche eine fromme Stifterin, namens Nikandre, in das Apollon-Heiligtum von *68 links*
Delos weihte. Die Göttin steht auf hohen Beinen mit flach auf die Oberschenkel gelegten Armen. Ein breiter Gürtel setzt den kurzen Ober- von dem langen Unterkörper ab. Er bildet mit der Plinthe und dem unteren Gewandsaum zusammen die einzige wirksam in Erscheinung tretende Horizontalachse. Hervorgehoben ist der Oberkörper, trotz seiner kurzen Proportion und trotz der Kleinheit des Kopfes, der seine Wirkung von den rahmenden Dreiecken der auf die Schulter fallenden Haarmassen erhält. Trotz der starken Zerstörung der Oberfläche strömt eine blütenhaft zarte Anmut von dieser Statue aus, welche durch flache, ja kantige Bildung des Unterkörpers und die zurückhaltende Plastizität betont wird. Bei aller Gerecktheit des Wuchses stellt sie ein wirkliches Standbild dar. Seine besondere Schönheit beruht auf der klaren Durchformung dieses pflanzenhaft sprießenden Wesens, dem lebendigen Zusammenspiel des brettartigen, flachen Unterleibs und dem plastischen Anschwellen der Brüste, der Ineinanderschachtelung der Dreiecksformen von Antlitz und Haar. Eine verhaltene Geschlossenheit ist gewonnen, ein inniges Zusammenspiel plastisch schwellender und gebändigter Formen, einer klar durchgebildeten Körperlichkeit und straffer, federnder Umrißlinien. Eine Einheit von Statik, Dynamik und Tektonik zeichnet die Figur der Nikandre aus und setzt sie bedeutungsvoll an den Beginn jener klassischen Phase der Plastik des siebenten Jahrhunderts. Eng verwandt ist ihr trotz

69 links des geringen Formates eine Holzstatuette der Hera, die in der letzten von E. Buschor geleiteten Grabungskampagne im Heraion auf Samos gefunden wurde. Ein hoher Polos, eine reich geschmückte Götterkrone überragt das Haupt der Statuette und zeichnet sie als Hera aus. Dieses kostbare Werk aus Holz zeigt eine innere Größe, eine echte Monumentalität, die ihr äußeres Maß weit übersteigt. Mit guten Gründen hat man in ihr eine Statuettenwiedergabe des ältesten samischen Kultbildes der Hera erkannt.

Der bedeutungsvolle Vorgang der Bändigung der ekstatischen Leidenschaften und Kräfte, welche die urarchaischen Statuen erfüllten, spielt sich nicht allein auf den Inseln ab. Wir können die neue Beherrschtheit, ja Ernüchterung, die einen führenden Platz in der früharchaischen Kunstgeschichte einnimmt, auch im Mutterlande und an zahlreichen Werken von Kreta verfolgen. Man hat diesen Zeitabschnitt nach dem Künstler Daidalos benannt, auf den die antike Kunstgeschichtsschreibung die ältesten Götterstatuen zurückführte. Nicht daß wir auch nur ein einziges Werk durch eine Inschrift für einen Bildhauer namens Daidalos sichern könnten. Schwerlich läßt sich die ganze Fülle von Werken der verschiedensten griechischen Landschaften auf eine einzige Künstlerpersönlichkeit zurückführen. Wir sind dennoch von griechischem Geschichtssinn beraten, wenn wir von dädalischer Kunst sprechen. Das Ereignis der Geburt der griechischen Monumentalskulptur führte griechischer Geist auf einen Πρῶτος Εὑρέτης, den Erfinder Daidalos zurück.

68 rechts Über die Artemis der naxischen Weihung Nikandres nach Delos führt eine Kalksteinstatuette kretischen Stils im Louvre hinaus. Sie steht fester und bewußter auf ihrem Sockel. Mächtiger rundet sich das lange Gewand um den langen Unterkörper, kräftig wölben sich die Brüste. Die Arme lösen sich vom Körper. Sie treten unter dem Schultermäntelchen wie Blumenstengel aus umhüllenden Blättern. Die langfingrige Rechte ist zur Brust geführt. Die schwere Fülle des Haars umrahmt mit dicken Strähnensträngen das Antlitz, das wie ein hängendes Dreieck zwischen den beiden stehenden Haardreiecken herausleuchtet. Der Blick bricht nicht mehr übermächtig aus großen Augen hervor. Die Sinnesträger sind beherrscht und verhalten in das Antlitz gefügt. Die neue Prägung des weiblichen Standbildes verbreitet sich geradezu mit Windeseile in die verschiedensten Landschaften. Es begegnet uns in Terrakotten des Mutter-
Abb. 138 landes, auf getriebenen Goldtäfelchen von Rhodos, die auf eine Schnur aufgereiht ein kostbares Halsgeschmeide bildeten, aber auch im fernen Tarent[7] auf einer tönernen Weihetafel, die eine Göttin darstellt. Erhalten ist allein ihr Unterkörper. Das Gewand ist mit drei figürlichen Friesen reich ausgestattet. Im obersten Fries sehen wir Ajas mit der Leiche Achills, die folgenden Friese zeigen einen Choros, einen Reigentanz von Mädchen und Jünglingen. Während
68 rechts die Mädchen der Kore von Auxerre gleichen, kann man den Jünglingen eine kretische Bronzestatuette aus Delphi
69 rechts an die Seite stellen, die zum ersten Mal das archaische Kurosbild überliefert.

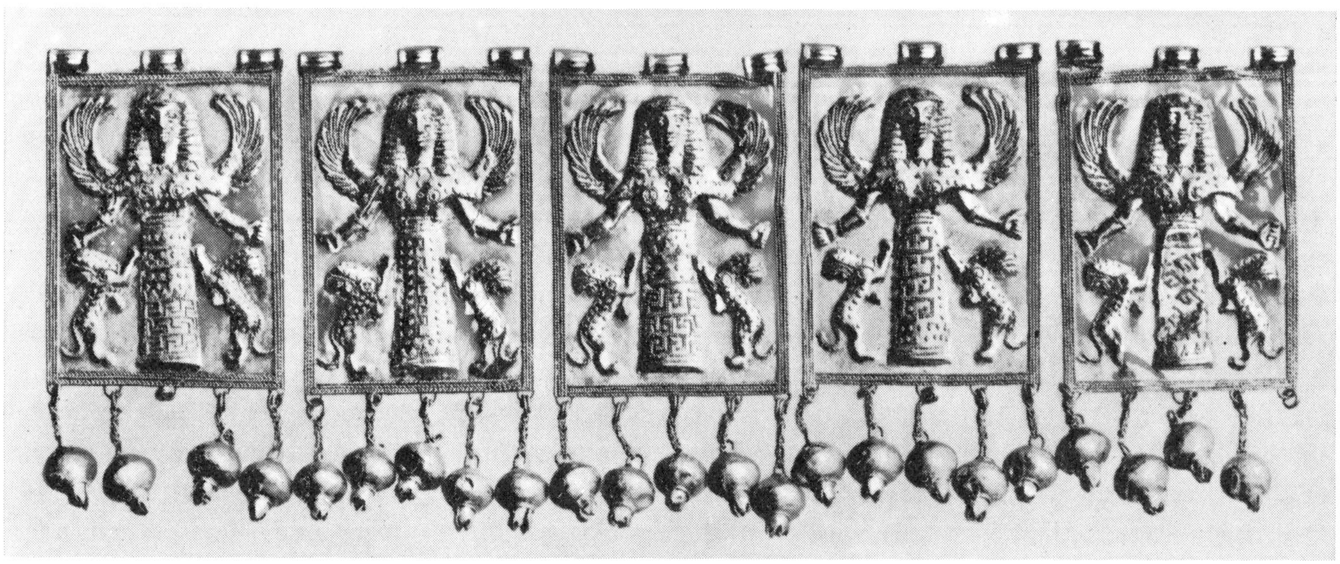

138 Teil eines Halsgeschmeides aus getriebenen Goldreliefs, von Kamiros auf Rhodos. Höhe der einzelnen Goldplättchen 4,2 cm. Nach Mitte 7. Jahrhundert v. Chr. – London, British Museum – Nach R. A. Higgins 1961

Die stereometrischen Formen des Sphyrelatons von Dreros auf Kreta sind einer lebendig empfundenen differenzierten Körperlichkeit gewichen. *69 rechts* Diese Brust dehnt sich, der Gürtel, der die Einziehung der Hüften zwischen den leicht eingeknickten Armen hervorhebt, ist nicht bloße lineare Zierde des Leibs und Bezeichnung der Gelenkigkeit, sondern als dinghaftes Leder plastisch hervorgehoben. Hier tritt die Umrißlinie zurück hinter den feinteilig durchgliederten plastischen Formen, welche das drängende und verhaltene Leben dieser Gestalt bestimmen. Zum ersten Mal ist die Stellung der Füße differenziert. Dem entspricht die willensmäßige Haltung der Arme, die weit über allfällige, fremdländische, östliche Vorbilder hinaus auf eine reiche Zukunft des griechischen Jünglingsbildes vorausweisen.

Eine verwandte Bereicherung, eine gesteigerte Sensibilität erreicht das Bild einer sich entschleiernden Gottheit einer Metope von Mykene. Das säulenhaft aufgeteilte Haar der Statuette von Auxerre ist hier in treppenartig gegliederte *70* Dreiecke verwandelt. Das Antlitz tritt unter dem eben weggeschobenen Schleiertuche blühender, frühlingshafter hervor. Welches ursprünglich das Thema dieser Metope war, bleibt uns verschlossen. Vielleicht war Hera selbst gemeint, die erhabene Gemahlin des Zeus, die Argos und Mykene besonders liebte. Ein Meister dieser nordost-peloponnesischen Landschaft hat zweifellos das Werk nach kretischen Vorbildern geschaffen.

Eine verwandte Beweglichkeit und Sinn für feinteilige Darstellung bekundet ein Elfenbeinrelief mit der Tötung der *71* Medusa durch Perseus, das auf der Insel Samos gefunden wurde. Doch fällt es schwer, an einheimische Entstehung auf der Insel der Hera zu glauben. Die strenge Gliederung der plastischen Formen scheint vielmehr auf die alte Tradition der spartanischen Elfenbeinschnitzerei hinzuweisen. Entstehung in Sparta könnte auch den engen künstlerischen Zusammenhang mit den mykenischen Metopenreliefs erklären.

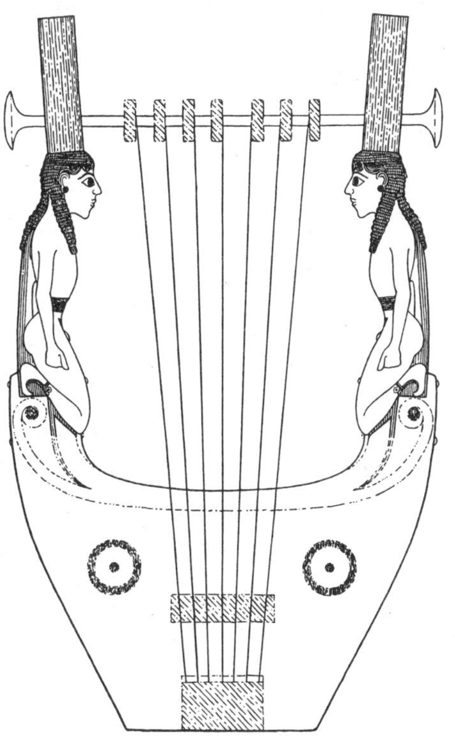

139 Rekonstruktion einer samischen Kithara. Vgl. Taf. 72. – Nach D. Ohly 1959

Ein echtes samisches Gewächs stellt der etwas ältere, an der Wende vom dritten zum letzten Jahrhundertviertel entstandene, kniende Elfenbeinjüngling dar, der offenbar ein kostbares Gerät schmückte. Nach D. Ohlys Beobachtung und Interpretation der vorhandenen Dübellöcher und Befestigungsspuren schmückte der Elfenbeinjüngling zusammen mit einem *72* (noch nicht gefundenen) Gegenstück die Arme einer Kithara. »Nur 14,5 cm hoch ist dieses Figürchen von einer Klarheit im Bau, einer Ausgewogen- *Abb. 139* heit in den Proportionen, einer Haltung voll innerer Freiheit, die erst die volle Meisterschaft zeigt. Kein Zweifel: diese Figur hat die großplastische Stufe der Mitte des siebenten Jahrhunderts durchschritten, steht als reife Frucht eines langen Bemühens um die organische Erfassung des menschlichen Körpers, der Gliederbeweglichkeit, des Wissens um die Funktionen der Gliedmaßen vor uns« (H. Walter[8]). Samisch ist der liebliche Schmelz, der auf das Antlitz ausgebreitet ist, die weiche und doch straffe Bildung der Wangen, die quellende Fülle seidigen Haares, das liebevoll in Zickzackwellen aufgegliedert ist. Die Wechselwirkung, die von lakonischen und samischen Werken hin- und herging, mag ein in Sparta gefundener gleichzeitiger Jünglingskopf aus Ton veranschaulichen[9].

Die Kunst der Elfenbeinschnitzerei blieb nicht auf Sparta, Samos und Korinth beschränkt. Zwei großartige Löwen aus Elfenbein in Kopenhagen stammen aus Tarent und sind gewiß auch in der Tochterstadt Spartas am Beginn des *73 oben* letzten Jahrhundertviertels geschaffen worden. Sie schmückten zusammen mit einer durch kleine Fragmente gesicherten, weiblichen Gestalt, offenbar der Herrin der Tiere, ein hölzernes Kästchen. Es wäre verfehlt, aus dem Bilde der großen Naturherrin auf eine Larnax des Totenkultes zu schließen. Auch den Schmuck und das Gerät sterblicher Frauen schmückten heilige Themen. Es könnte sich um »ein Kästchen für wohlriechendes Öl und andere Dinge, die die Frauen *Abb. 140* brauchen«, gehandelt haben. ›Gryta‹ nennt Sappho solche Schmuckkästchen. Sie führt neben goldenen Ketten, purpurnen Gewändern, silbernen Bechern auch Kostbarkeiten aus Elfenbein unter Hochzeitsgeschenken für junge Frauen an.

Die Bedeutung des korinthischen Beitrags zur dädalischen Plastik ermißt man angesichts des unheimlichen Löwen aus Kalkstein, der in der Tochterstadt Korkyra gefunden wurde. Das mächtige Raubtier lagert dräuend auf der *73 unten*

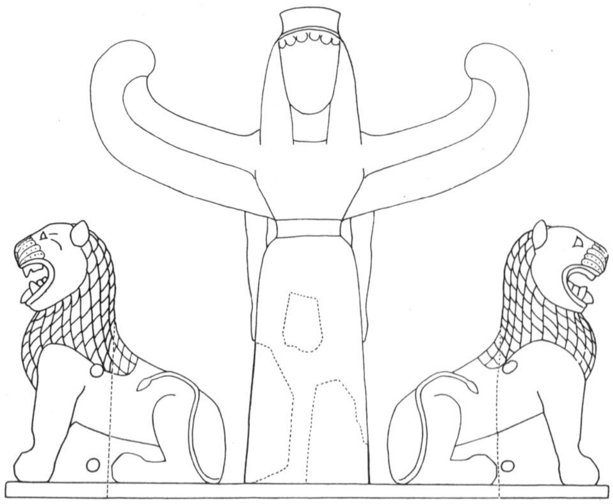

140 Elfenbeinbeschlag eines tarentinischen Holzkästchens. Rekonstruktion. Vgl. zugehörige Elfenbeinlöwen Taf. 73 oben

Plinthe. Der Schwanz ist zwischen die Hinterpranken gelegt, die Vorderpfoten sind nach vorn ausgestreckt. Sie umrahmen zusammen mit den plastisch hervortretenden Oberschenkeln rechtwinklig das wilde Haupt, das die ganze bedrohliche Macht und Gefährlichkeit der ›Wildniswelt‹ zum Ausdruck bringt. Ein starker Muskelwulst setzt das Antlitz des Löwen von der Halspartie ab. Eine senkrechte Rinne zerteilt die senkrechten Muskelstränge der Stirn, die in kugeligen Kuppen enden. Die Schnauze ist durch ineinandergeschachtelte V- und U-förmige Linien bezeichnet, die in große Bogenlinien auslaufen.

Der Löwe von Korfu läßt sich durch den von Payne gezogenen – zu wenig beachteten – Vergleich mit dem Löwen eines protokorinthischen Aryballos in Berlin bald nach Mitte des siebenten Jahrhunderts ansetzen[10]. Diese Frühdatierung für den Löwen befürwortet auch der Vergleich der Frontansicht des Raubtieres mit der der Kalksteingöttin von Auxerre, die verwandte Wölbungen und ähnliche Einschnürungen des plastischen Volumens an den entscheidenden Glieder- und Körpergrenzen aufweist. Die Welt der Götter, der Menschen und der Tiere bilden eine große Einheit. Für alle verwenden die Künstler des siebenten Jahrhunderts die gleiche Formensprache.

FRÜHARCHAISCHE MALEREI · 660–620 V. CHR.

Abb. 141 Zur Malerei leitet ein lange Zeit verschollener Rückenpanzer in Olympia über; denn einerseits verkörpert er durch seine plastische Form das zeitgenössische Menschenbild, andererseits durch den reichen gravierten Schmuck die Zeichenkunst des dritten Jahrhundertviertels. Die Schulterblätter schmücken heftig bewegte Löwen, darunter erscheinen im nächsten Fries zwei antithetische Stiere. In der Eintiefung dazwischen sehen wir aufgerichtete Sphingen und Panther, die sich mit den Vorderpfoten berühren. Den Hauptfries schmückt ein Reigen göttlicher Gestalten. Der leierspielende Apollon ist die Hauptfigur, ausgezeichnet durch seine betonte Größe. Hinter ihm folgen zwei tanzende Mädchen, die sich am Gelenk fassen. Drei männliche Gestalten tanzen zur Musik des Gottes auf der linken Hälfte des Bildes. Der bärtige Anführer der Männer kann nicht Zeus sein, der nur ein einziges Mal, nach dem Siege über die Titanen, als Tänzer genannt ist. Eine der folgenden Gestalten wird Hermes sein, die dritte Figur vielleicht Hephaistos oder Dionysos darstellen, die Zeussöhne und Brüder Apollons. Gemeint ist wohl der Einzug Apollons in den Olymp, den auch der homerische Apollonhymnus besingt:

Harmonia und Hebe und Aphrodite, die Tochter Zeus',
die schöngelockten Chariten, die gütigen Horen,
tanzen und reichen einander die Hände und fassen die Knöchel.
.....
Mit im Spiele sind auch der schimmernde Späher und Ares.
Aber Phoibos Apollon spielt dazu auf der Leier,
schreitet herrlich und hoch einher, ein Glänzen umstrahlt ihn.
Leuchtend funkeln die Füße, der trefflich gewobene Leibrock.
Helle Freude empfinden in ihrem großen Gemüte
Leto mit Gold in den Haaren und Zeus, der Berater,
beim Anblick ihres geliebten Sohns,
wie er spielt mit unsterblichen Göttern.

(Hymnos auf Apollon, übers. v. A. Weiher)

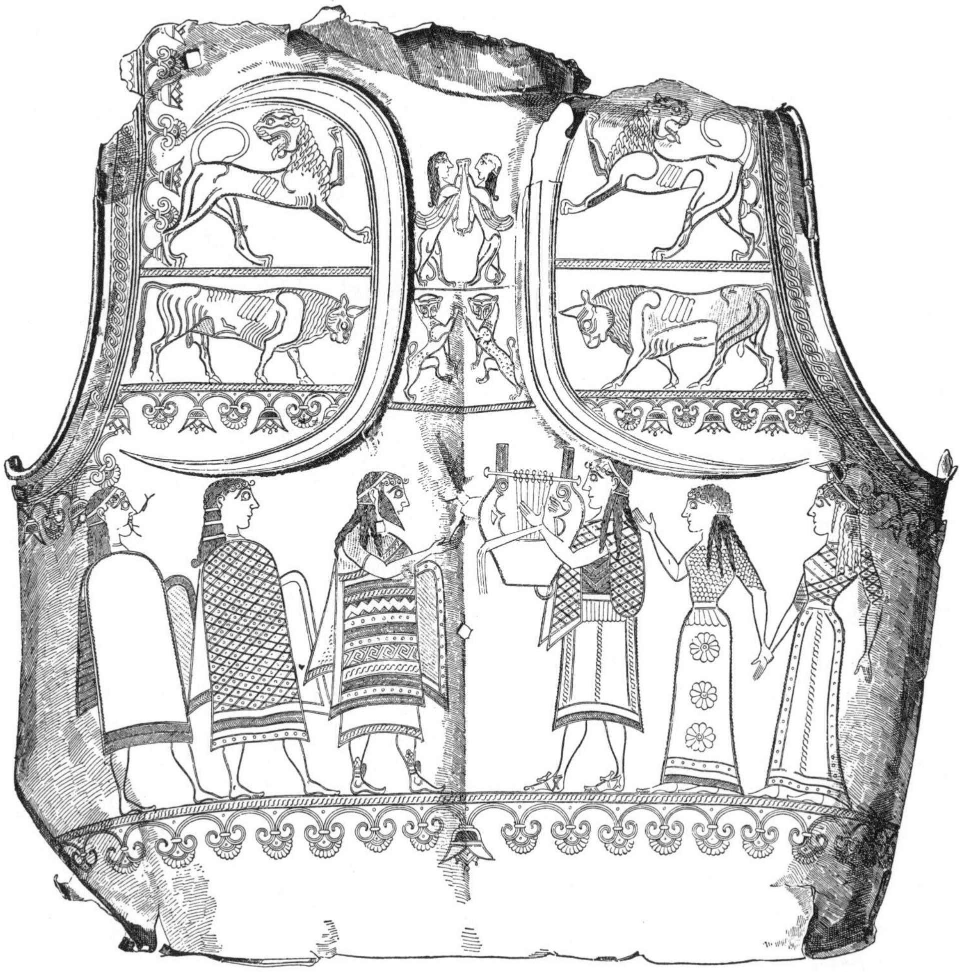

141 Einzug des leierspielenden Apollon im Olymp und Tanz der Götter, nach einem verschollenen ehernen Rückenpanzer aus Olympia. Höhe ca. 44,0 cm. Um 650 v. Chr. – Nach Olympia IV

Vergleichen lassen sich den Tierfriesen der Schulterblätter ostionische Bilder, wie sie etwa der Becher in Würzburg 74
311 zeigt. Eine ähnliche Anordnung von Bildfriesen zeigt die sog. Chigikanne der Villa Giulia in Rom, die ungefähr 76
gleichzeitig entstanden sein wird. Diese spätprotokorinthische Kanne hat nicht allein das miniaturhafte Format der älteren Aryballen und Lekythen überwunden, sondern auch in den drei Bildfriesen eine große Festigkeit gewonnen. Der helle Bildgrund, die Wiedergabe der Hopliten, der Reiter und Jäger in differenzierten Braun- und Gelbtönen verraten den Zusammenhang mit der großen Malerei. Wir bewundern – vor allem im obersten Bildfries mit den Hopliten, die unter den Klängen eines Doppelflötenbläsers zum Kampfe schreiten – eine reiche Verwendung maleri- VI
scher Mittel. Eine unschematisch lebendige Staffelung der Krieger wird durch kühne Überschneidungen erreicht. Mit einer echt korinthischen Lust an den kleinen Einzelheiten werden Helmbüsche und Helmbuschbahnen, Panzer, Beinschienen und vor allem eine Vielzahl von Schildzeichen mit dem erschreckenden Antlitz der Gorgo, fliehenden Raubvögeln, Stier- und Löwenprotomen ausgestattet, aber auch die Schildinnenseiten der nach rechts schreitenden Kämpfer werden in vielfachen Abwandlungen geschildert. So gewinnt der linear-konturierende Stil eine malerische Wirkung, die in der großen Wand- und Tafelmalerei dädalischer Zeit kaum größer und reicher gedacht werden kann. Die Bedeutung der korinthischen Malerei tritt noch deutlicher hervor, wenn wir die Hopliten der Chigikanne neben das kleine Tafelgemälde auf einem ostionischen Teller in London A 749 stellen. Menelaos und Hektor, die um die Leiche 75
des Euphorbos kämpfen, zeigen Anklänge an die Hopliten der spätprotokorinthischen Kanne. Allein die Vielzahl von Rankenvoluten und Palmetten, Flechtmustern und Rosetten fügen das Kampfgeschehen in die Landschaft ionischer Naturerfahrung ein. In dem Euphorbos-Teller wirkt noch am Ende des siebenten Jahrhunderts eine altertümlichere Auffassung von Malerei fort.

Die Werke der gepriesenen, korinthischen Maler Aridikos und Ekphantos können wir nicht nachweisen. Und doch gewinnen wir von dem Stil ihrer Monumentalmalerei an Hand der im ätolischen Thermos gefundenen Tonmetopen eine verläßliche Vorstellung. Wir sehen thronende Chari-
77 oben ten in reichgeschmückten Gewändern, wir sehen Perseus, wie er mit dem erbeuteten Haupte der Medusa sich davonmacht. Eine wohl benachbarte Metope gibt das grausige
77 unten Antlitz der Gorgo wieder, eine andere einen Löwen, eine weitere Chimaira.

Mit großen Schritten zieht ein Jäger mit seiner Beute heim, die er an einer großen Stange auf seinen Schultern trägt. Gemeint ist offenbar ein mythischer Jäger, vielleicht Orion. Denn Themen der Sage werden ausschließlich den Bildschmuck des frühachaischen Tempels gebildet haben. Eine Metopengruppe schließt sich durch frevlerische Themen
VII zusammen. Da ist Chelidon, inschriftlich genannt, und ihre Schwester Aedon, die den Knaben Itys schlachteten.
Abb. 142 Aus den verblichenen Resten einer weiteren fragmentierten Metope ließ sich das Bild der nackt durch Arkadiens Triften rasenden Töchter des Königs Proitos wiedergewinnen, die sich gegen Hera vermessen hatten. Sie prahlten mit der Pracht des väterlichen Palastes, welche den Tempel der Hera von Argos übertroffen habe. Oder sie lehnten nach einer andern Sagenversion alle Freier, die aus ganz Griechenland um sie warben, aus vermessener Eitelkeit ab und wurden von der Beschützerin der Ehe, Hera, mit Irrsinn bestraft. Eine Hautkrankheit, die weiße Krätze, befiel sie, die Haare fielen ihnen aus. Die Geschwüre schmerzten bei der Berührung der Gewänder, deshalb warfen sie sie vom Leib. Vgl. auch das zu dem Elfenbeinrelief Taf. 65 Gesagte.

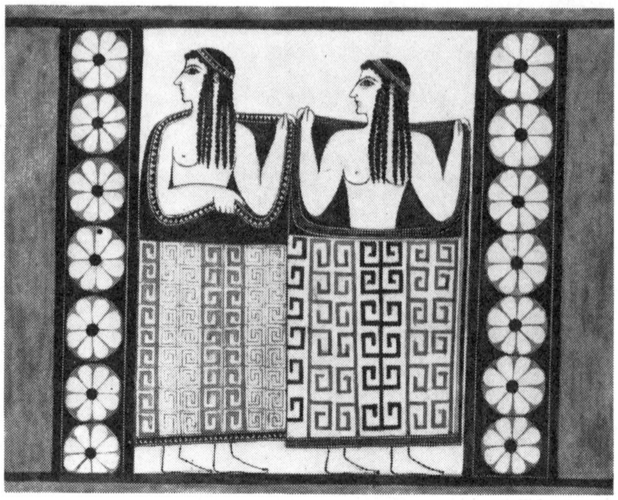

142 Lysippe und Iphianassa, die Töchter des Königs Proitos von Tiryns. Rekonstruktionszeichnung einer bemalten Tonmetope vom früharchaischen Apollon-Tempel von Thermos. Höhe ca. 60,0 cm. Um 625 v. Chr.

Alle diese Themen werden in großen Formen, unter Verzicht auf nebensächliches Beiwerk, dargestellt. Bei dem großen Format und dem groben Ton mußte von Ritzung abgesehen werden. Das Fleisch der Frauen ist weiß, das der Männer braun, die Gewänder sind kirschrot oder weiß. Mäanderartige Muster oder Borten mit Dreiecksmustern und Rosetten schmücken sie. Man darf sich nach diesen großfigurigen Gemälden in Thermos die korinthische Monumentalmalerei vorstellen, wenngleich sie nicht das korinthische, sondern ein achäisches Alphabet verwenden. Weniger gut erhalten, aber eng übereinstimmend, sind die Fragmente gemalter Metopen aus Kalydon.

STRENGARCHAISCHE PLASTIK · 620–570 V. CHR.

Im letzten Viertel des Jahrhunderts reift in Athen eine Malerei heran, welche den Wettstreit mit den korinthischen Meistern anzunehmen scheint. Eine Reihe von überlebensgroßen Jünglingsbildern tritt hinzu, deren inneres und äußeres Format bis zur Jahrhundertwende hin sich zunehmend steigert. Fast unversehrt tritt uns das attische, großplastische
79 Menschenbild in einer Jünglingsfigur in New York zum ersten Mal entgegen. Selbst der Gürtel, der in älteren, dorischen und ionischen Werken in abkürzender Weise das Gewand bezeichnet hatte, ist weggelassen. Der edel geformte Leib sprießt in strahlender Nacktheit zum krönenden Haupte hinan, das mit einem reichen Perlengelock des Haares und einer kunstvoll am Hinterkopf geknoteten Binde geschmückt ist. Das linke Bein ist vorgestellt, die Hände sind zu Fäusten geballt auf die Oberschenkel gelegt. Die Arme sind aber vom Leibe gelöst. In straffer Bogenlinie verlaufen die Konturen des Oberkörpers, welche mit der Einziehung in den Hüften seine geschmeidige Schlankheit hervorheben und zugleich mit der Durchbrechung des hohen Rechtecks der ganzen Komposition eine ungeahnte Freiheit und Beweglichkeit für die 1,85 Meter hohe Gestalt verleihen. In gleicher Weise ist die schmale Öffnung zwischen den Beinen mit dem An- und Abschwellen der Umrisse der Schenkel zu einer hohen künstlerischen Wirkung, zu einer luziden ›Durchsichtigkeit‹ gebracht. Man hat in diesem Kuros mit Recht apollinische Klarheit empfunden; doch wird er mit seinen Brü-

dern nicht den Gott selbst darstellen. Diese Statuen waren auf Gräbern aufgestellt. Sie verkörpern das Leben auf seiner höchsten Stufe selbst und machen es bleibend.

Die Verwendung von Inselmarmor verrät schon ganz äußerlich die Kenntnis der reichen Kykladenskulptur, die in diesen Jahrzehnten Werke von weithin leuchtendem Glanz und riesigem Formate hervorgebracht hat. Erhalten ist ein Kuros auf Thasos. Drei unvollendet gebliebene Kolosse liegen in Steinbrüchen auf Naxos. Von einem ursprüng-
lich etwa neun Meter hohen Riesenbilde Apollons ist die Plinthe, der Oberkörper und die Hüftpartie auf der Insel *78*
Delos verblieben. Der Vergleich mit dem Naxierkoloß, dessen Vorläufern und dorischen Werken (vgl. den kretischen
Jüngling von Delphi oben S. 90) offenbart die eigenständige Art des attischen Meisters, der die Mitte zwischen *69 rechts*
diesen Richtungen hält. Die verhaltene, schüchterne, ja tastende Art, plastische Formen mit einem Minimum an Detail und gliedernder Akzentsetzung im großen Zusammenhang der Menschengestalt wirksam zu machen, bildet den Hauptreiz dieser Gestalt, die ein gütiges Schicksal uns bewahrt hat.

Über die frühe Meisterschaft dieses Werkes führt eine zweite engverwandte Schöpfung des gleichen Meisters und
des gleichen Themas hinaus. Seit 1916 kennen wir ein 44 cm hohes Haupt, zu dem 1930 die zugehörige rechte Hand *80 links*
und in den Agora Ausgrabungen von 1936–55 weitere Bruchstücke des Rückens, des linken Oberschenkels mit der linken Hand, der linken Schulter und des rechten Knies hinzugefunden wurden. Nach dem Fundort des Hauptes nennen wir diesen bahnbrechenden Bildhauer, dessen eigenen Namen wir nicht kennen, den Dipylon-Meister. Gesteigert ist nicht allein das äußere Maß, das hier zweieinhalb Meter erreicht haben wird. Das Vokabular der Formensprache ist einer stärkeren Beherrschung und Beschränkung fähig geworden. Die Flächen reihen und wölben sich in größerer, freierer Weise. Der flimmernde Perlenschmuck des Haares ist einheitlicher zusammengefaßt. Die altertümliche, zierliche Feinteiligkeit ist überwunden.

Gewaltiger noch erscheint ›das Übermaß der Leiber‹ in drei Jünglingen, die an der Südspitze Attikas auf Kap Sunion
gefunden worden sind. Der am besten erhaltene Jüngling im Athener Nationalmuseum 2720 erreicht das kolossale *80 rechts*
Maß von drei Metern. Mächtiger breiten sich die Schultern, schwillt die Brust, wölben sich Arme und Schenkel. Voller tritt das große Ornament der Ohren, kräftiger die Kniescheiben und die umgebende Muskulatur plastisch hervor. Doch leuchtet durch all diese Neuerungen, die ein selbständiges hervorragendes Temperament verraten, das Vorbild des New Yorker Kuros durch. Der Sunion-Jüngling bezeugt nicht bloß die Bewunderung der Zeitgenossen für die Prägung der attischen, freiplastischen Jünglingsgestalt durch den Dipylon-Meister; ein großer Bildhauer offenbart sie selbst in der Aufnahme und Weiterführung im eigenen Werke. Die bildnerische Tradition, die sich in den Jünglingen des Dipylon-Meisters anbahnt, reicht weit ins folgende
Jahrhundert hinein. Die stehende Göttin mit dem Granatapfel in Berlin *81*
vertritt diese Nachfolge im ersten Jahrhundertviertel und leitet zum Werke des Phaidimos über, das wir in Bruchstücken bis gegen die Mitte des neuen Jahrhunderts verfolgen können. Vom Dipylon-Meister selbst wird noch
das Firstakroter mit dem Bilde einer laufenden Gorgo gehören, die *Abb. 143*
einen reifarchaischen Tempel der Akropolis schmückte. Die alte, klare Linearität verbindet sich mit der neuen drängenden Fülle der Wangen, dem Wellenspiel weichen Stirnhaares. Die Handschrift des Dipylon-Meisters verrät sich nicht allein in der Bildung der Augenpartie und den großen Voluten der Ohrmuscheln, sondern auch in der herben Begrenzung der Lippen, der gleichsam gestanzten flach heraushängenden Zunge und der Aufreihung der quadratischen, bleckenden Zähne und den eckigen
Hauern. Das dämonische Gorgonenbild des Nettos-Malers und des Gor- *88*
gonen-Malers ist unter dem Meißel eines der allerbedeutendsten, attischen *89/90*
Bildhauer greifbare Wirklichkeit geworden.

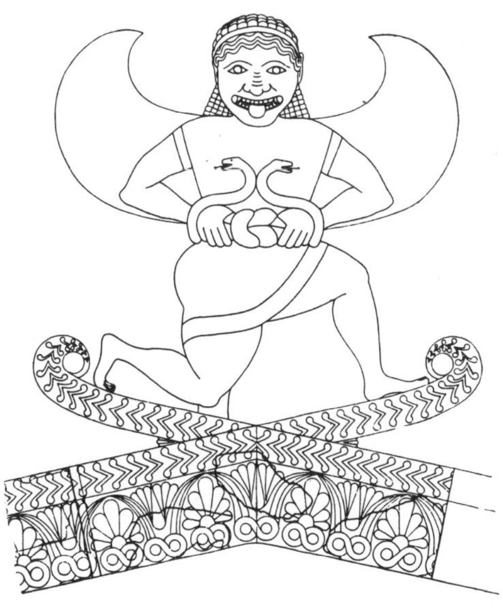

143 Laufende Gorgo, vom Firstakroter eines reifarchaischen Tempels auf der Akropolis von Athen. Wohl Werk des Dipylon-Meisters. Rekonstruktionszeichnung nach W. H. Schuchhardt 1935/1936

Um die Jahrhundertwende erlangt die Plastik in allen griechischen Landen eine hohe Stufe der Reife. Mächtiges Volumen erfüllt die Leiber, eine neue Wachheit ihre Blicke, drängende Kraft ihre Arme. Das Brüderpaar Kleobis

83 und Biton verkörpert die neuen bewegenden Kräfte nicht allein formal, sondern geradezu sinnbildhaft. Herodot berichtet (1.31), daß die Argiver Standbilder der beiden Zwillingsbrüder nach Delphi weihten und läßt Solon dem König Kroisos ihre Geschichte erzählen. Ihre Mutter wartete eines Tages vergeblich auf die Ochsen, welche sie ins Hera-Heiligtum fahren sollten. Da spannten sich die Söhne selbst wie zwei starke Ochsen an den schweren Wagen und zogen ihn 45 Stadien zum Tempel der Hera. Sie trafen rechtzeitig zur Begehung der Feier ein. Die Priesterin betete, daß die Götter den Zwillingssöhnen das Beste verleihen möchten. Sie wurde erhört. Die ermatteten Söhne waren im Heiligtum eingeschlafen und sie erwachten nicht mehr.

Diese beiden Jünglingsgestalten voll unbändiger Manneskraft haben uns die französischen Ausgrabungen in Delphi wiedergeschenkt. Pfeilerstarke Schenkel tragen ihre Leiber, deren Mitte durch das Geschlecht, den horizontalen Rand des Schamhaars und die geballten Fäuste deutlich bezeichnet ist. Die leicht gewinkelten Arme schließen den gedrungenen Oberkörper zu einem schweren Block zusammen. Wie die Leiber zu den Schultern hin immer weiter ausladend gebildet sind, verbreitert sich das Oval der Häupter mächtig zu den Schläfen hin. Die niedrige Stirn rahmen große Lockenringel, den breiten Hals drei säulenähnliche, schwere Haarsträhnen auf jeder Seite. Die schwere Fügung dieser
Abb. 132/133 Leiber erinnert über den großen Zeitabstand hinweg an den geometrischen Panzer von Argos (vgl. oben S. 83). Die teilweise erhaltene Inschrift nennt den argivischen Meister Polymedes. Seine gewaltigen Statuen nehmen sich neben den Jünglingen des Dipylon-Meisters aus wie Werke Polyklets neben solchen des Pheidias. Alle erzählbare Handlung ist in die ruhig stehenden, leicht vorgeneigten Leiber des Kleobis und Biton hineinversammelt.

Verwandte dorische Art vertritt der überlebensgroße, weibliche Kalksteinkopf, der wohl zu einem sitzenden Kultbild
82 der Göttin Hera gehörte. Die großen Formen des Antlitzes sind bereichert durch die Blattkrone, eine Tänie und das in einem ebenmäßigen Ornament über die Stirn hin verlaufende Wellenhaar. Die verblichene Bemalung der Pupille läßt die ursprüngliche Macht des Blickes noch erahnen. Einen zweiten Akzent setzen die schmalen, festgeschlossenen Lippen. Der – wohl spartanische – Meister erfüllt das Antlitz der Göttin mit einer neuen, gefühlvollen Menschennähe. Die Hera wird etwa gleichzeitig mit der laufenden Gorgo des Dipylon-Meisters entstanden sein.

Abb. 144 Dem ersten Viertel des sechsten Jahrhunderts gehört der gewaltige Reliefschmuck an, der im Westgiebel den Ar-
85 temistempel auf Korfu bekrönte. Die Giebelmitte beherrscht das Bild der schlangengegürteten Medusa zwischen ihren Kindern, Pegasos und Chrysaor. In der Tochterstadt Korinths vernehmen wir die volle Tonart eines korinthischen
Abb. 143 Bildhauers, die gerade durch den Vergleich mit der Gorgo des Dipylon-Meisters (vgl. oben S. 95) noch reicher erklingt. Pindar (Olympie 13,20) preist in einem kühnen Bilde die Korinther, »welche zuerst das doppelte Bild des Königs der Vögel auf das Haus der Götter gesetzt«, als die Erfinder der Tempelgiebel. Aus zahlreichen größeren und kleineren Fragmenten ließ sich die Komposition wiedergewinnen, mit welcher der Korfu-Meister die ausgespannten Adlerschwingen des einen Giebelfeldes ausgestattet hat. Zwei gelagerte Panther zu beiden Seiten der Medusa verkörpern die bedrohlichen Mächte der Natur, die ›Wildniswelt‹. Das überlieferte Wappenbild ist hier ins übermächtige Maß gesteigert. Diesem Urschreck und seinen Trabanten, welcher den Löwenteil des Giebelfeldes beansprucht,
84 entsprechen die Kämpfe auf beiden Seiten und die in den Giebelzwickeln liegenden, überwundenen, nackten, wilden
84 rechts Riesen. Die Kampfgruppe der rechten Seite stellt das gewaltige Ringen des jugendlichen Zeus mit seinem Vater
84 links Kronos um die himmlische Herrschaft dar. Auf der linken Seite wird eine – nach der Art ihres Sitzens und ihrer Ge-

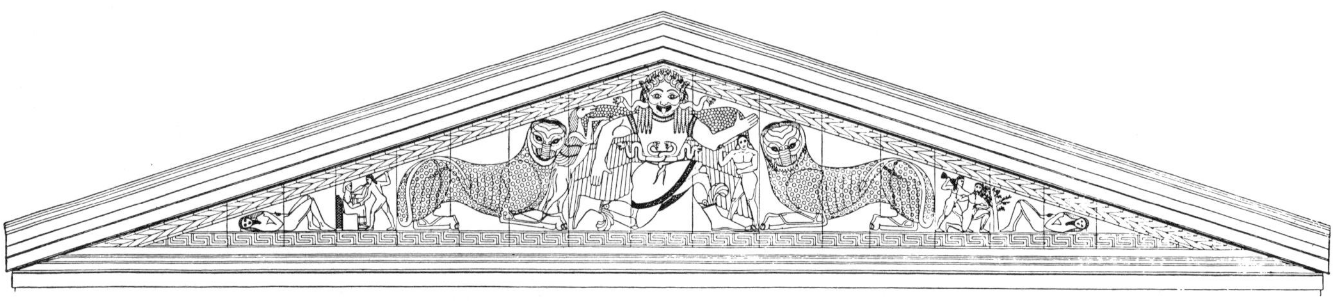

144 Westgiebel des Artemis-Tempels auf Korkyra (Korfu). Rekonstruktionszeichnung nach G. Rodenwaldt 1938

wandung – weibliche Gestalt von einer Lanzenspitze bedroht. Nach korinthischen Tontäfelchen darf man sich den Angreifer als jugendlich nackten Kämpfer vorstellen, wohl Poseidon, der seine eigene Mutter angreift. Wahrhaftig, unheimliche Ereignisse der Göttersage werden hier in lapidarer Sprache gestaltet. Hinter »Rhea, die über alles den höchsten Thron hat« erscheint der Kronosturm, hinter Kronos ein Baum, der das »Land von schimmernden Bäumen« (vgl. Pindar, Olympie 2, 77f.) bezeichnet, über das Kronos und Rhea in einem goldenen Zeitalter herrschten.

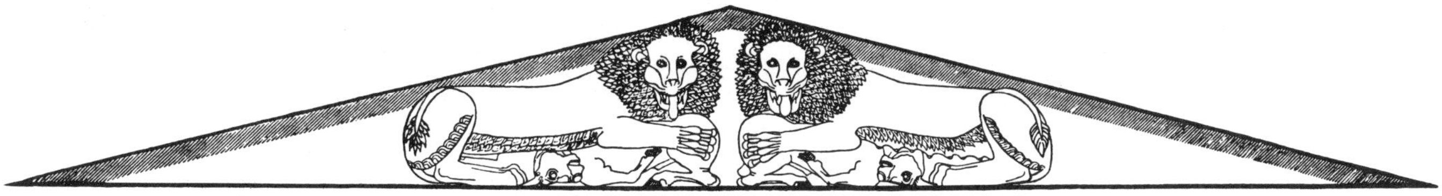

145 Ältester Porosgiebel von der Akropolis von Athen. Rekonstruktionszeichnung nach W. H. Schuchhardt 1940

Auf der Burg von Athen wurde seit dem frühesten sechsten Jahrhundert eine ganze Reihe von Bauten aufgeführt
und mit Giebelskulpturen aus Kalktuff ausgestattet. Der älteste dieser Porosgiebel stellte zwei gewaltige, antithetische *Abb. 145*
Löwen dar, welche Kälber schlagen. Zum ältesten, attischen Ringhallentempel gehörten zwei jüngere Löwengiebel.
Ein einfacherer Giebelschmuck mit zwei ruhig zur Mitte hin gelagerten Löwen und aus den Giebelzwickeln sich herauswindenden Burgschlangen mag die Rückseite des großen Baues geschmückt haben, dessen Sima aus Marmor gearbeitet *Abb. 146*
und mit einem edlen Palmetten-Lotos-Schmuck verziert war. Das Firstakroter mit der laufenden Gorgo wird der *Abb. 143*
Dipylon-Meister in fortgeschrittenen Jahren gearbeitet haben (vgl. oben S. 95). Den Durchbruch in eine neue,
bunte Märchenwelt voller Fabulierlust und Erzählerkunst kündigt der vermutliche Ostgiebel mit dem Herakles- *Abb. 147*
Tritonkampf in der einen und dem Dreileibigen in der anderen Giebelhälfte an. Dem vollen Schlangenleib des Triton *86*
in der linken Giebelecke entsprechen die zu einem dicken Tau verknüpften Schlangenenden des Dreileibigen, des Blaubart, wie man ihn nach der Färbung seines Haars auch genannt hat. In der linken Hand trägt er einmal einen Vogel, *VIII*
dann eine Feuerflamme und eine Welle Wassers. Die Giebelmitte beherrschte wohl eine kraftstrotzende Gruppe zweier einen gewaltigen Stier zerreißender Löwen, welche die beiden Hälften des Giebelfeldes zu einer großen Einheit verklammert.

Ein Temperament voller ungebrochener Kraft verbindet die Wildheit der Mittelgruppe mit den pointiert erzählten Abenteuern des Herakles auf dem Vormarsch in ferne unerforschte Gebiete, wie etwa den Garten der Hesperiden.
Man muß die lebensvollen, daseinsfreudigen Menschenoberkörper des Dreileibigen mit der durch ornamentale Formen *86*
verklärten Durchsichtigkeit der Gorgo des Dipylon-Meisters am gleichen Bau vergleichen, um die Fülle zu ermessen, *Abb. 143*
deren die attische Plastik fähig geworden ist.

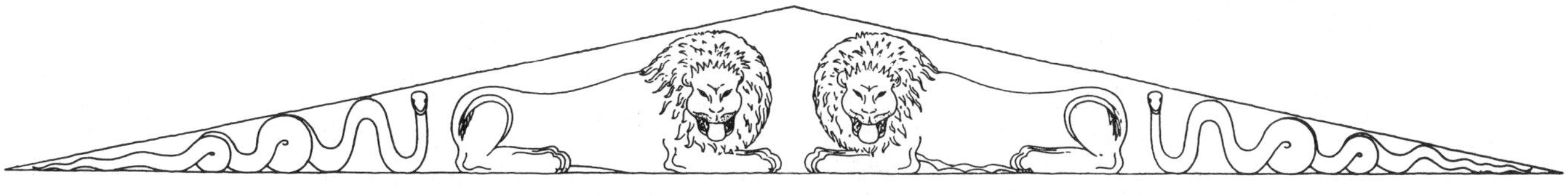

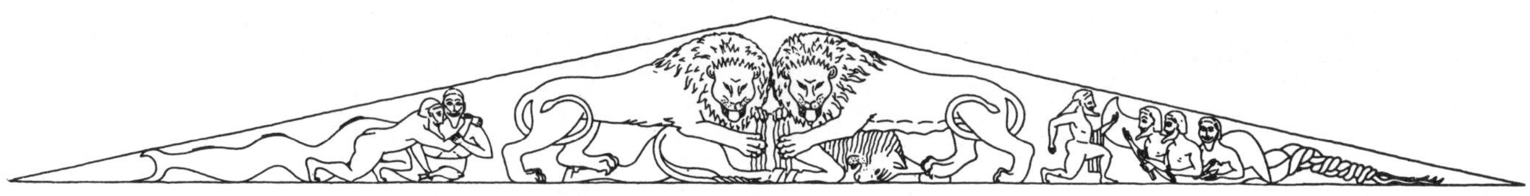

146/147 Die beiden Giebel des ältesten Ringhallentempels auf der Akropolis von Athen. Rekonstruktionszeichnung nach W. H. Schuchhardt 1940. 146 Sog. Schlangengiebel von der Westfront; 147 Sog. Jüngerer Löwengiebel von der Ostfront. Vgl. Tafel 86 und VIII

Der Meister des Tritongiebels verherrlicht eine tastbare, irdischere Nähe und Gegenwart, hier »bricht ein warm-
87 lebendiger häuslicher Geist durch« (Buschor), der im Kalbträger seine höchste Vergegenwärtigung gefunden hat. Die
innere Verwandtschaft des großen Porosgiebels und der Marmorgruppe des Opferers mit seinem Kalb auf den Schultern läßt sich wohl nur durch den gleichen Künstler erklären. Diese alte Vermutung gewinnt an Gewicht, wenn wir die Unterschiede des Werkstoffes, hier Kalkstein, dort harten Marmor und den zeitlichen Abstand in Betracht ziehen. Die Marmorgruppe ist offenbar das jüngere Werk. Der Stifter, inschriftlich Rhombos genannt, hat in frommer Gebärde das Opfertier auf die Schultern genommen, mit beiden Händen faßt er paarweise die beiden Beine des Kalbs, das in seiner ganzen tierischen Unschuld geschildert ist. Die Oberarme des Rhombos und die Beine des Kälbchens bilden vor dem menschlichen Oberkörper ein großes X, das die innere Zusammengehörigkeit von Mensch und Tier in wahrhaft ergreifender Weise darstellt. Das Geschlecht des Stierkalbs liegt auf der linken Schulter des Opferers, sein Schwanz begleitet den linken Oberarm; der Kopf mit den abstehenden Ohren, den großen Augen, den gefurchten Nüstern bilden mit dem großen Antlitz des bärtigen Stifters eine Einheit der Zweisamkeit sondergleichen. Der Leib des Kalbträgers durchdringt seine Gewandung, als nähere er sich nackt der Göttin, um ihr seine Gabe darzubringen.

Die Porosgiebel mit dem Herakles/Hydra-Kampf[11], der Einführung des Herakles in den Olymp[12] und dem Troilos-Abenteuer[13] erreichen weder die innere Größe noch Wahrhaftigkeit des großen – für uns noch namenlosen – Kalbträger-Meisters. Ihre kleinteiligen Formen verleihen ihnen etwas Marionettenhaftes. Sie wirken wie plastisch unbewältigte Malerei.

STRENGARCHAISCHE MALEREI · 620–570 V. CHR.

IX Der Weg ist der gleiche wie bei der Plastik. Große Gefäße wie der Kolonnetten-Krater E 635 im Louvre übernehmen
in Korinth das Erbe der großfigurigen Malerei (s. Thermos-Metopen S. 94 ff.). Die Freude an der Aufzählung und
Reihung bewahrt das Bild vom Gastmahl des Iphitos, das die Geladenen, alle inschriftlich benannt, auf vier Klinen
zeigt. Hunde sind an die Beine der Klinen gebunden. Wir sehen die Tische, die Speisen, die Trinkgefäße, den Misch-
76, VI krug. Aber die feinteilige Schilderung der Chigikanne ist einer betonten Einfachheit, einer bewußten Steigerung des
dargestellten Vorgangs gewichen. Klytios und Toxos auf der ersten, Didaion und Eurytios auf der zweiten Kline unterhalten sich trinkend miteinander. Iphitos und Herakles in der rechten Hälfte lagern allein auf ihren Klinen, Iole steht zwischen den beiden Hauptfiguren. Sie wendet sich zum Bruder zurück und bewegt sich zögernd und schüchtern zu Herakles, der im Schälen seiner Frucht innehält und unverwandt auf das schöne Mädchen blickt, das zu seinem Untergange führen wird. Die Macht der persönlichen Leidenschaft, die ungefähr zur gleichen Zeit Sappho auf der fernen Insel Lesbos erleidend erkannt hat, wird hier im erregenden Moment dargestellt. Das Persönliche, das Intime, das Ge-

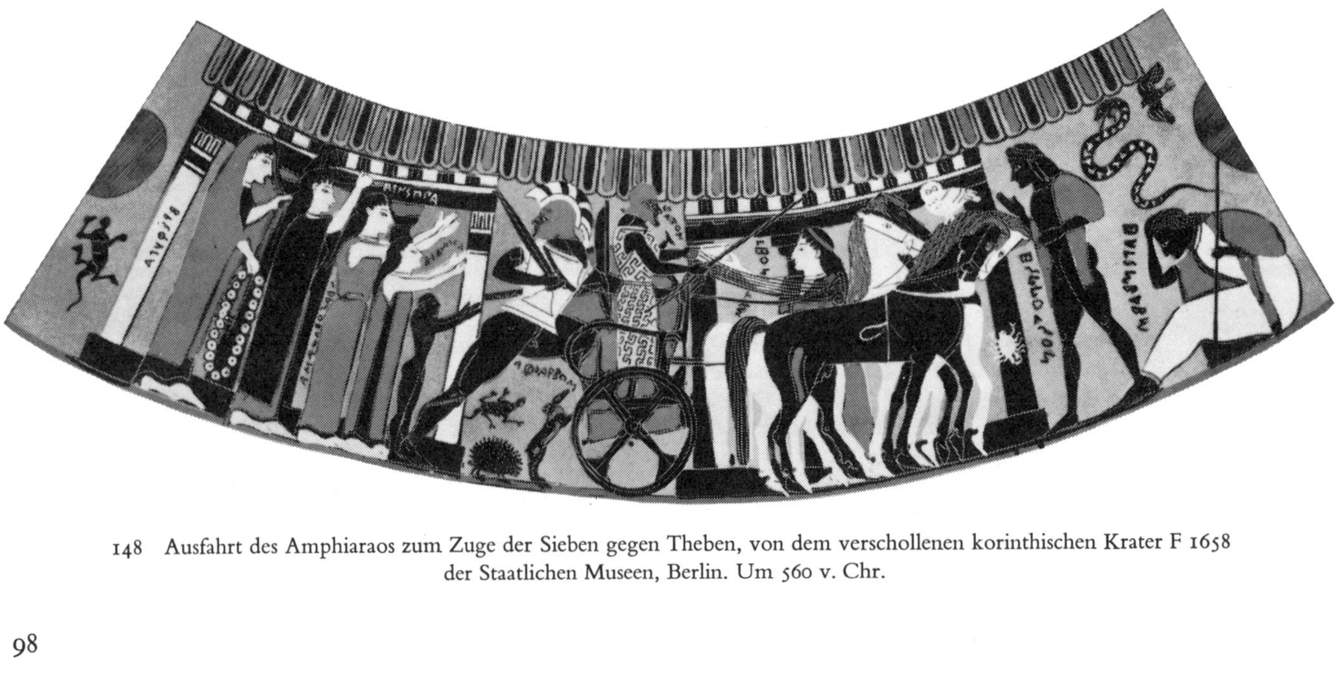

148 Ausfahrt des Amphiaraos zum Zuge der Sieben gegen Theben, von dem verschollenen korinthischen Krater F 1658 der Staatlichen Museen, Berlin. Um 560 v. Chr.

fühl, die Leidenschaft wird entdeckt und in ihren Wirkungen im menschlichen Zusammenleben gestaltet. Amphiaraos
macht sich zur Teilnahme am Zuge der Sieben gegen Theben auf, weil seine Gemahlin Eriphyle, durch das Geschenk *Abb. 148*
eines Halsbandes bestochen, ihn dazu gezwungen hat. Unheilvoll ist das Ende der ehebrecherischen Ismene, der Schwe-
ster der feindlichen Brüder, welche den Zug der Sieben gegen Theben heraufbeschworen haben. Tydeus ersticht sie auf *X*
Geheiß Athenas, während ihr Geliebter Periklymenos entkommt. Themen des epischen Kyklos sind hier von korinthi-
schen Malern mit zunehmender Dramatik gestaltet.

Gefährliche Mischwesen wie die Chimaira, die versteinernde Gorgo und der Frauenräuber Nessos bilden in Athen
die bevorzugten Themen der Vasenmalerei in den Jahrzehnten um die Jahrhundertwende. Die archäologischen Ruf-
namen der führenden Maler, Chimaira-, Nettos- und Gorgonen-Maler kennzeichnen zugleich eindrucksvoll den Geist
der Epoche. Die Chimaira des Mischkrugfragmentes im Kerameikos-Museum[14] und die namengebende Hals-
amphora 1002 des Nettos-Malers im Athener Nationalmuseum bekunden einen ähnlichen Drang zur Steigerung der *88*
Form wie die riesigen Jünglinge von Sunion. Der Gorgonen-Maler führt das Werk des Nettos-Malers fort. Doch kündigt *89*
sich eine Abkehr der überdimensionierten Form an. Eine differenzierte, gebändigte, spannungsreiche Darstellungsweise
wird gewonnen, welche zum Siegeszug der attischen schwarzfigurigen Vasenmalerei, zur Überflügelung der noch
immer bedeutenden korinthischen Malerei führen wird. Man muß die älteren Gemälde auf der Amphora von Eleusis *59*
und dem Bauch der Nettos-Amphora danebenhalten, um die bahnbrechende Tat des Gorgonen-Malers zu ermessen. Er *88; 89/90*
erobert die Oberfläche der Gefäße durch die dynamische Aufschnürung in einen Hauptbildfries, Palmetten-Lotos-
bänder und Tierfriesreihen in einer Weise neu, die über einen großen Zeitabstand hinweg an die führende attisch-
geometrische Vasenmalerei gemahnt. Die Besinnung auf Homer zeichnet die Zeit Solons allgemein aus. In diesen Jahr-
zehnten erhielten die Ilias und die Odyssee in Athen ihre endgültige Form, in der wir die beiden Epen kennen. Zahl-
reiche weitere Epen, die bedauerlicherweise bis auf wenige Fragmente oder andere Spuren verloren sind, wurden in eine
feste Ordnung gebracht.

Die Scherbe eines Kessels wird nicht allein inschriftlich als Werk des Sophilos bezeichnet, sondern auch seine Dar- *XI*
stellung wird ausdrücklich als die Leichenspiele zu Ehren des Patroklos genannt. Auf einer Tribüne sitzen die bärtigen
Zuschauer oder erheben sich, wenden sich, das Rennen der Viergespanne aufmerksam verfolgend, und gestikulieren
erregt mit weit ausgestreckten Armen. Sophilos knüpft so eng an den Gorgonen-Maler an wie der Bildhauer der Stehen-
den Göttin in Berlin an die Statuen des Dipylon-Meisters. Ein paar Scherben von der Akropolis mit dem Zug der Götter *81; 79/80*
zur Hochzeit des Peleus gehörten zu einem Kessel wie dem des Gorgonen-Malers in Paris. Weit mehr ist von einem *89/90*
weiteren – noch unpublizierten – inschriftlich gesicherten Kessel des Sophilos in englischem Privatbesitz erhalten.
Fragmente der Fußplatte und der gedrechselten Säule des Untersatzes bezeugen den engen Zusammenhang mit den
Werken des Gorgonen-Malers, der sich in der gleichen Werkstatt herausgebildet haben muß. Der ausführlich geschil-
derte Hochzeitszug bezeugt nicht allein die Vorliebe des Malers und seiner Zeit für epische Themen, sondern bezeugt
offenbar ein berühmtes – vermutlich attisches – Gemälde des frühen sechsten Jahrhunderts. Möglich wäre es, daß es
von dem eigennamenlosen Gorgonen-Maler stammte, und von seinem Schüler Sophilos mindestens zwei Mal, ein
drittes Mal von Kleitias wiederholt wurde, der anscheinend aus der gleichen Werkstatt hervorging. Sein großer Misch- *91–95*
krug gelangte durch irgend einen glücklichen Zufall in ein etruskisches Grab und ist durch seinen Entdecker als François-
Vase mit Recht bekannt und berühmt. Der Töpfer des sechzig Zentimeter hohen Mischkrugs hieß Ergotimos, mit dem
zusammen Kleitias eine Anzahl weiterer Werke geschaffen hat. Der Florentiner Mischkrug stellt ein Juwel sonder-
gleichen dar. Zweihundert Figuren in sechs Friesen umziehen das große Gefäß in dichter Folge, 143 Inschriften be-
nennen die Figuren, Tiere, Mischwesen und Dinge. Eine Fülle epischer Themen ist hier zu einem großen einheitlichen
Zyklus zusammengefaßt. Eine wahre Biblia pauperum breitet sich vor dem Betrachter aus, lädt ihn zum Verweilen,
zum Nacherzählen und zum Bewundern ein. Im obersten Fries der Vorderseite nimmt Peleus mit Meleager und
Atalante an der Jagd gegen den wilden Eber teil, der Halsfries zeigt die Leichenspiele zu Ehren des Patroklos und den *92*
ausgesetzten Preis eines Dreifußes am rechten Bildrand. Den Hauptfries nimmt auf der Höhe der Horizontalhenkel der
große Zug der Götter, Chariten und Musen zur Hochzeit des Peleus und der Thetis rings um das ganze Gefäß ein. Dann *91, 94*
folgt mit der Troilosgeschichte wieder ein Auszug aus den Ereignissen bei der Eroberung Trojas. Den Erzählungen von *93*
dem Helden in Troja, Achill, seiner genealogischen Vorgeschichte – Peleus und Thetis sind seine Eltern – setzt

95 Kleitias auf der Rückseite betont attische Themen gegenüber: den frohen Tanz der athenischen Mädchen und Jünglinge, die Theseus durch die Überwindung des Minotauros vor dem Tode errettet hat, den Kampf des Theseus gegen die Kentauren und die Rückführung des Hephaistos in den Olymp. Von Dionysos und seinen munteren Gesellen, den Sile-
95 unten nen, geleitet, zieht Hephaistos auf seinem Maultier herrlich, selbstbewußt in den Olymp ein. Die Kunst des Schutzpatrons der athenischen Handwerker allein vermag die von ihm selbst gelegten Schlingen zu lösen und die Mutter aus ihrer schmählichen Zwangslage auf ihrem Throne zu befreien. Die Tierfriese, die im Werke des Gorgonen-Malers und des Sophilos einen verhältnismäßig breiten Raum eingenommen hatten, werden auf einen bescheidenen Platz beschränkt. Sogar den konischen Gefäßfuß schmückt ein figürlicher Fries mit Pygmäen.

REIFARCHAISCHE MALEREI · 570–530 V. CHR.

Im zweiten Jahrhundertviertel tauchen erstmals Werke auf, die sich mit Malernamen wie Nearchos, Lydos, Exekias und Amasis verknüpfen lassen. Ihre Werke erfüllen dann auch noch das Viertel nach der Jahrhundertmitte. Wir begegnen seit etwa 566 den ersten panathenäischen Amphoren, die als Siegespreis bei den Wettspielen ausgesetzt wurden[15]. Eine neue, gedrungene Kraft erfüllt die Göttin Athena, die im langen bis zu den Knöcheln reichenden Gewand, mit Helm, Aegis und Schild erscheint und die Lanze schwingt. Mit neuer dramatischer Wucht gestaltet der junge Lydos den Gigantenkampf auf einem großen Kessel, der uns in mehreren Scherben von der Akropolis bekannt ist[16]. Dieses große attische Thema wurde von den attischen Mädchen in den großen Peplos eingewoben, der am Panathenäenfest der Burgherrin in feierlichem Zuge überreicht wurde. Drängende Lebensfülle beherrscht den Stangenkrater in
Abb. 149/150 New York 31.11.11, der in einem breiten Friese den erregten Tanz der Satyrn und Mänaden im Beisein des Dionysos darstellt.

97 Diese Tradition wird der Amasis-Maler in seinen Weinlese- und Kelterbildern in der zweiten Jahrhunderthälfte fortführen. Das Repertoire des Malers Lydos und seines Kreises umfaßt aber auch Kampfszenen des trojanischen Krieges

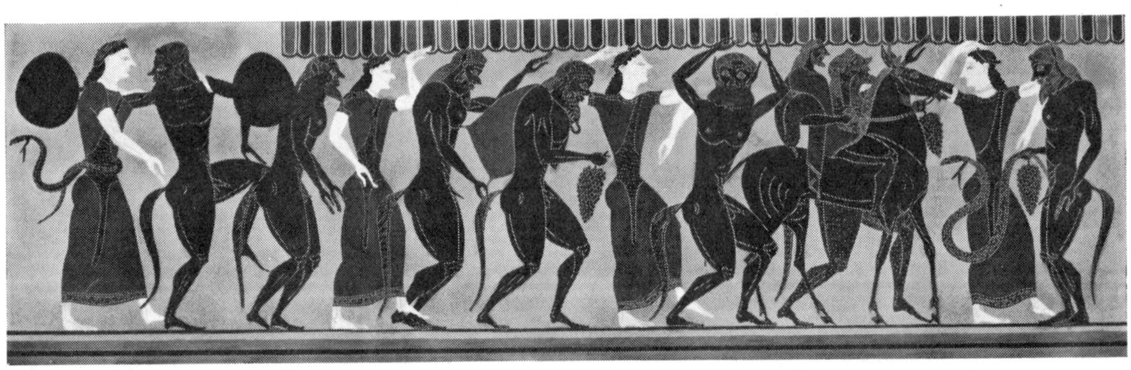

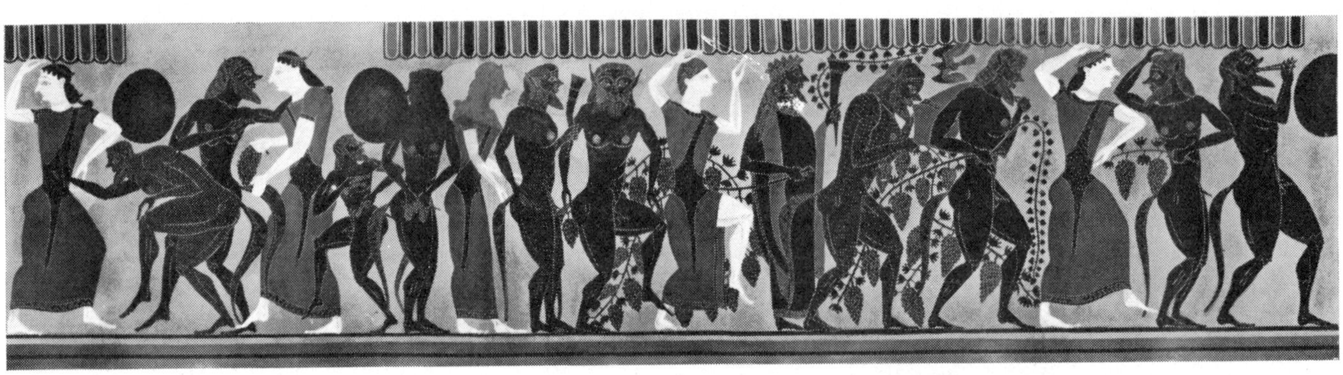

149/150 Lydos. Dionysos inmitten tanzender Satyrn und Mänaden, vom Kolonnetten-Krater 31.11.11. Bildstreifenhöhe ca. 26,0 cm. Mitte 6. Jahrhundert v. Chr. – New York, Metropolitan Museum of Art

und Kämpfe des Herakles und bemalte Tontafeln mit der Totenklage. Oder er malt Bilder der Vornehmen peisistratischer Zeit. Eine Amphora in Neapel übernimmt von den Meistern des beginnenden Jahrhunderts die Formel des Bildfeldes zwischen den Henkeln. An die Stelle von Frauenköpfen oder Pferdeprotomen setzt er nun einen Adligen mit *98*
seinem behelmten Knappen beim Ausritt. Ein fliegender Vogel hinter ihnen verkörpert in knappster Abkürzung die umgebende Landschaft.

Üppiger, unmittelbarer, persönlicher empfunden erscheint die Allnatur, »die mich am Busen hält«, im Innenbild einer ostionischen Schale. Zwei Bäume erfüllen mit ihrem duftigen Geranke der Blätter und Zweige das große Rund. Links *96*
fliegt ein Vogel mit seiner Beute im Schnabel zum Neste seiner Jungen, das in der Gabelung der beiden Hauptäste sitzt. Eine Heuschrecke und eine sich ringelnde Schlange sind an den Zweigen des linken Baumes dargestellt. Ein zweiter Vogel sitzt im rechten Baum. Zwischen den Bäumen pirscht ein Mann in kurzem Leibrock heran, vielleicht ein Vogler, der mit beiden Händen in die Zweige langt. Man möchte die Schale in den Händen drehen, um ganz an diesem zauberhaften Frühlingsspaziergang teilzuhaben.

Nach Lakonien führt die schönste und reichste aller lakonischen Vasen, die Schale des Arkesilas-Malers, der nach der *XII*
Hauptfigur des Innenbildes benannt ist. Der Maler zeigt das bunte Treiben eines Umschlagplatzes für Handelsware. Da hängt eine große Waage an einem Holzbalken, an dem auch ein großes Zelttuch zum Schutze vor der Sonne befestigt ist. Darauf sitzt ein kleiner Affe und zwei Vögel, die sich zum Abfluge anschicken. Ein Kranich zieht in gestrecktem Fluge über die Männer hinweg, die die weiße Handelsware[17] wägen, unter lauten Zurufen in Säcke verpacken, zuschnüren und forttragen. Unter den Augen eines Wächters werden sie in einem unteren Kreissegment gestapelt. Die Hauptfigur sitzt auf einem Faltstuhl am linken Bildrand, ausgezeichnet durch überragende Größe, einen seltsamen Spitzhut und durch das Zepter in der Linken. Ein kleiner Panther unter dem Sessel, eine Eidechse nahe dem Bildrand vervollständigen das Bild. Emsiger Gewerbefleiß und die »Vögel des Himmels, die nicht säen und doch ernten« sind zu köstlicher Einheit zusammengefaßt. Man wollte in dem thronenden Arkesilas den zweiten König dieses Namens von Kyrene erkennen. Wahrscheinlicher ist er ein lakonischer, – vielleicht durch einheimische Sagen – bekannter Handelsmann. Arkesilas ist in Sparta durch die Jahrhunderte hin ein geläufiger Name. Möglich, daß der sagenhafte und erfolgreiche Handelsherr der Schale an der Beliebtheit seines Namens mitschuldig ist.

Einer ionischen Werkstatt, die eng an korinthische und attische Technik und Stil der Vasenbemalung anlehnt, hat seit der Mitte des Jahrhunderts eine große Zahl von kurzhalsigen Amphoren, Deckelkrateren mit eigentümlich gerunde-

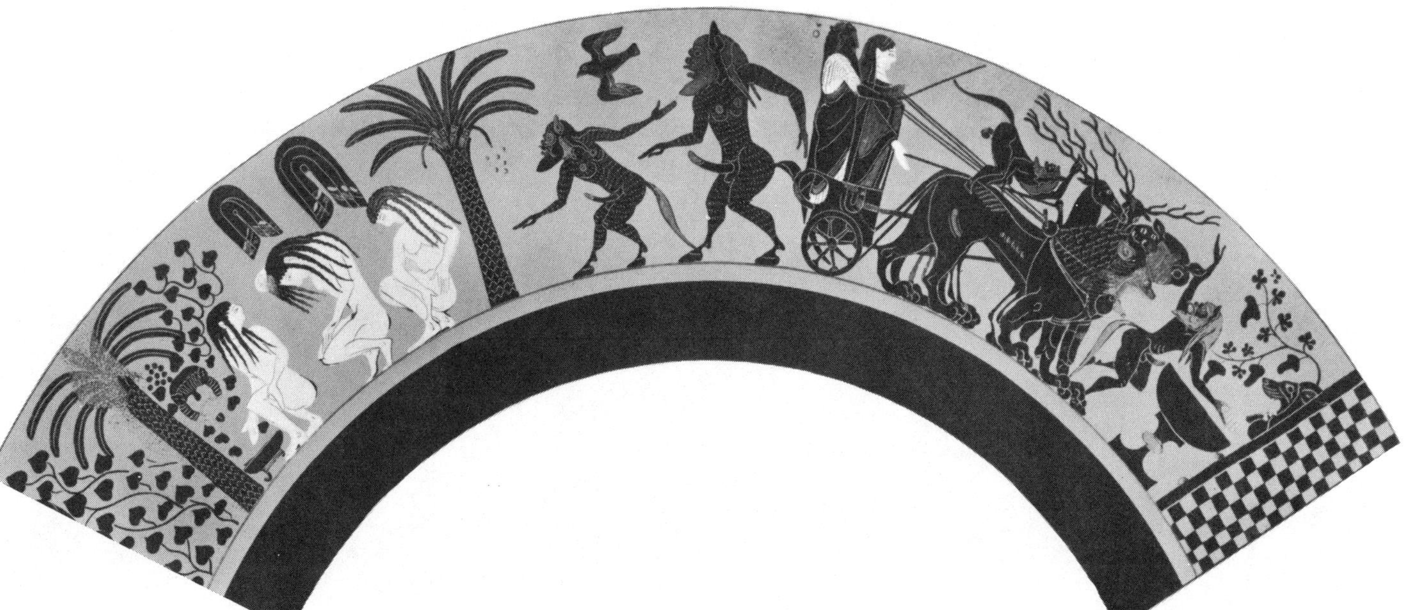

151 Dionysos und Ariadne auf ihrem von Panthern und Hirschen gezogenen Viergespann zwischen Satyrn und Mänaden, vom Rand der chalkidischen Augenschale 164, sog. Phineus-Schale. Letztes Viertel 6. Jahrhundert v. Chr. – Würzburg, Martin-von-Wagner-Museum (im Krieg weitgehend zerstört)

ten, ohrmuschelartigen Henkeln und Hydrien, deren Henkelansätze bronzenen Gefäßhenkeln nachgebildet sind, hervorgebracht. Nach dem in Chalkis auf Euböa gebräuchlichen Alphabet der Inschriften sprechen wir von Chalkidischen Vasen. Ob das wirkliche Zentrum dieser Produktion Chalkis oder eine Stadt in Großgriechenland war, ist noch immer umstritten.

XIII Ionisches Wesen verraten die fülligen Leiber und das großflächige Antlitz des geflügelten Typhon mit dem buschigen Bart, den Zeus mit seinem Blitz zerschmettert.

Ionische Sinnenfreude bekunden zum Teil auch die Themen. Bald kauert ein zottiger Silen hinter einer Palme und blickt begehrlich auf eine tanzende Nymphe, bald sind es weißhäutige Mädchen, die ihre Kleider abgelegt haben und am Brunnen ihre schönen Körper pflegen. Schon haben Silene sie erblickt und schleichen heran. Lautlos weist ein Vogel *Abb. 151* die Richtung. Dieweil fährt Dionysos mit Ariadne würdig auf dem Panther- und Hirschgespann einher und läßt sich von dem Satyr nicht beirren, der auf dem Rücken der Tiere seine drolligen Tänze vollführt. An der Spitze des Zuges hat ein Satyr die naxische Quelle entdeckt. Heureka, schreit er mit hocherhobenem Arm, denn der rebenumrankte Löwenkopf speit nicht Wasser, sondern Wein in seine Schale. Auf der Gegenseite paaren sich Silene und Nymphen. Die Außenseite schmückt ein dämonisches Antlitz mit ornamental gezeichneten Ohren, Nase und dunkelblickenden Augen. Bloß der Mund fehlt, denn die ganze sog. Phineus-Schale selbst ist Mund.

AMASIS-MALER

In Attika bewahren der Amasis-Maler und Exekias im dritten Jahrhundertviertel das Erbe des Kleitias. Sie zeichnen sich aus durch ihr liebevolles Eingehen in Details. Sie preisen die Schönheit der Gewänder und ihrer Musterung, des sorgfältig gekämmten Bart- und Haupthaares, des Roßhaares der Pferdemähnen und -schweife. Aber sie erstarren nicht in reinem Epigonentum, in der Manier, der weniger bedeutende Zeitgenossen verfallen sind. Sie entdecken die Wirkung übereinandergeschichteter Gewandlagen, füllen die ›Metopenfelder‹ der nunmehr bevorzugten Halsamphoren mit spannungsvoll-lebendigen Bildern. Die großen Gefäßformen der Dinoi und Kratere, die geradezu nach dem Schmucke der vielfriesigen Epenerzählungen verlangten, haben kleineren ›häuslicheren‹ Formen Platz gemacht. Ihre *99* Bilder haben intimeren Charakter. Das edle Gespräch, das Gegenüber, die Begegnung ist tiefstes Anliegen des Amasis-Malers, das er in immer neuer Weise gestaltet. Selbst die Auseinandersetzungen mit den Waffen bei mythischen Kämpfen und die dionysischen Schwärmer und Schwärmerinnen der Satyrn und Mänaden bewahren diesen Grundton. Kriegers Abschied oder die Heimkehr von Helden und Jägern entspricht seiner gepflegten altattischen Art besser als die dramatischen Entladungen eines Lydos. Das Rasen der Mänaden gestaltet er zum strengen Tanzschritt engumschlun- *XIV* gener, schöngewandeter Mädchen um. Ihr Schweifen verraten allein die Attribute, die Efeuranken und die erhaschten Tiere, Reh und Hase. Ihr Rausch verdichtet sich in der Begegnung mit dem Gotte Dionysos selbst, der leibhaftig mit seinem großen Kantharos und grüßender Gebärde vor ihnen erscheint. Die Vorliebe des Amasis-Malers für das Häus- *Abb. 152* liche mag eine frühe Lekythos von seiner Hand veranschaulichen. Liebevoll beobachtet er das stille Tun der attischen

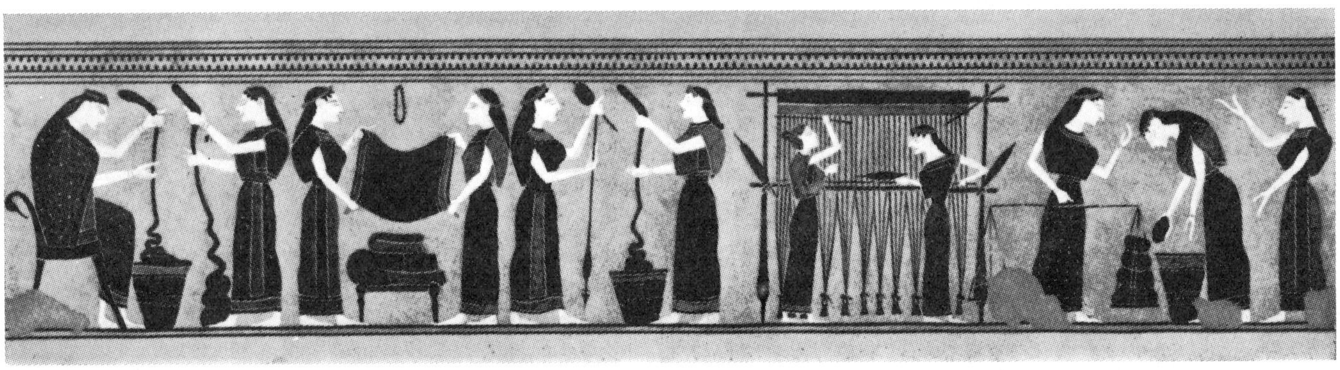

152 Amasis-Maler. In der Webstube attischer Mädchen, von der Lekythos 31.11.10. Frühes Werk des Amasis-Malers. Höhe der Lekythos 17,2 cm, Höhe des Bildstreifens 6,2 cm. Mittleres 6. Jahrhundert v. Chr. – New York, Metropolitan Museum of Art – Nach Semni Karusu, The Amasis Painter. 1956

Mädchen, wie sie Wolle wägen, spinnen, wie sie am Webstuhl hantieren oder fertige Tücher falten. Wir blicken gleichsam in die Arbeitsstube der edlen Athenerinnen, die alle vier Jahre der Burgherrin ein neugewobenes Gewand darbrachten (vgl. die Darstellung der Peplosübergabe im Parthenon-Ostfries). *193 oben*

EXEKIAS

Der bedeutendste Erbe des Kleitias ist Exekias, einer der hervorragendsten Maler überhaupt. Man hat mit Recht gesagt, daß man anders als er, aber nicht besser zeichnen könne. Er preist auf manchen seiner Werke Onetorides, der damals in seinen schönsten Jahren stand und allgemein bewundert wurde. Exekias war nicht allein Vasenmaler. Eine

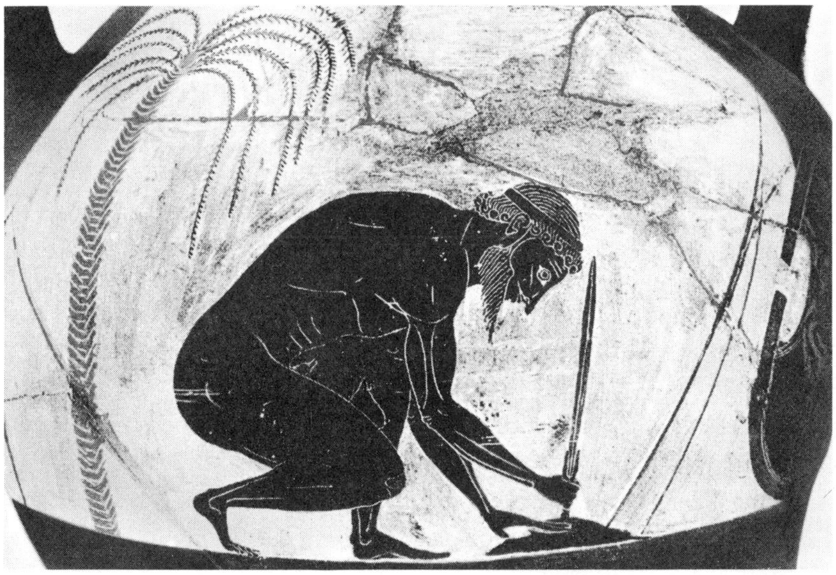

153 Exekias. Ajas bereitet den Tod durch sein eigenes Schwert vor, von der Amphora 558. 3. Viertel 3. Jahrhundert v. Chr. Boulogne, Museum

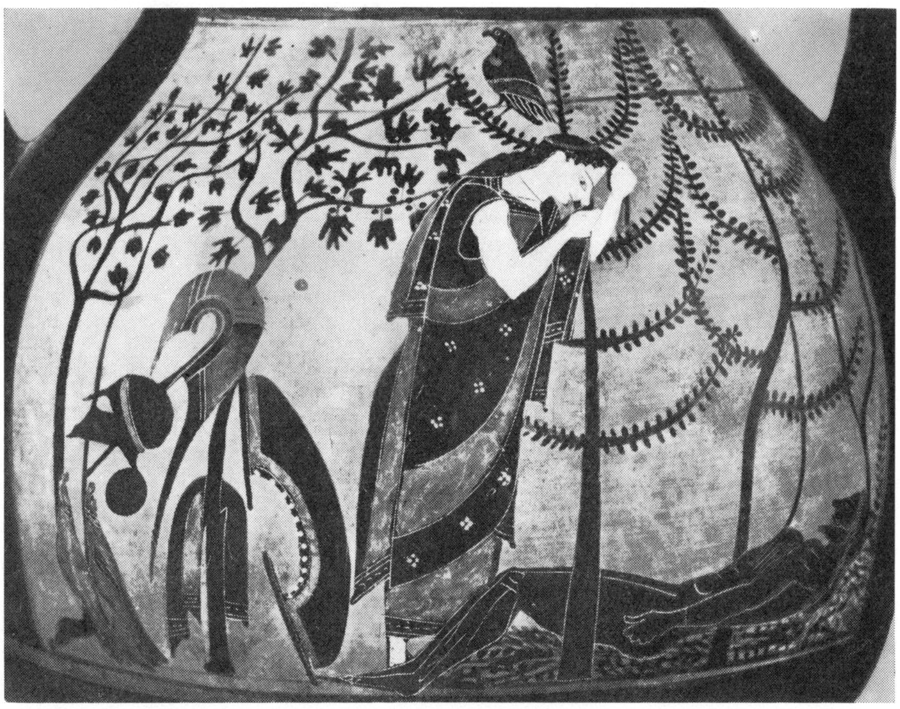

154 Umkreis des Exekias. Eos beweint den Tod ihres Sohnes Memnon, von der Amphora 350. Um 530 v. Chr. – Vatikan

Anzahl von großformatigen bemalten Pinakes, die wohl einen Grabbau schmückten, erweisen ihn als Tafelmaler und *100/101 oben* führen zum Innersten seines Wesens. Den Amasis-Maler erfüllt eine ungebrochene Fröhlichkeit oder vielmehr Frohheit, die ihn allüberall sein Gegenüber ins Gespräch zu ziehen sucht. Der künstlerische Weg des Exekias gleicht einer

XV einsamen Wanderung auf höchsten Gipfeln. Eines seiner reifsten Werke, die Halsamphora B 210 in London, wirft ein Licht auf ihn selbst zurück. Achill ersticht die Amazonenkönigin Penthesilea, die sich sterbend zu ihm umwendet und
101 unten durch die Augenöffnung seines schützenden Helmes seinem liebenden Blick begegnet. Hier ist in den Uranfängen des attischen Dramas, in der Thespiszeit, klassische Tragik vorweggenommen. Zu einem lyrischen Gedichte steigert Exe-
XVI kias die einsame Meerfahrt des Dionysos im großen orangerötlichen Innenbild der Münchner Schale 2044. Der Gott lagert in seinem fischschnabeligen Segelboot, an dessen Mast sich Reben, von großen, schweren Trauben behangen, emporranken. In beseeligter Fahrt gleitet der Gott dahin, ohne Steuermann und ohne Ruder. Rings um ihn her springen
XVII die verwandelten Seeräuber als Delphine um das Schiff, das sie geleiten. Das Brettspiel in der Kampfpause vor Troja verbindet die Helden Achill und Ajas nicht zu wirklicher Zweisamkeit. Aber mit einer Eindringlichkeit sondergleichen wird ihre Spielleidenschaft geschildert, werden die herrlichen sterngeschmückten und edelbortigen Gewänder, Panzer, Beinschienen und die abgelegten Schilde beschrieben. Beischriften verraten gar die Ausrufe der Helden. Und doch bleibt jeder von ihnen in seinem eigenen Selbst befangen. Als die allerpersönlichste Aussage des Exekias muß das Amphorenbild mit dem Selbstmord des Ajas gelten, der offenbar seine Lieblingsgestalt war, weil in ihm selbst, nach einer treffenden Bemerkung Beazleys, »etwas ist von Ajas, dem besten Freund, der den schwersten, den selbstgewählten Weg zum Tode gehen muß, weil man ihm die Waffen Achills versagt hat« (Technau[18]).

Abb. 153 In ferner Menscheneinsamkeit, im Beisein einer einzigen Palme bereitet sich Ajas sein trauriges Geschick. Seine eigenen Waffen – oh wären es die Achills! – hat er vor sich abgelegt. Weil die Rüstung Achills unentrinnbar sein Denken erfüllt, vergräbt er sein Schwert mit der tödlichen Spitze nach oben, als pflanze er ein Rosenbäumchen. Die starke Anteilnahme des Exekias am Schicksal der Helden, die er malt, befähigte ihn zum lyrischen Gedicht Goetheschen Wortlautes: »Warte nur bald ruhest du auch«. Der nahestehende Maler der vatikanischen Amphora 350 hat die ›Waldeinsam-
Abb. 154 keit‹ des Exekias in seiner Totenklage der Eos um Memnon ergreifend ausgesprochen. Nackt liegt der Held auf Zweige gebettet. Die Waffen sind im Rücken der Mutter wie ein Tropaion zusammengestellt, Beinschienen, Helm, Leibrock und Schild. Ein Totenvogel im Gezweig. Kaum ein Werk bis hin zu Roger van der Weyden faßt soviel Trauer und soviel Poesie in ein einziges Bild wie die attische Amphora. Denn selbst in Attika sind solche stimmungsvolle Bilder ungemein selten.

102 Exekias vermeidet alles Laute und Heftige. Die Wiedersehensfreude der Dioskuren und ihrer Eltern äußert sich in wenigen bedeutungsvollen Gesten und Blicken. Der lakonische Hund springt an Polydeukes hoch, der gealterte Vater Tyndareos läßt sich von einem kleinen Diener einen Stuhl mit Decken herbeitragen, er streichelt das edle Pferd Kylaros, Kastor wendet sich zur Mutter Leda zurück, die ihm zur Begrüßung eine Blume hinreicht. Die Leda erinnert an die Peploskore des Meisters Rampin, die Dioskuren an gleichzeitige Jünglingsbilder, ja das ganze Bild gleicht einer vielfigurigen, plastischen Gruppe. Die verhaltene, stille Art, in der hier seelische Vorgänge offenbar werden, machen den besonderen poetischen Reiz dieses Bildes aus. Ein währender Augenblick hat Ewigkeit erreicht.

REIFARCHAISCHE PLASTIK · 570–530 V. CHR.

Die Meisterschaft, aus dem leuchtenden, grobkörnigen Marmor von Naxos überlebensgroße Gestalten wie den
78 Apollon-Koloss von Delos zu befreien, hält sich in der ersten Hälfte des sechsten Jahrhunderts auf der alten Höhe.
103 Von dieser Kunst zeugt die riesige Sphinx, die weithin sichtbar auf einer hohen ionischen Säule im Apollon-Heiligtum zu Delphi aufgestellt war. Das Mischwesen ist in ein großes rechtwinkliges Dreieck komponiert. In straffer Spannung steigt der Löwenleib zur Brust an. Die Vorderpfoten stützen säulengleich das Zwitterwesen, das ein Mädchenantlitz von berückender Schönheit krönt. Leichtgewelltes Haar rieselt über die flachen Schläfen zum Ohr und fällt in dicken, spitz zulaufenden Strähnen auf den katzenhaften Rücken. Der Schuppenpanzer einer feingefiederten Vogelbrust verhüllt den Übergang von Löwen- und Mädchenleib. Aus dem geschwungenen, von drei klaren Linien gesäumten, glatten Flügelansatz wächst ein schmaler Streifen von kurzen Flügelfedern. Darunter entfaltet sich das längere Schwunggefieder fächerförmig nach oben hin ausgebreitet. Der Kopf des rätselreichen Mädchens ist nach vorne vorgestreckt, als wehrte

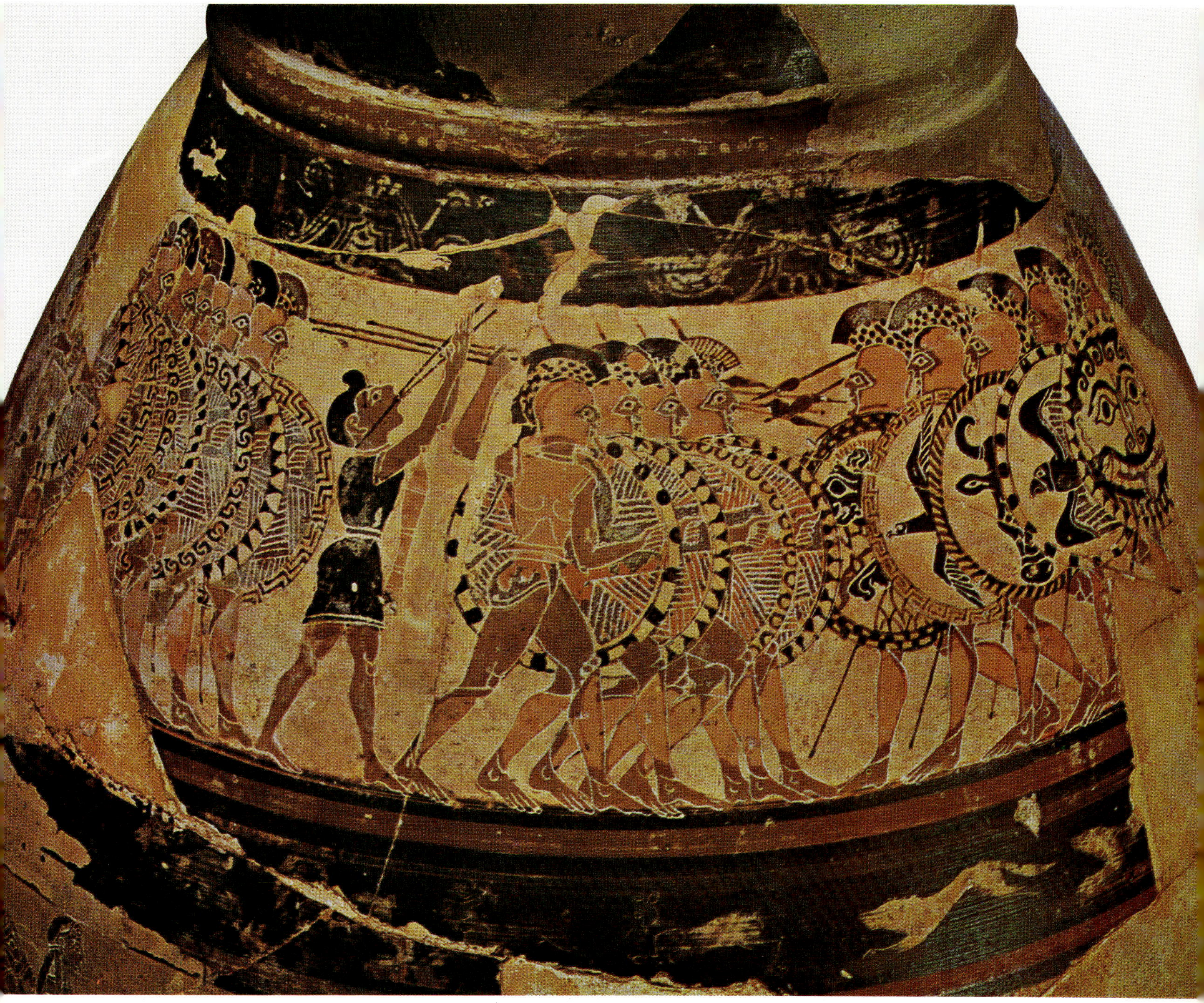

VI Von der spät-protokorinthischen Kanne, sog. Chigikanne. Vgl. Taf. 76. Aufmarsch der Hopliten zum Kampf. Gesamthöhe der Kanne 26,0 cm. Um 640 v. Chr. – Rom, Villa Giulia

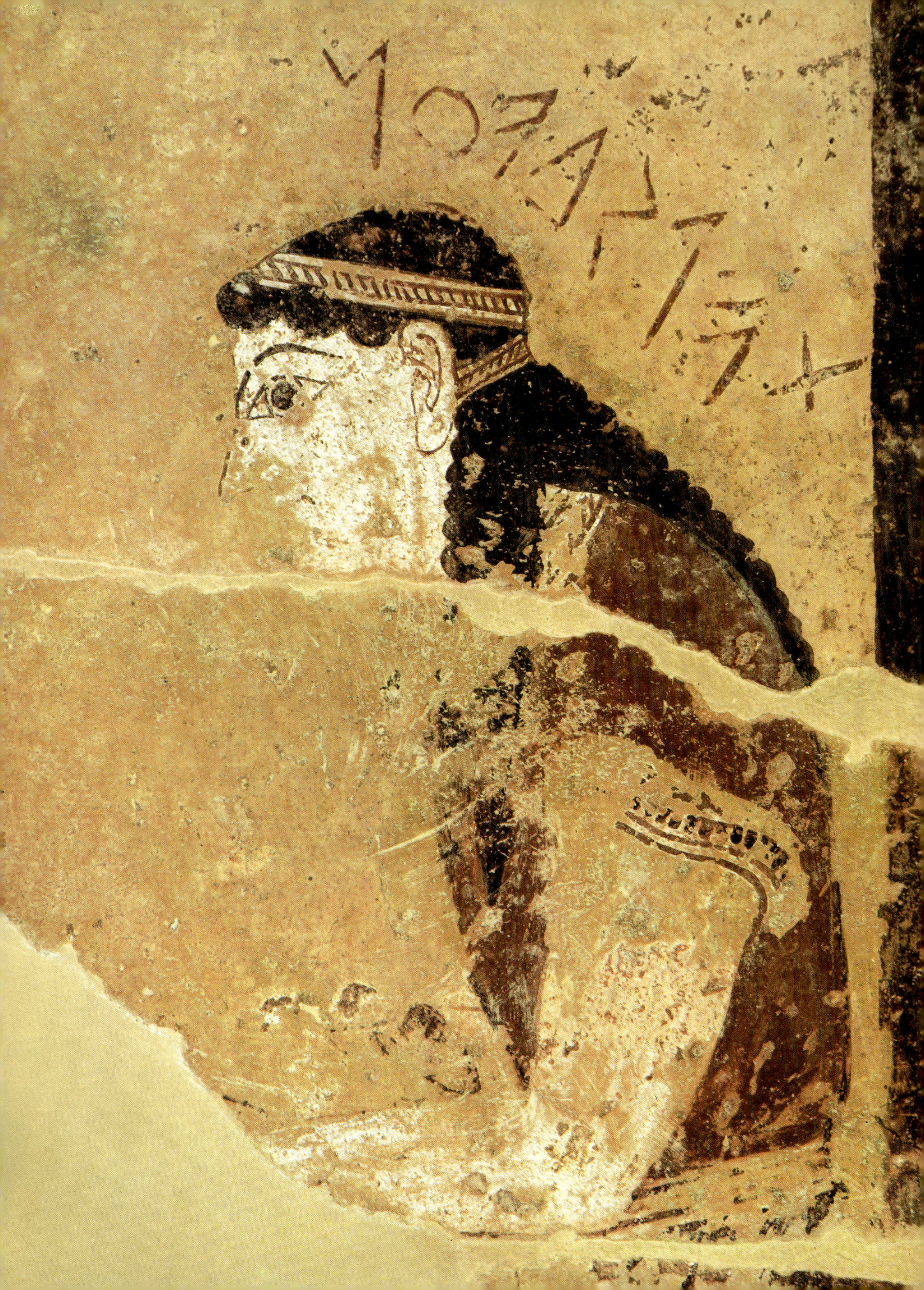

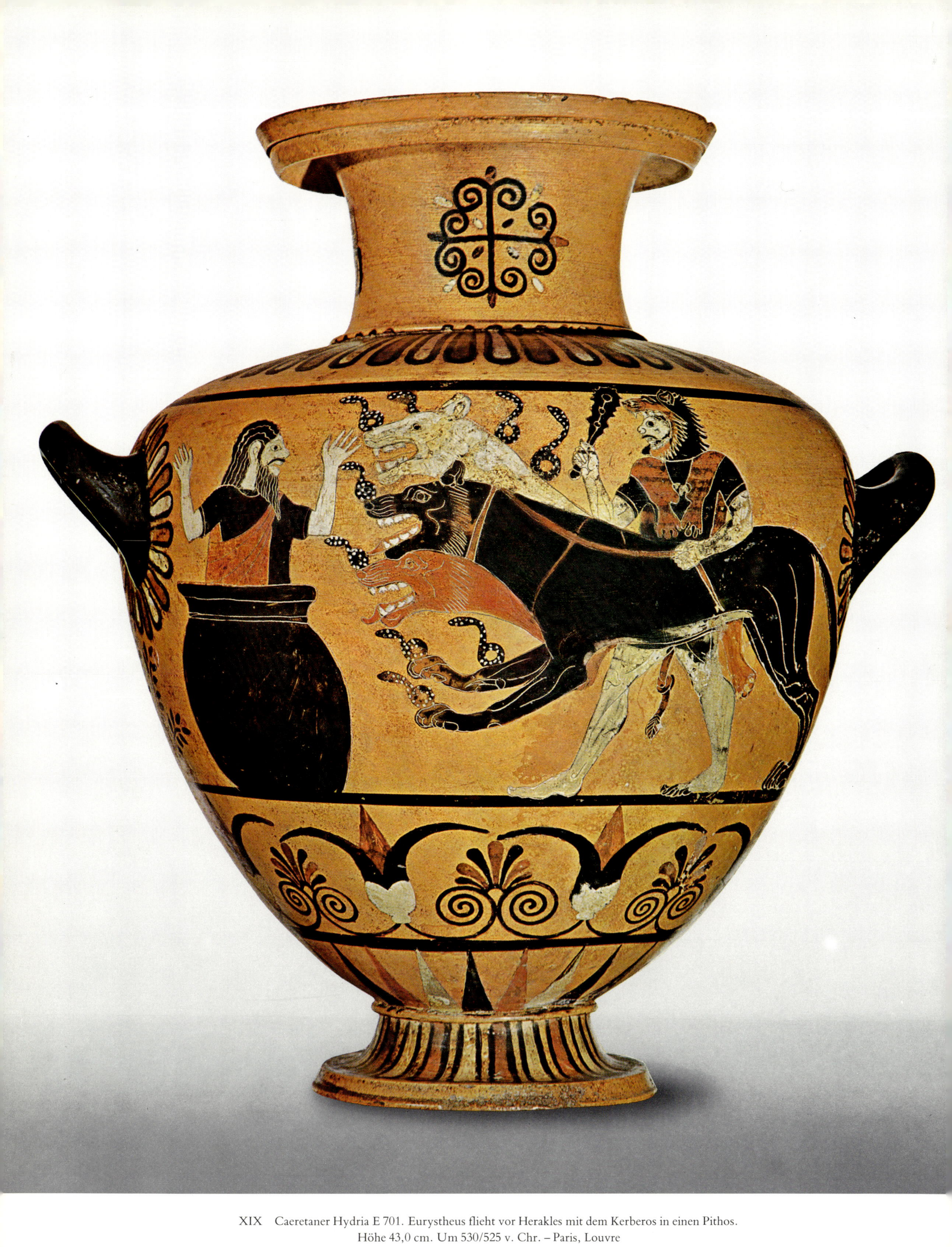

XIX Caeretaner Hydria E 701. Eurystheus flieht vor Herakles mit dem Kerberos in einen Pithos.
Höhe 43,0 cm. Um 530/525 v. Chr. – Paris, Louvre

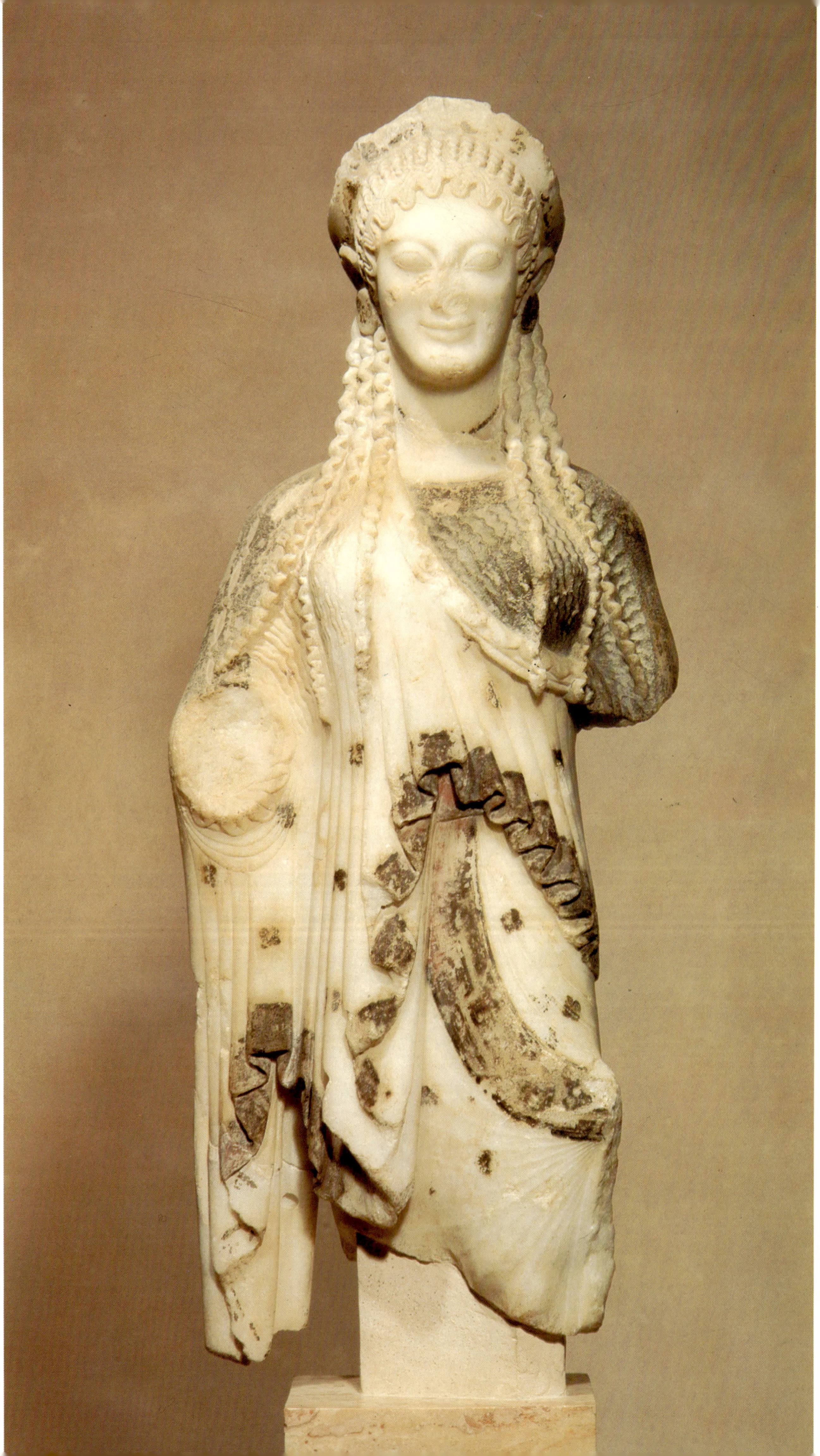

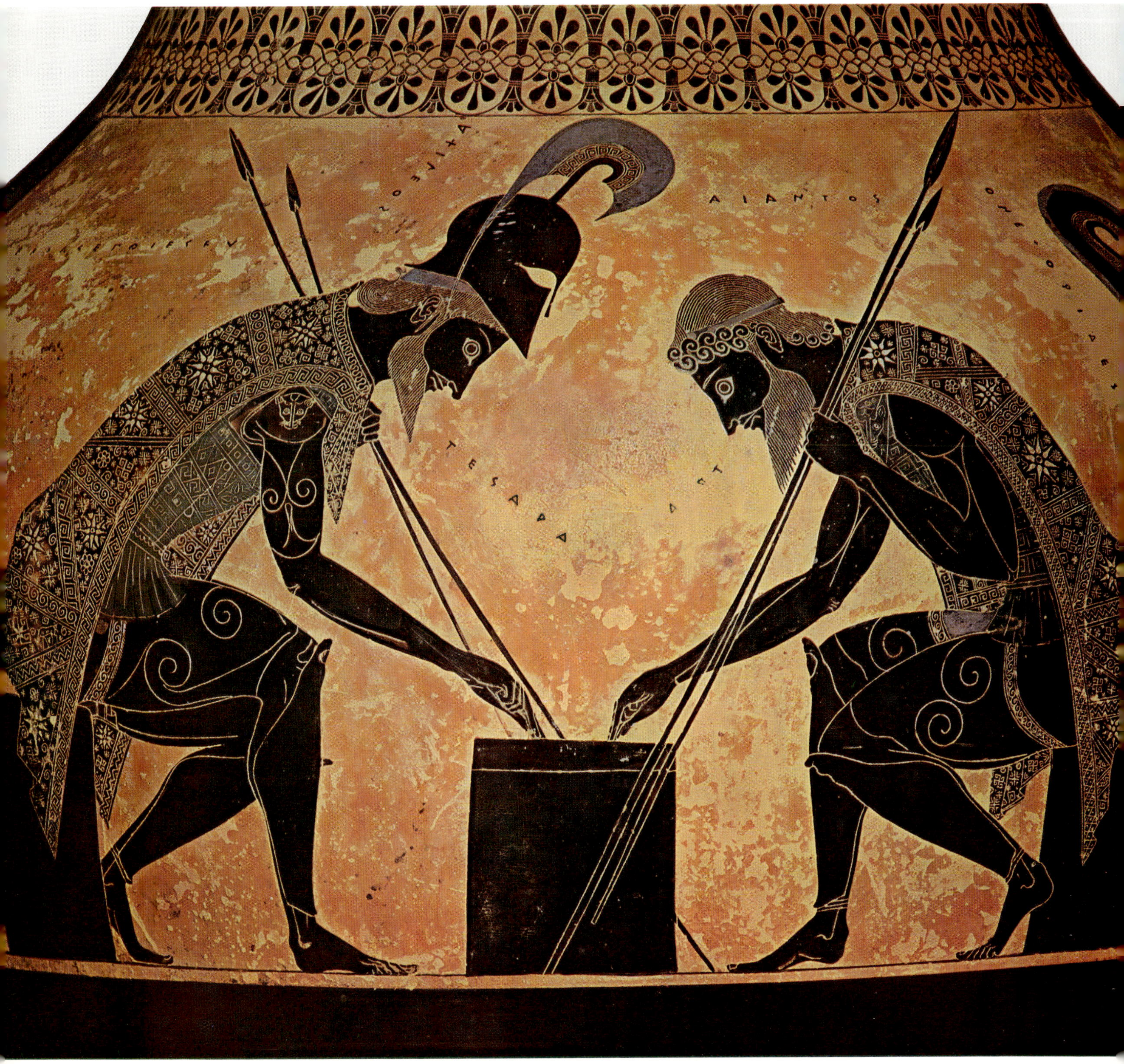

XVII Exekias. Amphora 344, Vorderseite. Vgl. Taf. 102. Achilleus und Ajas beim Brettspiel.
Gesamthöhe der Amphora 61,0 cm. Um 540/530 v. Chr. – Vatikan

XVIII Kore. Werk eines Meisters von Chios. Marmor. Höhe 55,5 cm. Letztes Viertel 6. Jahrhundert v. Chr.
Athen, Akropolis-Museum 675

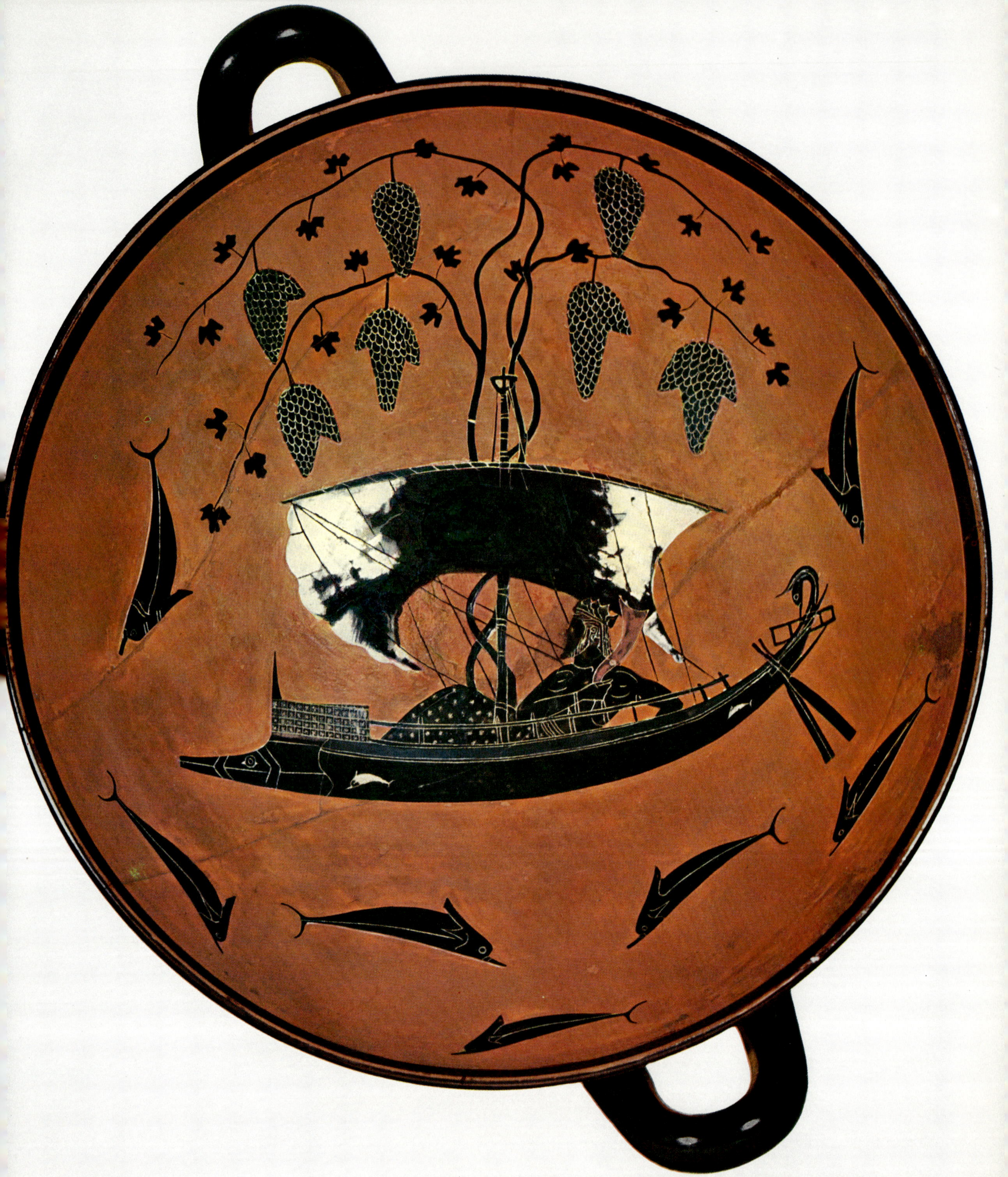

XV Exekias. Halsamphora B 210. Vgl. Taf. 101. Achilleus und Penthesilea. Höhe 41,3 cm. Um 525 v. Chr. – London, British Museum
XVI Exekias. Schale 2044, Innenbild. Meerfahrt des Dionysos. Durchmesser der Schale 30,5 cm. Um 535 v. Chr.
München, Staatliche Antikensammlungen

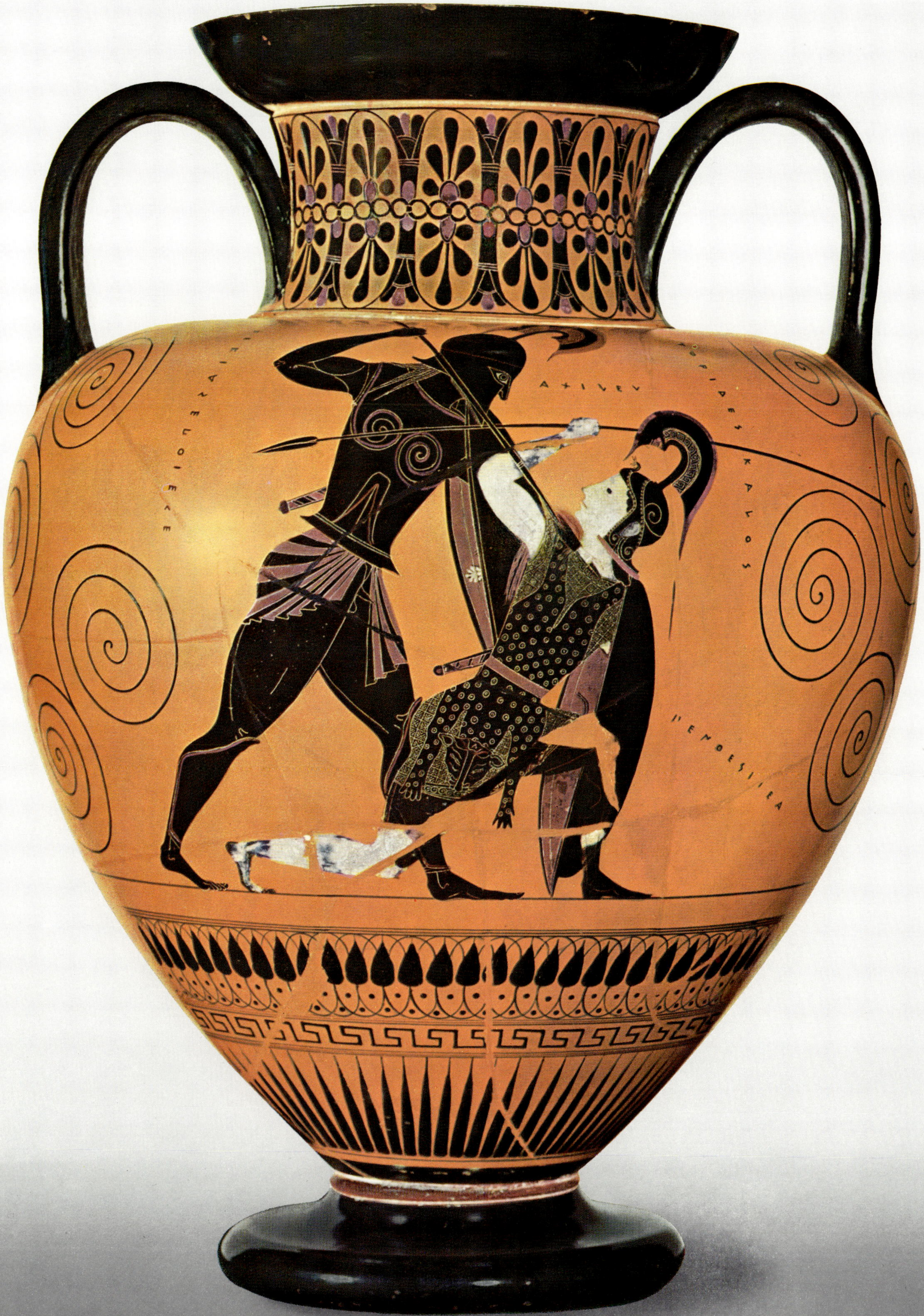

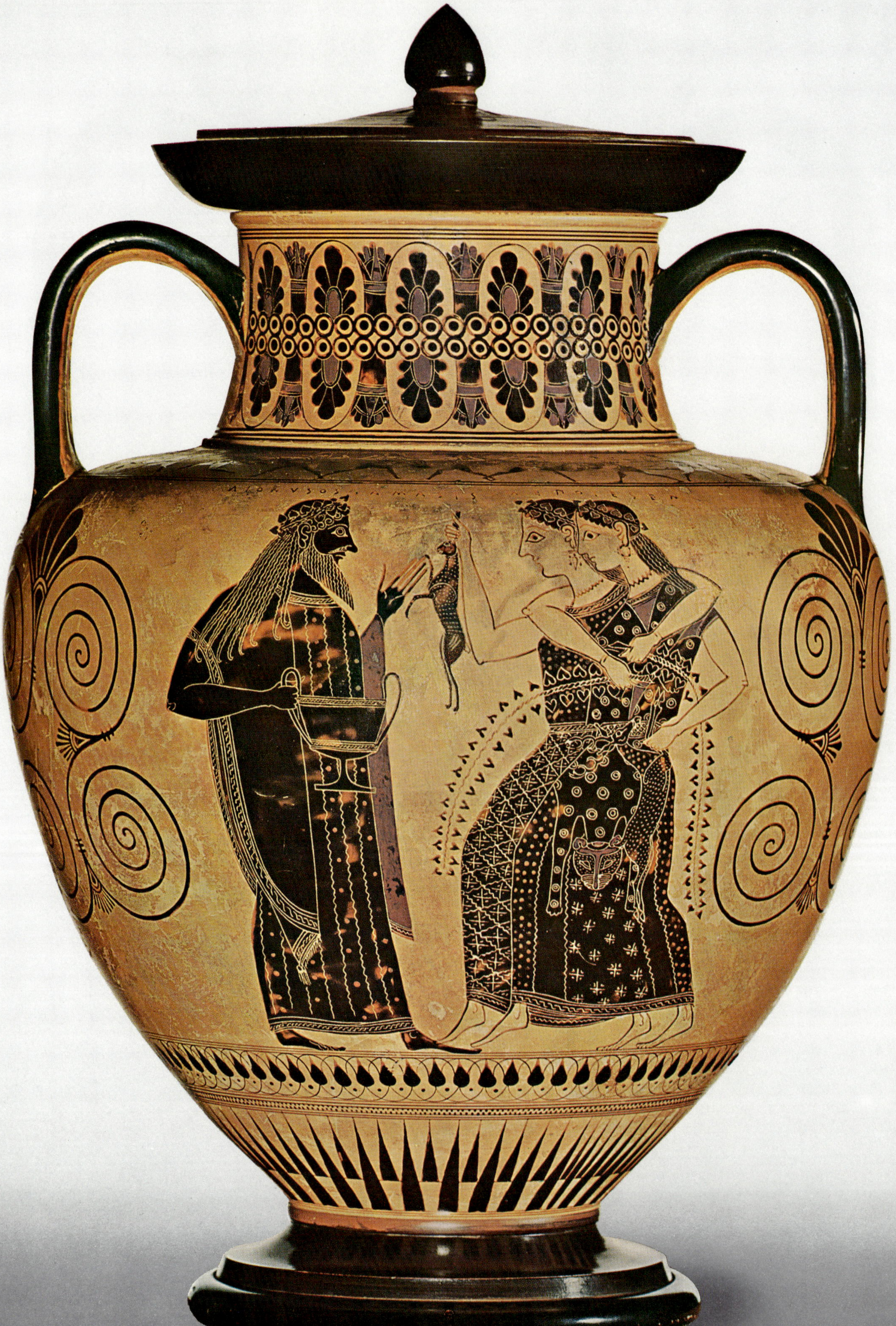

XIII Inschriften-Maler. Chalkidische Hydria 596. Zeus im Kampf mit Typhon. Höhe 46,0 cm. Um 550/530 v. Chr. – München, Staatliche Antikensammlungen

XIV Amasis-Maler. Halsamphora 222. Vgl. Taf. 99. Dionysos und Mänaden. Höhe 33,0 cm. Um 540 v. Chr. – Paris, Cabinet des Médailles

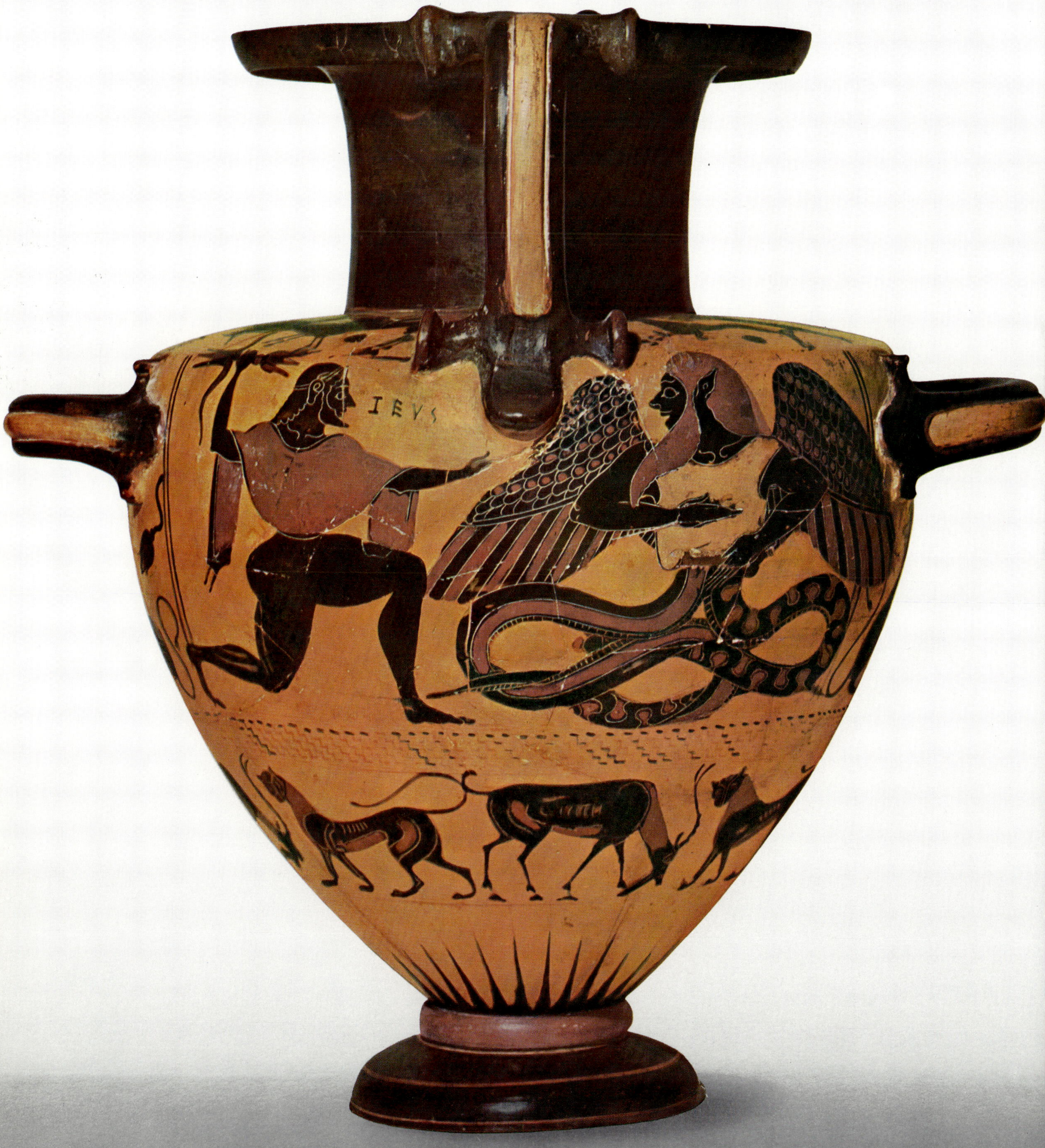

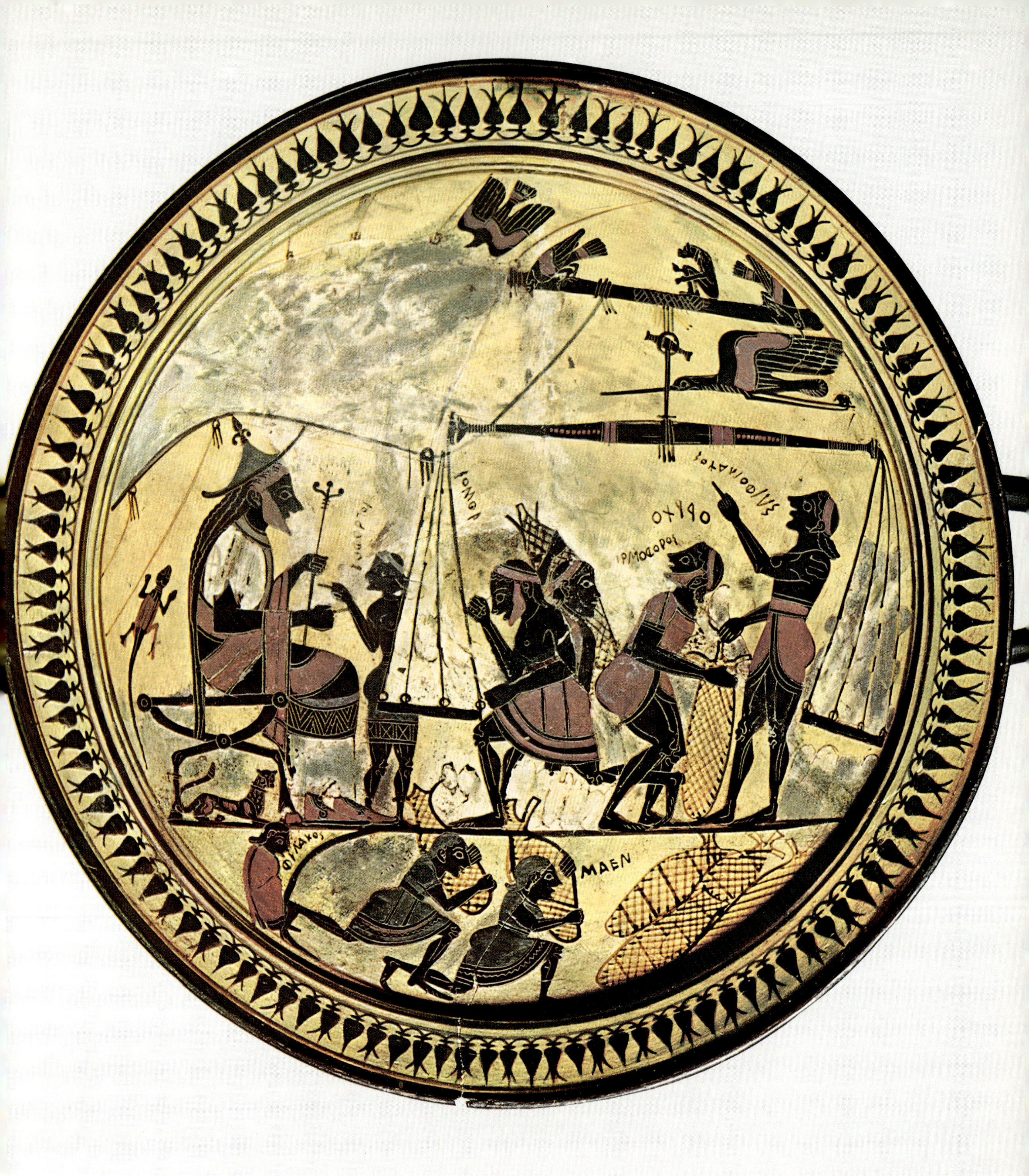

XII Arkesilas-Maler. Lakonische Schale 189, Innenbild. Arkesilas überwacht Wägung und Versand einer Ware. Durchmesser der Schale 29,0 cm. Um 565/560 v. Chr. – Paris, Cabinet des Médailles

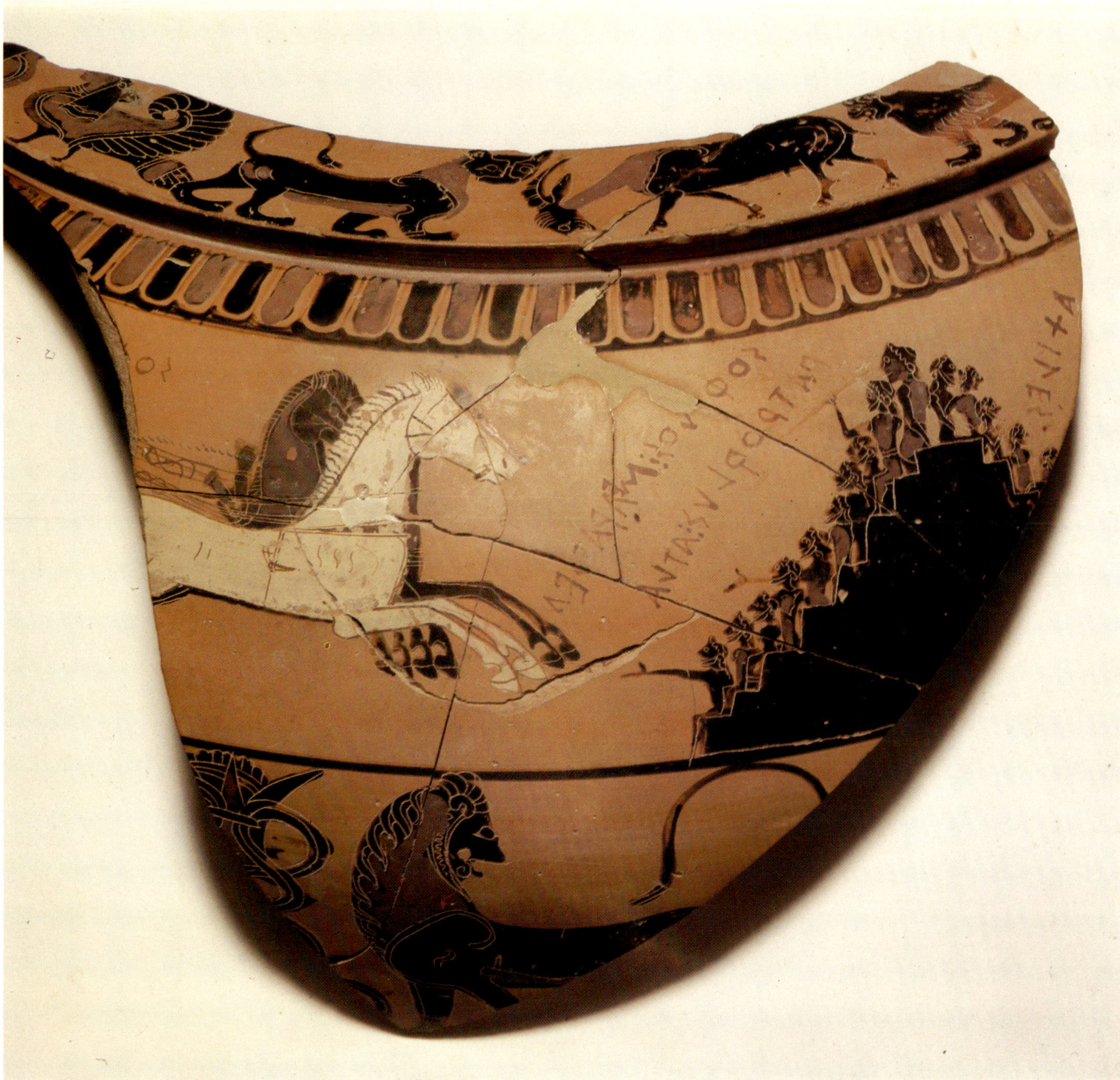

XI Sophilos. Fragment des Dinos 15499. Leichenspiele zu Ehren des Patroklos. Gesamthöhe des Dinos etwa 30,0 cm. Um 580/570 v. Chr. – Athen, Nationalmuseum

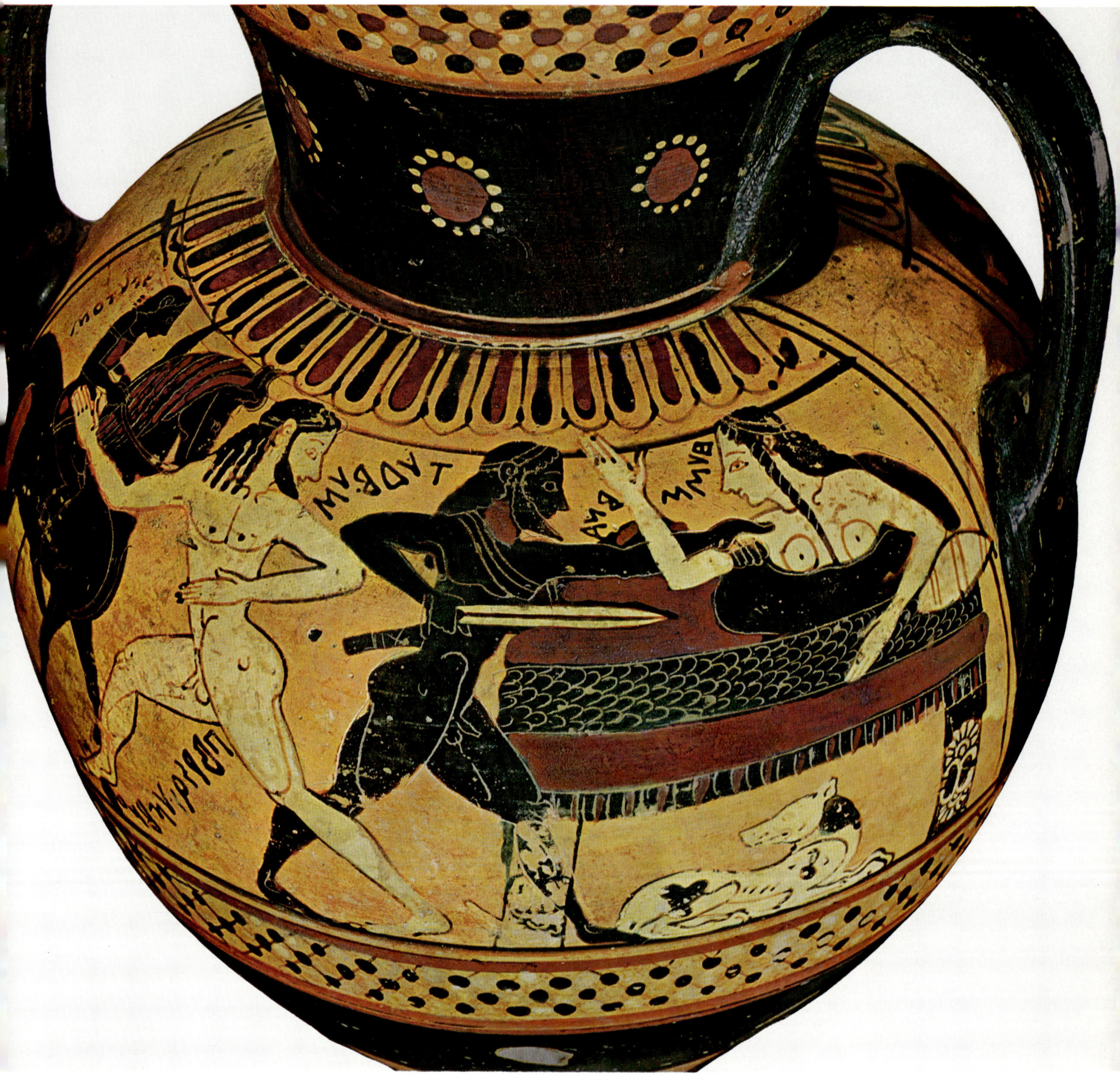

X Spätkorinthische Halsamphora E 640. Tydeus ersticht Ismene. Höhe 32,0 cm. Um 560/550 v. Chr.
Paris, Louvre

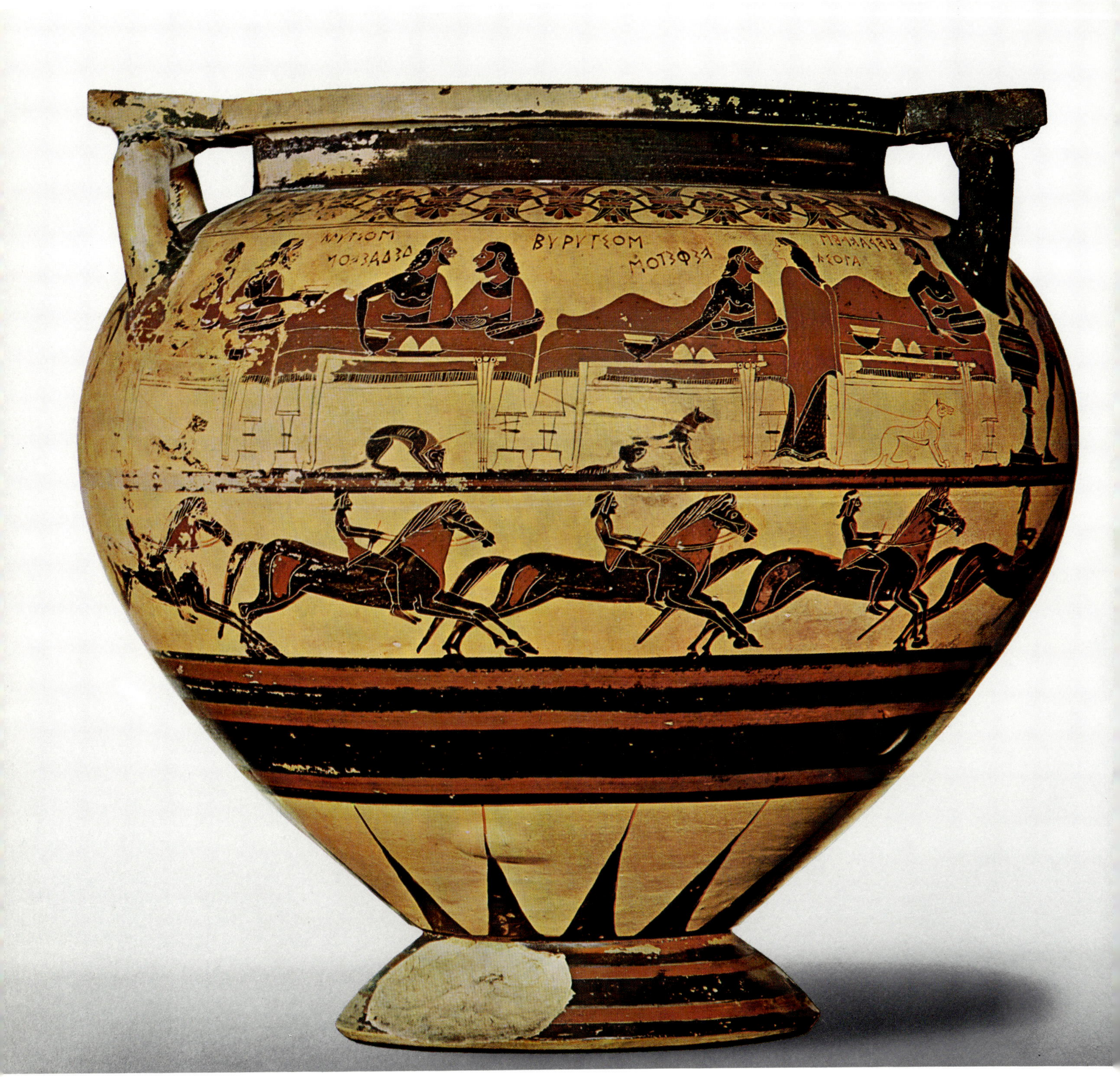

IX Frühkorinthischer Kolonetten-Krater E 635. Gastmahl des Iphitos, darunter Fries mit Reitern. Höhe 46,0 cm. Frühes 6. Jahrhundert v. Chr. – Paris, Louvre

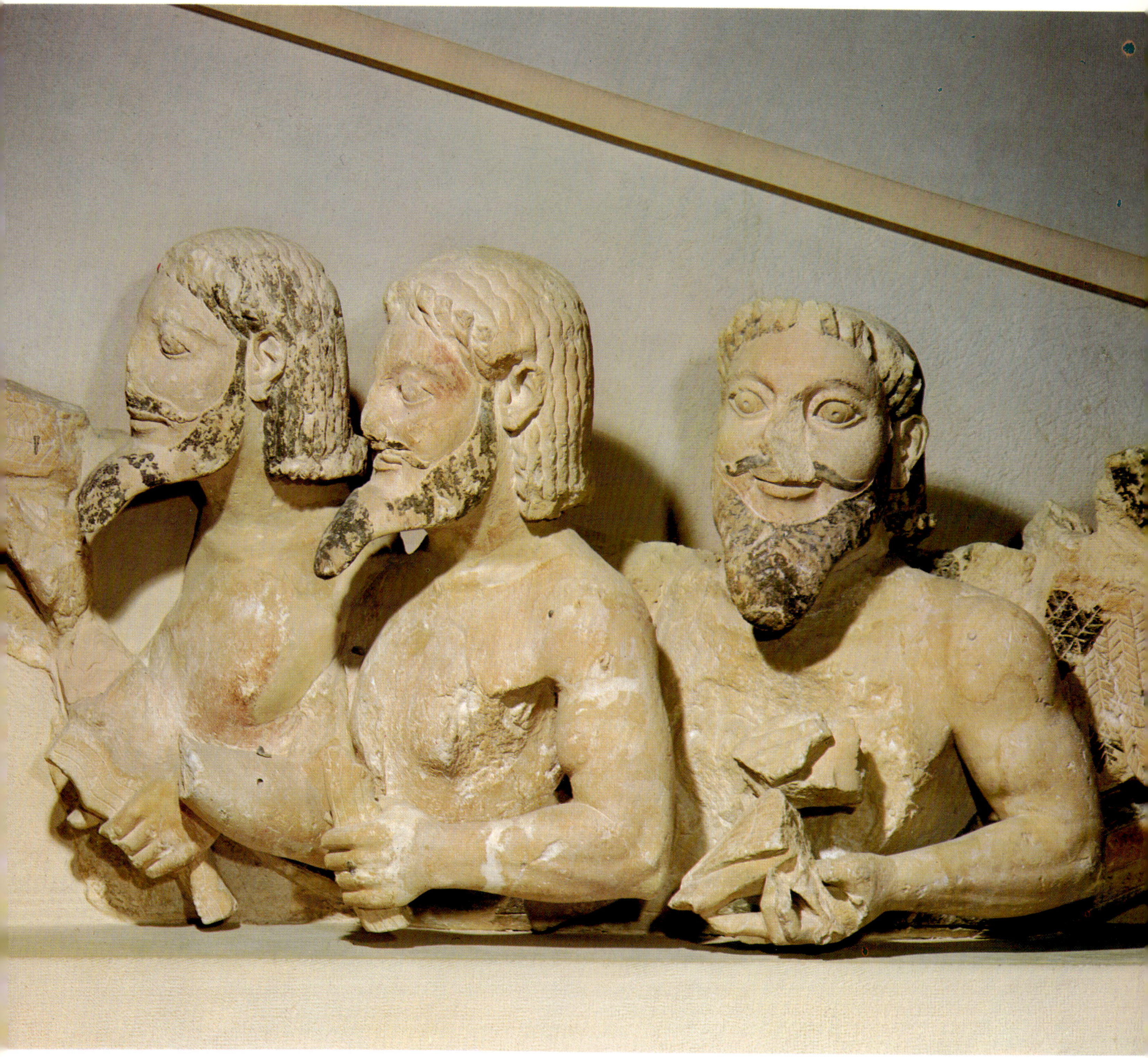

VII Aus der bemalten Tonmetope mit Chelidon und Aedon, vom früharchaischen Apollon-Tempel in Thermos. Vgl. Taf. 77. Gesamthöhe etwa 60,0 cm. Um 625 v. Chr. – Athen, Nationalmuseum

VIII Eckgruppe vom Ostgiebel des ältesten Ringhallen-Tempels auf der Akropolis in Athen. Vgl. Taf. 86. Der Dreileibige (Nereus). Kalkstein. Länge 3,40 m. Um 570 v. Chr. – Athen, Akropolis-Museum

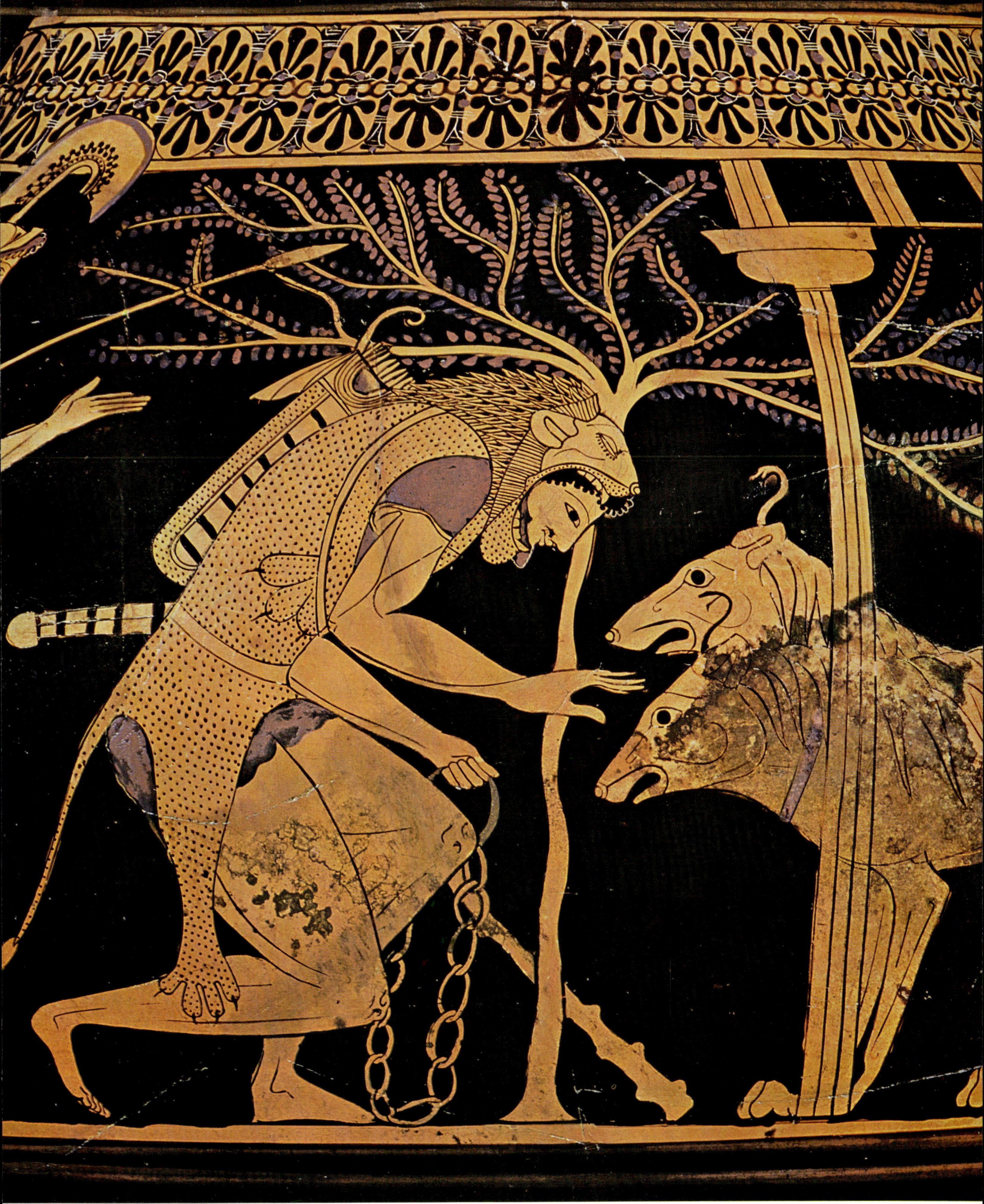

XX Andokides-Maler. Von der Amphora F 204. Herakles und Kerberos. Gesamthöhe der Amphora 58,6 cm.
Um 510 v. Chr. – Paris, Louvre

er sich gegen das Andringen des Windes, der in die schmalen Segel der straffen Flügel streicht. Naxische Art, die große, fliehende Flächen mit gespannten Linien begrenzt, vertreten auch zwei Koren der Akropolis und ein noch älterer Kuroskopf in Kopenhagen[19]. Die beiden Mädchen der Akropolis bezeugen aber zugleich die Wirkung von Statuen *106* der fernen Insel Samos, die wohl schon vor der Errichtung des Rhoikos-Tempels weibliche Figuren von hohem Range hervorgebracht hat.

Ein reifes Werk eines bahnbrechenden Meisters, den wir nach dem mehrfach genannten Namen seines Auftraggebers als Cheramyes-Meister bezeichnen dürfen, ist uns in einer überlebensgroßen Figur im Louvre erhalten. Einem *104 links* edlen Baume vergleichbar wächst die hohe Gestalt empor, die mit parallel gestellten Füßen ruhig steht. Ein Leinenchiton verhüllt die hohe Säule des Unterleibes. Ein feines Parallelgefältel durchzieht ihn mit zahlreichen, zarten Kanneluren. Ein schwereres, ionisches Mäntelchen überquert mit breiteren Faltenzügen den Oberkörper. Ein großer, faltenloser Schleier verhüllte das verlorene Haupt und den ganzen Rücken. Die rechte, gesenkte Hand faßt diesen Schleier, ein Ende ist vorn unter der Arkade des Schultermäntelchens in den Gürtel gesteckt. Der linke, verlorene Arm war vor die Brust geführt. Diese hehre Gestalt, die durch ihre – äußere und innere – Größe und durch reiche Gewandung ausgezeichnet ist, stellt offenbar die Zeusgemahlin Hera selbst dar. Von dem fehlenden Haupte können wir durch das Mädchen der Akropolis 677 eine entfernte Vorstellung gewinnen. Die ganze Figur der Cheramyes-Hera wiederholt eine *106* zeitgenössische Statuette aus Holz, die vor kurzem im samischen Heraion zutage kam.

Geneleos und seine Werkstatt fertigten ein vielfiguriges Familienbild, das sich bis auf die Köpfe und eine vermutliche *Abb. 155* Knabenfigur aus zersprengten Teilen vervollständigen ließ. Da thront die Mutter Phileia am linken Rande der Basis, neben ihr stand ihr Sohn, es folgten drei Mädchen, Philippe und Ornithe, die dritte ist noch namenlos. Die gelagerte *104 rechts* Gestalt am rechten Ende stellte wohl den Vater dar. Die persönliche intime Atmosphäre ist den gleichzeitigen Bildern *105* des Amasis-Malers eng verwandt.

Eine feinteilige Zierlichkeit, Beweglichkeit und Differenziertheit seelischen Lebens offenbaren auch die Jünglingsbilder gegen die Jahrhundertmitte hin. Der Korinther, der Jüngling von Tenea, durchdringt die kräftigen, plastischen *108* Formen mit einer fast preziösen Liniensprache, die nicht allein in den federnden Körperkonturen, sondern auch in der Binnenzeichnung zu Worte kommt. In echt peloponnesischer Weise setzt sie knappe, präzise Akzente.

Der auf Melos gefundene Jüngling vertritt »naxische« Art in feinster Brechung. Die zarte Bildung des fast flachen *109* Leibes und der zierlichen Glieder, die gleitenden Umrisse, das Flimmerspiel des Stirn- und Nackenhaares verleihen dieser Gestalt eine blumenhafte Sensibilität, ein fast engelhaftes Schweben. Man muß die ein Jahrhundert ältere, von Nikandre geweihte Artemis danebenstellen, um die Dauer im Wechsel in der naxischen Bildhauerkunst zu ermessen.

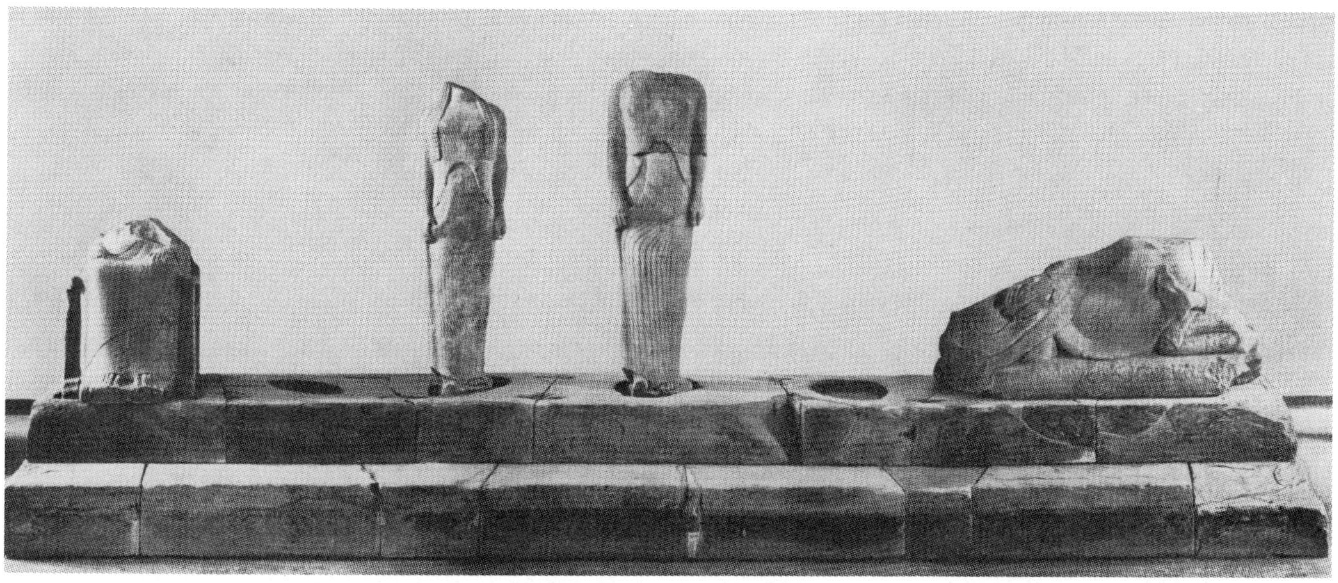

155 Familiengruppe aus dem Heraion von Samos. Werk des Geneleos. Gesamtansicht. Von den ursprünglich 6 Figuren noch erhalten: links die Mutter, auf dem dritten Block Ornithe (vgl. Taf. 104r.), in der Mitte die Tochter Philippe, rechts der Vater (vgl. Taf. 105). Gegen Mitte des 6. Jahrhunderts v. Chr. – Vathy, Museum

Die marmorreiche Insel Paros scheint in diesen Jahren die berühmte Bildhauerfamilie des Archermos und seiner Söhne aufgenommen zu haben. Eine auf Paros gefundene Inschrift nennt den Vater des Archermos, Mikkiades, verwendet aber das Alphabet von Paros, nicht dasjenige von Chios. Eine auf Delos gefundene Basisinschrift stimmt bis in Einzelheiten mit der parischen überein. Gewichtige Gründe sprechen für die Verbindung der delischen Archermos-Inschrift
107 mit der geflügelten Göttin des gleichen Fundortes. Das Fehlen von Zwischenstücken zwischen Figur und Basis verwehrt freilich eine unumstößliche Gewißheit. Ein Mädchen ist in eiligem Laufe nach links hin bewegt und zerteilt die Luft mit dem Kiel des gewinkelt vorgesetzten rechten Beines und dem angehobenen rechten Arm. Der linke, den Oberschenkel mit ausgestreckten Fingern berührende Arm entspricht dem gewinkelten rechten Bein. Dem aufwärts gebeugten rechten Arm antwortet der rückwärts bewegte linke Unterschenkel. Die Ausbreitung der Glieder und ihre Verspannung im umgebenden Luftraum rufen Bilder von Windmühlenflügeln wach, die sich heutzutage auf den Kykladeninseln im Winde drehen. Die aufwärts gebogenen Flügel schienen einst die Göttin zu tragen. Sie bildeten aber zugleich eine markante Folie, vor welcher sich der Oberkörper wirkungsvoll abhob. Der Meister hat hier im parischen Marmor den alten Wunschtraum des Daidalus zur Wirklichkeit gemacht: Die Göttin fliegt. In der ursprünglich erhöhten Aufstellung wird dieser Eindruck noch stärker vorgeherrscht haben. Denn man sah nicht unmittelbar, daß die Gestalt faktisch von dem Gewande getragen wurde, das zwischen den Schenkeln niederfließend in der Basis einen festen Halt besaß. Man wird nicht müde, das anmutige Flügelmädchen zu bewundern, sein drängendes Vorübergleiten und zugleich sein zeitloses Innehalten im Fluge, das sich in der Drehung des Oberkörpers ausspricht. Das Zusammenspiel eckiger Bewegung und gleitenden Flusses, die Verlagerung der Achsen, deren eine durch den Gürtel, die andere von der Stirnmitte zum linken Oberschenkel gezogen ist und von der Gestaltmitte wegführt, verleihen der Figur reizvolle Spannungen. Die breitere Mittelfalte des Peplos begleitet den leicht geschwungenen Kontur des linken Oberschenkels und betont die breitere, vorandrängende, rechte Körperhälfte. Die gravierten Linien, die paarweise die Faltenstreifen begrenzen, sind straff und zart wie klingende Saiten eines Musikinstrumentes zwischen die Schenkel der Göttin gespannt. Ein Windstoß hat das Gewand über das rechte Knie heraufgeschoben, er scheint auch die Wellen des Haares zu kräuseln, das in ornamentaler Bewegung die Stirn umrieselt. Der reiche Schmuck aus Gold oder vergoldeter Bronze, in die Stiftlöcher des Stirnbandes eingesetzte Rosetten oder senkrecht eingestiftete Lotosblüten, die Ohrgehänge, die ursprünglich reich mit Rosetten aus Blattgold, Elfenbein, Glas oder Fayence geschmückten runden Fibelköpfe an den Schultern bezeichnen wohl eine Göttin, nicht eine untergeordnete Figur, die einen Giebelfirst schmückte. Artemis, die große Herrin des Draußen, ist wohl selbst in diesem Meisterwerke dargestellt. Ihr Glanz und ihre Kunst strahlte weit über die Inselwelt bis nach Siphnos und bis nach Athen. Zwei spätarchaische Werke der Akropolis, die Nike 693[20] und
XVIII, 107 die Kore 675 setzen nicht allein die Art der geflügelten Göttin von Delos fort, sondern lassen sich auch mit großer Wahrscheinlichkeit mit chiotischen Inschriften verbinden. Ungewiß bleibt, ob einer und welcher der Archermos-Söhne, Athenis oder Bupalos, der Meister war.

PHAIDIMOS

In Attika knüpft Phaidimos unmittelbar an das Werk des Dipylon-Meisters und seiner engsten Mitarbeiter an. Er ist wohl der älteste attische Bildhauer, dessen wirklichen Namen wir kennen und mit Bruchstücken seines plastischen Werkes verbinden können. An den Beginn des zweiten Jahrhundertviertels mag das bisher allein bekannte Unterteil
81 der Akropolis-Kore 582[21] gehören, die unverkennbar enge Anlehnung an die Berliner Göttin mit dem Granatapfel zeigt, in dem schlankeren Wuchs und dem schlichteren Gewand jedoch deutlich ein anderes plastisches Temperament verrät. Die persönliche Handschrift des gleichen Bildhauers dürfen wir mit großer Wahrscheinlichkeit in einem weiblichen Fußpaar in Athen Nr. 81[22] erkennen, das in der Wiedergabe der Sandalen und seines scharfkantig geschnittenen Riemenwerkes, vor allem aber in der rechtwinkligen oder rhomboiden Begrenzung der Zehennägel wörtlich mit der Kore 582 übereinstimmt. Die Inschrift der zugehörigen Basis nennt den Meister Phaidimos, die Dargestellte Phile. Etwas älter, aber nach Ausweis der Fuß-, Zehen- und Zehennagelbildung von der Hand des Phaidimos selbst stammt die noch in

ihrer Zerstörung herrliche Speerträger-Grabstele[23], die um 560 geschaffen sein mag, in den Wirren der Perserkriege weitgehend ihrer ursprünglichen Oberfläche beraubt wurde, und später in die themistokleische Mauer verbaut ward. Von der Hand eines sehr nahestehenden Bildhauers, wenn nicht von Phaidimos selbst, mag die Sphinx vom Kerameikos[24] stammen, der vor kurzem die Flügelenden zurückgegeben werden konnten und die wohl die Speerträgerstele bekrönte. Phaidimos selbst schuf anscheinend die Grabstele eines Jünglings, von dem wir nur das Mittelteil[25] kennen, ferner die Diskophorenstele aus Phoinikia[26], wenn der Erhaltungszustand überhaupt noch ein Urteil erlaubt. Dem Speerträger aus der themistokleischen Mauer ist der gespannte, im Kreuz stark eingezogene Rückenkontur und der schlanke Wuchs der Gestalten eng verwandt. Brüderlich verwandt ist auch der vordere Umriß der beiden Jünglingsfiguren, der steil zum hochsitzenden Brustmuskel ansteigt, hier leicht vorspringt und in einem gespannten S-Schwung über die Halseintiefung zum Kinn geführt wird. Der lange Daumen der linken Hand des Diskophors ähnelt den Fingern des Speerträgers. Die scharfkantig gestanzte Scheibe des Diskus gleicht dem Flügelrand der Gorgo und den Sandalenriemen der weiblichen Gestalten des Phaidimos. Man muß dieses Stelenfragment mit dem sehr viel besser erhaltenen Bruchstück eines zweiten, ungefähr gleichzeitigen Diskophoros vergleichen, den man dem sog. Meister Rampin zugeschrieben hat, um bei aller künstlerischen Verwandtschaft die straffere, schärfer konturierende, sprödere, altertümlichere Art des Phaidimos zu erkennen.

MEISTER RAMPIN

Zum ersten Male ist für uns der Meister Rampin in einem kleinen, bloß etwa 12 cm hohen weiblichen Köpfchen von der Akropolis 654 zu fassen, das sich deutlich als Nachfahrin der Berliner Göttin zu erkennen gibt. Schwer zu entscheiden, ob der Meister Rampin, den man verständlicherweise mit dem Bildhauer der Speerträger-Gorgonenstele verwechselt hat, ein Schüler oder Mitschüler des Phaidimos gewesen sei. Der Meister Rampin hat seinen Namen von einem bärtigen Kopf, der aus Rampins Besitz in den Louvre gelangte und der sich Bruch an Bruch mit einem Reiter 110
von der Akropolis verbinden ließ. Die Zierlichkeit dieses namengebenden Werkes, die liebevolle Wiedergabe des Haupthaares, der gedrechselten Stirnlocken und des geperlten Barthaares lassen die altattische Art des Dipylon-Meisters unverkennbar in neuer Brechung aufleuchten. Aus Fragmenten läßt sich ein zweiter Reiter als Gegenstück erschließen. Die Vermutung, daß die beiden Reiter die Söhne des Peisistratos darstellten, hat einige Wahrscheinlichkeit für sich. Als jüngere Werke schließen sich ein Jünglingstorso von der Akropolis 665[27] und die berühmte Peplos-Kore 679 an, denen 111
ein Hund von der Akropolis 143[28], ein Löwen-Wasserspeier vom Peisistratiden-Tempel der Akropolis 69[29] und ein Widderkopf-Wasserspeier vom Weihegebäude in Eleusis sich anschließen lassen[30]. Das Werk des Meisters Rampin reicht somit von 570/60 bis um 520. Die kühne Schnitztechnik des Phaidimos verfeinert und bereichert er, indem er die scharfkantigen, von aneinanderstoßenden Flächen gebildeten Linien abfast. Er erreicht dadurch eine zarte, plastische Modulation der Oberfläche, eine Sensibilität, die in der Peplos-Kore ihre höchste Steigerung erfährt. So sehr ihr Unterkörper an die Kore 582 des Phaidimos erinnert, hat die Figur doch eine vollere Leibhaftigkeit erlangt, die auch weit über den nackten Akropolis-Reiter hinausführt. Die sanfteren Übergänge verschmelzen die einzelnen Glieder und Teile zu einer bewunderswerten Einheit. Ein beseeltes Gefühl leuchtet aus ihrem Antlitz und aus ihrer ganzen Gestalt, die alle Lebensfülle in sich aufgenommen hat. Sie gleicht der strahlenden Agido, die der Dichter Alkman geradezu als Sonne und Zeugin des Sonnenlichtes feiert. Die Leuchtkraft des Marmors erscheint in den Tierbildern des Rampin-Meisters seiner letzten Schaffensjahre zu fast überreifer, überempfindlicher Spätblüte verfeinert.

SPÄTARCHAISCHE KUNST · 530–500 V. CHR.

Eine Bereicherung der Oberflächenmodellierung, der Binnenzeichnung, eine Verfeinerung der Umrisse, eine Zuspitzung der Themen bereitet sich seit der Mitte des sechsten Jahrhunderts in der Plastik und der Malerei gleichermaßen vor. Allein diese Merkmale treten seit rund 530 beherrschend in den Vordergrund. Das historische Ereignis des ersten Auftretens des Thespis aus Ikaria als Tragödiendichter und Schauspieler an den Dionysien von 534 mag als einschneidendes Ereignis die Epoche der spätarchaischen Kunst sinnbildhaft einleiten.

Die Spätwerke des Amasis-Malers und des Exekias haben am Umschwung noch bedeutenden Anteil genommen. Selbst die einer ionischen Werkstatt im kleinasischen Phokaia oder im etruskischen Caere entstammenden, nach ihrem
XIX hauptsächlichen Fundort benannten Caeretaner Hydrien vertreten in ihrem burlesken Erzählerstil einen verwandten Geist, der in Attika zur Vergegenwärtigung von Sagenthemen auf der irdischen Bühne geführt haben mag.

In diesen Jahren wurde auch die schwarzfigurige Vasenmalerei durch die Erfindung des rotfigurigen Stils überwunden. Ein bedeutender Maler scheint die große plastische Wirkung der ausgesparten Figuren, die nunmehr kräftiger aus
112/113 dem Dunkel der schwarzbemalten Umgebung herausleuchteten, entdeckt zu haben. Auf einer Amphora des Andokides-Malers in München 2301 können wir die alte und die neue Technik am gleichen Gefäß und am gleichen Bild wie in einem zweisprachigen Text ablesen.

Wohl erhält sich die schwarzfigurige Malweise weiterhin noch längere Zeit, bei einer Reihe von Lekythen-Malern bis in die ersten Jahrzehnte des fünften Jahrhunderts hinein. Die führenden Maler jedoch haben die rotfigurige Technik begierig aufgenommen und für ihre neuen Themen dienstbar gemacht. Die Palästraszenen führen uns die Welt der attischen Bürger mit frischer Realistik vor Augen. Die im dädalischen Stil beliebte, seither aber gemiedene Face-Ansicht wird neu aufgegriffen. Der vom Boden emporgehobene, bärtige Ringer der Berliner Amphora des Andokides-Malers blickt mit ganzem Gesicht dem Betrachter entgegen; der Satyr einer
114 Amphora des Phintias zeigt sein begehrliches Antlitz mit der durchfurchten Stirn, der plumpen Nase und dem sinnlichen Mund ganz
Abb. 156 von vorn und bildet einen köstlichen Kontrast zur Profilansicht der
115 Mänade, die er umhalst. Fröhliche Gelage mit erregender Flötenmusik, die gliederlösende Macht des Weines, das muntere Treiben der Hetären, das Kichern der Mädchen im Brunnenhaus oder die Erlebnisse beim Olivenpflücken werden reizvoll unbeschwert geschildert. Selbst die Götter- und Heldenmythen werden pointiert erzählt. Wie Herakles im Schutze Athenas zum Palast des Hades vorgedrungen ist, wie er sich vorsichtig zum Höllenhund Kerberos niederbeugt, wie er ihn zu streicheln sucht und in der anderen Hand die Kette bereithält, um ihn zu fesseln. Wir sehen Tityos, wie er Leto, und
116 Theseus, wie er Korone entführt. Euthymides schildert die Szene, als handelte es sich um die Entführung der Amazonenkönigin Antiope, um ein echtes Sagenthema. Dabei ist Korone, wie ihr Name sagt, eine »Krähe«, eine lebenslustige Hetäre der Zeit des Euthymides, die zärtlich mit den Haarspitzen des Räubers spielt.

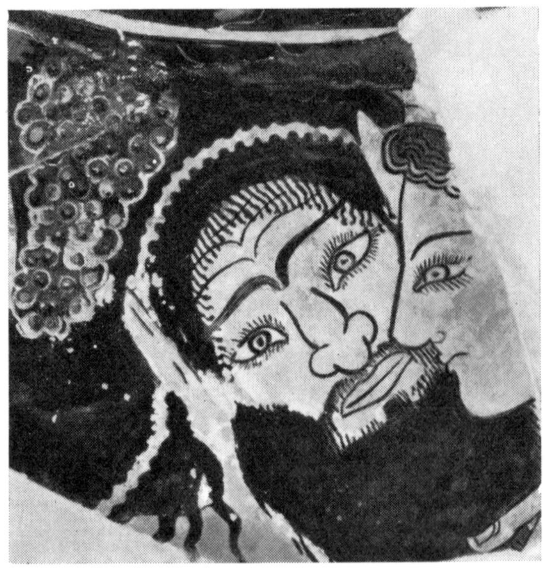

156 Phintias. Mänade und Satyr, von der Bauchamphora RC 6834. Vgl. Taf. 114. Um 525/515 v. Chr. Tarquinia, Museum

SPÄTARCHAISCHE PLASTIK · 530–500 V. CHR.

Die dichte Körperlichkeit, welche die Jünglinge und Männer der ersten rotfigurigen Bilder auszeichnet, erfüllt auch
117 den mächtigen Leib des Kroisos, der auf einem Grabe in Anavyssos im südlichen Attika stand. Er erinnert unmittelbar an den um mehr als eine Generation älteren Kalbträger. Dessen urwüchsige Frömmigkeit und Natürlichkeit beseelt auch den spätarchaischen Jüngling. Die reiche Vielzahl kräftiger Muskelwölbungen erhält durch die gespannten Umrisse und Durchblicke zwischen den Armen und Schenkeln eine wirkungsvolle Steigerung. Das Haupt bewahrt die altertümliche Lockenpracht, die nun geschmeidig den Wölbungen des Schädels und der Schultern folgend auf den Rücken herabfließt. In seinem Antlitz erkennen wir die alte Art einer Sphinx der sechziger Jahre im Kerameikos[31], eines Jünglingskopfes im Louvre MNC 748[32] und der Faustkämpferstele im Kerameikos[33] in neuer Bereicherung, Strahlkraft und Verjüngung wieder. Den Namen dieses erstrangigen Meisters kennen wir nicht. Er mag nach seinem reifen Werke Kroisos-Meister genannt werden.

Die spätarchaische Zeit erfüllen auch klangvolle Bildhauernamen wie Kanachos von Sikyon, Antenor, Endoios; ja auch Tektaios und Angelion scheinen noch in der zweiten Hälfte des sechsten Jahrhunderts tätig gewesen zu sein, wenn wir ihren Apollon von Delos nach den Wiedergaben der Münzen und einer Gemme beurteilen dürfen. In ungefähr diesen Jahren mag der Apollon Philesios des Kanachos von Sikyon entstanden sein.

ENDOIOS

Werke des Endoios haben auch antike Kunstschriftsteller genannt, hatte doch Augustus seine Kultstatue aus Elfenbein von Tegea nach Rom überführen lassen. Mit seinem Namen dürfen wir die sitzende Athena 625 von der Akropolis verbinden[34]. Er selbst gab den eigenen Namen her für ein Werk seines Mitarbeiters Philermos[35] und steigerte damit offenbar den Wert von dessen bescheidenerer Kore, welche deutlich eine Brücke zur Artemis der Götterversammlung am Ostfries des Siphnier-Schatzhauses in Delphi schlägt. Der gefeierte Künstler mag die Entwürfe für die vielfigurigen *119*
um 525 geschaffenen Kompositionen des Nord- und Ostfrieses dieses Schatzhauses geliefert haben, wobei vor allem der Gigantenkampf mit den weniger vollständigen Darstellungen des gleichen Themas auf attischen Vasen völlig überein- *118*
stimmt. Ungewiß bleibt, ob Endoios gebürtiger Ionier war und in Athen das Bürgerrecht erlangte oder ob er gebürtiger Athener war und in Ionien bedeutende Aufträge erhielt. Die gewaltsam zerstörte Basis[36] mit dem gemalten Bilde einer sitzenden Gestalt weist ebenso sehr in spätarchaische Zeit wie ein Auftrag einer Ionierin namens Lampito in Athen.

ANTENOR

Sicher aus einer attischen Künstlerfamilie stammt Antenor. Sein Vater war der Maler Eumares. Große Berühmtheit erlangte seine Gruppe der Tyrannenmörder Harmodios und Aristogeiton. Sie wird auch von den antiken Kunstschriftstellern genannt, offenbar weil sie ein historisch bedeutsames Denkmal darstellte. Die Tyrannenmörder des Antenor werfen ein helles Licht auf die Freiheitskämpfe der Griechen im beginnenden fünften Jahrhundert voraus. Die große Macht, die von diesem Werke ausging, erhellt schon daraus, daß die Perser es bei der Plünderung Athens als Unterpfand nach Persepolis entführten. Erst in der Alexanderzeit kehrte es nach Athen zurück. Die von Kritios und Nesiotes bald nach 480 geschaffenen Tyrannenmörder konnten keine bloße Kopie der spätarachaischen, um 510 geschaffenen Gruppe Antenors darstellen; sie bildeten eine neue selbständige Schöpfung. Von Antenors Harmodios vermittelt der Kopf Webb in London 2728[37] eine glaubhafte Vorstellung. Er gehört vermutlich zu den wenigen Beispielen römischer Kopien nach spätarchaischen Vorbildern.

Unmittelbare Anschauung der Kunst Antenors gewinnen wir durch die Korenstatue 861, die er für den Töpfer Near- *120*
chos geschaffen hat und die, aus zahlreichen Fragmenten zusammengesetzt, mit der ursprünglichen Inschriftbasis verbunden werden konnte. Unter den ionischen, im Perserschutt gefundenen Koren der Akropolis leuchtet sie hell heraus. Wie eine in den Boden gesteckte, glänzende, ja im Sonnenlichte schillernde Speerspitze wächst sie aus dem engen Stand der Füße, nach oben sich verbreiternd, aus der Plinthenbettung empor. Sie ist mit einem Chiton bekleidet, der durch das wenig vorgesetzte linke Bein zwischen den Schenkeln gestrafft ist. Von der gewandraffenden linken Hand ausgehende, fächerförmig entfaltete Linien sind zart wie Spinnfäden über den Unterkörper gespannt. In mächtigerem Gewoge strömen die klaren Falten des ionischen Schultermäntelchens über die Brust. Die Mantelschöße bilden mit ihren Zickzacksäumen weitere Dreiecke wie die ganze Gestalt. In spannungsvollem Gegenspiel entspricht dem breiter fallenden Mantelende mit seinen parallelen Hängefalten das angehobene Chitonstück, das neben dem schwereren Wollmantel wie knisternde Seide wirkt. Dem vorgestellten linken Fuß antwortete der vorgestreckte rechte Arm. Der Verbreiterung der rechten Körperseite durch die Manteldrapierung oberhalb der Säule des rechten Beines entspricht der zurückgewinkelte linke Arm. Das von der Nasenwurzel gefällte Lot führt, um ein geringes zur linken Seite hin verschoben, an dem Riff des geteilten Mantels dicht vorbei auf die innere Kante des linken Fußes. Die kräftigen Schultern und der ganze in ein unregelmäßiges Vieleck einbeschriebene Oberkörper verleihen der Gestalt eine Mächtigkeit und Erhabenheit, die keine ihrer Schwestern teilen kann.

Die gleiche in sich ruhende Würde offenbart das Haupt der Figur, trotz seiner Zerstörung. Die Augen aus eingesetzten, farbigen Steinen müssen dem Mädchen ein bezwingendes Aussehen verliehen haben. In diesen Blicken, deren Anmut und Würde, Beschwingtheit und Tiefe, Bezauberung und Zurückhaltung wir nach den Aussagen des Erhaltenen kaum in unserer Phantasie wiederherstellen können, gipfelte einst der sprießende Wuchs der edlen Gestalt. Das modische Mäntelchen, das in kühner, für Marmorarbeit geradezu unerhörter Unterarbeitung sich vom Leibe löst, und die festen, bis zur Brust herabfallenden Haarsträhnen verraten den Bronzekünstler. Antenor ist in diesem Werke bis an die Grenzen des für den Marmor Statthaften gegangen. Jeder Geringere hätte ein bloß kokettes Mädchen hervorgebracht, das mit seinen Gewändern prunkte. Der Kore des Antenor können die knisternden, rauschenden Gewänder nichts anhaben. Sie steigern vielmehr ihre bewegte Ruhe, die über ein halbes Jahrhundert hinweg an den Kalbträger erinnert, an seinen Stolz und seine Demut, seine Einfalt und seine Größe. Die Kore 681 der Akropolis ist das reifste erhaltene Werk Antenors. Es gehört dem beginnenden letzten Viertel des sechsten Jahrhunderts an.

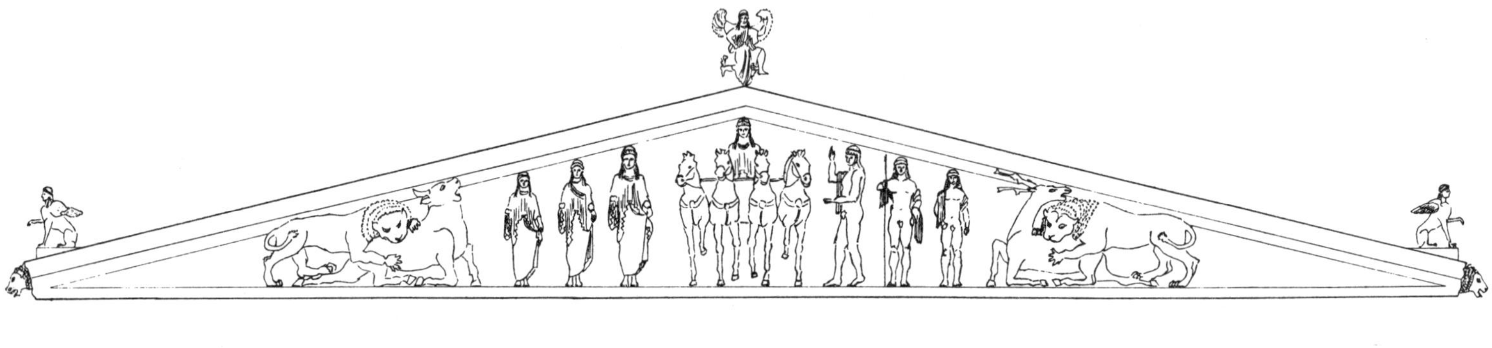

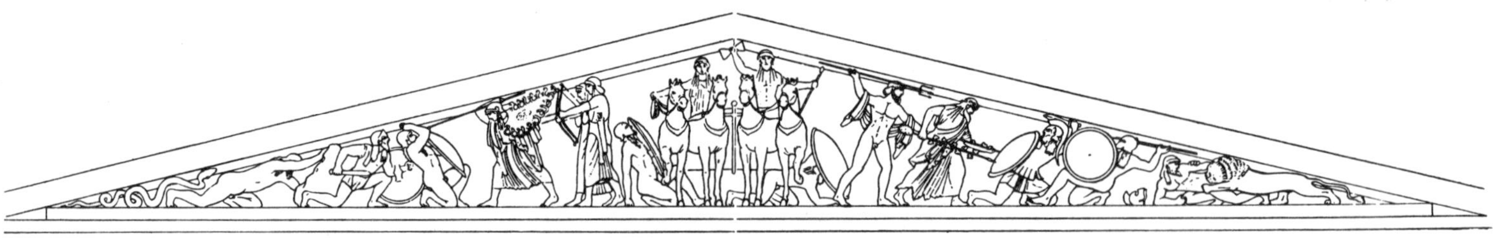

157/158 Rekonstruktionszeichnung der beiden von Antenor geschaffenen Giebel des Apollon-Tempels V, des sog. Alkmeoniden-Tempels, von Delphi. Nach 540 v. Chr. 157 Ostgiebel; Neuzeichnung Immo Beyers. 158 Westgiebel. – Nach M. F. Courby

Abb. 157/158 Altertümlicher sind die Figuren der Giebel des archaischen Apollon-Tempels in Delphi, die man mit guten Gründen auf Antenor zurückgeführt hat. Im Jahre 548 war der alte Tempel verbrannt. Allenthalben in Griechenland, ja an fernen Fürstenhöfen wurden Geldmittel für den Neubau gesammelt. König Amasis von Ägypten, der 526 starb, hatte – wohl längere Zeit vorher – tausend Talente Alaun gestiftet. Das um 540 von Peisistratos aus Athen verbannte Adelsgeschlecht der Alkmeoniden förderte unter Kleisthenes den Wiederaufbau durch reiche Stiftungen. Herodot berichtet ausdrück-
Abb. 157 lich, daß sie aus eigenen Mitteln den einen Giebel – den Ostgiebel – nicht aus Kalkstein, wie ursprünglich vorgesehen war, sondern aus Marmor ausführen ließen. Gewiß, keine der delphischen Giebelfiguren weist die schillernde Feinheit und Zartheit, die ›eherne‹ Gespanntheit und Kühnheit, ja Bravour der Kore 681 von der Akropolis auf. Selbst die Gestalten, die Antenor am nächsten stehen, bilden die Mantelfalten breiter, stockender, zähflüssiger – eben altertüm-
120 licher – als die reife Kore 681. Für das frühere Datum der delphischen Giebel spricht auch der herrliche, am besten erhaltene Jüngling des Ostgiebels[38]. In ruhiger Nacktheit stand er, frontal aus dem Giebelfelde blickend, in der rechten Giebelhälfte. Ein Mäntelchen war um den linken Arm gelegt und spannte sich hinter der Gestalt zum erhobenen rechten Arm. Der rechte Fuß war, nach der zarten Unterscheidung der Hüftmuskeln, ganz wenig vorgestellt, der Kopf etwas zu seiner Rechten gewendet. Die Umrisse gleiten in stillem Flusse von der Achselhöhle zu den Schenkeln.

In der Verschmelzung der Glieder mag diese Figur des Ostgiebels über den Jüngling 665 auf der Akropolis des Meisters Rampin etwas hinausgehen. Was jedoch die beiden trennt, ist weniger der Abstand der Jahre als die Verschiedenheit der beiden Bildhauer. Der Meister Rampin ist der weltgewandtere, ionischer Sinnensüße freier zugetane, beweglichere, der offenbar für den Tyrannenhof gearbeitet hat. Antenor ist der stillere, verschlossenere. Er ist nicht weniger reich, aber sparsamer, verhaltener, abgründiger. Der Athener Kuros 665 scheint bei aller plastischen Dichte oberflächenhafter, geistreicher, sprühender. Der Delphier ist geballter; er nimmt das umgebende Licht nicht so anmutig auf wie der Rücken des Atheners; es prallt an den gespannten Biegungen und Wölbungen seines Leibes ab. Er ist undurchdringlich geheimnisvoll.

Angesichts dieses Torsos, der den Vergleich mit dem Jüngling des gepriesenen Rampin-Meisters nicht zu scheuen braucht, können wir ermessen, was uns in der Tyrannenmörder-Gruppe Antenors verlorengegangen ist. Ihr Ruhm hat die Perserkriege überdauert und wurde in der kaiserzeitlichen Kunstliteratur bewahrt. Der Giebelschmuck von Delphi wurde im frühen vierten Jahrhundert durch ein Erdbeben zerstört und durch einen neuen ersetzt. Pausanias konnte die längst begrabenen, archaischen Giebel nicht mehr sehen. Den Giebelkompositionen des Antenor aber haben Tragödiendichter klassischer Zeit ihre Bewunderung gezollt. Voller Staunen stellt der Chor im Einzugsgesang des Ion von Euripides fest, daß nicht nur in Attika herrliche Ringhallentempel stehen, sondern daß auch in Delphi das Giebelpaar des Apollon-Tempels mit Göttergestalten geschmückt ist. Alles mustern die Mädchen durch. Sie nennen auch Werke, von denen die Ausgrabungen nichts mehr feststellen konnten: einen Kampf des Herakles und Iolaos mit der Lernaschlange, einen Bellerophon auf dem Flügelroß, der die Chimaira tötet. Offenbar handelt es sich um Metopen. Dann steigt ihr Blick zur Höhe des Westgiebelfeldes, und sie erkennen die heimische Göttin Athena im Gigantenkampfe, wie sie ergrimmt den Enkelados angreift, wie Zeus mit feurigem Blitz den Mimas niederstreckt, wie Dionysos einen anderen Gegner mit dem friedlichen Thyrsos besiegt. *Abb. 158*

Den Westgiebel übertrifft der Ostgiebel nicht allein durch die Marmorpracht seiner Gestalten, sondern auch durch das einzigartige Thema, dessen Deutung uns kein geringerer als Aischylos bewahrt hat. Am Beginn der Eumeniden erscheint eine Priesterin vor dem Apollon-Tempel in Delphi. Ihr Gebet richtet sich an die Inhaber des alten Orakels in der genauen Reihenfolge, wie Antenor seine Marmorgestalten im Ostgiebel angeordnet hat: *Abb. 157*

Der Urprophetin gilt mein erst Gebet,
Erdmutter Gaia. Themis ruf ich dann,
Die Erbin, wie man sagt, des Heiligtums
der Mutter. Diese übergab den Ort
Freiwillig einem zweiten Kind der Ge,
Titanin Phoibe, die ihn zur Geburt
Dem Phoibos schenkte, ihrem Namenskind.
Der brach von Delos' felsumragtem See
Zum segelreichen Strand der Pallas auf
Und kam zu diesen Stufen des Parnass.
Hephaistos' Söhne zogen ihm vorauf
Und brachen freudig ihm die Bahn; das Land,
Das vordem wilde, machten sie ihm zahm.
Mit hohen Ehren nahm das Volk ihn auf,
Auch Delphos, dieses Landes hoher Fürst.
Zeus aber lieh ihm die Prophetenkunst
Und setzte ihn als Vierten auf den Thron:
Apollon ist des Vaters Sehermund.

(Übers. E. Buschor)

Die Tierkampfgruppen sind keine Verlegenheitslösungen zur Füllung der Giebelzwickel, sie sind auch mehr als altertümelnde Anlehnungen an die ältesten attischen Porosgiebel (vgl. oben S. 97); sie verkörpern die Landschaft, die Apollon auf seinem Wege durchmessen, die vordem wilde Natur, welche Apollon nun beherrscht, nachdem die Söhne des Hephaistos die Straße zwischen Athen und seinem Heiligtum von Räubern und Wegelagerern und anderen bedrohlichen Mächten gereinigt hatten. Die beiden Jünglingsgestalten, die in reiner Vorderansicht auf die Löwen-Hirsch-Kampfgruppen folgten, stellen die Wegbereiter aus Athen dar. Die grüßende, dem göttlichen Viergespann zugewandte Gestalt ist Delphos, der Fürst des Landes am Parnass. Die drei weiblichen Gestalten der linken Giebelhälfte sind die Vorgängerinnen Apollons in der Weissagekunst: die Urseherin Gaia, ganz links außen; dann Themis, die Tochter des Uranos und der Gaia; zuletzt, Apollon am nächsten, die Schwester der Themis, Phoibe. Ihr Patengeschenk bei der Geburt des Gottes war der Beiname Apollons: Phoibos. *Abb. 145, 147* *Abb. 157*

Abb. 157 Es kann kein Zweifel bestehen, daß Aischylos den Ostgiebel in Delphi mit eigenen Augen gesehen und beschrieben
hat. Hier ist keine allgemeine Erscheinung der Götter dargestellt, sondern der Einzug Apollons in Delphi. Kein Detail
ist bedeutungslos. Jede einzelne Gestalt hat eine bestimmte Beziehung zu dem Gotte und dem heiligen Orte. Hohe
Ereignisse der Vorzeit werden hier in statuarischer Ruhe und Größe schildernd erzählt, nicht in ihrer Abfolge, sondern
zu einem ewigen Augenblick verdichtet. Es kann kein Zufall sein, daß Antenor den Auftrag erhielt, die Tyrannen-
mörder zu bilden. Vielleicht hat er sie noch zwanzig Jahre nach der Vollendung des Apollon-Tempels in Delphi in wäh-
render Ruhe gestaltet. Seine bildnerische Kraft, die Geschichte des Heiligtums bis zum Anfang der Welt, bis zu Gaia,
172–180 der Urmutter hin, gegenwärtig zu verwirklichen, hat bis zum frühklassischen Zeustempel von Olympia nicht seines-
gleichen. Das Gebet der delphischen Priesterin in den Eumeniden ehrt die Götter; es zeugt aber auch von der Begegnung
zweier Genien: Aischylos und Antenor.

DIE MÜNZKUNST DER ARCHAISCHEN ZEIT

Die früheste Prägung griechischer Münzen setzt in den letzten Jahrzehnten des 7. vorchristlichen Jahrhunderts ein,
einem Zeitpunkt, in dem ein engerer wirtschaftlicher Kontakt zwischen dem lydischen Königreich und den griechi-
schen Kolonien an der Westküste Kleinasiens angebahnt war. Aber offensichtlich erst gegen 600 v. Chr. beginnen die
Prägungen, die, durch bestimmte Münzbilder charakterisiert, als Münzen der einzelnen griechischen Poleis identifi-
ziert werden können. Vor diesem Zeitpunkt waren nur münzartige Edelmetallstücke emittiert, ohne Poleis-Symbol
und höchstens mit einer Art von Kontermarke versehen. Die ersten Prägungen von etwa 600 v. Chr. tragen in der
Regel nur auf der Vorderseite das eigentliche Münzbild und zeigen auf der Rückseite nur das sog. Quadratum incusum
in Form eines annähernd windmühlenflügelartigen Eindruckes. Aber es ist bezeichnend für den griechischen Geist,
daß in eben diesem ersten Moment der Münzbildkonzeption überhaupt diese sich keineswegs nur in symbolhaften
Zeichen erschöpft, sondern vielmehr von Anfang an voll künstlerischen Schöpferdranges sich der mannigfaltigsten Bild-
themen bemächtigt. Mögen auch alle diese Bilder Symbol sein der sie prägenden Polis und ihrer kultischen Bindungen
– über das reine Postulat seiner Polis hinaus greift der griechische Stempelschneider wie der gleichzeitige Schöpfer
der größeren Plastikwerke in das volle Leben. Zugegeben, daß der stark stilisierte Löwenskalp des Elektronstaters von
121, 10 Samos um 600 v. Chr. noch mehr wappenartig denn als lebendiges Bild geformt ist; sicher ist schon voller naturhafter
121, 11 Lebendigkeit der äsende Hirsch auf dem Drittel-Goldstater von Ephesos um 600 v. Chr.; und nicht minder naturnah
121, 12 ist das Bild der ihr Kälbchen säugenden Kuh auf dem Elektronstater von 575 v. Chr., der Milet angehören dürfte.
Wie des Griechen schöpferischer Künstlergeist sich selbst in den kleinsten Möglichkeiten auswirkt, zeigen die Konter-
121, 14 marken der Rückseite eines Elektronstaters von Milet der gleichen Jahre um 575 v. Chr. mit einem Stern (unten),
dem Köpfchen eines Hirsches (oben) und einem im Busch schleichenden Fuchs (Mitte), und grandios ist der das Haupt
zurückwendende Löwe der Vorderseite konzipiert. Wirken die antithetischen Köpfe von Löwe und Stier bei aller Kraft
121, 13 der Darstellung auf dem lydischen Goldstater der Zeit des Königs Kroisos (561–546 v. Chr.) wieder mehr symbolhaft,
so ist dagegen voll höchster Lebendigkeit die agressive Löwenprotome des karischen Silberstaters, der vielleicht Prä-
121, 15 gung eines Dynasten von Mylasa der Jahre um 500 v. Chr. ist. Hier wie bei Milet ist der Löwe das Tier des Gottes
Apollon und erscheint auch, sobald die Emissionen von Knidos beiderseits mit einem Münzbild geprägt werden.
Stand doch nahe dieser karischen Polis ein hochverehrtes Heiligtum Apollons, das, am Kap Triopia gelegen, den sechs
Städten der karischen Doris religiösen und geistigen Mittelpunkt bedeutete. Der Kult der knidischen Aphrodite
Euploia, die gute Seefahrt verlieh, spiegelt sich von der ersten Prägung von Knidos schon von der Wende des 7. zum
6. Jahrhunderts v. Chr. an wider. Bei aller archaischen Strenge zeigen dann die aus den letzten Jahrzehnten des 6. Jahr-
121, 16 hunderts stammenden Stücke schon sehr wach gesehene Köpfe der Göttin; so der Silberstater von 520 und mehr noch
121, 17 die Drachme von 510 v. Chr. Der lebendige Atem großer Naturnähe beseelt die kleinen Köpfchen, würdig neben den
großen Bildhauerwerken ihrer Zeit bestehend, Spiegel der vielen Werke, die uns verloren gingen! Gleichzeitig, aber
vielmehr im Strengarchaischen befangen, entstand der kleine, ungedeutete weibliche Kopf mit Stirnband und Roset-
121, 18 tenohrring der Elektronhekte des ionischen Phokaia von 520 v. Chr. Meisterleistungen archaischer Münzkunst sind
endlich die Elektronstatere des am Südrand der Propontis um 675 von Milet und Phokaia gemeinsam gegründeten

Kyzikos. Zentrum des Thunfischfanges und -exportes, der den Reichtum der Stadt begründete, hat Kyzikos als sein 121, 19–23
Münzsymbol durch alle Zeit den Thunfisch. Darüber hinaus aber zeichnen seine Prägungen Reichtum und Vielfalt
der zu diesem Symbol hinzutretenden Bilder aus wie nirgend sonst bei einer Stadt der griechischen Welt. Schon um
520 v. Chr. setzten die Prägungen mit klar und kraftvoll gesehenen Köpfen ein, wie Athena im Flügelhelm und andere. 121, 19
Dazu gesellen sich schon in den gleichen Jahren fein beobachtete, großen Reliefbildern der Zeit vergleichbare Dar-
stellungen, etwa des Herakles mit Keule und Bogen oder eines nackten Kriegers mit Helm und dem Schwert in der 121, 20/21
Scheide; etwas später dann, gegen 500 v. Chr., z. B. die Gestalten eines geflügelten Mannes mit Raubtierkopf, viel- 121, 22
leicht des Phobos, d. i. der Personifikation der Angst; oder einer im Knielauf eilenden rückwärtsblickenden Nike, wo- 121,23
bei diese im Vergleich zu den letztgenannten Stempelbildern altertümlicher wirkt und wohl Werk eines Stempel-
schneiders ist, der noch ganz dem Strengarchaischen verhaftet war.

Im griechischen Mutterland selbst mag eine der frühesten Prägungen von Aigina vollzogen worden sein, etwa um 121, 1
580–560 v. Chr. Eine Seeschildkröte, Sinnbild der meerumspülten Insel und seiner seetüchtigen Schiffe und Männer,
ist das Symbol, das so bis zur Niederlage durch Athen im Jahre 456 v. Chr. und der über vierzig Jahre währenden
Verschleppung der Bevölkerung Aiginas bleibt. Die unter der Bezeichnung »Wappenmünzen« bekannten Didrach- 121,3
men sind als erste Prägungen von Athen erkannt. Amphora oder Rad, Pferd oder Pferdeprotome, Bukranion, Astraga-
los, Eule und anderes sind die Bilder der Vorderseite, indes die Rückseite, wie auch bei Aigina, nur ein Quadratum incu-
sum zeigt. Die Bilder selbst sind die gleichen, wie wir sie von den Schilden der schwerbewaffneten Krieger aus den Rei-
hen der adeligen attischen Geschlechter kennen. Um 570 v. Chr. scheinen diese ersten athenischen Prägungen begonnen
zu haben, deren Serie gegen 520 v. Chr. endete. Es ist annähernd der Zeitraum der Tyrannis des Peisistratos (560 bis
527 v. Chr.), dem sie angehören. Gegen 530 v. Chr. sind kurzfristig Tetradrachmen mit der Gorgo auf der Vorder- 121,4
und der frontal gesehenen Löwenprotome oder dem Bukranion im eingesenkten Quadrat auf der Rückseite geprägt
worden. Thematisch noch den Wappenmünzen vergleichbar und offensichtlich noch im Emblematischen verhaftet,
strahlen sie stärkste Lebendigkeit und Wucht der Aussage aus. Gegen 520 v. Chr. setzen die ersten Prägungen, vielfach
Tetradrachmen, mit dem Kopf der Athena im Helm auf der Vorderseite und der Eule auf der Rückseite ein. Ihr Be- 121,5/6
ginn fällt in die Jahre der Herrschaft des Hippias (527–510 v. Chr.), des Sohnes des mächtigen Peisistratos. Eine
Fülle von Kopftypen der Stadtgöttin Athena entsteht, und es ist[39] ebenso reizvoll wie archäologisch verdienstvoll, die
mannigfachen Profile des göttlichen Hauptes in Vergleich zu bringen mit den Werken der Großplastik der gleichen
Zeit. Daß die unerschöpflichen Silbergruben von Laurion an der Südspitze von Attika schon seit den Tagen der
Peisistratiden den Reichtum und die Kraft dieser Tyrannenherrschaft fundierten, sei nur am Rande bemerkt. Die mit
den Silbergruben von Laurion erschlossene Möglichkeit einer enormen Prägung, die etwa um 483 einen ersten Höhe-
punkt erreichte, war die Basis dafür, daß schon seit etwa 500 v. Chr. das athenische Tetradrachmon das Geld der Alten
Welt wurde; ob der Reinheit des Silbergehaltes und des stets genau eingehaltenen Gewichtes war es Standartwährung
allerorten.

Seit etwa 550 v. Chr. prägte Korinth seine Silberstatere mit dem Pegasos im Bild der Vorderseite. Schon ab 515 v. Chr. 121,2
gesellte sich zu diesem für die ganze Münzprägung Korinths samt seiner zahlreichen Kolonien verbindlichen, wenn
auch vielen stilistischen Wandlungen unterworfenen Bilde des Sohnes der Medusa als Rückseitenbild das Haupt der
Athena im korinthischen Helm.

Von den Münzen der eigentlichen Peloponnes datieren nur die wenigsten aus dem Zeitraum der archaischen Kunst.
Nur Elis tritt schon um 510/500 v. Chr. hervor mit einem sehr mächtig konzipierten Adler mit der Schlange im 121,7
Schnabel und in den Fängen auf der Vorderseite und dem Blitzstrahl des Zeus auf der Rückseite, Symbolen der
olympischen Gottheit. Im Raume der Kykladen prägen bereits einige Inseln ab 550 v. Chr.; so Delos mit dem Bild der apollinischen Lyra, Siphnos mit dem eines Adlers mit ausgebreiteten Schwingen, Seriphos mit dem eines von oben gesehenen Frosches und, ab 530 v. Chr., Thera mit dem Bild zweier Delphine übereinander und Paros mit dem einer Ziege; alle diese Bilder stehen auf der Vorderseite, indes die Rückseite nur das Quadratum incusum hat.

Reich an Bildern sind schon die frühen Prägungen des nördlichen griechischen Mutterlandes, so besonders die des thrakisch-makedonischen Raumes, wo viele bedeutende Silbervorkommen waren, und wo die Verbindung mit den

Persern, die schon seit 513/512 v.Chr. von hier aus auf Europa überzugreifen versuchten, in mancher Polis vielleicht sogar erst die Münzprägung angeregt hat. Dem dionysischen Gefolge, dem Liebeswerben der Satyrn und den Liebeskämpfen der Mänaden, ist manches zauberhafte Münzbild Thrakiens, der Heimat des Dionysos, des Gottes der zeugenden Kräfte der Natur, zu danken. Thasos ist hier in erster Linie zu nennen, aber ähnliche Darstellungen griffen auch auf die makedonischen Landschaften, wie auf die der Orrheskier und der Zaielier, und auf Lete über. Zu den reizvollsten Schöpfungen zählt ein Tetradrachmon von etwa 525 v.Chr., das dem Pangaion-Gebiet angehören dürfte: Zwei
121,8 Mänaden, geschmückt mit Diadem und Ohrringen blicken in eine Weinamphora, das Weinwunder ihres Gottes Dionysos erwartend. Wie weit von allem Schemenhaften oder nur Emblematischen konnte sich der Stempelschneider entfernen und der großen Kunst nahe sein! Daß daneben auch mehr wappenartige Motive bedeutende künstleri-
Abb. 159,1 sche Lösungen fanden, zeigen die Tetradrachmen von Akanthos von 530 v.Chr. mit dem Löwen, der den Stier
Abb. 159,2 schlägt, Motiv der alten Stadttorwappen und Hinweis auf den Löwenreichtum des Gebietes; von Terone um 520/
Abb. 159,3 500 v.Chr. mit der trauben- und rebenumhangenen Amphora oder von Abdera um 520/515 v.Chr. mit dem dämonischen Greif, dem mythischen Tier, das dem hyperboräischen Apollon verbunden ist, vielleicht der grandiosesten Fas-
182,12 sung der gesamten, bis ins 4.Jahrhundert währenden Prägung dieser Stadt.

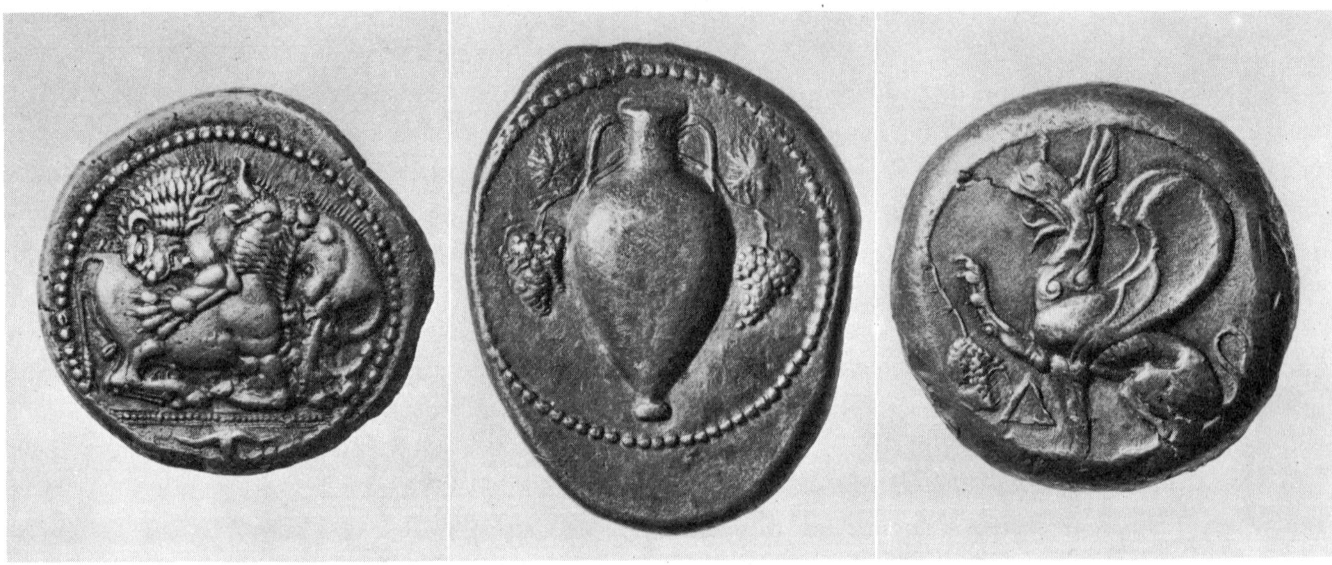

159 Nordgriechische Münzen der archaischen Zeit. 1 Akanthos. Tetradrachmon, um 530/500 v. Chr. – 2 Terone. Tetradrachmon, um 500 v. Chr. – 3 Abdera. Oktadrachmon, um 520 v. Chr. Sämtliche zweifach vergrößert

Aus dem ältesten Makedonien, vor Errichtung des eigentlichen Königreiches, sind wenn, auch reizvolle, so doch meist künstlerisch primitive Prägungen, des öfteren auch als Oktodrachmen, bekannt. Wir finden die bäuerlichen Gaufürsten mit ihrem Streitroß oder hinter dem ochsenbespannten Pflug, wir sehen Hermes mit Ochsengespann, Herakles und andere.

121,9 Künstlerisch höchststehend ist ein Tetradrachmon der thessalischen Insel Peparethos von etwa 500 v.Chr. Wie bei den übrigen der nur in wenigen Stücken bekannten Tetradrachmen dieser Insel zeigt die Vorderseite eine Traube, Hinweis auf Dionysos, der mit Ariadne den Staphylos zeugte, den mythischen Gründer der Kolonie Peparethos. Auf der Rückseite ist sehr beschwingt und lebensprühend ein geflügelter, Flügelschuhe tragender Läufer mit einem Kranz in jeder seiner Hände. Ist Agon, der Gott des Wettstreites, in ihm zu erkennen oder Boreas, der Nordwind, der heranstürmt, um Oreithyia, die Tochter des Athenerkönigs Erechtheus, sich zur Braut zu rauben?

Völlig anders als die bisher betrachteten Prägungen Kleinasiens und des griechischen Mutterlandes, sind die der
122,1–6 Griechen im süditalischen Raum. Ihre frühesten setzen um 550 v.Chr. ein und gehören den achäischen Kolonien, deren Siedler aus der nördlichen Peloponnes und den beiden mittelgriechischen Lokroi stammten, an. Sie sind charakterisiert durch eine vergleichsweise große Münzfläche, im besonderen aber durch die sog. inkuse Art der Prägung, bei

der die Vorderseite im positiven, die Rückseite im negativen, eben inkusen Relief meist annähernd das gleiche Bild
bringt. Selbst das nicht achäische, sondern dorische Taras (Tarent) hat sich aus kommerziellen Gründen bei seinen
ältesten Emissionen dem inkusen Prägemodus der achäischen Städte angeschlossen.

Der große Münzraum ermöglichte naturgemäß eine imposantere Art der Darstellung. Der monumental konzi-
pierte Dreifuß der Statere von Kroton, der mächtige Stier des 510 v. Chr. von Kroton zerstörten Sybaris, der Eber des *122,2/3*
Staterunikums der Städte Palinuros und Molpa sind nicht übertreffbare Beispiele. Ihren Höhepunkt erreichten die *122,1*
achäischen Statere in den Gestalten des Poseidon von Poseidonia und des Apollon von Kaulonia. Fungiert der vor *122,4/6*
dem Gotte stehende Hirsch als eigentliches Symbol der Polis Kaulonia, so dürfen wir in der Gestalt des Gottes die
des Apollon Archegetes, des Schutzgottes der Gründung der Kolonie, sehen. Darauf deutet auch der Lorbeerzweig,
den er in seiner Rechten hält. Die auf seinem linken Arm dahineilende kleine Gestalt mag der Bote der Ankunft Apol-
lons in Delphi sein, in eben jenem ihm heiligen Ort, dessen Orakel für die Gründung so vieler Kolonialstädte von ent-
scheidendem Einfluß war. Einen hervorragenden Platz nicht nur in der frühen Prägung der süditalischen Griechen,
sondern überhaupt, nehmen die inkusen Statere von Taras (Tarent) ein. Sie zeigen Apollon Hyakinthios. In Lake- *122, 5*
daimon, seiner Urheimat, ursprünglich als Vegetationsgott verehrt, ist er später durch die Gestalt Apollons verdrängt
und in Tarent selbst mit Apollon verschmolzen worden. Kniend, mit Blume und Leier in Händen, ist seine göttliche
Gestalt in einer Großartigkeit geschaffen, die vergessen läßt, daß es sich nicht um eine Großplastik, sondern nur um
ein kleines Münzbild handelt.

Zwar dem süditalischen Raum entstammend, indes offenbar in starker künstlerischer Abhängigkeit von den frühen
Münzschöpfungen des sizilischen Naxos, erscheinen die beiden Münzbilder des einzigen bekannten Staters der Stadt
der Serdaioi. Obwohl Prägung einer sicher achäischen Kolonie, ist der Stater nicht inkus gearbeitet. Der schreitende *122, 7a/b*
Dionysos schmückt seine Vorderseite, ein sehr bildhafter Rebzweig seine Rückseite.

Sizilien ist fast gleichzeitig von ionischen und von dorischen Kolonisten besiedelt worden. Der Gründung von
Naxos im Jahre 735 v. Chr. durch Ionier von der gleichnamigen Kykladeninsel folgte schon 733 v. Chr. die von Syra-
kus durch korinthische Auswanderer. Der auf der heimatlichen Kykladeninsel verehrte Dionysos Meilichios, der
Milde, genoß auch in den Mauern der sizilischen Siedlung Naxos höchste Verehrung. Sein Kopf, in vielen Bildern *122,8*
abgewandelt, findet sich schon auf den ältesten Drachmen der Jahre um 530 v. Chr., die rückwärts ein Rebzweig ziert.
Es ist stilgeschichtlich von großem Interesse, von diesen frühen Stücken ausgehend die Wandlung der Gestaltung des
göttlichen Hauptes bis in die Jahre vor der grausamen Zerstörung der Stadt durch Syrakus, 403 v. Chr., zu verfolgen. *181,7; 223,1*

Von der archaischen Zeit bis in die Tage des Hellenismus nimmt die Münzprägung von Syrakus eine hervorragende
Stelle ein. Die früheste, gegen 515 v. Chr. einsetzende Emission begann sofort mit Tetradrachmen und Didrachmen,
ein Beweis, daß dieser schon früh reichen Stadt Silber leichter zugänglich war als den anderen Orten Siziliens, die,
soferne sie um diese Zeit überhaupt schon Münzen prägten, sich mit der Ausgabe von Didrachmen (Akragas und *Abb. 160*
Selinus) oder von Drachmen (Naxos, Himera und Zankle) begnügten. Die Vorderseite der Syrakuser Münzen nimmt
stets Bezug auf die für die Stadt kommerziell wie ideell große Bedeutung der Zucht hochwertiger Pferde und auf die
Wagensiege, die diese in den großen hellenischen Wettkämpfen errangen. So zeigen das Tetradrachmon stets das *122,9*
Viergespann und die seltenen Didrachmen wenigstens Reiter und Handpferd. Es widersprach dem schönheits- *122,10*
durstigen Geist der Westgriechen, auf die Münzrückseite nur das häßliche Quadratum incusum zu setzen. So trägt, von
Ausnahmen abgesehen, stets auch die Rückseite ein Bild. Bei den frühesten Syrakusern erscheint, wenn auch noch
innerhalb eines windmühlenflügelartigen Quadratum incusum, das kleine Köpfchen der Quellnymphe Arethusa. *122, 9*
Aber dieses füllt dann schon bei den folgenden Ausgaben das ganze Münzrund und ersteht bereits vor der Jahrhundert-
wende in einer Schönheit der Gestaltung, die in dieser Zeit des Ausgangs des Spätarchaischen nicht mehr zu über- *122,11*
treffen ist. Schon jetzt umrahmen es die vier Delphine, das Sinnbild des meerumsäumten Syrakus.

Hat Syrakus selbst von Anfang an nach den bedeutendsten Motiven für seine Münzbilder gegriffen, wie dem Vier-
gespann und dem Reiter für die Vorderseite, dem Arethusahaupt für die Rückseite, so beschränken sich die übrigen
Poleis der Insel, soferne sie überhaupt schon vor 500 v. Chr. Münzen prägten, auf symbolische Darstellungen, so das
ionische Zankle, das spätere Messana, auf einen im sichelförmigen Hafenrund schwimmenden Delphin und das *Abb. 160, 1*

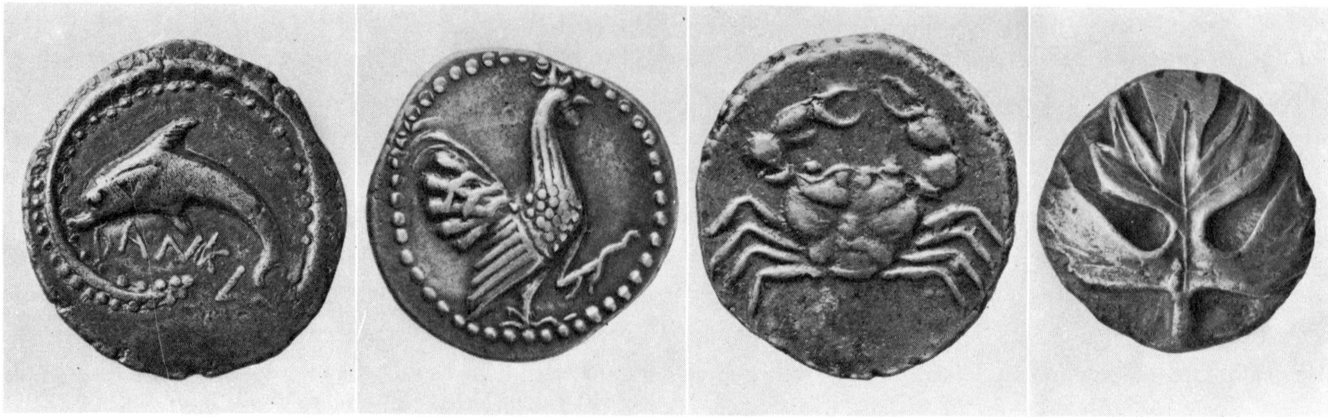

160 Sizilische Münzen der archaischen Zeit. Von links nach rechts: Zankle. Drachme, um 515/510 v. Chr. – Himera. Drachme, um 520 v. Chr. – Akragas. Didrachmon, um 520 v. Chr. – Selinus. Didrachmon, um 520 v. Chr.

Abb. 160, 2 ebenfalls ionische Himera an der Nordküste auf die Darstellung eines Hahnes, dem Symbol des Morgens, das vielleicht Bezug nimmt auf den Gleichklang des an sich sikelischen Wortes Himera mit ἡμέϱα, dem griechischen Wort für Tag. Von den dorischen Kolonien prägten vor 500 v. Chr. nur Akragas mit einem Adler auf der Vorder- und einer
Abb. 160, 3/4 Flußkrabbe auf der Rückseite, und Selinus mit der Epichblattfieder auf der Vorderseite.

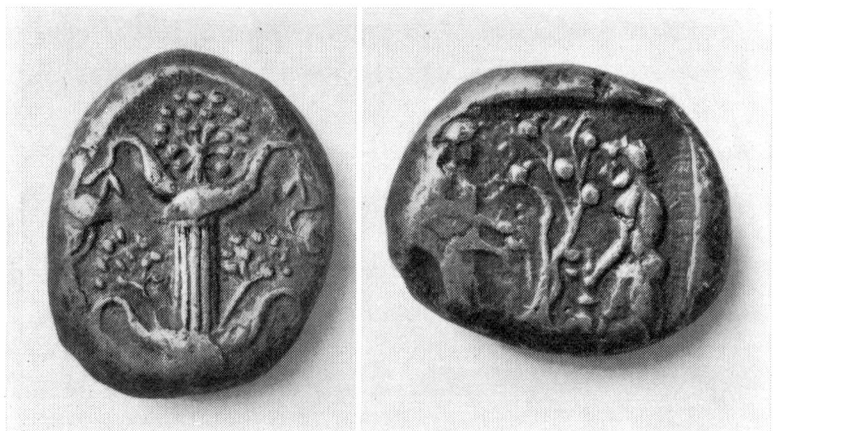

161 Kyrene. Tetradrachmon, um 520/510 v. Chr.

Der Überblick über die archaische Münzprägung der Griechen wäre unvollständig, würde nicht auch ein Blick geworfen werden auf die frühen Stücke des libyschen Kyrene, das, neben Naukratis, das wichtigste Emporium der Griechen an der nordafrikanischen Küste war. Seine frühesten Münzen, schon Tetradrachmen, setzten um 550 v. Chr. ein mit dem Abbild zweier Früchte der für Kyrenes Wirtschaft so bedeutenden Silphiumstaude. Wenige Jahrzehnte später bringt hier der griechische Künstlergeist eine Prägung hervor, in der für die Rückseite mit kühnem Mut die
Abb. 161 Erzählung des Mythos von Herakles im Garten der Hesperiden versucht wird. Mag sein, daß das Thema von einer anderen, vielleicht künstlerisch höher stehenden Werkstätte noch glücklicher hätte bewältigt werden können, am wichtigsten muß erscheinen, daß überhaupt ein Stempelschneider mit soviel künstlerischem Wagemut an dieses komplizierte Bildthema heranging und in der Gegenüberstellung der Nymphe Kyrene und des Herakles mit dem Baum der Hesperidenäpfel in ihrer Mitte, wenn auch primitiv, aber keineswegs ohne künstlerisches Gefühl seine Aufgabe löste. Die geradezu klassische Fassung der Darstellung der Silphiumstaude auf der Vorderseite konnte selbst für die Prägungen der späteren Jahrzehnte als verbindlich gelten.

DIE FRÜHE KLASSIK: DER STRENGE STIL · 500–450 V. CHR.

Das Jahr 500 ist ein gewichtiger Wendepunkt der griechischen Geschichte und Kunstgeschichte von geradezu symbolischer Bedeutung. Denn dieser Augenblick des Anhaltens und Atemholens bedeutet nicht allein den Abschied vom endenden sechsten Jahrhundert, sondern von einem damit abschließenden halben Jahrtausend griechischer Kunst; und kündigt zugleich bereits das klassische Jahrhundert an. Nicht etwa, daß sich das Blatt mit einem Schlag um 500 gewendet hätte. Den Wendepunkt kündigt das zukunftsträchtige Ereignis des heldenhaften Angriffes von Harmodios und Aristogeiton auf die attischen Tyrannen Hippias und Hipparch im Jahre 514 gleichsam wie ein Wetterleuchten an. Der Aufstand der ionischen Griechen (500–494) gegen die Fremdherrschaft der Perser löste die Gewitterstürme der Perserkriege aus, in denen die Griechen ihrem neuentdeckten Freiheitsdrange Raum schafften, ihn zugleich steigerten und dabei ihrer hellenischen Art in bisher ungeahnter Weise bewußt wurden. Die Schlachten von Marathon, bei den Thermopylen und Salamis bezeichnen geradezu den Ausgang des Dramas, das mit dem Tyrannenmorde eingeleitet wurde. Erst mit dem um 480 einsetzenden Strengen Stil erlangte das neue Bewußtsein panhellenische Geltung, doch wäre es verfehlt, die Jahre von 514 – 480 als historisches Niemandsland zu betrachten. Daß die Fülle der Gärungsvorgänge kaum genügend erforscht oder gar erfaßt ist, daß die Geburt des klassischen Jahrhunderts auf weite Strecken im geheimnisvollen Dunkel verharrt, daß Altes und Neues nebeneinander hergehen und das Ältere auch in jüngeren Zeiten noch mächtig neben dem zukunftsweisenden Neuen sich zu äußern vermag, erweist nicht unser Bild der Geschichte als falsch, sondern seine lebendige Vielfalt.

DIE MALEREI

Gewiß, das Innenbild der Sosias-Schale in Berlin knüpft unmittelbar an das Bild der brettspielenden Helden auf *123*
der Amphora des Exekias im Vatikan an. Die Sorgfalt der Zeichnung aller Details, der Gewandfalten, der Schuppen- *XVII*
panzer, der Helmwangenklappen, der Waffen, des Schildes, auf dem Patroklos sitzt und Achill kniet, all dies setzt edelste archaische Malerei fort. Und doch hat unser Maler solche Vorbilder weit hinter sich zurückgelassen. Denn dieses Beisammensein der Helden erschöpft sich nicht mehr in einem Spiel zum Zeitvertreib. Die Gestalten des Rundbildes sind enger ineinander verwoben, die hockenden und knienden Leiber sind näher zueinander gerückt, überschneiden sich. Die beiden Helden sind zu einer Einheit der Freundschaft verbunden, über die das schmerzliche Abwenden des Hauptes des verwundeten Patroklos, sein schmerzverbissenes Abstemmen des linken Fußes nicht hinwegtäuschen können. Achill, der mit äußerster Sorgfalt die Wunde am linken Arm des Freundes verbindet, bekundet in dem intensiven Eingehen auf die Leiden und Bedürfnisse seines Gegenübers ein bisher ungewohntes Maß an Gemeinsamkeit. Hier sind erstmals zwei Helden nicht allein durch das äußere Tun miteinander verbunden, sondern durch eine tiefere Anteilnahme des einen am Schicksal des anderen vereinigt. Heftiger erfüllen auch die mächtigen Leiber der tanzenden
Zecher das Bildfeld einer Amphora 2307 des Euthymides in München, die schwarzgrundigen Zwischenräume zwischen *124*
ihren Körpern schwinden auf ein Minimum zusammen.

DER KLEOPHRADES-MALER

Die kraftvolle Kunst des Euthymides setzt einer der großartigsten Maler rotfiguriger Vasen im ersten Viertel des fünften Jahrhunderts fort, der Gefäße des Töpfers Kleophrades bemalt hat und den wir Kleophrades-Maler nennen, obwohl wir von einer späteren Pelike in Berlin seinen wirklichen Namen Epiktetos kennen. Um ihn von seinem älteren Kunstgenossen gleichen Namens zu unterscheiden, müßten wir ihn Epiktetos II. nennen.

Den engen Zusammenhang seines Werkes mit der Malerei seines Lehrers Euthymides mag die Gegenüberstellung
126/127 der Münchner Amphora 2307 und der Spitzamphora 2344 des gleichen Museums verdeutlichen. Verwandt ist die dreifigurige Komposition, der zügige Schwung der Linien, die kühnen Drehungen der Leiber. Während Euthymides seine Zecher in einen festen Rahmen fügt, führt der bakchische Zug der Mänaden und Satyrn des Kleophrades-Malers rings um das Gefäß herum. Ihre rasende Leidenschaft und die aufreizenden Klänge der Doppelflöte haben gleichsam alle Hemmnisse des orgiastischen Zuges beseitigt. Dieser Maler liebt die großen Gefäße, die allein seinem elementaren Temperamente angepaßt sind, Amphoren, Hydrien, Kelch-Kratere, Stamnoi, während wir nur einen Skyphos und eine Lekythos von ihm kennen. Den rauschenden Schwung des bakchischen Bildes erhöht er mit eminent malerischen Mitteln. Mit verdünntem Firnis gibt er Flecken und Tupfen der Pantherfelle wieder und verleiht ihnen gleichsam den
XXI Geruch von Wild und Wald; die Schlangen schillern, bläuliche Efeublätter umranken Dionysos. Ein Efeukranz
XXII schmückt die Mänade im Rücken des auloiblasenden Satyrs, welche sich von ihrer heftig schreienden Gespielin mit in den Nacken geworfenem Haupte geradezu zauberhaft unterscheidet; »blond, blauäugig schreitet (sie) ruhiger davon, still träumend, entrückt« ... »was die Nebenbilder auf dem Hals anlangt, so sind sie überraschend dürftig: der Geist des Malers war an diesem Tage voll von gigantischen Weibern, und sogar die Palästra erschien ihm daneben zahm« (Beazley[1]).

Der Kleophrades-Maler liebt nicht allein die rauschende Welt des Dionysos und seines Gefolges. Er malt auch Bilder der Palästra, Kriegers Abschied, sich wappnende Krieger, Totenklage[2]. Doch scheinen Kampfszenen des Mythos, des Herakles gegen die Amazonen, gegen Kyknos, Theseustaten, Kentaurenkämpfe seinem großen, starken Temperamente
128 besonders zu entsprechen. Seine Iliupersis der Neapeler Hydria 2422 aus der Zeit der Schlacht von Salamis ist erfüllt vom Geklirr der Rüstungen und Waffen der grausamen Eroberer, der schreienden Stille der tödlich Getroffenen, die blutbesudelt am Boden liegen und des Priamos, der mit gespaltenem Haupt auf dem entweihten Altar sitzt mit der Leiche des Knaben Astanax auf den Knien. Dieses heftige Bild gestaltet die Rache der Griechen an Priamos und seiner Feste und die Bedrohung der Helena durch Menelaos noch unerbittlicher, als es der Brygos-Maler auf seiner älteren
129 Schale G 152 im Louvre getan hat. Wohl stellt auch er die ungezähmte Mordlust und Rachegier der Achäer dar, die sich in fliegender Eile auf die Gegner stürzen, das Gemetzel ist in vollem Gange. Der Kleophrades-Maler wählt einen späteren Augenblick, da die Walstatt voll von Leichen liegt und selbst die Klage der hockenden Frauen in fassungslosem Schmerze erstickt.

MAKRON

Von zarterer Haltung als der vehemente Kleophrades-Maler war offenbar der Maler Makron, der in den ersten Jahrzehnten des fünften Jahrhunderts eine große Zahl, ja geradezu ausschließlich Schalen des Töpfers Hieron bemalt hat.
130 Er ist nicht allein Maler von Komasten, Satyrn und Mänaden, er liebt sonst selten gemalte Sagenversionen, die mit Vorliebe aus den Kyprien, einem Epos der Vorgeschichte des trojanischen Krieges, gewählt sind und gern um Paris und Helena kreisen.

Auch Makron hat eine Iliupersis gemalt, die sich aber bedeutsam von den Gestaltungen des Brygos- und des Kleophrades-Malers abhebt. Denn er stellt nicht das Morden und das Wehklagen der Frauen in der heimgesuchten Stadt dar. Beazley hat, teilweise mit Hilfe anderer, Makrons Iliupersis aus zahlreichen Scherben und Teilen auf einer Schale des Louvre G 153[3] zusammengefunden. Sie zeigt, wie Polyxena von den erlauchtesten griechischen Helden, Neoptolemos, Odysseus, Philoktet, Agamemnon, vielleicht auch Menelaos, gewiß aber Diomedes, zum Grabe Achills geführt wird,
129 um dort geopfert zu werden. Der Brygos-Maler weist auf dieses Thema mit zwei Worten hin, wenn er Polyxena von Akamas vom Altar wegführen läßt, auf dem ihr Vater Priamos vergebens um Schonung fleht. Makron hat ihren Opferweg zum Thema seiner vielfigurigen Schale gemacht, deren Bilder bis zum Rand voll von verhaltener Dramatik sind. Zum gleichen Thema gehört auch das Innenbild. Da brütet Achill auf einer Kline liegend Rache, dieweil Hektors Leiche mit beiden Armen an einen Pflock gebunden unter seinem Speisetisch liegt. Der Brygos-Maler hat das gleiche Thema auf einem Skyphos in Wien vielfigurig dargestellt. Er zeigt die demütigende Bittgesandtschaft des greisen Vaters

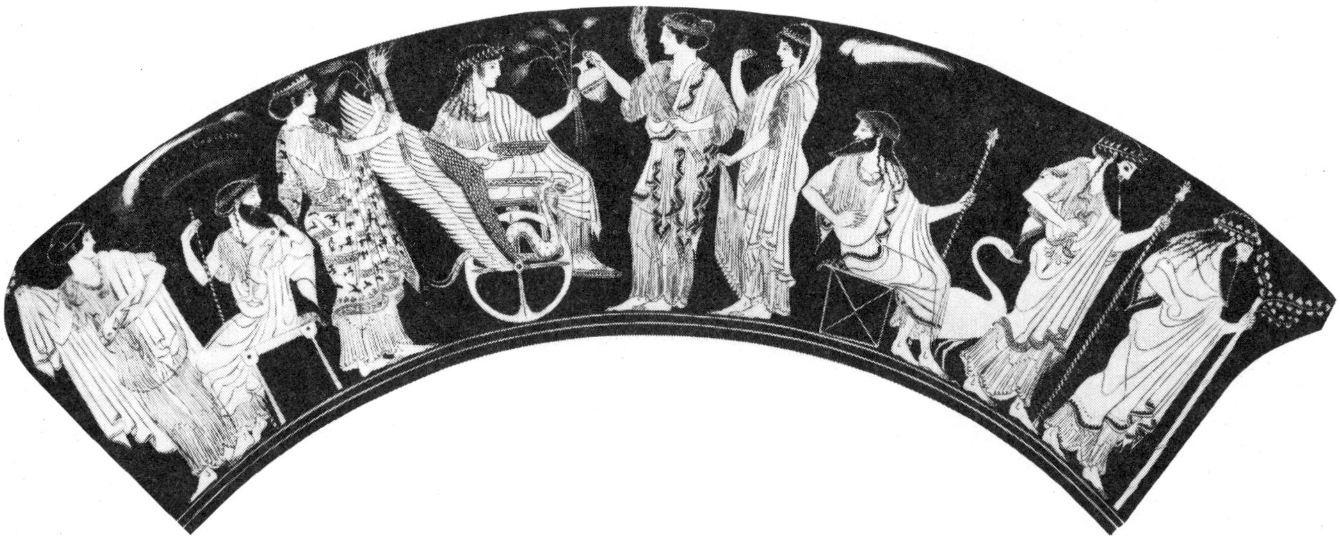

162 Makron. Aussendung des Triptolemos, von dem Skyphos E 140. Um 490/480 v. Chr. – London, British Museum
Nach Furtwängler/Reichhold

Priamos um seinen Sohn. Makron läßt Achill mit seinen grausamen Rachegedanken allein, er verzichtet darauf, die Wirkung seines trüben Sinnens auf die Betroffenen mitdarzustellen.

Makron war offenbar ein Mann von tiefer Religiosität. Die tanzenden Mänaden der Berliner Schale F 2290 sind wohl mit Beazley auf das winterliche Lenäenfest zu beziehen[4]. Vielleicht war er Eingeweihter in die Mysterien von Eleusis. Sein Bild mit der Aussendung des Triptolemos auf einem Skyphos in London, das bedeutungsvoll die große Zahl *Abb. 162* von rotfigurigen Darstellungen dieses Themas einleitet, bezeugt nicht allein seine tiefe Frömmigkeit, sondern auch eine hohe Stufe der Kunst zu charakterisieren; denn hier erscheinen nicht allein Demeter und Kore neben dem göttlichen Knaben auf dem Flügelwagen, nicht nur seine Eltern, als die Makron Eumolpos und Eleusis bezeichnet, sondern Zeus selbst wohnt mit andern Olympiern dem Abschied bei. In Kampfszenen malt Makron die Heroen Herakles und Theseus oder er stellt den Streit der griechischen Helden um die Waffen Achills dar.

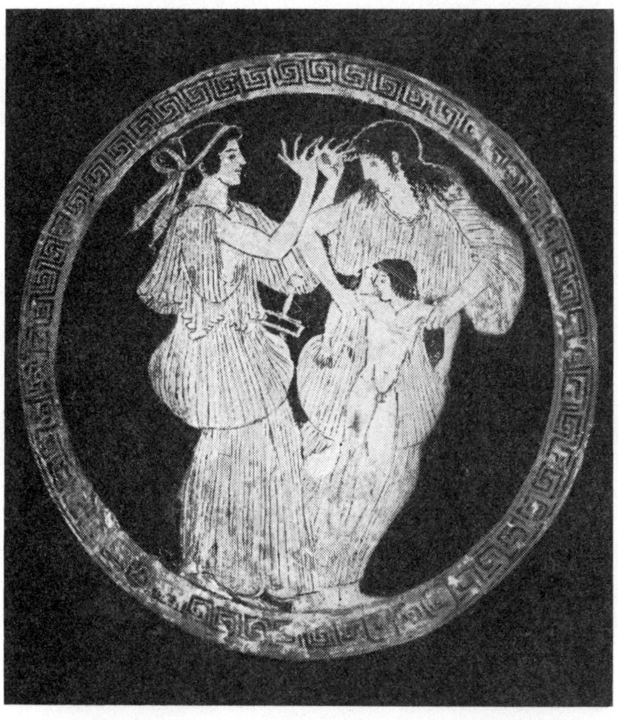

163 Makron. Philomele und Prokne mit ihrem Söhnchen Itys. Innenbild der Schale G 147. Um 490/480 v. Chr. – Paris, Louvre

Von ergreifender Wucht ist das Innenbild der Schale *Abb. 163* G 147 im Louvre. Zwei junge Frauen in durchscheinenden Chitonen bilden eine V-förmige Komposition, welche die heftige, innere Erregung der beiden Gestalten sinnfällig macht. Prokne mit aufgelösten Haaren prallt förmlich zurück ob dem gräßlichen Bericht, den ihr die Schwester Philomele in der Sprache der Taubstummen mit redenden Fingern gibt, ob dem scheußlichen Vorhaben, zu dem sie überredet werden soll. Sie ist hin- und hergerissen von widerstreitenden Gefühlen, sie schwankt, ob sie ihr geliebtes Söhnchen aus Rache gegen seinen Vater Tereus schlachten soll. Denn der thrakische König Tereus hatte sich in wildem Begehren an der Schwester seiner Gemahlin vergangen, hatte ihr danach die Zunge herausgeschnitten, damit seine ruchlose Tat nicht offenbar werde. Ein tragisches Bild hat Makron in wenigen Figuren gezeichnet. Es kündigt das Zeitalter der Tragödie an und weist auf die Gruppen von Prokne und Itys des Bildhauers Alkamenes *213* voraus.

Abgelegenere Themen finden wir auch bei anderen Vasenmalern des frühen fünften Jahrhunderts. Onesimos, der nach dem inschriftlichen Lobpreis des schönen Panaitios auf mehreren seiner Werke als Panaitios-Maler noch bekannter
131 ist, stellt den Besuch des Theseus bei Amphitrite auf dem Meeresgrunde dar. Dieser märchenhaften Erzählung, wie der Heros zum Beweise seiner göttlichen Abstammung einen vom kretischen Könige Minos ins Meer geworfenen Ring zurückholt, entspricht die bunte Ausstattung des Schalengrundes mit anmutigen Gestalten in rieselnden Chitonen und sorgfältig gelegten Mänteln. Drei Delphine bezeichnen das Meer. Der fabelhafte Triton stützt den geradezu
132 schwerelosen Jüngling Theseus. Myson stellt den sagenhaft reichen König Kroisos würdig thronend auf dem Scheiterhaufen dar. Während sein Diener das Feuer entzündet, spendet er das Opfer aus einer Schale. Ein Bild von großartiger orientalischer Gelassenheit. Der Erzählerfreude der spätarchaischen Literatur und Bildkunst ist auch sein Schüler, der Pan-Maler, aus Anhänglichkeit und Überzeugung zugetan, auch wenn er den Herakles als frühklassischen mächtigen Helden darstellt, der in Ägypten vom König Busiris an einem Altar geopfert werden soll. Wie ein Opferlamm geht Herakles zuerst mit, dreht aber plötzlich um, packt die Gegner und zerschmettert die ruchlosen Barbaren[5].

DER PAN-MALER

Abb. 164/165 Das namengebende Hauptwerk, der Bostoner Glockenkrater 10.185, stellt die Jägerin Artemis dar, wie sie im Auftrage des Zeus den Jäger Aktaion erlegt, weil er sich erdreistet hatte, um die gotterwählte Semele zu freien. Auf der Rückseite verfolgt der Bocksgott Pan einen jugendlichen Hirten. Der Pan-Maler liebt offenbar in besonderer Weise
133 das Waidwerk der jungfräulichen Artemis, aber auch die Jagd der Götter auf sterbliche Knaben und Mädchen. Er kennt die Hirten und Fischer, den Zauber und das Geheimnis der Felder und Triften. Er bewahrt manches von der unbekümmerten Fröhlichkeit und Unbefangenheit der ausgehenden archaischen Zeit bis weit ins fünfte Jahrhundert hinein, eine Liebe für schlanke, bewegliche und flinke Gestalten, einen naiven, angeborenen Sinn für derb-drastische Situationen, für natürlichen Witz. Seine Malerei ist echteste Naturpoesie von hohem Range. Seine Zeichnung ist ebenmäßig und doch zur Steigerung der Aussage und Charakterisierung bewußt gegensätzlich. Sein Strich ist nach einem trefflichen Worte Beazleys »wählerisch und wie Schwalbenflug«[6].

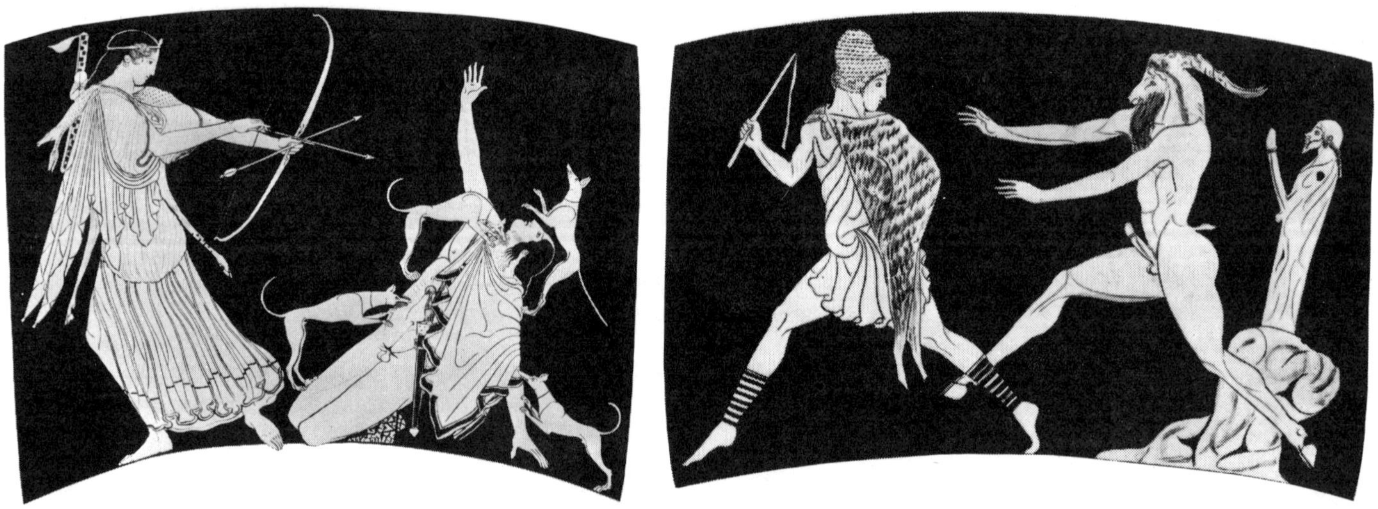

164/165 Pan-Maler. Vorder- und Rückseitenbild des Glockenkraters 10.185. Um 480/470 v. Chr. 164 Artemis und Aktaion; 165 Pan verfolgt einen Hirten. – Boston, Museum of Fine Arts

DURIS

Ein Schalenmaler von großer Fruchtbarkeit wie Makron ist auch Duris. Und wie der Pan-Maler liebt, ja vergöttert er die saubere, klare Linie. Auch er hängt an den Themen der ausgehenden archaischen Zeit, denen er durch seine hohe Zeichenkunst neue Gegenwart im frühen fünften Jahrhundert vermittelt. Im Innenbild einer Schale im Vatikan

XXI Kleophrades-Maler. Spitzamphora 2344, von der Vorderseite. Vgl. Taf. 126/XXII. Dionysos. Gesamthöhe der Amphora 56,0 cm. Um 500/490 v. Chr. – München, Staatliche Antikensammlungen

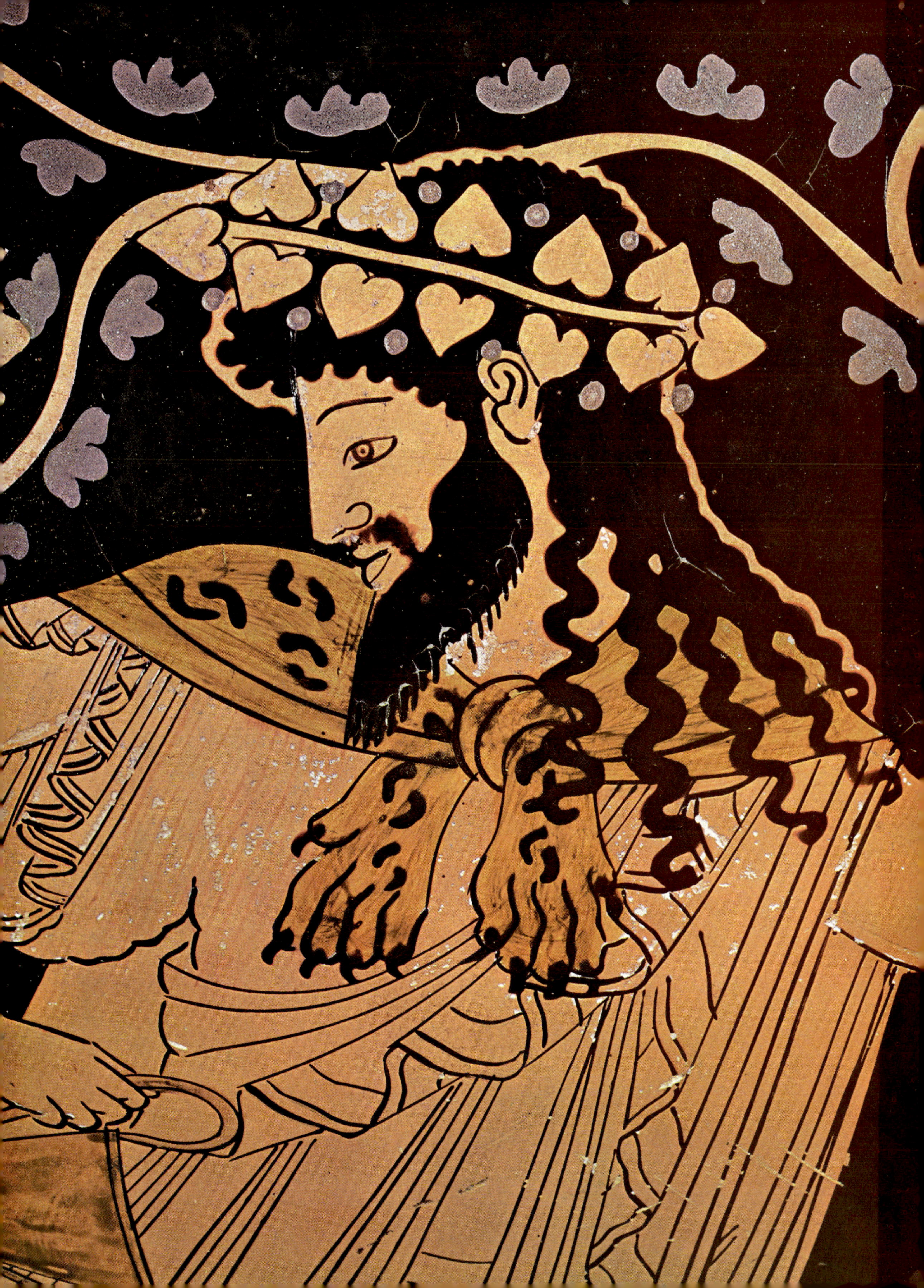

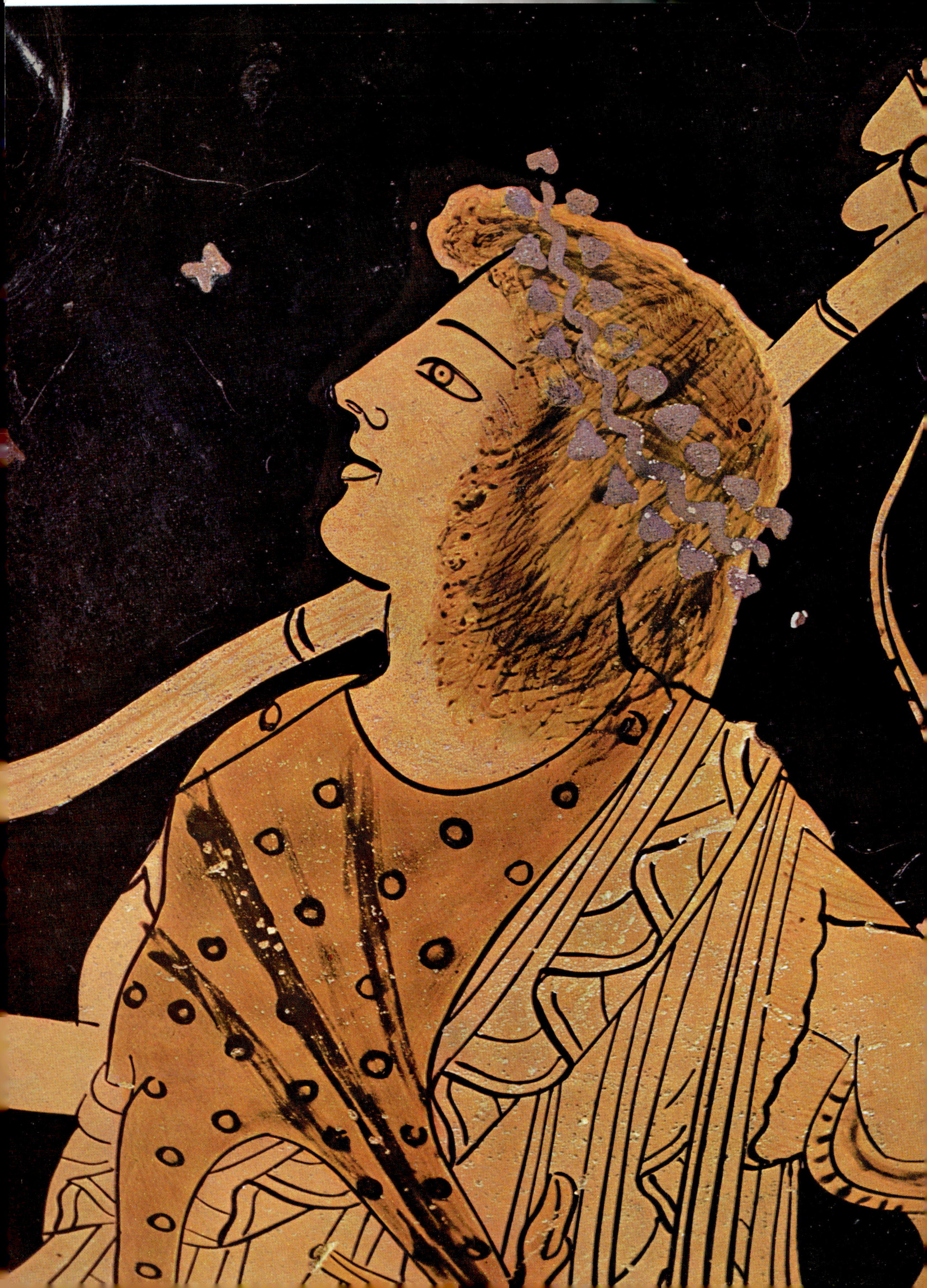

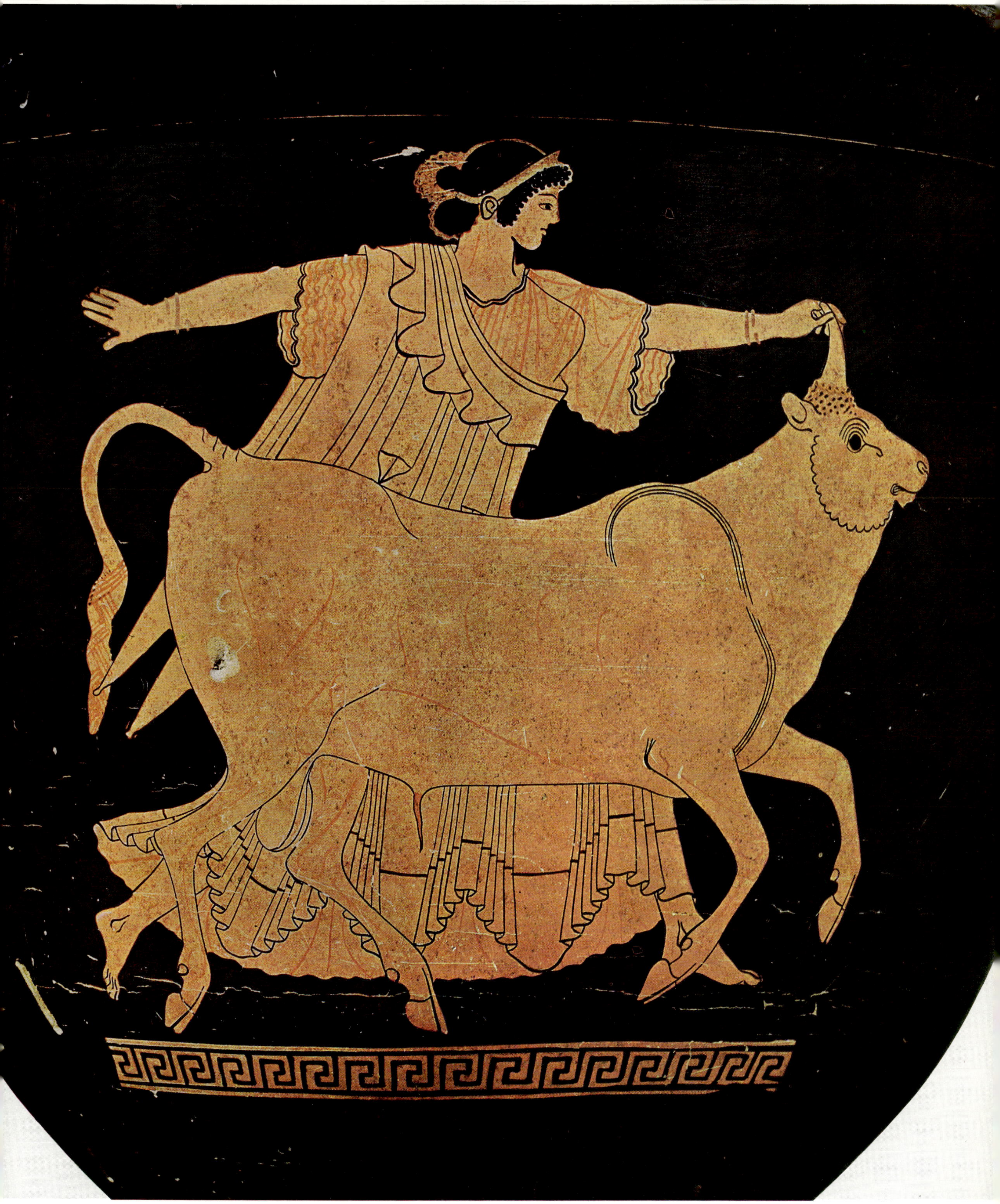

XXII Kleophrades-Maler. Spitzamphora 2344, von der Rückseite. Vgl. Taf. 127. Mänade. Gesamthöhe der Amphora 56,0 cm.
Um 500/490 v. Chr. – München, Staatliche Antikensammlungen
XXIII Berliner Maler. Vom Glockenkrater RC 7456. Entführung der Europa. Gesamthöhe des Kraters 33,0 cm.
Um 490 v. Chr. – Tarquinia, Museo Archeologico

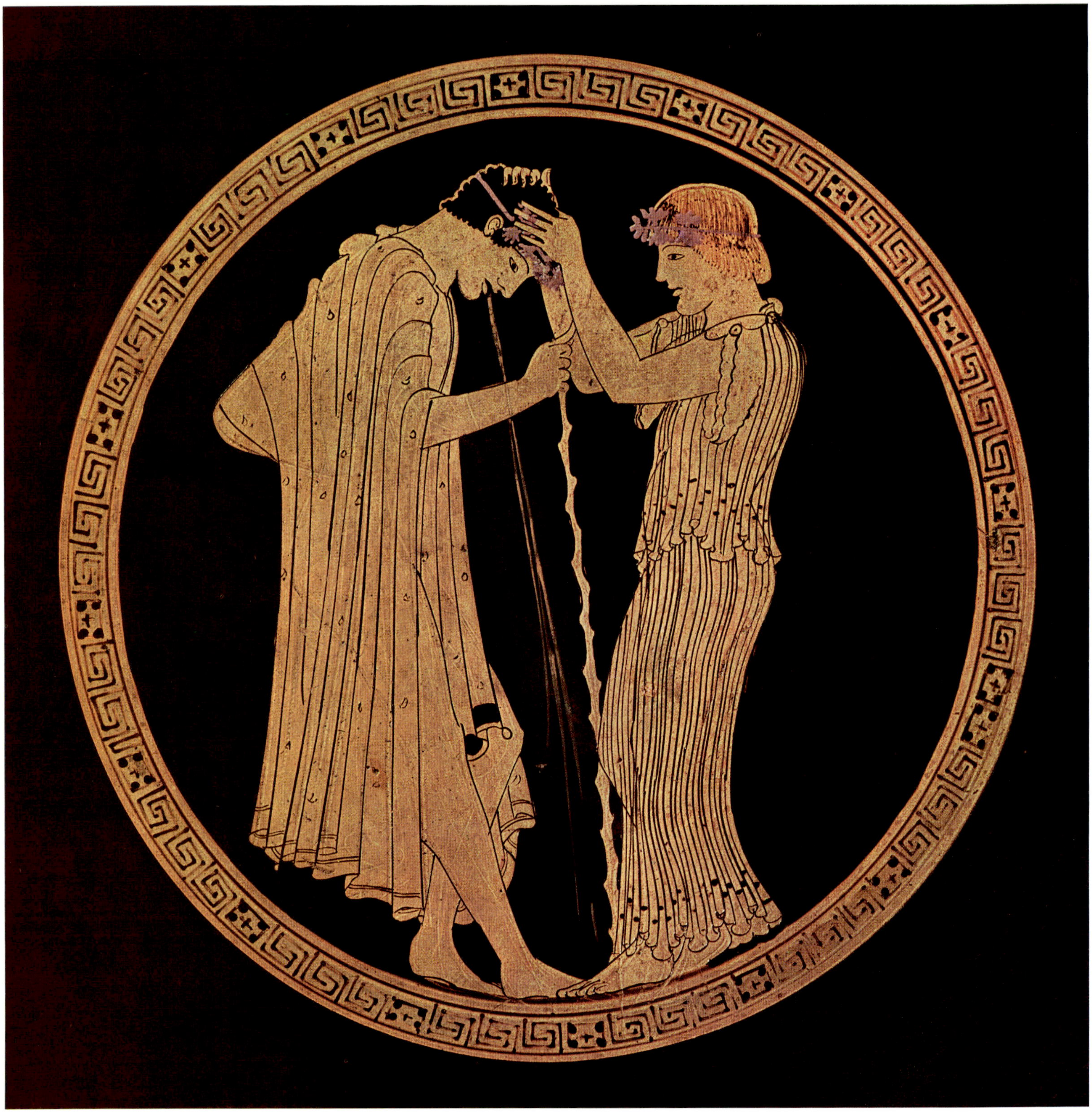

XXIV Brygos-Maler. Schale 479, Innenbild. Zecher und Hetäre. Durchmesser der Schale 32,2 cm. Um 490 v. Chr.
Würzburg, Martin von Wagner-Museum

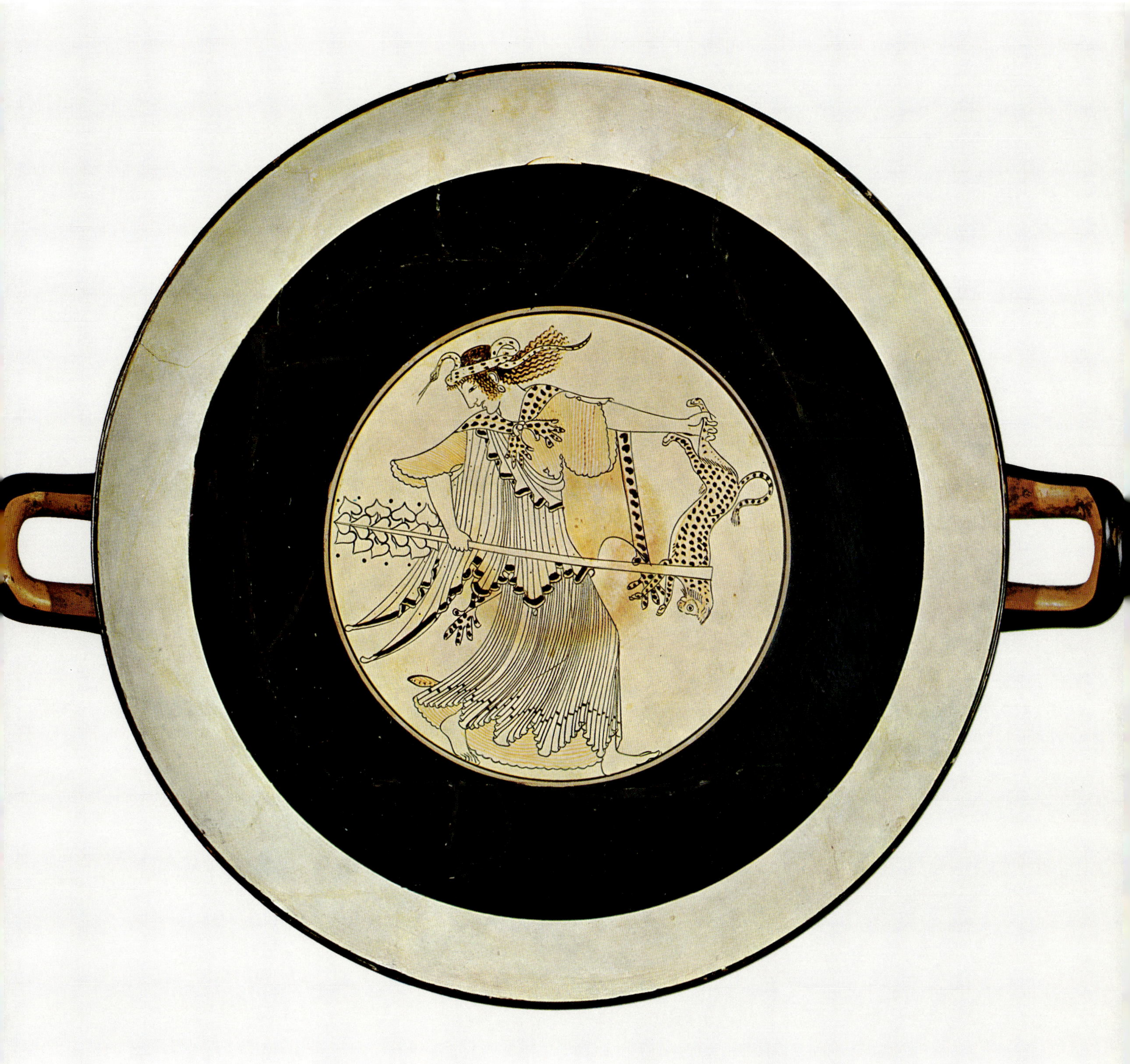

XXV Brygos-Maler. Schale 2645, Innenbild. Tanzende Mänade. Durchmesser der Schale 28,5 cm. Um 490 v. Chr.
München, Staatliche Antikensammlungen

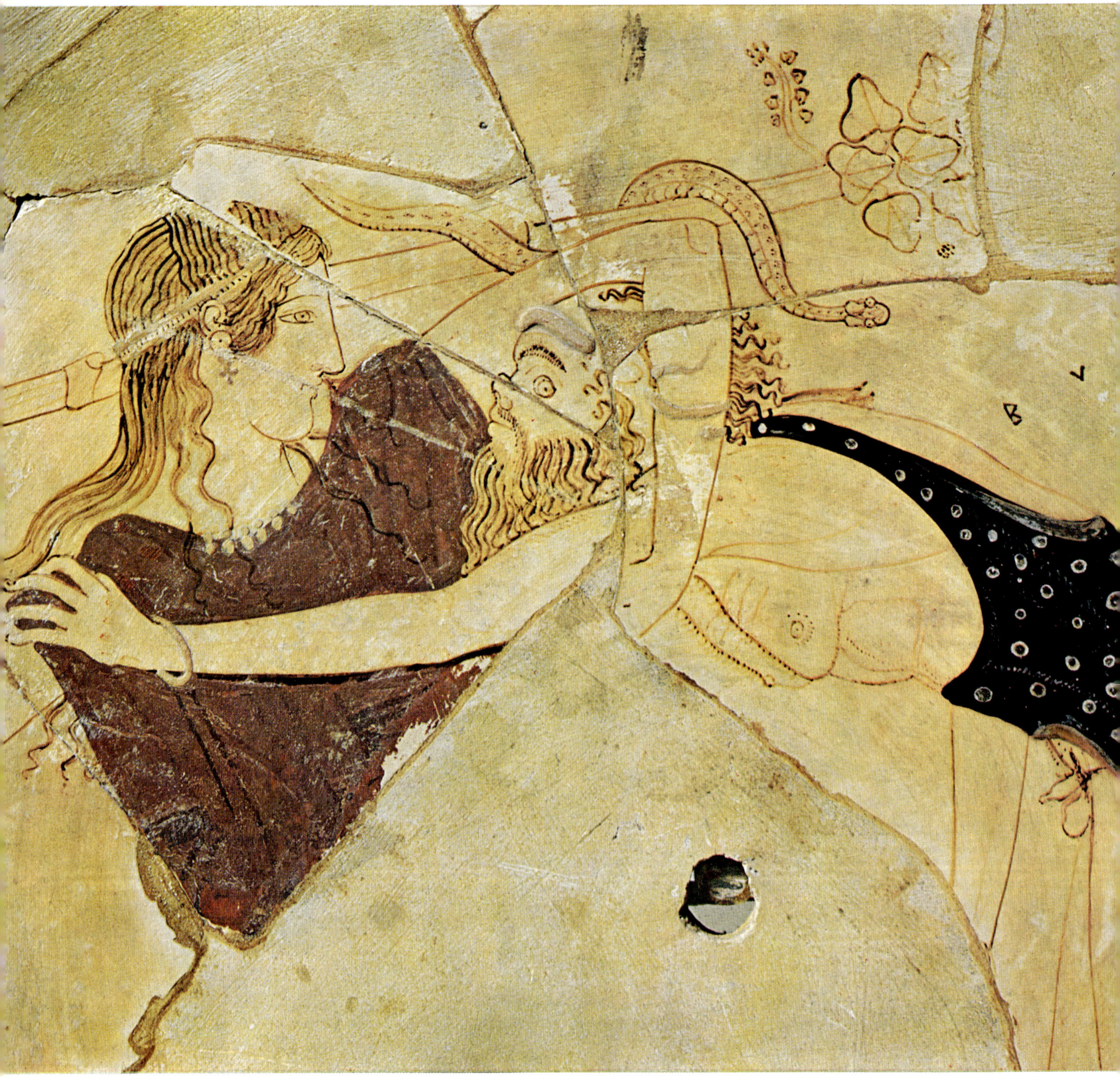

XXVI Pistoxenos-Maler. Fragment einer Schale, Innenbild. Satyr und Mänade. Durchmesser der Schale etwa 35,0 cm. Um 465/460 v. Chr. – Tarent, Museo Nazionale

schildert er uns, wie Jason sich von einem Seedrachen nach Kolchis hatte bringen lassen, dem er nun im Schutze Athenas entsteigt, um das im Gezweige hängende goldene Vlies abzuholen. Eine Sagenversion, die wir aus keiner anderen Quelle kennen. Damit ist nun freilich noch nicht erwiesen, daß Duris sie erfunden hätte. Solche Bilder müßten allerdings manche Schriftgelehrten warnen, die bildlichen Zeugnisse der Kunst als stumm zu erklären. Denn die Werke der Kunst sprechen zu allen, die Augen haben zu sehen und Ohren zu hören. *134*

An ein altes Epos, die Aithiopis, welches die Schicksale Memnons behandelte, schließt das Schaleninnenbild G 115 *135* im Louvre an. Es erinnert an die Bergung der Leiche des Sarpedon durch die geflügelten Genien Hypnos und Thanatos auf der schönen Londoner Schale E 12 des Nikosthenes-Malers. Duris hat das ergreifende Geschehen auf dem Schlachtfelde in zwei Figuren verdichtet. Eos faßt die Leiche ihres Sohnes um den Leib. Sperrig zerteilen die steifen Beine das Bildrund, schlaff hängen seine Arme in das untere Segment, seine Augen sind gebrochen. In verhaltener Trauer blickt seine göttliche Mutter auf ihn. Die großen dunklen Flächen umgeben die innige Gruppe wie Trauerflor. Man darf sie die erste Pietà der abendländischen Kunst nennen.

DER BERLINER MALER

Eine ähnliche künstlerisch wirksame Rolle spielt das Schwarz auf zahlreichen Werken des überaus fruchtbaren Berliner Malers. Wie sein Schulfreund aus der Werkstatt des Euthymides, der Kleophrades-Maler, bevorzugt er große Gefäße, Amphoren und Kratere. Ähnlich weit gespannt ist auch sein Repertoire der Themen, das sowohl die Welt der Olympier als die der Heroen mit Theseus, Herakles und Amazonen, aber auch Darstellungen des Alltags mit Athleten und Heldenkämpfe umfaßt. Seine bedeutendsten Schöpfungen liegen in seiner Frühzeit, den ersten beiden Jahrzehnten des fünften Jahrhunderts, denen das namengebende Hauptwerk, die Berliner Amphora F 2160, angehört. Dem Gefäße erlesenster Form entspricht die unübertreffliche Zeichnung der Figuren, ihre zugespitzte Gruppierung, welche den Adel der Deckel-Amphora noch steigert. Die drei Gestalten des Hauptbildes, der Satyr Oreimachos[7], das Reh und Hermes *138*
sind gleichsam zu einer einzigen Figur zusammengeschoben. Hermes trägt Kantharos und Kännchen, auf das Oreimachos gierig blickt, dieweil er mit der von Hermes erfundenen siebensaitigen Leier spielen sollte. Die Rückseite zeigt den Pferdegeschwänzten noch deutlicher im Zwiespalt; hier hält er die Leier und riecht genüßlich am Kantharos. Der Berliner Maler liebt einzelne Gestalten, die sich leuchtend vom dunklen Grunde der Gefäße abheben. Es sind zierliche, elegante Figuren, die in einmaligen Situationen auftreten. Das Mädchen Europa faßt den Stier mit preziöser Geste *XXIII*
am Horn, nichts von all dem ahnend, das ihr geschehen wird. In knabenhafter Glückseligkeit treibt Ganymed seinen *137*
Reifen und streckt das Liebesgeschenk eines Hahns mit der anderen Hand von sich. Er ist ganz hingegeben an sein kindliches Spiel und ahnt nicht, daß der Götterkönig Zeus (auf der Gegenseite des Gefäßes) seinen Spuren folgt. Sein *136*
Leib kündet großplastische Gestalten des Strengen Stils an. Mehr als das Erhabene sucht der Berliner Maler den erhebenden Augenblick, die Ahnung des göttlichen Ereignisses. Sein Leierspieler der Amphora Hearst[8] kündet von der Verzauberung der Menschen des frühen fünften Jahrhunderts durch die Musik.

DER BRYGOS-MALER

Dieser große Künstler vereint die Vorzüge seiner Zeitgenossen in einer Person. Das überbordende Temperament des Kleophrades-Malers, die erlesene Pose des Berliner-Malers, die Sicherheit der Strichführung des Pan-Malers und des Duris und die verhaltene Tragik des Schalenmalers Makron. Der Brygos-Maler ist in allen Regionen zu Hause. Er bewältigt die heftige Erregung der Eroberung Trojas mit der gleichen Selbstverständlichkeit wie eine Szene irdischer Zecher, weil er beide so heterogenen Bilder mit seiner gesunden Kraft erfüllt. Stärker als beim Berliner und beim Pan-Maler bricht bei ihm das neue frühklassische Ethos sich beherrschende Bahn. Der beschwingte Zug von Zechern und Hetären auf dem Pariser Skyphos G 156 ist keineswegs mehr archaisch schwerelos. Wallende Mäntel steigern in *139*
ihrem natürlichen Fall das Volumen der Gestalten, die sie kraftvoll konturieren. Oder die Leiber heben sich leuchtend von ihrer Hintergrundfolie ab. Der Stand und der Schritt seiner Figuren wird bedächtiger, schwerer, gewichtiger. Der Brygos-Maler verbindet seine Komasten auf seine Art in jener neuen Weise, die in der Plastik zur Entdeckung

des Kontrapostes geführt hat. Die Saat des Phintias und des Sosias-Malers, die ihre Menschen aus der inneren Einsamkeit
zu befreien suchten, ist beim Brygos-Maler ganz aufgegangen. Dem neuen Stehen antwortet ein tieferes Ver-Stehen
des Gegenübers, nicht nur der eigenen Persönlichkeit. Tanz und Rausch verbinden die Menschen nicht mehr bloß als
äußeres Faktum. Ein starkes Feuer lodert aus den Gestalten und den verzehrenden Blicken der Männer, die ihre weib-
lichen Antipoden bedrängen. Und ihr Begehren wird gesteigert durch das Verlocken und das Widerstehen der Mäd-
chen. Seelisches schafft sich mächtig Raum. Selbst die alltäglichsten Dinge, wie etwa ein jugendlicher Zecher sich
XXIV übergeben muß, werden durch die ungeschminkte Natürlichkeit und den Adel der Malerei zu wunderbaren Bildern
gestaltet. Wie der Kleophrades-Maler und der Pan-Maler charakterisiert der Brygos-Maler mit verdünnter Firnisfarbe
XXV Haare, Binden und Blätterkränze. Diese Farbigkeit steigert noch das Innenbild der Münchner Schale 2645, das die
blonde, in hingebungsvollem Tanze das Rund füllende Mänade auf weißem Grunde wiedergibt. Eine Technik, die
in hochklassischer Zeit für die Gattung der Salbfläschchen des Totenkultes, die weißgrundigen Lekythen, herrschend
wurde.

POLYGNOTOS VON THASOS UND SEIN KREIS

Bereits vor der Jahrhundertmitte haben der Pistoxenos- und der Penthesilea-Maler neben anderen die Malerei
auf weißem Grund für besonders edle Weihgeschenke, weniger für Gefäße des täglichen Gebrauches, angewandt. Das
XXVI Schaleninnenbild in Tarent vertieft das frühklassische Ethos, das in manchen Bildern des Brygos-Malers zu beobachten
war. Der Waldmensch greift begehrlich nach der schönen Mänade, die ihren Arm um seinen Kahlkopf legt und überle-
gen, verständnisvoll, ja mitleidend seinen Blick erwidert. Noch größere Ausdruckskraft gewinnt die Sprache der
Blicke beim Penthesilea-Maler, vor allem in seinen beiden Münchner Schalen, deren Innenbilder ganz mit großen Dar-
140 stellungen gefüllt sind. Bei der Tityosschale bilden die Blicke zwischen Leto und ihrem Sohne, zwischen dem Rächer
Apollon und dem bittflehenden Frevler einen Dreiklang, der ihre innere Verbindung durch die vorausgehenden und
141 die gegenwärtige Handlung besiegelt. Von tragischer Größe ist die Begegnung von Achill und Penthesilea, nach wel-
cher der Maler benannt ist. In dem Augenblick, da Achill seiner Gegnerin den Todesstoß versetzt, erkennt er mit
Entsetzen über seine Tat ihre Liebe. Diese Gestalten sprengen das Schalenrund, so groß es auch ist. Man hat gewiß
mit Recht erkannt, daß hier ein monumentales Gemälde etwas gewaltsam in das Schalenrund gezwängt worden ist.
Ob die Komposition aus einem Amazonengemälde des berühmten Malers Mikon im Theseion von Athen oder der
Stoa Poikile stammte, läßt sich nicht ermitteln. Wir dürfen uns gleichwohl nach dieser Schale eine Vorstellung der ver-
lorenen Wandgemälde des Mikon bilden. Solche Vasenbilder sind allerdings nicht als wortgetreue Wiedergabe von
Gemälden des großen Polygnot von Thasos oder des Atheners Mikon aufzufassen. Es handelt sich um Abglanz und
Nachhall, um zeitgenössische Spiegelungen der großen Werke. Eigentliche Kopien von klassischen Gemälden, wie
sie uns römische Bildhauer für eine große Zahl von Meisterwerken der Plastik überliefert haben, konnten sich nicht
nachweisen lassen. Immerhin bot die Beschreibung der Iliupersis und des Unterweltsgemäldes in der Lesche der
Knidier in Delphi durch Pausanias sicheren Anhaltspunkt für Polygnots Kompositionsweise. Da ist die Rede von Figu-
rengruppen, die neben oder über anderen dargestellt waren. Daraus geht mit aller wünschbaren Deutlichkeit hervor,
daß diese großen Wandbilder keine Frieskompositionen enthielten; vielmehr waren die Gestalten und Gruppen auf
verschiedene Höhen verteilt und übereinander gestaffelt. Man hat längst dieses Kompositionsprinzip des Polygnot und
142/143 seines Kreises auf einem Kelchkrater aus Orvieto im Louvre G 341 erkannt. ›Landschaft‹ wird überaus spärlich gezeigt,
eine Tanne auf der Rückseite bezeichnet den Kithairon, einfache, leichtgewellte Geländelinien bilden die unregel-
mäßige Standfläche für die Gestalten, die in verschiedener Höhe über das Bildfeld verteilt sind. Die übereinander
91–95 angeordneten Friese der François-Vase mit ihrer epischen Erzählweise sind zu einer einheitlichen Gesamtschau ver-
143 einigt. Apoll und Artemis verfolgen die Söhne und Töchter der Niobe, die sich flüchtend ihrem Schicksal zu entziehen
suchen oder schon von den Pfeilen durchbohrt niedergestreckt sind wie ein diademgeschmücktes Mädchen zu Füßen
der Artemis und der zur Hälfte von einer Geländelinie verdeckte Leib ihres Bruders. Das noch immer nicht über-
zeugend gedeutete Bild der Vorderseite zeigt eine ernste Versammlung von Athena, Herakles und Helden der Sage.
Es sind gerade die Vorzüge der polygnotischen Malerei, welche einer sicheren Erklärung des Vorganges Schwierig-

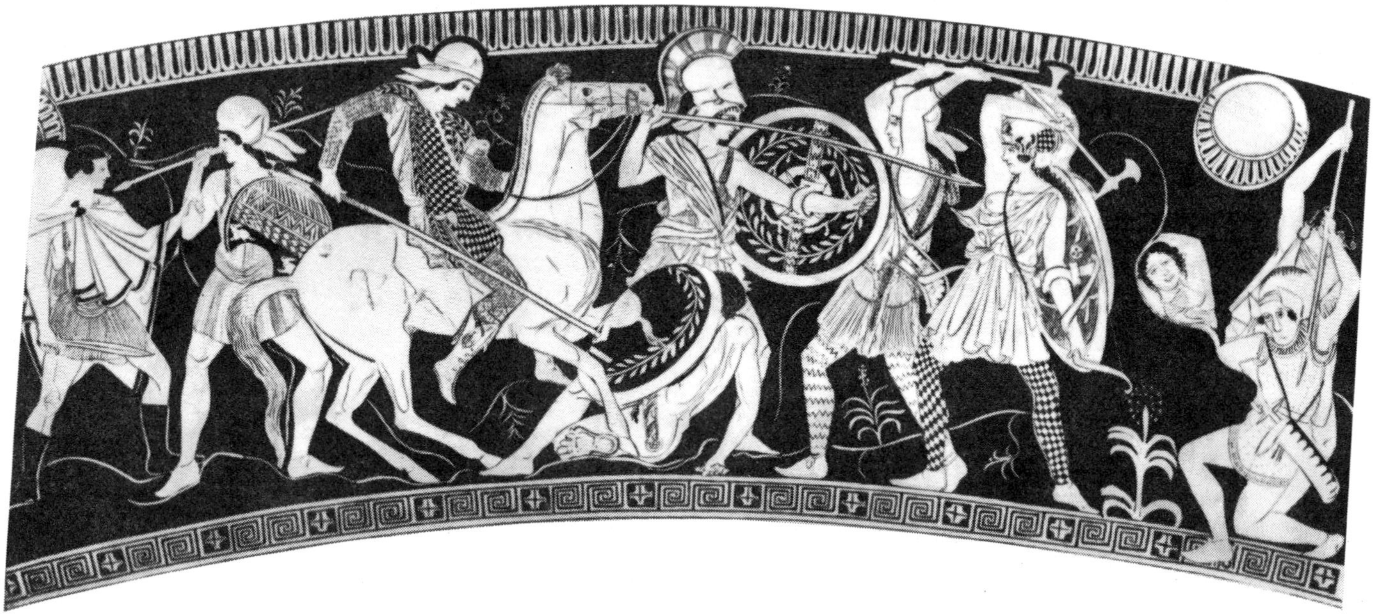

166 Maler der zottigen Silene. Amazonenkampf, vom Kelchkrater 07.286.84. Um 440 v. Chr. – New York, Metropolitan Museum of Art

keiten entgegenstellen; die monumentale Größe der Gestalten, ihre versammelte Ruhe und das fast völlige Fehlen äußerer, nacherzählbarer Handlung. Denn diese Gestalten muten geradezu wie großplastische Figuren an, wie sie die Meister des Strengen Stiles zu größeren Statuenverbänden vereinigt haben. Nichts gibt uns ferner die Gewähr, daß solche Vasenbilder ihr Vorbild vollständig wiedergeben, wenn auch thematisch wirklich ein bestimmtes Gemälde im Anakeion oder in der Stoa Poikile zugrunde liegen sollte.

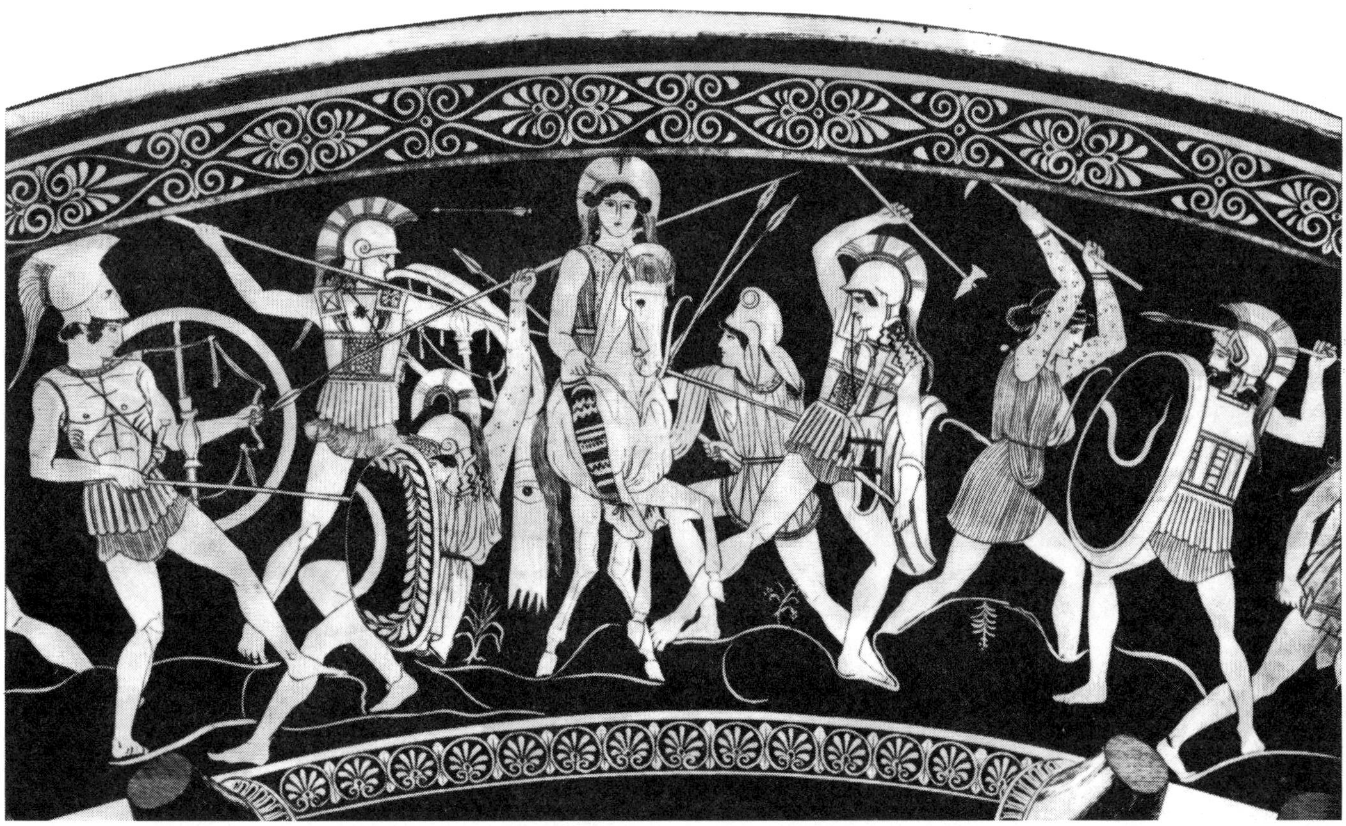

167 Umkreis des Niobiden-Malers: Maler der Berliner Hydria. Amazonenkampf, vom Kelchkrater 07.286.86. Um 450 v. Chr.
New York, Metropolitan Museum of Art

Die Höhenstaffelung zeigt auch eine Amazonomachie auf dem Krater 279 in Bologna[9], während andere Amazonenkämpfe friesartig komponiert sind und einzig die Geländelinien enthalten, wie ein Volutenkrater des Malers der zottigen
Abb. 166 Silene in New York 07.286.84. Kühne Verkürzungen und Überschneidungen zeigt das Bild mit einer berittenen Ama-
Abb. 167 zone in Vorderansicht auf einem Kelchkrater in New York 07.286.86. Unverkennbar ist die bestimmende Wirkung der Monumentalmalerei. Eine Reihe von Kentaurenkampfbildern stimmt mit solchen Amazonenschlachten nicht allein in der kühnen Zeichnung, sondern auch der inneren Größe weitgehend überein. Man darf sie am ehesten auf die Monumentalgemälde des Mikon im Theseion zurückführen. Nach einem Kelchkrater des Syriskos-Malers im Cabinet des Médailles 418[10] mit dem thronenden Poseidon und Theseus darf man sich von Mikons Gemälde des Theseus auf dem Meeresgrunde eine Vorstellung bilden.

Im Kreise des Niobiden- und Altamura-Malers haben die Wandgemälde Polygnots und seines Kreises zu einer frühesten Historien-Malerei geführt, die auch auf mythologische Szenen übergriff, die – soweit wir wissen – auf keinem der Wandgemälde der großen Maler dargestellt waren. Von einem Schüler des Niobiden-Malers stammt der Voluten-
144/145 krater T 579 aus Spina in Ferrara. Am unteren Bildrand erscheint ein Viergespann, dessen Pferdeköpfe nach allen Richtungen blicken. Offenbar handelt es sich um das Gespann des Amphiaraos, das Zeus mit seinem Blitzstrahl erschreckt und verwirrt hatte. Mit seinem Wagenlenker Baton versinkt der Heros in einen Erdspalt, den der Blitz aufgerissen hatte. Die Kämpfenden über dem hilferufenden Arm des versinkenden Amphiaraos waren somit die Sieben gegen
145 Theben. Man darf dieses einzigartige Bild wohl auf den Maler Onasias zurückführen, der offenbar zum Kreise Polygnots gehörte. Nach Pausanias Angaben befand sich sein Gemälde dieses Themas im Pronaos des Tempels der Athena Areia in Platää. Auf ein Gemälde des Kreises um Polygnot wird auch die Rückseite des gleichen Kraters zurückgehen, wenn
144 auch keiner der bisherigen Deutungsversuche wirklich überzeugen kann. Man dachte an Szenen vor oder während des Zuges der Argonauten, an historische Ereignisse wie die Eroberung von Samos oder man wollte die Helden nach den Lorbeerzweigen, die einige von ihnen halten, als die schutzflehenden Söhne der Sieben vor Theben gefallenen Heroen erklären, oder man schlug vor, das Bild auf die Götter und Heroen von Marathon zu beziehen, die Pausanias in seiner Beschreibung des Marathongemäldes in der Stoa Poikile nennt. Man könnte aber auch, von der erregten Diskussion ausgehend, die sich in zahlreichen Dialogen nebeneinander abspielt, und die offenbar das alle Figuren verbindende Thema bildet, an die Gerichtsverhandlung über den Kassandraschänder Ajas denken. Sammelte die Göttin der Klugheit vielleicht die Stimmen der einzelnen Könige mit den kleinen Lorbeerzweigen in beiden Händen ein und wog sie gegeneinander ab? So könnte es sich erklären, daß nicht mehr alle Helden ein Reis in der Hand halten. Die Pausaniasbeschreibung dieses Bildes in der Stoa Poikile ist nicht ausführlich genug, andererseits enthält der Volutenkrater von Ferrara anscheinend nicht das ganze Vorbild. Deshalb ist keine andere Gewißheit zu gewinnen, als daß die Gemälde Polygnots sich durch ihr frühklassisches, schweigsames Gehaben, ihre Verhaltenheit, ihre statuarische Ruhe und Monumentalität von aller bisher geläufigen Erzählfreudigkeit abhoben. Wie kostbar uns immer solche originalen Zeugnisse der Malerei des fünften Jahrhunderts sein mögen: über den Verlust der Monumentalmalerei eines Polygnot und Mikon und das Fehlen eigentlicher Kopien ihrer Werke vermögen sie uns nicht wirklich hinwegzutrösten.

DIE BILDHAUER

Jene bedeutungsvolle Wende, die sich an der Grenze vom sechsten zum fünften Jahrhundert in der griechischen Kunst vollzog, vermag für die Plastik kein Denkmal anschaulicher zu machen als der Giebelschmuck des sogenannten
146–151 Aphaia-Tempels auf Aigina. Die Ausgrabungen erbrachten einen älteren West- und einen jüngeren Ostgiebel. Von einem älteren Ostgiebel wurden vereinzelte Bruchstücke gefunden. Dieser Giebel wird durch ein Erdbeben oder kriegerische Einwirkungen um 500 zerstört worden sein und mußte im zweiten Jahrzehnt des fünften Jahrhunderts ersetzt werden.
Abb. 168 Der ältere Westgiebel hingegen vertritt das ausgehende spätarchaische sechste Jahrhundert. Dreizehn Gestalten waren in dem Giebelfelde friesartig flächenhaft aufgereiht. Je sechs Kämpfer in jeder Giebelhälfte, Griechen und Trojaner.
146 In der Giebelmitte erscheint Athena, bekleidet mit Chiton und Schultermäntelchen, das mit zahlreichen Zickzackfalten ausgestattet die rechte Körperseite schwalbenschwanzartig flankiert. Mit Schild, Helm und Aegis bewehrt, bildet sie

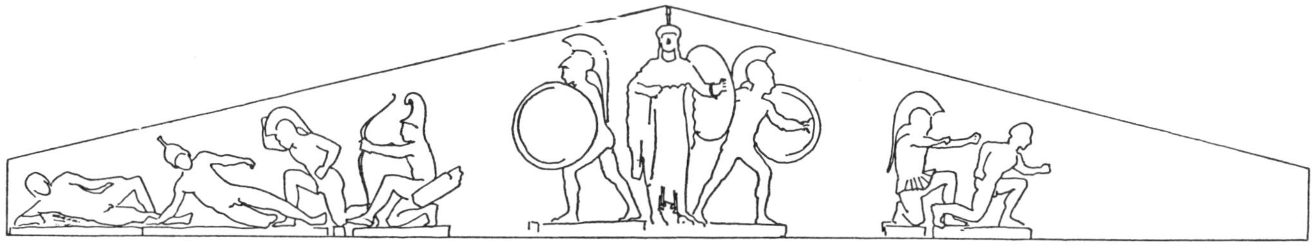

168 Aigina, sog. Aphaia-Tempel. Rekonstruktion des Westgiebels nach E. Schmidt 1959

faktisch und geistig den Mittelpunkt der Handlung, die sich in den Kämpfern nach den beiden Seiten hin bis zu den in den Zwickeln liegenden Kämpfern auffächert. Denn wenn sie auch den Kriegern nicht leibhaftig sichtbar war, wenn sie auch nicht mit ihren Waffen tätig ins Geschehen eingreift, so verkörpert sie doch den mächtigsten Schutz der Griechen vor Troja. Ihr Wuchs erinnert noch an die Antenor-Kore mit der starken Verbreiterung aus dem engen Schrittstand nach oben hin. Das Kompositionsprinzip des ganzen Giebels verdichtet sich in der beschützenden Göttin mit ihren sich flächenhaft ausbreitenden Formen, die in spätarchaischer Erzählweise das Wesen Athenas schildern. Ihre ganze Gestalt ist von sorgfältig gelegten Gewändern gleichsam wie ein wohllautendes Musikinstrument mit Saiten überspannt. Zierliche kleinteilige Formen herrschen auch in den männlichen Figuren vor, sorgfältig gekämmtes Haar *148, 150*
und gedrechselte Lockenkringel, welche Stirn und Schläfen umrahmen. Die Wirkung straff gespannter Umrisse verrät der Bogenschütze des gleichen Giebels noch prononcierter. Das enganliegende Gewand steigert die geschmeidige Eleganz und Beweglichkeit seines Leibes. Diese originalen Gestalten sind aus parischen Marmorblöcken gemeißelt und haben doch etwas von gegossenen Großbronzen an sich.

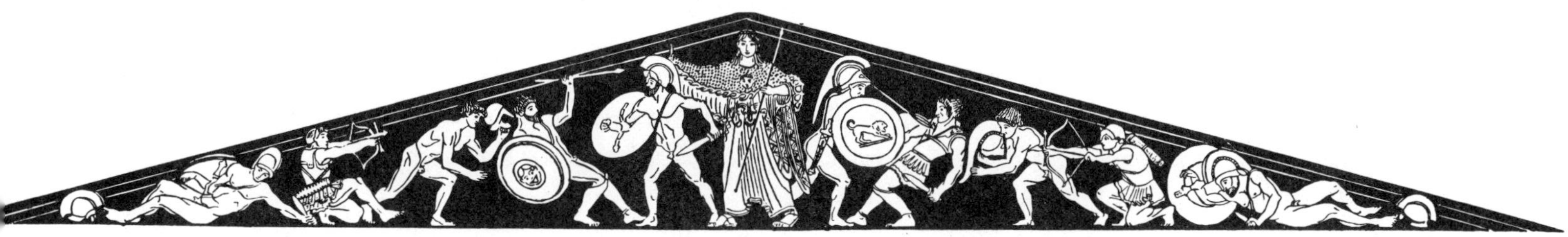

169 Aigina, sog. Aphaia-Tempel. Rekonstruktion des Ostgiebels nach Furtwängler 1906

Von einem zweiten Meister der gleichen Bildhauerschule stammt offenbar der Entwurf des jüngeren Ostgiebels, *Abb. 169*
der wohl um 490 in Angriff genommen und im Laufe des zweiten Jahrzehnts vollendet wurde. Wie mächtig dehnt sich der Leib des Bogenschützen Herakles im Vergleich zu seinem Waffengenossen im älteren Westgiebel, in willens- *151/150*
mäßiger Anspannung wölben sich die Muskeln an Schultern und Oberschenkeln. Ruckartig wendet sich der kräftige Kopf auf dem kurzen Hals. Eine neue Welt tut sich hier auf. Die Figuren sind nicht mehr allein in der Fläche ausgebreitet, sie drehen, winden sich auch in die Tiefe des Giebelraumes. Die gleichsam schwerelose Anmut ist einem neuen Ernste gewichen. Die Helden sterben nicht mehr lächelnd, sie verbergen nicht ihren Schmerz und blicken dem Tode mit *149/148*
brechenden Augen ins Angesicht. Es sind weniger Figuren, die das Giebelfeld mit heftigerer Dynamik erfüllen. Die Bewegung zieht in einheitlicherem Strom von der Giebelmitte zu beiden Seiten hin, über die Angreifenden, Getroffenen, Wankenden, Taumelnden zu den Gefallenen in den Giebelzwickeln.

Der äginetische Stil scheint aber nicht auf die Insel allein beschränkt geblieben zu sein. Ein etwa lebensgroßer, bärtiger Kopf eines Kriegers aus Bronze von der Akropolis im Athener Nationalmuseum 6446 läßt sich als Bronze- *152*
original eines führenden Meisters den Köpfen des jüngeren Ostgiebels unmittelbar voranstellen. Die Schädelkalotte war von einem gesondert gearbeiteten Helm verdeckt. Die straffen Flächen des Antlitzes werden durch die scharf-

kantigen Begrenzungslinien gesteigert. Die aufgesetzten Augenbrauen bilden scharfe Grate; die Unterlippe ähnelt einem geschliffenen Wiegemesser, eine kantige Linie bezeichnet den unteren Schnurrbartrand. Kleinteilige Haarflämmchen rahmen die Stirn in einem großgeschwungenen Bogen. Ferner bestätigen Inschriften Werke äginetischer Bildhauer auf der Akropolis von Athen. Drei von diesen Werken entstammen anscheinend[11] der Werkstatt des

KALON VON AIGINA

der nach antiken Nachrichten ein Schüler von Tektaios und Angelion war. Nach anderen Angaben war er jüngerer Zeitgenosse des Kanachos von Sikyon und des Ageladas von Argos. Er wird auch mit Hegesias in einem Atemzuge genannt, der seinerseits zur gleichen Zeit wie Kritios und Nesiotes gearbeitet haben muß. Als Werk von Kalon wird eine Statue der Kore oder Demeter unter einem riesigen Dreifuß im Amyklaion bei Sparta genannt. Auf dieses Werk
153 links geht wohl die großartige Figur mit dem Doppelmantel in Korinth zurück. Eine Pferdeprotome neben dem rechten Fuße der Replik im Palazzo Mocenigo in Venedig erweist das bronzene Vorbild als chthonische Gottheit. Sie gibt jedoch schwerlich die Demeter Melaina wieder, die Onatas für Phigalia geschaffen hat und von der schon Pausanias nur noch dunkle Kunde vermelden konnte. Es scheint sich bei der Demeter Melaina um eine Sitzfigur gehandelt zu haben, die schon im Laufe des ersten christlichen Jahrhunderts beim Einsturz der heiligen Grotte von Phigalia zerstört worden ist. Kopien römischer Zeit sind deshalb für das ursprüngliche Werk des Onatas kaum zu erwarten.

Neben der Demeter oder Kore des Kalon von Aigina standen im Amyklaion unter zwei weiteren Dreifüßen eine Aphrodite und eine Artemis von Gitiades, der außerdem den Tempel und das Kultbild der Athena Poliouchos oder Chalkioikos auf der Akropolis von Sparta geschaffen hat und der auch als Dichter hervorgetreten ist. Die beiden Bronzestatuen des Gitiades sind anscheinend in der Mantelfigur vom Typ Korinth-Kapitol und der Mantelfigur vom Typ Torlonia 495-Hierapytna überliefert[12]. Die auf Kreta, in Hierapytna (oder Hierapetra), gefundene Wiederholung ist eindeutig durch Köcher und Köcherband als Artemis gekennzeichnet. Es kann kein bedeutungsloser Zufall sein, daß in Korinth Fragmente von allen drei Figuren gefunden worden sind. Die Fundumstände deuten vielmehr an, daß auch die bronzenen Vorbilder schon zu einem einheitlichen Weihgeschenk gehört haben werden. Der enge künstlerische Zusammenhang der Demeter oder Kore des Kalon von Aigina und der Aphrodite sowie der Artemis des Gitiades legen die Vermutung – die hier nicht mit der erforderlichen Ausführlichkeit begründet werden kann – nahe, daß der Spartaner Gitiades der äginetischen Schule zugerechnet werden muß, sei er nun eigentlicher Schüler des Kalon von Aigina oder dessen Mitschüler bei Tektaios und Angelion gewesen.

Ein weiteres Werk des Kalon ist uns wohl in einer noch unpublizierten römischen Kopie von der Akropolis in Athen[13] überliefert, die mit größter Wahrscheinlichkeit Athena dargestellt hat.

154 Von dem gleichen Meister stammte offenbar die in zahlreichen Repliken überlieferte sogenannte Aspasia, deren eine als Europa inschriftlich benannt ist. Römische Münzen von Pylos in Messenien legen die Vermutung nahe, daß das Bronzevorbild von Kalon von Aigina für Pylos geschaffen worden ist.

153 rechts Ein bedeutendes äginetisches Werk gibt wohl auch die ohne Kopf überlieferte Athena im Prado 24 E wieder, wenngleich keine weiteren Wiederholungen bekannt geworden sind. Athena steht mit Chiton, Peplos mit Überfall und geschuppter Aegis reich bekleidet, mit eng geschlossenen Beinen ruhig da, ja sie erhebt sich wie eine kräftige hochrechteckige Stele. Bloß der linke Arm mit dem Schild war angehoben, der rechte lanzenschwingende Arm war hocherhoben. Steile Röhrenfalten überziehen das Standbein und betonen den ruhenden Stand. Der sogenannten Aspasia kann man vor allem die sparsamen Faltenlinien vergleichen, die das Spielbein überziehen. Die Hängefalten des Peplosüberfalls besitzen in der Partie zwischen rechter Hand und rechtem Knie der Aspasia ein Gegenstück. Aber auch die großflächig den Rücken verhüllende Aegis der Athena in Madrid entspricht der sparsamen Art, in welcher der Meister der Aspasia die ganze Gestalt mit großen Stoffflächen verhüllend umspannt. Kalon hat auf der Akropolis von Troizen ein Xoanon der Sthenias-Athena geschaffen. Kaiserzeitliche Münzen scheinen dieses Werk wiederzugeben und berechtigen zu der Vermutung, daß die Athena in Madrid das berühmte Vorbild von Troizen in Marmor wiedergibt, das Kalon von Aigina geschaffen hat.

der zweite, berühmteste und fruchtbare Bildhauer der Insel Aigina, hat nach der Inschrift einer Pfeilerbasis, auf der ein verlorenes Bronzepferd von etwa 480 stand, Werke nach Athen geliefert. Die Wirkung äginetischer Werke reichte aber weit über das Mutterland hinaus bis nach Großgriechenland. Das Marmorköpfchen 00.307 aus Tarent in Boston[14] läßt sich von der Athena des äginetischen Westgiebels herleiten, während ein Marmorköpfchen des Museo Barracco in Rom[15] und ein Terrakottaköpfchen der Sammlung Loeb[16] an die Athena des jüngeren Ostgiebels anknüpfen.
Die thronende Göttin in Berlin bewahrt noch im frühen zweiten Jahrhundertviertel eine der Westgiebel-Athena *155*
verwandte Faltengebung und eine Rahmung des Antlitzes durch gewellte Lockenreihen. Der Körper tritt unter den bunt geschilderten Gewändern nicht beherrschend hervor. Die göttliche Würde der Gestalt wird durch ihr aufrechtes Sitzen auf einem kostbar ausgestatteten Throne ausführlich, ja wortreich geschildert. Sie stammt offenbar von einem großgriechischen Meister aus Tarent, der mit Liebe an der guten alten Zeit des späten sechsten Jahrhunderts hing und noch im fünften Jahrhundert subarchaisch arbeitete. Bedeutende äginetische Vorbilder bezeugt auch der original
erhaltene Wagenlenker von Delphi, den aber doch wohl ein großgriechischer Bildhauer im Auftrage des sizilischen *156, XXVII*
Herrschers Polyzalos von Gela schuf.

Von dem persönlichen Stil des Onatas, des Sohnes des Mikon, können solche zeitgenössischen Werke, die sich die Art des führenden Meisters anverwandelt haben, keine genaue Vorstellung vermitteln. Doch kann kein Zweifel bestehen, daß sich manche der Schöpfungen des fruchtbaren Meisters in unserem Kopienvorrat verbergen. Einen verläßlichen Zugang zu seinem Oeuvre können wir bloß gewinnen, wenn es gelingt, eines der Werke von seltenerem Thema zu ermitteln.

Pausanias (5.27.8) berichtet, daß in Olympia ein Weihgeschenk der arkadischen Pheneaten stand. Es stellte Hermes dar, der mit Chiton, Chlamys und einer Kyné, einem Filzhut, bekleidet war und einen Widder unter der Achsel trug. Man glaubte des öfteren, einen von böotischen Terrakotten bekannten Hermes Kriophoros auf das Werk des Onatas für Olympia zurückführen zu dürfen. Der Gott ist als jugendlicher Hirte dargestellt, aber er ist allein mit einer Chlamys bekleidet. Seine Bestimmung als Widderträger des Onatas wäre deshalb allein unter der Voraussetzung einer fehler-
haften Beschreibung des Pausanias möglich. Hingegen entspricht eine kaum beobachtete Kleinbronze des Cabinet des *157 rechts*
Médailles in Paris den Angaben des Periegeten Zug um Zug. Sie verdient in einer starken Vergrößerung abgebildet und der Vergessenheit entrissen zu werden. Der Gott ist mit einem faltenlosen gegürteten Chiton bekleidet. Die Chlamys ist als kurzer Hirtenmantel wiedergegeben, der vor der Brust geknüpft ist und dessen vorderer Saum in großen Bögen zu den Ellbogen geführt ist. Im linken Arm trägt der Gott der Herden den Widder, den er mit der Hand unter den Vorderbeinen faßt. Die durchbrochene rechte Hand hielt offenbar ein Kerykeion. Der Kopf ist bärtig. Ein helmähnlicher Filzhut, eine Kyné, ist tief in die Stirn herabgezogen. Diese Statuette setzt die spätarchaische peloponnesische Tradition der bärtigen Kriophorosdarstellungen fort. Sie wird aber kaum vor dem beginnenden zweiten Viertel des fünften Jahrhunderts entstanden sein. Ihre eigenwillige, knappe Art verrät ohne Zweifel das bedeutende Vorbild, das man nach der großflächigen Behandlung von Chiton und Chlamys nicht allein auf Aigina, sondern auf den Hermes Kriophoros des Onatas zurückführen darf. Pausanias hat angenommen, daß der Mitarbeiter Kalliteles ein Schüler oder Sohn des
Onatas war. Eine römische Kopie des bärtigen Hermeskopfes ist uns in dem Bärtigen von der Akropolis 2344 erhalten. *157 links*

Als jüngeres Werk der gleichen Werkstatt schließt sich die original erhaltene Bronzestatue eines Gottes – wohl *158/159,*
Poseidon – aus dem Meer im Athener Nationalmuseum an, welche mit der Kopie von der Akropolis nicht allein in dem *XXVIII*
um das Hinterhaupt gelegten Haarzopfe übereinstimmt, sondern auch in der Bildung der Augen und Lippen und den kleinen von strähnigem Barthaar umgebenen Wangen. Die Poseidonstatue stand vielleicht ursprünglich auf dem Isthmos von Korinth, bevor sie vermutlich nach Konstantinopel überführt werden sollte und beim Kap Artemision sank.

Auf den Meister des Poseidon darf man auch die dorische Apollonstatue, das Vorbild des sog. Omphalos-Apollon[17], *160*
zurückführen, die durch eine große Zahl von Repliken als hochberühmtes Meisterwerk des späten Strengen Stils ausgezeichnet ist. Die Verwandtschaft geht weit über äußere Indizien wie das Haarzöpfchen ums Haupt hinaus. Sie äußert sich nicht allein im Schnitte der Gesichtsformen und den gardinenartig in die Stirn hängenden Haarbüscheln, sondern

vor allem in den Proportionen des athletisch bewegten und des jünglingshaften, ruhig stehenden Gottes. Beide haben schlanke, hohe Schenkel, auf denen das straff gespannte Obergeschoß der Leiber lagert. Die gleiche Meisterhand offenbart sich in den klaren, steilen Kurven der Leistenlinien, den Angaben des Brustkorbrandes und der Brustmuskulatur. Man hat die beiden Werke ob ihrer hohen Qualität mitunter einem attischen Bildhauer zuschreiben wollen. Doch bemerkte schon Pausanias, daß Onatas der attischen Bildhauerkunst keineswegs nachstand. Ihre äginetische Art macht ferner der Vergleich mit der wenig jüngeren originalen Marmorsphinx[18] evident, die auf Aigina gefunden wurde und deren künstlerische Herkunft von einem äginetischen Meister man nicht mehr bezweifeln sollte. Der strenge verhaltene Gesichtsausdruck der mädchenhaften Sphinx und des Apollon sind brüderlich verwandt. Noch deutlicher verrät die Rahmung der Stirn und der Schläfen durch weiche, füllige und schmiegsame Haarmassen des weiblichen Kopfes seinen Marmorbildner aus dem engsten Umkreise des Onatas. Das Bronzevorbild des sog. Omphalos-Apollon stand vermutlich ursprünglich auf Aigina. Bei der Eroberung der Insel im Jahre 210 v. Chr. wurde die Statue anscheinend als Beutestück nach Pergamon entführt. Dort wurde sie nach den Angaben des Pausanias nicht allein ihrer Größe, sondern auch ihrer Kunst wegen bewundert. Die Basis für die Neuaufstellung scheint in Pergamon gefunden worden zu sein. Leider sind die vielfigurigen Gruppen, die Onatas in Delphi und Olympia aufstellte, längst auseinandergerissen, allfällige Kopien sind zerstreut. Einzelne Figuren müßten sich jedoch aufgrund stilistischer Nähe zum sog. Omphalos-Apollon und dem Gott aus dem Meere ermitteln lassen. Ließe sich für mehrere Gestalten Stil- und Zeitgleichheit wahrscheinlich machen, wäre ein Ausgangspunkt für die Rekonstruktion seiner Gruppen gewonnen, die ihrerseits die genannten Zuweisungen an den bedeutendsten aiginetischen Meister noch wahrscheinlicher machen könnten. Doch kann hier diese »Beweisführung« nur angedeutet werden.

KRITIOS UND NESIOTES

Der eigentliche Beginn des Strengen Stils in Attika ist mit Kritios und Nesiotes eng verknüpft. Kritios war Athener, die Heimat des Nesiotes ist nicht bekannt. Doch scheinen beide Meister in der Werkstatt des Antenor gearbeitet zu
161 haben. Sie wurden mit dem Auftrage betraut, die von den Persern entführte bronzene Gruppe der Tyrannen-Mörder zu ersetzen. Die neue Gruppe ist durch das Marmor Parium auf das Jahr 477/6 fest datiert. Diese Notiz ist ein unschätzbarer Fixpunkt für unsere Datierungsprobleme. Denn C. Friederichs erkannte im Jahre 1859 aufgrund von Darstellungen auf Münzen und dem Relief eines Marmorthrones – heute in Broomhall – in zwei römischen Statuenkopien das Freundespaar Kritios und Nesiotes. Diese Statuen waren zu Beginn des 16. Jahrhunderts in Rom gefunden und mit den Antiken der Sammlung Farnese nach Neapel gebracht worden. Seine Entdeckung hat sich durch weitere Repliken und
XXIX Wiedergaben auf Vasenbildern glänzend bestätigt. Alle Kopien gehen auf das Werk der frühklassischen Meister zurück, und wir haben deshalb nicht den geringsten Anhaltspunkt für die oft vorgetragene Vermutung, es habe sich um eine bloße Kopie der Bronzegruppe Antenors gehandelt. Der jugendliche unbärtige Harmodios stürmt mit entblößtem, über das Haupt geschwungenem Schwerte in der Rechten voran. Sein älterer Freund, der bärtige Aristogeiton, dessen Kopf mit Sicherheit auf den Torso aufgesetzt werden konnte, dringt nach. Die über seinen linken Arm gelegte Chlamys deckte den Rücken des Vorkämpfers. Beide sind in Ausfallstellung wiedergegeben. Die Marmorkopien bezeugen unverkennbar den Bronzecharakter des Vorbildes in dem kraftvoll gespannten Wuchs der Gestalten, der präzisen Begrenzung der Muskelpartien. Ihre Leiber sind erfüllt von der drängenden Leidenschaft des Angriffs auf die nicht mit dargestellten Tyrannen. Ein stählerner Klang geht von ihnen aus, eine Wucht sondergleichen bezeichnet die zum Mythos erhobene Tat:

> *Ja, großes Licht entstand den Athenern, da Aristogeiton Hipparch erschlug gemeinsam mit Harmodios ...*
> *(und in Freiheit dadurch) Vaterlands Erde gesetzt.*
>
> Diehl Anth, Lyr. Gr. II 5 Nr. 76 (Übers. G. Hafner)

Wie sicher nun aber die Zurückführung der Kopien auf das Staatsdenkmal der Freiheitskämpfer ist, so umstritten ist noch immer ihre gegenseitige Anordnung zu einem einheitlichen Verband. Der römische Kopist hat die Heroen auf selbständige Basen gesetzt; er hat den von ihren Schöpfern gesuchten und erreichten inneren Verband für die Zwecke

XXVII Wagenlenker. Von einem Weihgeschenk des Tyrannen Polyzalos von Gela in das Apollon-Heiligtum von Delphi. Vgl. Taf. 156. Bronze. Höhe 1,80 m. Um 470 v. Chr. – Delphi, Museum

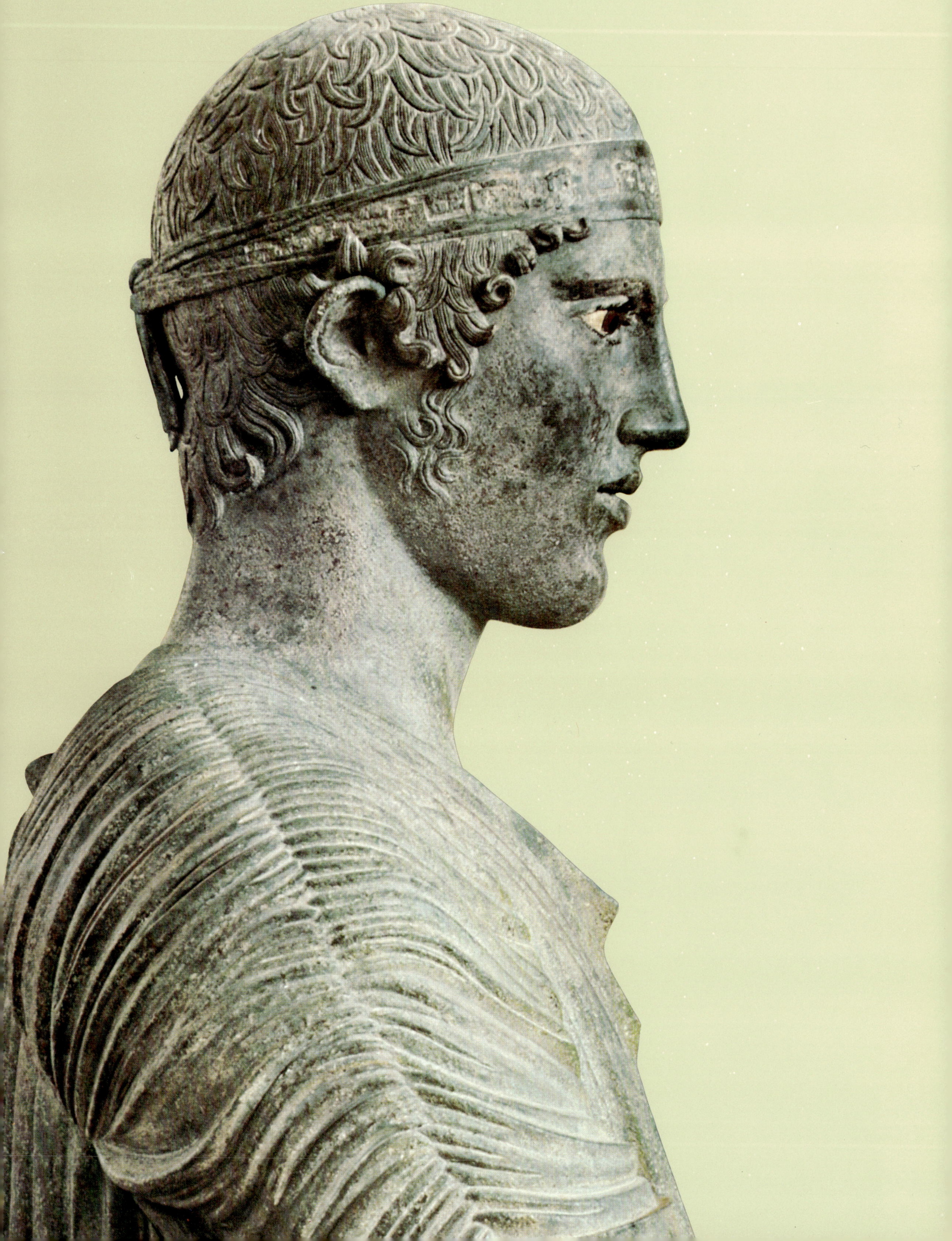

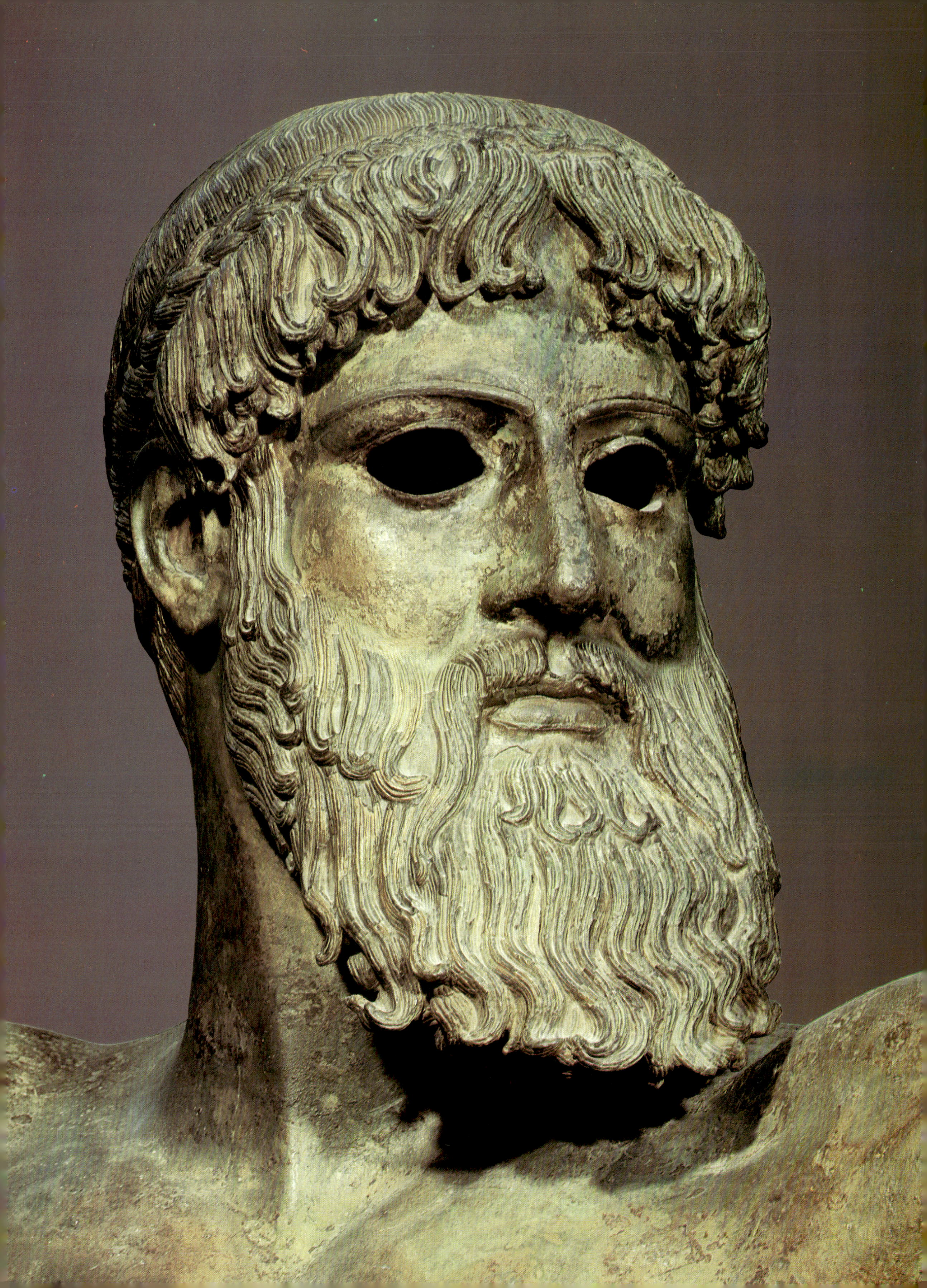

XXVIII Poseidon.
Wohl von Onatas
von Aigina.
Vgl. Taf. 159.
Bronzeoriginal,
gefunden im Meer
bei Kap Artemision.
Gesamthöhe 2,09 m.
Kurz vor 450 v. Chr.
Athen, National-
museum 15161

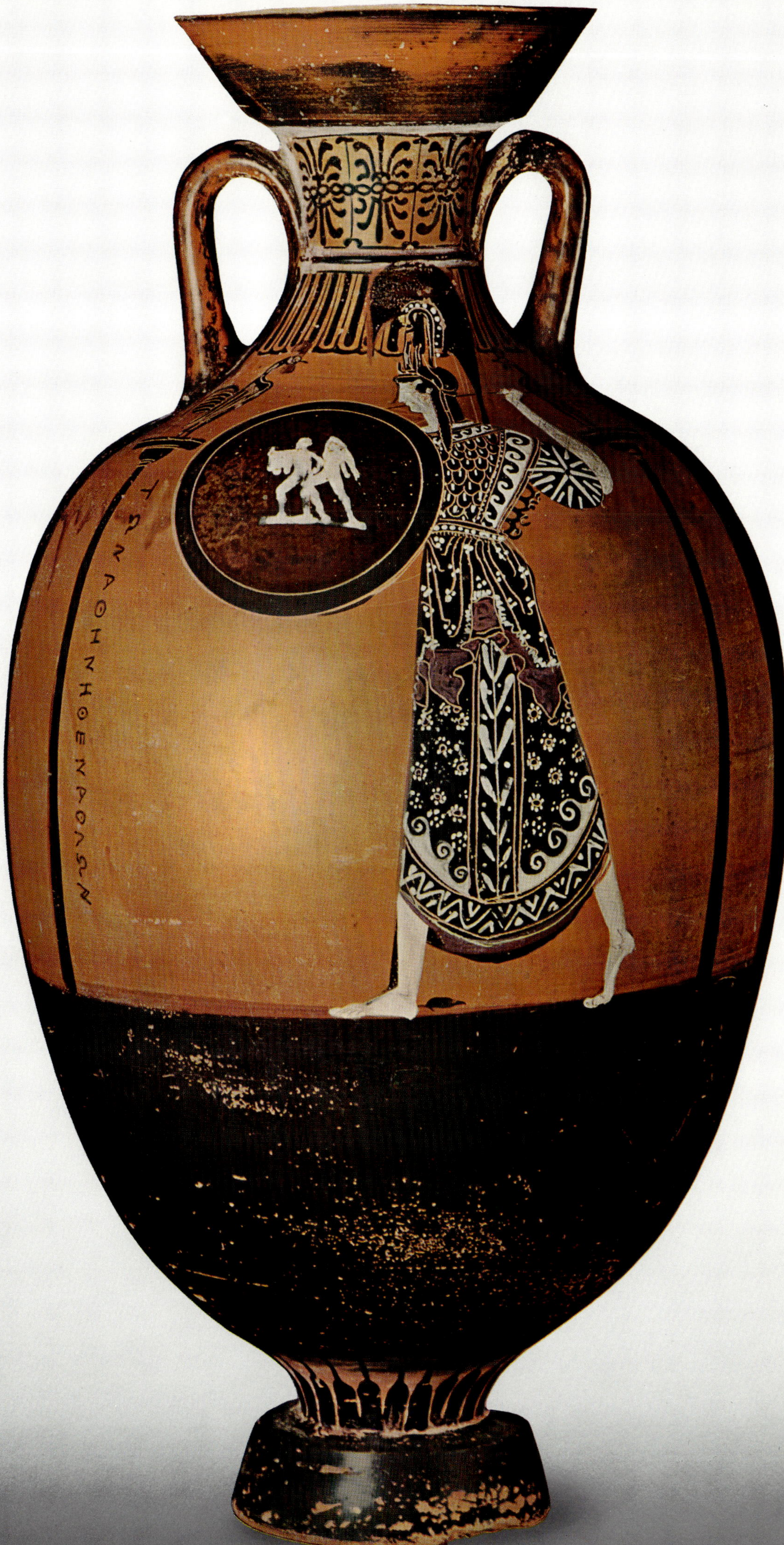

XXIX Panathenäische
Amphora B 605,
Kuban-Gruppe.
Athena,
auf ihrem Schild
die Darstellung der
Tyrannenmörder.
Nach der Gruppe
von Kritios und
Nesiotes.
Höhe 67,0 cm.
Ende 5. Jahrhundert
v. Chr. – London,
British Museum

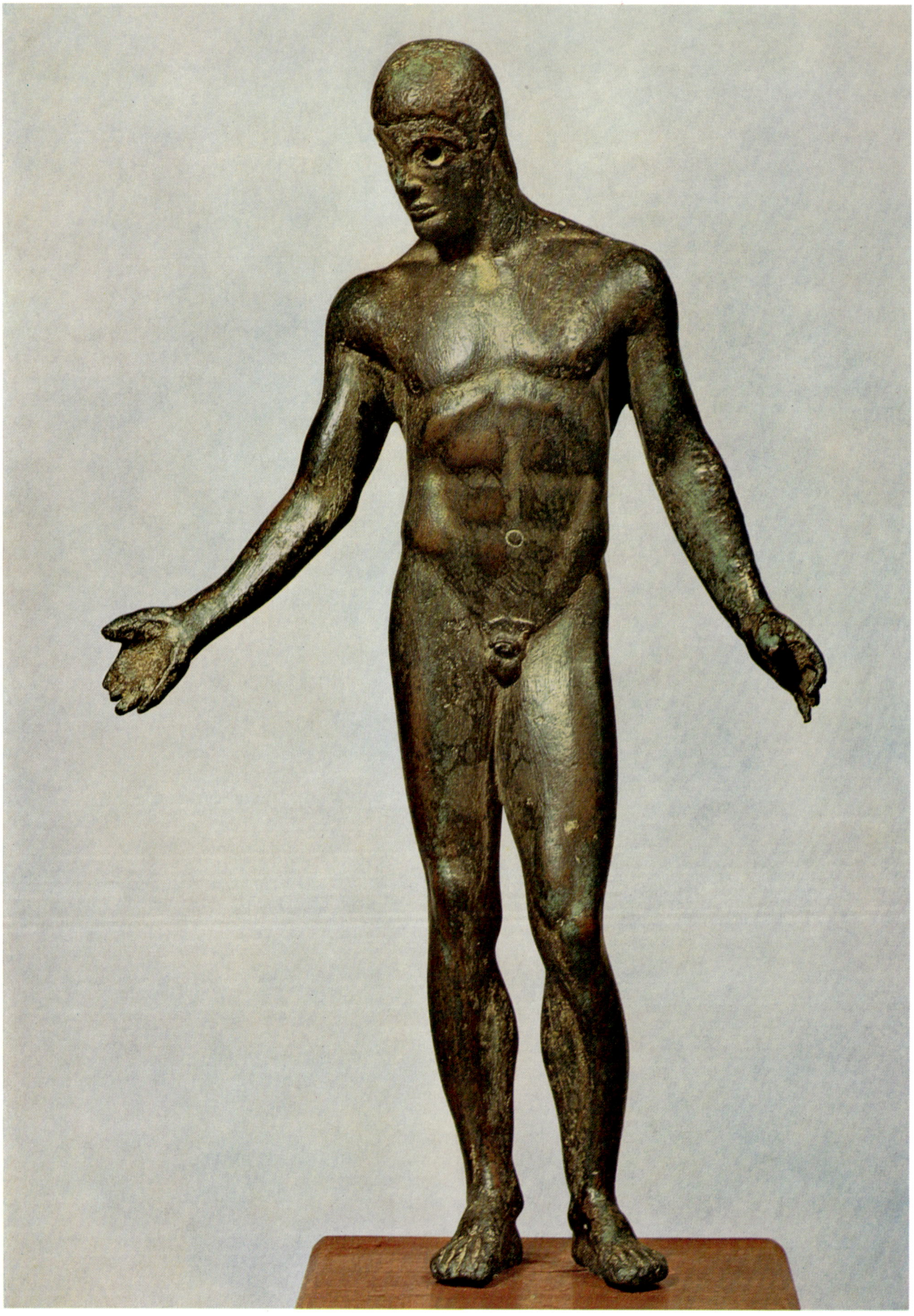

XXX Athlet, aus Adrano. Bronzestatuette. Höhe 19,5 cm. Um 460 v. Chr. – Syrakus, Museo Nazionale Archeologico

einer dekorativen Aufstellung – vermutlich zu beiden Seiten eines monumentalen Einganges – gewaltsam auseinandergerissen. Alle möglichen und unmöglichen Vorschläge wurden vorgebracht, fast jeder fand seine Anhänger und noch mehr Feinde. An abschätzigen Worten gegen Andersgläubige wurde nicht gespart. Angeblich oder wirklich sachliche Gründe wurden gegen theoretisch aesthetische Auffassungen vorgebracht. Die Antithese der Athena-Marsyas-Gruppe Myrons wurde als Kronzeuge für klassische Gruppenbildung zitiert und deren Lösung trotz des zeitlichen Abstandes bereits für die ältere Tyrannenmördergruppe des Kritios und Nesiotes, ja gar des Antenor gefordert. Ein wahrhaft homerischer Streit! Die meisten Anhänger fand immer wieder – mit den verschiedenartigsten Begründungen – die
keilförmige auf Vorderansicht berechnete Aufstellung der Gruppe, die auch im Neapeler Nationalmuseum mit den *161*
beiden vollständigsten Kopien vollzogen wurde. Zu ihrer Verteidigung gegen gewichtigste Angriffe hat man das erschließbare Maß der Basis von ca. 1,5 m Breite, von der Bruchstücke in der Agora von Athen gefunden worden sind, geltend gemacht. Auch die sich scheinbar widersprechenden Angaben zahlreicher Darstellungen der Flächenkunst lassen sich am besten mit ihr vereinigen, wenn man den Malern und Reliefbildnern die Freiheit zugesteht, das eine Werk von verschiedenen Standpunkten aus zu betrachten und festzuhalten. Die Freunde dringen mit mächtigen Schritten vor. In überlebensgroßer Gestalt erscheinen sie vor dem Betrachter, wie sie in heldenhafter Entschlossenheit plötzlich und unerwartet vor den Tyrannen mit gezückten Waffen aufgetaucht waren. Ihre Stellung nebeneinander mag noch an das archaische Prinzip der Reihung erinnern. Die versammelte Kraft des gemeinsamen Angriffs geht weit darüber hinaus. Der Vorgang wird nämlich nicht in epischer Breite erzählerisch in der Fläche ausgebreitet, sondern der Höhepunkt der Handlung wird mit einem Blicke erfaßbar in seiner gesteigerten Wucht gestaltet. Das Nebeneinander des jüngeren unbärtigen Harmodios und des bärtigen Aristogeiton, die Verbindung von heftigster Aktion des einen und deckendem Schutze des anderen, von vordringender Handlung in ihrer einen, die Ausfallstellung tragenden und der nachdringenden entlasteten anderen Körperhälfte, entspricht dem frühen Kontrapost, wie er auch in Einzelfiguren der Zeit um 480 zum Durchbruch gelangt ist.

Die Zusammenarbeit von Kritios und Nesiotes ist durch ein halbes Dutzend Inschriften bezeugt. Auf Kritios hat man
eine Knabenfigur von der Akropolis bezogen, der seither Kritios-Knabe heißt. Die stilistische Verwandtschaft äußert *162*
sich nicht allein in den Leibern, sondern vor allem in den Köpfen mit schwerem Kinn und streng verhaltenem Ausdruck. Die ursprünglich aus farbigen Steinen eingesetzten Augen und die um eine Binde eingerollten Stirnhaare verraten darüber hinaus einen Bildhauer, der hauptsächlich in Bronze arbeitete. Ob der Knabe wirklich im Perserschutt gefunden wurde, ist nicht ganz gesichert. Doch ist er zweifellos noch etwas stiller, verhaltener, altertümlicher als der Harmodios. Vielleicht gehörte er zu einer Weihung des Kallias, Sohnes des Didymias, der bei den Panathenäen-Wettspielen des Jahres 482 als Sieger hervorging. Um 480 wurde die Statue auf der Akropolis aufgestellt. Von allen archaischen Jünglingsfiguren, die immer das linke Bein vorstellen, trennt ihn eine Welt. Das linke Bein trägt die schöne Last seines Leibes, während das rechte locker vorgesetzt ist. Diese Unterscheidung in Stand- und Spielbein setzt sich im ganzen Körper fort. Auf der linken Körperseite ist die Leistenlinie und der Glutäus etwas höher gezogen, wie es den Gesetzen organischen Stehens entspricht. Der Umriß des unteren Brustmuskelrandes fällt in kaum merklicher Schräge von der linken zur leicht nach vorn verschobenen rechten Körperseite ab. Der Kopf blickt nicht mehr frontal nach vorne, sondern ist zur entlasteten Körperseite gewendet. Der Leib strahlt eine unbeschreibliche Schönheit, knospenhaft und blühend zugleich, aus. Er vertritt jene edle Jugendblüte, die nach einem schönen Worte »des attischen Reiches Herrlichkeit« heraufführen sollte.

Die Kunst des Kritios und Nesiotes muß die attische Kunst befruchtet haben wie die Sonne das attische Land. Ja, sie leuchtet bis hinüber ins großgriechische Land im fernen Westen. Ungewiß ist der Fundort eines Jünglingsköpfchens, das der Bildhauer Steinhäuser in Rom erwarb und das in die archäologische Lehrsammlung der Universität Straßburg gelangte[19]. Es läßt sich deshalb nicht entscheiden, ob es wirklich attisch ist, oder ob es den Stil des Kritios und Nesiotes außerhalb Athens vertritt. Sicher in Unteritalien entstanden ist ein auf Orpheus gedeutetes Kopffragment des Museo Barracco[20], das ohne attische Vorbilder der Kritios-Werkstatt undenkbar ist und gewiß der Zeit um 470 angehört. Die neue attische Freiheit des Sich-Bewegens und Sich-Gebens vertritt im Relief das in Sunion gefundene Fragment der
Stele eines sich kränzenden Knaben, in dem man den jugendlichen Heros Stephanephoros vermutet. Sein demütiges *163*

Haupt ist in reinem Profil, der Leib jedoch in kühnen Verkürzungen dargestellt. Die archaische Ausbreitung in der Ebene hat zugunsten einer neuen optischen Einheit der Wiedergabe des Leibes im Dreiviertelprofil Platz gemacht.

Reinste attische Art vertritt auch die sog. Sinnende Athena am Grenzstein. Dieser ist mit großer Wahrscheinlichkeit
170 als Ziel- und Startstein der Palästra zu erklären. Die Stele war wohl das Weihgeschenk eines siegreichen Athleten an
die Burggöttin von Athen, die hier im Zuge der Zeit als sinnendes Mädchen im attischen Peplos und Helm auf die Lanze gestützt dargestellt ist. In kühner Weise wechseln reine Profil- mit verkürzten Ansichten im Dreiviertelprofil. In solchen Werken liegen die Keime für das Wunder der hochklassischen Reliefs am Parthenon wurzelhaft beschlossen.

In der nordöstlichen Peloponnes schufen mehrere Meister bedeutende Peplosfiguren, deren Ruhm uns römische
Kopien verkünden. Wie sehr diese Kunst bereits attische Bildhauer des Jahrzehnts zwischen den beiden Schlachten von
164 Marathon und Salamis beeindruckte, mag ein Knabenkopf aus pentelischem Marmor bezeugen, den wir nach der gel-
165 ben Farbe seiner tief in die Stirn gezogenen Haarkappe den »Blonden Kopf« nennen. Mit der Euthydikos-Kore verbin-
den ihn nicht allein der schwere Bau der Kopfform, der tiefe wissende Blick, sondern auch Einzelformen von Augen,
166 Lippen und Nase. Von einem wohl argivischen Meister stammt ein originaler Kopf einer Bronzestatuette von der
Akropolis. Das schwere Gefüge seines Antlitzes ist durch die Haarrolle, Brauenbögen, breite Kragenränder von Lidern und Lippen und durch den senkrechten breiten Steg des Nasenrückens geradezu jäh und vordringlich betont. Leider ist uns der zugehörige Leib nicht bekannt und von dem Körper des Blondkopfes hat man bloß noch ein schmales Stück der Beckenpartie erkannt, das sich – wenn auch in attischer Brechung – als direkter Vorläufer des polykletischen Kanons zu erkennen gibt. Die dorische Kunst der nordöstlichen Peloponnes hat – wie die aiginetische und attische Kunst – auch in Großgriechenland Eingang gefunden. Das ist um so weniger erstaunlich, als der Hauptmeister des vorpolykletischen Argos, Ageladas, für die Tarentiner ein vielfiguriges Weihgeschenk von Reitern und kriegsgefangenen Frauen geschaffen hat, das für ihre Siege über die Messapier nach Delphi geweiht wurde.

In ionischen Landen zeigt sich ein anderes Bild. Von dem erdenschweren Ernste, dem lastenderen und bewußt-
eren Stand des neuen Stils sind die Kykladeninseln nicht in gleichem Maße ergriffen worden, die ja auch
167 von den Wirren der Perserkriege kaum berührt worden sind. Die herrliche Nike von Paros vertritt die ionische
Unbekümmertheit um den Strengen Stil im eigentlichen Sinne freilich in besonderer Weise, weil sie eben als geflügelte, herabschwebende Göttin von allen Gesetzen des Stehens und Lastens auf dieser Welt nicht berührt werden kann. Ihr zauberhafter, stiller Flug äußert sich in zurückhaltender Weise in der aufrechten, geflügelten Gestalt, deren Körperseiten und deren Peplos mit Überschlag auf das zarteste unter- und gegeneinander verschoben sind. Die weichen anliegenden, den Leib modellierenden Stoffe und deren sparsame Falten-
107 linien steigern die Ruhe, die trotz ihrer Bewegtheit schon der geflügelten Göttin des Archermos von Chios eigen
war. Hier nun scheinen die Gesetze der Zeit und der Schwerkraft in dem blühenden Widerspiel eines zarten Mädchenleibes und edler sich anschmiegender Gewänder aufgehoben zu sein.

168 unten Einen eigenartigen Schwebestand hat auch das Hauptbild des sog. Ludovisischen Throns zum Thema, das eine aus
einem Erdschlund aufsteigende Göttin darstellt, wie sie von zwei helfenden Mädchen emporgehoben wird. Ein unbeschreiblich zartes und liebliches Wellenspiel durchströmt die Falten der durchscheinenden Gewänder des weiblichen Dreivereines und unterstreicht den Frühling ihrer erblühenden Leiber. Ein großgriechischer Bildhauer hat offenbar
dieses einzigartige geheimnisvolle Bild entworfen und ausgeführt. Die schwebende Mondgöttin Selene stellt wohl ein
168 oben im Bruchstück eines Tondos erhaltenes Relief mit dem Haupte eines Mädchens im reinen Profil nach rechts dar. In
zartestem Neben- und Ineinander der Formen, völlig unberührt von Bezügen auf ein festes Achsengerüst stellt diese Göttin allen Zauber und Liebreiz des Mondes dar, wenn er in voller Scheibe über den Inseln des Ägäischen Meeres aufsteigt.

In Ionien hat die Gattung bildgeschmückter Grabstelen, die im Athen des ausgehenden sechsten Jahrhunderts durch Gesetzesbeschluß gewaltsam erstickt worden war, im neuen Jahrhundert ohne Unterbrechung geblüht. Bis auf die bekrönende Palmette fast vollständig erhalten ist die schmale, nach oben sich verjüngende Stele eines Athleten, die auf der Insel Nisyros gefunden wurde. In reinem Profil nach rechts sind die Beine dargestellt, steil aufragend das rechte, gewinkelt das vorgesetzte linke, das auch mit ganzer Sohle aufsteht. Der Leib ist in den Hüften gedreht, der Oberkörper entfaltet sich in nicht allzu hohem Relief und ruft doch die Illusion einer statuarischen Figur hervor. Der Meister der etwa gleichzeitigen Sunionstele stattet den sich kränzenden Jüngling mit zartestem Schmelz aus. Der Ionier verfolgt das reiche Spiel schwellender Muskeln, des sich ausdehnenden Brustkorbes, der Wölbung der Schultern. Die Binnenmodellierung variiert das klangvolle Kurvenspiel der Umrisse. *169 links*

Ein vollplastisches Gegenstück des Athleten der Stele von Nisyros stellt die Bronzestatuette aus Adrano in Sizilien dar. Die rechte Hand hielt ursprünglich wohl eine Spendeschale, die Augen waren aus eingesetzten, farbigen Steinen gebildet; der Sieger im Wettkampf war als frommer Opferer dargestellt. Es handelt sich gewiß um das Werk eines sizilischen Meisters, der offenbar großplastischen Schöpfungen seiner Zeit nacheiferte. Mit dem Speerhalter der Nisyros-Stele teilt er die langen Beine, die kappenartige Wiedergabe des Haares und die realistische, fast derbe Bildung der Bauch-, Brust- und Schultermuskeln. *XXX*

Von geradezu lyrischer Art ist daneben die Stele Giustiniani in Berlin, die ein Mädchen in still versunkenem Tun darstellt. Sie hat aus der Deckelpyxis in der Linken einen Gegenstand hervorgenommen, vielleicht ein geliebtes Schmuckstück, das sie in der anmutig vorgestreckten rechten Hand hält und das ursprünglich wohl durch Bemalung deutlich dargestellt war. Am Boden liegt der Deckel ihrer Schatztruhe. Die Figur ist ganz an den linken Rand des hochrechteckigen Bildfeldes gerückt, allein der rechte Fuß und die beiden Arme überschreiten die Bildmitte. Die stille Zwiesprache der Verstorbenen mit einem Gegenstande aus ihrem Leben hienieden klingt in der leeren Fläche der rechten Bildhälfte fort. Von einem Bildhauer der marmorreichen Insel Paros vermutlich wurde die Stele Giustiniani um die Jahrhundertmitte geschaffen. Sie setzt im intimeren Bereich die Wesensart fort, welche der ältere parische Meister in der wundervollen Nike zum Klingen gebracht hat. *169 rechts*

Bereits ins dritte Jahrhundertviertel führt die im Rücken getroffene Tochter der Niobe im Thermenmuseum. Auf der Flucht vor den rächenden Geschossen der Letoiden hat sich ihr Gewand von den Schultern gelöst und gleitet in weichen Faltenströmen vom Rücken und über das rechte Bein herab. Der Gegensatz von verhüllten und entblößten Partien steigert die Zartheit des Karnats dieses schmerzlich erbebenden Mädchenleibs. Die sterbende Niobide entstammt offenbar einer größeren Giebelkomposition, die vermutlich einen Tempel Großgriechenlands bekrönte. *171*

DER OLYMPIA-MEISTER

Einen Gipfelpunkt sondergleichen erreicht der Strenge Stil im Skulpturenschmuck des Zeus-Giebels von Olympia, der um 456 vollendet, offenbar aber bereits zwei Jahrzehnte früher in Angriff genommen worden war. Denn das ganze ungeheuere Programm von je sechs Metopen über den Stirnseiten der Cella und die beiden vielfigurigen Giebelkompositionen mit weit überlebensgroßen Gestalten sind von einer derart kohärenten Einheitlichkeit, daß man sie sich nicht anders als durch einen einzigen überragenden Meister erklären kann. Er schuf die Entwürfe für die Ost- und Westmetopen, für den Ost- und Westgiebel. Eine nicht zu gering zu veranschlagende Zahl von Gesellen und Gehilfen unterstützte ihn bei der ungeheuren Aufgabe, in deren Verlauf immer erstaunlichere Leistungen im lebendigen Widerspiel von richtungsweisendem Entwurf und plastischer Ausführung erzielt wurden. Die Kraft, ja die Wucht des Gestaltungsvermögens des einen verantwortlichen Meisters wurde fortwährend von der Verwirklichung des einen zur Inangriffnahme anderer Abschnitte gesteigert. *Abb. 170/171* *Abb. 172/173*

Das Werk wurde mit den sechs Ostmetopen begonnen. Doch stand zweifellos von Anfang an das Gesamtprogramm von zwölf Metopen mit Heraklestaten fest, die aus dem umfangreichen Schatze seiner vielfältigen Abenteuer ausgewählt, auf ein kanonisches Dutzend festgelegt wurden. Die Themenangaben des Pausanias und die bei den deutschen Ausgrabungen gefundenen Bruchstücke verraten die ursprüngliche Komposition der zwölf Einzelbilder. Auch deren Verteilung und Anbringung am Bau darf als gesichert gelten. Das große Werk setzte ein mit dem Einfangen des wilden Ebers; Herakles hat ihn geschultert und dringt mit mächtigen Schritten auf Eurystheus los, der sich voller Angst in einen großen Pithos verkrochen hat. Das Bildschema kennen wir bereits von der archaischen Kunst. Starrer noch ist die *Abb. 170*

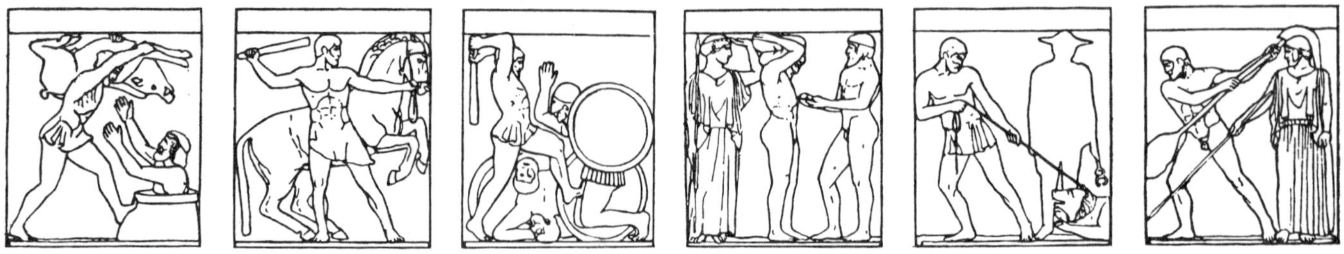

170 Olympia, Zeus-Tempel. Die sechs Metopen von der Ostseite der Cella mit den Taten des Herakles. Von links nach rechts: Herakles mit dem Erymantischen Eber vor Eurystheus; Herakles und eines der menschenfressenden Rosse des Diomedes; Herakles kämpft gegen Geryoneus; Herakles bringt Athena die Goldenen Äpfel der Hesperiden; Herakles und Kerberos; Herakles reinigt den Stall des Augias

folgende Metope, die Herakles in strenger Achsenbindung vor dem wilden Roß des Diomedes in reiner Faceansicht darstellt. Mit mächtigem Keulenschlag holt er auf der nächsten Platte aus, den dritten Leib des Geryoneus niederzukämpfen.
172 In der vierten Ostmetope ist mit der stillen Dreierkomposition ruhig stehender Gestalten ein großes Zustandsbild voll spannungsgeladener innerer Dramatik erreicht. Gewiß, auch dieses Thema kannte schon die Kunst vor seiner Zeit,
Abb. 174 wie die schwarzfigurige Lekythos des Athena-Malers in Athen 1132 beweist. Hier steht der Held mit wankenden Knien, gebückt unter der Last des Himmelsgewölbes, das er in Gestalt eines Architravbalkens mit aufgemalten Sternen auf der linken Schulter trägt. Neben Atlas, dem Titanen von riesiger, kraftstrotzender Gestalt, sieht der sonst so kräftige Herakles geradezu kläglich aus. Er blickt auf die ihm entgegengehaltenen Äpfel vom Garten der Hesperiden und sucht nach der List, die ihn selbst in deren Besitz und das Himmelsgewölbe wieder auf die Schultern des Atlas bringen soll. Er wolle bloß schnell ein Kissen holen, Atlas möge solange die gewohnte Last übernehmen. So geschieht es, und Herakles macht sich mit den erbeuteten Äpfeln auf und davon. Das Lekythenbild wird in den siebziger Jahren gemalt worden sein. Es scheint an spätarchaische Dichtung – vielleicht Stesichoros – anzuknüpfen. Welch großes Bild hat der Olympia-
172 Meister aus dieser Schelmen-Novelle gemacht. Herakles steht aufrecht, er hat aber schon das Kissen im Nacken und stützt mit den erhobenen Händen das in plastischer Abkürzung ursprünglich wiedergegebene Himmelsgewölbe. Mochte Atlas auch Bedingungen stellen; Athena, unsichtbar im Rücken ihres Schützlings, ihn beim Himmeltragen unterstützend, läßt keinen Zweifel über den für Herakles erfolgreichen Ausgang des Hesperidenabenteuers aufkommen. Große Zweierkompositionen beschließen die Ostseite. Im Schutze des aus Bruchstücken erschließbaren Hermes zieht Herakles den Höllenhund Kerberos, Schritt um Schritt vorsichtig zuwartend und doch fast tändelnd aus der Unterwelt herauf. Die kluge Helferin Athena scheint auf der nördlichsten Ostmetope Herakles die Stelle zu weisen, die ihn auch die Reinigung des Augiasstalles erfolgreich wird vollbringen lassen. Denn all den Schmutz, der sich gebirgsgleich vor den Blicken der Göttin und des Heros außerhalb des Bildes erheben, wegzuschaufeln, hätte wohl auch die Kraft des Herakles überschritten. Er bahnte deshalb mit Schaufel und Hacke einem reinigenden Flusse den Weg zum Stall des Augias, und Wassers Kraft wird in der gesetzten Frist all den Unrat nicht nur verrücken, sondern wegschwemmen.

Die Westmetopen setzen die Reihe der Ostseite in neuer Weise fort. Gewiß sind Gemeinsamkeiten des ursprüng-
Abb. 171 lichen Entwurfes nicht zu übersehen. Die Amazonen- und die Hirschkuhmetope wahren das Grundschema der Achsenkreuzung der Diomedesmetope, das Dreifigurenrelief der Atlasmetope wird in der Löwenmetope abgewandelt, das Hydrabild erinnert an den Dreileibigen der dritten Ostmetope. Und doch ist bei näherem Zusehen jedes ein-

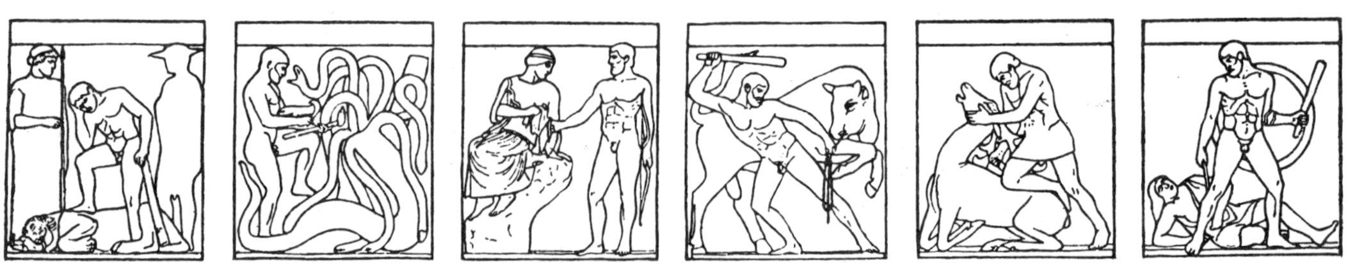

171 Olympia, Zeus-Tempel. Die sechs Metopen von der Westseite der Cella mit den Taten des Herakles. Von links nach rechts: Herakles bezwingt den Nemeischen Löwen; Herakles im Kampf mit der Lernäischen Hydra; Herakles bringt Athena die Stymphalischen Vögel; Herakles fängt den Kretischen Stier; Herakles zähmt die Kerynitische Hirschkuh; Herakles bezwingt die Amazonenkönigin Hippolyte, um ihren Gürtel für Admete, die Tochter des Eurystheus, zu gewinnen

zelne Bild umgeschmolzen, von neuer Dramatik erfüllt oder von noch größerer Ruhe beseelt. Der innere Schwung, der auf der Ostseite die Augiasmetope am stärksten erfüllt, ist in der Stiermetope zu noch gewaltigerer, elementarerer Wucht gesteigert. Ja, selbst die in dem Gewirr der Schlangenleiber altertümlich anmutende Hydrametope geht in ihrer Freiheit des Bewegungsflusses nicht nur über die Kerberos-, sondern auch die Geryoneus-Metope weit hinaus. Ein unvergleichliches Landschaftsbild gibt die Stymphalidenmetope wieder, die selbst die Atlasmetope und alle anderen Heldentaten hinter sich läßt und in ihrer idyllischen Verklärtheit die hochklassische Welt schon zu eröffnen scheint. Die
sonst so strenge Athena hat sich auf einem Felsenvorsprung über dem Stymphalossee niedergelassen und wendet in be- *173*
rückender, mädchenhafter Unschuld gerade bloß das Haupt zu dem Helden zurück, der ihr demütig-stolz die erlegten Unheilsvögel überreicht. Man muß sich der archaischen Darstellungen dieses Themas, die Herakles in den ihn dicht umflatternden Schwarm mit dem Bogen zielend zeigen, erinnern, um das Neuartige, alle Konvention Sprengende dieser Gestaltung zu erfassen.

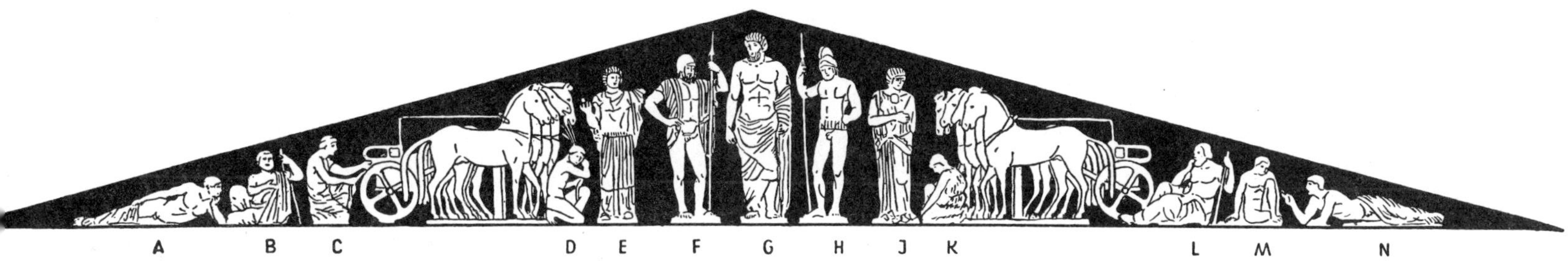

172 Olympia, Zeus-Tempel. Ostgiebel. Rekonstruktion nach F. Studniczka. A Sog. ›Alpheios‹; B Seher; C Myrtilos mit dem Gespann des Oinomaos; D Knabe; E Sterope; F Oinomaos; G Zeus; H Pelops; J Hippodameia; K Mädchen vor dem Gespann des Pelops; L Seher; M Kauernder Jüngling; N Sog. ›Kladeos‹

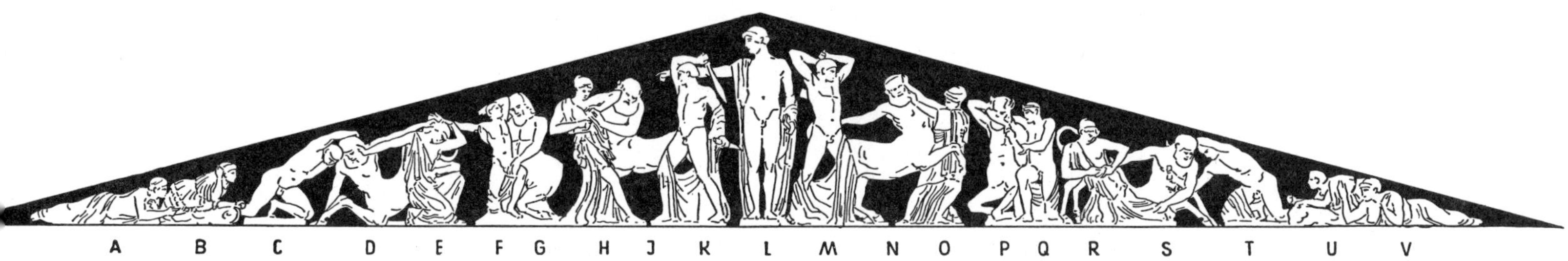

173 Olympia, Zeus-Tempel. Westgiebel. Rekonstruktion nach G. Treu. A, B Zwei Lapithenfrauen; C, D, E Nördliche Dreiergruppe: Lapith schützt Lapithin vor einem andringenden Kentauren; F, G Kentaur schändet Lapithenknaben; H, I, K Peirithoos schützt seine Braut vor einem Kentauren; L Apollon; M, N, O Theseus kämpft für eine Lapithin gegen einen Kentauren; P, Q Kentaur greift beißend einen Lapithen an; R, S, T Südliche Dreiergruppe: Lapith schützt eine Lapithin vor einem andringenden Kentauren; U, V dem Kampf zusehende Lapithenfrauen

Auf diese »Kabinettstücke«, wie man die Metopen genannt hat, folgen die beiden Giebel von ungeheurem äußerem *Abb. 172/173*
und innerem Format. Der Meister baut gleichsam eine vollbesetzte Bühne vor dem frommen Besucher auf. Die Schau-
seite des Ostgiebels führt das Haus des elischen Königs Oinomaos zusammen. *174/175*

Heimische Sagen erzählten, daß er seine Tochter Hippodameia nur demjenigen Freier geben wollte, der ihn selbst im Wagenrennen besiegen würde. Wer unterlag, sollte durch ihn getötet werden. Da er von Ares schnelle Rosse zum Geschenk erhalten hatte, hielt er sich für gänzlich unbesiegbar. Die beiden Viergespanne in der Mitte jeder Giebelhälfte deuten auf die Wettfahrt hin, die über Leben und Tod entscheidet. Doch ist weit mehr als eine bloße Vorbereitung der Wettfahrt dargestellt, da werden keine Pferde geschirrt oder eingespannt, da hallen keine Rufe von Stallmeistern oder Knechten, da herrscht eine große, bedrückende Stille vor dem hereinbrechenden Sturm. In den Giebelzwickeln lagern zwei Jünglinge von Elis[21] – Pausanias hat sie mit den Namen der Flußgötter Alpheios und Kladeos bedacht – und blicken
auf die schicksalshafte Begegnung der beiden Wettkämpfer, Oinomaos links und des Gastes aus fremden Landen, *174*
Pelops, rechts von der Giebelmitte. Von den Giebelecken führt alle Bewegung zur Mitte hin. Zwei hockende Seher

174 hinter den Gespannen erschauen den Untergang ihres Königs. In der Mitte des Giebels erscheint Zeus, den Helden un-
sichtbar, durch ihre Lanzen ausdrücklich von ihnen getrennt, über ihre Welt hinausgehoben. Sein Haupt war zu Oino-
maos gewendet, seine rechte Hand faßt in beherrschtem Zorn ins Gewand. Er besiegelt das Schicksal des Oinomaos,
175 seinen nahen Untergang. Mit den Rossen Poseidons wird der mutige Fremdling im Wettkampf siegen und die schöne
Hippodameia gewinnen, die zwischen ihm und seinem Gespanne steht.

176–180 Der dräuenden Ruhe des Ostgiebels ist der kämpferische Aufruhr des Westgiebels gegenübergestellt. Zur Hochzeit
des Lapithen Peirithoos waren nicht allein sein attischer Freund Theseus, sondern auch die roßmenschlichen Kentauren
geladen. Doch vom Weine berauscht, brach ihre tierische Natur übermächtig durch. Sie vergreifen sich in unbändiger
176 Begehrlichkeit an den Mädchen und Knaben, ja versuchen, die Braut selbst zu entführen. In vielfacher Umschlingung
179 und Gegenwehr sind die Gestalten zu Zweier- und Dreiergruppen verklammert. Das Geschehen wälzt sich wie ein un-
177 aufhaltsamer Erdsturz von der Giebelmitte zu den Zwickeln hin. In der Mitte des Westgiebels erscheint Apollon mit
gebieterisch ausgestrecktem rechten Arm, der Wirrnis und dem Getümmel Einhalt gebietend, die reinigende Ordnung
gewährleistend. Er entspricht dem Zeus der Ostseite, der höchsten Verwirklichung des griechischen Schicksalgedankens.

Der Olympia-Meister beherrscht alle Register vom gewöhnlichen Alltag, wie er sich etwa in dem mit seinen Zehen spielenden Knaben der Dienerin der Hippodameia und dem Pferdeknappen des Oinomaos des Ostgiebels äußert, bis zur gräßlichsten Vergewaltigung reinster Unschuld und dem höchsten Eingreifen der Götter selbst. Über die Herkunft dieses unbändigen Meisters ist viel gerätselt worden. An seiner peloponnesischen Art ist ebensowenig zu zweifeln, als an seiner Kenntnis der attischen Tragödie und der ionischen Malerei eines Polygnot von Thasos. Seinen Namen kennen wir nicht, denn die von Pausanias angeführten Meister – Alkamenes und Paionios – beruhen offenbar auf irgendwelchen Mißverständnissen. Er verbindet dorische Kraft und Festigkeit des Körperbaues mit ionischer Zartheit, spielerischer Leichtigkeit und weicher Fülle. Da gibt es nichts Angelerntes, äußerlich Aufgepfropftes; das kann kein Ionier von den Inseln gewesen sein, der bei der Vollbringung seines Werkes in Elis sich dorische Wesensart anverwandelt hätte. Doch scheint auch die Wirkung der attischen Tragödie und der Monumentalmalerei eines Polygnot auf einen dorischen Meister nicht auszureichen, die einmalige Eigenart des Olympia-Meisters zu erklären. Die unauflösbare Einheit der beiden Grundkomponenten erklärt sich gewiß eher durch seine Herkunft aus einer Landschaft, die Dorisches und Ionisches vereinigte. Man darf an Lakonien denken, das seit dem siebten Jahrhundert Dichter und bildende Künstler aus Kleinasien und von den ionischen Inseln angezogen hat. In Sparta mag der Olympia-Meister von früher Jugend an die Werke eines Bathykles von Magnesia und eines Theodoros von Samos, aber auch solche von dorischen Meistern der nordöstlichen Peloponnes gekannt und bewundert haben. Was er freilich daraus gemacht hat, wie er scheinbar Unvereinbares zu gewaltiger Orgelmusik steigerte, wird wohl immer das besondere Geheimnis dieses Genius bleiben. Sein wirklicher Name könnte kaum voller tönen als der, den wir ihm nach seinem Werke geben können. Ein auf Michelangelo bezügliches Wort Goethes ließe sich sinngemäß auch auf den Olympia-Meister anwenden: Nicht einmal die Natur wolle ihm mehr schmecken, gestand er nach der Betrachtung der Sixtinischen Decke, weil er sie doch nie so groß wie jener sehen könne.

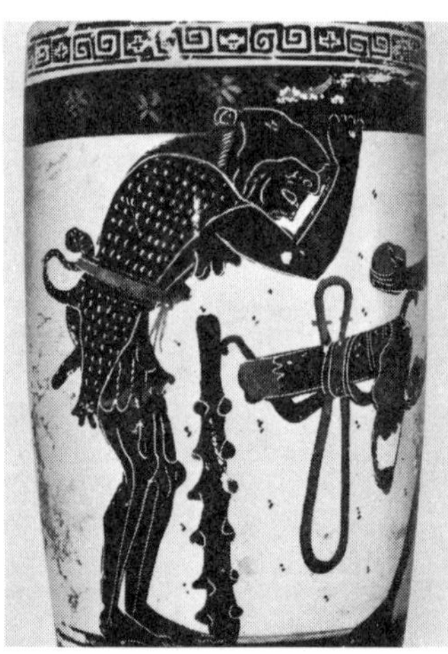

174 Athena-Maler. Herakles trägt das Himmelsgewölbe, während Atlas die Goldenen Äpfel aus dem Garten der Hesperiden holt, von der Lekythos 1132. Um 480/470 v. Chr. – Athen, Nationalmuseum

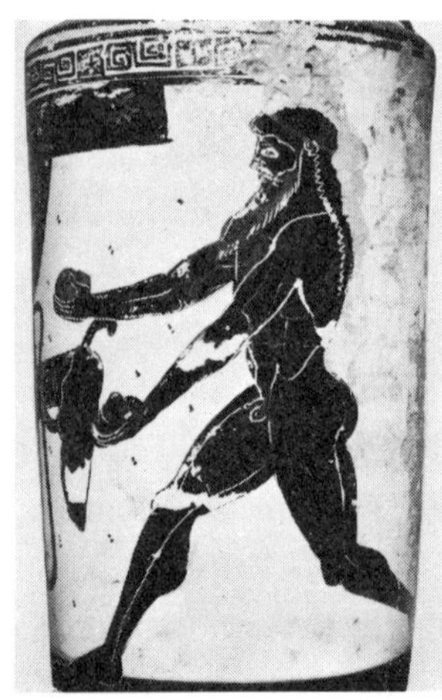

DIE MÜNZKUNST DER ZEIT DES STRENGEN STILS

Wie die Großplastik und die übrigen Bildenden Künste der griechischen Welt tritt in der Zeit des Strengen Stils auch die griechische Münzkunst mit einer Fülle bedeutender Werke in Erscheinung. Die Vorrangstellung gebührt hier Sizilien. Der Ehrgeiz der westgriechischen Kolonien, dem Mutterland in nichts nachzustehen, ließ Sizilien gerade auf dem Gebiet der Münzprägung Hervorragendes leisten. Stilgeschichtlich sind diese Prägungen noch von besonderem Interesse, weil sie, aufs engste verknüpft mit wichtigen geschichtlichen Ereignissen, genau datierbar sind.

In Sizilien ist, auch numismatisch gesehen, Syrakus führend, wenn auch andere Städte sowohl ionischer wie dorischer Gründung künstlerisch hochstehende Münzen geschaffen haben. Seit 485 v. Chr. war Gelon I. Herr von Syrakus. Reitergeneral unter dem Tyrannen Hippokrates von Gela, schwang er sich nach dessen Tod, 491 v. Chr., zum Machthaber von Gela auf und bemächtigte sich 485, in Ausnützung eines Streites zwischen Adels- und Demokratenpartei in Syrakus, dieser Stadt, wohin er dann auch seinen Herrschersitz verlegte. Schon in den letzten dreißig Jahren der *122, 9–11*
archaischen Zeit hatte Syrakus, wie gezeigt, bedeutende Stempelschneider, und im Anschluß an die oben zuletzt besprochene Prägung aus den Jahren um 500 v. Chr. mit dem die ganze Münzfläche beherrschenden, von vier Delphinen *122, 11*
umspielten Arethusakopf entstand eine Serie, meist Tetradrachmen, deren jedes einzelne Stück eine Meisterleistung ist. Auf der Vorderseite blieb, durch das ganze 5. Jahrhundert, das Viergespann, auf der Rückseite weiter der Kopf der Quellnymphe Arethusa, deren Konzeption ideologisch vielleicht schon in früher Zeit mit der Stadtgöttin Artemis verschmolzen ward.

Unmittelbar nach der Machtübernahme in Syrakus hatte es Gelon I. verstanden, der Polis ebenso hohes politisches Ansehen wie militärische Stärke zu verschaffen. Praktisch hatte Syrakus die Hegemonie über Sizilien in Händen. Geradezu explosionsartig erfolgte der Auftrieb, den der Welthandel und damit der hohe Wohlstand der Stadt erfuhr. Der gewonnene Reichtum an Silber ermöglichte eine Massenprägung, die mit dem Ausmaß des Handels konform ging. Wie Athen und das kleinasiatische Kyzikos beherrschte Syrakus den Geldmarkt der Alten Welt. Eben sein Silber ermöglichte Syrakus auch die Aufrüstung der Armee, die bei dem immer unvermeidlicher werdenden Zusammenstoß mit Karthago der Stadt und mit ihr dem sizilischen Griechentum zum Sieg verhelfen sollte. Klar, daß mit einer solchen Massenprägung – aus der Zeit der Jahre zwischen 485 und 480 v. Chr. kennt man allein 271 Tetradrachmentypen bei 132 Vorder- und 191 Rückseitenstempeln – die künstlerische Qualität gelegentlich hinter dem realen Prägebedarf zurückblieb.

Mit dem Tage des Sieges bei Himera, 480 v. Chr., erhob sich dann aber die Stempelschneidekunst wieder zur höchsten künstlerischen Leistung. Es galt jetzt in erster Linie, die Stempel für die großen Dekadrachmen zu schneiden, die ebenso den Sieg von Himera, den Gelon von Syrakus zusammen mit Theron von Akragas erfochten hatte, zu *181, 1*
verherrlichen, als die Machtstellung von Syrakus der ganzen griechischen Welt – selbst an Hand des Geldes – zu demonstrieren hatten. Und es fand sich der Künstler, der mit seinen Stempeln diesen Sieg, der in seiner Bedeutung für den Westen dem von Salamis für Griechenland und die Griechen an der kleinasiatischen Küste gleichkam, zu verherrlichen verstand. Ermöglicht wurde diese imposante Emission durch die Großmut der Fürstin Damarete, der Gemahlin Gelons, der Tochter Therons von Akragas. Dieser hochherzigen Frau hatten beim Friedensschluß die Karthager zum Dank für ihre Fürsorge gegenüber den vor Himera verwundeten und gefangenen Feinden einen goldenen Kranz im Werte von einhundert Talenten (= 600.000 Drachmen) überreicht. Sie stellte ihn ihrer Polis zur Verfügung, die aus seinem Erlös Geld, und zwar zum größten Teil jene Dekadrachmen prägte, die heute noch nach der Herrscherin den Namen Damareteion führen. Nach den antiken Quellen dienten diese Gelder in erster Linie der Rückzahlung der Zwangsanleihe, die Gelon für die Vorbereitung zum Verteidigungskampf gegen Karthago den Bürgern auferlegt hatte. Wie seit Marathon und Salamis auf den Münzen Athens drei Blätter des Ölzweiges den Helm der Pallas Athene schmücken, umgibt als Zeichen des Sieges ein Ölkranz auch das Lockenhaar der Syrakus symbolisierenden *182, 4*
Arethusa. Die in breitem Ringe ihr Haupt umspielenden vier Delphine – die steten Begleiter – versinnbildlichen in ihrer Größe besonders eindringlich die Macht von Syrakus auch zur See: denn der weite Mittelmeerraum war mit der Niederringung Karthagos der syrakusischen Flotte freigegeben. Dem Adel der geschilderten Rückseitenprägung entspricht die Größe der Konzeption des siegreichen Viergespanns der Vorderseite. Königliche Pferde schreiten aus,

stolz, unbezähmbar in ihrem Drang zum Sieg ihres Wagens, gebändigt durch die Hand ihres – dem Bildrand konform – vorgebeugten Lenkers. Wann ist mit so wenig Linien, aber auch gleichzeitig mit einem solchen Adel des Linienflusses ein Viergespann gezeichnet worden? Eine große Stunde, eine von einem klaren Herrschergeist zu höchstem Aufstieg geführte Polis, spiegelt sich durch eines großen Künstlers Hand verklärt in diesen Bildern.

Im Abschnitt unter der Bodenlinie versinnbildlicht der springende Löwe die enge Bindung zu Ainesidemos von Leontinoi und den Dank an ihn für seinen tapferen Einsatz bei Himera. Als Vater des Theron von Akragas und damit Großvater der Damarete, verband er blutmäßig die drei Poleis zu einer gewissen Einheit.

Leontinoi selbst hat zu dieser Zeit als einzige der unter der Hegemonie des dorischen Syrakus stehenden Städte ionischer Gründung Münzen prägen dürfen. Die Gründe mögen die oben gestreiften Tatsachen gewesen sein. Jedenfalls
181, 2 ist durch diese Prägefreiheit eine der hervorragendsten Tetradrachmen der Zeit des Sieges bei Himera entstanden: mit einem sehr jugendfrischen aber hoheitsvoll erhabenen Kopfe Apollons. Vorder- und Rückseite zeigen den springenden Löwen, das Symbol der Löwenstadt, in ganzer Gestalt und klein wie auf der Vorderseite des Damareteions, indes
Abb. 175 sonst bei allen Prägungen Leontinois schon seit 485 v. Chr. der Löwenkopf, in vielen Varianten wie bei den Wasser-
Abb. 40/41 speiern der Tempelsimen, die Rückseite einnimmt, umgeben von vier Gerstenkörnern als Symbol für den Getreidereichtum der weiten Ebene, die sich zu Füßen des Felsenrückens, der Leontinoi trug, bis zum Ätna dehnte.

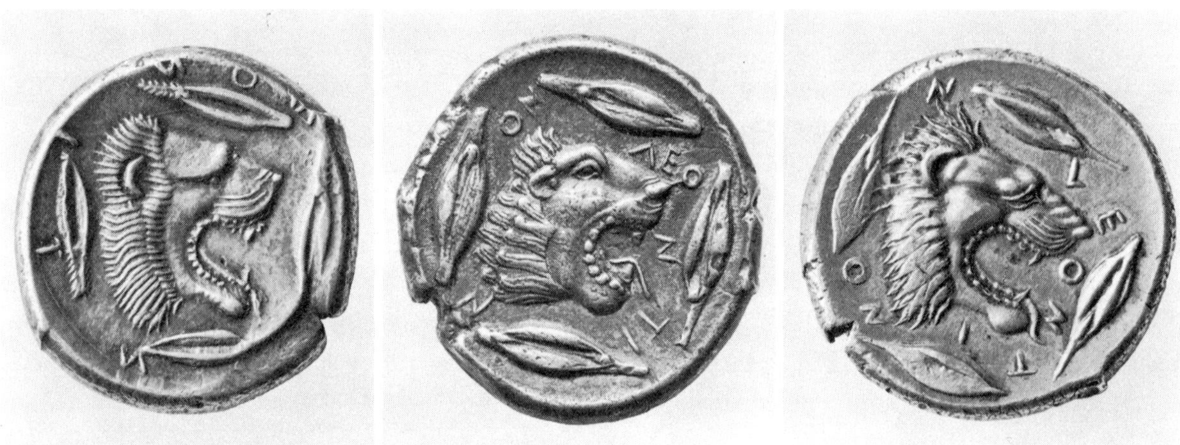

175 Leontinoi. Rückseiten von 3 Tetradrachmen der Jahre 485 v. Chr. bzw. 480/475 v. Chr. bzw. 466/460 v. Chr. 2fach vergrößert

Gela, von Doriern aus Lindos auf Rhodos und aus Kreta 689 v. Chr. gegründet, hat seine ersten Prägungen unter
181, 3 dem eingangs genannten Machthaber Hippokrates gegen 495 v. Chr. vollzogen. Es sind Didrachmen, deren zahlreiche Varianten auf der Vorderseite das Bild eines speerbewaffneten Reiters, auf der Rückseite die Protome eines menschenköpfigen Stieres darstellen, letzteres Symbol der alles zerstörenden Urkraft des Gela-Flusses, an dem die Stadt lag. Wie der Reiter bald seinen Speer wirft, bald mit ihm zustößt, ist – trotz der Kleinheit der Münzstücke – höchst lebendig und voller Beobachtung des Lebens und sehr fein geschnitten dargestellt.

Es ist schon oben angedeutet worden, daß im Zuge der Hegemonialstellung, die das Doriertum Siziliens mehr und mehr einnahm, die ionischen Kolonien vieler Freiheiten beraubt wurden. So ist Naxos, das 735 v. Chr. als älteste
122, 8 griechische Kolonie auf sizilischem Boden gegründet war und neben Syrakus als erste Münzen prägte, durch Hippokrates von Gela kurz vor dessen Tod, 491 v. Chr., unterworfen worden und mit ihm andere ionische Siedlungen, wie
Abb. 160, 1/2 Zankle und Himera, die auch um diese Zeit ihre Prägung einstellen mußten, obwohl sie schon durch zwei bis drei Jahrzehnte gewährt hatten.

Ein besonderes Schicksal hat Katane ereilt: schon 729 v. Chr. am Fuße des Ätna als Tochterkolonie von Naxos gegründet, geriet es, als nach Gelons Tod, 478 v. Chr., sein Bruder Hieron I. an die Macht kam, unter seine, das Toniertum völlig unterdrückende dorische Hegemonialpolitik, so sehr, daß 476 v. Chr. die Einwohner von Katane wie auch die von Naxos gewaltsam nach Leontinoi, wo sie der Tyrann sicherer unter seinen Augen glaubte, verpflanzt wurden,

und Katane mit 10.000 Doriern, teils aus Syrakus, teils aus der Peloponnes besiedelt und der Name der Stadt in Aitna umgeändert wurde. Dem Umstand der Neugründung, auf die Hieron, der sich als Aitnaios feiern ließ, besonders stolz war, ist eines der eindrucksvollsten Stücke der sizilischen Münzkunst zu danken, das obendrein aufgrund der 476 erfolgten Gründung sehr genau datiert ist. Es ist das heute in Brüssel als Unikum bewahrte Tetradrachmon: *181, 4*
auf seiner Vorderseite das mächtige Haupt eines Satyrs, das nahezu das Münzrund sprengt und unerhört ist in der Erfassung der tierischen Brutalität des Kopfes. Daß unterm Halsabschnitt ein großer Pillendreher (Skarabäus) angebracht ist, weist darauf hin, daß in der Ätna-Gegend dieser Käfer sehr häufig und in besonders großen und seit alters berühmten Exemplaren vorkommt. Das Rückseitenbild ist ebenfalls ungewöhnlich: Zeus auf herrlichem Thron sitzend, den Blitz in Händen, groß gesehen, über der Welt stehend und unnahbar den Irdischen. Vor ihm auf einer Tanne[22] der Adler, der ihm heilige Vogel, nicht zu dem Gott sondern nach außen gewandt, jeden Augenblick gewärtig, die göttlichen Befehle im Fluge durch die Welt zu tragen.

Ende 467 v.Chr. starb Hieron I.; Thrasidaios, sein Bruder und Nachfolger, wurde vertrieben. Damit endete die Dynastie der Deinomeniden, die vielleicht zurückgeht bis auf jenen Deinomenes aus Lindos, der 689 v.Chr. zusammen mit Kretern die Kolonie Gela gegründet hatte. 466/465 v.Chr. ward die Demokratie wieder eingeführt; die einzelnen Städte erhielten ihre Freiheit zurück.

Selinus, das schon seit etwa 520 v.Chr. die oben erwähnten Didrachmen mit dem Fiederblatt des Selinos, des wilden *Abb. 160, 4*
Sellerie, als dem redenden Wappen der Stadt geprägt hatte, hat 467 v.Chr., unmittelbar vor dem Sturz der Deinomeniden – es selbst hatte schon seit Ende des 6. Jahrhunderts keine Tyrannis mehr – mit der Prägung seiner Tetradrachmen begonnen. Sie zeigen auf der Vorderseite den von vier Pferden gezogenen Götterwagen mit dem bogenschießenden Apollon, als dem übelabwehrenden Gott, und mit Artemis als Lenkerin; auf der Rückseite den Flußgott Selinos, in dem sich die Stadt manifestiert. Er opfert aus einer Schale über einem Altar innerhalb des heiligen Bezirks, *181, 5*
den das Standbild des Stiers kennzeichnet. Beide Bilder beziehen sich auf die große Seuche, die zu Anfang des Jahrhunderts durch stagnierendes Wasser des Flusses Selinos, an dessen linkem Ufer die Stadt lag, hervorgerufen war und von der sie Empedokles von Akragas durch Heranleitung schnellfließender Bäche befreit hatte.

461 v.Chr., vier Jahre nach dem Sturz der Deinomeniden, kehrten alle von dem Tyrannen Hieron I. umgesiedelten Ionier in ihre Heimatstätten zurück. Aus Katane zogen sich die dorthin verpflanzten 10.000 Dorier auf das am Ätna gelegene Inessa zurück.

Die neue Prägung von Naxos, 461 v.Chr., beginnt mit dem berühmten Tetradrachmon, das auf der Vorderseite *181, 6*
das Bild des altverehrten Gottes Dionysos bringt, auf der Rückseite, anstelle des Rebenzweiges der archaischen Serien, die Gestalt des hockenden Satyrs. Groß konzipiert und durch kein anderes Münzbild dieses Themas übertroffen, könnte seine hockende Figur selbst Rodin noch inspiriert haben. Der gütig-freundliche Zug, den das Antlitz des Gottes ähnlich wie auf den archaischen Prägungen auf der Vorderseite zeigt, versinnbildlicht die Meilichios-Seite *122, 8*
seines Wesens; er ist hier nicht der Gott, der den Menschen bis zur Raserei treibt, sondern der milde Gott, der den Menschen zur Reinigung und inneren Freiheit führt.

Um die Zeit, in der Naxos seine künstlerisch bis zum Ende um 403 v.Chr. bedeutende Prägung wieder aufnahm, hat Katane seine Prägung begonnen. Den Flußgott Amenanos zeigt das Bild der Vorderseite, wieder in der Gestalt *181, 8*
des Stieres, als des Sinnbildes der dräuenden Wucht, mit der der Fluß die Stadt zur Zeit der großen Winterregen heimsuchen konnte. Über ihm eine fliegende Nike oder ein Wasservogel, im Abschnitt unter ihm ein Seeungeheuer oder ein Fisch als Hinweis auf das Meer, an dessem Ufer die Stadt liegt. Die Münzrückseite bringt eine Nike, fliegend oder schreitend, den Siegeskranz in Händen. Es sind bedeutend gesehene Bilder, die diese ersten Prägungen schmücken, von keinen anderen dieser Art übertroffen, nur etwas roh im Schnitt und altertümlicher wirkend. So ist die Serie vielfach vor 476 v.Chr., also vor das Jahr der Wegführung der alten Kataner nach Leontinoi, datiert worden. Aber dafür gibt es historisch keinen Beleg. Es mag ein noch in den ersten Jahrzehnten des Jahrhunderts verwurzelter Künstler gewesen sein, altertümlich im Vergleich zu dem Meister des ersten Tetradrachmons von Naxos und als Stempelschneider unbeholfener, aber ein Geist, der groß zu konzipieren vermochte. Wie die an sich häßliche Nike im Raum wie in einem Sternenhimmel zu schweben scheint, wie der Stier voller Wucht mit einem Bein ins Knie sinkt, sind Bilder, die auch die große Kunst nicht zu übertreffen vermag.

Himera ist 472 v. Chr. frei geworden, nachdem Thrasidaios, der wie sein Vater Theron Herr über Akragas und Himera war, vertrieben und bald darauf gestorben war. Etwa zehn Jahre später ist das berühmte, stilistisch besonders bedeutende Tetradrachmon entstanden, mit Pelops auf dem von vier Pferden gezogenen Rennwagen auf der Vorder-
181, 11 seite und der Nymphe Himera auf der Rückseite. Klassisch schön ist ihre Gestalt mit schmalen Hüften und breiten Schultern, mit großer, edelgeformter Brust, die der kleine Peplos kaum verhüllt. Hoheitsvoll, fast gebietend steht sie und faßt mit der Rechten nach dem Mantel, der weit gespannt sich hinter ihr breitet. Ein ganz großer Künstler hat dieses Bild voller Adel und wahrer Größe geschaffen.

Wir wenden uns noch einigen Stücken zu, in denen das Haupt Apollons in besonders feinen Stempeln dargestellt ist, Stempeln, deren Schöpfung zeitlich in die Jahre der Fertigstellung der Olympia-Giebel fällt. Leontinoi zeigt den Kopf auf der Vorderseite, indes als redendes Symbol der Polis auf der Rückseite der Löwenkopf verblieben ist Katane bringt, nach Beendigung der oben besprochenen Emissionsreihe mit dem stiergestaltigen Flußgott Amenanos auf der Vorderseite und der Nike auf der Rückseite, nunmehr das Viergespann als Bild der Vorderseite. Seine Ab-
Abb. 191 wandlung erreicht an dramatischer Bewegtheit Höchstes bei den Münzen der letzten Jahrzehnte der Hohen Klassik.
181, 9/10 Bei Leontinoi wie bei Katane finden wir das Apollonhaupt von den sechziger Jahren des 5. Jahrhunderts v. Chr. an in zahlreichen verschiedenen, immer bedeutenden Auffassungen. Die beiden hier gezeigten Darstellungen stehen an der Spitze der Leistung der griechischen Münzkunst dieser Zeit.

Syrakus hat nach Erringung der Demokratie durch den Sturz der Deinomeniden, 465 v. Chr., eine geradezu unüberschaubare Fülle herrlichster Prägungen hervorgebracht. Immer zeigt die Vorderseite das schreitende Viergespann mit dem leichten Rennwagen. Das Ketos im Abschnitt weist lange Jahre hindurch noch auf den entscheidenden Seesieg, den 474/473 v. Chr., kurz vor seinem Tode, Hieron I. vor Kyme über die Flotte der Etrusker erfochten hatte und der für die Entwicklung der westgriechischen Geschichte von ebenso ausschlaggebender Bedeutung war wie die Niederringung der Karthager vor Himera. Und es ehrt die Geisteshaltung der Syrakuser, daß sie auch nach Vertreibung der letzten Deinomeniden, die ihrer Vorgänger Gelon I. und Hieron I. unwürdig waren, bis gegen 450 v. Chr. durch die Seeschlange im Abschnitt der Vorderseite der Tetradrachmen, von denen 46 verschiedene uns noch erhalten sind, und der vielen kleineren Werte die Bedeutung dieses Seesieges festgehalten und indirekt noch den Sieger geehrt haben.

Was an Arethusaköpfen in dieser Zeit für die Rückseite geschnitten worden ist, gehört zum Entzückendsten in der gesamten griechischen Münzprägung: ein Blütengarten jugendlicher Geschöpfe ersteht vor uns bei der Durch-
181, 7 u. 12 sicht der Prägungen, insbesondere derer der sechziger und fünfziger Jahre des Jahrhunderts. Es sind Bilder, die, unendlich fein in der Empfindung, mädchenhafte Strenge und Jungfräulichkeit atmen und dabei von einem individuellen Reichtum sind, daß ihre Gesamtheit wie eine große Porträtreihe wirkt; und als ob der Geist der neuen demokratischen Freiheit sich selbst auf das Kleinste und Unbedeutendste erstrecken sollte, sind selbst die Frisuren der schönen Mädchen von einer Vielfalt, als sei auch hier jede Bindung gebrochen. Welch ein Adel die Bilder beseelen
181, 12 konnte, zeigt der herrliche Arethusakopf der Jahre um 450 v. Chr., der schon in die Hohe Klassik überleitet. Die Göttlichkeit eines schönen, über alle Leidenschaften erhabenen Mädchenhauptes strahlt uns entgegen.

Gemessen an der Prägung der sizilischen Städte in den ersten fünfzig Jahren des 5. Jahrhunderts, von der hier, wenn auch Bestes, so doch nur ein sehr kleiner Teil der Gesamtleistung gezeigt werden konnte, ist die Münztätigkeit der süditalischen Griechen in dieser Zeit sehr erheblich geringer. Offenbar war der Verbrauch an Geld bei vielen der Poleis, die schon ab oder noch Mitte des 6. Jahrhunderts zu prägen begonnen hatten, nicht groß, und tatsächlich haben die alten Emissionen noch für den Bedarf in der ersten Hälfte des neuen Jahrhunderts ausgereicht. Damit war
182, 1 a/b naturgemäß auch kein Anreiz zu neuen Stempelschöpfungen gegeben. Kaulonia sei mit einer neuen Prägung gezeigt. Der ausschreitende Apollon eines Staters von kurz vor der Jahrhundertmitte ist eine beachtliche, wenn auch vielleicht zu drastische Fassung des Gottes. Gut ist der Hirsch auf der Rückseite. Ideologisch interessant sind einige Statere von Metapont aus den Jahren kurz vor 450 v. Chr. mit dem stehenden Herakles, mit dem stierköpfigen, stehenden Flußgott Acheloos und mit Apollon Lykaios. Sonst hat auch diese Polis noch die alten inkusen Statere und kleineren Nominale bis gegen 450 v. Chr. weiter gebraucht, die es im 6. Jahrhundert mit einer Unzahl von Stempeln geprägt hatte.

Wirklich künstlerisch wertvolle Prägungen hat Taras geschaffen, war Tarent doch nach Vernichtung von Siris, 530 v. Chr., und von Sybaris, 510 v. Chr., um die Jahrhundertwende zur bedeutendsten süditalischen Stadt geworden und sein weitgespannter Handel hat naturgemäß auch in diesen Jahrzehnten eine reichere Emissionstätigkeit ausgelöst, um so mehr, als die vorausgehende nicht groß war. Die Vorderseitenbilder sind nun dem Taras Oikistes gewidmet; in zahlreichen Variationen erscheint in einer sehr originellen Konzeption der Gründer der Kolonie mit Kantharos oder Stab in der einen und immer mit dem Spinnrocken in der anderen Hand. Der künstlerisch bedeutendste Stempel ist der älteste der reichen Serie, die gegen 485 v. Chr. einsetzt. Die Rückseite zeigt das Bild des Taras/Phalantos. (*182, 2a/b*) Es nimmt Bezug auf die Sage der Gründungszeit. Nach ihrer gebräuchlichsten Version soll Taras, der Sohn Poseidons und der Nymphe Satyra, nach seinem Schiffbruch durch einen Delphin, den ihm sein göttlicher Vater sandte, an Land getragen worden sein. Sein Bild, das in dem hier gezeigten Stater den Übergang vom Reifarchaischen in die früheste Klassik zeigt, ist schon für die wenigen Statere nach Mitte des 6. Jahrhunderts konzipiert worden und dauerte durch alle Stilwandlungen fort, nicht nur bis zum Jahre 272 v. Chr., in dem Tarent sich den Römern ergeben mußte, sondern noch Jahrzehnte darüber hinaus bis zu den Jahren der Okkupation durch Hannibal, 212–209 v. Chr. Kunstwerke besonderer Art sind die kleinen Statere von Taras aus den Jahren 492/486 v. Chr., die von einem Kreis umschlossen ein sehr fein gearbeitetes Köpfchen zeigen, zum Teil sicher eines weiblichen Wesens, und dann der Nymphe Satyra. Zum Teil handelt es sich aber, wie bei dem hier gezeigten Stück, um einen männlichen Kopf; ob Apollons? (*182, 3*) Man könnte es vermuten, nachdem schon die Gestalt des Apollon Hyakinthios auf den inkusen Stateren vom Aus- (*122, 5*) gang der archaischen Zeit erschienen war.

Das griechische Mutterland ist im Gegensatz zu den unteritalischen Kolonien reicher an stilistisch bedeutenden Münzen der Zeit des Strengen Stils. Das hohe Künstlertum der sizilischen Prägungen ist aber hier nur selten anzutreffen, vor allem auch nicht der unbedingte Adel des Stempelschnitts, der den Münzen Siziliens durch die ganze Zeit der Klassik eine Sonderstellung einräumt.

Die große Schöpfung des zweiten Jahrzehnts nach der Jahrhundertwende ist das Dekadrachmon Athens. Seine (*182, 4*) Datierung ist umstritten. Lange Zeit galt es als die Prägung zum Gedenken des Sieges bei Marathon, also der Jahre mindestens kurz nach 490 v. Chr.; in neuerer Zeit mehren sich die Stimmen, die es nach dem Sieg bei Salamis entstanden glauben, es also gleichzeitig mit dem syrakusischen Damareteion um 480/479 v. Chr. datieren. Wenn dies (*181, 1*) zutrifft, wundert die vergleichsweise Derbheit des Stempelschnitts. Es ist, als betonte man die Überwindung des Kapriziösen und vielleicht Übersensiblen der Schöpfungen der Jahre vor den Perserkriegen und als bereiteten sich jetzt gewaltige Ausdruckskräfte vor. Sicher ist das göttliche Haupt der Pallas in seiner Klarheit und in den groß gesehenen Zügen des jugendlichen Hauptes ein nicht zu übertreffendes Meisterwerk seiner Art. Es ist vergleichbar den Köpfen der späteren Koren der Akropolis kurz vor dem Einbruch der Perser. Auch die Drastik der die Flügel spreizenden Eule ist unerhört und höchst imposant. Indes, wenn der vielleicht ionisch beeinflußte Künstler des Athener Dekadrachmons auch ein Meister großen Geistesfluges war, als Stempelschneider war er von fast ungelenker Hand.

Die zahllosen Tetradrachmen, die Athen nach 480 v. Chr. geprägt hat, waren im ganzen Welthandelsraum Athens im Umlauf und waren Weltdevise. Klar, daß nirgendwo ein Zweifel an der Konstanz ihres Gewichtes und Reinheit ihres Silbers aufkommen durfte. So wahrte man ihr Erscheinungsbild von 480 v. Chr. an bis zum Zusammenbruch Athens zu Ende des unglückseligen Peloponnesischen Krieges im Jahre 404 v. Chr. Durch die ganzen Jahrzehnte der Hochklassik ist ihr fast archaischer Typ, selbst mit dem noch archaisch gefaßten Auge, nahezu unverändert nachgeschnitten worden. Desgleichen auch das Bild der Eule auf der Rückseite. Im Gegensatz zum Dekadrachmon und in Anlehnung (*182, 5*) an die kurz vorher geprägten Stücke, steht die Eule hier mit geschlossenen Flügeln, im kleinen unendlich abgewandelt, im ganzen sich immer gleich. Der Halbmond seitlich ihres rechten Auges sollte Athens steter Dank an Artemis Munychia sein, deren Sinnbild, der Mond, den Athenern in den frühen Stunden der Schlacht bei Salamis als abnehmender Mond vor Augen gestanden hat. Aber man übersehe bei derartigen Interpretationen nicht, daß es zumindest einige Tetradrachmen schon aus den Jahren 527/520 v. Chr. gibt, auf denen der gleiche Mond unweit des Köpfchens der Eule, wenn auch auf der anderen Seite, steht.

Im Norden Griechenlands schufen die Städte von Makedonien und Thrakien im Anschluß an die mannigfaltigen
und ideenreichen Prägungen der archaischen Zeit weiter Bedeutendes. Zum Teil entstanden mehr wappenartig
konzipierte Bilder, wie in Aigai, dem alten Edessa, das lange Zeit Begräbnisstätte der makedonischen Könige war.
182, 7 Sein Stater mit dem sprechenden Symbol der Stadt, dem Ziegenbock, der ins Knie gesunken, trefflich das Münzrund
füllt, mag in den allerersten Jahren des ersten makedonischen Königs Alexandros I. (um 495–450/440 v.Chr.) ent-
182, 6 standen sein. Das gleichfalls makedonische Neapolis, das heutige Kavalla, schuf seit etwa 500 v.Chr. die vielfach
182, 10 variierten Bilder der Medusa. Abdera zeigte nun auf seinen Tetradrachmen klassische Bilder des Greifs. Das thraki-
sche Thasos, das weiter wie in der archaischen Zeit im Dionysischen wurzelnd dem verliebten Spiel der Satyrn und
Mänaden sein Vorderseiten-Münzfeld einräumte, tritt in den Jahren um 465 v.Chr. mit einer ganz ausgezeichneten
Prägung hervor. An sich ist es das gleiche Thema, das in archaischer Zeit schon bis in das drittletzte Jahrzehnt des
6.Jahrhunderts zurückreicht: der Satyr, der in Liebe den Körper der Mänade umfaßt; aber wie Liebesverlangen und
182, 8 Abwehr auf dem hier gezeigten Stück zur Darstellung kommen, ist vorher und nachher nicht erreicht oder übertrof-
182, 11 fen worden. Sermyle auf der Chalkidike hat für sein einziges, uns bekanntes Tetradrachmon den speerschwingenden
reitenden Jäger, begleitet von seinem Hund gewählt, ein sehr bewegtes und gut gezeichnetes Bild; die Frontalität
des Reiteroberkörpers wurzelt noch stark im Archaischen, was für die Jahre bald nach der Jahrhundertwende noch
122, 10 verständlich erscheint, wenn dies auch bei dem Reiter (mit Handpferd) der syrakusischen Didrachme von etwa 515
v.Chr. bereits völlig überwunden war.

Eine Sonderstellung innerhalb der Münzbildgestaltung nimmt das Tridrachmon ein, das offenbar unmittelbar nach
182, 10 dem endgültigen Sieg über die Perser um 479 v.Chr., sicher als eine Festprägung, in Delphi entstand. Zwei Rhyta,
wohl die Wiedergabe goldener Weihgeschenke, die nach dem Sieg dem Apollon-Heiligtum von Delphi gespendet
wurden, füllen zum großen Teil das Münzfeld der Vorderseite. Die über ihnen, wie in einem oberen Abschnitt, sich
tummelnden zwei Delphine beziehen sich auf ihre Zugehörigkeit zum Kult Apollons, der auch als Delphinios ver-
ehrt wurde und nach dem homerischen Apollonhymnos sogar die Gestalt des Delphins annehmen konnte.

Gegen Ende der Zeit des Strengen Stils begann Ainos an der Mündung des Hebros, der heutigen Maritza, im öst-
lichen Thrakien gelegen, seine Münzen zu schlagen. Hier entstanden Prägungen mit dem Haupte des Gottes Hermes
181, 9 u. 10 mit dem Petasos, die sich im Adel des Stils mit den wertvollen Apollonbildern der sizilischen Städte Leontinoi und
182, 9 Katane messen können. Wie dort spiegeln sich auch hier in diesen ersten Prägungen des Hermeskopfes von Ainos
die Schöpfungen der Metopen und Giebel vom Zeus-Tempel zu Olympia wieder. Die Rückseite, die auf den ersten
Stücken nur das Kerykeion zeigte, bringt bald den dem Gotte Hermes heiligen Ziegenbock, dazu Beizeichen ver-
182, 9 schiedener Art; so auf dem hier abgebildeten Stück über einem niedrigen Thron das Xoanon, das altertümliche,
holzgeschnitzte Bild, des Gottes und davor sein Kerykeion.

Die Prägung der griechischen Kolonien im kleinasiatischen Raum tritt in der ersten Jahrhunderthälfte offensicht-
lich zurück gegenüber den Leistungen der archaischen Zeit und dem, was vor allem die Späte Klassik bringt. Unter
Verzicht auf die Darstellung mancher schönen oder interessanten Prägung sei hier nur auf die weitere Reihe
182, 13 der Didrachmen und Drachmen von Knidos aus der Zeit des Strengen Stils verwiesen, deren jede dank der feinen
Arbeit und der Schönheit oder Anmut des Aphroditeköpfchens immer wieder neu ein Geschenk des griechischen
Künstlergeistes ist. Auch in der Darstellung der Löwenprotome geben die Stücke trotz der Kleinheit Ausgezeichnetes.
Eine Drachme von Lampsakos von etwa 480 v.Chr. ist hervorzuheben. Während die Rückseite im Hinblick auf die
politischen Beziehungen, die gerade damals zu Athen bestanden, den Kopf der Athena im korinthischen Helm bringt,
182, 15 zeigt die Vorderseite in einer sehr edlen Fassung einen weiblichen Doppelkopf im Schmuck von Haarbinde, Ohrring
und Kette. Mit Janus, der ja ein rein römischer Gott war, hat die Darstellung nichts zu tun. Ein Doppelkopf von Zeus
und Hera (?) findet sich auf Stateren von Tenedos. Welche Gottheiten dem Doppelkopf von Lampsakos zugrunde
liegen, ist nicht geklärt. Von hervorragender Schönheit ist ein Stater des lykischen Dynasten Thetiveibi (um 480/460
182, 14 v.Chr.). Er zeigt in vergleichsweise flachem Relief das Haupt der Aphrodite, hoheitsvoll und in aller weiblichen
Schönheit – ein Meisterwerk, das den ganzen herben Zauber der Zeit des Strengen Stils umschließt.

DIE HOHE KLASSIK · 450–400 V. CHR.

Um die Mitte des fünften Jahrhunderts eroberte die griechische Kunst weiteres Neuland. Eine innere Freiheit und Beweglichkeit verbindet sich mit einer gesteigerten Tiefenergründung und zeitlosen Ruhe. Kaum noch läßt sich wirklich bestimmen, ob eine Figur steht oder schreitet, zum Gehen sich anschickt oder in der Vorwärtsbewegung innehält. Der unfaßbare, göttliche Augenblick wird zum vornehmsten Thema auf allen Gebieten, allein nicht als ein Zufälliges, Vorüberhuschendes, sondern als ein Bleibendes, ewig Währendes, wird die Gegenwart mit einem neuen ›Tiefenlot‹ (Buschor) ausgemessen und als unverrückbar beispielhafte Ewigkeit erfaßt und gestaltet.

DIE BILDHAUER

Dieser Vorgang spielt sich in Athen ab, das ja bereits den Strengen Stil gezeugt hatte und das nun auf allen Gebieten des Lebens und der Künste seine Vorherrschaft immer zielbewußter ausbauen sollte.

Vornehmlich auf der Akropolis von Athen, jener im eigentlichsten Sinn des Wortes urheiligen Stätte des Griechentums, vollzog sich die Geburt der Hohen Klassik, ja sie läßt sich mit dem Namen des

PHEIDIAS, SOHN DES CHARMIDES

in ursächlichen Zusammenhang bringen. War ihm doch die Oberaufsicht über die Bildhauerarbeiten am Parthenon (448–432) von seinem Freunde Perikles übertragen worden, jenes Wunderwerk, das den Inbegriff der Hochklassik verwirklichte. In der antiken Kunstliteratur gilt er als der größte Bildhauer aller Zeiten. Es kann kein Zweifel bestehen, daß Pheidias der Schöpfer der griechischen Klassik ist. Als seine Lehrer werden Hegias und Ageladas genannt. Diesen Nachrichten können wir entnehmen, daß der Beginn seines Schaffens im Strengen Stil lag. Noch vor der Jahrhundertmitte ist der nach der vollständigen Replik in Kassel benannte Apollon entstanden. Aus engem Stande wächst die Figur auf. *183*
Die linke Körperseite mit dem hohen, schlanken Standbein, der herausgewölbten Hüfte und dem angehobenen, bogenhaltenden, linken Arm bildet einen großgeschwungenen Bogenkontur, während die rechte Körperseite mit dem vorgestellten Spielbein steil von der Achselhöhle zum Fuß abfällt, einer gestrafften Sehne vergleichbar. Das Haupt ist zur linken Schulter gedreht. Alle athletische Muskelfülle und Kraft des dorischen Omphalos-Apollon hat einer neuen, flüssigeren Einheit Platz gemacht, welche nun die Gesamtschau bestimmt. Der alte Fernhintreffer erscheint hier in edelster attischer Jünglingsgestalt. Keine bestimmte Handlung, sondern das ganze apollinische Wesen ist Thema der Figur. Der Bogen in der Linken offenbart seine tödliche, reinigende und rächende Gewalt. Doch zielt er nicht, noch faßt er ein äußeres Ziel ins Auge. Die gesenkte, rechte Hand umschloß ein Lorbeerreis, das eine weitere Seite des sühnenden Gottes verrät. Gewiß, keine der zahlreichen Wiederholungen enthält den ganzen tiefen Glanz des Bronzevorbildes, in dem man den Apollon Parnopios des Pheidias von der Akropolis vermuten darf. Und doch stehen wir dankbar und betroffen vor den Wiedergaben der römischen Kaiserzeit, wenn wir uns sein ursprüngliches Wesen zu vergegenwärtigen suchen: »die Macht des apollinischen Geistes, der sich seine Form baut: rein, klar, kühl und durchleuchtet wie ein Kristall« (Pfeiff[1]).

Wenig später entstand die Statue des Anakreon, von Perikles mit einer Bildnisstatue seines Vaters Xanthippos, des *186*
Siegers der Schlacht von Mykale, auf der Akropolis geweiht. Pheidias ist zwar durch keine antike Quelle ausdrücklich als Schöpfer dieser Dichterstatue genannt. Vielmehr als allgemeine Erwägungen der Freundschaft, welche den Staatsmann mit dem Bildhauer verband, befürworten stilistische Vergleiche mit anderen Werken der Zeit ihre Zuschreibung an Pheidias. Denn über den riesigen Abstand des Themas, des Apollinischen und des Dionysischen, hinweg, verraten der

Kassler Apollon und der Anakreon in dem Aufbau und in der Beweglichkeit der Gestalten die gleiche Art ihres Schöpfers. Der singende Dichter erhält freilich der apollinischen Gesetzmäßigkeit der wenig älteren Statue gegenüber eine ungeahnte Freiheit des Stehens und sich Gebens. Langgezogene Wellenlinien durchströmen die Gestalt in einem eigentümlichen Doppelrhythmus, der seine trunkene Beschwingtheit sinnfällig macht. Das kurze Schultermäntelchen hemmte die Bewegung seiner Arme beim Leierspiel; so wurde es etwas unwirsch verrückt. Die Haltung des Hauptes variiert den Bau der Gestalt. Es enthält die ganze Verzückung und Begeisterung, die von diesem Dichter auf seine Zeitgenossen ausströmte. Zahlreiche Vasenbilder bezeugen die hohe Verehrung, die man ihm zollte. Die höchste Verklärung zu einer mythischen Gestalt der nächsten Vergangenheit hat Pheidias dem Anakreon in der Bronzestatuette der perikleischen Weihung verliehen.

184 Den frühen fünfziger Jahren des Jahrhunderts gehört hingegen auch die schöne Athena Lemnia an, die A. Furtwängler in genialer Kombination aus zwei Torsorepliken in Dresden und einem Kopfe in Bologna wiederhergestellt hat. Sein Scharfblick hat sich gegen zahlreiche Einwände und Anfeindungen behauptet. Die kühle Göttin der Klugheit ist durch die gorgonenbesetzte Aegis charakterisiert. Die Linke stützte sich auf die Lanze, die Rechte hielt in anmutiger Geste einen Helm, den die Waffenfreudige hier vom Haupte genommen hat und ihn den Weihenden übergibt. Das Thema des Bronzevorbildes spricht für die Zurückführung auf die Lemnia, welche die zum Schutze der Insel ausgesandten Kleruchen auf der Akropolis von Athen weihten. Die Statue war ausdrücklich von Pheidias signiert. Von der hohen Bewunderung, die sie genoß, zeugt auch die Nachricht, daß man ihr den Beinamen »Schönheit« gab.

In den frühen vierziger Jahren des Jahrhunderts begann Pheidias bereits mit den Arbeiten für das kolossale Goldelfenbeinbild der Athena Parthenos, die nach zehnjähriger Arbeit im Jahre 438 vollendet und im Parthenon aufgestellt wurde. Unter den zahlreichen Wiedergaben im Statuetten- und lebensgroßen Formate befleißigt sich die beim Varvakion-
185 Gymnasium in Athen gefundene, ohne Basis bloß 94 cm hohe Statuette der größten Treue. Die Parthenos setzt die Lemnia unmittelbar fort, steigert das Wesen der Göttin nicht allein äußerlich ins überlebensgroß Gewaltige, sondern auch ins Erhabene. Der reiche Schmuck ihrer Attribute bezeichnet sie als die Jungfräuliche, die Kriegerische, die Burggöttin, die Siegverleihende. Das Basisrelief enthielt die Geburt der Pandora. Auf der Schildaußenseite war der Kampf

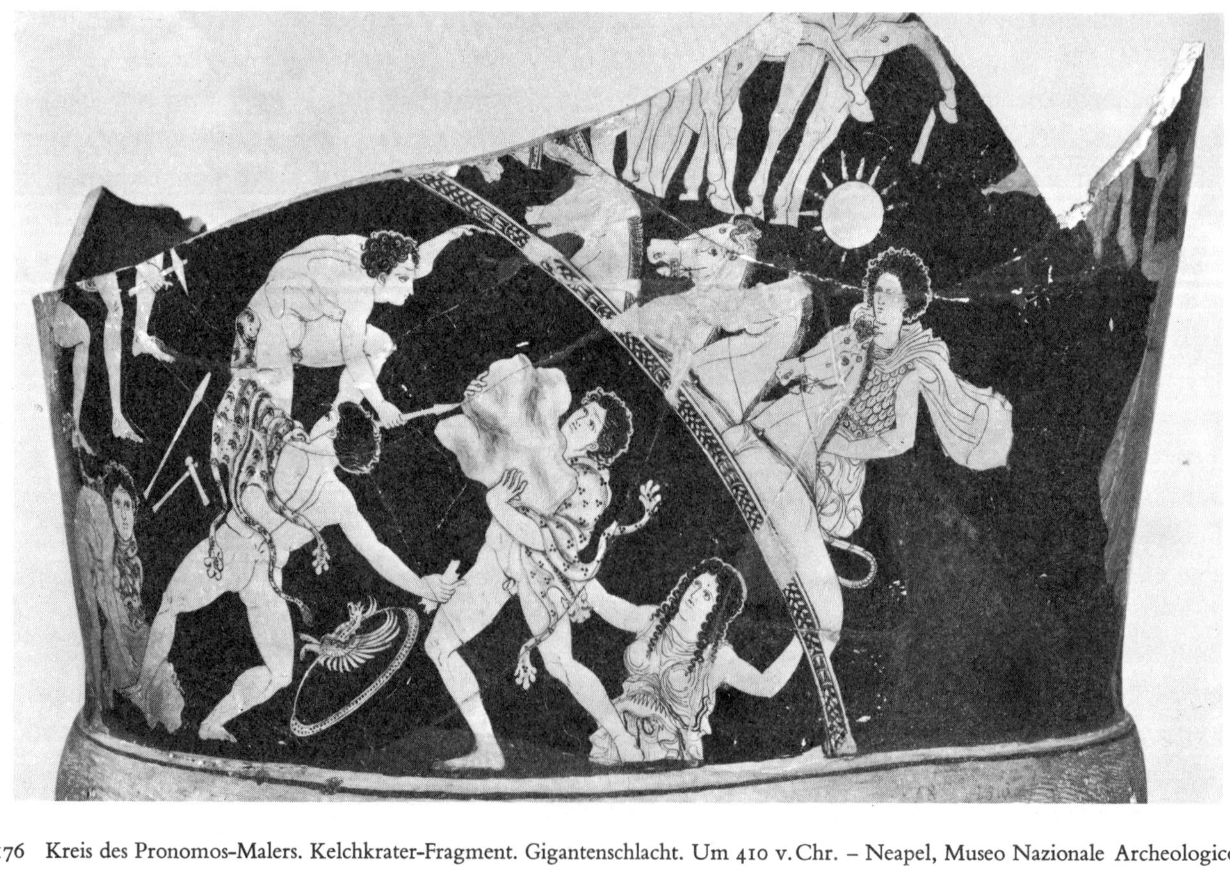

176 Kreis des Pronomos-Malers. Kelchkrater-Fragment. Gigantenschlacht. Um 410 v. Chr. – Neapel, Museo Nazionale Archeologico

gegen die Amazonen im Relief dargestellt. Das Schildinnere enthielt ein Gemälde des Kampfes der Götter gegen die anstürmenden Giganten, die von den Olympiern aus der Höhe besiegt werden. Ein fragmentierter Kelchkrater in Neapel *Abb. 176*
bewahrt Teile der großen malerischen Komposition, die von der riesigen Burgschlange teilweise verdeckt war. Der Helm war mit Sphingen, Pferde- und Hirschprotomen in flimmerndem Goldglanz besetzt. Die gesenkte, rechte Hand ruhte auf einer Säule mit einem ganz neuartigen Kapitell. Ihrem Handteller entschwebt die Siegesgöttin mit einer Binde in den Händen.

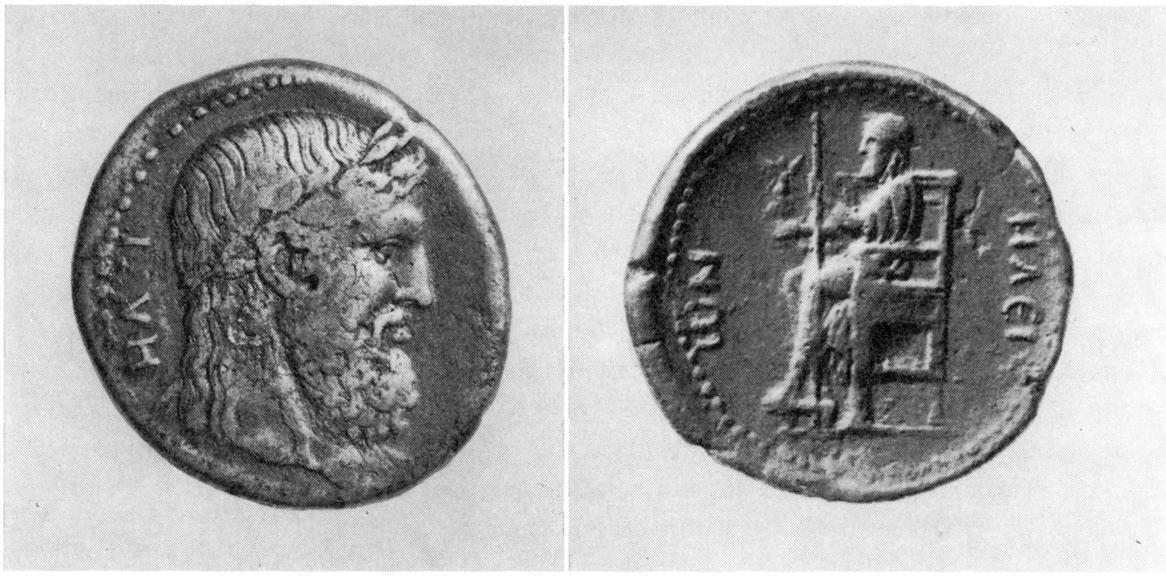

177/178 Kopf des Zeus des Pheidias und Thronender Zeus des Pheidias. Rückseitenbilder zweier Sesterzprägungen des Kaisers Hadrian zur Feier der 228. Olympiade im Jahre 133 n. Chr. 177 Nach dem Original im Staatlichen Münzkabinett, Berlin; 178 nach dem Gipsabguß eines Sesterzes im Museo Nazionale Archeologico, Florenz. 2fach vergrößert

Ein noch umfassenderes theologisches Kompendium stellte offenbar der Relief- und Gemäldeschmuck des Kultbildes im Zeus-Tempel von Olympia dar, von dem wir jedoch keine Wiederholungen kennen. Wir sind ganz auf die Beschreibung des Pausanias und kleine elische Münzen angewiesen. Der Gott saß auf einem reich geschmückten Thron, die *Abb. 177/178*
Linke hielt ein Zepter mit einem Adler, die Rechte eine Nike. Die Armlehnen waren mit nackten liegenden Jünglingen ausgestattet, die von Sphingen überfallen werden. Zwei römische Kopien der einen Gruppe aus dunklem Stein wurden bei den österreichischen Grabungen in Ephesos gefunden und sind nach Wien gelangt. Ältere Fundstücke befinden sich in London. In langwierigen Bemühungen hat F. Eichler[2] die ursprünglichen Gruppen wiederherzustellen versucht. Die Paneele unter den Armlehnen enthielten die Tötung der Niobiden durch die Letoiden Apollon und Artemis. Aber auch Gemälde von Panainos mit Heraklestaten und trojanischen Szenen schmückten das gewaltigste Werk, das Menschenhand je hervorgebracht hat. Die Basis enthielt die Geburt der Aphrodite, gerahmt von Helios und Selene. Die bei den deutschen Ausgrabungen der Pheidias-Werkstatt in Olympia zutage gekommenen Tonmatrizen von Gewandteilen, Gußformen für gläserne Palmetten und andere Teile, Elfenbeinreste und Werkzeuge zeugen von der Sorgfalt, die auf das geringste Detail verwendet wurde. Welch unvergleichliches Wunderwerk muß der kolossale Zeus von Olympia gewesen sein, von dem die Alten sagen konnten, wer ihn einmal gesehen habe, hätte nie mehr ganz unglücklich werden können. Zählen wir die Amazone Mattei der Villa Hadriana und das vielfigurige Marathon-Weihgeschenk in Delphi, *205*
die Athena Promachos, die Athena Areia von Platää hinzu, wächst unser Staunen immer mehr, daß der gleiche Pheidias auch den gesamten tektonischen Bildschmuck am Parthenon als führender Meister entworfen und überwacht haben soll. Welch ein Mensch muß dieser Götterbildner gewesen sein, dem sich ein Heer der verschiedenartigsten Temperamente und Talente willig unterordnete. Wie anders denn hätte dies alles vollendet werden können, wo doch die Goldelfenbeinbilder der Athena Parthenos und des olympischen Zeus allein wahrhaftig die Arbeitskraft eines Titanen hätte sprengen müssen.

Nun muß aber auch der Parthenon mit seinem ganzen Skulpturenschmuck von 92 Metopen, 160 Meter Frieslänge und den beiden riesigen Giebeln als Werk des Pheidias gelten, wenn er auch nur einen geringen Bruchteil eigenhändig

ausgeführt haben kann. Am Beginn stehen die Metopen, je 14 an den beiden Schmalseiten und 32 an den Langseiten.
Auf der Ostseite waren die zwölf Olympier in Einzelkämpfen gegen die Giganten dargestellt; Helios und Selene neh-
men daran auf seiten der Olympier teil. Die Westseite enthielt Kämpfe der Griechen gegen die Amazonen, die Nordseite
die Iliupersis, die südliche Langseite die Kämpfe der Lapithen gegen die Kentauren bei der Hochzeit der Peirithoos. Die
gut erhaltenen Südmetopen, die zum größten Teil nach London gelangt sind, geben uns Einblick in die Arbeitsweise.
Mehrere Meister haben offenbar mit einem großen Spielraum an persönlicher Freiheit die Zweierkampfgruppen
gestaltet. Da gibt es Kompositionen steiferer altertümlicher Art, die vornehmlich die äußere Handlung, das wilde Ver-
klammern der Glieder, den grausamen Zugriff oder Zustoß darstellen und in den Kentaurenköpfen die tierische Wild-
heit und Verbissenheit durch tief gefurchte Stirnen, Hakennasen und langes Haupt- und Barthaar charakterisieren. In
kühner Weise befreien jugendlichere Meister die Lapithen vom Reliefgrund und lassen sie geradezu vollplastisch in
188 einer Ebene vor ihren halbtierischen Gegnern erscheinen. Auf der 27. Südmetope spannt sich ein großes Manteltuch als
rauschende Draperie im Rücken der beiden Gegner aus. Die ungezügelte Freiheit, den kecken Übermut eines im Sieges-
187 rausch sich bäumenden und herumwerfenden Roßmenschen gestaltet die 28. Südmetope. Ganz von der neuen Stille
189 der Hochklassik ist die 30. Südmetope erfüllt. Hier hat der Roßmensch, der dem Gesetze seiner Zwitternatur folgend
einen Lapithen niederringt, Züge des weisen, hilfreichen, den Menschen holden Chiron angenommen. Solche Bilder
sind offenbar vom Geist der attischen Tragödie befruchtet.

187–189 Die Metopen sind in den Jahren von 448–42 vollendet worden. Das ganze Aufgebot aller verfügbaren Kräfte, älterer
Bildhauer des Strengen Stils und jüngerer hoffnungsvoller, kühn in die Zukunft weisender Meister, hat sich auf dem
großen Werkplatz zusammengefunden. Die gegenseitige Wirkung der einzelnen Meister unter sich und die immer
verständnisvollere Anverwandlung der Konzeptionen des Pheidias, der seine Mitarbeiter mit stillem Zwang zu immer
größerer Entfaltung ihrer tiefsten Kräfte führte, bildet das unfaßliche Geheimnis der gewaltigen Schöpfung.

190–193 Die Friese, die auf einer Länge von 160 Metern die ganze Cella auf der Außenseite wie ein Stirnband umgeben, ver-
raten trotz der vielleicht noch gesteigerten Zahl der ausführenden Hände das einheitlichere Zusammenwirken aller Mit-
arbeiter zur gemeinsamen Aufgabe. Im Westfries beginnt der Zug der Panathenäen mit den sich sammelnden, rüsten-
190/191 den, aufsteigenden Reitern, der sich dann auf der Nord- und Südseite zum Ostfries hin fortsetzt. Zwei- und Vierge-
spanne, Prozessionsteilnehmer zu Fuß, die Opfertierführer mit Ochsen und Widdern, opfertragende und musizierende
Gestalten bewegen sich ostwärts zum imaginären Ort der Ankunft des wirklichen Zuges auf der Ostseite des Parthenon.
Zu beiden Seiten nahen Mädchen gemessenen Schrittes und bilden die Spitze des Zuges. Nun aber wandelt sich die
Szene, denn auf die sterblichen Athenerinnen des feierlichen Zuges folgen die zehn Phylenheroen des attischen Landes,
192/193 die ihrerseits zu den zweimal sechs thronenden oder auf Stühlen sitzenden Olympiern überleiten, ihnen ist ferner Iris,
zur Seite der Göttergemahlin Hera, zugesellt und der Erosknabe schmiegt sich an die Knie Aphrodites an. Das stille
Beisammensein der Götter wird in der Mitte des Ostfrieses noch einmal mit einer Szene aus dem realen Ablauf der Pro-
zession unterbrochen. Hier übernimmt eine Priesterin der jungfräulichen Tempelherrin – wohl im Inneren des Tem-
pels – die Gaben, die zwei Athenerinnen auf lehnenlosen Stühlen über den Köpfen auf die Burg getragen haben. Ein
193 oben bärtiger Mann, wohl ein Schatzmeister, faltet mit einem dienenden Knaben das Hauptgeschenk, den von den attischen
Mädchen gewobenen Peplos zusammen, der auf einem Schiffskarren auf die Burg geführt worden war.

Den eigentlichen Gipfel des Zuges bilden aber zweifellos die beiden Göttergruppen. Die Prozessionsteilnehmer, ja
auch die Priesterin und der Schatzmeister erblicken sie nicht, und die Götter wenden der feierlichen Übergabe der Ge-
schenke den Rücken zu. Und doch haben sie gleichsam vor dem Haus der Zeustochter Athena sich auf ihren Thronen
und Stühlen niedergelassen. In ungezwungener Unterhaltung wohnen sie dem Feste bei, die Sterblichen weit über-
ragend. Sitzend erreichen sie Frieshöhe. Ihre Gegenwart erst verleiht dem Panathenäenfest seinen Glanz und seinen
eigentlichen Sinn. Gleichsam mühelos hat Pheidias die Tür zum Olymp geöffnet, den Burgberg von Athen für die Dauer
des Festes zum Götterberg verwandelt. Ein wahres Wunder ereignet sich hier vor dem frommen Betrachter. Pheidias
192 unten selbst hat wohl das himmlische Herrscherpaar von Zeus und Hera eigenhändig ausgeführt. Gelassen legt Zeus den linken
Arm über die Thronlehne. Hera schiebt den Schleier zurück und wendet sich mit stiller Bewegung zu Zeus, ihre voll-
erblühte Schönheit offenbarend. Ihre Blicke treffen sich. Die Erinnerung an ihre erste Begegnung, die Heilige Hochzeit,
leuchtet auf und verbindet das Paar wie am ersten Tag.

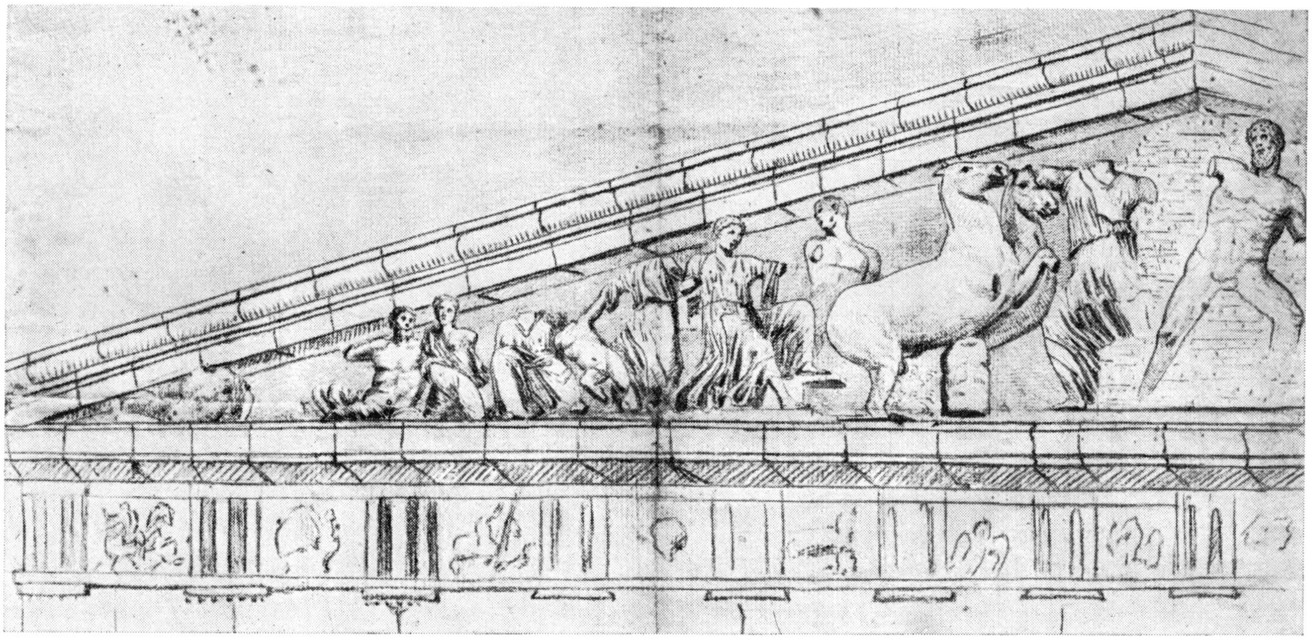

179/180 Der Westgiebel des Parthenon, im Jahre 1674 n. Chr. – Nach Zeichnungen von Jacques Carrey. Paris, Bibliothèque Nationale

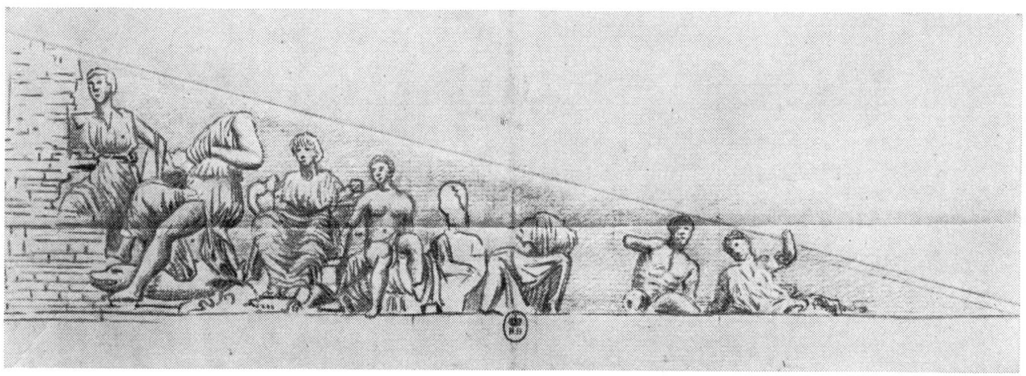

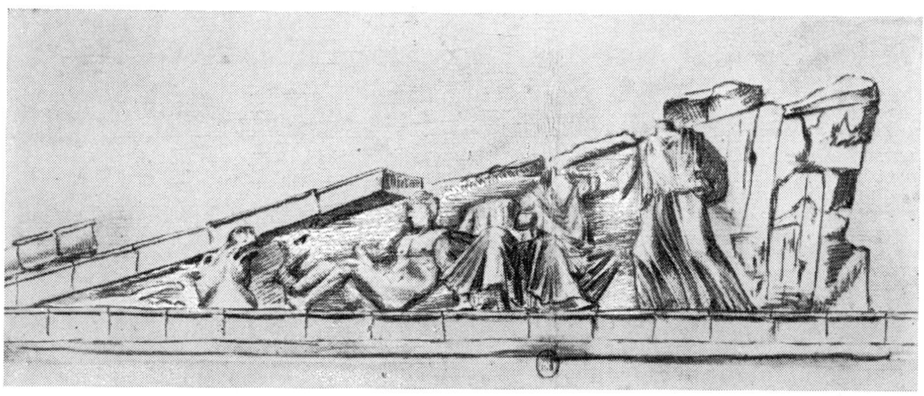

181/182 Der Ostgiebel des Parthenon, im Jahre 1674 n. Chr. Nach Zeichnungen von Jacques Carrey. – Paris, Bibliothèque Nationale

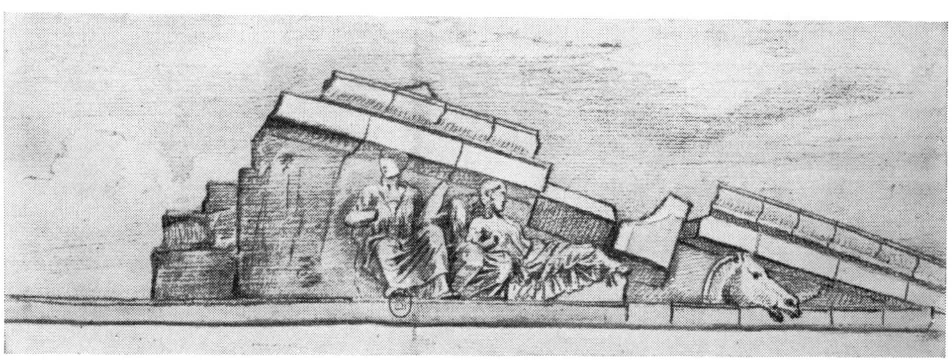

Das große und einmalige Werk wird in jedem Sinne auf das herrlichste bekrönt durch die beiden machtvollen Giebel, die grausam im Laufe der Jahrhunderte, vor allem durch die große Pulverexplosion im Jahre 1687, auseinandergerissen wurden. Lord Elgins gutgemeinten Bemühungen, zu retten, was noch zu retten war, führten zu einer weiteren Aufteilung. Mit der Genehmigung der damaligen türkischen Behörden schaffte er eine ganze Reihe der herrlichsten Statuen, Statuengruppen und Fragmente nach London. Ihretwegen riet Goethe in seinen letzten Jahren Künstlern und Freunden nicht mehr zu einer Reise nach Italien, sondern schickte sie allesamt nach England. Eine Gesamtschau der großen
Abb. 179/180 Kompositionen läßt sich nur mehr auf dem Papier oder in unserer inneren Vorstellung erzielen.

Der fromme Pilger, der die Burg betrat, sah sich zuerst dem Westgiebel gegenüber, der in ganz besonderer Weise die unvergleichliche attische Landschaft und die von Sagen so reich umwobene Akropolis selbst verkörperte.
198/199 Heroen und Heroinen der Vorzeit haben sich niedergelassen und wohnen den wunderbaren Ereignissen bei, die sich in der Mitte des Giebels vollziehen. Athena und Poseidon sind mit ihren Pferdegespannen, ihrem Gefolge auf die Burg gefahren, denn jeder von ihnen wollte sich als eigentlicher Herrscher über das attische Land ausweisen. Poseidon stieß seinen Dreizack auf den felsigen Boden, und ein Salzquell sprudelte hervor. Athena stieß mit ihrer Lanze auf den unfruchtbaren Boden, und im gleichen Augenblick entsproß ihm ein Ölbaum, das Wahrzeichen des Reichtums und des Glanzes Attikas. Aus alten Zeichnungen und einer Reihe von Fragmenten läßt sich die Mittelgruppe mit dem Agon der beiden Gottheiten einigermaßen wiedergewinnen. In heftiger Ausfallstellung war Athena nach links, Poseidon nach rechts von der Giebelmitte wegbewegt. Eine V-förmige Komposition macht den Aufeinanderprall der gegnerischen Götter unmittelbar sinnfällig, denn auch jeder der beiden weicht staunend vor dem vollbrachten Wunder des andern zurück. Athena ging einstimmig als Siegerin aus dem Streite hervor. Ihr begegneten zuerst die frommen Besucher ihres Heiligtums, die sich von den Propyläen her näherten.

Abb. 181/182 Der Ostgiebel enthielt die Geburt Athenas. Alle Götter haben sich zu diesem Ereignis eingefunden. Helios, in der linken Giebelecke, führt mit seinen feurigen Rossen den neuen »Weltentag« herauf, Selene beschließt ihn in der rechten
197 Giebelecke. Zu ihrem Gespanne gehört das geheimnisumwitterte Pferd, das Goethe als »Urpferd« bezeichnet hat. Zeus thronte in der Giebelmitte. Alle Versuche, die fehlende Mitte sonst wieder herzustellen, sind umstritten. Hephaistos taumelte förmlich zurück vor der Wundererscheinung der vollerwachsenen Athena, die er eben erst mit seiner Axt aus dem Haupte des Zeus befreit hat und die nun im vollen Waffenschmuck nach rechts enteilt. Die Siegesgöttin schwebt als ganz junges Mädchen mit dem Siegerkranz zu Zeus zurück. Das Staunen ob der wunderbaren Geburt teilt
194–196 sich allen Göttern mit, die stehend, sitzend oder gelagert das gewaltige Giebelfeld besetzen. Man müßte die große Zahl von Darstellungen der Athenageburt seit archaischer Zeit heranziehen, um das Besondere, Neuartige der pheidiasischen Leistung zu erfassen. Hier wird nicht mehr das Absonderliche hervorgehoben, nicht der Vorgang, wie Hephaistos dem Göttervater das Haupt spaltet, sondern der Augenblick kurz nach der Geburt, die Wirkung auf alle teilnehmenden Götter ist dargestellt.

Der ganze Skulpturenschmuck des Parthenon stellt ein gewaltiges, theologisches Gedankengebäude dar, das alle Teile zu einer großen Einheit zusammenfaßt. Dazu gehört auch das Kultbild der Athena Parthenos mit seinem reichen Bild- und Figurenschmuck. Jedes Detail ist bis ins Letzte durchdacht. Die hehren Geschehnisse des Ost- und Westgiebels bilden die Voraussetzungen für den Panathenäenfestzug des Cellafrieses. Es ist kein Zufall, daß sich die Vorbereitungen zum Festzug, der alle vier Jahre vom Pompeion im Kerameikos ausging, gleichsam zu Füßen des Götterstreites um die Akropolis im Westfriese befinden. Dem olympischen Ereignis der Athenageburt respondiert die Versammlung der Olympier im Ostfriese. Das Wirken der Göttin unter den Unsterblichen beginnt unmittelbar nach ihrer Geburt im Kampfe gegen die Giganten. Berichten doch antike Quellen, daß Zeus seine kriegerische Tochter geboren habe, damit sie ihm im Kriege gegen die erdgeborenen Anführer beistehe. Was die schriftlichen Nachrichten in kühlen Worten vermelden, ein einziger Mann, namens Pheidias, habe die Oberleitung am Parthenon innegehabt, bestätigt jedes Fragment seiner Werke. Niemals, weder früher noch später, hat je ein anderer Meister die Götter, Heroen und Menschen in ihrer wechselseitigen, schicksalhaften Verknüpfung und Wirklichkeit tiefer erschaut und gestaltet als er. Mit ihm und durch ihn erfüllen die Himmlischen einen Weltentag ohnegleichen, dem nachzusinnen und den zu erforschen wir auch in unserem götter- ja menschenfernen Zeitalter nicht erlahmen dürfen. Denn nichts kann uns für jene Nähe der Götter und Menschen entschädigen, die Pheidias mit seinem Genius und in seinen Werken verwirklicht hat.

war vermutlich wie Myron von Eleutherai gebürtiger Böoter; denn mehrere seiner Werke standen in Böotien: in Tanagra sein Hermes Kriophoros und sein Dionysos aus Marmor, in Theben selbst sein von Pindar geweihter Zeus Ammon. Einige Wahrscheinlichkeit spricht auch für die Annahme, daß die für Kalamis bezeugte Statue der Alkmene 201
von einer jener böotischen Städte in Auftrag gegeben wurde, welche diese Heroine verehrten oder ihr Grab zu besitzen glaubten. Für das benachbarte Phokis schuf Kalamis eine Statue des Heros Iphitos und für Delphi, im Auftrag der Lakedämonier, eine Statue der Heroine Hermione. Als ganz junger Mann wird er nach Athen gegangen sein, um sich einen Lehrmeister zu suchen. Vielleicht lernte er hier Onatas kennen, möglicherweise wurde er in dessen Werkstatt in Aigina aufgenommen. Mit Onatas zusammen hat er auf jeden Fall in den Jahren von 466–464 an dem Weihgeschenk des Deinomenes gearbeitet, welches die olympischen Siege seines Vaters Hieron von Syrakus verewigen sollte. Pausanias hat das vielfigurige Werk in Olympia gesehen und wußte zu berichten (6. 12. 1), daß das Viergespann und der Wagenlenker von Onatas stammten, die Reiterknaben aber mitsamt den zu beiden Seiten aufgestellten Rennpferden von Kalamis. In den Epigrammen jedoch, die sich Pausanias notiert hat (8, 42. 9. 10), werden nur der Sieger Hieron, der Stifter Deinomenes und als Künstler Onatas von Aigina genannt. Das scheint darauf hinzudeuten, daß Kalamis noch nicht als selbständiger Künstler mitsignierte. Da er jedoch bald selbst ein berühmter Bildhauer geworden ist, hat es nichts Befremdliches, daß sich die Kenntnis seines Anteils an dem Werke bis in die Römerzeit erhielt.

Um die Mitte des fünften Jahrhunderts schuf Kalamis für das ferne Apollonia am Pontos eine Apollonstatue, die auf Münzen des späten zweiten und frühen ersten Jahrhunderts wiedergegeben ist. Der Gott hielt in einer Hand den Bogen, der andere Arm war ausgestreckt und die Hand umfaßte den schlanken Stamm eines Lorbeerbaumes, der in geringer Entfernung von Apollons Standbein aufwuchs. Die gleiche Haltung und die gleichen Attribute zeigt eine in mehreren Repliken überlieferte Apollonstatue, die wir nach den Fundorten der vollständigsten Exemplare als Tiber-Apollon-Cherchel[3] bezeichnen. Die Münzen geben zwar den Gott im Gegensinne wieder. Das ist jedoch kein Grund, an der Identität der Vorbilder zu zweifeln; denn der Münzschneider stellte den Gott eben im Negativ seines Stempels so dar, wie er ihn vom Bronzeoriginal her kannte. Daß uns der Apollon von Apollonia in Kopien erhalten sein soll, hat weiter nichts Verwunderliches; denn die Kolossalstatue des Kalamis war im ersten vorchristlichen Jahrhundert nach Rom entführt und auf dem Kapitol aufgestellt worden.

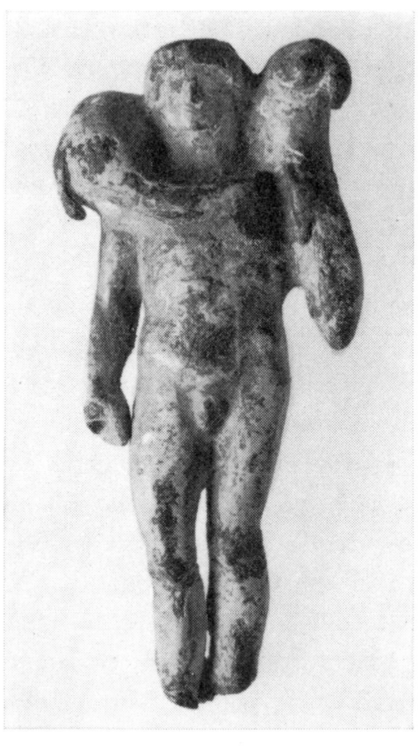

183/184 Bleistatuette nach dem einst in Tanagra aufgestellten Hermes Kriophoros des Kalamis, aus den Jahren kurz vor 450 v. Chr. Schweizer Privatbesitz

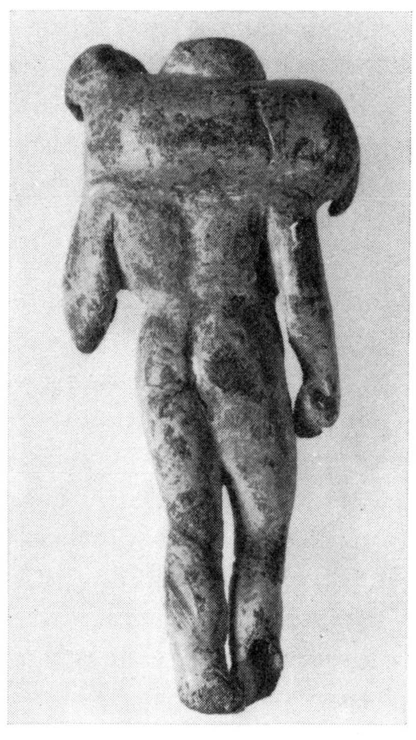

Abb. 183/184 Etwas älter mag der Hermes Kriophoros von Tanagra sein, den wir wiederum von Münzen der römischen Kaiserzeit und einer kleinen Bleistatuette in Basler Privatbesitz kennen. In der Doppelherme der Sammlung Barracco[4] ist uns vermutlich der Kopf dieses knabenhaften Hermes erhalten. Alljährlich wurde der schönste Knabe erkoren, der auf seinen Schultern einen Widder um die Mauern Tanagras tragen durfte. Man hat deshalb wohl mit Recht vermutet, daß auch Kalamis den Gott als Knaben dargestellt hat. Stilistisch bildet der genannte Kopftypus Barracco-Wörlitz eine unmittelbare Vorstufe zum Jünglingskopf des Tiber-Apollon.

Gegen die Mitte der vierziger Jahre hat Kalamis die Aphrodite vollendet, die er im Auftrag des Kallias, der den Dreißigjährigen Frieden 446 v. Chr. mit Sparta geschlossen hatte, geschaffen hat und die in der Nähe der Propyläen auf der Akropolis aufgestellt wurde. Von dieser vielgepriesenen Statue ist uns ein kleines Inschriftfragment erhalten, das die Namen des Stifters und des Bildhauers und die Entstehungszeit um 445 erschließen läßt. Die in mehreren
200 Wiederholungen bekannte, sogenannte Demeter von Cherchel scheint die Aphrodite des Kalamis wiederzugeben, nicht nur weil sie der gleichen Zeit wie die Basisinschrift angehört, sondern auch, weil sie sich stilistisch als wenig jüngere Schwester des Tiber-Apollon ausgibt. Bereits A. Furtwängler hat in der Göttin von Cherchel ein Werk der »neben Pheidias hergehenden Kalamideischen Richtung« erkannt. Zu Aphrodite paßt aber auch die Gewandtracht; denn auch die zeitgenössischen Vasenbilder stellen Aphrodite immer züchtig verhüllt, oft mit einem über den Kopf gezogenen Schleiertuche dar.

Dem Jahrzehnt nach der Jahrhundertmitte wird man auch einen Ammon-Kopftypus zurechnen, der uns in neun, teilweise seitenverkehrten Wiederholungen überliefert ist. Eine dieser Kopfrepliken ist kürzlich in die Staatlichen Kunstsammlungen von Kassel gelangt. Sie erweist das Vorbild mit aller Deutlichkeit als berühmtes Meisterwerk der beginnenden Hohen Klassik, das sich entschieden abhebt von klassizistischen Machwerken der Römerzeit. Es wäre nun ein seltsamer Zufall, wenn dieser einzige genuin klassische Ammonkopf sich nicht auf die einzige, literarisch für Kalamis bezeugte Schöpfung bezöge. Man darf vermuten, daß Pindars Ammon-Verehrung von Kyrene herrührt. Wahrscheinlich ist auch, daß größere Geldgeschenke des Königs Arkesilaos IV. von Kyrene – Pindar hat die Wagensiege seines Schwagers Karrhotos von 462 in der 4. und 5. Olympie gefeiert – den Dichter instand setzten, diese Weihung vorzunehmen. Da es sich um den Bau eines Ammon-Tempels und der Kultstatue des Kalamis handelte, da überdies Böotien in den fünfziger Jahren mit Athen Krieg führte, scheint sich die Vollendung der Ammonstatue des Kalamis bis in die letzten Lebensjahre Pindars hingezogen zu haben. Auf jeden Fall wird das Vorbild des Kasseler Ammon-
186 kopfes nach dem Anakreon des Pheidias anzusetzen sein. Er weist dieselbe künstlerische Nähe zu ihm und dieselbe stili-
183 stische Ferne von ihm auf wie der Tiber-Apollon im Vergleich zum Kasseler Apollon. E. Bergers Vorschlag[5], den Kasseler Ammonkopf mit einer Hüftherme im Thermenmuseum 8627 in Rom zu verbinden, befürwortet ihre enge stilistische Nähe zu weiteren Werken, die wir aus anderen Gründen glauben, Kalamis zuschreiben zu dürfen.

201 Die sog. Schutzflehende Barberini, die vor dreißig Jahren für den Louvre erworben werden konnte, stellt zweifellos die beste Wiederholung eines bedeutenden Meisterwerkes der Zeit um 440 oder bald danach dar. Die Marmorarbeit ist von so hervorragender Qualität, daß man sie sogar oft für ein Marmororiginal klassischer Zeit gehalten hat. Doch geht sie anscheinend wie ihre bescheideneren Repliken im Vatikan und der Eremitage in Leningrad auf ein Bronzewerk zurück. Kaum eine antike Statue hat so viele Deutungen wie die Schutzflehende erfahren, bloß die richtige, längst von dem Altmeister der Hermeneutik C. Robert bescheiden in einer Anmerkung vorgetragene richtige Deutung auf Alkmene hat nicht die Beachtung gefunden, die ihr gebührte. Der steinerne Sitz, auf den sich die Heroine geflüchtet hat, ist offenbar ein Altar. Die junge Frau kann es nicht fassen, daß man sie der Untreue bezichtigen kann. Schmerzlich blickt sie in die Ferne besserer Erinnerungen. Drei Vasenbilder des ausgehenden fünften und des vierten Jahrhunderts schildern den weiteren Verlauf der dramatischen Ereignisse. Amphitryon läßt einen Scheiterhaufen um den Altar aufschichten, um die vermutliche Ehebrecherin auszuräuchern. Doch der Blitz des Zeus oder der Regen aus den Hydrien der Nephelai wird der unschuldig Verfolgten göttliche Rettung bringen. Gerade der böotische Skyphos
Abb. 185 12593 des Athener Nationalmuseums, der als entscheidendes Argument für die Deutung der Schutzflehenden Barberini auf eine tizianähnliche Danae angeführt wurde, was verständlicherweise großen Anklang fand, bestätigt unsere Alkmene-Deutung; denn kein geringerer als Pindar läßt uns den genannten Skyphos nicht auf Danae, sondern auf Alkmene beziehen. Aus alten böotischen Sagen wußte er (Isthm. 7. 5.) nämlich, daß Alkmene den Zeussohn Herakles

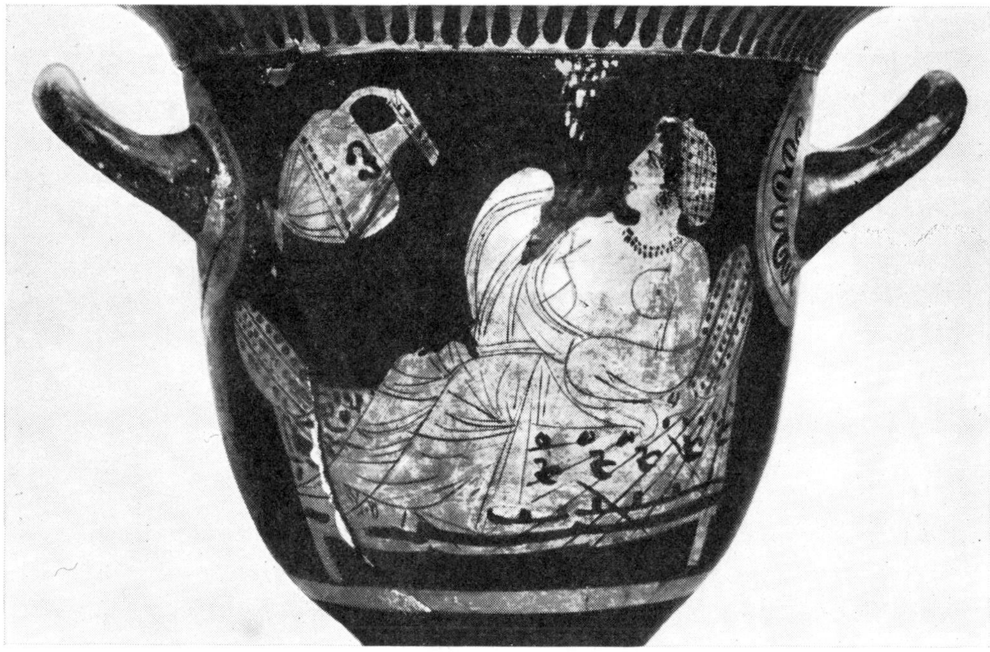

185 Böotischer Skyphos 12593 mit der Darstellung der Alkmene, die von Zeus im Goldschnee den Herakles empfängt. – Athen, Nationalmuseum

im Goldschnee empfing. Die Hydria, die neben der Zeusgeliebten erscheint, bestätigt unsere Erklärung; denn sie ist wohl das Gefäß, das der vom Feldzug gegen die Teleboer heimkehrende Amphitryon seiner Verlobten Alkmene zu überbringen hoffte, das ihm aber der göttliche Rivale Zeus als Erkennungszeichen vorweggenommen hat.

Eine Alkmenestatue ist für Kalamis literarisch überliefert. Daß die sog. Schutzflehende dieses Bronzewerk kopieren wird, legt auch die stilistische Verwandtschaft ihres Kopfes mit der Doppelherme Barracco, dem Tiber-Apollon und der Göttin von Cherchel nahe. Die gleichen zu beiden Seiten der Stirn geführten gewellten Haare und einen verwandten schmerzlichen Ausdruck zeigt auch der schöne weibliche Kopf 264 in der Eremitage in Leningrad, der vermutlich auf die Hermione des gleichen Meisters zurückgeht. *200* *Abb. 186/187*

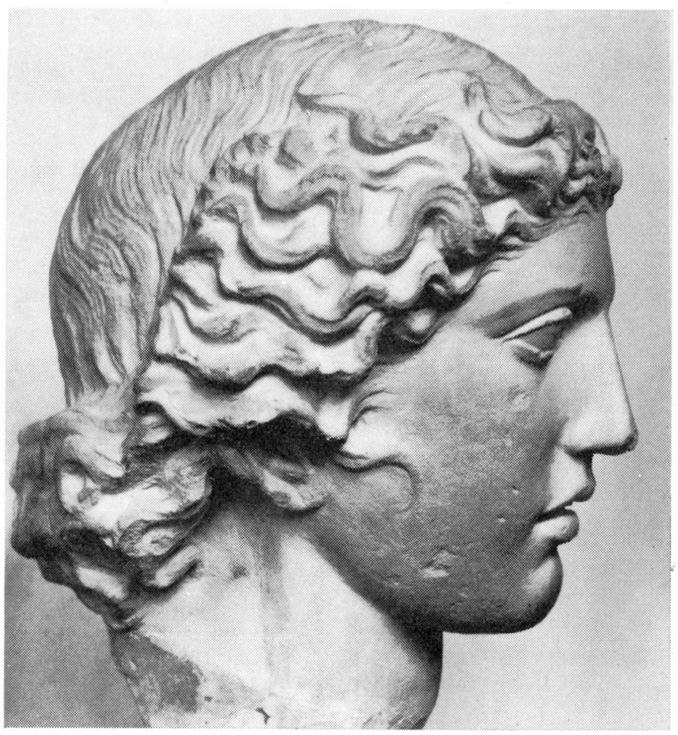

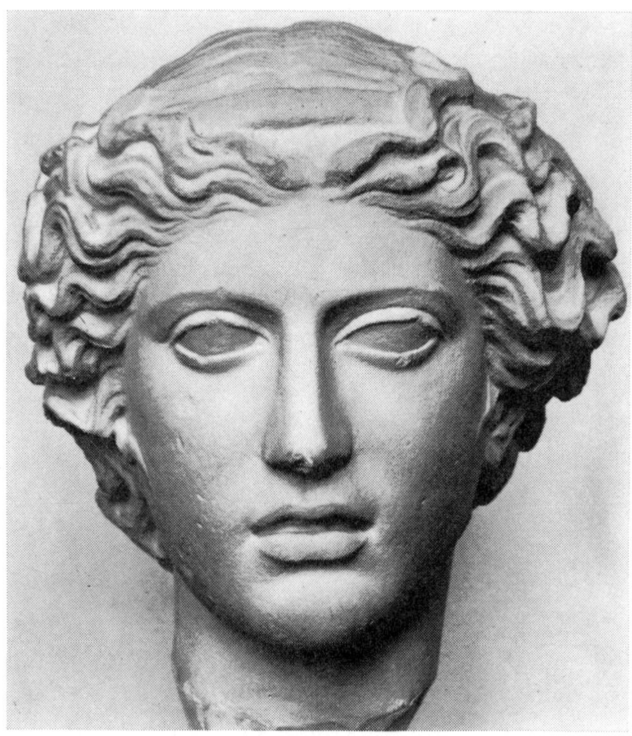

186/187 Weiblicher Kopf, wohl Replik nach dem Kopf der Hermione des Kalamis. Gipsabguß nach dem Kopf in der Eremitage, Leningrad

Noch jünger wird der Dionysos von Tanagra sein, den wir aus kaiserzeitlichen Münzen dieser Stadt kennen. Sie erlauben, zwei Torsorepliken in Berlin K 4 und im Palazzo d'Avossa in Salerno auf Kalamis zurückzuführen, weil sie den Gott – abgesehen von der seitenverkehrten Wiedergabe – wörtlich in der gleichen Haltung darstellen. In der Linken hielt Dionysos den Kantharos, in den gesenkten rechten Arm war der hinter dem Spielbein aufgestützte Tyrsos gelehnt. Der Dionysos von Tanagra war nach Pausanias aus Marmor gefertigt. Dennoch ist der Bänderstil seines halblangen Chitons mit dem der wohl bronzenen Alkmene aufs engste verwandt. Die Ponderation des Dionysos von Tanagra erinnert trotz des Zeitabstandes von etwa fünfzehn Jahren unmittelbar an den Tiber-Apollon. Kalamis wurzelt zwar im Strengen Stil, doch hat er in der Parthenonzeit seine reifsten Werke hervorgebracht. Deshalb konnten römische Kunstschriftsteller ihn mit Myron, Polyklet, Pheidias und Kallimachos in einem Atemzuge nennen.

MYRON VON ELEUTHERAI

galt als Schüler des Argivers Ageladas. Pausanias nennt ihn Athener. Für Athen hat Myron auch mehrere Werke geschaffen. Er stammte aber aus Eleutherai, dem attisch-böotischen Grenzgebiet. Wie sehr er auch die künstlerischen Anregungen der Hauptstadt in sich aufgenommen haben mag, so kann er doch nicht als reiner Vertreter attischen Wesens und attischer Plastik gelten. Er hat seine Herkunft auch in der neuen Wahlheimat nicht ganz verleugnen können.

202 In zahlreichen Wiederholungen ist uns der Diskuswerfer überliefert, am vollständigsten in der Kopie Lancelotti im Thermenmuseum in Rom. Durch eine knappe Beschreibung Lukians ist der Diskobol, »der sich zum Wurfe niederbeugt, mit dem Gesicht weggewendet nach der Hand, welche die Scheibe hält, und mit dem Fuße niederkauert, als wolle er zugleich mit dem Wurfe sich wieder erheben« über alle Zweifel als Werk Myrons ausgewiesen.

Ein nackter Athlet von schlankem, straffem und kräftigem Wuchs neigt den Oberkörper stark nach vorn. Der weitausschwingende rechte Arm mit der Diskusscheibe ist im höchsten Punkte der Halbkreiskurve angelangt, die er ausholend beschreibt. In ihm gipfelt die schwungvolle Bewegung, die im nachschleifenden, linken Fuße anhebt, vom linken Arm in Kniehöhe aufgenommen und zu den Schultern geleitet wird. Durch den Leib gleitet der Bewegungsschwung zum rechten Fuße zurück, der allein die Bronzestatue trug – die Baumstütze ist Zutat des römischen Marmorkopisten –; der Kopf wendet sich zurück und betont die geschlossene, streng berechnete Komposition, die höchste Beweglichkeit mit statuarischer Ruhe paart. In der Palästra drehte sich der Diskobol im nächsten Augenblick um 180° um die eigene Achse und ließ die Wurfscheibe der Handfläche entschnellen. Der Bildhauer hat nicht Anfang oder Ende des Wurfs zu seinem Thema gemacht, sondern jenen entscheidenden Moment auf dem Höhepunkt der sportlichen Handlung gewählt, in dem die ausgestreckte Hand den weitesten Bogen und die kreisenden Bewegungen ihre höchste Entfaltung erreicht haben. Vor dem Umschwingen des Leibes, kurz vor dem Niederkreisen des rechten Armes in rückläufiger Richtung steht alle Bewegung, ja die Zeit einen Augenblick still, der im Kunstwerk verewigt wird. Die Figur breitet sich fast reliefartig, flächenhaft vor dem Beschauer aus. Die Rücken- und Seitenansichten offenbaren eine erstaunliche Kenntnis der Muskeln, ihres Zusammenhanges und Zusammenspieles, doch spielen diese Ansichten keine Rolle im künstlerischen Aufbau der Figur, die sich ganz in der Ebene entfaltet. In der Vorderansicht ist der ganze Reichtum weitausholender Bewegung klar überschaubar. Das alte Knielaufschema, das in archaischer Zeit eiligen Lauf und den Flug
107 göttlicher Gestalten darstellte – vgl. Göttin von Delos des Archermos –, ist hier noch einmal aufgenommen und an der Schwelle der Hohen Klassik zu unüberbietbarer Dramatik gesteigert.

Wir wissen nicht, in welcher griechischen Stadt das Bronzeoriginal stand, das auch die beste Kopie noch weit in
203 den Schatten gestellt haben wird. Im Jahrzehnt nach der Jahrhundertmitte hat Myron die Athena-Marsyas-Gruppe auf der Akropolis von Athen geschaffen. Die antiken Schriftquellen, ein Vasenbild und Münzbilder haben erlaubt, die in mehreren Kopien getrennt überlieferten Figuren der Gruppe zu bestimmen und sie in Gipsabgüssen, Nachgüssen aus Bronze oder Stein in ihrem ursprünglichen Zusammenhang wiederherzustellen. Ein erregender Augenblick bildet auch hier das Thema des Werkes. Die jungfräuliche Göttin spielte die Flöte. Als sie in einer Wasserlache beobachtete, wie ihr Antlitz beim Spiel entstellt wurde, warf sie entrüstet ihr selbsterfundenes Instrument weg. Voller Anmut steht Athena, einzig durch ihren korinthischen Helm und die Lanze als Kriegerin charakterisiert, wie ein ganz junges Mädchen im schlichten Peplos hoheitsvoll und ruhig da. Der nackte Waldmensch Marsyas hatte sich den Klängen fol-

gend herangepirscht. Vor der abwehrenden Geste der Göttin prallt er zurück und richtet doch gierig seinen Blick auf die Flöte, um die er tänzelnd herumhüpft. Die harmonischen Kreisbewegungen des Diskobols sind bei der Marsyas-Gestalt in ein eckiges Zickzack verwandelt. Verwandt ist dem Diskobol die breite Entfaltung der Gestalten in einer Reliefebene, das Festhalten der Bewegung im zeitlosen Augenblick vor dem Umschwung in die Gegenrichtung. Die mädchenhafte Göttin erinnert trotz ihrer knappen und zwingenden Gesten an die sogenannte sinnende Athena des *170*
wenig älteren Reliefs der Akropolis. Aber ihr Standmotiv und die Falten ihres Peplos verraten bereits die Kenntnis der Athena Parthenos des Pheidias. Der Kopf des Marsyas ist manchen Kentaurenköpfen der Parthenon-Südmetopen verwandt. Die myronische Gruppe wird alsbald nach der Jahrhundertmitte entstanden sein. Vielleicht darf man sie mit der Feindschaft zwischen Athen und Böotion im Jahrzehnt zwischen 457/47 in Verbindung bringen und in ihr eine »Spitze gegen Böotien und sein Flötenspiel« und eine Parteinahme des Künstlers für seine geistige Heimat sehen. Sein Werk verleiht dem großen Thema der griechischen Gruppe einen neuen spannungsreichen, ernsten Klang. Die *Abb. 104/105,*
archaische Zeit hatte zusammengehörige Figuren schlicht nebeneinander aufgereiht wie auf der samischen Geneleos- *155*
basis, und noch Antenor stellte im delphischen Ostgiebel die Statuen in schlichter Folge nebeneinander. Die jüngere *Abb. 157*
Tyrannenmörder-Gruppe des Kritios und Nesiotes verband die Vorkämpfer der attischen Freiheit zu einem gemeinsam *161*
in der gleichen Richtung vorstürmenden Freundespaar. In der myronischen Gruppe prallen lauter Gegensätze in dramatischer Zuspitzung aufeinander, die gerade in der Schärfe der Formulierung die Teile zu einer spannungsvollen, plastischen Einheit verbinden.

Die Athena-Marsyas-Gruppe bezeugt in eindrucksvoller Weise die große künstlerische Spannweite Myrons. Seine mädchenhafte Athena hätte man vom Diskuswerfer her aus stilistischen Gründen kaum als sein Werk ermitteln können. Denn das in großen, freien Strömen das Antlitz und die Schläfen umrahmende, wellige Haar läßt sich schlechterdings nicht mit dem kurzgeschorenen Haar des Diskobolen oder dem von Amelung wiederhergestellten und mit guten Gründen Myron zugewiesenen Athleten vergleichen, der sich ein Riemengeflecht anlegt.

Myron hat offenbar die Jahre der Erbauung des Parthenon in Athen verbracht. Er hat von Pheidias bedeutende Anregungen empfangen, hat aber auch selbst stark auf die Mitarbeiter des leitenden attischen Meisters gewirkt. Manche Metopenkompositionen der Südseite sind kaum denkbar ohne Myrons entscheidenden Einfluß. In der ersten noch am Bau befindlichen Südmetope hat man gar die Hand Myrons vermutet. Aber auch in der schönen vierten und der dreißigsten Südmetope sind die Leiber der Gegner breit in der Reliefläche entfaltet, die Glieder in weiter Abstreckung *189*
vom Körper wiedergegeben. Die rückwärts gestrauchelten, kauernden Lapithen erinnern in ihrer Komposition an den Diskuswerfer. Diese beiden Platten betonen nicht so sehr die kämpferische Verklammerung. Das Gegensätzliche der tierischen und der menschlich-göttlichen Welt geht über die Bronzegruppe Myrons noch hinaus. Hier sind die beiden Pole schicksalsmäßig verbunden, Pferdemenschen und Lapithen begegnen einander mit wissenden Blicken. Die Hervorhebung des erregenden Moments vor der entscheidenden Handlung, vor dem Wurf des Geschosses oder dem Zustoß der Lanze macht diese Metopen zu den ruhigsten der Südseite und verbindet sie eng mit den gesicherten Werken Myrons.

Zumindest läßt sich Myrons künstlerische Wirkung auch noch auf der Stufe der Parthenonfriese feststellen. Besonders der spannkräftige, in federndem Stand einen Stier bändigende Jüngling 112 der 39. Südfriesplatte erinnert unmittelbar an den Diskuswerfer. Aber auch die folgenden Figuren und besonders die Tiere, deren unmittelbar erfaßte Stier-, Ochsen- und Kuhnatur vermitteln eine Vorstellung von der durch das ganze Altertum berühmten, jungen Kuh des großen Bronzebildners.

Den vierziger Jahren muß das originale Vorbild eines überlebensgroßen, bärtigen Kopfes im Florentiner Boboli- *204*
Garten und einer im Gesicht völlig überarbeiteten und verfälschten Replik der Sammlung Torlonia in Rom angehören. Ein großer, milder Ernst erfüllt das erhabene Antlitz. Von einem kunstvoll über der Stirnmitte geschlungenen Knoten fließen große Haarsträhnen zu beiden Seiten hin. Die weichen, strömenden Haarmassen umrahmen das Haupt in der gleichen Schmiegsamkeit wie bei der Athena der Marsyas-Gruppe, und einzelne Bartlocken lassen sich in ihrer dem Paragraphenzeichen ähnlichen Verschlingung mit dem Marsyas der gleichen Gruppe Zug um Zug vergleichen. Wir dürfen daher mit großer Wahrscheinlichkeit den gleichen Meister für alle drei Figuren namhaft machen. Die Büste Boboli geht wohl auf die Statue des Ahnherrn der Athener, Erechtheus, zurück, den Pausanias als das bewunderns-

werteste Werk Myrons in Athen bezeichnet. Dieses Urteil bestätigt das edle Haupt voll und ganz. Es zeigt, daß Myron den Schritt vom Strengen Stil zur Hohen Klassik als reifer Mann vollzogen hat. Diese Heroenstatue bezeugt, wie tief Myron den neuen Geist pheidiasischer Schöpfungen aufgenommen hat und wie er ihnen, sein bedächtiges, verhaltenes Wesen nicht aufgebend, geantwortet hat.

POLYKLET VON ARGOS

führte die argivische Plastik zur klassischen Höhe. Seine Jugend fiel ungefähr mit dem Strengen Stil zusammen, seine plastischen Schöpfungen können wir von der Mitte des fünften Jahrhunderts an ungefähr während drei Jahrzehnten verfolgen. Er war vornehmlich Bronzebildner, wenn auch das nach 423 nach dem Brand des älteren Tempels geschaffene Goldelfenbeinbild der thronenden Hera von Argos durch antike Nachrichten ausdrücklich als sein Werk genannt wird. Mehrere Bildhauer – vermutlich der gleichen Familie – trugen seinen Namen. Wir dürfen deshalb nicht alle mit dem Namen Polyklets verbundenen Werke auf den großen klassischen Meister selbst beziehen.

Polyklet I., der weitaus bedeutendste Träger dieses Namens, war bereits im Altertum durch seine Schöpfungen kräftig gebauter und athletisch durchgebildeter Jünglinge berühmt. Doch hat der argivische Meister mit einer Frauenstatue selbst vor Pheidias den Preis davongetragen. Wie wir aus einer anekdotisch ausgeschmückten Nachricht erfahren, haben
205–207 Pheidias, Polyklet, Kresilas und Phradmon im Wettstreit Amazonenstatuen geschaffen, die in Ephesos aufgestellt wurden. Römische Kopien bestätigen den künstlerischen Agon mindestens der drei berühmten klassischen Meister, denn ihre
205 Vorbilder werden gleichzeitig entstanden sein. Von Pheidias stammt die Amazone Mattei, von der eine weitere gute Wiederholung vor einigen Jahren in der Villa Hadriana bei Tivoli, leider ohne ursprünglich zugehörigen Kopf, gefunden wurde. Diese Replik widerlegt eine alte Vermutung, die Amazone des Pheidias schicke sich an, mit Hilfe ihrer Lanze aufs Pferd zu springen. Eine Verwundung am linken Oberschenkel zeigt mit aller Deutlichkeit, daß auch sie getroffen ist und mit hocherhobenem rechten Arm auf die Lanze gestützt sich fortschleppt.

206 Auf Polyklet darf man die kapitolinische Amazone zurückführen, die wir nach ihrer Sockelinschrift auch die ›des Sosikles‹ nennen. Stärker als die pheidiasische betont sie den männlich festen Wuchs. Das schwere Lasten auf dem linken Standbein entspricht der antiken Notiz, auf Polyklet ginge die Erfindung zurück, seine Figuren auf einem einzigen Beine stehen zu lassen: »proprium eius est uno crure ut insisterent signa excogitasse«. Die Sosikles-Amazone ist mit einem Chiton und einem Reitermantel bekleidet. Die erhobene Rechte stützte sich auf die Lanze, die auf der Spielbeinseite stand. Die Linke löst das Gewand von der schmerzenden Wunde an der Brust. Man muß die Matteische und die Sosikles-Amazone eingehend betrachten, um den freieren, gelösteren Stand der pheidiasischen und den lastenderen der polykletischen Schöpfung ganz zu erfassen. Bei der Amazone Mattei steigt die Bewegung auf der rechten Standbeinseite zum hocherhobenen rechten Arm in einem Zuge an; die polykletische ist gedrungener, vierschrötiger. Tragen und Lasten sind in strengerer Entsprechung geradezu baumeisterlich auf die Gestalt verteilt.

Noch ›harmonischer‹ ist freilich die dritte Amazone durchkonstruiert, die wir nach ihrer früheren Aufstellung in
207 der Villa Sciarra in Rom benennen. Immer wieder tauchen Stimmen für ihre Zuweisung an den argivischen Meister auf. Ihre Anlehnung an ältere polykletische Schöpfungen ist unverkennbar. Der linke Arm ist auf einen Pfeiler aufgestützt, dadurch wird der Oberkörper zur Spielbeinseite geneigt, die ganze Figur zierlich durchgebogen. Der Pfeiler übernimmt die Funktion, welche bei der Amazone des Pheidias die Lanze spielt. Dem entlastet zurückgesetzten Spielbein antwortet der ruhend auf das Haupt gelegte rechte Arm. Der Schmerz ihrer Verwundung spricht sich in dem Haupte aus; der fast schwerelose, ruhende Leib ist davon unberührt, die Haltung des rechten Armes scheint einer Wunde an der rechten Seite sogar zu widersprechen. Einen gewissen Formalismus verrät auch das schönlinige Faltenspiel des Chitons, der beide Brüste entblöst. Die Amazone Sciarra ist von Polyklet und Pheidias gleichermaßen bestimmt. Man muß sie entschieden auf Kresilas aus Kydonia auf Kreta zurückführen, den im hochklassischen Athen heimisch gewordenen Meister, von dem eine Bildstatue des Perikles und ein verwundeter Krieger auf der Akropolis standen. Das Periklesbildnis ist uns in mehreren Kopfrepliken und einer Bronzestatuette in Amerika, der verwundete Krieger in
208 einer Bronzestatuette aus Bavai überliefert.

Als das älteste uns bekannte Werk Polyklets darf eine Athletenstatue mit der Wurfscheibe in der gesenkten linken Hand gelten, die uns in mehreren Repliken überliefert ist. Auf diese Schöpfung hat man eine Bronzestatuette des Louvre 209
bezogen. Die rechte Hand scheint hier eine Spendeschale gehalten zu haben. Die Attribute des verlorenen polykletischen Originals lassen sich an Hand der römischen Kopien nicht eindeutig bestimmen.

Das Hauptwerk des großen Polyklet war ohne Zweifel sein Speerträger, von dem uns zahlreiche Wiederholungen eine eindeutige Vorstellung vermitteln können. An Hand der vollständigsten Kopie in Neapel hat der Bildhauer Georg 210
Römer unter Anleitung von P. Wolters und durch die Verwendung der vorzüglichsten Kopienbruchstücke moderne Nachgüsse geschaffen, denen wir »eine verständnisvolle Herstellung, ja Auferweckung des antiken Werkes verdanken« (P. Wolters[6]). Das überlebensgroße Format der Statue bezeugt ohne jeden Zweifel, daß hier kein siegreicher Athlet oder irgendein Sterblicher, sondern ein Heros, wahrscheinlich Achill, dargestellt war. In völliger Nacktheit erscheint er vor uns, auf dem rechten Standbein stehend, das linke ist entlastet weit zurückgesetzt, den Boden bloß mit der Zehenspitze berührend. Dem die Last des Körpers tragenden, rechten Standbein antwortet auf der Gegenseite der angehobene linke Arm, welcher den mächtigen Speer schultert. Dem zurückgesetzten linken Spielbein entspricht übers Kreuz der herabhängende rechte Arm. Nach dem im griechischen Alphabet für das Chi gebräuchlichen Andreaskreuz (X) nennen wir einen solchen Aufbau chiastisch. Alle Bewegung ist zu ausgeglichener Ruhe versammelt.

Der Schöpfer des Doryphoros hat auch eine Schrift mit dem Titel ›der Kanon‹ verfaßt, von der wir nur bruchstückhafte Kenntnis haben. Doch dürfen wir mit großer Wahrscheinlichkeit annehmen, daß der Doryphoros das theoretische Proportionssystem Polyklets am gegenständlichen Beispiel veranschaulichen sollte. Die einzelnen Glieder standen in einem bestimmten Verhältnis zum Ganzen. Der Fuß betrug den sechsten Teil der Körperlänge, der Kopf den achten, der Fuß den zehnten Teil der gesamten Figur. Wie kunstvoll aber auch immer solche Verhältnisse berechnet waren, beruhen Polyklets Werke keineswegs etwa auf bloßer Mathematik. Selbst die wenigen Fragmente, die auf seine kunsttheoretischen Betrachtungen zurückgehen, bezeugen seine Auffassung, daß ein nicht mehr Definierbares oder Meßbares hinzukommen muß, ein Irrationales, ein Παρὰ μικρόν: ›Beinahe‹. Er spricht auch von der entscheidenden Schwierigkeit, wenn es beim Modellieren nicht mehr um greifbare Größen, sondern um Nageldicke gehe.

An den Speerträger läßt sich ein jugendlicher Herakles (Barracco[7]) und ein Hermes (Boboli[8]) anschließen. Am weitesten führt über den Doryphoros (um 440) und die Amazone (um 430) der in zahlreichen Wiederholungen überlieferte Diadumenos hinaus. Das überlebensgroße Format macht es auch hier unwahrscheinlich, daß ein siegreicher Athlet 211
gemeint sei, welcher sich eine Siegerbinde ums Haupt legt. Vielleicht war Apollon als Beschützer der Jugend dargestellt. Das Standmotiv entspricht dem Doryphoros. Aber auch in der Bildung der festen, klaren Körperformen sind die beiden Werke brüderlich verwandt. Ja, man versteht den etwas tadelnden, antiken Ausspruch, Polyklets Figuren seien alle gleichsam nach einem festgelegten Schema ›paene ad unum exemplum‹ gebildet. Allein die zu beiden Seiten bewegten, mit den Bindenenden beschäftigten Arme, das stärker zur rechten Schulter gewendete und geneigte Haupt verleihen der Figur eine völlig neue Freiheit und Rhythmisierung, die auch über die kapitolinische Amazone hinaus- 206
geht. Der Diadumenos wird am Beginn des letzten Jahrhundertviertels entstanden sein.

In der späteren Kunstschriftstellerei trat Polyklet hinter Pheidias weit zurück. Der attische Meister übertraf ihn freilich nicht allein durch die Zahl seiner Werke und die Vielzahl der Techniken, in denen sie gefertigt waren, sondern auch an Umfang der Themen, welche den ganzen Makrokosmos und Mikrokosmos umfaßten. Der Vorwurf der Eintönigkeit jedoch, den man gegen Polyklet erhoben hat, kann den argivischen Bildhauer nicht treffen. Er vollbringt sein Werk mit jener inneren Folgerichtigkeit und Beschränkung, die erst den Meister offenbart. Von der Bewunderung für seine Schöpfungen zeugen nicht allein die zahlreichen römischen Wiedergaben seiner Statuen, sondern auch die große Schulnachfolge, die er gefunden hat. Nannte doch kein Geringerer als Lysipp den Doryphoros seinen eigentlichen Lehrmeister. Selbst der Gegenpol seiner Kunst, die attische Plastik, verrät in mehr als einem Werke die Wirkung und Anverwandlung seiner Errungenschaften.

An eine polykletische Statue erinnert der Chairedemos einer auf Salamis gefundenen Grabstele so sehr, daß man sie 212
einem peloponnesischen Bildhauer zuschreiben wollte. Zwei Krieger mit großen Rundschilden und geschulterten Lanzen sind in einheitlicher Bewegung nach rechts dargestellt. Lykeas ist mit einem kurzen Chiton bekleidet. Chairedemos erscheint in heroischer Nacktheit, er ist vor seinem Waffenbruder deutlich hervorgehoben. Von der geläufigen

Art attischer Grabstelen, die Figuren einander gegenüberzustellen, unterscheidet sich dieses Relief durch den Gleichklang der Bewegung und die Besonderheit des Themas zweier im Kampf gefallener Helden. Trotz der unverkennbar dorischen Einflüsse läßt sich die Stele von Salamis der Nachfolge des Parthenonfriesstiles zuordnen.

Das Erbe des Pheidias setzten seine Mitarbeiter nach seinem Tode fort. Sein Lieblingsschüler, Agorakritos von Paros, schuf das Kultbild der Nemesis von Rhamnus, von der ein Fragment des Kopfes nach London und Reliefbruchstücke der Basis ins Athener Nationalmuseum gelangt sind. Dem Nebenbuhler des Pheidias und Agorakritos, Alka-
213 links menes, darf man wohl die original erhaltene Marmorgruppe der Prokne und Itys zuweisen, die nach Pausanias von einem Alkamenes auf die Burg geweiht wurde. Der Stifter ist wohl mit dem berühmten Bildhauer identisch. Seine Hekate Epipyrgidia und die Herme des Hermes Propylaios von seiner Hand, die ihren Beinamen von der ursprünglichen Aufstellung auf der Akropolis erhielten, lassen sich in römischen Kopien ermitteln. Das von Pausanias genannte
213 rechts Kultbild im Ares-Tempel von Athen hat man überzeugend im sogenannten Ares Borghese im Louvre wiedererkannt. Von seinem Kultbild des Hephaistos vermitteln einige römische Bronzestatuetten, eine römische Lampe und eine Kopfwiederholung im Vatikan eine Vorstellung. Fragmente vom Fries des Ares-Tempels verraten ihre Herkunft aus der Werkstatt des Atheners Alkamenes. Von dem lieblichen Zauber der Schöpfungen des Pariers Agorakritos unterscheidet sich sein Werk durch seine gewichtige, verhaltene, ja verschlossene, abgründige Art, die sich in dem dunklen Ernst des Hephaistos und des Ares, noch tiefer in der Seelenqual der Prokne ausspricht. In kindlicher Unschuld schmiegt sich der kleine Itys an seine Mutter an, die aus gekränkter Liebe auf Rache sinnend in der Linken schon das Schwert hält, mit dem sie den grausigen Kindermord vollziehen wird.

DIE HOCHKLASSISCHE MALEREI

Der Achilleus-Maler setzt in klassischer Zeit die Tradition der Vasenmalerei Strengen Stiles, vor allem des Berliner Malers, fort. Er bevorzugt nicht allein große Gefäße wie Amphoren, Peliken und Stamnoi, sondern stattet sie mit Vorliebe bloß mit zwei Figuren aus, die in stillem Gegenüber miteinander verbunden sind. Seine Gestalten erreichen
XXXI eine klare ruhende Festigkeit und Plastizität. Den Achilleus der namengebenden Amphora des Vatikan kann man unmittelbar neben den Achill Polyklets stellen. Von seiner Hand stammen aber auch einige weißgrundige Lekythen, die in der Parthenonzeit im Dienste des Totenkultes sich größter Beliebtheit erfreuten. Der helle Malgrund forderte ihre zarte Farbigkeit geradezu heraus, und so vermitteln uns denn diese aus Gräbern stammenden Ölfläschchen nicht allein eine Ahnung von der innigen Verbundenheit der Überlebenden mit den Toten, sondern auch einen Schimmer von der untergegangenen klassischen Monumentalmalerei, denn »diese Lekythen sind Salbgerät und Pinax zugleich« (Buschor). Eine eigentümliche Poesie geht von diesen Bildern aus, die einen ewigen Augenblick festhalten, vor dem
XXXII/ Zeit und Raum versinken. Auf den Helikon führt uns der Achilleus-Maler mit seinem Zweifigurenbild einer Lekythos
XXXIII in Lugano. Da der Berg ausdrücklich durch die Inschrift als Musenberg bezeichnet ist, wird das sitzende Mädchen im safrangelben Chiton und roten Mantel, das versunken auf der siebensaitigen Leier spielt, eine Muse darstellen. Vor ihren Füßen steht furchtlos ein Singvogel. Vor der musizierenden Muse steht ein Mädchen in hellem Chiton und rotem Mantel, betroffen den zarten Klängen lauschend. Nichts weist darauf hin, daß sie eine Dichterin sei, Korinna oder gar Sappho, die zehnte Muse. Eine sterbliche junge Athenerin hat hier der Tod geheimnisvoll auf die lichten Höhen des Helikon entrückt.

Die Grenzen zwischen Menschen und Musen sind aufgehoben. Der Schritt vom Diesseits ins Jenseits hat seine Schrecken verloren. Über die Grenzen des Todes hinweg sind Überlebende und Hingeschiedene verbunden. Da reicht eine Dienerin ihrer Herrin ein Kästchen hin. Da steht ein Krieger gewappnet vor seiner sitzenden Gemahlin. Sie blicken einander an, still und gefaßt, und doch klingt in diesem Thema von Kriegers Abschied der Weggang in eine andere
XXXIV/ Welt mit. Deutlicher spricht der Maler der Bostoner Phiale auf einer Münchner Lekythos von diesem letzten Gang.
XXXV Ein Mädchen rückt mit intimer und zugleich großer Gebärde ein Diadem auf seinem Haupte zurecht. Im Hintergrunde erscheint ein mit Binden – zum Zeichen der Trauer – geschmücktes Grabmal, offenbar das Grab des Mädchens selbst. Links von ihr sitzt Hermes auf felsigem Grunde bereit, die Verstorbene den steinigen Pfad zur Unterwelt zu geleiten. Kein augenblickliches Innehalten, kein Rasten auf dem Wege zum Hades ist dargestellt. Das Mädchen ist nicht eine

Gestalt des Mythos, nicht Alkestis, sondern ein sterbliches Mädchen, das sich in ihrem Gemache schmückt. Ohne schrillen Kontrast verbindet sich mit der Hauptfigur der Blick auf den Friedhof und auf den Seelengeleiter Hermes, der zum Aufbruch mahnt. Gefaßt und ohne Schrecken schaut sie auf ihn wie einen Freund, so wie ihre Schwester auf der Lekythos des Achilleus-Malers die leierspielende Muse erblickt.

Was kein Mensch je wachen Auges erschaut, wird in diesen Bildern zu poetischer Wirklichkeit erhoben. Wie Schuppen fällt es den Verstorbenen von den Augen. Verklärt und zu heroischem Dasein erhöht, erscheinen sie in unmittelbarem Umgang mit Göttern und Heroen. Hypnos und Thanatos, Schlaf und Tod, treten als hilfreiche Genien auf *214* und bergen einen gestorbenen Athener, wie sie in archaischer Zeit Memnon, den Sohn der Eos, aus dem Schlachtfelde entrückt haben. Daß es sich wirklich um Sterbliche und nicht um Gestalten des Mythos handelt, zeigt eine Lekythos *Abb. 188* des Thanatos-Malers in Athen, denn hier wird nicht ein Held der Sage, sondern eine Athenerin von beiden Brüdern, Schlaf und Tod, im Beisein des Hermes zur letzten Ruhe gebettet.

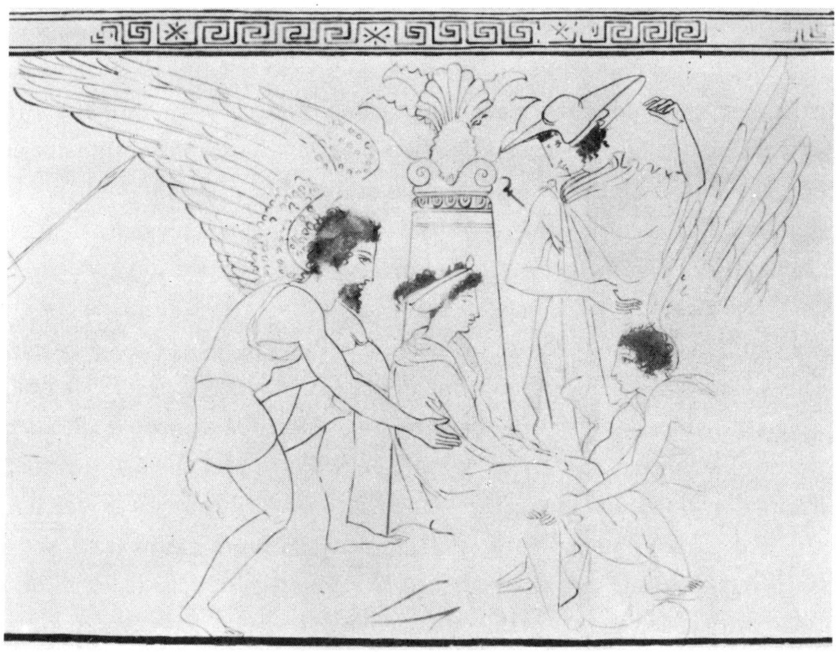

188 Von der Lekythos 1830 des Thanatos-Malers. Schlaf und Tod tragen eine junge Athenerin zu Grabe, hinter ihnen Hermes. Um 440/435 v. Chr. Athen, Nationalmuseum

Das zwanglose Neben- und Ineinander der Bereiche, der Welt der Sterblichen, der Heroen und der Götter, wie es auf zahlreichen Vasenbildern der Zeit erscheint, können nicht die Vasenmaler erfunden haben. Wir dürfen die bestimmende Wirkung des Malers Panainos und seines Bruders Pheidias selbst vermuten. Das zwanglose Nebeneinander der Welt der Götter und der Menschen, das Pheidias am Ostfries des Parthenon verwirklicht hat, muß die Maler von Lekythen für den Totenkult entscheidend zu ihren Darstellungen bestimmt haben.

Die Errungenschaften der klassischen Vasenmalerei blieben aber keineswegs auf die Ölfläschchen des Totenkultes beschränkt. Der Abschied eines Kriegers von den Seinen auf einem Stamnos des Kleophon-Malers stellt das trauliche *215* Nebeneinander der Gestalten ohne jeglichen Bezug auf den Totenkult dar. Vater und Mutter rahmen das Geschehen, das sich zwischen den Hauptfiguren, einem gewappneten Krieger und seiner jungen Gemahlin in der Mitte des Bildes abspielt. Sie hat ihm aus ihrer Kanne den Abschiedstrank kredenzt, neigt den Blick in ergebener Bescheidung, dieweil er lange sein geliebtes junges Weib betrachtet, bevor er den Trank in der großen Schale an seine Lippen führt.

Die weißgrundige Technik blieb aber auch keineswegs den Lekythen des Totenkultes vorbehalten. Ein Kelchkrater des Phiale-Malers im Vatikan verwendet sie für das Bild der Überbringung des neugeborenen Dionysoskindes zu den *XXXVI* Nymphen von Nysa. Mit lieblicher Fürsorge hält Hermes das kleine göttliche Kind in beiden Händen vor sich hin. Der weise Silen empfängt die beiden auf einem Felsen sitzend. Nymphen rahmen das idyllische Bild. Die Rückseite des Kelchkraters schmücken drei Musen, die beiden äußeren lauschen dem Spiel der sitzenden Leierspielerin. Vielleicht lassen sich diese Bilder auf das Satyrspiel »Dionyskos« des Sophokles zurückführen. Das Musenbild gleicht in der anmutigen Poesie dem Helikonbild des Achilleus-Malers, das Hauptbild weist auf den Hermes des Praxiteles voraus.

Im letzten Viertel des fünften Jahrhunderts durchbricht die attische Vasenmalerei die bisher gepflegte hochklassische Gelassenheit und Ruhe. Bewegte Gestalten in rauschenden Gewändern überziehen die Bildfläche. Die polygnotische Staffelung der Figuren wird wieder aufgenommen und im Dienste der Illusion räumlicher Tiefe verwendet. Die Gewänder modellieren mit reichem Faltengeriesel die biegsamen Leiber. Kostbare Mäntel mit eingewobenen Mustern, Geschmeide, Diademe, Arm- und Ohrringe bereichern die Bilder mit festlichem Prunk. Wir sprechen deshalb vom Reichen Stil, der bald nach der Vollendung des Parthenon einsetzt und bis ins folgende Jahrhundert in Geltung bleibt.

Der Eretria- und Meidias-Maler, der Dinos-, Pronomos- und der Frauenbad-Maler vertreten den neuen Stil auf verschiedene Weise. Seine Wurzeln liegen offenbar in der klassischen Monumentalmalerei, wie der fragmentierte *Abb. 176* Neapeler Kelchkrater mit dem Gigantenkampf aus dem Schildinnern der Athena Parthenos rein äußerlich zeigt. Man *218* nennt den Dinos-Maler den Brygos-Maler des späten fünften Jahrhunderts. Doch sind seine Mänaden beim Dionysoskult des Neapeler Stamnos nicht mehr von der elementaren Wucht und Macht wie auf den Bildern des früheren fünften Jahrunderts erfüllt, ihr dionysisches Schwärmen ist gefühlvoll und hingebend; neue Seelenkräfte treten in den Vordergrund. Dem intimeren Gehalt der Bilderwelt des Reichen Stiles entsprechen die Themen, die vornehmlich dem Frauen- *216* leben entstammen. Darauf weist – auch gegenständlich – das Epinetron des Eretria-Malers, das als Knieschutz beim Krempeln der Wolle diente. Entscheidende Szenen aus dem Leben mythischer Frauen enthält der figürliche Schmuck. Auf der einen Langseite geht es um die Hochzeit der Harmonia, die in der Friesmitte auf einem Stuhle sitzt, von Peitho und Kore umgeben. Am linken Ende sitzt Aphrodite, die Mutter der Braut mit einem Geschmeide in den Händen, das sie dem dargereichten Kästchen in der Hand des vor ihr stehenden Flügelknaben entnommen hat. Hebe, die Jugendfrische, und Himeros, das Verlangen, umrahmen das Hauptbild auf der rechten Seite. Vom Bräutigam Kadmos ist nichts zu sehen. Die Gegenseite erzählt von der Vermählung von Alkestis und Admet, obwohl auch hier der Bräutigam nicht erscheint. Dargestellt sind wohl die Epaulia, der Empfang der neuen Herrin am Morgen nach der Hochzeit in der Aula des Hauses. Die junge Frau lehnt an der Kline in der Vorhalle, nicht im Frauengemach. Ihre Schwägerin Hippolyte spielt mit einem Vögelchen, die Schwester Asterope lehnt sich auf sie. Ein dritter Bildfries an der Stirnseite erzählt von der Entführung der Thetis durch Peleus. Eine plastische Büste der Aphrodite schmückt das vordere Ende des Epinetrons, das in drei Stufen von den Gaben der Liebesgöttin erzählt, von der mythischen Hochzeit des Peleus und der Thetis, des Kadmos und der Harmonia und der Alkestis mit Admet.

Die Themen der Liebe, der Entführung und der festlichen Vereinigung, der Beseeligung durch die Musik und der schwelgerischen Hingabe an den Tanz haben die Maler des Reichen Stiles besonders bewegt. Unter starker Verwendung *217,* von glanzsteigerndem Gold erzählt der Meidias-Maler von dem Frauenliebling Phaon, den Aphrodite aus einem greisen *XXXVII* Fährmann in einen alterslosen, schönen Jüngling verwandelt hat, weil er einmal die Göttin ohne Entgelt über den Strom gesetzt hat. Leierspielend sitzt er Demonassa gegenüber in einer von Lorbeerzweigen überrankten Laube. Himeros, das Liebesverlangen, wendet sich mit goldenen Flügeln Phaon zu. Rechts rahmen Leto und Apollon das Bild, links die Nymphen Leura und Chrysogeneia. Über ihnen schwebt Aphrodite in leichtem Wagen dahin, von den Flügelknaben Himeros und Pothos gezogen. Hygieia und Eudaimonia, die verkörperte Gesundheit und Glückseligkeit, in den Wolken sitzend, blicken Aphrodite entgegen, Pannychis und Erosora, die Nächtliche und der Liebesfrühling, blicken ihr auf der linken Bildhälfte nach. Ein großes Aufgebot von Personen verkörpert fast spielerisch die Gaben Aphrodites. Nie wurden bisher so wortreich die Beseeligungen der Liebe besungen. Eine Fortführung und Weiterentwicklung, ja Aufrechterhaltung dieses festlichen Stiles war ausgeschlossen. Der hochbegabte Meidias-Maler selbst entging den Gefahren des Verspielten, Süßen, des veräußerlichten Liebesgetändels, der Manier allein kraft des hohen Adels seiner Zeichenkunst. Der großgriechische, vielleicht tarentinische Maler, der im letzten Jahrzehnt des fünften Jahrhunderts den Volutenkrater 8263 in Tarent mit Bildern aus dem Karneenfest schmückte, eiferte offensichtlich dem Eretria- und Meidias-Maler nach. Der schimmernde Glanz und zarte Duft seiner Vorbilder blieb ihm freilich verwehrt, allein sein religiöser Ernst sichert dem Reichen Stil gerade bei den Westgriechen eine künstlerische Nachfolge. In Attika leben im ersten Viertel des neuen Jahrhunderts die Themen dionysisch schwärmerischer Hingabe und Naturbegeisterung auf Vasen und Klappspiegeln noch eine Weile fort. Das leuchtende Abendrot der parthenonischen Kunst aber erlosch bereits mit dem Wirken des Meidias-Malers und seines Kreises und mit den feingestrichelten Gestalten, die wie duftige Wölkchen schwebend die Gefäße des Meidias überziehen.

Die Monumental- und Tafelmalerei muß im letzten Drittel des fünften Jahrhunderts einen hervorragenden Platz eingenommen haben. Das geht aus den Schriftquellen eindeutig hervor, selbst wenn wir kein einziges Werk, auch nicht in Kopien, wirklich nachweisen können. Wir kennen die Namen der führenden Maler, Apollodor von Athen, den Szenenmaler Agatharchos von Samos, Parrhasios von Ephesos und Zeuxis von Herakleia. Ein bunter Kranz von Anekdoten rankt sich um diese Persönlichkeiten und ihre Werke, die neben manchem Mißverständnis und mancher Übertreibung doch auch einen aufschlußreichen Wahrheitskern enthalten mögen.

PARRHASIOS

Polemik gegen Apollodor und Zeuxis verraten Epigramme des Parrhasios, der anscheinend ihre neuartige Malweise ablehnte, da er selbst nicht so sehr mit Farben als vielmehr mit Hilfe konturierender und plastisch modellierender Linien die Illusion dinghafter Körperlichkeit hervorrief. Von seiner thrakischen Amme können wir uns nach einer unteritalischen Scherbe im British Museum eine ungefähre Vorstellung bilden. Ein Kind liegt an der entblößten linken *Abb. 189* Brust. Das flatternde Gewand, die gerunzelte Stirn und der ängstliche Blick der Amme weisen auf irgendeine drohende Gefahr hin. Mit den deutlich wiedergegebenen Zähnen hält sie ein Ende des Chitons. Das kostbare Bruchstück mag erläutern, in welch hohen Graden die Bilder des Parrhasios Seelenmalerei gewesen sein müssen. Das bezeugen auch die

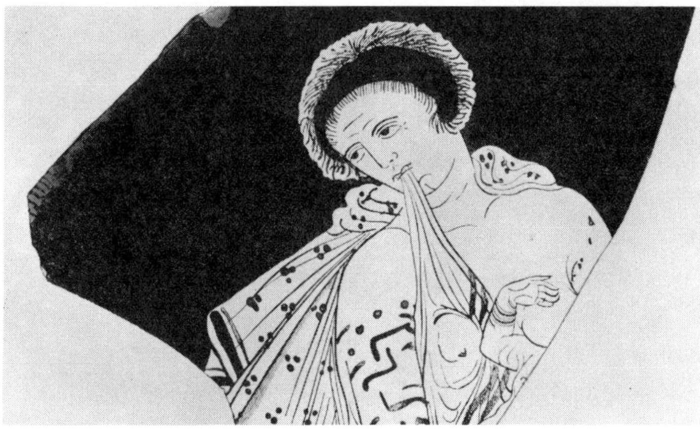

189 Unteritalische Gefäßscherbe mit der Darstellung einer thrakischen Amme, in Anlehnung an ein Gemälde von Parrhasios. Um 420 v. Chr. – London, British Museum

Titel seiner übrigen Gemälde. Eines davon stellte den erheuchelten Wahnsinn des Odysseus dar. Besondere Bewunderung erregte die Charakterschilderung seines Gemäldes mit dem Demos der Athener, denn »er stellte in diesem Bilde den Demos dar als veränderlich, zornig, ungerecht, unbeständig, und doch auch als erbittlich, gütig, mitleidig, prahlerisch, erhaben, niedrig, unbändig und flüchtig, und das alles auf einmal zusammen«. Auch in seinen kleinen Bildern des intimen Liebeslebens hat er wohl nicht nur »in mutwilligem Scherze Erholung gesucht«, sondern vielmehr Situationen gesteigerter seelischer Erregung. Die hochklassische Zeit hatte die im sechsten Jahrhundert gängigen Themen vermieden. Daß sie nun im schwelgerischen Reichen Stil wieder auftauchten, daß Maler vom Range eines Parrhasios sie ihrer Kunst nicht für unwürdig hielten, ist kein Zufall, sondern charakterisiert die Epoche.

Eine Ahnung von der Art seiner Malerei vermitteln uns Gemälde auf weißgrundigen Lekythen wie etwa das schöne Werk des Schilfmalers in Athen, das gerade in der gesteigerten Skizzenhaftigkeit einen begnadeten Meister der Linie *XXXVIII* und zugleich einen Endpunkt der Umrißmalerei verrät. Angesichts solcher Bilder versteht man den Ausspruch des Parrhasios, er habe die Grenzen der Kunst, wie er sie verstand, erreicht.

APOLLODOR

Apollodor von Athen soll als erster dem Pinsel zu gerechtem Ruhm verholfen haben. Durch das Vertreiben und Vermischen der Farben ineinander und die Abstufung von Licht und Schatten hätte er die Malerei im eigentlichen Sinne des Wortes begründet. Die ältere Malerei und die noch von Parrhasios vertretene Richtung arbeitete vor allem mit

Umrißlinien, welche die farbig getönten Flächen begrenzten. Gewiß kann das nicht bedeuten, daß die archaische und frühklassische Malerei bloße Zeichenkunst gewesen sei. Schon Polygnot zog die Eigenfarbe der Körper zur Charakterisierung seiner Gestalten heran. Er gab dem ertrunkenen lokrischen Ajas die Farbe, »wie sie ein Schiffbrüchiger bekommt, dem noch das Meersalz auf der Haut sitzt«. Die Fische im Unterweltsflusse seines delphischen Gemäldes waren bloß »matt angedeutet, daß sie mehr Schatten von Fischen glichen, weil es Fische im Schattenreiche« waren. Bereits in dieser Zeit kennen wir auch Bilder, welche durch eine breitere Strichführung schattige Faltentäler andeuten. Allein die Malweise, welche die einzelnen Gegenstände und Figuren nicht mehr allein mit Lokalfarben ausstattet, sondern die Teile nach dem Maße des auf sie fallenden Lichtes und Schattens mit vertriebenen Farben abgestuft modelliert, stellte offenbar eine revolutionäre Neuerung dar. Apollodor darf als ihr Erfinder gelten. Man nannte ihn deshalb auch Schattenmaler. Seine Werke können wir nicht fassen, doch gestatten auch für ihn weißgrundige Lekythen Rückschlüsse auf seine gepriesene Licht- und Schattengebung. Genannt wird für Apollodor ein betender Priester, ein Odysseus, die in Athen vor Eurystheus Schutz suchenden Herakliden und der vom Blitze getroffene Ajas. Unsere Phantasie reicht nicht aus, uns den Helden zu vergegenwärtigen, der vielleicht als Schiffbrüchiger gegen eine Klippe treibend, den Elementen und den Göttern trotzend dargestellt war.

Dem kühnen Licht- und Schattenmaler würde man gewiß ein Nachtbild, von Blitzen durchzuckt, zutrauen. Doch ist das Gemälde unwiederbringlich verloren. Kein Vasenbild und kein Fragment bietet uns den geringsten Anhaltspunkt zu einer verläßlichen Wiedergewinnung dieses Werkes, das uns schon durch seine knappe Themenangabe »Aiax fulmine incensus« allein fasziniert. Apollodor war sich seiner Leistung durchaus bewußt, wenn er auch in etwas jammerndem Tone bemerkt haben soll: »Zeuxis sei durch das von ihm geöffnete Tor der Kunst geschritten, habe sie ihm entrissen und für sich mitgenommen.« Doch haben Zeitgenossen und Nachwelt seine Bedeutung anerkannt. Das gilt sogar von den ablehnenden Bemerkungen des Parrhasios, denn seine Fehde setzt die – im übrigen anerkannte – Leistung seines Gegners voraus.

ZEUXIS VON HERAKLEIA

Eine der bezaubernndsten Gestalten des Reichen Stils war offenbar der Maler Zeuxis von Herakleia, der schon in jungen Jahren nach Athen gekommen war und alsbald die bedeutendsten Männer nicht allein durch seine Kunst, sondern auch durch sein gewinnendes Wesen für sich eingenommen hat. Sokrates freute sich, ihn persönlich kennengelernt zu haben. In Xenophons Gastmahl nennt er ihn einen vollendeten Ehrenmann. Ein gesunder Stolz war dem Künstler offenbar eigen. Unter das Bild eines Athleten soll er geschrieben haben, daß er leichter zu tadeln als nachzuahmen sei. Dem Samier Agatharch, der sich mit seiner Virtuosität des schnellen Malens aufspielte, antwortete er gelassen, er selber brauche allerdings lange Zeit zur Vollendung seiner Werke, was in dem unnachahmlichen Doppelsinn des griechischen πολλῷ χρόνῳ zugleich bedeutete, er male nicht bloß für die Gegenwart wie er, der Bühnenmaler, sondern für eine unabsehbare Zeit. Anekdoten berichten von einem Wettstreit zwischen Zeuxis und Parrhasios. Zeuxis hatte Trauben gemalt, welche durch ihre vorgetäuschte Greifbarkeit sogar die Vögel anlockten. Parrhasios malte hingegen einen Vorhang, wie man sie zum Schutze der Farbe vor der Sonne über die Bilder hängte. Zeuxis trat hinzu und wollte ihn heben, um das darunterliegende Gemälde seines Rivalen zu betrachten. Dabei war eben dieses Tuch das Gemälde, und Zeuxis gestand seine Niederlage ein. Auf einem solchen Bilderschutz war anscheinend in goldenen Lettern der Name des Zeuxis zu lesen. Daraus mag sich die Fabel entwickelt haben, Zeuxis sei in kostbaren Gewändern mit seinem golden eingewirkten Namen in Olympia aufgetreten, um mit seinem Reichtum zu prunken. Er mag sehr bald reich geworden sein. Später wird er Käufern und Gönnern ab und zu auch ein Bild geschenkt haben, wie es wohl zu allen Zeiten üblich war und ist. Zeuxis jedoch legte man den Ausspruch in den Mund, er wolle seine Bilder lieber umsonst hergeben, da sich doch kein ihrem Werte entsprechender Preis ausmachen lasse.

Für Zeuxis ist ausdrücklich das Studium von Aktmodellen bezeugt. Als er für die Krotoniaten ein Bild der schönen Helena malte, haben sie ihm erlaubt, fünf der schönsten Mädchen ihrer Stadt auszusuchen. »Ich muß viel schöne Frauen gesehen haben; daraus bildet sich dann in mir das Bild einer einzigen«, mag er mit den Worten seines künftigen Zunftgenossen Raffael gesagt haben. Erstaunlicherweise hat sich kein Gerede darangeknüpft. Die Helena des vollendeten

Bildes allerdings wurde als Hetäre bezeichnet. Das kann uns freilich nicht verwundern, da er angeblich sein Gemälde gegen Eintrittsgeld öffentlich ausgestellt hat.

Die antiken Schriftquellen berichten von »einem prächtigen Zeus auf dem Throne, von den Göttern umgeben« und von einem Pan, den der Maler dem König Archelaos schenkte. Für die Agrigentiner schuf er eine Alkmene, die nebst Amphitryon erschrocken zuschaute, wie ihr Kind Herakles die ihn bedrohenden Schlangen erdrückte. In seiner Penelope hätte er gleichsam ein Musterbeispiel der Sittsamkeit wiedergegeben. Das Bild eines alten Weibes soll ihn selber so sehr zum Lachen gereizt haben, daß er darüber gestorben sei.

Den größten Ruhm hat Zeuxis – zumindest in der Nachwelt – mit seinem Kentaurengemälde erworben. Alles was wir darüber wissen, verdanken wir dem syrischen Wanderredner Lukian aus dem zweiten Jahrhundert n. Chr. Lukian gibt seinen Rhetorenschülern Anweisungen, daß man sein Publikum mit ausgefallenen Themen überfallen müsse, um es zu fesseln – pour épater les gens – und führt als Beispiel das Gemälde des Zeuxis an, das auf blumiger Wiese eine Kentaurenmutter zeigte, wie sie ein Kentaurenkind an ihrer Brust ein anderes an ihrem Pferdeeuter säugte. Von einer Art Warte herüber streckte ein Kentaur, offenbar der Vater der beiden Kentaurenkinder, ein erlegtes Löwenjunges, um sie lachend zu erschrecken.

In der Tat, welch ein Gegensatz zu den wilden Kentauren im Olympiagiebel und den Parthenon-Südmetopen, die gegen die reinen menschlichen Lapithen kämpfen. Wie sehr hoben sich diese friedlichen Kentauren in ihrem stillen Familienglück von den geilen Frauenräubern und Knabenschändern ab! Der Schalk Lukian hätte zweifellos großen Spaß, zu erfahren, daß sein zugespitztes Rhetorenrezept noch nach beinahe zweitausend Jahren auch in seinem Bezug auf Zeuxis von den meisten Gelehrten wörtlich genommen wird. Nach ihnen war Zeuxis ein völlig aufgeklärter Maler, ja geradezu ein Sophist, der auf den neuartigen, einmaligen Einfall gekommen war, das Glück einer jungen Ehe nicht an Menschen, sondern an Pferdemenschen zu demonstrieren. Ein solches Streben nach Originalität um jeden Preis lag auch dem Reichen Stil und einem Zeuxis fern. Gab es doch neben den kämpferischen, in ihrer Trunkenheit geilen Kentauren auch die freundlichen Helfer der Menschen. Die klassische Vasenmalerei kennt den weisen Chiron als Erzieher Achills. Sophokles nennt den Kentauren Nessos als freundlichen Fährmann, der um Lohn die Sterblichen über den Euenosfluß hinübertrug. Bildliche Gestaltung haben solche den Menschen holde Fährleute freilich bloß in Großgriechenland gefunden. Zahlreiche tarentinische Tontafeln zeigen Kentauren – ein einziges unveröffentlichtes Exemplar auch eine Kentaurin – als Träger von selig auf ihrem Rücken gelagerten, bärtigen und unbärtigen Gestalten. Gemeint ist offenbar die Fahrt von eingeweihten Mysten über das große Wasser in ein seliges Jenseits, an dessen Rande nach Vergil und Dante die Kentauren wohnen.

176, 179/180; 187–189

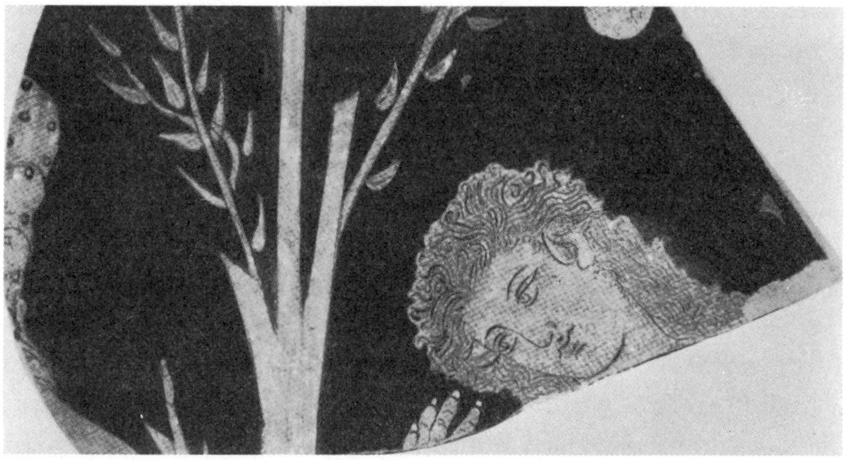

190 Von einer verschollenen italiotischen Gefäßscherbe. Säugende Kentaurin, in Anlehnung an ein Gemälde des Zeuxis. Letztes Viertel 5. Jahrhundert v. Chr.

Eine Kentaurin stellt eine italiotische Scherbe des 5. Jahrhunderts dar, wenn auch ungewiß ist, ob sie säugend dargestellt war. Das Thema einer säugenden Kentaurin kennen wir von römischen Sarkophagen, die auf das verlorene Gemälde des Zeuxis zurückgehen mögen, wenn sie auch das auf tierische Art gesäugte Kentaurenjunge weglassen. Es wäre zweifellos verfehlt, die großgriechischen Terrakotten und die Vasenscherbe auf Zeuxis selbst zurückzuführen, *Abb. 190* obwohl uns antike Quellen berichten, er habe auch Werke aus Ton – figlina opera – geschaffen. Doch bezeugen sie mit allem Nachdruck, daß die Kentauren im großgriechischen Raum noch in der zweiten Hälfte des fünften Jahrhunderts im Glauben des Volkes religiöse Wirklichkeit waren. Neben mehreren Werken, die Zeuxis für Städte Unteritaliens und Siziliens geschaffen hat, bestätigen sie, daß er aus Herakleia in Lukanien und keiner anderen der zahlreichen Städte gleichen Namens stammte. Doch weit bedeutsamer ist die Feststellung, daß sein Kentaurengemälde keine bloße künstlerische oder gar ›sophistische‹ Spielerei darstellte, sondern auf alten ›heiligen Mären‹ – hieroi logoi – beruhte. Seine Kentaurenmutter wurde deshalb auf mehreren römischen Sarkophagen dargestellt. Über Vergil, Dante, Rubens, Goethes Faust und Boecklins Berliner Bild ›Die Gefilde der Seligen‹ leben – bewußt und unbewußt – die Kentauren als Geleiter zur Unterwelt und zu den Inseln der Seligen bis in unsere Tage fort und zeugen von der fortwirkenden Kraft des verlorenen Gemäldes des Zeuxis.

DIE PLASTIK DES REICHEN STILS

Der festliche Glanz der neuen Licht- und Schattenmalerei hat auch die Bildhauer nach dem Tode des Pheidias berückt.
25, 219 Der anmutige Chor der Erechtheionkoren ist von der schweren Last des Gebälkes, das sie zu tragen haben, gleichsam unberührt. Ihr gelockert freier Stand, der sanfte Fluß der Bewegung, der ihre Leiber in leichter Biegung durchzieht, verleihen ihnen eine fast schwebende Leichtigkeit. Die Gewänder erhalten ein flimmerndes, schillerndes Eigenleben, das durch das tief in die Vielzahl der Faltenbilder einströmende Licht gesteigert wird. Noch kühner wird Agorakritos von Paros in seiner Nemesis von Rhamnus die modellierende Wirkung des Lichtes einbezogen haben.

Die ionischen Künstler muß das reiche Oberflächenspiel besonders verlockt haben. Paionios von Mende hat es an
220 seiner Nike in Olympia mit Hingabe und Begeisterung verfolgt. Die beinahe drei Meter hohe Gestalt war ursprünglich auf einem neun Meter hohen dreikantigen Pfeiler aufgestellt. Von großen Vogelschwingen getragen, schwebt sie in rauschendem Fluge durch die Lüfte. Ihr linker vorgestellter Fuß steht leicht auf einem Wölkchen, durch das ein Adler, der Vogel des Zeus, nach links hin schießt. Die sanften Formen ihres Leibes treten blühend und schwellend unter den Gewändern hervor, die der Wind an sie preßt. Wie ein gehißtes Segel muß das Mantelende ausgesehen haben, das sie in der erhobenen Linken hielt. Aufgewühlten Wellen, die eben ein Kiel durchzogen hat, gleicht die Gewanddraperie hinter ihren Beinen. Wenn strahlendes Licht sie in luftiger Höhe umfloß, wird sie dem irdischen Betrachter eine wahre Wundererscheinung gewesen sein.

Ein ganzer Schwarm solcher Flügelwesen schmückte die Außenseite einer Brüstung, die im letzten Jahrzehnt des fünften Jahrhunderts um die hochgelegene Terrasse des Heiligtums der Athena Nike errichtet wurde. Die Innenseite war glatt. Der Relieffries war nach außen gerichtet, zum größten Teil nur aus großer Tiefe zu sehen. Auf etwa hundert Meter Länge wird das eine Thema der Siegesfeier in einem halben Hundert von Gestalten in vielen Variationen behandelt. Als dienstbare Genien Athenas, die immer wieder sitzend zwischen ihnen erscheint, errichten sie Siegesmale oder schmücken sie, ziehen sie Stiere heran und rüsten das Opfer. Die Ausführung war auf mehrere Hände verteilt. Aber trotz der Vielzahl der Stimmen fügte sich das Ganze zu volltönenden, beschwingten, festlichen Akkorden zusammen, zu einem klangvollen Finale des hochklassischen Jahrhunderts. Hiermit fand das perikleische Programm der Umgestaltung der Akropolis seinen Abschluß.

Unter allen erhaltenen Gestalten der Nike-Balustrade leuchtet eine Nike hervor, die auf dem linken Beine stehend
221 das rechte hebt, den Oberkörper vorneigt, um mit der rechten Hand das Riemengeflecht der Sandale zu ordnen. Die natürliche Anmut ihrer Haltung und ihres Tuns ist in kreisenden Bewegungen eingefangen. Der Chiton hat sich von der rechten Schulter gelöst, das Faltengeriesel unterstreicht die Schönheit des Leibes. Die steilen Grate der Mantelfalten, die sich zwischen den Schenkeln spannen und das linke Bein begleiten, steigern mit harmonischen Klängen den Zauber dieser glanzvollen Erscheinung.

In eine stillere Welt führen ungefähr gleichzeitige Grabstelen, die in klassischer Zeit zu neuem Leben erweckt wurden. Wie im Leben erscheint der Verstorbene. Da sitzt eine Frau und hält ein kleines Kind in der Hand, in der anderen ein Vögelchen. Man hätte die beiden in ihrer traulichen Zwiesprache gewiß für Mutter und Tochter gehalten, doch gibt uns das zugehörige Grabepigramm die richtige Erklärung. Ampharete spricht: »Das liebe Kind meiner Toch-

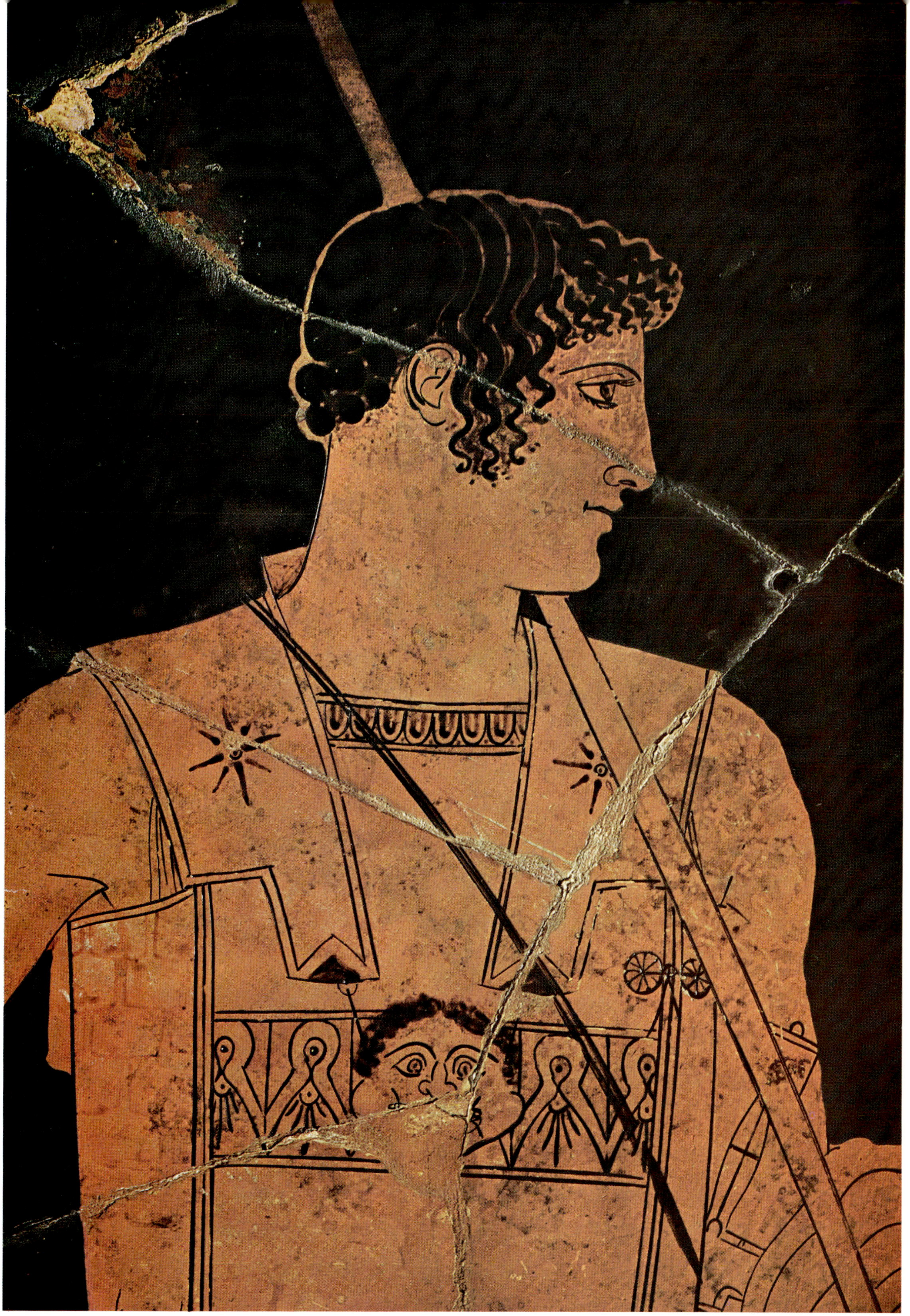

XXXI Achilleus-Maler. Achilleus. Von der Amphora mit der Darstellung von Achilleus auf der Vorderseite und Briseis auf der Rückseite.
Gesamthöhe der Amphora 60,0 cm. Um 445/440 v. Chr. – Vatikan

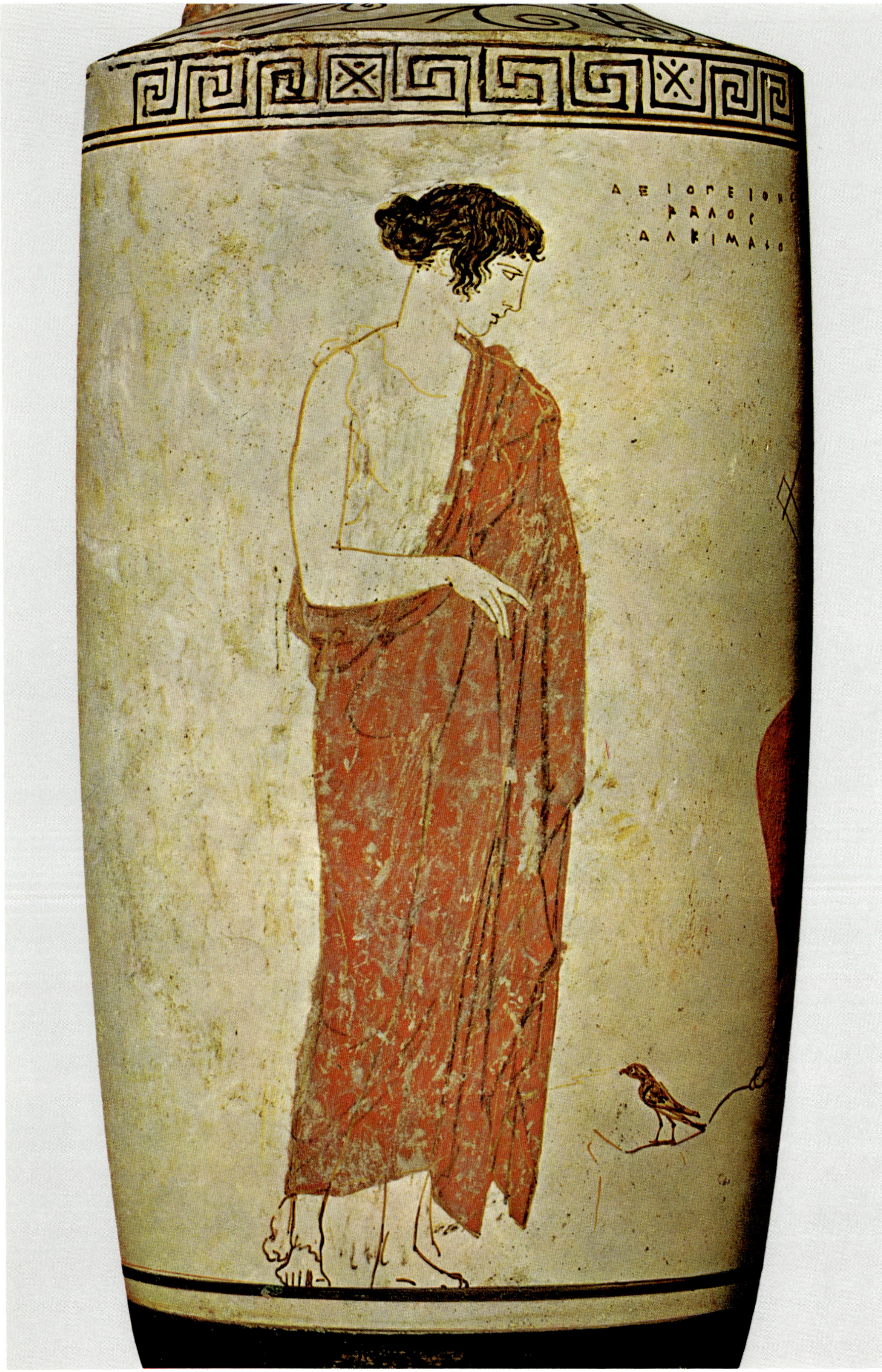

XXXII/XXXIII
Achilleus-Maler.
Weißgrundige
Lekythos.
XXXII Athenerin
lauscht entrückt dem
Leierspiel der Muse
vom Helikon.
XXXIII Auf dem
Helikon sitzende, zur
Muse erhöhte Verstorbene, leierspielenc
Gesamthöhe der
Lekythos 36,7 cm.
Um 455 v. Chr.
München, Staatliche
Antikensammlungen.
Vergrößerung

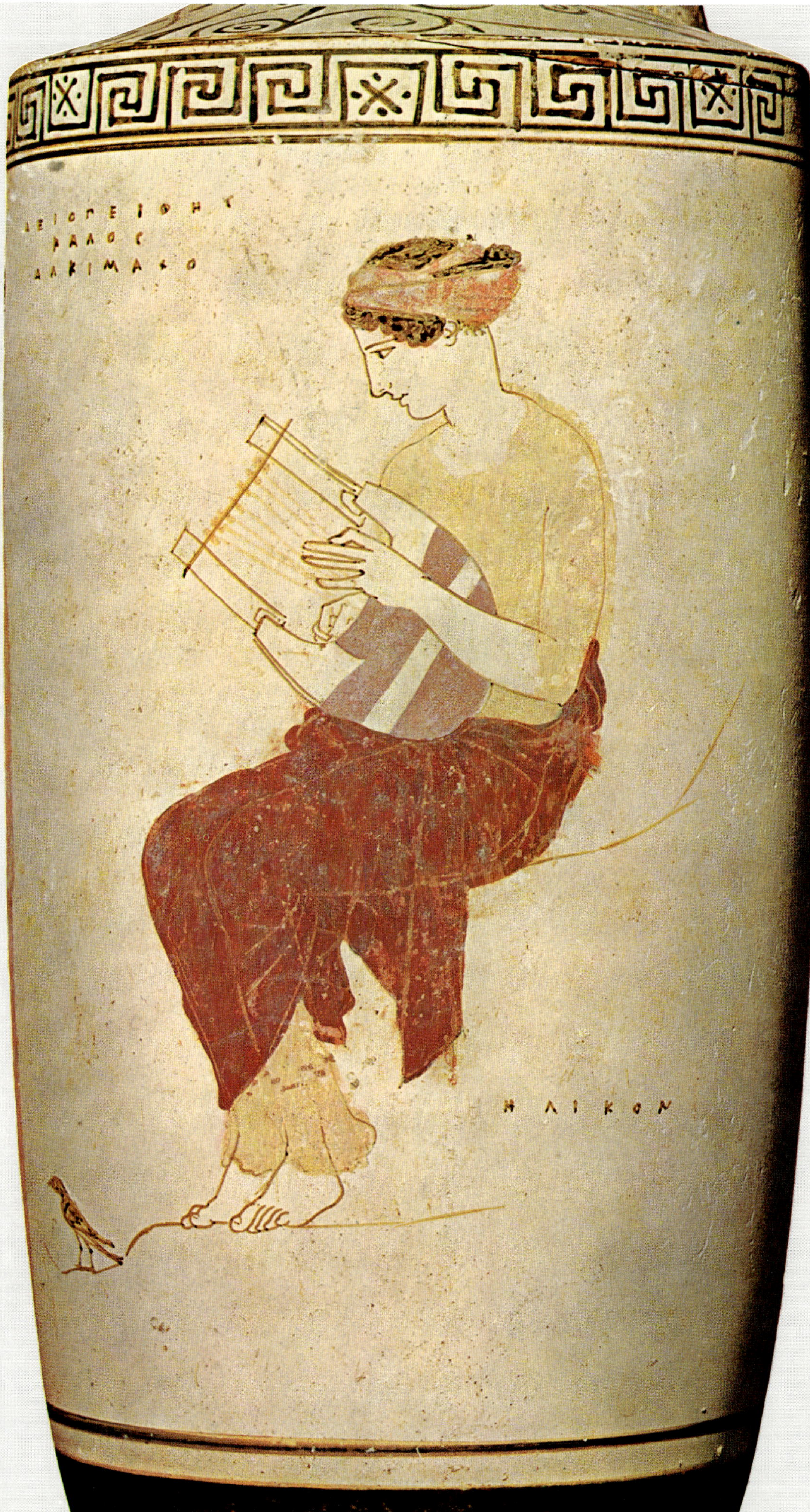
ΔΕΙΟΠΕΙΘΗΣ
ΚΑΛΟΣ
ΑΛΚΙΜΑΧΟ
ΗΛΙΚΟΝ

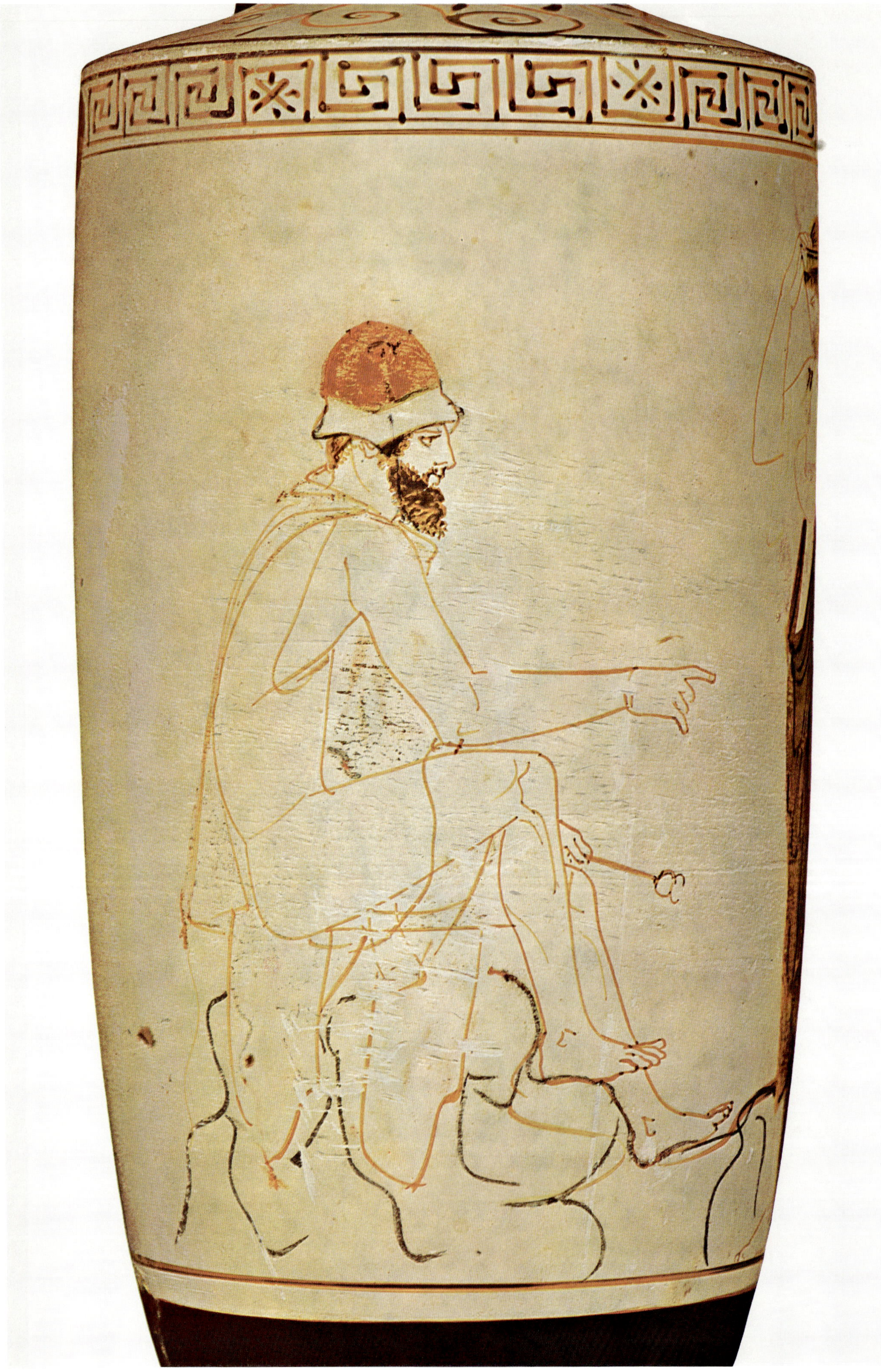

XXXIV/XXXV
Phiale-Maler.
Weißgrundige
Lekythos 2797.
XXXIV Hermes,
zur Toten gewandt.
XXXV Junge Frau
sich für den Weg zur
Unterwelt bereitend
Gesamthöhe der
Lekythos 36,0 cm,
Höhe der Bildzone
etwa 15,5 cm.
Um 440/430 v. Chr.
München, Staatliche
Antikensammlungen

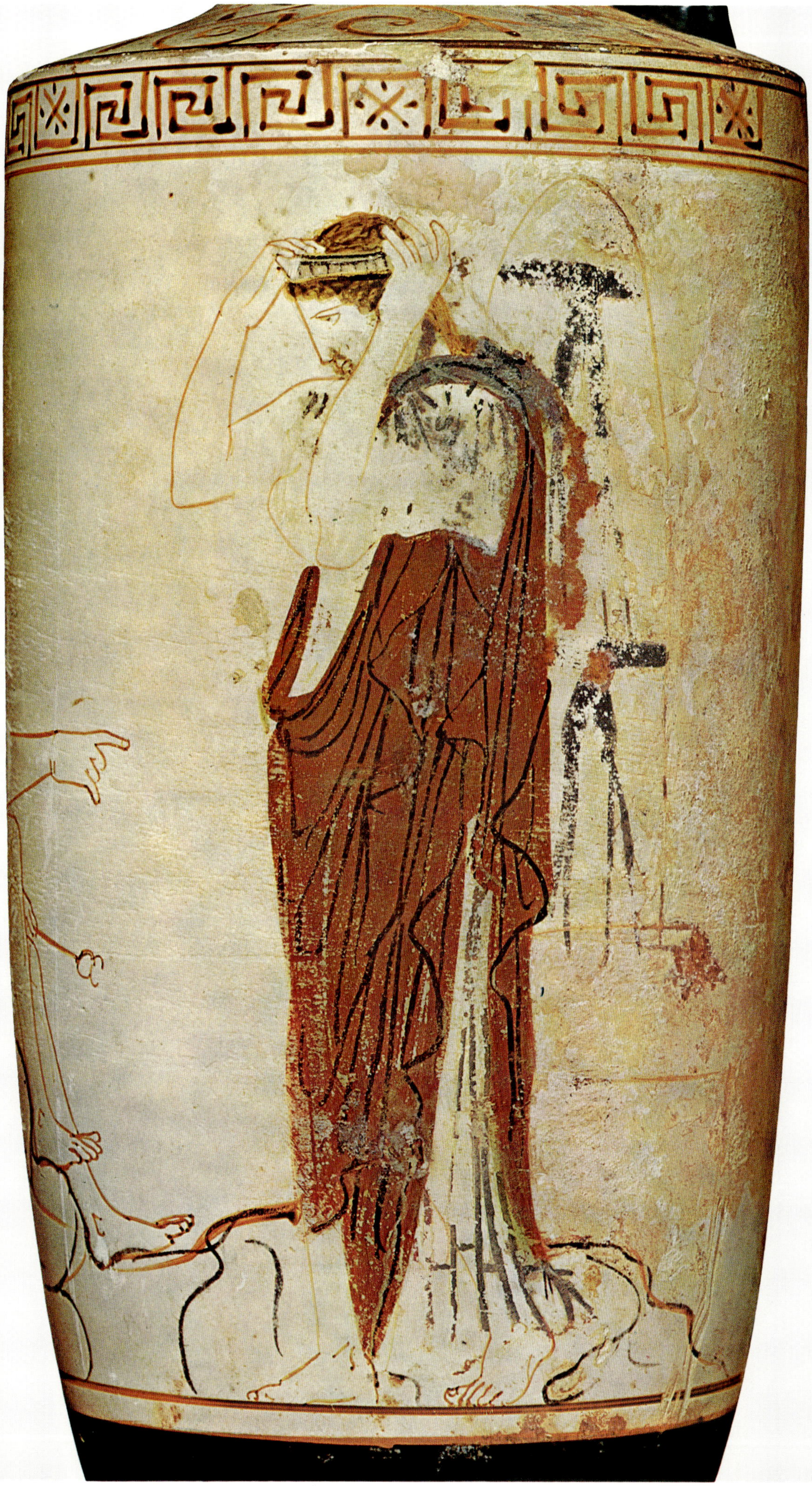

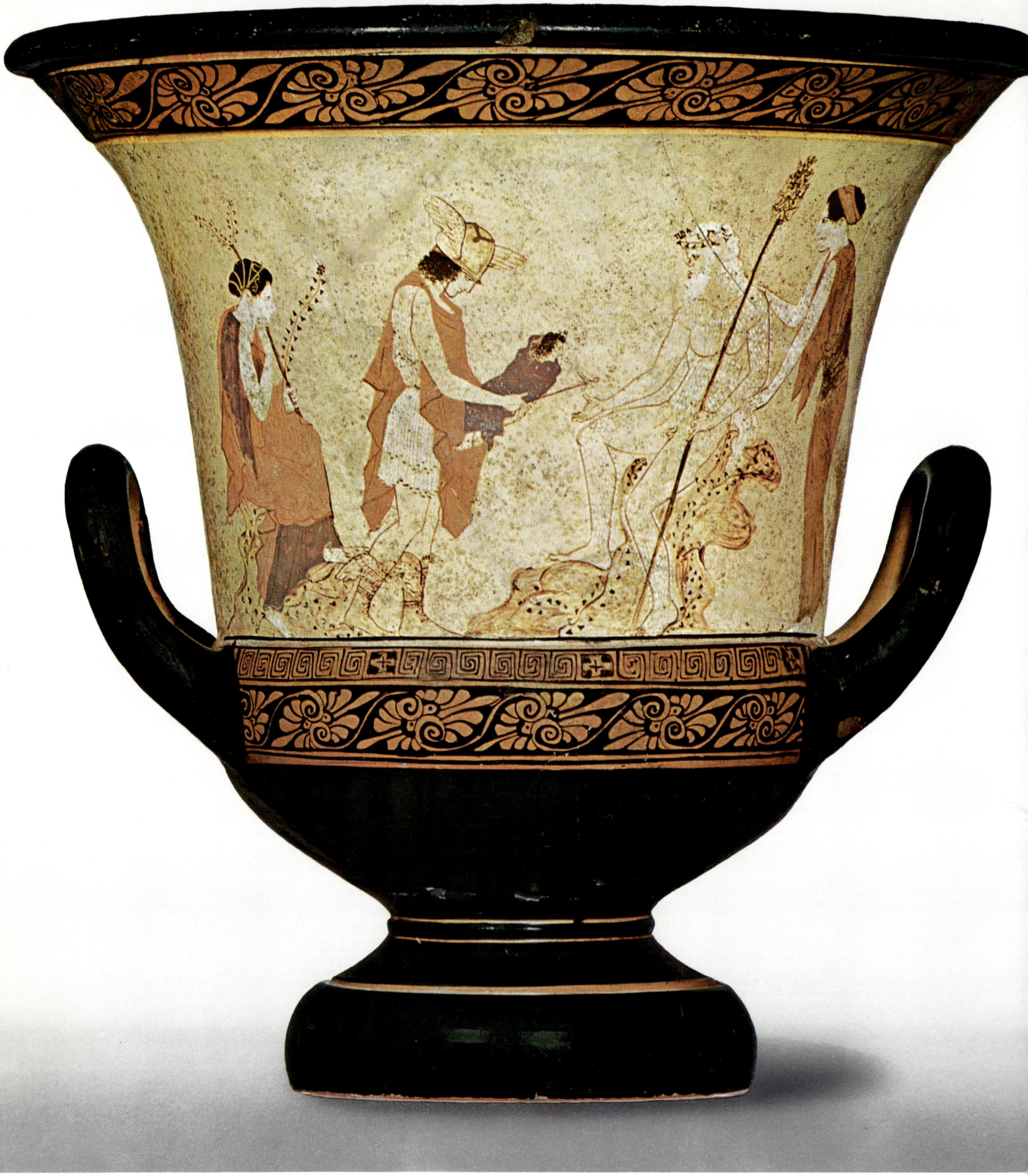

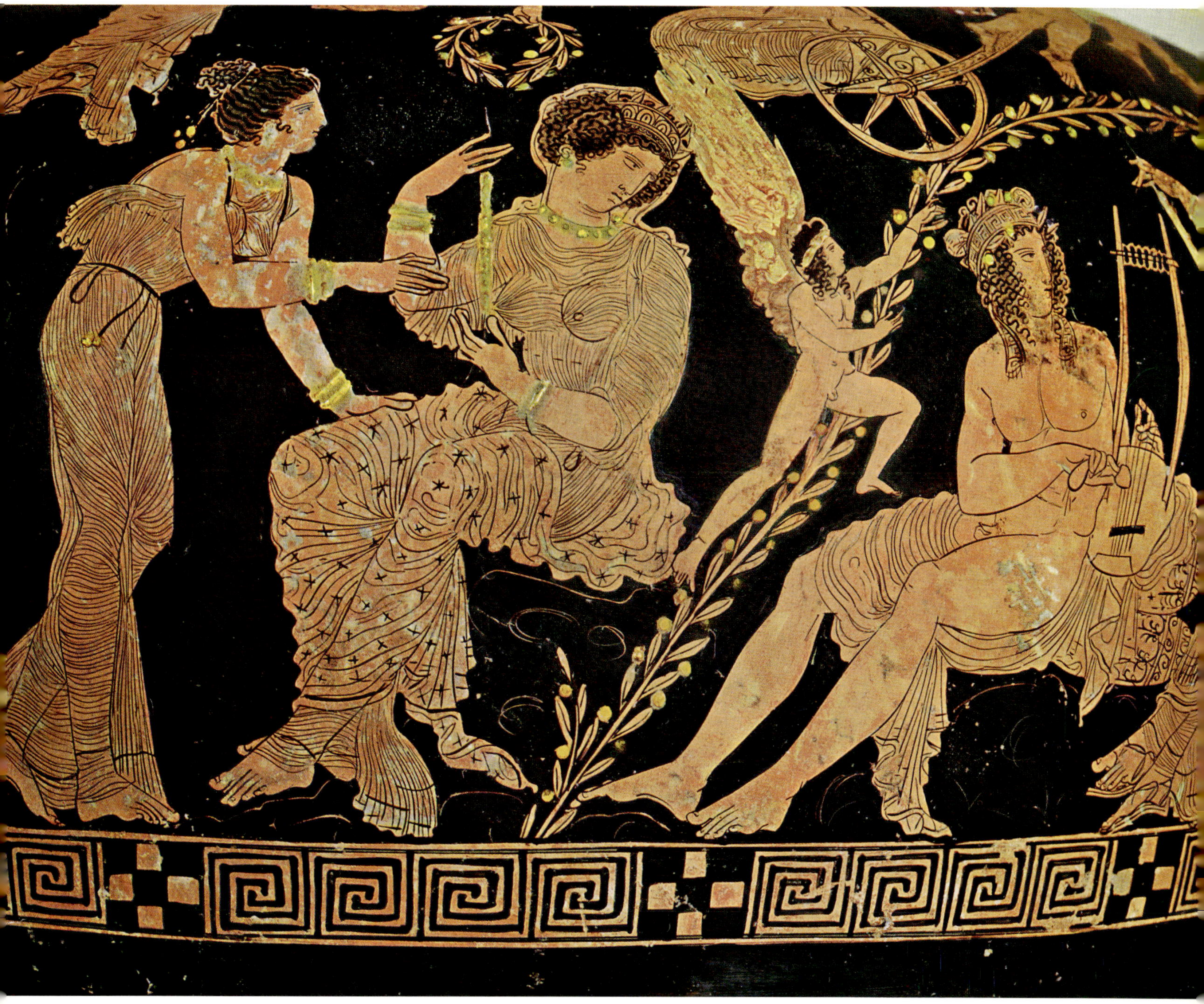

XXXVI Phiale-Maler. Weißgrundiger Kelchkrater 559. Geschichte des kleinen Dionysos, des Kindes von Zeus und Semele: Hermes übergibt das Kind Dionysos dem Papposilenos und den Nymphen von Nysa. Höhe 35,0 cm. Um 440/435 v. Chr. – Vatikan
XXXVII Meidias-Maler. Von der Hydria 81947. Vgl. Taf. 217. Aus der Geschichte des Phaon: die Nymphen Leura und Chrysogenaia; Himeros und Phaon. Ausschnitthöhe etwa 17,0 cm. Um 410 v. Chr. – Florenz, Museo Archeologico

XXXVIII Schilf-Maler. Von der weißgrundigen Lekythos 1816. Krieger am Grabe. Gesamthöhe der Lekythos 48,0 cm. ▷
Ende 5. Jahrhundert v. Chr. – Athen, Nationalmuseum

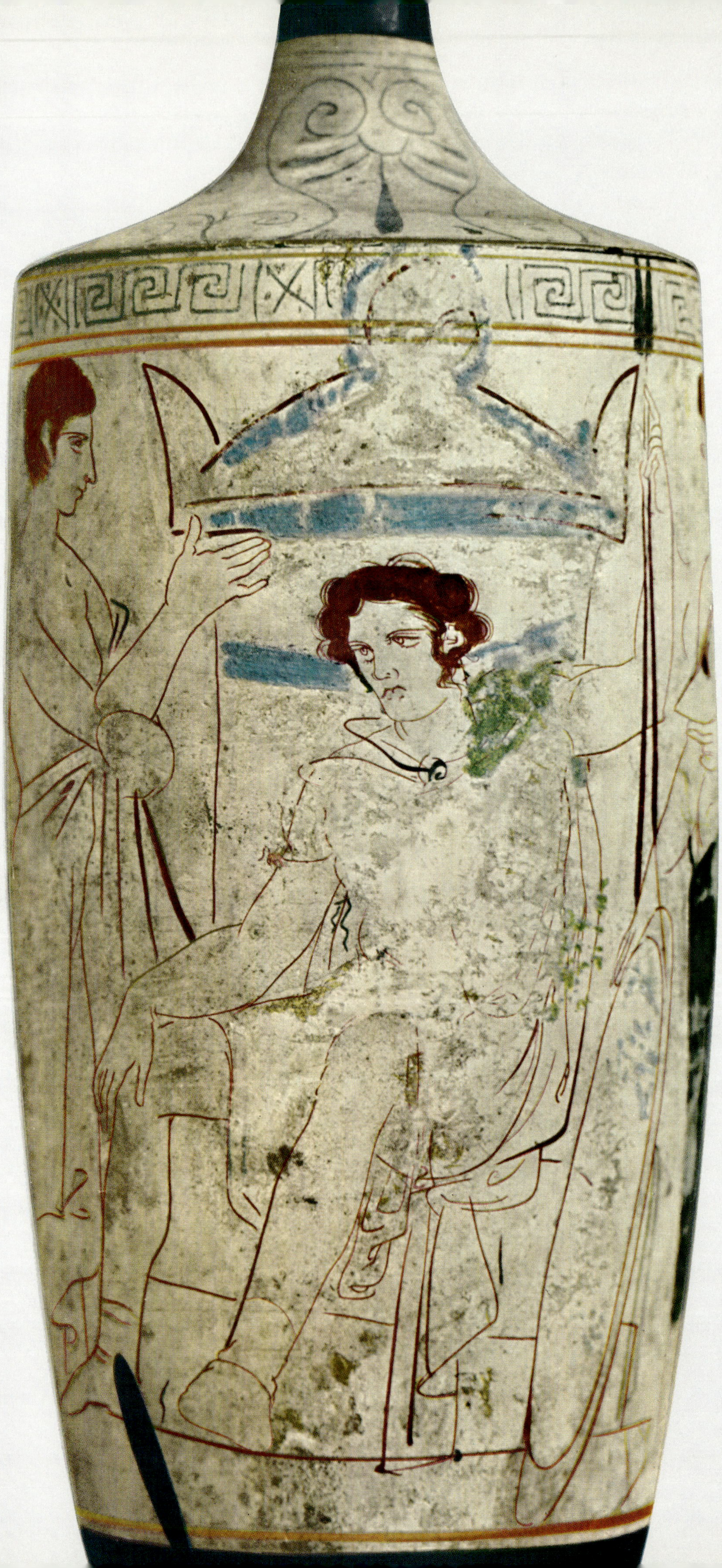

ter halte ich hier. Als wir beide die Strahlen der Sonne schauten im Leben, hielt ich es so auf den Knien und halte nun tot auch das tote.« Hohe Stille und vornehmer Adel erfüllen das Bild der verstorbenen Hegeso, die in wortlosem *222* Zwiegespräch ihrer stehenden Dienerin gegenübersitzt. Aus einem dargereichten Kästchen hat sie ein Geschmeide genommen. Versunken betrachtet sie es. Weit mehr denn als bloße Schattenfigur des Hades, die eine von den Überlebenden im Gräberkulte dargebrachte Huldigung entgegennähme, ist sie als Lebende – wie ehemals – in ihrer Kammer dargestellt, wie sie sich ihren Betrachtungen hingibt. Zwischen den beiden Gestalten schwingen und schweben Gedanken, wie Mörike sie Erinna in einem Briefgedicht an Sappho in den Mund legt:

Stille war mein Gemüt; in den Adern
Unstet klopfte das Blut bei der Wangen Blässe.
Als ich am Putztisch jetzo die Flechten löste,
Dann mit nardeduftendem Kamm vor der Stirn Haar-
Schleier teilte, – seltsam betraf mich im Spiegel Blick in Blick.
Augen, sagt ich, ihr Augen, was wollt ihr?
Du, mein Geist, heute noch sicher behaust da drinne,
Lebendigen Sinnen traulich vermählt,
Wie mit fremdendem Ernst, lächelnd halb, ein Dämon.
Nickst du mich an, Tod weissagend!
–Ha, da mit eins durchzuckt es mich
Wie Wetterschein! wie wenn sich schwarzgefiedert ein tödlicher Pfeil
Streifte die Schläfe hart vorbei,
Daß ich, die Hände gedeckt vors Antlitz, lange
Staunend blieb, in die nachtschaurige Kluft schwindelnd hinab.

Weit mehr noch als von den bescheideneren Werken in Verona, die Goethe im Auge hat, gelten die Worte dieses Dichters und Entdeckers der Bedeutung griechischer Grabstelen von den Schöpfungen des ausgehenden klassischen Jahrhunderts: »Der Wind, der von den Gräbern der Alten herüberweht, kommt mit Wohlgerüchen wie über einen Rosenhügel. Die Grabmäler sind herzlich und rührend und stellen immer das Leben dar ... Der Künstler hat ... nur die einfache Gegenwart der Menschen hingestellt, ihre Existenz dadurch fortgesetzt und bleibend gemacht.«

DIE MÜNZKUNST DER ZEIT DER HOHEN KLASSIK

Die gleiche Höhe der künstlerischen Leistung des Stempelschnittes, mit der schon die sizilischen Prägungen der Zeit des Strengen Stils unter den Schöpfungen des ganzen übrigen Hellas glänzten, zeichnet auch die sizilische Münzprägung der Zeit der Hohen Klassik aus. Die Fülle der Bilder zeugt von einer unerhörten Beweglichkeit des Geistes, die *223* Präzision des Stempelschnittes in ihrer nicht mehr zu übertreffenden Feinheit verleiht den sizilischen Münzen dieser Zeit ihre überragende Schönheit.

Allen Städten voran steht Syrakus. Hat es seit der Wende des 6. zum 5. Jahrhundert unter den großen Tyrannen Gelon I. und Hieron I. und weiter wieder seit den ersten Jahren der Demokratie, von 465 v. Chr. an, eine Fülle bedeutendster Stempel, vor allem für seine Tetradrachmen mit dem Viergespann auf der Vorder- und dem Arethusakopf auf der Rückseite schaffen lassen, so behält es diese Linie mit allem Reichtum und großer Mannigfaltigkeit in der Gestaltung der Arethusaköpfe auch jetzt weiter bei. Nur daß von etwa 435 v. Chr. an in einer nunmehr immer betonteren Heraushebung der einzelnen Künstlerpersönlichkeiten sehr viele der Tetradrachmen signiert sind. Auf dem Haargeschmeide oder unterm Halsabschnitt des Arethusakopfes finden sich die Namen von Sosion und – oft auch auf beiden Seiten – von dem sehr fruchtbaren Eumenes, bald auch schon von Euainetos und Eukleidas, deren ersterer bis *223, 2/3* gegen das letzte Jahrzehnt des 5. Jahrhunderts v. Chr., deren letzterer bis in die Zeit nach der Jahrhundertwende arbeitete. Mit ΕΥΘ ist ein Viergespann signiert, das höchst bewegt und halb von vorn konzipiert ist. Es findet sich in Kop- *Abb. 191, 1*

pelung mit drei verschiedenen Arethusaköpfen, einem von Phrygillos und zweien von Eumenes. Eine ähnliche mehrfache Koppelung zeigen, um nur noch zwei Beispiele herauszugreifen, zwei Viergespannstempel des Euainetos, wobei der eine mit drei Arethusastempeln des Eumenes, der andere mit deren vier von der Hand des Eukleidas gekoppelt ist. Daß ein Vorderseitenstempel in Koppelung mit mehreren Rückseitenstempeln, die durch den Prägeschlag vielmehr in Mitleidenschaft gezogen waren, auftritt, begegnet allerorten, von den Anfängen der Prägung an. Interessant aber ist, daß der Auftrag selbst für Vorder- und Rückseite ein und derselben Münze an zwei oder mehr Künstler vergeben
Abb. 191, 2 wurde. Wir kennen weiter noch Euarchidas als Schöpfer herrlicher Gespanne, die er jedoch selten signierte; dann die Stempelschneider bedeutender Köpfe, die mit IM bzw. mit ΠΑΡΜΕ zeichneten.

Den Höhepunkt der Tetradrachmenprägung von Syrakus bedeuten zwei Tetradrachmen mit Enfacewiedergabe
223, 6 der Köpfe. Der Schöpfer der einen mit dem hoheitsvoll gesehenen Haupt der Pallas Athena ist Eukleidas, Kimon der
223, 10 andere mit dem in aller mädchenhaften Anmut gestalteten Kopf der Quellnymphe Arethusa. Beide Künstler müssen mit ihren faszinierenden Enface-Konzeptionen bahnbrechend gewirkt haben. Denn schon unmittelbar nach den ersten Jahren der Entstehung dieser Köpfe um 413/412 v. Chr. gewann die Frontaldarstellung des Hauptes einer Gottheit
223, 7 oder einer mythischen Gestalt allerorten Raum. Nicht nur, daß im nahegelegenen Katane der Künstler Herakleidas
223, 8 seinen dräuenden Apollonkopf enface schuf und selbst eine Drachme den Satyrkopf frontal zeigt, schon 410/409 v. Chr.
224, 13 bringt das böotische Theben seinen Kabeiroskopf frontal gesehen und die nordgriechischen Städte Amphipolis und
253, 6, 13 Ainos folgen kurz darauf dem Beispiel, das noch durch die erste Hälfte des 4. Jahrhunderts v. Chr. weiter wirkt, wie die Münzen der thessalischen Städte Larissa von 395/343 v. Chr. und Pherai von 369/358 v. Chr. zeigen. Weiter treffen
254, 15/16 wir Enfaceköpfe in Kleinasien (Klazomenai, Karien unter Maussollos, Rhodos, Lesbos, Lampsakos und Herakleia
254, 6 am Pontos) und im nordafrikanischen Kyrene an. Daß seit kurz vor der Jahrhundertmitte auch Süditalien, hier Kroton
254, 13 (um 360 v. Chr.), Hyele (um 350 v. Chr.) und Metapont (um 334 v. Chr.), frontale Kopfgestaltung übernimmt, kann bei der Nähe zu Sizilien nicht verwundern.

Es mag sein, daß die Frontalwiedergabe eines Kopfes auf einer Münze erstaunt, ja, mit dem praktischen Zweck der Münze kaum vereinbar erscheint; aber man bedenke, daß die Enfacewiedergabe des Medusenhauptes schon für das
121, 4 6. Jahrhundert v. Chr. etwas Selbstverständliches war, wie Prägungen von Athen (schon um 530/520 v. Chr.), Neapolis Datonon (etwa um 500 v. Chr.) und Lesbos (um 500/480 v. Chr.) zeigen und daß das euböische Chalkis bereits Mitte des 6. Jahrhunderts v. Chr. vor der Frontaldarstellung eines ganzen Viergespanns nicht zurückschreckte, wie denn auch frontal gesehene Stierprotomen (Athen um 530/520 v. Chr., Phokis um 520 480 v. Chr.) auftreten und der
224, 1; 254, 14 Löwenskalp enface auf Samos schon seit etwa 600 v. Chr. üblich ist und in Rhegion seit 461 v. Chr. erscheint.

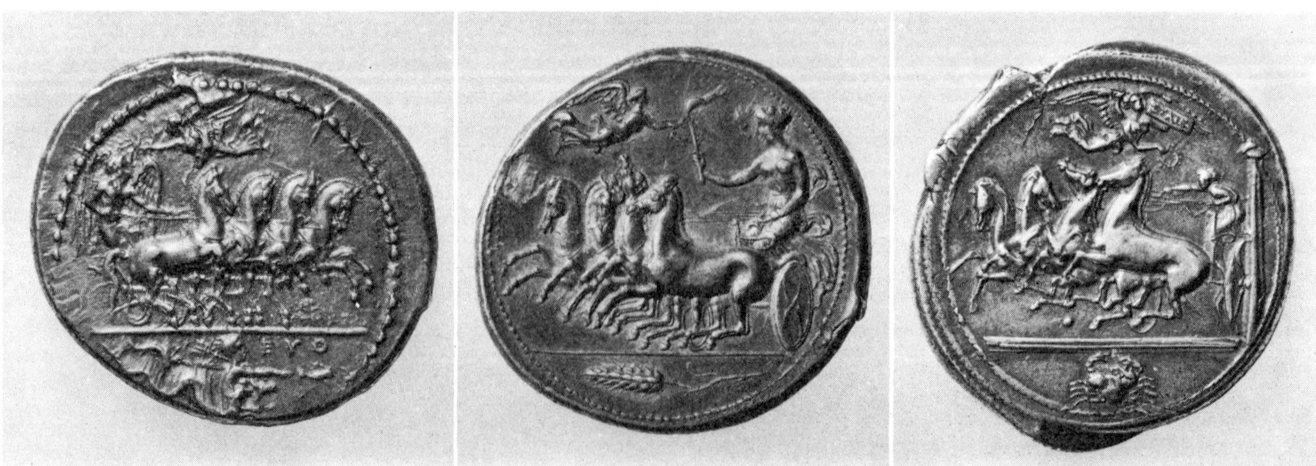

191 Tetradrachmen mit Viergespann-Darstellungen signierender Künstler. 1: Syrakus, um 413/412 v. Chr. (signiert ΕΥΘ) – 2: Syrakus, um 412/410 (Euarchidas, jedoch nicht signiert) – 3: Katane, um 410 (Euainetos). 2fach vergrößert

Die zugehörigen Gespannseiten der genannten Syrakuser Tetradrachmen des Eukleidas und des Kimon zeigen verschiedene Auffassung; der den zwei Stempeln des Pallaskopfes des Meisters Eukleidas zugehörige einzige Gespannstempel, der, wenn auch unsigniert, sicher das Werk des Euarchidas ist, zeigt eine göttliche Lenkerin, wohl Artemis *Abb. 191,2* Phosphoros mit der Fackel in der Rechten. Eine adelige Zurückhaltung liegt trotz aller Dynamik über dem von der Gottheit geführten Gespann. Kimons Gespann gagegen ist in dem einen der beiden Stempel – der andere ist weniger *223, 10* erregt komponiert – in seiner Dynamik nicht mehr zu überbieten. Wundervoll ist dabei der Gegensatz zwischen der dem Haupte des siegreichen Wagenlenkers zufliegenden Nike, die in göttlicher Ruhe und Harmonie schwebt, und der bis ins Letzte gesteigerten Erregtheit, die Lenker und Pferde erfaßt und in höchster Angespanntheit bewegt und sie im Rausch ihres Vorwärtsdrängens das Bild fast sprengen läßt.

Kimon's frontal gegebener Arethusakopf zeigt – einmalig für Syrakus – auf beiden Stempeln den Namen der Quell- *223, 10* nymphe voll ausgeschrieben. Damit ist klar, daß zum mindesten hier in diesem von Kimon frontal geschaffenen Kopf das Haupt der Quellnymphe allein gemeint ist. Arethusa wurde, vor der Liebe des Elidischen Flußgottes Alpheios fliehend, von Artemis in einen Wasserstrom verwandelt, der durch das Meer nach Sizilien floß, um erst auf der Syrakusischen Halbinsel Ortygia wieder aufzutauchen. So erscheint die Quellnymphe auch auf Kimon's Stempeln mit noch wie im Wasser flutenden Haaren, in deren Locken die Delphine spielen. Allmählich ist sie, wie schon oben (S. 135) angedeutet, ideologisch mit Artemis, der sie ursprünglich schützenden Stadtgöttin von Syrakus, in eins verschmolzen worden, während umgekehrt nach einer frühen Version – man vergleiche Pindar's erste Nemeische Ode – Alpheios auf Ortygia nicht Arethusa, sondern Artemis in Liebe umfing. Artemis selbst mußte dann natürlich die Quelle sein. Später, als die Auffassung der vegetativen Natur dieser Gottheit zurück und ihre Jungfräulichkeit mehr und mehr in den Vordergrund trat, erscheint Arethusa wieder als die Geliebte des Alpheios und die auf der meerumflossenen Ortygia sprudelnde Süßwasserquelle ward wieder ihr eigen[9].

Noch bleibt die syrakusische Dekadrachmenprägung zu betrachten. Schon vor Kimon's berühmten Arethusa-Tetradrachmen dürften die ersten von Euainetos geschnittenen Dekadrachmen herausgegeben worden sein. Das Ent- *223, 9* stehungsjahr der ersten Stücke der Gesamtemission ist umstritten, das Ende dürfte in das Jahr 393 v. Chr. gefallen sein. Im ganzen war es eine Massenprägung, deren Höhe sich auf rund 1,5 Millionen Dekadrachmen errechnen läßt. Erhalten sind heute noch 424 Stück. Im Hinblick auf die Gesamtmenge der geprägten Stücke, wie auch auf Grund stilistischer Erwägungen ist mehr als wahrscheinlich, daß diese Prägung einsetzte, als Syrakus im Zenith seiner Stärke und Machtfülle und auf dem Höhepunkt seines politischen Ansehens stand, somit gegen 422 v. Chr., also zwei Jahre nach dem Kongreß von Gela, auf dem Syrakus, dank seinem Staatschef Hermokrates, die führende Rolle spielte. 422 v. Chr. war das Jahr der Einnahme des reichen Leontinoi, wodurch die Geldmittel von Syrakus noch enorm gestärkt wurden. Neun Jahre später, 413 v. Chr., hat endlich der Sieg über Athen im Großen Hafen und am Assinaros weiter die Machtstellung und die Geldfülle der Polis Syrakus, zum mindesten indirekt, gemehrt. Das alles führt zu dem Schluß, daß das Hauptkontingent der Euainetos-Dekadrachmen schon in den letzten zwei Jahrzehnten vor der Jahrhundertwende geprägt worden ist. Stilvergleiche weisen unmittelbar in das zweitletzte Jahrzehnt des 5. Jahrhunderts, in die Blütezeit des Reichen Stils. Die ganze Emission in die Jahre der absoluten Herrschaft des Dionysios I. (394–370 v. Chr.) zu legen, wie einige wenige denken, wäre abwegig. Keineswegs war die wirtschaftliche Kraft von Syrakus damals noch so stark, daß die Ausgabe von mehr als 1,5 Millionen Dekadrachmen möglich gewesen wäre.

Etwa gleichzeitig mit dem berühmten Arethusa-Tetradrachmon, also um 413 v. Chr., dürften die von Kimon geschnittenen Dekadrachmen eingesetzt haben. So fallen die ersten Stempel in die Zeit unmittelbar nach den über- *223, 11* wältigenden Siegen über Athen. Die Gesamtprägung mag kaum mehr als fünf Jahre gewährt haben und die Menge der emittierten Kimon-Dekadrachmen, von denen heute noch 152 Stück erhalten sind, wird kaum ein Drittel derer von Euainetos ausgemacht haben. Den Beginn der Prägung erst 405 v. Chr. anzusetzen, dem Jahr, in dem Dionysios I. sich zwar zum στρατηγὸς αὐτοκράτωρ ernennen ließ, und damit zum Tyrannen von Syrakus aufschwang, militärisch aber von Karthago unter Himilko geschlagen, sogar noch Gela und Kamarina preisgeben mußte, die nach dem Fall von Selinus, 409 v. Chr., und Akragas, 406 v. Chr., die letzten noch griechisch verbliebenen Städte der Südküste waren, erscheint abermals unannehmbar. Auch die stilistische Einstufung der Kimon-Dekadrachmen weist deutlich auf die Jahre kurz vor dem letzten Jahrzehnt des 5. Jahrhunderts v. Chr.

Von den achtundvierzig Kopfseitenstempeln der Euainetos-Dekadrachmen sind zwanzig von dem Meister selbst signiert, immer unter dem Halsabschnitt des Arethusa-Kopfes; die übrigen achtundzwanzig Stempel sind Arbeiten

seines Werkstattkreises, aber gleichfalls oft von großer Schönheit und immer vom gleichen Adel der Arbeit. Auf allen ist die Darstellung fast die gleiche. Im reich gearbeiteten Haar des immer nach links gewandten Kopfes spielt als einziger Schmuck das Schilflaub. Ein großes Gehänge ziert das Ohr, eine Perlenkette umschließt den Hals. Unter den
223, 9 meist wundervollen Köpfen sind gerade die früh geschnittenen oft von blühend mädchenhaftem Jugendzauber und voll Anmut. Herber und hoheitsvoller sind die Köpfe der Kimon-Stempel aufgefaßt, das vielmehr bewegte Haar ist noch lebhafter herausmodelliert, seine dem Nacken zugewandte Lockenfülle umschließt ein mit aller Sorgfalt gearbeitetes Netz. Es ist die Schönheit der reiferen Frau, die hier im Gegensatz zu dem Jugendprangen der Euainetos-Arethusa bezaubert. Das hohe Relief der Köpfe gibt beiden Künstlerschöpfungen eine Wirkung von Vollendung, die vergessen läßt, daß nicht eine Großplastik, sondern nur ein Münzbild vor uns ist.

Bei den Gespannen der Gegenseite ist Bewegtheit angestrebt, aber sie ist eine viel gemäßigtere, selbst wenn bei einem Teil der Euainetos-Dekadrachmen die Pferde im Galopplauf erscheinen. Fast ruhig, aber erfüllt von einem wunderbaren Gleichfluß der Bewegung sehen wir die vier Pferde der Kimon-Dekadrachmen. Unter der Bodenlinie, in deren Schräge Kimon bei seinen Stempeln seinen Namen mit minutiösen Buchstaben eingearbeitet hat, sind bei den Dekadrachmen beider Meister die ΑΘΛΑ in Form von Panzer, Helm, Schild und Beinschienen. Sie sind wohl eine Andeutung des Preises, der bei manchen Wettkämpfen dem Sieger zuteil wird, wie denn in den Gespannen der Dekadrachmen nochmals der Stolz des rossestarken Syrakus auf seine vielen Rennsiege aufklingt.

Von den beiden Künstlern Euainetos und Kimon sind endlich noch die Stempel der goldenen Hundertlitrenstücke,
223, 5a die als Geld von gleichem Wert wie das Dekadrachmon waren, geschnitten worden. Wieder mit dem Arethusakopf im Profil auf der Vorderseite, jedoch mit Herakles im Kampf mit dem Löwen auf der Rückseite. So anmutig die Köpfe der Nymphe gearbeitet sind, so dramatisch bewegt und, trotz des minutiösen Münzfeldes von kaum 1,5 cm Durchmes-
223, 5b ser, voll gewaltiger Wucht, ist der Löwenkampf gestaltet. Die Prägung dürfte auch noch im Jahre des Sieges über Athen, 413 v. Chr., eingesetzt und wohl bis in das erste Jahrzehnt der Regierung des Dionysios I., also bis etwa 395 v. Chr. gewährt haben. Sie, wie gelegentlich versucht wird, erst in die spätere Regierungszeit des Dionysios I., also in die Jahre 390/380 v. Chr. zu legen, wäre sowohl aus stilistischen wie aus historischen Gründen falsch. In einer Zeit, in der Syrakus kein einziges Tetradrachmon und keine kleineren Nominale mehr zu prägen notwendig hatte, wird es schwerlich nur noch Werte wie Dekadrachmen und Hundertlitren, die doch nur Großzahlungen und nicht dem täglichen Umlauf dienen konnten, in Riesenemissionen geprägt haben!

Wenden wir uns den übrigen sizilischen Städten zu. Das kleine ionische Naxos brachte in den Jahren der Parthe-
223, 1 nonzeit nochmals eine hervorragende Prägung mit dem Dionysoskopf auf der Vorderseite und dem Satyr auf der Rückseite hervor. Der Kopf, von dem A. Furtwängler sagte, er sei »wie aus dem Parthenon ausgeschnitten« und der »tatsächlich einigen Köpfen des Frieses sehr nahe steht« (Cahn[10]) gehört zum Bedeutendsten der sizilischen Prägungen der Jahre um 430/420 v. Chr., wobei er unverkennbar bereits Skulptur und Vasenmalerei vom Ende der Dreißigerjahre näher verwandt ist als dem Parthenonfries selbst. Noch ist Dionysos hier der reife Mann, indes er auf den Prägungen der letzten Jahre vor der Auslöschung der Stadt, 403 v. Chr., in seinem schließlich bartlosen Gesicht fast mädchenhafte Züge annimmt.

Kamarina hat in dem letzten Jahrzehnt vor der Besitzergreifung durch Karthago und der Übernahme seiner Bürger nach Syrakus, 405 v. Chr., eine Anzahl bester Stempel schneiden lassen: Gespanne sowie den Kopf des Flußgottes Hipparis von der Hand des Exakestidas, weiter ebenso bewegte Gespanne mit Pallas Athena als Lenkerin und dem Kopf
223, 4 des Herakles auf der Rückseite von Exakestidas (signierend ΕΞΕ); in seiner bedeutungsvollen Konzeption klingt noch parthenonischer Geist nach.

Gela hat auch in der Zeit der Hohen Klassik bedeutende Leistungen hervorgebracht. Wie auf den Rückseiten seit
181, 3 den ersten Prägungsjahren um 495 v. Chr. bis zum Erlöschen 405 v. Chr. die Darstellung des die Wucht des Gelaflusses symbolisierenden menschengesichtigen Stierhauptes sich wandelt, ist ein eindrucksvolles Beispiel des Stilablaufes
Abb. 192 innerhalb einer Spanne von kaum achtzig Jahren. Am Ende steht der Jünglingskopf der Jahre um 420 v. Chr., an dem nur ein kleines Horn noch an den alten androkepahlen Stier erinnert. Trotz der rund fünfzig Jahre, die die beiden Werke trennen, spiegeln sich in diesem Kopf des Tetradrachmons von 420 v. Chr. – bewußt oder unbewußt – Züge und Wesen des delphischen Wagenlenkers vom Weihgeschenk des Polyzalos von Gela.

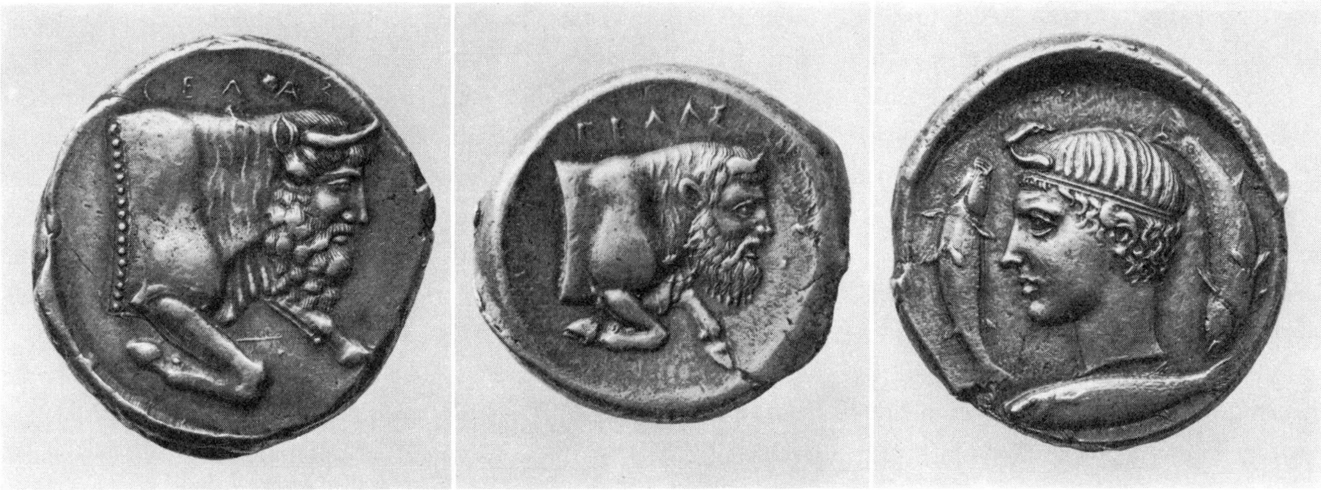

192 Gela. Tetradrachmen-Rückseiten mit dem Bild des Flußgottes Gelas. 1: um 460 v. Chr. – 2/3: um 420. Sämtliche 2fach vergrößert

Akragas endlich ist noch besonders hervorzuheben. Von den Anfängen seiner Prägung um 520 v. Chr. an waren der
Adler des Zeus und die Flußkrabbe die Symbole seiner Münzen, ersterer auf der Vorder-, letztere auf der Rückseite. *Abb. 160, 3*
Ihren künstlerischen Höhepunkt erreichten diese einfachen Zeichen um 460/450 v. Chr. Sie wurden bis gegen 420 v. *Abb. 193, 1/2*
Chr. nicht mehr abgewandelt. Der unerhörte Reichtum der Stadt und die Lebenskraft seiner Bürger, die schon kaum
fünfzehn Jahre nach der Stadtgründung um 582 v. Chr. den ersten Tempel und dann noch weitere zwölf Tempel und
Heiligtümer errichteten, gaben nun auch noch der Münzprägung neue Impulse, so daß diese seit etwa 420 v. Chr. bis
zur tragischen Vernichtung der Polis durch Karthago im Jahre 406 v. Chr. zu der prachtvollsten Siziliens gehört.
Der fast hundert Jahre ruhig stehend konzipierte Adler stürzt sich nun mit geöffneten Schwingen über sein Opfer, *Abb. 193, 3*
die Häsin; bald wird er durch ein Adlerpaar verdrängt.

Statt der Krabbe allein erscheint zunächst nun diese zusammen mit einem Stachelfisch und bald mit einer Skylla. *Abb. 193, 4*
Dann wandelt sich das Bild nochmals; das Adlerpaar wird auf die Rückseite gesetzt, auf der Vorderseite erscheint ein
triumphales Viergespann, so besonders auf einem mit MYP(on) signierten Stempel. Einer der Stempel mit dem Adler-
paar trägt die Signatur ΠΟΛΥ [ΚΡ]..., des Polykrates. Von beider Künstler Hände stammen wohl sicher die nicht
signierten Stempel des berühmten Dekadrachmons von Akragas. Es ist geprägt worden zur Feier des Olympioniken *223, 12*
Exainetos, der, zum Stolz seiner Vaterstadt, 412 v. Chr. in Olympia den Wagensieg errang und dem bei seiner Heim-
kehr nach Akragas die vornehmsten Bürger in dreihundert mit weißen Pferden bespannten Quadrigen entgegen-
fuhren.

Der Adler des Zeus schwebt über dem Viergespann des Dekadrachmons. Wie ein von den Olympischen Göttern *223, 12a*
Geleiteter erscheint in seiner ruhigen Gelassenheit und schönen Körpergestalt der Lenker der feurig bewegten Pferde.

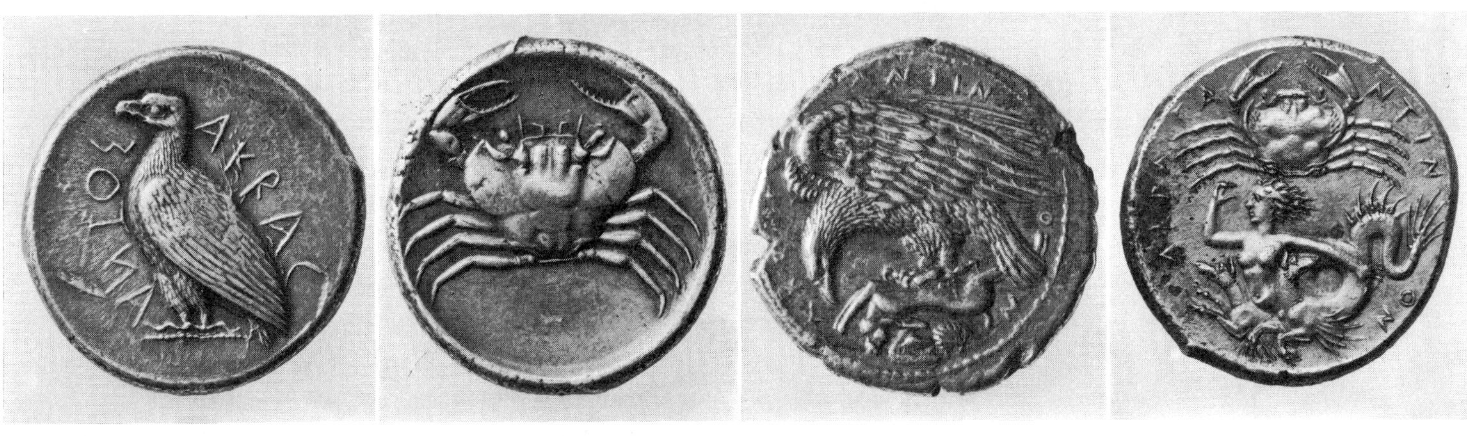

193 Akragas. 1/2: Vorder- und Rückseite eines Tetradrachmons, um 450 v. Chr.
3/4: Vorder- bzw. Rückseite zweier Tetradrachmen, um 420/415. Sämtliche $1^3/_4$fach vergrößert

223, 12b Die Adlerpaarseite wirkt ähnlich großartig, obwohl entsprechende Tetradrachmenbilder dieser Zeit ihr nicht nachstehen, vor allem nicht der von Myron selbst signierte Stempel.

Sicher ist das Akraganter Dekadrachmon aus dem Wunsch der prunksüchtigen Bürger, es dem reichen und mächtigen Syrakus mit seinen vielen herrlichen Dekadrachmen von der Hand des Euainetos und des Kimon gleichzutun, entstanden und der Olympia-Sieg des Exainetos war eine lockende Gelegenheit hierzu. Freuen wir Nachlebende uns über den Ehrgeiz der Akraganter; er hat uns eine der herrlichsten Münzschöpfungen der gesamten Griechenwelt beschert! Fünf Jahre später ward die Stadt dem Erdboden gleichgemacht. Ein Verräter aus den eigenen Reihen hatte dem Erzfeind in dunkler Nacht eines der Stadttore geöffnet. In eben dieser Nacht sank eine der herrlichsten Städte des gesamten Hellas in Schutt und Asche.

Drei Jahre vorher, 409 v. Chr., hatte das gleiche Schicksal Selinus erreicht. Auch es prangte in der Schönheit seiner sieben großen Tempel und seiner mehreren kleinen Heiligtümer. Auch es hat bis zum Tag der Vernichtung edle Münzgepräge hervorgebracht. Auf der Rückseite der Tetradrachmen von Selinus blieb der opfernde Flußgott Selinos, den
181, 5 wir schon seit den Jahren um 467 v. Chr. kennen, als Münzbild stets bewahrt; von ihm ist hier ein Stempel wieder-
223, 13 gegeben, der besonders fein modelliert den Körper des jugendlichen Gottes im Geiste des Reichen Stiles der Jahre um 417/409 v. Chr. zeigt. Die Vorderseite zierte seit 467 v. Chr. die Quadriga, von Apollon und Artemis gelenkt; nur die späteste, noch aus dem Jahr der Vernichtung stammende ist galoppierend, halb frontal gesehen, wiedergegeben – nicht mehr von dem heilenden und helfenden Geschwisterpaar gelenkt, sondern von Nike. Sie sollte wohl an den Sieg über Athen im Jahre 413 v. Chr., bei dem Selinus, wie Thukydides berichtet, ein tapferer Bundesgenosse von Syrakus war, erinnern: Dennoch sollte eben dieser Sieg für Selinus den Untergang bedeuten. Syrakus hatte ihm nach dem Sieg weites Landgebiet des Bereiches von Segesta, das mit Athen eng verbunden war, zugesprochen, dieses aber wandte sich an Karthago, den Erzfeind der sizilischen Griechen, und er kam mit überwältigender Wucht, um den Kampf gegen sie aufzunehmen. Selinus war die erste Stadt, die fiel.

Süditalien hat in der Zeit der Hohen Klassik bedeutende Prägungen geschaffen. Eine Anzahl gehört unmittelbar den Jahren der Entstehung der Parthenonskulpturen an. Schon seit 461 v. Chr., dem Jahre der Vertreibung der Söhne seines Tyrannen Anaxilas (gest. 476 v. Chr.) hat Rhegion für die Vorderseite anstelle eines Maultiergespanns, das sich auf des Anaxilas Sieg auf der Maultierbiga zu Olympia 480 v. Chr. bezog, den Löwenskalp gewählt, den es bis zur
254, 14 letzten Tetradrachmenprägung 356/351 v. Chr. beibehielt. Um 435 v. Chr. ist das hier wiedergegebene Tetradrachmon
224, 1 entstanden, das auf der Rückseite Iokastes, den mythischen Gründer der Stadt, zeigt. Gegen vierzig Jahre, seit 461 v. Chr., Rückseitenbild, war er zunächst als alter Mann dargestellt, um aber in den parthenonischen Jahren die prachtvolle Gestalt zu erhalten, die an die sitzenden Gottheiten der Ostseite des Parthenonfrieses gemahnt.

Terina, eine Gründung von Kroton, begann gegen 480/460 v. Chr. mit einem zunächst fast unbeholfen gearbeiteten Stater, um aber dann seit 445 v. Chr. bis zum Erlöschen der Prägung kurz vor Mitte des 4. Jahrhunderts v. Chr. einen blühenden Kranz kleiner Juwelen von Stateren zu schaffen, bei denen auf der Vorderseite eine hohe Auffassung
224, 2/3 in der Darstellung des Kopfes der Nymphe Terina mit einer nicht mehr zu überbietenden Feinheit des Stempelschnitts verbunden ist. Die Rückseitenbilder, die immer eine Nike zeigen, gehören zu den entzückendsten Schöpfungen. Der Reiche Stil, wie wir ihn von den Vasenbildern des Eretria-Malers der Jahre um 420 v. Chr. kennen, bahnt sich bei
224, 3 Stateren der Jahre 425/420 v. Chr., wie dem hier gezeigten, an. Auf einer Hydria sitzend, mit dem Kerykeion in Händen, tändelt Nike auf das anmutigste mit einem Vögelchen, das auf dem Finger seiner linken Hand flatternd sitzt. Wie die zugehörige Vorderseite mit dem Kopf der Nymphe mit φ signiert ist, dem Anfangsbuchstaben des Namen Phrygillos, weist eben das erwähnte Vögelchen, ein Fink (φρυγίλος), des Rückseitenbildes auf den Künstler dieses Namens, der für Terina in den Jahren um 425/420 v. Chr. einige Stempel schuf und wieder auf den frühen Stateren von Thurioi erscheint, und wohl der gleiche ist, der für Syrakus drei bedeutende Arethusakopf-Stempel (vgl. S. 162) geschnitten hat.

182, 2 Taras hat mit seinen Taras Oikistes-Stempeln, deren frühester schon bei Behandlung der Münzschöpfungen des Strengen Stils erwähnt ist, in den Parthenon-Jahren eine ausgezeichnete Serie von Stempeln geschaffen; ihr – nach Auffassung des Monographen Vlasto – bedeutendster mit einem an den großen Athener Pheidias nah herankommenden
224, 5 Bild des Oikistes ist hier gezeigt.

Eine adelige Münzprägung verdanken wir Thurioi, einer panhellenischen Kolonie, die Athen auf Betreiben des
Perikles 443 v. Chr. gründete, unweit der Stelle des 510 v. Chr. von Kroton zerstörten Sybaris, wie denn auch der Stier *122, 3*
in Abwandlung des alten Emblems der achäischen Polis auf den Rückseiten der Thurioi-Prägungen wieder auflebte.
Die Vorderseiten tragen bis zum Erlöschen der Prägung in den Jahren der Besetzung durch Rom, 282 v. Chr., den
Kopf der Pallas Athena. Vielleicht die hervorragendsten Stempel zeigen die bald nach der Gründung ausgegebenen
Statere der Jahre um 425 v. Chr. mit dem Haupt der Pallas Athena im Helm mit einem Ölzweig. Der hier gezeigte *224, 4*
ist das Werk des Phrygillos, den wir schon von Terina her kennen. Auf der Rückseite ist zweimal seine Signatur:
unter dem Stier der Fink und über dem Oberschenkel des Hinterbeins ein φ. Auch die Distatere, die mit Ausnahme
des frühesten, erst nach 413 v. Chr. und im 4. Jahrhundert v. Chr. geprägt wurden, sind oft von hohem künstlerischen
Rang, sowohl in Hinblick auf den Kopf der Athena, als den wuchtig gestalteten stoßenden Stier. Auch viele dieser
Distatere tragen Künstlersignaturen. Nur der früheste Distater zeigt am Helm der Athena noch den Ölzweig, alle
anderen, die offenbar erst nach 413 v. Chr. entstanden sind, dann eine große Skylla. Mochte der Ölzweig, das
Siegessymbol seit Marathon und Salamis, am Helm der göttlichen Pallas auf die noch machtvolle Position der Gründerin Athena hinweisen, müssen wir in der Skylla ein apotropäisches Zeichen erblicken; war doch seit 413 v. Chr.
Athens militärische Kraft zu Wasser und zu Land weitgehend gebrochen.

Während aus dem kleinasiatischen Raum aus der in Rede stehenden Zeit der Hohen Klassik außer mancher sehr schönen Weiterentwicklung schon früher angebahnter Motive nichts Wesentliches zu verzeichnen ist, tritt das griechische Mutterland, trotz der Knebelung der Prägung der meisten Poleis zufolge des Prägeverbots Athens an die Mitglieder des Delischen Seebundes, im Bereich derer, die das Edikt nicht berührte, mit einer Anzahl höchst bedeutender Schöpfungen hervor.

Elis hatte schon gegen 510 v. Chr. mit der Münzprägung begonnen, aber offenbar war diese keine ständig währende,
sondern vollzog sich intermittierend vierjährig, konform den Olympischen Spielen, in denen sich die Wettkämpfer
der gesamten griechischen Welt hier zusammenfanden. Die Seltenheit der auf uns gekommenen Prägungen läßt vermuten, daß es sich gar nicht so sehr um Geld im Sinne einer kurrenten Währung gehandelt hat, als vielmehr um eine
Art in Form und Gewicht regulärer Silberstatere geschaffener Erinnerungsstücke für die sich in Elis treffenden Wettkämpfer und Gäste der Spiele. Dem entspricht auch, daß gegenüber dem besonders im griechischen Mutterland herrschenden Festhalten an dem einmal gewählten Münzbild die Elidischen Stücke einen sehr reichen Schatz an Bildern
zeigen. Der Adler des Zeus, von dem bereits aus der Zeit zu Anfang der Prägung um 510 v. Chr. ein hervorragender *121, 7*
Stempel gezeigt ist, und der Blitz des Zeus auf der Stater-Rückseite sind die anfänglichen Bilder, bald tritt das der
Nike hinzu, die hier natürlich nicht den Sieg in Schlacht und Krieg symbolisiert, sondern den im sportlichen Wettkampf. Die eilende Nike mit dem Siegeskranz in Händen der Jahre 452/448 v. Chr., somit der 87. oder 88. Olympiade, *224, 6*
also aus der Zeit zur Wende vom Strengen Stil zur Hohen Klassik, ist eines der herrlichsten und lebendigsten Beispiele
innerhalb der Elidischen Prägung. Kaum nach steht der Stater der Jahre 432/420 v. Chr. mit der auf einer Stufe aus- *224, 7*
ruhenden Nike mit einem Palmwedel in den Händen.

Nach 438 v. Chr. ist Pheidias nach Olympia berufen worden, das Bild des thronenden Zeus aus Gold und Elfenbein
zu schaffen. Es wurde zum gefeiertsten Kunstwerk der Antike, zu einem der sieben Wunder der Welt. Vielleicht ist
die treueste Wiedergabe des unvorstellbar großartigen Hauptes die auf einem Sesterz Hadrianischer Zeit (vgl. S. 143). *Abb. 177*
Um die Jahre der Entstehung des pheidiasischen Werkes selbst mag der Stater mit dem Zeuskopf entstanden sein, *224, 8*
den wir hier zeigen; es ist der erste Zeuskopf im Ablauf der Prägungen von Elis. Etwa dreißig Jahre vorher war der
Stater entstanden, der das alte präpheidiasische Kultbild, den stehenden, blitzeschleudernden Zeus zeigt; in einem
Unikum ist es seit kurzem bekannt. Der Ausdruck des ersten Zeuskopfes auf dem oben erwähnten Elidischen Stater
ist groß, der Blick durchdringend, aber man vergißt das gütige κατανεύειν, das die Menschen in ihrer Not tröstend
aufrichtete und das das Götterbild des Pheidias so wunderbar zum Ausdruck gebracht haben muß.

Eine Prägung von besonderer Schönheit ist der Stater mit dem großen Adlerkopf gleichfalls der Jahre um 421 v. *224, 9*
Chr. Nirgendwo im Bereich der ganzen griechischen Prägung ist dem Kopf des dem Zeus heiligen königlichen Vogels
ein so grandioser Ausdruck verliehen worden.

Im späteren 5. Jahrhundert v. Chr., etwa um das Jahr 421 v. Chr., ist in Elis in Verbindung mit dem Hera-Tempel
224, 10 eine zweite Prägestätte aufgetan worden. Wir zeigen einen ihrer ersten Statere, die alle auf der Vorderseite den Kopf
der Zeusgemahlin Hera, auf der Rückseite vier Jahrzehnte lang den Blitzstrahl und erst seit 385 v. Chr. den Adler des
Zeus tragen.

224, 18 Um im Raume der Peloponnes zu bleiben, sei hier einer der Statere von Korinth der Jahre 450/440 v. Chr. genannt.
121, 2 Höchst konservativ in ihren Münzbildern hat diese reiche Stadt, deren Münzen auf der Vorderseite stets den Pegasos
zeigen, schon seit den letzten Jahrzehnten des 6. Jahrhunderts v. Chr. auf die Rückseite ihrer Statere anstelle des ur-
sprünglichen, mehr minder ins Hakenkreuz umgewandelten Quadratum incusum den Kopf der Pallas Athena im
170 korinthischen Helm gesetzt. An die sinnende Athena des Weihreliefs von der Akropolis gemahnt unser Stater, wenn
auch der Kopf des Weihreliefs in seiner noch stärkeren seelischen Durchdringung schon etwas später geschaffen sein
mag. Dennoch ist die geistige Haltung eine sehr ähnliche.

Die Statere von Melos vom dritten Jahrhundertviertel zeigen den Hermeskopf, die Gorgo, den Granatapfel als
224, 19 redendes Symbol von Insel und Stadt, oder den Widderkopf, der hier in einer edel gearbeiteten Konzeption erscheint.

Roh in der Arbeit, wie viele der kretischen Prägungen, aber groß gesehen ist das um 450 v. Chr. geschaffene Bild
224, 20 der Europa auf dem Stier von Gortyn, dem Ort, wo im Schatten unter der riesigen Platane Zeus sich in Liebe mit
Europa verband, die er am phönikischen Strand spielend gefunden und in Stiergestalt nach Kreta getragen hatte.

Theben hat in unmittelbarem Zusammenhang mit dem oligarchischen Umsturz in Böotien, dem Sieg über Athen
bei Koroneia 447 v. Chr., der ganz Böotien (außer Plataiai) von Athen befreite, und der Neukonstituierung der Böo-
tischen Liga eine kleine Anzahl außergewöhnlicher Stempel für seine Statere schneiden lassen, so mit Harmonia, der
Gemahlin des Kadmos, des mythischen Gründers von Burg und Stadt Theben, und mit Herakles, wie er gerade die
224, 11/12 Sehne über seinen Bogen spannt. Diese Prägungen bedeuten einen Rückblick auf Kadmos und mit der Darstellung
des Herakles, den Alkmene, die Gattin des Thebanerfürsten Amphitrion, von Zeus empfangen hatte, auf Thebens
mythische Geschichte; Herakles ist hier wohl nicht nur ob dieser Verbindung zu Theben, sondern mehr noch als
Prototyp siegender männlicher Kraft überhaupt gewählt und so Sinnbild des Sieges von Koroneia. Diese Bilder stehen
in Gegensatz zur Monotonie der böotischen Prägung im allgemeinen, die, nach Mitte des 6. Jahrhunderts v. Chr.
einsetzend, bis über das 3. Jahrhundert v. Chr. hinaus auf der Vorderseite stets den Schild zeigt – ein Emblem, das Bezug
nimmt auf die Fertigung der Schilde aus Rinderhaut, und damit anspielt auf den von βοῦς, das Rind, abgeleiteten
Namen der Böotier. Einmal ist die Monotonie noch unterbrochen durch einen frontal gesehenen, in Flachrelief ge-
gebenen Herakleskopf der Jahre um 426 v. Chr. und durch den Enfacekopf des hier Dionysos ähnlich gestalteten
224, 13 Kabeiros, der nahe Theben sein berühmtes Heiligtum hatte. In der Zeit um 410 v. Chr. geschaffen, ist dies das älteste
Münzbild auf mutterländischem Boden, das unter offensichtlichem Einfluß von Kimons Arethusa, von des Eukleidas
Pallas und des Herakleidas Apollon entstanden ist.

Im nördlichen griechischen Raum tritt nach der Jahrhundertmitte Mende auf der Chalkidike mit einer Fülle präch-
224, 15 tig geschnittener Bilder hervor. Es ist Dionysos, der des Weines selig, aber doch als wahrhaft göttliche Erscheinung
auf dem Esel reitet. Das thrakische Thasos zeigt auf den Münzbildern das Liebespiel zwischen Satyr und Mänade seit
182, 8 der archaischen Zeit. Ein besonders schönes Tetradrachmon aus den letzten Jahrzehnten des Strengen Stils ist hier
224, 16 wiedergegeben worden. Ins Parthenonische übersetzt finden wir nun die gleiche Darstellung; nicht mehr roh, wie die
der frühesten Stempel, nicht mehr so von männlichem Sehnen erfüllt wie jene der Jahre um 465 v. Chr., vielmehr
wesentlich gehaltener.

182, 9 Ainos, in Thrakien, von dem wir schon den Hermes aus der Zeit der Schöpfung der Zeus-Giebel von Olympia
sahen, bringt in der Zeit des Reichen Stils, 412/410 v. Chr., eine der glücklichsten Fassungen dieses Kopfes. Herber
wirkt dagegen der gleichzeitige Apollonkopf des Tetradrachmons von Olynth, des Mittelpunktes der Chalkidischen
224, 17 Liga. Seine Tetradrachmen setzen etwa ein Jahrzehnt nach Gründung der Liga, gegen 420 v. Chr., ein mit einer Fülle
höchst lebensvoll gestalteter Apollonköpfe, die bis zur Zerstörung der Stadt durch Philipp II. von Makedonien, 348 v.
Chr., währten. Die ganze Serie zeigt glänzend die allmähliche Verschiebung der Auffassung von den mittleren Jahren
253, 4/5 der Hochklassik bis tief in die Spätklassik hinein.

XXXIX Bronzestatue eines Jünglings, gefunden im Meer bei Marathon. Vgl. Taf. 235.
Gesamthöhe 1,30 m. Um 330/325 v. Chr. – Athen, Nationalmuseum 15118

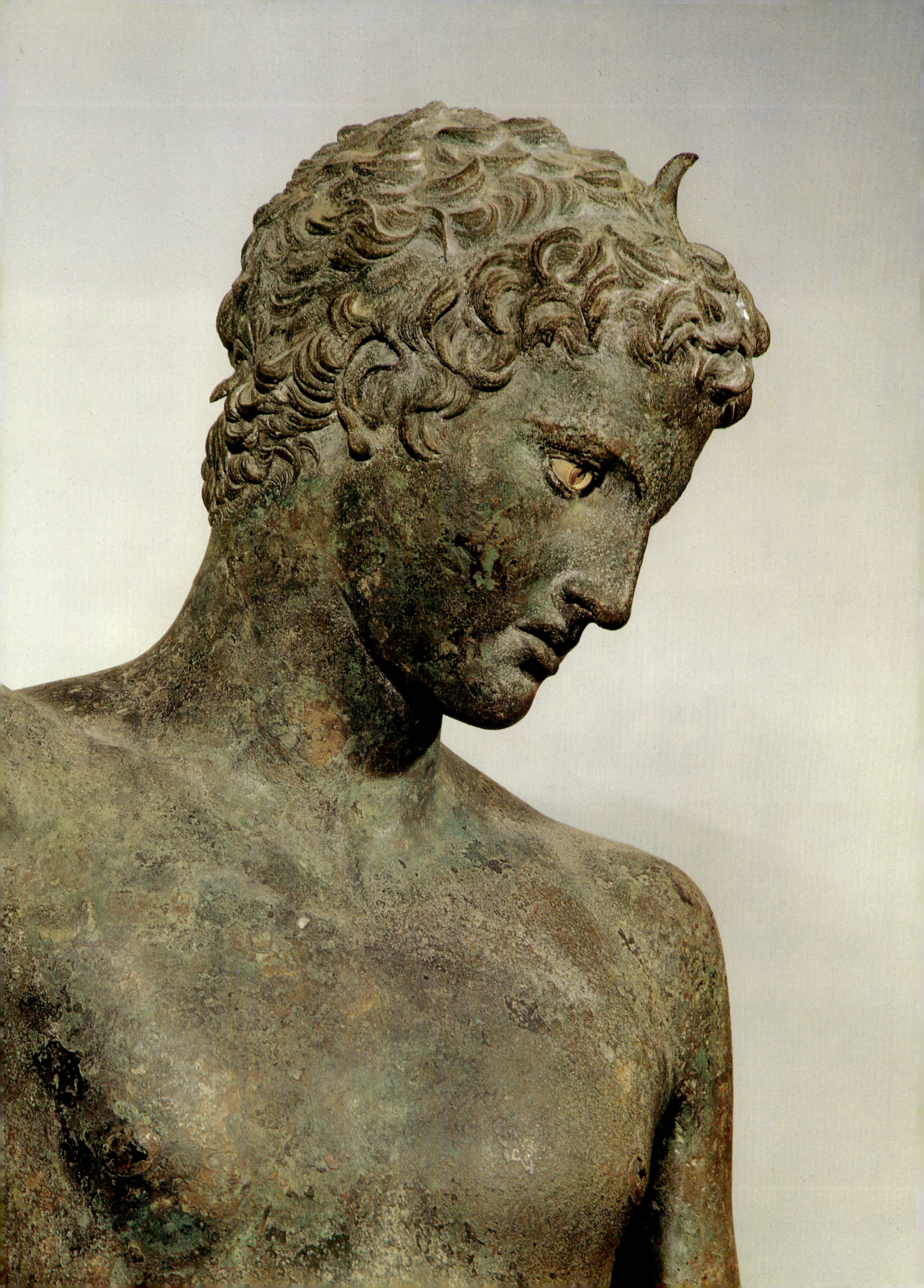

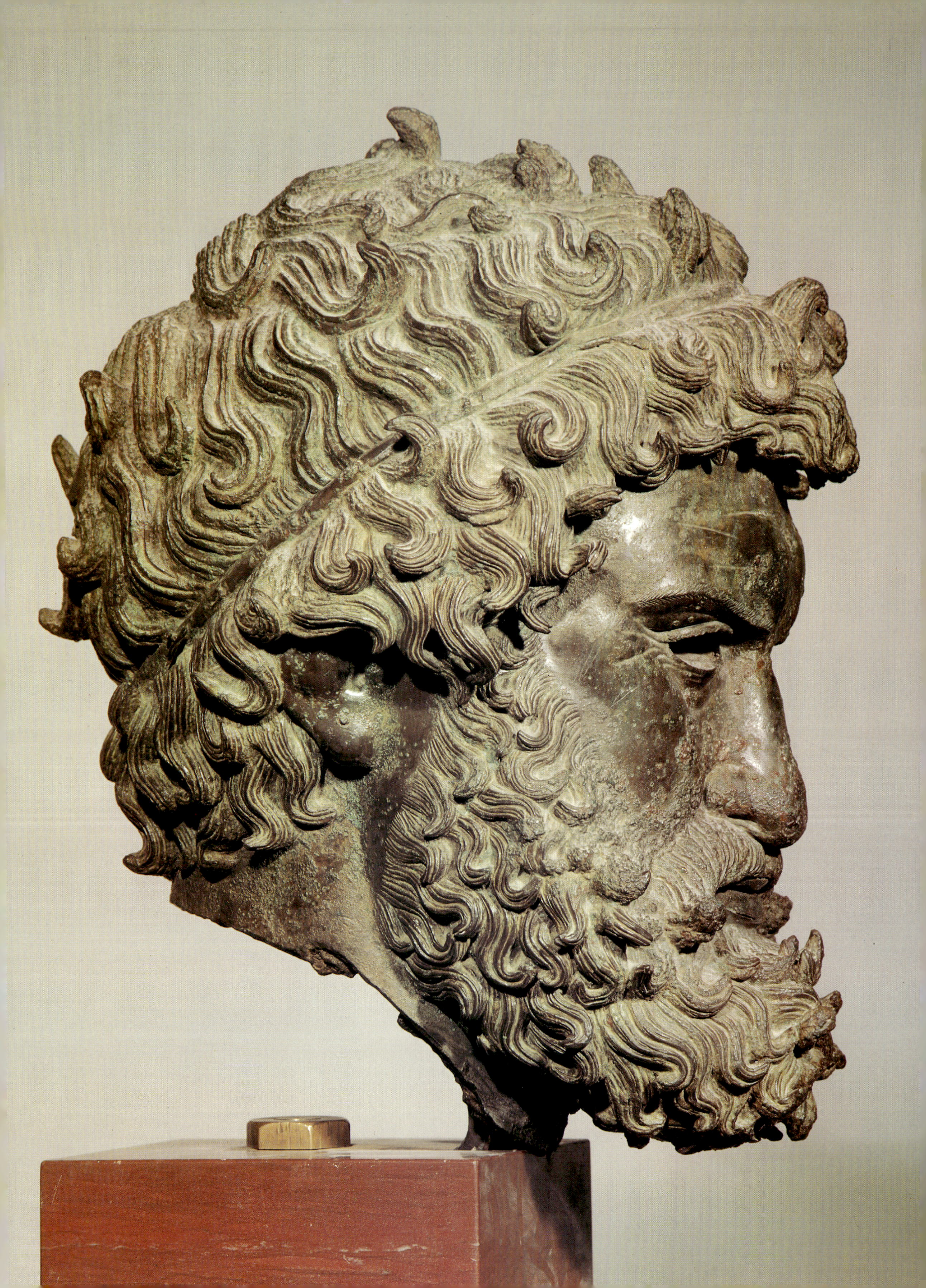

hat, um mit Winckelmanns Worten zu sprechen, eine »zweite Blüte« der klassischen Kunst, die Spätklassik, wie wir sie heute nennen, heraufgeführt. Gewiß weisen manche Züge dieser Kunst, besonders seit der Alexanderzeit, bedeutsam auf den Hellenismus voraus. Das fünfte Jahrhundert seinerseits kann seine Herkunft vom sechsten nicht verleugnen. Und doch schließen sich das fünfte und vierte Jahrhundert zu einem einheitlichen klassischen Zeitraum zusammen. Hier erblühten Knospen, die das hochklassische Jahrhundert hervorgetrieben hat, zu reicher Blüte. Die meisten Themen finden eine ununterbrochene Fortsetzung. Die Grabreliefs haben sich reich entfaltet; die in hochklassischer Zeit einsetzenden Urkundenreliefs, die zu Häupten von Vertragsurkunden aus Marmor angebracht wurden, werden durch das ganze vierte Jahrhundert fortgesetzt und bieten trotz – oder gerade wegen – ihrer oft bescheidenen, künstlerischen Qualität wichtige Anhaltspunkte für Datierungsfragen, weil sie durch die zugehörigen Inschrifttexte und die Nennung von Archontennamen oft aufs Jahr genau festgelegt sind. Die Errichtung neuer Tempel oder der Wiederaufbau zerstörter Heiligtümer stellte auch den spätklassischen Bildhauern die alte Aufgabe von Dreieckskompositionen für Giebelfelder, von Kultbildern und von Siegesanathemen in die großen Heiligtümer. Die Vasenmaler fanden neue Handelspartner in der Kyrenaika und vor allem im heutigen Südrußland. Die Monumentalmalerei nahm unter Meistern wie Nikias von Athen, Protogenes von Rhodos und dem Hofmaler Alexanders des Großen, Apelles, einen gewaltigen Aufschwung. Immer größere Verbreitung fand die Münzschneidekunst.

Das vierte Jahrhundert hat zuerst die Vorbildlichkeit der Hohen Klassik erkannt und anerkannt, die seither über Winckelmann und Goethe besonders im deutschen Schrifttum bis in unsere Tage – mit sehr verschiedenwertiger Begründung und geistiger Durchdringung – nachempfunden wird. Mit dieser Bewunderung für die Kunst der hochklassischen Zeit ist ein erster Klassizismus verknüpft; dem hohen Vorbild der Vorfahren wird nachgeahmt. Der Archaismus, den Alkamenes mit seiner Hekate und seinem Hermes Propylaios im Reichen Stil eingeleitet hat, findet im vierten Jahrhundert vor allem auf panathenäischen Amphoren eine Fortsetzung. Ein gewisser Romantizismus ist dem vierten Jahrhundert nicht abzustreiten. Die spätklassische Kunst verhält sich zum Stil des fünften Jahrhunderts wie das »Abendgold« (Buschor) des Reichen Stils zu den Werken der Hohen Klassik. Das vierte Jahrhundert ist das strahlende Abendrot der Kunst des vorausgehenden Jahrhunderts. Dieser Unterton schwingt in der Bezeichnung Spätklassik zweifellos zu Recht mit. Dennoch wäre es offensichtlich verfehlt, in der Kunst des vierten Jahrhunderts einen bloßen Nachhall der hohen Schöpfungen der hochklassischen Meister zu erblicken. Die besondere Leistung des neuen Zeitraums schafft sich auf allen Gebieten Geltung. Denn der Künstler gewinnt, wie das einzelne Individuum, eine Eigenständigkeit wie nie zuvor. Herrscherlich wie ihre königlichen Auftraggeber schalten und walten sie in ihrem Bereich. Sie befreien ihre Götter aus der stillen Ruhe der Hohen Klassik und entrücken sie gerade deshalb immer deutlicher aus dem selbstverständlichen Alltag in ein ideales, imaginäres Dasein. Das neue Zeitalter erfaßt sie nicht mehr allein als das, was sie sind oder waren, sondern als das Maß, in welchem sie auf die Menschen wirkten. Die spätklassische Kunst verhält sich zur klassischen des fünften Jahrhunderts wie der Traum zur wirklichen und wirkenden Gegenwart.

DIE BILDHAUER

Die neue Einschätzung des Künstlers und des schöpferischen Menschen hat den Grund zu neuartigen Lösungen der Porträtdarstellung gelegt. Gewiß stellten bereits archaische Grabstatuen bestimmte Persönlichkeiten dar. Das fünfte Jahrhundert hat hervorragende Gestalten wie Themistokles, den Sieger von Salamis, die spartanischen Feldherrn Leonidas und Pausanias und den attischen Staatsmann Perikles nach ihrem Tode durch Bildnisstatuen heroisiert. Doch richteten die Bildhauer ihr Augenmerk mehr auf das überindividuelle Allgemeine. Das vierte Jahrhundert entdeckte

XL Kopf eines Faustkämpfers. Wohl Bruchstück der Bronzestatue des Satyros aus Elis, der 335/334 in Oropos im Faustkampf siegte. Werk des Silanion. Höhe 28,0 cm. Um 335/330 v. Chr. – Athen, Nationalmuseum 6439

die Persönlichkeit in ihrer durch Geburt, Begabung und Umwelt bedingten einmaligen irdischen Erscheinung. Dem
225 ersten Jahrzehnt des vierten Jahrhunderts gehört das Grabrelief des Dexileos von Thorikos an, der im Jahre 394 als Zwanzigjähriger bei Korinth gefallen ist. Er ist als Reiter auf einem sich bäumenden Pferde über einen gestürzten Gegner hinwegsprengend dargestellt. Mit der hocherhobenen Rechten holt er zum Todesstoß aus. Gelassen scheint er sein Kriegswerk zu vollbringen, doch mischt sich das Bewußtsein des eigenen Untergangs in seine ruhigen Züge. Das
190/191 Bild erinnert noch an die Reiter des festlichen Panathenäenzuges am Parthenonfries. Die Betonung der schrägen Achsen, die das quadratische Bildfeld durchkreuzen, die Parallelität des Pferdeleibes und der rechten Flanke des Gefallenen verleihen aber dem Relief eine kühle, bewußte Schlichtheit, die weit über das Feuer des Schlachtfeldes hinausgehoben ist.

NAUKYDES

der Sohn Mothons, war aus Argos gebürtig. Plinius führt für ihn das Datum 396 an. Wir wissen nicht auf welches seiner Werke es sich bezogen hat. Er wird nämlich bereits in den letzten Jahrzehnten des fünften Jahrhunderts gearbeitet haben; denn von ihm stammte die Statue der Hebe, der Göttin der Jugendschönheit, aus Gold und Elfenbein, die neben dem Goldelfenbeinbild der thronenden Hera in Argos, das nach 423 Polyklet geschaffen hatte, stand. Argivische Münzen geben eine blasse Vorstellung von dieser Statue. Neben einer Reihe von Athletenstatuen hat Naukydes eine Hekate für Argos geschaffen. Aus Bronze war auch die Statue der lesbischen Dichterin Erinna. Den von Plinius ge-
226 nannten Diskobolen hat E. Visconti[1] in einer Jünglingsstatue der Sala della Biga im Vatikan bereits 1819 erkannt. Goethe hat die Statue im April 1788 gesehen. Sie wird in der Italienischen Reise als »der ruhig stehende Discobolus« genannt.
202 Dadurch wird auch der Gegensatz zum Diskuswerfer in voller Aktion des Myron bezeichnet. Ein Jüngling von kräftigen Körperformen, aber noch nicht ganz erwachsen, wie die Behandlung der Pubes zeigt, ist zum Wurfe angetreten. Beide Füße ruhen mit ganzer Sohle auf. Das linke Bein ist etwas zurück-, das rechte weit vorgestellt. Die angespannten Zehen suchen festen Halt am Boden, den der Athlet mit seinen Füßen abgetastet hat. In der gesenkten Linken ruht der Diskus. Der ruhige, etwas wiegende Stand der Figur kann nicht über die innere Erregung beim Antritt am Startplatz hinwegtäuschen. Das geneigte Haupt ist auf den begrenzten Bewegungsraum gerichtet. Alles an dem Knaben ist Vorbereitung zum Wurfe. In seiner gesammelten Miene spiegelt sich der Bewegungsablauf voraus, wie er sich im nächsten Augenblick abspielen soll. Der rechte Arm scheint unbewußt die festgelegten Schritte und Drehungen vorzuzeichnen und dem leichten Wippen der Hüfte zu entsprechen.

Viscontis Zuschreibung befürwortet eine Reihe von Kopien, welche das bronzene, stützenlose Vorbild als bedeutendes Werk ausweisen. Sie erfährt durch eine auch ihrerseits in mehreren Repliken überlieferte Hermesstatue Pitti-Landsdowne wesentliche Bestätigung, denn die beiden Werke verraten nicht nur allgemein die Nachfolge Polyklets, sondern stimmen so eng überein, daß man sie auf den gleichen Meister zurückführen muß. Für Naukydes ist neben dem antretenden Diskobolen ein Hermes ausdrücklich literarisch bezeugt. Der Athletenkopf Nelson in Boston wird auf eine weitere Statue des gleichen argivischen Meisters zurückgehen, wenn wir auch nicht entscheiden können, ob auf den Dolichosläufer Cheimon, den Ringer Baukis oder den Faustkämpfer Eukles aus dem berühmten rhodischen Geschlechte des Diagoras. Eine Inschrift der Akropolis von Athen stammt wohl vom ›immolans anrietem‹, den Pausanias (I 24. 2) als Phrixos erklärt.

DAIDALOS AUS SIKYON

Im ersten Jahrzehnt des vierten Jahrhunderts schuf der Sikyonier ein Tropaion, das die Eleer wegen ihres über die Lakedaimonier in der Altis um 400 erfochtenen Sieges in Olympia aufstellten. Nach 368 entstanden seine Statuen der Nike und des Heros Arkas für das vielfigurige Weihegeschenk der Tegeaten in Delphi. In Monogissa in Karien stand eine Artemis, in Nikomedia in Bithynien ein Zeus Stratios von seiner Hand. Ferner werden einige seiner Statuen siegreicher Athleten genannt. Einer der beiden für Daidalos überlieferten Schaber ist uns anscheinend in mehreren Mar-
227 morrepliken und einer in Ephesos gefundenen Bronzekopie römischer Zeit erhalten, die zum kostbaren Besitz des Kunsthistorischen Museums in Wien gehört. Die Figur war in zahllose Fragmente zerbrochen, die mit Hilfe besser er-

haltener marmorner Wiederholungen wieder zusammengesetzt werden konnten. Ein Jüngling von kräftigen, gedrungenen Formen steht auf dem rechten Bein, das linke Bein ist entlastet leicht abgespreizt, bloß der Fußballen berührt die Plinthe. In der rechten vor den Leib geführten Hand hielt er das gebogene Schabeisen. Mit dem Daumen der linken Hand fährt er der inneren Höhlung der Strigilis entlang, um den ölgetränkten Schmutz und Staub auszustreichen, den er sich eben vom Leibe geschabt hat. Ein ganz prosaischer Vorgang, wie er alltäglich in der Palästra zu beobachten war, liegt dem Werke zugrunde. Aber gerade durch die ungezierte Natürlichkeit seines athletischen Tuns wird die ganze Mühsal und Anstrengung des Wettkampfes, Hitze und Staub der Palästra, aber auch der Glanz des errungenen Sieges vergegenwärtigt, der den Jüngling erfüllt und der ihn über den Alltag hinaushebt. Der Schaber des Daidalos wird nach seiner Mitarbeit am Weihgeschenk der Tegeaten in Delphi um 360 oder sehr bald danach entstanden sein. Mit dem antretenden Diskobol des Naukydes verbindet ihn über mehrere Jahrzehnte hinweg die neue Sach- *226*
lichkeit des vierten Jahrhunderts, auf der ihr besonderer stimmungshafter Reiz beruht. Bei Naukydes sind es die Überlegungen vor dem Wettkampf, bei Daidalos schwingen die Gedanken und Gefühle des Sieges mit.

Zwischen diesen beiden Werken steht zeitlich der sogenannte Öleingießer Dresden 67-Florenz, der auf etwas älterer Stufe die gleiche Meisterhand erkennen läßt. Auf ihn darf man wegen seiner großen Ähnlichkeit mit dem Ephesischen Schaber den unbärtigen, mit einem Pinienkranz geschmückten Kopf in Dresden 132 beziehen, der wohl den jugendlichen Herakles darstellte.

Über den Ephesischen Schaber hinaus führt der im Meere bei Antikythera gefundene Jüngling, der in sorgfältiger *234*
Arbeit aus zahlreichen Bruchstücken neu zusammengesetzt wurde. Sein Standbein ist in steilem Schwung zur ausladenden linken Hüftpartie geführt. Das rechte Spielbein ist locker gespreizt und etwas zurückgesetzt; bloß die Fußspitze berührt den Boden. Mächtig erhebt sich der schwere, muskulöse Oberkörper über den langen schlanken Schenkeln. Der Kopf ist leicht zur Spielbeinseite gedreht; das sperrige Ausgreifen des rechten, seitlich vorgestreckten und erhobenen Arms, der einen kugeligen Gegenstand gehalten zu haben scheint, unterstreicht die offene Komposition. Ein peloponnesischer Bildhauer mag im Jahrzehnt nach der Mitte des vierten Jahrhunderts diese bronzene Athletenstatue geschaffen haben. Seinen Namen kennen wir nicht, aber seine stilistische Nähe zum angelehnten Jüngling der Stele *248*
vom Ilissos, dem sog. Herakles Lansdowne und dem Jünglingskopf von Tegea im Athener Nationalmuseum 180 scheint auf einen dorischen Mitarbeiter des Skopas an den Giebelskulpturen des Tempels der Athena Alea in Tegea hinzuweisen.

TIMOTHEOS

stammte möglicherweise aus der nordöstlichen Peloponnes, vielleicht aus Epidauros; denn in den auf die Errichtung des Asklepieions bezüglichen Inschriften wird er ohne Herkunftsangabe genannt. Der Tempel des Asklepios wurde im ersten Viertel des vierten Jahrhunderts von Theodotos in einer Bauzeit von nicht ganz fünf Jahren errichtet. Timotheos lieferte die Entwurfsskizzen für die Giebel vielleicht aus Ton oder Wachs und erhielt dafür ein Honorar von 900 Drachmen. Die Ausführung lag in den Händen von drei oder vier leitenden Bildhauern, denen nahezu ein halbes Hundert Steinmetzen zur Seite standen. Der Baumeister Theodotos behielt sich die Akrotere des Westgiebels vor, während Timotheos die des Ostgiebels eigenhändig ausgeführt hat. Das zauberhafte Bruchstück einer Nike im Athener National- *228 oben*
museum 162 erweist seine überragende Qualität als Werk des entwerfenden Giebelmeisters. Ein ganz junges Mädchen, dessen Brüste erst zu sprießen beginnen, ist mit riesigen Schwingen ausgestattet. Es war offenbar als wirklich schwebende Göttin, wie ein Vogel frei in den Lüften, dargestellt. Der rechte Flügel ist als Folie zum zarten Mädchenleib von der rechten Schulter ausgehend breit sichtbar ausgespannt. Der linke Flügel ist steil aufgerichtet, dem Winde begegnend. Die rechte Hand war hocherhoben und suchte anscheinend das Himation, das sich im Flügel verfangen hatte, zu lösen. Dieses eigenhändige Werk verrät noch in seiner Zerstörung, daß Timotheos ganz im Reichen Stile wurzelt und der ionischen Kunst bedeutende Anregungen verdankt. Es zeigt aber zugleich, wie sehr er zu neuen eigenständigen Schöpfungen vorgedrungen ist. Die Nike des Paionios schildert die Wirkung des Fluges, Timotheos spürt seinen Ur- *220*
sachen nach. Er hat die Vögel beim Fluge beobachtet, wie sie durch verschiedenes Stellen der Schwingen die Richtung

gegen treibende Winde bestimmen oder im Fluge innehalten und am gleichen Ort verharren. Vor allem aber stellte Timotheos fest, wie groß im Verhältnis zum Leibe der Vögel ihre Flügel sind.

Im Westgiebel von Epidauros war die troische Amazonomachie dargestellt, im Ostgiebel die Iliupersis, die eben
Abb. 194 B. Schlörb[2] nach eingehender Untersuchung der Fragmente wiederherzustellen unternommen hat. Ihren Rekonstruktionsvorschlag geben wir in einer von Immo Beyer angeregten und gezeichneten modifizierten Fassung wieder, welche die erschlossenen Figuren und Figurengruppen dem Gesetze der Giebelschräge folgend im Bildfelde anordnet. Leicht aus der Mitte nach rechts verschoben, erscheint eine heftig gegeneinander verstrebte Kampfgruppe von Neoptolemos und Priamos. Von links heraneilend hat der unbärtige Grieche den betagten Fürsten mit der weit ausgestreckten Linken am Haarschopfe gepackt und sucht dem sich auf Leben und Tod Wehrenden seinen Dolch in die Seite zu stoßen. Hinter Priamos folgte in der rechten Giebelhälfte eine weibliche Gestalt, vielleicht Hekabe, die neben ihrem Gatten gestanden hatte und nun einem ihrer getroffenen, wankenden Söhne zu Hilfe eilt, ihn um den Leib faßt, um ihn am Umsinken zu hindern. Die folgende, kauernde, weibliche Gestalt ist vielleicht Andromache, der ein Grieche ihren kleinen Sohn entrissen hat. In den Giebelzwickeln liegen getötete Troianer. Eine stark vorgeneigte, aus der linken Giebelecke herausbewegte Jünglingsfigur trachtet, den eben anlegenden Bogenschützen von seinem tödlichen Werke abzuhalten. Unmittelbar auf die Mittelgruppe folgte in der linken Giebelhälfte Kassandra, die kniend und schutzsuchend mit der Rechten ein Götterbild umklammert, die Linke in großer Gebärde erhebt. Ajas tritt, ungerührt, von hinten auf die Schutzflehende und scheint sie gewaltsam vom rettenden Horte wegzureißen[3]. Von dem reich differenzierten Mienenspiel, das Schrecken, Furcht, Entsetzen, Erobererlust und Grausamkeit in einer Reihe festverklammerter Gruppen zu einem eindrucksvollen Gesamtbilde vom Untergang der Feste Troja vereinigte, vermögen freilich die geschundenen Köpfe nur noch eine ferne Ahnung zu vermitteln. Kein älteres Bild des gleichen Themas hat das Leid der Frauen und Mütter in so reicher Folge und Unmittelbarkeit gestaltet, wie des Timotheos Entwurf für den Ostgiebel von Epidauros.

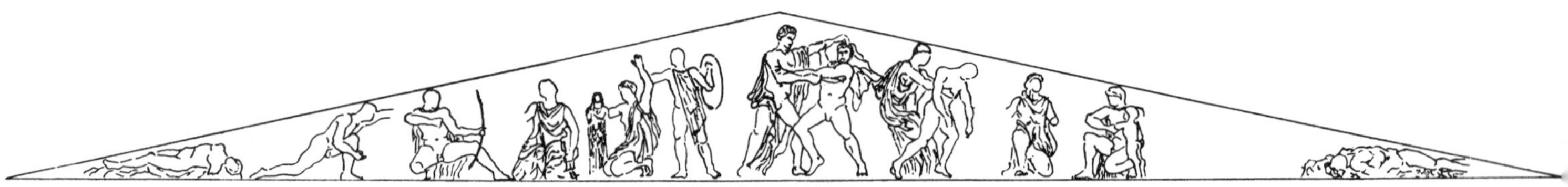

194 Epidauros, Asklepios-Tempel. Ostgiebel. Iliupersis. Nach der Rekonstruktion von B. Schlörb 1965

Von seiner Hand stammt zweifellos auch eine im gleichen Heiligtum gefundene originale Marmorstatue einer vor-
229 geneigten weiblichen Göttin, an deren Deutung auf Hygieia man wohl zu Unrecht gezweifelt hat. Den linken Fuß hat sie auf einen Baumstrunk aufgestützt. Auf ihrer linken Seite windet sich eine Schlange, die sich zu ihrem linken Knie emporgebäumt haben wird (Puntello[4]). Die Göttin nährte vielleicht aus einer Schale in den vorgestreckten Händen das heilige chtonische Tier. Bei dieser nicht mit völliger Sicherheit zu erschließenden Handlung hat sich der Chiton von der linken Schulter gelöst, ihre ganze linke Flanke erscheint nackt. Der Mantel umhüllt den jugendlich spröden Körper mit großen Faltenzügen, die von der linken Schulter über den Rücken zum linken Knie geführt sind. Die Seitenansicht
221 fordert den Vergleich mit der sandalenlösenden Nike der um drei Jahrzehnte älteren Nikebalustrade geradezu heraus. Während auf dem älteren Werke Gewand und Leib eine harmonische Einheit bilden, hat der schwere Mantel der Hygieia eine selbständigere Aufgabe übernommen. Eine steil von der rechten Schulter fallende Mantelbahn schließt die rechte Körperhälfte fast schroff von der Umgebung ab. Wie ein Wasserfall strömt das andere Stoffende über das linke Knie zwischen den bewegten Beinen herab. Das freie Wellenspiel, das die Sandalenlöserin umwogt, ist gleichsam zu festen, undurchsichtigen Eismassen gefroren. Die gegensätzliche Wechselwirkung von Verhüllung und Enthüllung verleihen dem gespannten herben Mädchenleib gesteigerte Reize. Die Hygieia ist unverkennbar eine größere Schwester der Nike vom Firstakroter des Ostgiebels von Epidauros.

230 Die reifste Entfaltung seiner Kunst erreichte Timotheos mit seiner Leda, die in rund zwanzig Wiederholungen überliefert ist. Die beste Kopie ist anerkanntermaßen die kapitolinische. Nicht jenes pikante, erotische Spiel, das die Künstler der Renaissance immer erneut anzog, ist hier dargestellt, sondern die List und das Werben des Zeus um die

Jungfrau Leda. Der Gott verwandelte sich in einen Schwan. Sein Adler verfolgte den weißen Wasservogel, denn allein durch dieses vorberechnete Spiel konnte der verwandelte Zeus Ledas Beachtung finden. Der Adler war freilich nicht plastisch dargestellt, aber die Heroine wendet ängstlich den Kopf empor, in der hocherhobenen Linken hält sie den Mantel, der sich segelähnlich bläht und der das angeblich schutzsuchende Tier den Blicken des Raubvogels entziehen soll. Der Schwan schmiegt sich in den Schoß der Leda, die ihn mit der Rechten festhält. Die List des Zeus ist geglückt. Wir kennen ältere Darstellungen dieses Themas, doch ist keine von so naivem Pathos und solch verhaltenem Stimmungszauber erfüllt. Timotheos ist ein unvergleichlicher Meister in der Charakterisierung der Frauen und vor allem der erblühenden, weiblichen Jugend. Er liebt das Spiel ihrer anmutigen Bewegungen und das Seelenspiel in den Mienen dieser leicht erregbaren Wesen. Auch darin ist er ein echter Sohn des Reichen Stiles. In ganz neuer Weise jedoch ist alldurchwaltete Natur und Atmosphäre in seine räumlich entfalteten Figuren und Gruppen eingegangen. Das so schlichte Tun der Leda ist von symbolistischem Tiefsinn erfüllt. Sie wähnt ein hilfloses Tier zu schützen, doch ist sie selbst von Gefahren bedroht, die sie rings umgeben, nicht so sehr vom königlichen Adler des Zeus, den sie abwehrt, als vom sanften Schwan, den sie noch nicht erkennt. Frühlingshafte Verheißung umgibt die Mädchengestalten des Timotheos, die Praxiteles zur Reife des spätklassischen Jahrhunderts führen sollte.

PRAXITELES

stammte aus Athen. Sein Vater war der Bildhauer Kephisodot, dessen Eirene uns in gesicherten Wiederholungen überliefert ist. *231* Sie wurde wohl am Beginn des zweiten Jahrhundertviertels auf der Agora von Athen aufgestellt. Die Verkörperung des Friedens erscheint als mütterliche Gestalt in schwerem Peplos mit Überfall. Die Rechte stützte sich auf ein Zepter, in der Linken hält sie das Plutos-Knäblein, die Verkörperung des Reichtums. Liebevoll neigt sie ihm ihr Haupt zu und geht auf sein kindliches Begehren ein. Bei aller menschlicher Nähe strahlt die Gruppe eine hohe Würde aus, die durch ihre matronale Erscheinung und die vollen Akkorde der Gewänder unterstrichen wird. Der Reiche Stil ist vollends überwunden, eine neue Festigkeit und ein feierlicher Ernst beseelt die erste Madonna der abendländischen Kunst und ihre sacra conversazione. Kephisodot strebte in seiner Verkörperung des Friedens nach der klassischen Hoheit olympischer Göttinnen, wie sie die großen Meister des vergangenen Jahrhunderts gestaltet hatten. Doch haftet seinem Werk keine Spur von Gedankenblässe an. Es weist bedeutsam auf den Hermes des Praxiteles voraus.

Ungefähr gleichzeitig mit der Eirene des Vaters entstand der einschenkende Satyr, das älteste Werk des gefeierten *232 links* Praxiteles, von dem uns Kopien überliefert sind. Alle tierischen Züge treten zurück. Als schöner Knabe erscheint er in der ganzen Anmut seines Alters und seines versunkenen Tuns. Die Linke hielt eine Schale, in die er aus einem Kännchen in der hocherhobenen Rechten den Wein eingießt. Man muß diese idyllische Schöpfung neben den wenig jüngeren Athleten des Doriers Daidalos in Dresden stellen, um seine attische, gelöster schwingende Rhythmisierung, den freieren Bogenschwung des erhobenen Armes, von dem ausgehend ein imaginärer Weinstrahl in die Schale springt, zu verstehen. Man muß das zarte Ineinandergleiten seiner Körperformen mit dem festen Abgrenzen der Muskelpartien beim dorischen Meister vergleichen, um den lieblicheren Schmelz des attischen Mellepheben würdigen zu können.

Jünger ist der sog. Eidechsentöter des Praxiteles in seinem freieren Stand, dem geschmeidiger durchgebogenen Leib und den weiter ausholenden Bewegungen der Arme. Apollon ist als Knabe dargestellt, der sich an einen Baum und sein Opfer herangepirscht hat. Mit dem linken Arm versperrt er der am Stamm emporkletternden Eidechse den Weg, in der Rechten hält er einen Pfeil und paßt auf den günstigsten Augenblick, das Tier aufzuspießen. Dieser Knabe des Praxiteles hat alle feierliche Würde abgelegt, die den Apollon Parnopios des Pheidias auf der Akropolis erfüllte. »Wir werden mit einem Schauer des Entzückens gewahr, daß wir den Gott, ohne daß er uns bemerkt, in der glücklichen Stille seines seligen Daseins belauschen. War Erhabenheit das Wesen der Götterbilder frühklassischen Stiles, so hat Praxiteles der Seligkeit oder göttlichen Existenz Gestalt verliehen« (Rodenwaldt)[5].

Ein einziges Werk des Praxiteles ist uns im Original erhalten, der um die Jahrhundertmitte entstandene Hermes von *233* Olympia. Mögen auch römische Überarbeitungen und Reinigungsprozeduren der Neuzeit seine ursprüngliche Epidermis beeinträchtigt haben, so vermittelt uns dieses Werk doch noch immer eine unmittelbare Anschauung von der marmoris gloria, der unübertrefflichen Vollendung praxitelischer Marmorkunst. Der Götterbote Hermes hält das neugeborene Dionysosknäblein auf seinem linken Arm. Auf dem Wege zu den Nymphen von Nysa, die den neugeborenen Gott aufziehen sollen, hält er einen Augenblick ein und ergötzt sich und den kleinen Halbbruder mit einem köstlichen Spiel. In der hocherhobenen rechten Hand hält der Gott der Diebe, Hermes, dem Gott des Weines eine Traube hin, die er eben von einer Rebe gepflückt und nach der das Dionysosknäblein mit patschigen Händchen zu greifen sucht. In diesem trätzelnden Spiel gipfelt die in aufwärtsschwingenden Bogenbewegungen aufgebaute Komposition, die den Betrachter in ein unbeschwertes Götterland entrückt. Traum und Wirklichkeit sind in diesem Werke eins.

232 rechts Eine der berühmtesten Statuen des Altertums war die Aphrodite, die Praxiteles auf der Höhe seines Ruhmes für die Stadt Knidos geschaffen hat. Die Knidier setzten das Werk auf ihre Münzen; es konnte so mit Sicherheit innerhalb des überlieferten Kopienvorrates ermittelt werden. Die große Beliebtheit dieser Figur hat in römischer Zeit zu einem schwunghaften Handel mit ihren Wiedergaben geführt, wobei die Qualität mit der Quantität nicht Schritt halten konnte. Keine einzige Kopie vermittelt uns eine getreue Vorstellung des verlorenen Marmorwerkes. Am besten hält man sich daher an eine Wiederherstellung in Gips, die aus dem vatikanischen Körper und dem Kaufmann'schen Kopfe[6] gewonnen wurde. In völliger Nacktheit erscheint die Göttin ganz unbefangen und ungeziert in ihrer ganzen wunderbaren leiblichen Schönheit. In einer Hydria steht das Wasser zu ihrem Bade bereit. Aus der linken Hand gleitet die letzte Hülle ihres Gewandes darauf nieder. Aphrodite glaubt sich allein und unbeobachtet und staunte nachträglich selber, daß Praxiteles sie in ihrem göttlichen eigensten Bereich so gegenwärtig sichtbar machen konnte:

Über die Meere hinweg kam Paphia einstens nach Knidos,
denn ihr eigenes Bild wollte Kythere sehn.
Als sie rings es betrachtet im allseits offenen Raume,
rief sie verwundert: »Ei, wo sah mich Praxiteles nackt?«
(Anth. Gr. 16.160)

Die älteren Bildhauer hatten Aphrodite stets in ihren kostbaren Gewändern dargestellt. Die bald nach der Mitte des fünften Jahrhunderts geschaffene Aphrodite des Kalamis verhüllte selbst ihr Haupt und entblößte kaum die Knöchel. Praxiteles offenbarte das Wesen der Liebesgöttin zum ersten Mal in der Großplastik an ihrem eigenen unverhüllten Leib. Sie ist eine reife junge Frau, nicht mehr ein erwachendes Mädchen wie die Gestalten des Timotheos. Ihre Brüste sind voll entwickelt, die Hüften ausladend, die Schenkel weiblich gerundet, Knie und Knöchel feingliedrig gebildet, die Unterschenkel schlank. Alles an dieser Gestalt verkündet die Liebe und verbannt zugleich mit ihrem edlen beseelten Haupte jeden leisesten Anflug von Lüsternheit. »Niemals ist das Sinnenleben so geadelt worden wie in diesem Leibe« (Bulle[7]).

Die stille Poesie und Verträumtheit des einschenkenden Satyrs, des Eidechsentöters und des Hermes von Olympia
235, XXXIX hat gegen Ende des dritten Jahrhundertviertels noch einmal der sogenannte Jüngling von Marathon aufgenommen. Die fast lebensgroße Statue, zweifellos ein Bronzeoriginal, wurde von Fischern im Meere bei Marathon gefunden. Was der Knabe in dem abgeflachten Teller der linken Hand hielt, hat sich nicht mit Sicherheit ermitteln lassen. War es eine Schale, in die er aus einem Rhyton, einem Spendegefäß in Tierkopfform, einen Weiheguß strömen ließ? War es ein Kästchen, aus dem er eine Binde gezogen hat? Oder war in dem Knaben vielleicht Hermes selbst dargestellt, der eine Schildkröte hielt, die er in kindlichem Spiele mit einer Schnur an einem Bein gefesselt hatte wie ein Junge auf einem großgriechischen Vasenbilde? Blitzte gar bei diesem idyllischen Spiele der Gedanke in ihm auf, den Panzer der Schildkröte als Klangkörper für Musikinstrumente zu verwenden? War der Hermesknabe als Erfinder der Leier dargestellt? Wie dem auch sei, in aller Deutlichkeit bekundet der unbekannte Meister seine Nachfolge praxitelischen Geistes und dessen Formensprache. Doch geht er nicht allein in der freien Durchdringung des Raumes mit den locker ausgespannten Armen, sondern auch in der biegsamen Rundung des Leibes und der Zartheit der ineinanderfließenden Körperformen entschieden über die Marmorkunst des großen Praxiteles selbst hinaus. Er ist offenbar auch von zeitgenössischen Werken des Leochares mitbestimmt.

Eine verwandte Stellung zwischen dem Werke des Praxiteles und Leochares nimmt die sitzende Göttin aus Knidos
236 im British Museum ein, zweifellos ein Originalwerk aus Marmor des ersten Jahrzehnts nach der Jahrhundertmitte. Die

matronale Gestalt ist eng in ihre Gewänder gehüllt, die in straffen Faltenbahnen den Leib umspannen. Ein heraufgezogenes Mantelende bedeckt ihr Haupt zum Zeichen der Trauer. Ihr Blick gleitet in unnennbare Ferne. Wahrscheinlich ist Demeter dargestellt, die um ihre entschwundene Tochter Persephone trauert.

LEOCHARES

war wie Praxiteles Athener. In Athen standen auch mehrere Werke seiner Hand. Plinius nennt ihn als Bildhauer der beginnenden sechziger Jahre (372–369). Im 13. platonischen Briefe wird er um 365 als Jüngling bezeichnet, vor 356 muß seine Porträtstatue des Isokrates entstanden sein. In seinen Jugendjahren scheint er den Wandel vom ausklingenden Reichen zum Schlichten Stil des zweiten Jahrhundertviertels miterlebt zu haben. Den gleichen Jahren wie die Leda des *230* Timotheos wird der Ganymed aus Bronze des Leochares angehört haben.

Der Lieblingsknabe des Zeus erscheint hier nicht mehr wie auf Vasen des frühen fünften Jahrhunderts in kindlichem Spiel von Zeus verfolgt, er wird nicht mehr von Zeus selbst davongetragen wie in der Terrakottagruppe von Olympia. Der Himmelsherr hat seinen heiligen Adler ausgesandt, daß er den schönen Knaben zum Olymp entführe, wo er als Mundschenk der Götter walten soll. Plinius, dem wir die Nachricht über den Ganymed des Leochares verdanken, bemerkt ausdrücklich, daß der Adler gespürt habe, wen er in dem Knaben entführe und wem er ihn zu bringen habe. Um ihn nicht mit seinen Krallen zu verletzen, hätte er den zarten Leib durch sein Gewand hindurch umklammert. Die Ganymedgruppe des Leochares hat man in einer kläglichen, modern stark ergänzten, römischen Kopie erkannt, die als dekorativer Schmuck eines Tischfußes diente. Eine unmittelbarere Vorstellung vermittelt das Bronzerelief eines *228 unten* Klappspiegels in Berlin, das offensichtlich unter dem bestimmenden Eindruck der Schöpfung des Leochares in den sechziger Jahren entstanden ist. Vorsichtig faßt der königliche Vogel den Knaben durch sein im Winde flatterndes Gewand und entschwebt mit ihm in die luftigen Höhen des Olymps. Hingegeben schmiegt sich Ganymed an ihn, umschlingt ihn mit seinen Armen und senkt voller Staunen ob des wunderbaren Fluges den Kopf in den Nacken. Die beseligte Entrückung, die Leochares in der Ganymedgruppe verwirklicht hat, vertritt den Geist des spätklassischen Jahrhunderts in bedeutender Weise. Denn selbst die Götter erscheinen nicht mehr in der fraglosen Natürlichkeit, mit der sie sich am Parthenonfries versammelt haben, sie offenbaren sich in numinösen Wesen – Adler und Schwan – oder in ihrer eigenen verklärten, übernatürlichen, wunderbaren Erscheinung. Das vierte Jahrhundert ist von dem Wunsche nach Erhebung und Glück zutiefst erfüllt. Praxiteles und Leochares haben die »selig lebenden Götter« (Rodenwaldt[8]), die theoi rheia zoontes, wie Homer sie nannte, neu entdeckt und über die Welt der Sterblichen hinausgehoben.

Die schwebende Leichtigkeit und den gleitenden Bewegungsschwung hat Leochares im Apollon vom Belvedere zur *237* letzten Höhe gesteigert. Leichtfüßig schreitet der jünglingshafte Gott auf langen, schlanken Beinen einher. Wie ein rauschender Pfeil scheint er links am Betrachter vorbeizuschnellen. Aber der weitausgestreckte, bogenhaltende, linke Arm mit der hängenden Draperie des Gewandes und das ruckhaft nach links herumgeworfene Haupt hemmen die Bewegung und steigern die zeitlose Ewigkeit seines augenblickshaften Erscheinens. Winckelmann hat in hymnischen Worten das verlorene Werk des Leochares gefeiert, das er durch die spiegelglatte, römische Marmorkopie hindurch als bedeutende Schöpfung erkannt hat. Einen dem Vorbild gemäßeren Eindruck vermittelt die Steinhäusersche Kopfwiederholung in Basel trotz ihrer skizzenhaften Umsetzung in den Marmorstil neronischer Zeit. Da sich der zugehörige Leib nicht ermitteln ließ, müßte man wenigstens in einem – bronzierten – Gipsabguß die Basler Kopfkopie mit dem Leib der vatikanischen Statue verbinden. Doch selbst dann bliebe es uns nicht erspart, unsere Anschauung originaler Werke – wie der Friesreliefs vom Mausoleum in Halikarnass – zu Hilfe zu rufen, um uns das untergegangene Bronzeoriginal vor unserem inneren Auge zu vergegenwärtigen.

Der Apollon des Leochares stand ursprünglich vor dem Tempel des Apollon Patroos auf dem Markte von Athen neben einer Apollonstatue des Kalamis. Im Gegensatze zum Werke des hochklassischen Jahrhunderts »wird hier nicht mehr das Sein des Gottes, die ruhende, doch zu jeder Tat bereite Gestalt, sondern die Epiphanie (gesehen). Der Schauer und die Erregung, welche die Menschen bei seinem Erscheinen empfinden, umwittert ihn als Atmosphäre« (Pfeiff[9]).

ein gebürtiger Parier, war ein unbändiges Temperament, leicht entflammt und feurig, kein Schöngeist, sondern ein von kraftvoller, männlicher Zartheit erfüllter Genius, ein kongenialer Nachfahre des leidenschaftlichen Dichters Archilochos. Skopas war Rivale des Praxiteles in der Kunst der Marmorbehandlung. Horaz nennt ihn den vorzüglichsten Meister in diesem Material. Wann er zu arbeiten begonnen hat, bleibt im Dunkeln, solange die zahlreichen Götterbilder, zwei Apollonstatuen, Leto, Artemis, Asklepios, Athena, Hestia, Dionysos und seine Aphroditen nicht mit Sicherheit ermittelt sind. Da er um die Mitte des vierten Jahrhunderts nach Halikarnass berufen wurde, mußte er schon eine gewisse Berühmtheit erlangt haben. Man wird deshalb schon im zweiten Jahrhundertviertel Ausschau nach seinen
238 Werken halten müssen. Die Ostfriesplatten des Mausoleums spiegeln zweifellos den Entwurf des Skopas. Vor allem glaubt man in der zurückweichenden Amazone mit dem aufgeschlitzten Chiton den Atem des Pariers zu spüren. In kühnen Drehungen und Bewegungen erscheint ihr jugendlicher Leib fast nackt vor der Schale des kurzen Gewandes, das sich im Hintergrund um ihre Hüfte und Schenkel wölbt. In den hocherhobenen Armen schwang sie eine Waffe gegen den nackten, behelmten Griechen, der in bedrohliche Nähe an sie herangerückt ist.

Nun scheinen aber die Entwürfe der Mausoleumsfriese ebensowenig wie am hochklassischen Parthenon bis in jede Einzelheit festgelegt gewesen zu sein. Ein großer Stab von Mitarbeitern hat die Entwürfe der führenden Meister ausgeführt. Das Grabmal des karischen Landesfürsten, das alsbald als Weltwunder galt, machte Halikarnass zu einem künstlerischen Zentrum. Hier trafen die verschiedensten Temperamente aufeinander. In lebendiger Wirkung und Gegenwirkung hat sich ein echter Mausoleumsstil herausgebildet, der trotz aller Unterschiede der einzelnen, ja mitunter innerhalb derselben Platten die Grenzen zwischen den Beiträgen der berühmten Meister verwischt. Nach Plinius hat Skopas im Osten, Bryaxis im Norden, Timotheos im Süden und Leochares im Westen am Reliefschmuck gearbeitet. Der Befund der erhaltenen Platten scheint auf eine kompliziertere Arbeitsweise hinzudeuten, die eine allzu schematische Aufteilung der Werkstatt- und Gesellenarbeiten fraglich erscheinen läßt. Es ist deshalb nicht ratsam, von diesem Sammelbecken der Mausoleumsfriese auszugehen, um die Art und Persönlichkeit der vier berühmten Meister zu unmittelbarer Anschauung zu führen.

Vielmehr empfiehlt es sich, den persönlichen Stil der vier Bildhauer in ihren großplastischen Einzelfiguren zu ermitteln und erst nachträglich ihren Anteil an den Mausoleumsfriesen aufzusuchen. Für Skopas bietet sich vornehmlich
239 die rasende Bacchantin an, die in mehreren Epigrammen gefeiert und von Callistratus ausführlich beschrieben worden ist. Alle rühmen die ekstatische Raserei, von der die Statue gleichsam durchglüht war; ja der Künstler hätte die Mänade in größere Erregung versetzt als selbst Bakchos. Die – etwas rhetorisch schwülstige – Beschreibung des Callistratus erlaubte, die von ihm verherrlichte Schöpfung des Skopas in einer römischen Marmorkopie in Dresden 133 zu erkennen: »... alle Zeichen, welche eine von Raserei gestachelte Seele an sich tragen kann, alle diese ließ die Kunst durch eine unaussprechliche Verschmelzung durchblicken. Das Haupthaar war gelöst, dem West zum Spiele, und zu blühendem Haarwuchse zerlegte sich allmählich der Stein. Was aber am meisten alle Voraussetzung übertraf, war, daß der Stein trotz seiner Härte sich der Feinheit des Haares fügte, und der Bewegung der Locken treu folgte und, wenn gleich des lebendigen Wesens bar, doch Lebendigkeit besaß. Man hätte behaupten mögen, daß die Kunst sogar noch eine Steigerung versucht habe; so unglaublich war, was man sah, und doch sah man, was sonst unglaublich gewesen wäre. Aber auch die Hände zeigte uns das Bild in Tätigkeit: zwar schwang es nicht den bakchischen Thyrsos, aber es trug ein Opfertier, als wollte es laut aufjauchzen, als Symbol einer bitteren Raserei. Es war das Gebilde einer Ziege, bläßlich von Farbe. Denn auch die Gestalt des Todes suchte der Stein anzunehmen; und eines und desselben Stoffes bediente sich die Kunst zur Darstellung des Entgegengesetzten, des Lebens und des Todes, indem sie ihn einerseits belebt hinstellte und wie voll Verlangen nach dem Kithaeron, andererseits von bakchischer Wut getötet und im Hinwelken der Lebensblüte. Skopas also, indem er auch unbelebte Dinge in Bilder verarbeitete, war ein Schöpfer der Wahrheit und drückte in den Körpern die Wunder der Materie aus ...« (Übers. H. Brunn[10]).

Daß sich diese Beschreibung des römischen Autors auf die Dresdner Statue bezieht, befürwortet nicht allein die heftig bewegte Amazone mit der entblößten linken Flanke von der Mausoleumsplatte 1015, sondern vor allem der Vergleich mit den Fragmenten der Giebelskulpturen des Tempels der Athena Alea von Tegea. Skopas hat nicht allein den im

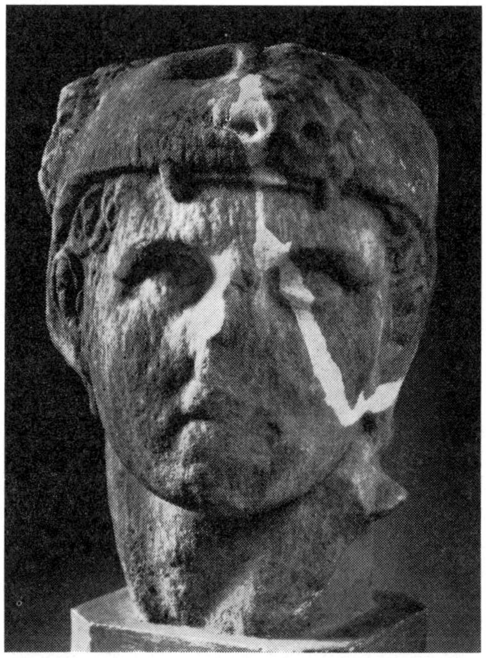

195 Skopas. Kopf des Herakles im Mittelteil des Westgiebels des Tempels der Athena Alea in Tegea. Athen, Nationalmuseum 180

Jahre 395 abgebrannten Tempel der Athena Alea in Tegea im Laufe des vierten Jahrhunderts neu gebaut, sondern offenbar auch die Giebelkompositionen entworfen. Die Ausführung hingegen war verschiedenen Meistern anvertraut. Aber selbst die peloponnesischen Mitarbeiter haben etwas von dem Feuergeist des Pariers aufgenommen und sich anverwandelt. Auf Skopas selbst darf man den aus zwei Teilen zusammengesetzten Kopf des Herakles mit dem Löwenfell zurückführen, der anscheinend zur Mittelgruppe gehörte.

Im Westgiebel war der Kampf des Achilleus gegen Telephos in der Kaïkos-Ebene dargestellt. *Abb. 196* Die Griechen waren auf dem Wege zur Feste des Priamos nach Mysien gelangt und hatten eine irrtümlich für Troja gehaltene Stadt zerstört. Da eilte der Landesfürst Telephos herbei und tötete den Sohn des Polyneikes. Auf der Griechenseite wurde auch Patroklos verwundet. Unter Achills Führung wurde dann aber Telephos mit seinem Heer zurückgetrieben. Dionysos selbst hemmte seine Flucht, indem er plötzlich einen Rebstock hervorsprießen ließ, daß er strauchelte und Achill ihn mit seiner Lanze am Schenkel verwunden konnte. Dieses göttliche Eingreifen scheint die Mittelgruppe des Westgiebels dargestellt zu haben. Der behelmte Kriegerkopf im Athener *Abb. 195* Nationalmuseum Nr. 180 gehörte wahrscheinlich zum verfolgenden Achill, denn nach seiner Größe und der Abplattung der Schädelkalotte muß er in unmittelbarer Nähe der rechten Westgiebelhälfte seinen Platz gehabt haben. Die Giebelmitte nahm der strauchelnde Telephos ein. Man darf ihn vielleicht in der Haltung des Jünglings Alba[11] ergänzen, dessen Herkunft aus dem Skulpturenschmuck des Tempels der Athena Alea von Tegea bereits H. Bulle[12], aus rein stilistischen Gründen, vermutet hat. In nächster Nähe der Mitte des Giebels muß in der linken Hälfte Herakles gefolgt sein, der erschreckt, ob des Wunders des so plötzlich emporschießenden Rebstockes, zurückprallt, die Waffen senkt und dadurch das Schlimmste verhindert. Denn schlüge sich Herakles auf die Seite Achills, so unternähme er nichts Geringeres als seinen eigenen Sohn umzubringen. Als Herakles nämlich in Tegea weilte, soll Auge, die Tochter des arkadischen Königs Aleos, von ihm ein Kind empfangen haben. Aleos aber schickte seinen Enkel und dessen Mutter in einer Truhe aufs Meer. Doch landeten beide in Teuthranien, wo sie freundlich aufgenommen wurden. Telephos wurde Thronerbe des Teuthras und nach dessen Tode selbst König. Er heißt deshalb zuweilen auch der Mysier.

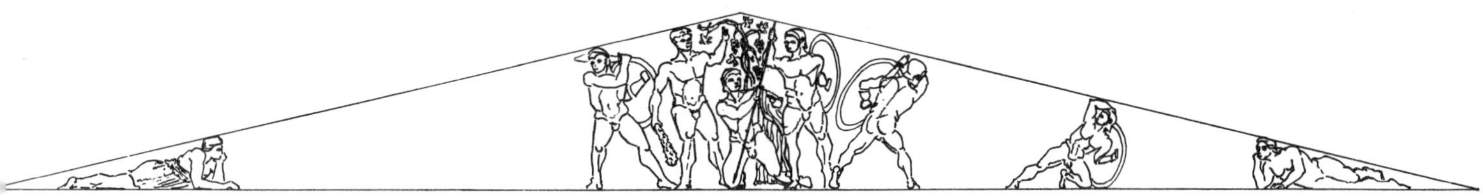

196 Tempel der Athena Alea in Tegea. Westgiebel. Kampf des Achilleus gegen Telephos in der Kaïkos-Ebene. Rekonstruktion

Vielleicht deutete die unmittelbare Nähe des Herakles auf eine Wiedererkennung seines in Arkadien gezeugten Sohnes Telephos hin. Die Angriffsrichtung des Achill von der rechten Seite her weist daraufhin, daß Telephos zwar verwundet aber nicht besiegt wird. Die siegreiche Kampfrichtung führt nämlich in der griechischen Kunst von links nach rechts. Der Kampf wurde denn auch abgebrochen; Telephos und Achill schlossen ein Abkommen und die früheren Gegner trennten sich versöhnt. Wir wagen es, die – zwar recht spärlichen – Fragmente im Giebelfelde anzuordnen, denn »ein Haltmachen bei Fragmenten wäre größerer Selbstbetrug als die mißlungenste Rekonstruktion« (Buschor[13]). Die Giebelecken nahmen gelagerte Frauen ein, offenbar Mysierinnen, die am Kampfgeschehen lebhaft Anteil nahmen.

Im Ostgiebel war die Jagd auf den kalydonischen Eber dargestellt. Pausanias 8.45.4 führt alle Gestalten namentlich auf: »Der Eber ist gerade in der Mitte angebracht, und auf der einen Seite stehen Atalante und Meleager und Theseus und Telamon und Peleus und Polydeukes, der an den meisten Taten des Herakles teilnahm, und die Söhne des Thestios, die Brüder der Althaia, Prothoos und Kometes. Auf der anderen Seite des Ebers stützt Epochos den Ankaios, der schon Wunden empfangen und das Beil hat fahren lassen, und neben ihm sind Kastor und Amphiaraos, der Sohn des Oïkles, danach Hippothoos, der Sohn des Kerkyon, des Sohnes des Agamedes, des Sohnes des Stymphalos; als letzter ist Peirithoos dargestellt« (Übers. E. Meyer).

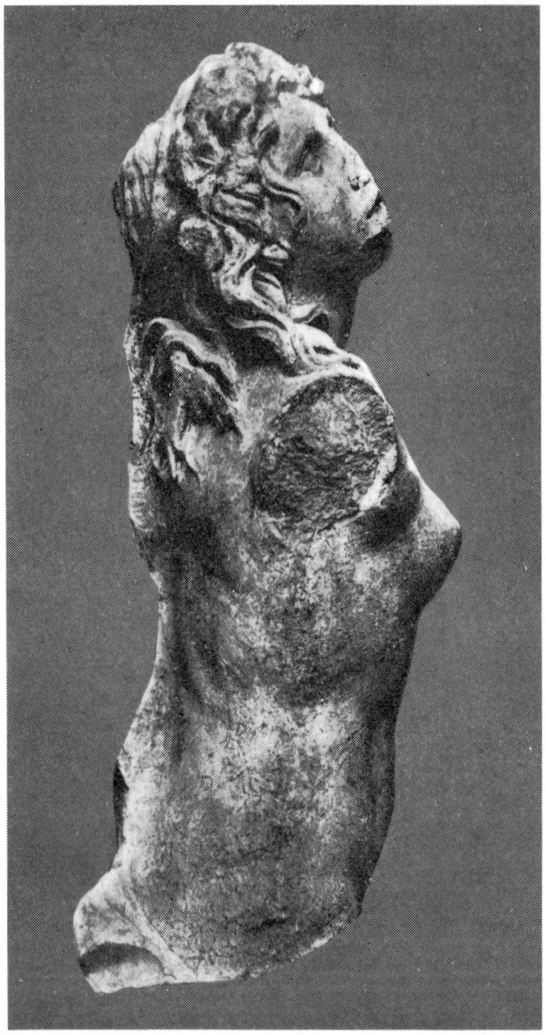

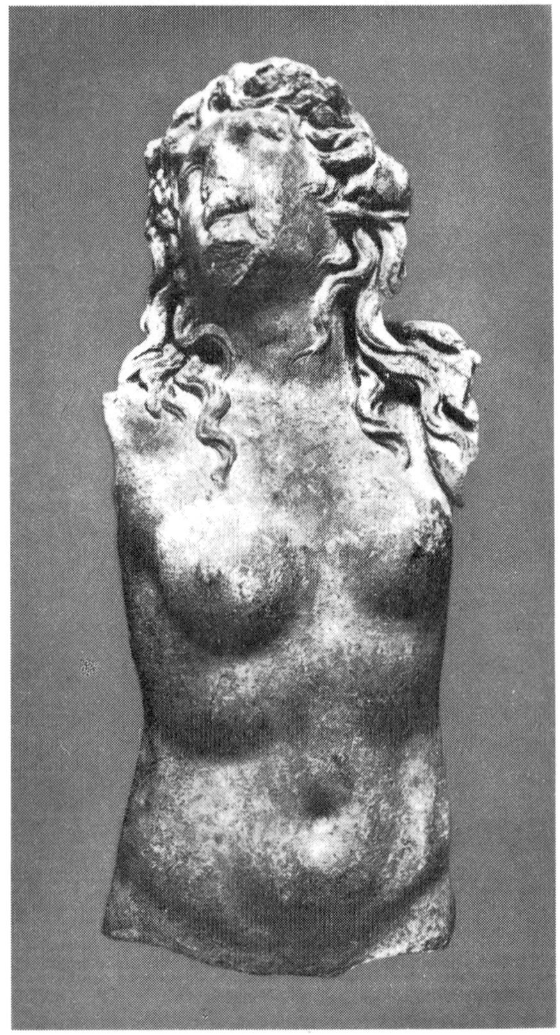

197 Skopas. Tritonin, aus dem vielfigurigen See-Thiasos. Römische Kopie nach Original von 335 v. Chr. Ostia, Museum

239 An die rasende Mänade, die vermutlich – wie der jugendliche Herakles mit dem Pappelkranz im Haar – in Sikyon
Abb. 197 stand, hat man überzeugend die in einer einzigen römischen Kopie erhaltene Tritonin von Ostia anschließen können. Erhalten ist ihr nackter Oberkörper, der noch in der Wiedergabe des späteren zweiten Jahrhunderts n. Chr. etwas von dem blühenden Schmelz bewahrt hat, den der parische Meister weiblichen Körpern mitgeteilt hat. Wie die rasende Mänade wirft das Mischwesen des Wassers den Kopf herum und in die Höhe. In ihren feuchten Blicken gipfelt die spiralig emporgereckte Komposition. Nasse Strähnen schmiegen sich um das Haupt und umspülen Hals, Nacken und Schulter bis zum Ansatz der Brüste. In diesem bewegten Haar kann man einige Fischchen erkennen, welche durch dieses Dickicht wie zwischen Seealgen hindurch schwimmen. Das Schwanzende eines etwas größeren Fisches bedeckt das rechte Schulterblatt. Die Tritonin von Ostia stammt wohl aus dem vielfigurigen See-Thiasos, den Domitius Ahenobarbus aus Bithynien entführt und im Circus Flaminius in Rom aufgestellt hatte. Die Überbringung der von Hephaistos für Achill gefertigten Waffen bildete das Hauptthema des vielfigurigen Statuenvereins, der in allen Teilen von derselben Hand stammte, wie Plinius (36.26) ausdrücklich bemerkt.

Poseidon, Achill und Thetis nahmen wahrscheinlich die Mitte ein. Nereiden auf Delphinen, Meertieren und Hippokampen reitend, bildeten den einen, Tritonen und der Chor des Phorkys und zahlreiche weitere Seewesen den anderen Flügel. Der See-Thiasos des Skopas wird über die Giebelskulpturen von Tegea ebensoweit hinausführen, wie diese selbst von den Mausoleumsfriesen entfernt sind. Die ›barocke‹ Fülle von Göttern und Mischwesen scheint von dem pathetischen Auftreten des jungen großen Makedonenkönigs Alexander berührt und beschwingt. In dieser reifen Schöpfung, die das Spiel der Wellen verherrlichte und das weite Meer pantheistisch mit göttlichen Gestalten bevölkerte, mag sich die Kunst des Skopas erfüllt haben, der von der meerumspülten, anmutigen Insel Paros stammte.

BRYAXIS

stammte, wie der Name verrät, aus Karien in Kleinasien, wo auch die Mehrzahl seiner Werke stand. Doch kam er anscheinend in früher Jugend nach Athen, wohl um sein Handwerk zu lernen. Er konnte deshalb auch als Athener bezeichnet werden. Noch vor der Jahrhundertmitte entstand die Reliefbasis in Athen 1733, die als Weihgeschenk für einen hippischen Sieg aufgestellt wurde und die von Bryaxis signiert ist. Leider ist die zur Basis gehörige Statue nicht bekannt, die wohl eine bessere Anschauung von der Kunst des jungen Meisters vermitteln müßte als die bescheidenen Basisreliefs mit Reitern vor Dreifüßen. Um die Jahrhundertmitte zog Bryaxis mit Timotheos, Leochares und Skopas nach Halikarnass, wo er nach Plinius an der Nordseite des Mausoleums arbeitete. Seiner Werkstatt entstammt die Londoner Platte 1019. Die Amazone 64 und ihr Pferd lassen sich an die Reiter der athenischen Basis anschließen, wenn hier auch alles in eine stürmische Bewegung umgesetzt ist. Die Staffelung und Verschachtelung der Gestalten erschließen räumliche Tiefe, die dem älteren Werke fehlt. Die kühn gedrehten Gestalten scheinen nicht allein gegen ihre Gegner, sondern auch gegen einen starken Wind anzukämpfen, der ihre Gewänder knatternd durchstreicht und sie bläht.

Bryaxis selbst darf man gewiß die kolossale Gestalt eines karischen Fürsten zuschreiben, die bei den englischen Aus- *240*
grabungen 1857 auf der Nordseite des Mausoleums gefunden, ins British Museum überführt und als »Maussollos« bekannt wurde. Denn sie hebt sich von der attischen Art des Leochares, der parischen des Skopas und der ionisierenden dorischen des Timotheos entschieden ab. Die massigen Züge des Dynasten, seine vollen Wangen, die tiefliegenden Augen unter der stark herausgewölbten Brauenpartie, die fülligen Haare, die schwulstigen Lippen, das Doppelkinn und der starke Hals verraten eine Kenntnis und ein liebevolles Eingehen auf die ethnische Eigenart des Karers, das man am besten bei seinem Landsmann Bryaxis verstehen wird. Lässig und selbstbewußt steht der Herrscher vor uns. Das lange bis zu den Füßen reichende Gewand und der um den Leib geschlungene schwere Mantel steigern pathetisch den Bau der Kolossalfigur. Schwere Faltenbäusche und tiefgegrabene Täler bewirken flackernde Licht- und Schatteneffekte, während einzelne Spannfalten des Untergewandes straffe, geschliffene Grate bilden. Die gleiche von reichen Gewändern umhüllte massige, schwere Körperlichkeit eignen dem Fragment einer Reitergestalt im British Museum 1045 und der Sitzfigur 1047.

SILANION

war Autodidakt und anscheinend auch kunsttheoretisch interessiert. Der Verfasser einer Schrift über Proportionen war mit großer Wahrscheinlichkeit mit dem Bildhauer identisch. Er wird Athener genannt. Vielleicht war seine Familie aus Megara nach Athen gekommen. Sein Akmedatum wird auf das Jahr 328 gesetzt, doch scheint er Zeitgenosse des Leochares gewesen zu sein. Denn vor 363 muß die von Mithradates, einem Platonschüler, gestiftete Bildnisstatue seines Lehrers entstanden sein, deren Kopf uns in zahlreichen Repliken überliefert ist. *241 oben*

Silanion war nicht Götterbildner wie seine attischen und peloponnesischen Zeitgenossen. Seine besondere Begabung beruhte offensichtlich in der Charakterisierungskunst, der Verewigung des Einmalig-Persönlichen. Für die Athener schuf er *die* Statue ihres Nationalheros Theseus, die uns vermutlich in einer Kopie in Ince Blundell Hall 43 überliefert ist. In Böotien stand wahrscheinlich seine sterbende Iokaste. Bei diesem Werk soll der Künstler dem Erze Silber beigemischt haben, um die Todesblässe anzudeuten. Ein Fragment dieses Kopfes ist uns in einer Kopie in Budapest überliefert. Wir erfahren, daß er wohl für Tanagra eine Statue der Korinna und eine Sappho geschaffen hat, die in Syrakus stand.

241 unten Von einer Bildnisstatue des Bildhauers Apollodor ist uns in einer Herme aus Herkulaneum wenigstens der Kopf in Neapel 1138 faßbar. Apollodor soll in zerfleischender Selbstkritik oft seine fertigen Werke zerstört haben, da sie seinen Anforderungen nicht entsprachen. Man gab ihm deshalb den Beinamen ›insanus‹, der Verrückte. Es hieß, daß Silanion in diesem Werke nicht einen Menschen im Erze, sondern ein Bild der Zornsucht dargestellt habe. Der Zornsüchtige wird unter dem Scheine eines wirklichen Porträts ein psychologisches Problem gestaltet und zur Allegorie erhoben
245 oben haben, wie etwa Lysipp den ungefähr gleichzeitigen Kairos. Man muß den Apollodor neben den Kopf eines original erhaltenen Bildniskopfes eines Afrikaners aus Bronze in London[14] stellen, um seine persönlichere, ja autobiographische Selbstaussage ermessen zu können.

Abb. 198 Mit dem Bilde selbstzerstörerischer Leidenschaft und Zornsucht ist eine 1959 im Piräus gefundene Tragische Maske eng verwandt. Die plastisch stark hervortretenden und hochgezogenen Augenbrauen, die den Haken eines Ankers ähneln, leiten zu der bis dicht an die Oberlippe herabgeführten Nase über. Die kreisrund ausgeschnittenen Augen und der wehklagend geöffnete Mund beherrschen das kleine Antlitz und bestimmen seinen dämonischen Ausdruck. Das Barthaar ist durch zahllose ziselierte, kurze Häkchen gebildet. Die Flächengebundenheit des Untergesichts schafft einen
241 unten wirkungsvollen Gegensatz zu dem aufgewühlten Gewoge des Haupthaares, das man dem flackernden Gelock des Wahnsinnigen über die Grenzen von Original und Kopie hinweg Zug um Zug vergleichen kann.

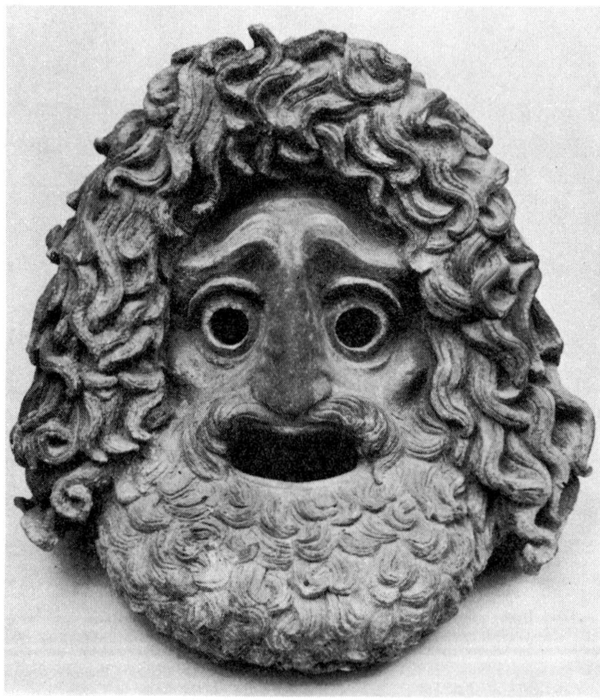

198 Silanion.
Tragische Maske. Bronze.
Um 350 v. Chr.
Piräus, Museum

XL Die gleiche Handschrift verrät der in Olympia gefundene originale Bronzekopf eines Faustkämpfers. Die Bartlöckchen sind zwar freier und flockiger gebildet, sie rollen sich stärker ein und treten stachlig hervor, aber die Behandlung des Schnurrbartes, die schmale Oberlippe, die Einengung des Gesichtes durch Bart und Haupthaar führen den Stil der Maske und des ›insanus‹ fort. Die schmalen, gekniffenen Augen des Faustkämpfers sind auch beim Wahnsinnigen in überaus verwandter Weise nahe an den Brauenrand hinaufgerückt. Der Boxer ist wohl das jüngste der genannten Werke und gehört bereits den dreißiger Jahren an. Man darf deshalb in ihm das Bruchstück der Statue des Satyros aus Elis vermuten[15], der im Jahre 335/334 in Oropos im Faustkampf siegte. Dieses reifste Werk Silanions schildert uns in ergreifender Weise das künstlerische Ringen dieses Meisters, das zu der idyllischen Entrückung der Götter des Praxiteles und der fast romantischen, poetischen Verklärung und Erhebung, die von den Gestalten des Leochares ausgeht, einen heftigen und zweifellos bewußten Gegensatz bildet. Silanion sucht seine Aufgaben und Themen nicht im zeitlosen Sein der selig und ewig lebenden Götter, sondern im hic et nunc seines Jahrhunderts. Er gestaltete Heroen der Vorzeit wie Theseus und Achill, er vergegenwärtigte seinen Zeitgenossen Dichterinnen der Vergangenheit wie Sappho, die zehnte

Muse, und die böotische Dichterin Korinna. Er erhob das ewige Ringen um die Form in dem – angeblichen Bildnis des Bildhauers Apollodor – ›Wahnsinnigen‹ zum Gleichnis seines eigenen verzweifelten – michelangelesken – Schaffens. Sein Platon stellt weniger den Schöpfer ewiger Ideen, als den »seligen Geist, dem es beliebte, einige Zeit auf der Welt zu herbergen« (Goethe), dar. Er sah die Heroen der Vorzeit und des Geistes in der Bedingtheit und Beschränktheit, wie er sie selber von seiner Zeit und seinem menschlichen Lose erfuhr. Aber zugleich entdeckte er, daß das Göttliche und Zeitlose sowohl im Alltäglichen als im gesteigerten Wahnsinn aufleuchten kann. Darin aber ist er den dorischen Bildhauern der Nachfolge Polyklets verwandter als seinen attischen Kollegen Leochares und Praxiteles.

LYSIPPOS AUS SIKYON

muß im ersten Jahrzehnt des vierten Jahrhunderts in Sikyon geboren sein. Er wird die Werke und Meister der Nachfolge Polyklets – Naukydes, Polyklet II., Daidalos, Alypos, Antiphanes – gekannt haben, wenn er sich auch später als Autodidakten bezeichnete. Auf die Frage, an welchen Künstler er sich angeschlossen habe, soll er geantwortet haben, nicht einem Künstler, sondern der Natur gelte es nachzuahmen. Als einzigen Lehrmeister anerkannte er den Dory- *210*
phoros Polyklets. In den beginnenden sechziger Jahren muß er bereits ein nahmhafter Künstler gewesen sein; denn er erhielt den Auftrag für die Bildnisstatue des thebanischen Feldherrn Pelopidas, die zwischen 369 und 364 entstanden sein muß, nämlich nach seinem entscheidenden Sieg über die Spartaner bei Leuktra und vor dem Tode des 364 siegreich gefallenen Porträtierten, der in dem teilweise wiedergefundenen Epigramm als Lebender angesprochen wird.

Lysipps Werke umspannen nahezu Dreiviertel des vierten Jahrhunderts. Er hat offenbar bis in das letzte Jahrzehnt gearbeitet. Für den König Kassander hat er nach der Gründung von Kassandreia (316) besonders geeignete Gefäße für die Ausfuhr des mendäischen Weins erfunden und eine Porträtstatue des Königs Seleukos – wie eine Inschrift angibt – geschaffen, der erst seit 306 den Königstitel führte. Daß Lysipp sehr alt geworden ist, bestätigt auch ein Epigramm, das ihn als Greis anredet. Anekdoten berichten von der übergroßen Sorgfalt, die er auf die Vollendung seiner Werke verwendet habe; darüber wäre er aus Mangel gestorben. Eine andere Künstlernovelle berichtet, daß der sikyonische Erzgießer aus dem Honorar jedes seiner Werke ein Goldstück in einer Sparbüchse zurückgelegt habe. Als man sie nach seinem Tode erbrach, fand man deren 1500. Diese phantastische Geschichte scheint aus der ungeheuren Fruchtbarkeit dieses Meisters herausgesponnen zu sein. Lysipp muß eine große Werkstatt geleitet haben. Söhne und Mitarbeiter führten nach seinem Tode seine Schule fort.

Lysipp hat eine ganze Reihe von Statuen siegreicher Athleten, Bildnisstatuen historisch und geistesgeschichtlich bedeutsamer Persönlichkeiten, Heroen und mehrere Statuen olympischer Götter geschaffen, darunter mehrfach Werke von lebensgroßem Format. Er war Künstler im umfassendsten Sinne des Wortes wie vor ihm Pheidias und Jahrhunderte später Leonardo und Michelangelo. Einen Zugang zu seinem plastischen Werke eröffnete 1849 E. Braun, der in einer kurz zuvor in Trastevere gefundenen Athletenstatue den berühmten Schaber, den Apoxyomenos Lysipps, erkannte, den Agrippa vor seinen Thermen aufgestellt und den Tiberius später in seine eigenen Gemächer versetzt hatte, weil er übergroßen Gefallen an dem Werke fand. Allein das Volk war ob des eigenmächtigen herrscherlichen Vorgehens sehr erbost und bekundete seinen Unwillen im Theater so laut, daß der Kaiser das Standbild der Öffentlichkeit zurückgeben mußte. Die Statue, die von Trastevere in die Päpstlichen Museen gelangte, wies nicht allein durch das Thema des *242*
sich schabenden Athleten auf den sikyonischen Meister, sondern wurde vornehmlich durch die schriftlichen Nachrichten über die lysippischen Proportionen als dessen Werk bestätigt. Der schlanke Leib des Jünglings lagert beweglich auf den hohen, straffen Schenkeln. Ganz senkrecht steht das linke Bein, das rechte ist etwas abgespreizt und zurückgenommen. Nur die Fußspitze berührt den Boden. Die linke vor die Brust geführte Hand schabt mit der Strigilis den Staub der Palästra vom weit vorgestreckten rechten Arm. Der kleine Kopf ist zur rechten Schulter bewegt und leicht geneigt. Die Aktion ist ganz auf die rechte obere Körperhälfte konzentriert und bildet ein Gegengewicht gegen das pfeilerhafte linke Standbein. Dem zurückgestellten rechten Spielbein antwortet übers Kreuz der linke vorgewinkelte Arm. Die spannungsreiche Verlagerung des Körpergewichtes, die Betonung der Funktion der langen Glieder verleihen der Gestalt einen freien Stand und eine rhythmische Pendelbewegung. Die vorgestreckten Arme, das zurückgleitende Spielbein und der in die Ferne gerichtete Blick verdrängen den umgebenden Luftraum. Selbst die in die Komposition einbe-

zogenen Luftlöcher und -schlitze sind der beherrschenden plastischen Kraft der Athletengestalt untergeordnet und steigern ihre Körperlichkeit, indem sie die Wirkung der Figur auf die Umwelt darstellen. Lysipp soll einmal geäußert haben, die älteren Bildhauer hätten die Menschen dargestellt, wie sie sind, er hingegen bilde sie so, wie sie erscheinen.
242; 210 Man muß den Apoxyomenos neben den Doryphoros Polyklets stellen, um das gewichtige Wort zu verstehen.

Der Schaber gehört bereits dem letzten Jahrhundertviertel an und stellt deshalb möglicherweise Cheilon von Patras dar. Erst kürzlich wurde das Bronzevorbild des vatikanischen Schabers durch eine Statuettenreplik in Fiesole auch äußerlich als Meisterwerk beglaubigt.

Ein Athletentorso im Athener Nationalmuseum 1626 hingegen ist keine seitenverkehrte Wiederholung des Apoxyomenos Vatikan-Fiesole, wenn er auch einen Athleten in einer ähnlichen Aktion wiedergeben wird. Die knappere und verhaltenere Modellierung seines Leibes erweist ihn als wenig jüngeren Zeitgenossen des einschenkenden Satyrs des Praxiteles. Er wird etwa zur Zeit der Pelopidasstatue entstanden sein. Aber trotz seines Abstandes von nahezu einem halben Jahrhundert ist er dem ›Cheilon‹ Lysipps in der kühnen Beweglichkeit, der Verstrebung der Achsen und den mächtigen Wölbungen der Schultern brüderlich verwandt. Man darf in ihm ein Frühwerk des etwa zwanzigjährigen Lysipp vermuten.

Diesem Jugendwerke läßt sich ein in mehreren Repliken erhaltener ausruhender Herakles anschließen, der die sonore,
243 rechts kraftvolle Formensprache des gleichen Bronzebildners um die Jahrhundertmitte vertritt. Der Kopenhagener Herakles, der den rechten Arm in die Hüfte stützt, weist voraus auf den weit überlebensgroßen Herakles Farnese in Neapel, der durch eine Replik in Florenz inschriftlich als Werk Lysipps bezeichnet wird. Glykon, der Kopist der Kolossalfigur in Neapel, hat die Muskelwölbungen des Vorbildes dramatisch gesteigert. Wir müssen uns das bronzene Vorbild
243 links vielmehr in der Art der Steinhäuserschen Büste in Basel vorzustellen versuchen. Das Bronzeoriginal Lysipps stand nach Ausweis der Münzen in der Heimatstadt des sikyonischen Bronzebildners und war zweifellos ein Alterswerk aus dem vorletzten Jahrzehnt des vierten Jahrhunderts.

Lysipp hat eine ganze Reihe von Heraklesstatuen geschaffen, die seine besondere Verehrung für den Sohn des Zeus und der Heroine Alkmene bezeugen. Das Werk seiner reifen Mannesjahre, der Herakles Kopenhagen–Dresden, zeigt den Halbgott noch in seiner Ruhestellung in voller Spannkraft zu neuen heroischen Taten. Um 330 schuf Lysipp den
Abb. 199 Herakles Epitrapezios, der als Vorsitzender beim Kultmahl sitzend und als beseligter Zecher dargestellt war. Er war zweifellos ein großplastisches Werk. Römische Sammler und ihre dichtenden Günstlinge haben aus dem alten Kultnamen Epitrapezios, der am Tische Vorsitzende, einen Tischaufsatz, moderne Gelehrte gar ein Salzfaß Alexanders des Großen gemacht, um eine römische Statuettennachbildung als eigenhändiges Werk Lysipps selbst glaubhaft zu machen. Der nach dem Tode Alexanders des Großen geschaffene Herakles Farnese-Florenz-Basel stellt den Heros
Abb. 200 als müden, von der Größe seiner Aufgaben überwältigten Helden dar. Eine Kolossalstatue in Tarent zeigte ihn, gebrochen von dem übermenschlichen Maße seiner Leistungen, auf einem Korbe sitzend, in dem er das Erdreich weggeschafft hatte, um dem reinigenden Flusse Zugang zum Stalle des Augias zu bahnen. Der tarentinische Bronzekoloß wurde im vierten nachchristlichen Jahrhundert nach Konstantinopel gebracht und im Hippodrom aufgestellt. Byzantinische Beschreibungen bezeichnen ihn in rhetorischem Pathos als das letzte Werk Lysipps, was die Statuettenwiedergaben und Kopfkopien aus Marmor zu bestätigen scheinen. Der Heros war eine mächtige Verkörperung irdischer Mühsal. Er stützte sein bärtiges Haupt auf die rechte Hand und blickte verzweifelt zum himmlischen Vater Zeus empor, der sein entwürdigendes Los nicht minderte oder verhinderte. Die Ausweglosigkeit des Schicksals, die in der tarentinischen Heraklesstatue zum Höchstmaß erhoben war, kündigt der Schaber zurückhaltend an. Das Fernweh, die Sehnsucht nach dem Neuen, Ungewohnten (Pothos) der Alexanderzeit steigerte sich im Schaffen des Bildhauers nach dem Tode des großen Königs zum schweren Leid (Pathos) schmerzlichster Prüfung.

Die tiefen Einsichten des Bildhauers in die Bedingtheit des Menschenloses offenbaren die Bildnisse Lysipps, denen
244 man einen jungen bärtigen Athletenkopf in Kopenhagen 118 und die Sokratesstatuette im British Museum zurechnen wird. Der ruhelose Frager ist nicht sitzend, sondern stehend dargestellt, wie er zu Lebzeiten durch die Stadt schritt und seine Gesprächspartner suchte. Seine Hände sind leer, keine Buchrolle ziemte dem großen Lehrer und Erzieher, der keine Zeile schriftlich fixierte, sondern seine Philosophie ganz auf den unmittelbaren Umgang mit seinen Schülern gründete. Erregt greifen die Hände in das Gewand, sein faunisches Antlitz spiegelt den ergreifenden Ernst, mit dem der

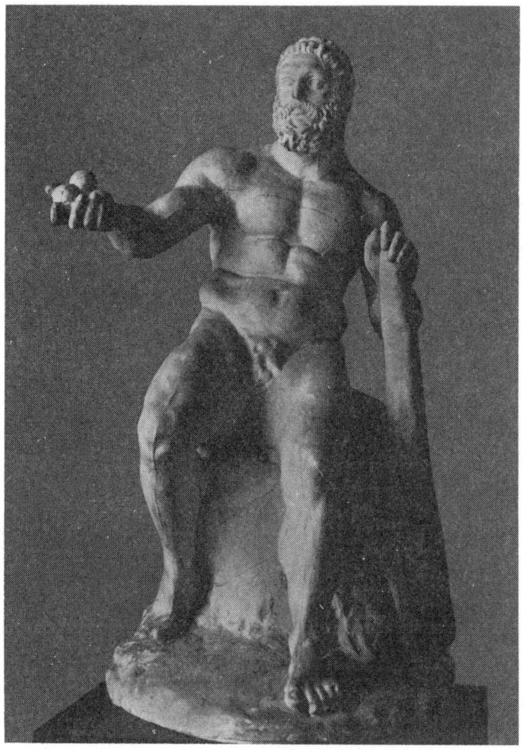

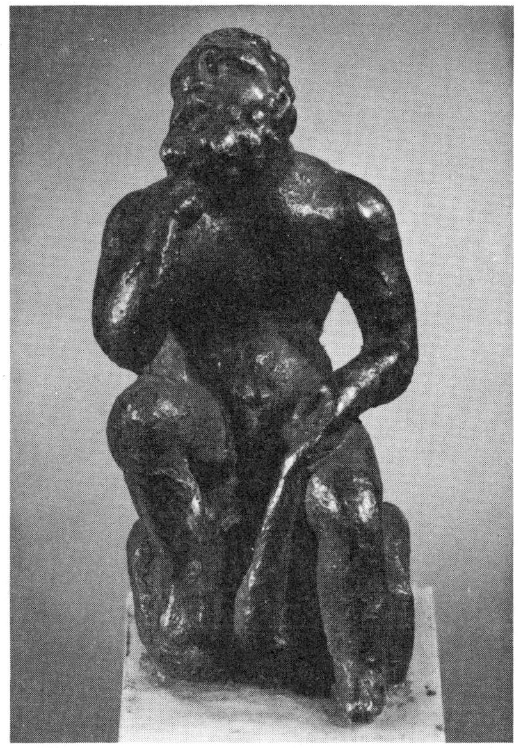

199 Herakles Epitrapezios. Bronzestatuette nach einer Großplastik des Lysipp. Verschollen
200 Bronzestatuette nach Lysipp's Herakles-Koloß, von Tarent. Paris, Cabinet des Médailles

leidenschaftliche Wahrheitssucher seine Gedanken wälzt. Der immerwache, bewegliche Geist des Sokrates, der auf Umwegen stets zum Wesentlichen zurückkehrte, muß den sikyonischen Bronzebildner, der im flüchtigsten Augenblick das Geheimnis des Ewigen aufspürte, besonders erregt haben.

Wie ein persönliches Bekenntnis mutet uns der Kairos Lysipps, die Verkörperung des flüchtigen Augenblicks, des *245 oben* günstigen Moments, an. Es handelte sich um ein vollplastisches Werk, das wahrscheinlich in Lysipps eigenem Hause aufgestellt war und das wir aus Reliefwiedergaben römischer Zeit kennen. Der vorüberhuschende Augenblick, den man am Schopfe packen muß, daß er einem nicht ungenutzt entgleite, ist als flinker, laufender Knabe dargestellt. Ob bereits das Originalwerk Lysipps geflügelt war, ob der »Augenblick« schon mit dem ganzen erläuternden Ballast von Attributen behängt war, den ihm die erzählenden Reliefkopien geben – dem Rasiermesser, auf dessen Schneide er eine Waage balanciert, der Kahlheit des Hinterkopfes, die jedes Fassen völlig unmöglich machte –, muß ungewiß bleiben. Der Kairos erschöpft sich keineswegs in rückblickenden Bezügen auf das dem Zufall überlassene ›Beinahe‹, mit dem Polyklet die künstlerische Intuition charakterisiert hatte, er sollte nicht ein neuartiges Thema, einen bloßen abstrakten Begriff um jeden Preis zur plastischen Wirklichkeit erheben, sondern eine umfassende menschliche und künstlerische Erfahrung Lysipps zum Symbol verdichten. Er bedeutet für das Schaffen Lysipps, was der Kanon für Polyklet war: ein beispielhaftes Kernstück seines Denkens und Schaffens. Nicht das ewige Sein der Götter und Menschen beschäftigt Lysipp, sondern das augenblickhafte Aufleuchten des Ewigen in der Zeit trifft den Kern seines Werkes. Er selbst scheint Kairos, den Schöpfer der Schönheit schlechthin genannt zu haben.

Die gleiche Meisterhand hat man überzeugend in dem sogenannten bogenentspannenden Eros erkannt, der in zahlreichen Wiederholungen überliefert ist. Er ist ein Zwillingsbruder des Kairos. Sein linker Arm überquert den Leib wie beim Jugendwerk des gleichen Meisters, seinem Kairos und dem Apoxyomenos aus dem letzten Jahrhundertviertel. *242* Der Liebesgott war mit seinem großen Bogen beschäftigt, nicht um ihn zu spannen, wie sein Rufname besagt, sondern um mühelos die Sehne aus dem Bogen auszuklinken, nachdem er sein Opfer getroffen hat.

Lukian erwähnt eine Dionysosstatue Lysipps. Vermutlich handelt es sich um die Statue, die auch Pausanias (IX.30.1) auf dem Helikon gesehen und in deutlichem Gegensatz zum benachbarten, stehenden Dionysos Myrons genannt hat. Die Bronzestatue Lysipps muß deshalb den Gott sitzend oder gelagert dargestellt haben. Eine Kopfkopie scheint uns in einem unbärtigen Dionysoskopf der Bibliotheca Marciana in Venedig erhalten, denn er stimmt mit dem vatikani- *245 unten* schen Schaber in dem festen, eiförmigen Schädelbau, den Wölbungen der Brauen, der Stirnfurche und den vollen

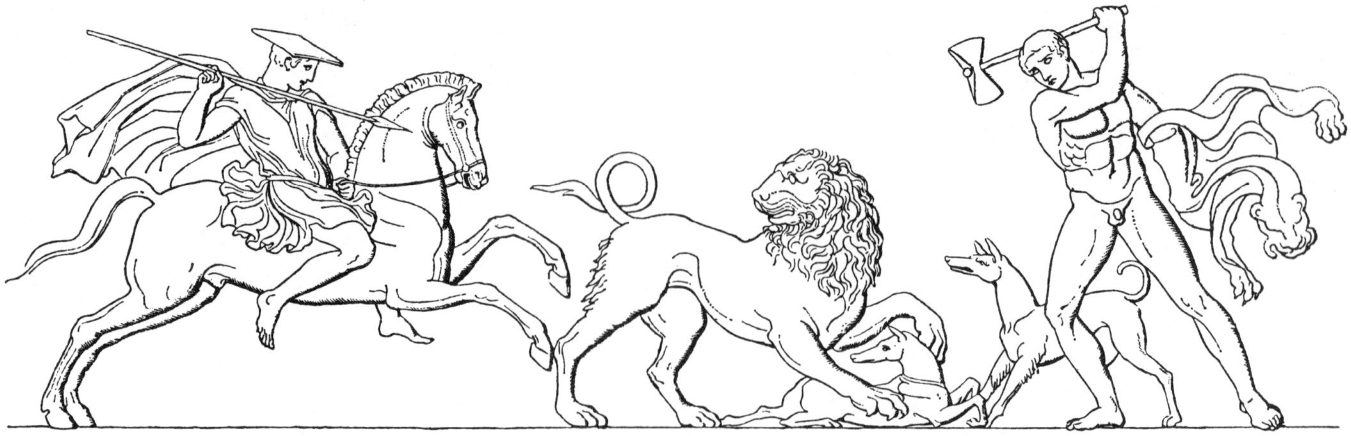

201 Reliefbasis aus Messene mit der Wiedergabe der von Krateros, einem der bedeutendendsten Heerführer Alexanders des Großen und engsten Vertrauten des Königs, nach Delphi geweihten Gruppe mit dem Löwenkampf Alexanders des Großen. Skizze (nach G. Kleiner) des Reliefs im Louvre zu Paris

Wangen eng überein. Der Gott trägt im Gegensatz zum Athleten langes, strähniges Haar wie der Alexander von
289 Istanbul, der zwar erst in hochhellenistischer Zeit entstanden ist, der aber auf eine lysippische Porträtstatue des makedonischen Königs von seinem Hofbildhauer Lysipp zurückgehen wird. Lysipp hat auch zum Thema der plastischen Gruppe zweifellos einen bedeutenden Beitrag geleistet. In Alyzia standen ursprünglich seine Heraklestaten, die von einem römischen Feldherrn nach Rom entführt wurden, weil sie in Akarnanien doch von niemandem gesehen würden.
Abb. 201 Krateros weihte eine Löwenkampfgruppe Alexanders nach Delphi, in der er seine eigene Hilfestellung für den bedroh-
XLVI, XLV ten König verewigte. Eine Reliefbasis aus Messene im Louvre, aber auch das Jagdrelief des sogenannten Alexandersarkophages in Instanbul und ein neugefundenes Mosaik von Pella vermitteln eine ungefähre Vorstellung der verlorenen delphischen Bronzegruppe, die aus einem Löwen, mehreren Hunden, Alexander dem Großen im Kampfe mit dem Löwen und Krateros, der Alexander zu Hilfe eilte, bestand.

Der große spätklassische Bronzebildner aus Sikyon erschöpfte sich aber keineswegs in Athleten- und Porträtstatuen, in sogenannten Allegorien, in Darstellungen von Halbgöttern wie Herakles und Dionysos. Lysipp hat nicht weniger als vier Statuen des Götterkönigs Zeus geschaffen. Auf der Agora seiner Heimatstadt Sikyon stand die älteste Zeusstatue Lysipps. Man hat längst Wiedergaben dieses Bronzewerkes Lysipps auf kaiserzeitlichen Münzen von Sikyon erkannt, welche eine Reihe von römischen Bronzestatuetten als Wiedergaben des verlorenen Werkes Lysipps ermitteln lassen. Der Gott stand auf seinem rechten Bein, das linke war entlastet zur Seite gestellt, der linke Arm stützte sich auf das herrscherliche Zepter, die gesenkte, linke Hand hielt den Blitz. Die beste Wiedergabe ist uns in einer römischen Bronze-
246 l. unten statuette der Bibliothèque Nationale 15 erhalten. Man hat einige dieser ›Kopien‹ der Kleinkunst bezeichnenderweise mit dem Zeus Brontaios des Leochares verwechselt, dem allein man bis in unsere Tage bedeutende spätklassische Götterstatuen zugetraut hat. In Megara befand sich ein bewegteres Zeusbild Lysipps. Der Gott schwang – wiederum nach Ausweis der römischen Münzen – in der hocherhobenen, rechten Hand den Blitz, der linke Arm war balancierend
158/159, vorgestreckt. Die Komposition erinnert über ein Jahrhundert zurück an den Gott aus dem Meer im Athener National-
XXVIII museum.

Eine vollplastische Vorstellung dieser Schöpfung vermittelt vielleicht die Bronzestatuette der Bibliothèque Natio-
247 links nale 1, die ein bedeutendes Götterbild der dreißiger Jahre des vierten Jahrhunderts wiedergibt.
243 rechts Der Zeus von Argos nahm die Komposition des ausruhenden Herakles Kopenhagen–Dresden wieder auf. Die Münzen stellen den Gott mit rechtem Stand- und linkem Spielbein dar; der rechte Arm war auf ein Zepter gestützt, der linke in die Hüfte. Eine seitenverkehrte Wiedergabe stellt die lysippische Poseidonstatue dar, die in London 1540 und Delos überliefert ist. Von der bedeutendsten Zeusstatue, dem Koloß in Tarent, bleibt uns ein verläßlicher Ausgangspunkt von den Münzen her versagt. Doch ist eine hervorragende, vielleicht römische Zeusstatuette, die L. Curtius
246 rechts für A. Furtwängler erworben hat und die in das Liebieghaus in Frankfurt gelangte, von so offenkundig lysippischer Art, daß man in ihr auf dem Wege des Ausschlußverfahrens das berühmteste Zeusbild Lysipps vermuten darf. Diese
246 l. oben Erklärung befürwortet in willkommenster Weise eine tarentinische Tonform der Sammlung Vlastos im Athener

XLI Aurora-Maler. Faliskischer Volutenkrater 2491. Eos und Kephalos. Höhe 59,2 cm. Um 340 v. Chr. – Rom, Villa Giulia

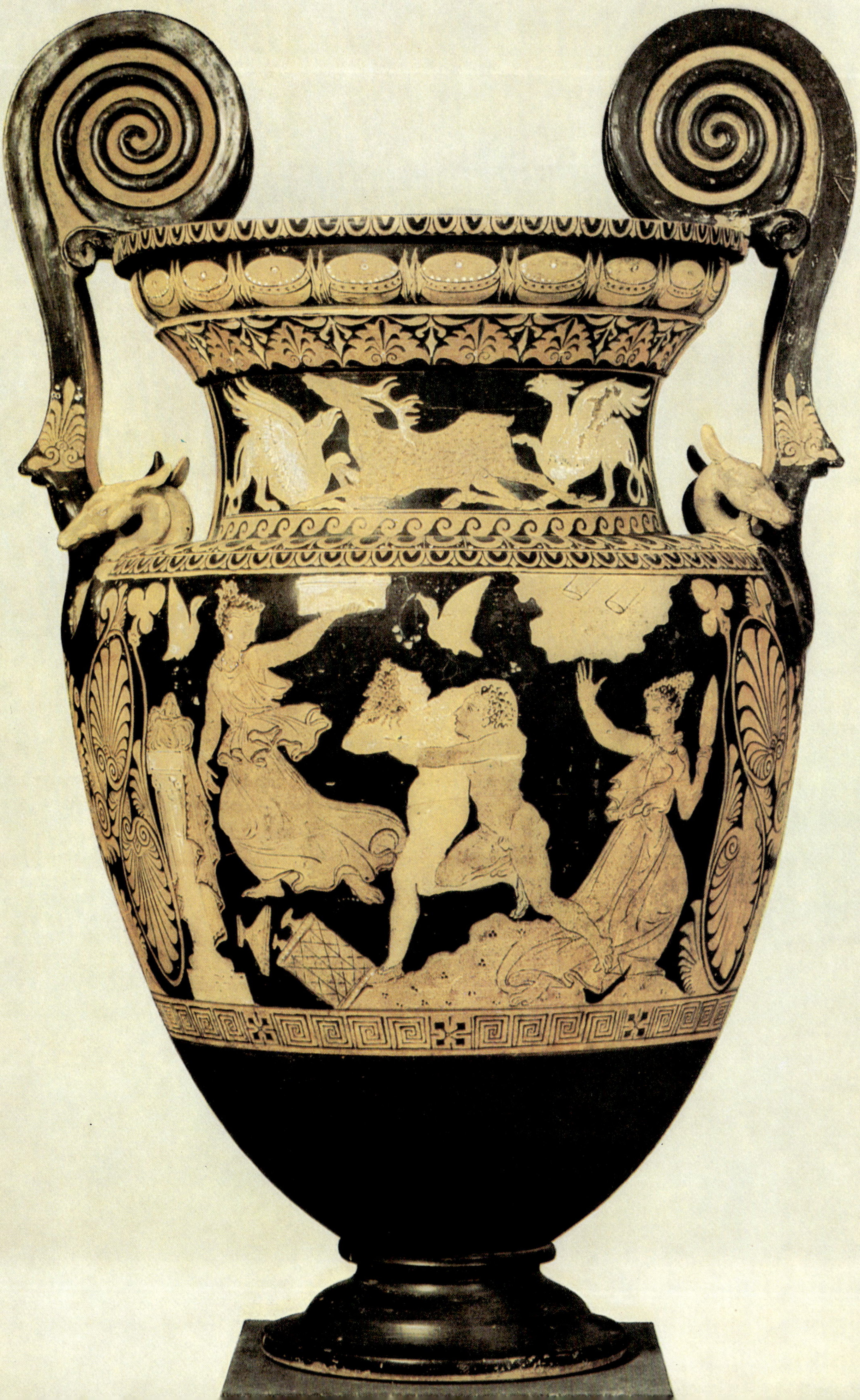

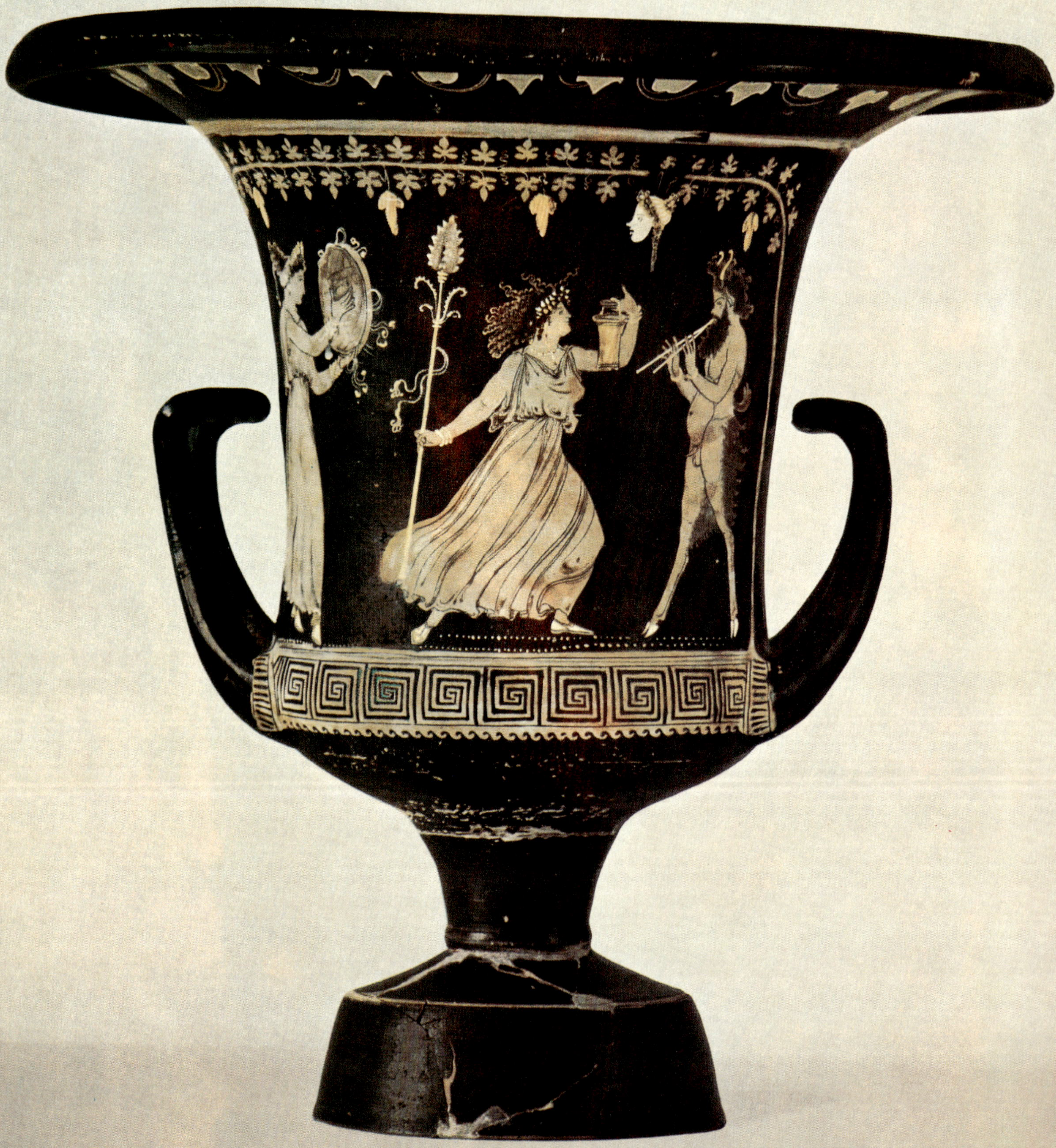

XLII Apulischer Kelchkrater 2241. Mänaden und Satyr. Höhe 53,0 cm. Mitte 4. Jahrhundert v. Chr. – Lipari, Museo Eoliano
XLIII Marsyas-Maler. Pelike 424. Peleus überrascht Thetis beim Bade im Meer, um sie mit Hilfe von Aphrodite zu entführen. Höhe 42,5 cm. Um 350/340 v. Chr. – London, British Museum

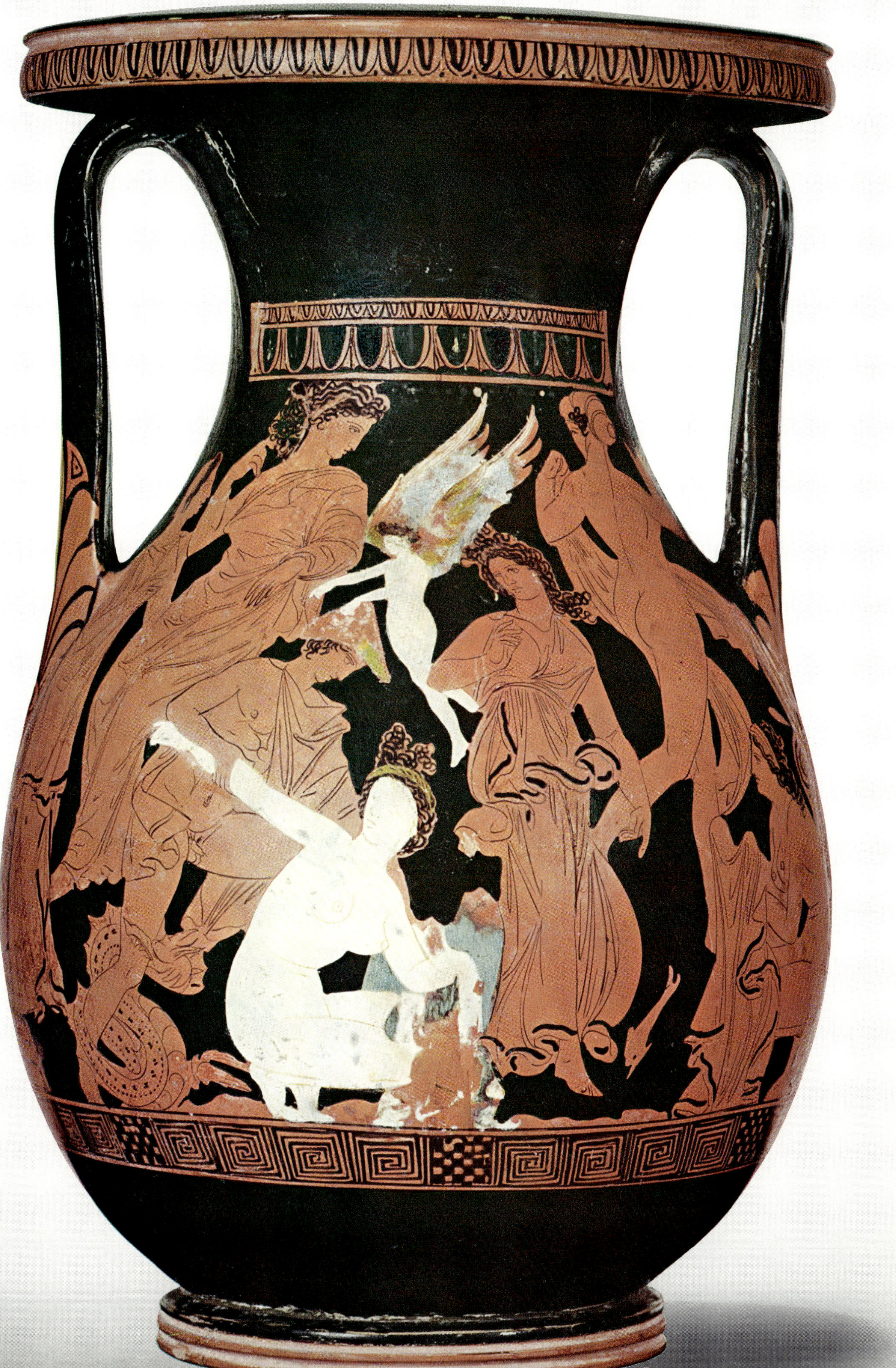

Nationalmuseum, die unter dem unmittelbaren Eindruck der in Tarent neuerrichteten Kolossalstatue Lysipps in den zwanziger Jahren des vierten Jahrhunderts entstanden sein wird.

Die kolossale Zeusstatue Lysipps von Tarent kündigt die lysippische Porträtstatue Alexanders des Großen an, die *247 rechts* uns in ›attisierender‹ Wiedergabe in einer Bronzestatuette des Louvre überliefert ist; sie weist ferner auf den Apoxyo- *242* menos im Vatikan voraus, der in verwandtester Weise ponderiert ist. Alexander stand auf dem linken Standbein, das leicht nach außen gedreht war, während das rechte, zur Seite gestellte Spielbein den Boden nur mit den Fußspitzen berührte. Der lockere, bewegliche Stand verleiht der riesigen Gestalt ein leichtes müheloses Schweben. Die im linken Bein steil aufschießende Bewegung führt zu dem feurigen und doch eine überlegene Ruhe ausstrahlenden Antlitz. Der linke Arm war hocherhoben und hielt das herrscherliche Zepter, der gesenkte, rechte Arm den Blitz. Den Eindruck seines pfeilähnlich aufschießenden Wuchses verstärkt die Aufwärtsbewegung des linken Armes mit Nachdruck. Der Aufwärtsstrom der bestimmenden Kräfte der Komposition fließt auf der rechten Körperseite in weitgezogenem S-Schwung zur rechten Fußspitze zurück. Die leichte Beweglichkeit freien Stehens verleiht dem Bild eine Momentanität sondergleichen. Wie ein Blitz leuchtet er vor dem Betrachter auf und offenbart in seiner flüchtigen Erscheinung sein ewiges herrscherliches Walten. Er ist keineswegs als selig Lebender aus der Welt der Menschen entrückt, sondern als überlegender Ordner gegenwärtig und doch unfaßbar in ihre Gegenwart gestellt. Es kann kein Zufall sein, daß Alexander der Große diesen überragenden Schöpfer herrscherlicher Zeusgestalten zu seinem Hofbildhauer gemacht hat. Alexander wollte offenbar seinen Zeitgenossen und der Nachwelt als Sohn des Zeus ebenso eindringlich und bezwingend überliefert werden wie der olympische Herrscher des sikyonischen Meisters. Das Zeusbild Lysipps hat das Herrscherbild des irdischen Königs Alexander bestimmt und nicht umgekehrt. Aus der Gegenüberstellung des himmlischen und irdischen Königs mag das Epigramm herausgesponnen sein, das Alexander in aufrührerischen – von Goethe gesteigerten – Gegensatz zu Zeus stellt: »Behalt' du Deinen Himmel, Zeus, mußt mir meine Erde doch lassen stehn« (Goethe, Prometheus). Erst das Götterbild Lysipps im engeren Sinne kann uns eine volle und »richtige Vorstellung von dem Genius des gewaltigen Meisters vermitteln, der – nach einem trefflichen Worte Lippolds – unter den Großen seiner Zeit nur Alexander, unter seinen Kunstgenossen in allen Zeiten kaum einen zum Rivalen hat«.

Die Grabreliefs des späteren vierten Jahrhunderts fassen die Aussagen der Spätklassik noch einmal zusammen, die Verklärung des Daseins und die Entrückung des Verstorbenen in ein erhöhtes, überirdisches Dasein. Die Stele vom Ilissos entstand offenbar im Umkreis des parischen Meisters Skopas. Ein nackter Jüngling lehnt sich an sein eigenes Grab- *248* mal, ein Knäblein zu seinen Füßen ist ob des Schmerzes und Weinens eingeschlafen, ein schnuppernder Hund sucht nach der Spur seines Herrn. Der bärtige, alte Vater blickt auf den Jüngling wie auf eine fern entrückte Traumerscheinung und -erinnerung. Die Blicke der beiden Hauptgestalten können sich nicht mehr erreichen. Die Kluft zwischen Diesseits und Jenseits trennt sie. Und doch bekundet dieses Relief etwas von der Durchdringung von Traum und Wirklichkeit, von Entrückung und Gegenwart, von den bewegenden Kräften des spätklassischen Jahrhunderts.

In gesteigerter Gegensätzlichkeit stehen sich Mann und Frau auf einer Stele aus Rhamnus gegenüber, die bereits *249* den späteren zwanziger Jahren angehören wird. Die hohen, schlanken Gestalten mit den kleinen Köpfen bezeugen die Wirkung des lysippischen Proportionssystems auf den attischen Meister, der seine Figuren wirkungsvoll vom Reliefgrunde abhebt. Die Verstorbene ist in Vorderansicht dargestellt, die schon in archaischer Zeit die Erscheinung göttlicher Wesen sinnfällig gemacht hatte. Hier taucht die Entschwundene gleichsam noch einmal vor dem inneren Auge der Erinnerung ihres Gatten oder Vaters auf. Aber die schlichte Isolierung der Gestalten, das aneinander Vorübergleiten der Blicke deuten die unüberbrückbare Abgeschiedenheit und Einsamkeit der Angehörigen an, deren scheinbar vornehm kühles Beisammenstehn den Wunschtraum eines traulichen Gespräches gestaltet.

DIE SPÄTKLASSISCHE MALEREI

Aphrodite, Dionysos und ihr Gefolge beherrschen die Themen der spätklassischen Malerei. Die liebesselige Festlichkeit und Beschwingtheit des Reichen Stiles behauptet sich auch im ersten Viertel des vierten Jahrhunderts weiter. Zwar leben auch alte Themen des Mythos weiter fort, wie die Schlacht der Götter gegen die Giganten auf einer Halsamphora

des Suessula-Malers im Louvre[16]. »Wie ›dionysisch‹ kämpfen (hier) Götter und Giganten, ... und nicht von ungefähr hat hier Dionysos den Ehrenplatz neben Zeus« (Buschor). Die Rückseite bekrönt das Viergespann des Ares, das von seiner Gattin Aphrodite gelenkt wird, während der Kriegsgott theatralisch die Lanze gegen den Porphyrion niederstößt. Ein kleiner Eros zielt auf einem Pferderücken kauernd mit seinem Bogen gegen die erdgeborenen Giganten. Die Frag-
Abb. 202 mente von Elfenbeinzeichnungen von Kul Oba in Leningrad mit dem alten Thema des Parisurteils sind ein wahrer Lobpreis weiblicher Schönheit, die sich in dreifacher Brechung, dem Wesen der olympischen Teilnehmerinnen am Wettbewerb entsprechend, spiegelt. Paris erscheint vor der Zeusgemahlin Hera und legte den rechten Arm voller Staunen ob des himmlischen Glanzes, der sich vor seinen Blicken eröffnet, auf sein Haupt. Die jungfräuliche Athene mit ihren Waffen, Lanze und Helm, in den Händen wendet sich vom Preisrichter ab und blickt – neugierig bloß oder selbst betört? – auf ihre so andersartige Schwester Aphrodite, die mit dem kleinen Erosknaben stille Zwiesprache hält und von vornherein als Siegerin im Schönheitswettkampf charakterisiert wird, zugleich aber auch als Erleiderin ihrer eigenen Geschenke.

250 Glückselige, berauschte Beschwingtheit spiegelt die Schale des Meleager-Malers in London mit Dionysos und Ariadne, deren bakchischen Zug ein tamburinschlagender Eros beschließt. Liebesverfolgungen und Entführungen, die im frühen fünften Jahrhundert so häufig gewesen waren, und die der Reiche Stil auf Reliefs, in Akrotergruppen und Gegenständen weiblicher Tätigkeit in eine intimere Atmosphäre getaucht hat, erleben auf einem Volutenkrater des etruskischen Aurora-Malers einen spätklassischen Widerhall. Auf der einen Seite erscheint die Morgenröte Eos als
XLI Lichtgestalt auf ihrem Viergespann, dem der Morgenstern als geflügelter Genius voraneilt. Der entführte Kephalos legt den Arm um die Schulter der Göttin – der wenig älteren Ganymed-Gruppe des Leochares vergleichbar – er ist knabenhaft benommen von der wunderbaren Fahrt über das Meer mit seinen Delphinen und Ketoi, dem Geflimmer des erwachenden Tages und dem gestreckten Fluge der Vögel. Das Drama des Ringkampfes zwischen Peleus und Thetis stellt die Rückseite dar. Erschreckt fliehen die Schwestern der sich heftig wehrenden Heroine, die im Ringkampfe einen Behälter mit Gefäßen umgestoßen hat. Eine Taube mit einem Blütenkranz im Schnabel schwebt über ihnen. Thetis blickt erregt zu ihr auf, als erhoffe sie von ihr ein Wunder der Errettung vor dem Erliegen.

251 Ganz überwunden ist das etwas theatralische Pathos des etruskischen Malers auf einer New Yorker Kanne, die Pompe, die Verkörperung des Festzuges, verherrlicht. »Dionysos sitzt auf erhöhtem Podium, gleichsam im Theatersessel seines heiligen Bezirks, und blickt hinüber zur Göttin der Prozession, die ihre Gewandung zum festlichen Gange ordnet und den feierlich zu tragenden Opferkorb bereit hat; Eros, oder wie hier eher zu sagen ist: ein seliger Genius des Festes, macht sein Schuhwerk zurecht, ein festlicher Kranz umwindet den Hals des Gefäßes. Ein neues seelisches Nebeneinander erfüllt die Gruppe. Es ist, als ob die dionysische Entrücktheit sich aus den schwärmenden Gruppen in die Figuren selbst zurückgezogen hätte, sie mit neuen Lebensströmen geladen hätte, die sich in runden, geschlossenen Bewegungen und Gewandverläufen zur Anschauung bringen und trotzdem die Kluft von Figur zu Figur überbrücken. Dabei streben Gott und Göttin neben dem seitlich gesehenen Eros fast fächerförmig auseinander, die Entladung des bauchigen Gefäßes ebenso wie sein aufstrebendes Wesen steigernd« (Buschor). Die New Yorker Kanne verrät gerade in ihrer Vollendung, der Anmut und Würde der Gestalten und der Gefühle, die sie spannungsreich verbinden, daß die rotfigurige Technik gefährdet ist. Das naive Verhältnis von Figuren und Grund, das dem Reichen Stile noch eignete und sich in der lockeren Verteilung der Gestalten im Bildfeld aussprach, ist geschwunden. Die Vasenbilder gewinnen – vermutlich unter dem Eindruck der Monumentalmalerei – ein Eigenleben, die Figuren eine Größe und Dichte, welche den Gefäßkörper, den sie umspannen, überfordern und ihn zu sprengen drohen. Apulische Maler suchten der Gefahr zu entgehen, indem sie ihn zu riesigem Formate, wie ehemals geometrische Gefäße des Totenkults, steigerten. Diese Prachtvasen schmückten sie mit figurenreichen, übereinander angeordneten Bildregistern, die ineinander übergreifen, und die den Eindruck von Monumentalgemälden anstreben. Bilder des Totenkultes und der Unterwelt, homerische Szenen und solche des Argonautenzuges, Darstellungen der Geschichte, wie Darius mit seinen Ratgebern und Alexanderschlachten, bilden die Themen dieser anspruchsvollen Gefäße.

Es ist kein Zufall, daß andere großgriechische Maler die rotfigurige Technik aufgegeben haben. Auf schwarzem Malgrund malen sie ihre Ranken mit Masken und Trauben, oder auch Bilder tanzender Mänaden, wie auf einem Kelch-
XLII krater von Lipari. Das Bild gewinnt auf dem dunklen Hintergrund einen preziösen Klang. Die Figuren werden gleich-

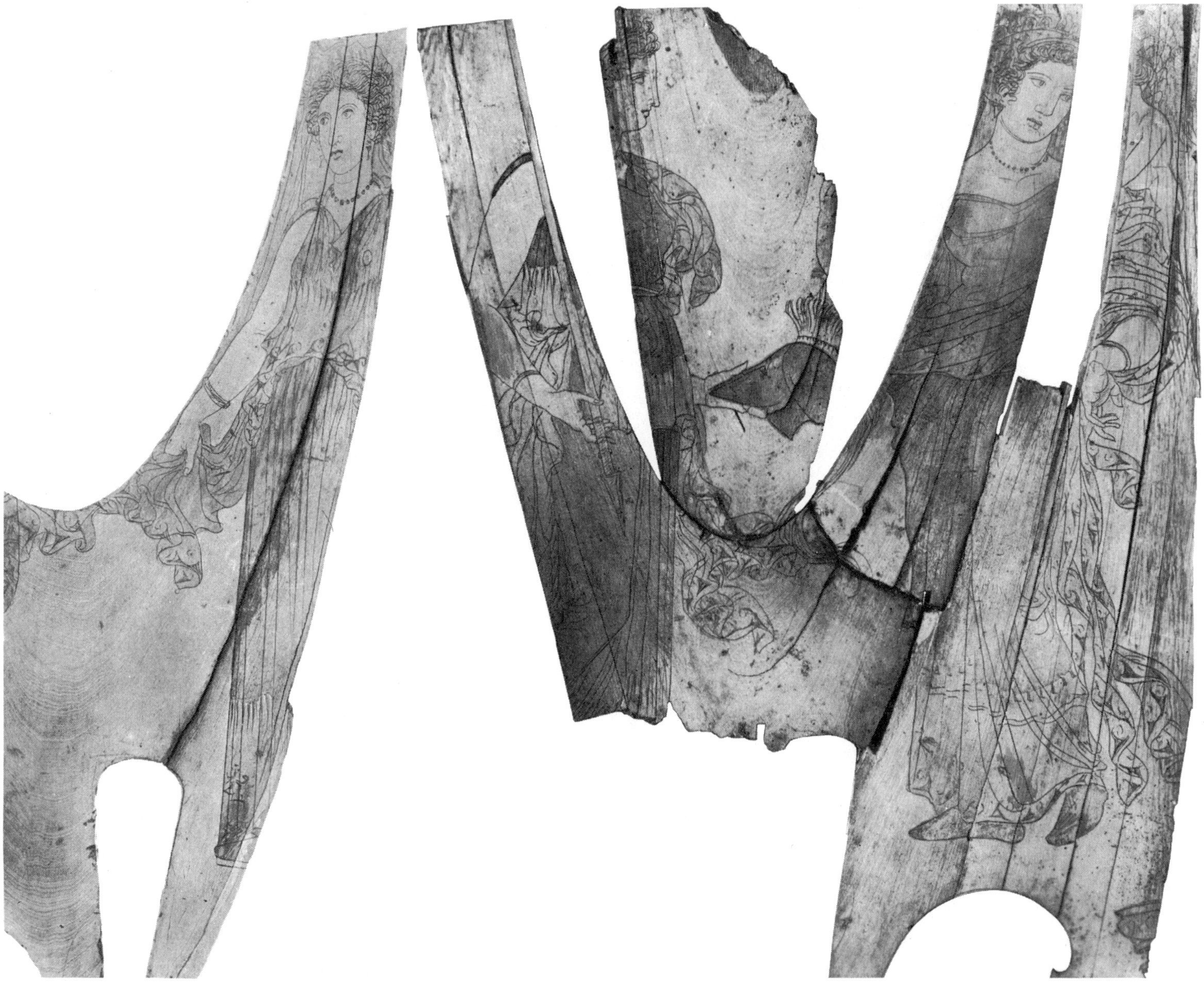

202 Urteil des Paris. Zeichnung auf Elfenbein, von Kul Oba.
Von links nach rechts: Hera, Athene, Aphrodite mit Eros, die weitgehend zerstörte Gestalt des Paris (ganz links) nicht wiedergegeben.
Leningrad, Eremitage

sam zu silbergeschmiedeten Zierfiguren, die, vergoldeten tarentinischen Terrakotta-Appliken vergleichbar, auf den schwarzen ebenholzartigen Hintergrund aufgeheftet sind. Bald schwindet figürlicher Schmuck überhaupt von diesen Gefäßen, die eine bildlose Eleganz und Vollendung der reinen, ziselierten Gefäßform verherrlichen.

Die attische Vasenmalerei nimmt einen letzten Aufschwung in den sogenannten Kertscher Vasen, die wir nach ihrem hauptsächlichen Fundort im antiken Pantikapaion in Südrußland bezeichnen. Sie können selbst in ihren bewundernswertesten Schöpfungen einen romantischen Unterton des Strebens nach klassischer Größe und Erhabenheit nicht verhehlen.

Diesen Klassizismus der attischen Vasenmalerei des vierten Jahrhunderts verrät besonders deutlich eine Hydria in Leningrad mit dem Streite zwischen Athena und Poseidon um das Attische Land. Die beiden Hauptfiguren lehnen *Abb. 203* offenkundig an die überlebensgroße plastische Mittelgruppe des Parthenon-Westgiebels an und heben sich vordringlich – im eigentlichen Sinne des Wortes – von den umgebenden, gemalten Figuren ab; sie sind nämlich in Relief gebildet. Das bedeutet mehr als Kennzeichnung des Zitates, sondern bezeugt das Bewußtsein der Grenzen der spätklassischen Vasenmalerei; denn die attischen Gefäßmaler haben die Möglichkeiten genutzt, ihre Gestalten durch Verkürzungen

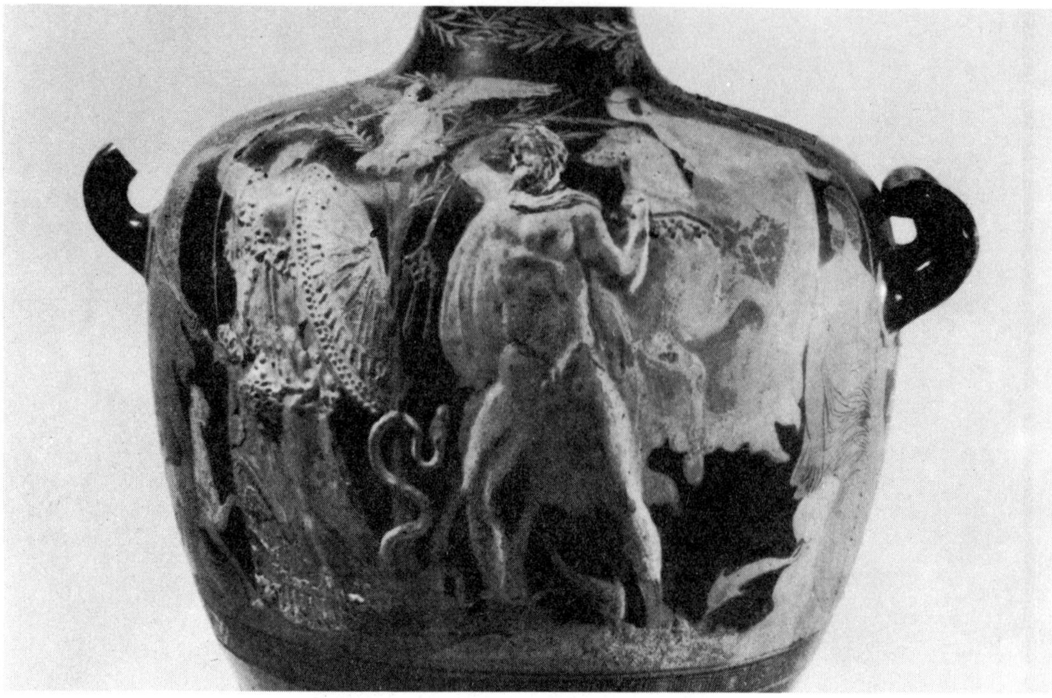

203 Streit zwischen Athena und Poseidon um das Attische Land, von einer Hydria in der Eremitage von Leningrad

und Verstrebungen der Glieder und durch um die Körper gewundene Gewänder und kühne Rückansichten den Eindruck vollplastischer Figuren und räumlicher Tiefe zu erzielen. Daß einige auch faktisch zum Relief griffen, ist eine konsequente Folgerung aus den Gegebenheiten des sich auflösenden rotfigurigen Stiles.

Einige der bedeutendsten attischen Maler jedoch haben noch im dritten Jahrhundertviertel das Erbe des Reichen
XLIII Stiles in reiner Malerei bewältigt. Eine Londoner Pelike 424 nimmt das alte Thema der Brauteroberung im mythischen Bilde von Peleus und Thetis wieder auf. Aphrodite sitzt am linken oberen Bildrand als Beschützerin des jugendlichen Peleus, der die schöne, eben dem Meere entstiegene Thetis zu entführen sucht. Die Heftigkeit des Kampfes älterer Bilder ist gemildert. Ein innerer Vorgang spielt sich in den wenigen großen Gestalten ab. Thetis, durch aufgehöhtes Weiß hervorgehoben, nimmt kauernd die Mitte des Bildes ein. Der überraschende Zugriff des Peleus kam zu plötzlich, als daß sie sich wirksam erwehren könnte. Erschreckt fliehen ihre Schwestern, suchen ihre Blöße zu verbergen oder entschwinden wie die schöne vom Rücken gesehene, hohe, schlanke Mädchengestalt nackt in die Bildtiefe. In den Schwestern der Thetis entlädt sich das Gewoge der Gefühle, das die linke Bildhälfte erfüllt. Einer Siegesgöttin ähnlich schwebt ein Eros mit golden und blau schillernden Flügeln zu Peleus hernieder, um ihn zu krönen.

Die Gestalten bedecken den Leib der Pelike teppichartig. Der Staffelung der Figuren in die Tiefe entspricht die zu beiden Seiten hin zurückfließende Gefäßwandung.

252 Ein Lebes der dreißiger Jahre in Leningrad enthält einen rings um das Gefäß herumgeführten Bildfries des Marsyas-Malers. Dargestellt sind die Epaulia, die Beschenkung der jungen Braut am Morgen nach der Hochzeit. Das Thema
216 kennen wir schon vom Epinetron des Eretria-Malers, auf dem Alkestis als Neuvermählte erscheint. Hier ist es nicht mehr eine Heroine, sondern eine Athenerin, die den Festzug ihrer geschenkebringenden Freundinnen empfängt. Und doch sitzt sie wie eine Göttin in der Mitte der Vorseite auf einem Stuhl und spielt mit einem weißgemalten Erosknäblein. Ihre junge, wohl selbst noch unverheiratete Freundin rechts von ihr hebt staunend die Rechte vors Kinn und streichelt den Flügel des Eros, den die junge Braut als neugeborenes Kindchen hätschelt, als wollte sie sich überzeugen, daß es kein Trugbild sei. Zwei größere Eroten umgeben und umschweben das Haupt der jungen Frau, die in ihrem Glück Aphrodite selber gleicht. Ihr Oberkörper ist entblößt, ein großes Gewand mit golden aufgemalten Kreisen verhüllt locker ihren Leib. Ein kleines Mädchen vor ihr sucht ihr Geschenk, eine Deckelschale, zu überreichen. Dann folgen Verwandte mit ihren Dienerinnen und Geschenken, Körben, Kästchen, Truhen, Decken und bemalten Gefäßen: ein feierlicher Zug von herrlichen, großen Frauengestalten, die an Marmorstatuen des Praxiteles und Bronzestatuen aus dem Umkreis des Lysipp erinnern.

Im vierten Jahrhundert erlangte die korinthische Malerei einen neuen Aufschwung, der mit dem Namen des Euphranor vom Isthmos verbunden ist. Er war als Maler ebenso berühmt wie als Bildhauer. Von seinen Bildern kennen wir zwar kaum mehr als die Titel. Die alten Kunsturteile lobten die Symmetría, die Verhältnisse seiner Gestalten, wenn sie ihm auch vorwarfen, er habe ihre Köpfe – wie Zeuxis – zu groß gebildet. Er selbst soll von seinem Theseus gesagt haben, er sei mit Rindfleisch ernährt, der des Parrhasios hingegen mit Rosen.

Dieser Theseus befand sich auf einem Wandgemälde der Halle des Zeus Eleutherios am Markt von Athen. Er war mit Demos und Demokrateia dargestellt, daneben befand sich ein Bild der zwölf Götter, dessen Zeus besonders gerühmt wird; endlich wird eine Reiterschlacht genannt. Von Demos und Demokrateia kann man sich vielleicht eine ungefähre Vorstellung bilden, wenn man von dem Ritzbild einer korinthischen Spiegelkapsel ausgeht, welches den Ahnherrn der Korinther als zeusähnliche, thronende Gestalt zusammen mit der stehenden Verkörperung der Insel Leukas darstellt. Euphranor war auch als Toreut berühmt. Ja er wird ob seiner Vielseitigkeit sogar mit Pheidias verglichen. Aus einer korinthischen Werkstatt wird auch der Erzspiegel mit der knöchelspielenden Aphrodite stammen, die mit dem neben *Abb. 204* ihr kauernden Spielgefährten Pan in Zwist über einen Wurf geraten ist. Mit kleinen Strichen hat der Graveur dem mißgestaltigen Pan und das den Unterkörper verhüllende Gewand Aphrodites modelliert.

Ein zauberhaftes Landschaftsbild enthält ein weiterer korinthischer oder vielleicht sikyonischer Bronzespiegel mit einer badenden Nymphe. Wir erblicken eine junge Frau in der Mitte des Spiegelrundes, wie sie vor einem Becken *Abb. 205* kauert und ihre gelösten Haare ordnet. Sie hat sich in das Helldunkel einer felsigen Grotte zurückgezogen. Ein dünner Wasserstrahl fällt aus dem Maul eines in den Felsen skulpierten Löwenkopfes, und über ihrem Haar erscheint der Kopf des Bocksgottes Pan, aus einer Felsschrunde begehrlich auf das Bild der Schönheit blickend, das sich ihm bietet. Das Mädchen scheint ihn nicht zu beachten, und doch meint man, es müßte seinen wilden Atem spüren. Hinter ihr hängen ihre zusammengefalteten Gewänder, am Eingang der Grotte Kränze, durch welche der Ort als Nymphenheiligtum ausgezeichnet ist. Der Graveur hat sich gleichsam im Hintergrunde der Höhle aufgestellt und hält den Blick ins Freie fest. Allein er bedarf keines künstlichen Feuers wie die von ihren Fesseln befreiten Gefangenen im Höhlengleichnis Platons, um die Gestalten zu erkennen; ihm erscheint die Nymphe als ideales Bild reiner Schönheit, das heller als der Tag draußen leuchtet. Die künstlerisch geschmückten Spiegel blieben aber keineswegs auf Korinth beschränkt. Einer ver-

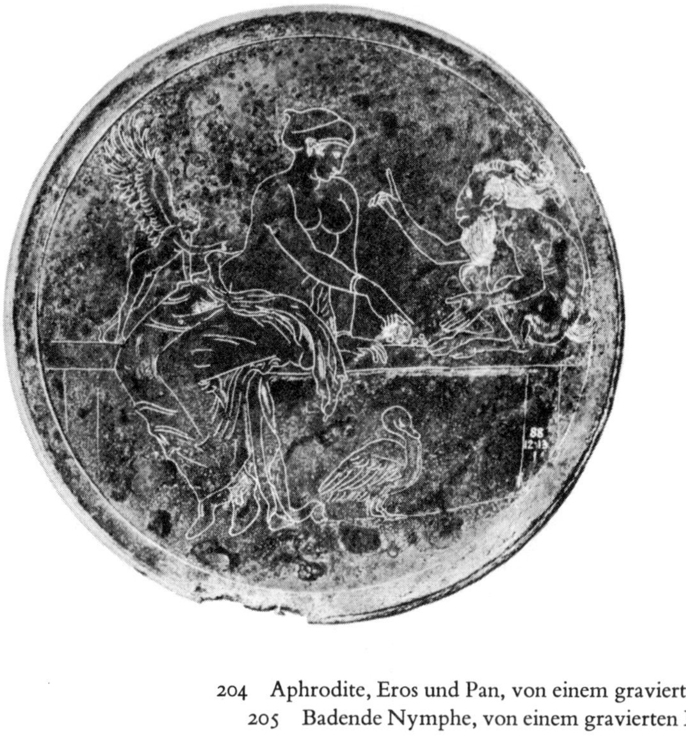

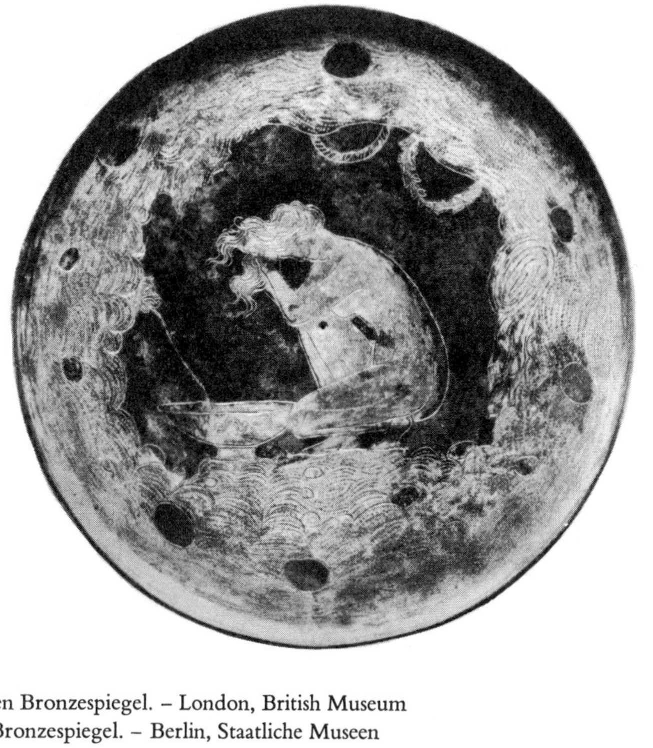

204 Aphrodite, Eros und Pan, von einem gravierten Bronzespiegel. – London, British Museum
205 Badende Nymphe, von einem gravierten Bronzespiegel. – Berlin, Staatliche Museen

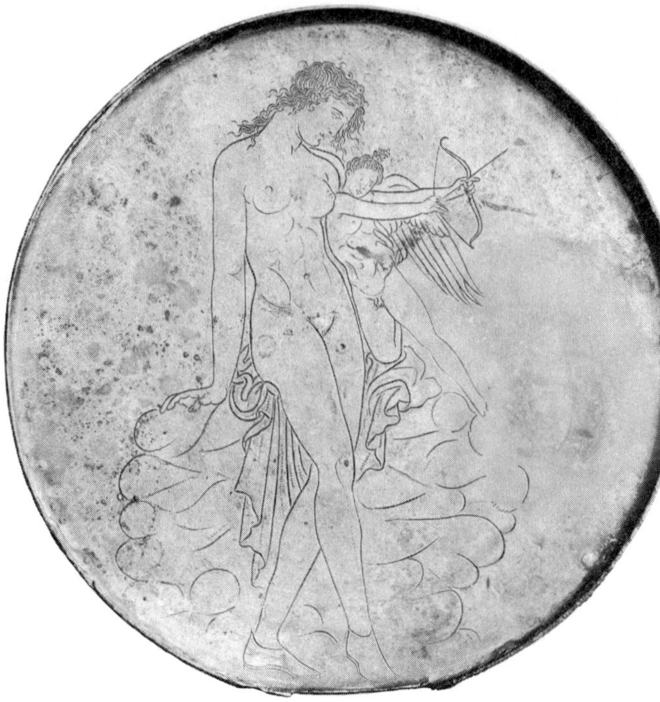

206 Aphrodite und Eros, von einem gravierten Bronzespiegel. Paris, Louvre

Abb. 206 mutlich großgriechischen Werkstatt entstammte das Bild einer stehenden, nackten Aphrodite, an die sich ein bogenschießender Eros lehnt; ein duftiges Bild von Jugendschönheit, das durch den parallelen Kontur des schlanken Mädchenleibes und des knienden Eros einen schönen Zusammenklang erzeugt.

Neben Korinth gewann Sikyon große Bedeutung für die Malerei des vierten Jahrhunderts. Pamphilos von Amphipolis errichtete hier eine eigentliche Kunstakademie, in der er seine Schüler für ein Talent Lohn nicht allein im Zeichnen, sondern auch in der Arithmetik und Geometrie unterrichtete, weil ihm diese mathematischen Fächer für die künstlerische Ausbildung unerläßlich schienen. Er scheint als Theoretiker größere Bedeutung denn als schaffender Künstler erlangt zu haben. Wie bereits Polyklet I. eine Schrift über den Kanon, so hat Pamphilos Abhandlungen über Zeichenkunst, Malerei und Landbau verfaßt. Zu seinen Schülern gehörten Melanthios, der auch seinerseits mit theoretischen Schriften hervortrat, ferner Pausias, dem Goethe in seinem Gedichte ›Der neue Pausias und sein Blumenmädchen‹ ein spätes Denkmal setzte. Besondere Berühmtheit erlangte nämlich das Bild des sikyonischen Malers mit der Kranzflechterin Glykera. Daneben wird ein Bild des Stieropfers genannt, weil Pausias den von vorn gesehenen, schwarzen Stier verkürzt dargestellt hat, ohne doch Glanzlichter zu benutzen. Kühne Spiegeleffekte enthielt das Bild der Methe in Epidauros, denn man sah das Gesicht der Verkörperung der Trunkenheit durch das Glas hindurch, aus dem sie trank.

APELLES AUS KOLOPHON

Der berühmteste der aus der sikyonischen Akademie hervorgegangenen Maler war sicher Apelles, der Sohn des Pytheas aus Kolophon. Er soll wie Lysipp als Bildhauer der einzige Maler gewesen sein, der die Erlaubnis erhielt, Alexander den Großen nach dem Leben zu porträtieren. Mehrere Bilder des Königs werden genannt, teils allein, teils zu Pferde, oder mit dem Blitze als Zeussohn charakterisiert.

Über keinen Künstler des Altertums werden so viel anekdotenhafte Züge überliefert wie über Apelles. Doch halten sie sich mehr ans Persönliche als an seinen Stil, rühmen seine Hilfsbereitschaft, Freundschaft und seine Bescheidenheit. Im Bewußtsein seines eigenen Wertes war er gern bereit, auch die Leistungen anderer anzuerkennen. Als es dem rhodischen Maler Protogenes schlecht ging, weil seine Bilder nicht genug einbrachten, ließ Apelles das Gerücht ausstreuen, er würde sämtliche Werke aufkaufen, sie als seine eigenen ausgeben, um dann ein Vielfaches des Kaufpreises zu erzielen. Daraufhin besserte sich die Lage des Protogenes.

Große Bewunderung erregte die Linie, die als eigentliches Werk wie andere Bilder des Apelles aufgestellt wurde und besonders die Künstler anzog. Über die Entstehung dieses Werkes erfahren wir – wiederum aus einer Anekdote –

Apelles hätte den Protogenes gerne persönlich kennengelernt. Er reiste nach Rhodos, eilte gleich in dessen Wohnung, wo er jedoch bloß eine Schaffnerin antraf. Ohne seinen Namen zu nennen, zog er eine Linie von höchster Vollendung auf eine zum Malen bereitstehende Tafel und entfernte sich wieder; Protogenes erkannte bei seiner Rückkehr gleich, daß einzig Apelles der Urheber sein könne. Er selber wählte eine andere Farbe und zog eine zweite Linie in die erste hinein und ging wieder weg. Als Apelles noch einmal seinen Kollegen aufsuchen wollte, jedoch bloß die zweite Linie auf der Tafel vorfand, schnitt er die beiden Linien mit einer dritten Farbe noch einmal derart, daß kein weiterer Raum für eine weitere Linie von noch größerer Feinheit übrigblieb. Darauf erklärte sich Protogenes als besiegt und suchte eilig seinen Gast auf.

Apelles ließ keinen Tag vorübergehen, und mochte er auch noch so beschäftigt sein, ohne daß er sich im Ziehen von Linien geübt hätte: »nulla dies sine linea.« Seine fertigen Bilder stellte er in seiner Werkstatt so auf, daß sie von Vorübergehenden leicht betrachtet werden konnten. Er selber soll sich versteckt haben, um die Äußerungen der Passanten zu hören. Ein Schuster bemängelte einmal, daß auf der Innenseite eines Schuhs ein Riemen fehle. Der Maler verbesserte den Fehler. Als daraufhin der andere sich in seinem Kunsturteil bestätigt fühlte und anfing, auch den Schenkel zu bemängeln, blickte Apelles zornig hervor und wies ihn mit dem sprichwörtlich gewordenen: »Schuster, bleibe beim Leisten« in seine Schranken. Apelles hat anscheinend keine Wandbilder geschaffen. Eine wirkliche Anschauung besitzen wir freilich von keinem seiner Werke. Seine Aphrodite Anadyomene von Kos, die später nach Rom entführt worden ist, darf man sich nach Aussage der Epigramme noch halb im Wasser stehend vorstellen; mit beiden Händen *Abb. 205* drückte sie das nasse Haar aus, etwa wie die kauernde Nymphe in der Grotte auf dem Bronzespiegel in Berlin. Das figurenreichste Bild seiner Hand war ›die Verleumdung‹, von der wir keine bildlichen Spuren kennen. Sandro Botticelli hat in seinem Bilde gleichen Themas in den Uffizien in Florenz den Wettstreit mit dem berühmtesten Maler des Altertums angenommen und auf Grund der Beschreibung Lukians das verlorene Bild des Apelles im ausgehenden fünfzehnten Jahrhundert völlig neu geschaffen.

Wohl besitzen wir einige pompejanische Gemälde, die auf das vierte Jahrhundert zurückzugehen scheinen, doch ihre Verbindung mit den überlieferten Malernamen kann nur in den seltensten Fällen über bloße Vermutungen hinaus wahrscheinlich gemacht werden. Auf Nikias hat man ein in mehreren Wiederholungen und Varianten bekanntes

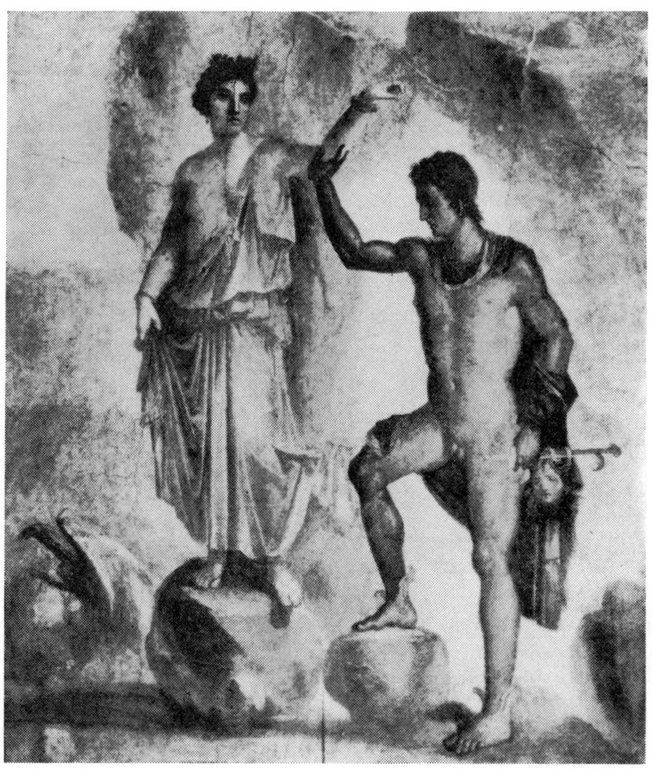

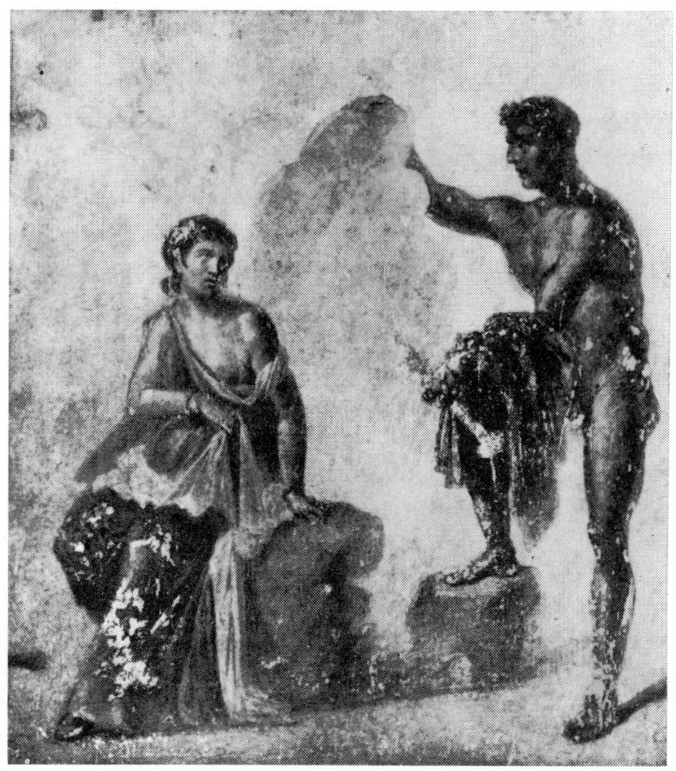

207/208 Pompejanische, auf Gemälde des Nikias aus dem 4. Jahrhundert v. Chr. zurückgehende Wandgemälde.
207 Argos und Io; 208 Perseus befreit Andromeda. – Neapel, Museo Nazionale Archeologico

Abb. 207 Gemälde des Argos und der Io zurückgeführt. Eng verwandt ist in der Gesamtkomposition das Gemälde mit der Be-
Abb. 208 freiung der Andromeda durch Perseus. Da nun Plinius neben Bildern mit Alexander, Kalypso gerade eine Io und eine Andromeda von Nikias nennt, besteht die Vermutung wohl zu Recht, daß die genannten Gemälde auf die berühmten Vorbilder des Nikias von Athen zurückgehen. Über den persönlichen Stil dieses Meisters vermögen sie freilich nichts Verbindliches auszusagen, weil die Wiedergaben über den Gesamtaufbau hinaus keine Anhaltspunkte für sichere Schlüsse bieten.

Von den Gemälden des Nikomachos mit der fliegenden Nike, die ein Viergespann in die Lüfte emporführt, ist uns auf römischen Münzen und einer Gemme die Komposition überliefert. Das Bild befand sich auf dem Kapitol von Rom, wohin es von L. Munatius Plancus gebracht worden war.

DAS ALEXANDERMOSAIK

Von einem einzigen Monumentalgemälde des vierten Jahrhunderts besitzen wir eine echte Kopie, die sich in ihrer Sorgfalt den im Meßverfahren hergestellten Statuenkopien der Römerzeit an die Seite stellen läßt: die Alexander-
XLIV schlacht, die am 24. Oktober 1831 in Pompeji entdeckt wurde. Es handelt sich um eine 5,82 × 3,13 Meter messende, vermutlich originalgroße Mosaikwiedergabe, welche einen Fußboden der Casa del Fauno oder der Casa di Goethe schmückte. Goethes Sohn war nämlich beim Beginn der Ausgrabung am 7. Oktober 1830 in Pompeji anwesend und der greise Dichter vernahm wenige Tage vor seinem Tode dankbar dieses »Echo aus der Ferne, welches den Verlust meines Sohnes mildern soll«. Bis heute haben seine ergriffenen Äußerungen Geltung, »dergleichen von malerischer Komposition und Ausbildung sei uns bisher aus dem Altertum nicht überkommen« ... »Mitwelt und Nachwelt werden nicht hinreichen, solches Wunder der Kunst würdig zu kommentieren, und wir genötigt sein, nach aufklärender Betrachtung und Untersuchung immer wieder zur einfachen reinen Bewunderung zurückzukehren«.

Leider kann keine Hoffnung bestehen, die fehlenden Teile wiederzufinden, denn das Mosaik ist bereits in der Antike, vermutlich beim Erdbeben im Jahre 63, beschädigt worden. Man füllte die Löcher mit einer Kalkschicht aus, und in diesem Zustand wurde es von den Lavamassen des Vesuvausbruches im Jahre 79 begraben. Seit 30 Jahren ist das Fußbodenmosaik des römischen Hauses im Neapler Nationalmuseum an einer Wand angebracht, wie ursprünglich sein gemaltes Vorbild.

Vor unseren Augen ersteht das Schlachtfeld, auf dem gefallene Perser und ihre Pferde, herrenlose und unbrauchbar gewordene, zerbrochene Waffen liegen. Ein kahler Baum allein bedeutet ein Stück Landschaft und zugleich einen wichtigen Hinweis auf den Tag der Schlacht. Dargestellt ist – das können wir heute mit allem Nachdruck sagen – die Schlacht bei Issos, die zu Beginn des Winters 333 stattfand. Gestaltet wird der dramatischste Augenblick der Schlacht. Der löwenmutige Alexander reitet im gorgonengeschmückten griechischen Linnenpanzer wie im Sturmwind von links heran. Er ist in bedrohliche Nähe des persischen Großkönigs gelangt, der nach einem Wort von L. Curtius das Bild »kompositionell und moralisch regiert«. Die langen Spieße, die im Hintergrunde den Darius so bedrohlich umgeben, sind die Sarissen der makedonischen Soldaten. Das persische Heer ist umzingelt. Seine Vorhut sprengt zurück, um dem Großkönig die Gefahr zu melden. Geistesgegenwärtig reißt der Wagenlenker des Darius das Viergespann herum. Zwei Rappen haben bereits die Richtung geändert und sprengen statt in den unvermeidlichen Untergang der makedonischen Infanterie aus dem Bildgrund heraus, dem Betrachter entgegen. Die beiden Falben sucht der pflichtbewußte Wagenlenker des Großkönigs mit Zügel und Peitsche herumzulenken. Darius selbst scheint die drohende Gefahr der Umzingelung nicht erkannt zu haben. Er wendet sich mit großer Gebärde dem von Alexander Getroffenen zu und ist »über den Untergang seines Getreusten entsetzt« (Goethe), dem er nicht helfen kann, weil er alle seine Pfeile verschossen hat. Der große Feind Alexanders wird in seiner ganzen herrscherlichen und menschlichen Größe dargestellt, wie er ungeachtet der Fluchtmöglichkeiten, die sich ihm noch böten, ergreifenden Anteil nimmt an dem Schicksal des Helden, der sich für ihn opfert und dem jugendlichen Makedonenkönig den Ruhm verweigert, Darius selbst getroffen zu haben.

Man vergißt bei der Betrachtung des Mosaiks in Neapel, daß das Werk in der für das vierte Jahrhundert bekannten Vierfarbentechnik ausgeführt war; denn trotz der Beschränktheit der Mittel wird ein überwältigender Eindruck der

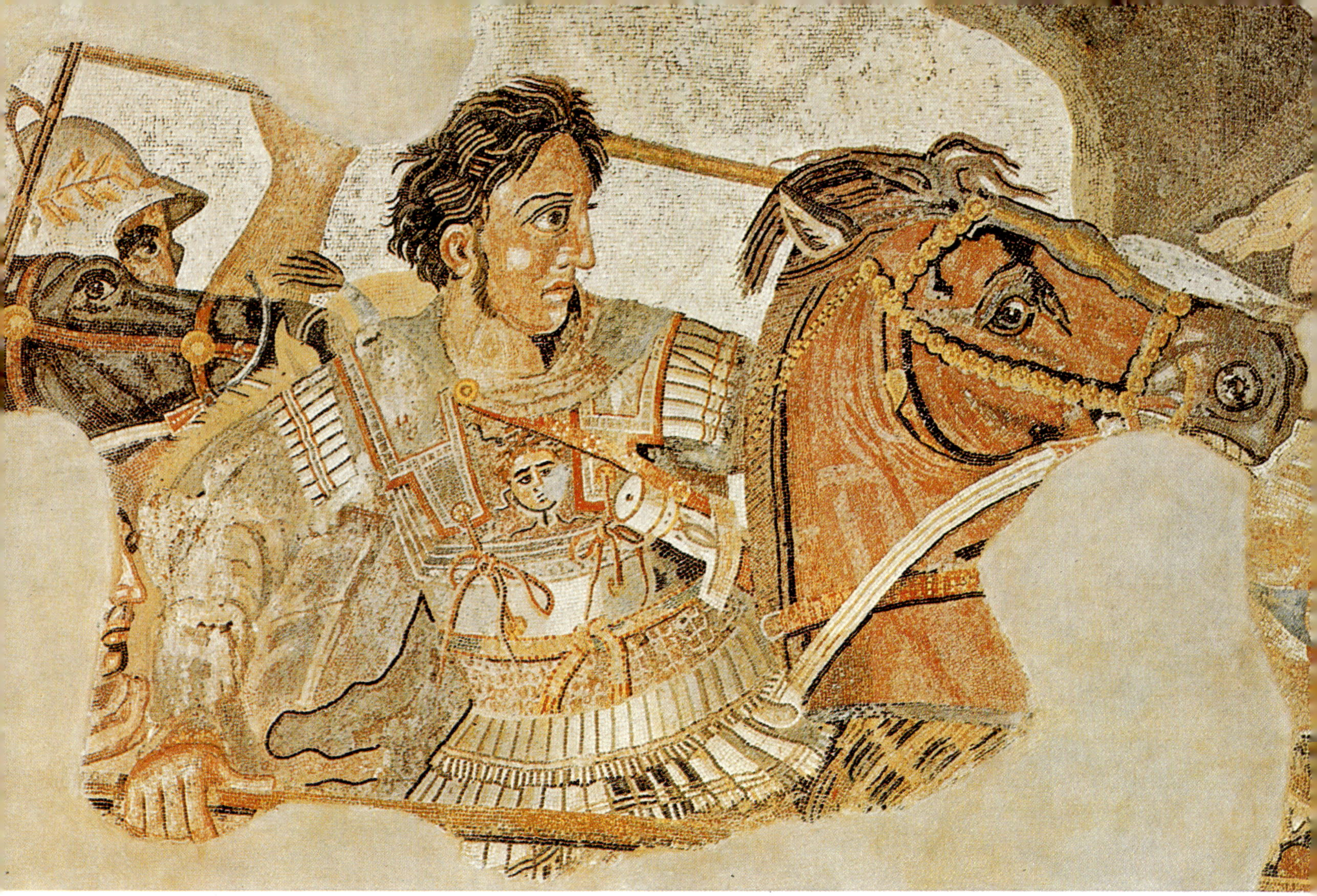

XLIV Alexander der Große gegenüber dem Großkönig Darius in der Schlacht bei Issos, Winterbeginn 333. Fußbodenmosaik (Gesamtfläche 3,13 × 5,82 m) nach einem griechischen Gemälde; gefunden in der Casa del Fauno in Pompeji. Unten: Gesamtbild, soweit erhalten. Oben: Alexander der Große

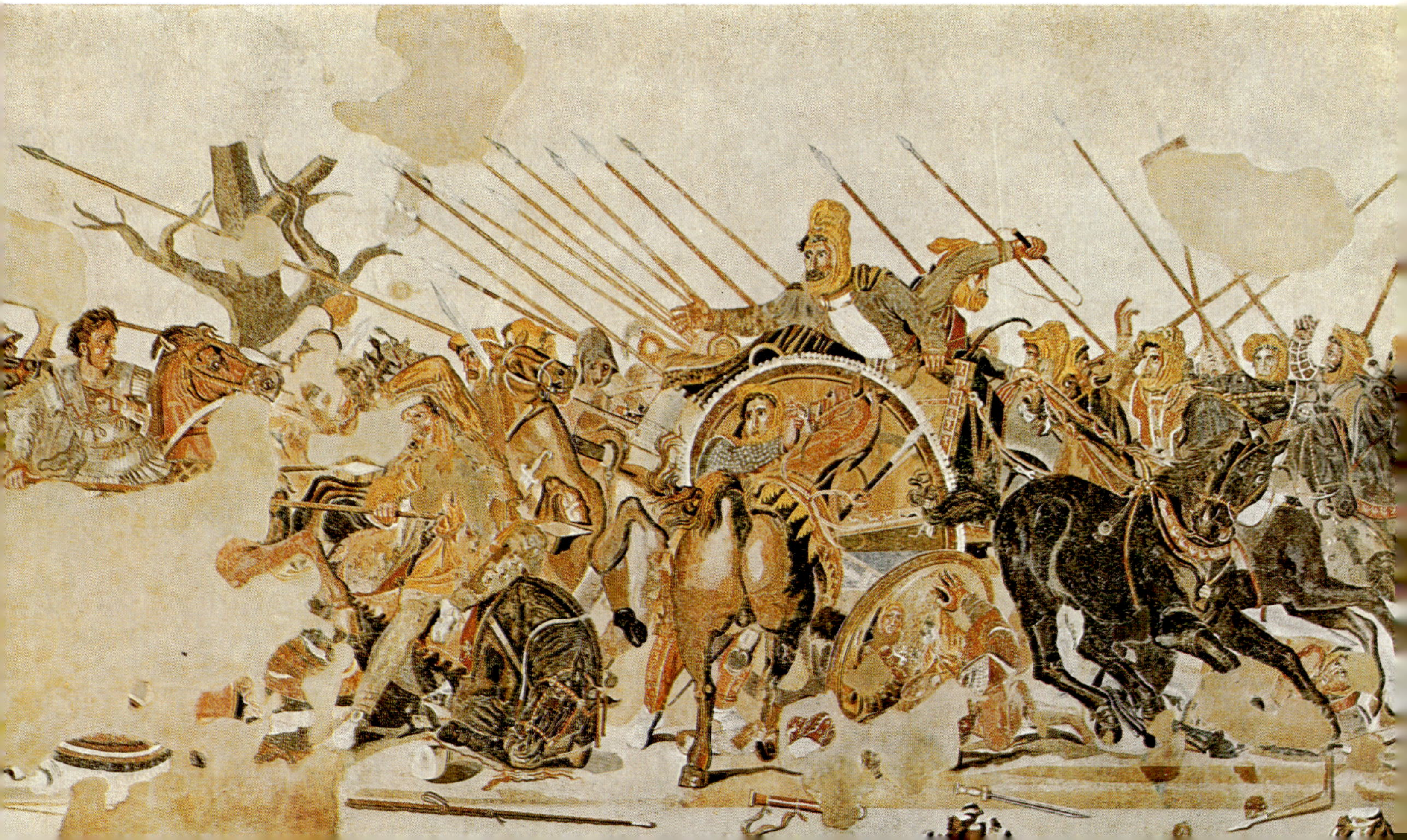

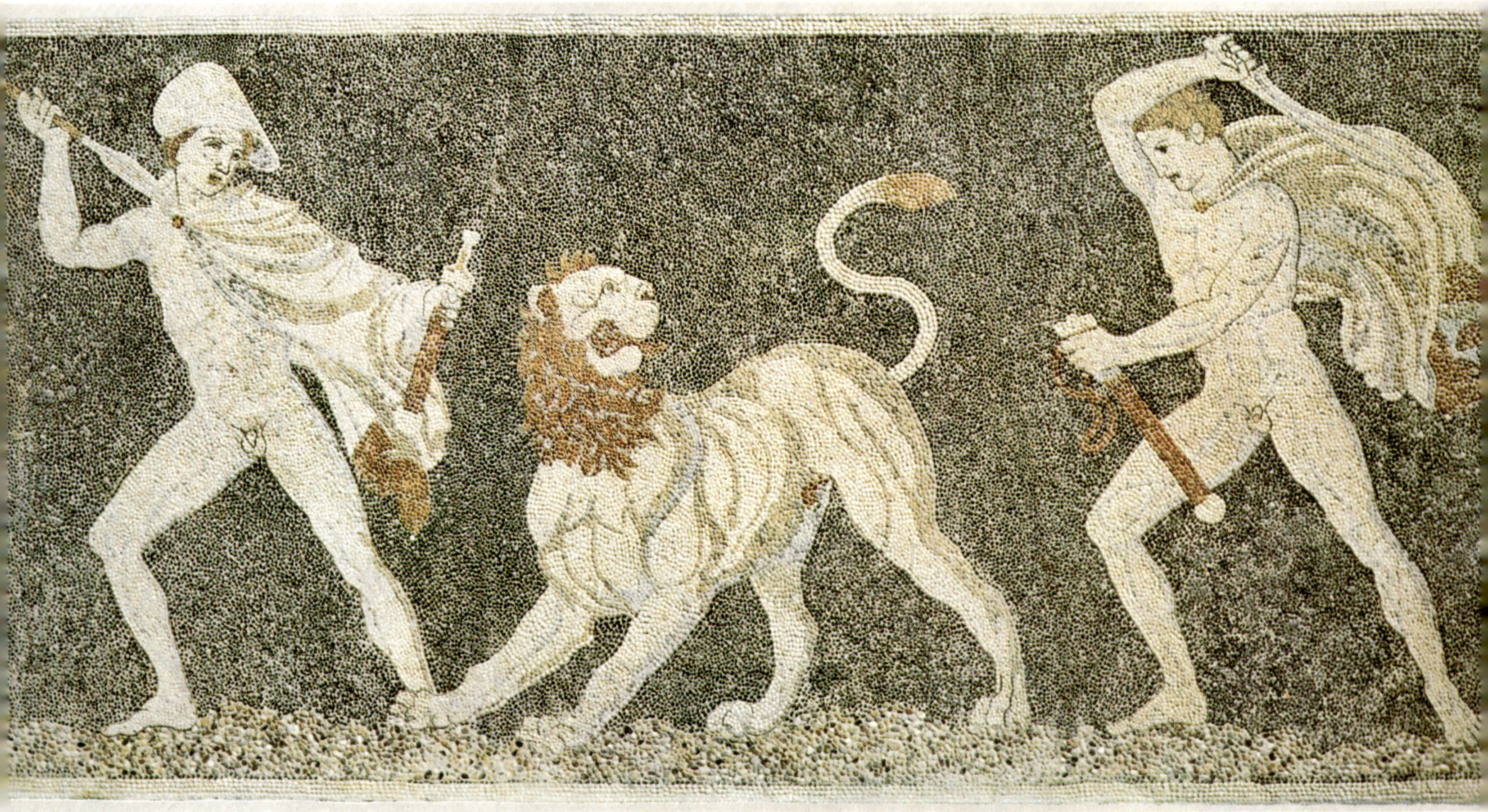

XLV Löwenjagd Alexanders des Großen und seines Generals Krateros. Kieselmosaik aus Pella, nordwestlich von Thessaloniki. Länge 4,90 m. Ausgehendes 4. Jahrhundert v. Chr.

Farben-und Formgebung erzeugt. Die nicht zu übersehende räumliche Tiefe beruht nicht auf Durchblicken in die Bildtiefe, sondern wird ausschließlich von der raumverdrängenden Kraft der kämpfenden Gestalten bewirkt, wie uns die fast ungestörte rechte Bildhälfte verrät. Da sucht ein Perser ein lediges – in kühner Verkürzung vom Rücken gesehenes, mit raffinierten Glanzlichtern ausgestattetes – Pferd zu bändigen, das vielleicht zu dem am Boden liegenden Perser gehörte, der sich in seinem Schilde spiegelt. Dieser Gefallene und der Pferdebändiger sind gleichsam ein Scharnier, um das sich der Wagen des Großkönigs dreht und sie wohl rücksichtslos zermalmen wird.

Einer der ganz großen Maler des ausgehenden vierten Jahrhunderts hat zweifellos das Vorbild des pompejanischen Mosaiks geschaffen. Leider kennen wir seinen Namen nicht. Zwar erwähnt Plinius ein Schlachtengemälde Alexanders mit Darius von Philoxenos von Eretria. Doch sagt er im gleichen Satze, Philoxenos sei wie sein Lehrer Nikomachos ein Schnellmaler gewesen, was gar nicht zu der minutiösen Sorgfalt des Alexandermosaiks passen will. Andererseits sind unsere Nachrichten über Philoxenos überaus gering, und vielleicht ist es auch ungerecht, ihn nach den paar Zeilen allein zu beurteilen, die Plinius ausgeschrieben hat. Möglicherweise bestand ja nicht sein ganzes Werk aus eilig hingeworfenen Bildern. Man wird sich fragen müssen, ob das für Philoxenos überlieferte Schlachtbild zwischen Alexander und Darius überhaupt ein schnell gemaltes Bild sein konnte. Nun haben freilich außer Philoxenos auch andere Maler die Schlachten des großen Makedonenkönigs im Bilde verherrlicht. Genannt wird eine Malerin Helena. Und der weise Aristoteles soll auch Apelles zu diesem Thema geraten haben, weil ihm ewiger Bestand beschieden wäre.

DIE MOSAIKEN VON PELLA IN MAKEDONIEN

In den letzten Jahren haben uns die griechischen Ausgrabungen von Pella eine große Reihe von originalen Mosaiken *XLV* des ausgehenden vierten Jahrhunderts wiedergeschenkt. Da sind Bilder der Jagd auf die Hirschkuh und den in Verkürzung gezeigten Löwen, der Entführung der Helena durch Theseus und des auf dem Panther reitenden Dionysos. Es handelt sich um Kieselmosaiken, deren Farbigkeit sehr zurückhaltend ist. Die Konturen der Gestalten sind durch bleivergossene Linien bewirkt. Das Mosaik mit der Entführung der Helena zeigt, daß nunmehr die Schattengebung auch auf weibliche Körper angewendet wurde, eine Errungenschaft, die vielleicht auf den Athenischen Maler Nikias zurückzuführen ist. Die ›Gemälde‹ des ausgehenden vierten Jahrhunderts von Pella sind offenbar als Mosaiken entworfen, wenn sie auch von eigentlich malerischen Kompositionen nicht unberührt geblieben sein können. Sie erstreben denn auch nicht den Reichtum der Farbgebung des Gemäldes der Alexanderschlacht, das zwar selbst die Fülle der Effekte einem Minimum an verschiedenen Farben verdankt und doch eine überaus »chromatische Tonleiter« hervorzubringen imstande ist.

DIE MÜNZKUNST DER ZEIT DER SPÄTEN KLASSIK

Die tiefgehenden politischen Änderungen, die sich im ganzen griechischen Raum, besonders im Mutterland selbst und in Kleinasien um die Jahrhundertwende und auf der Peloponnes zu Ende des 3. Jahrzehnts des 4. Jahrhunderts v. Chr. vollzogen hatten, waren auch für die Münzprägung von einschneidender Bedeutung.

Nach Kimons Doppelsieg am Eurymedon 469/466 v. Chr. konstituierte sich der Seebund, der Athen mit jedem Jahr mehr die unbedingte Vormachtstellung gab und dem um 425 v. Chr. mehr als vierhundert Poleis der Ägäis, von der Chalkidike bis Rhodos, von Euboia bis zu Kleinasiens Südküste, angehörten. Athens berüchtigtes Münzedikt verwehrte den Bündnern schon seit der Jahrhundertmitte das Recht eigener Münzprägung in Silber. Das athenische Tetradrachmon sollte *das* Geld des Seebundes sein, darüber hinaus das der ganzen mittelmeerischen Welt überhaupt. Schon nach 413 v. Chr., dem Jahr der Niederlage auf Sizilien, konnte sich Athens Edikt nicht mehr so durchgreifend auswirken, nach Aigospotamoi und dem Ende des Peloponnesischen Krieges mit der Kapitulation von 404 v. Chr. war Athens Zusammenbruch endgültig. Die volle Prägefreiheit brachte der sog. Königsfriede von 387 v. Chr., jenes furchtbare Diktat, das vom persischen Großkönig den Griechen in Sardes aufgezwungen und dessen Durchführung der Aufsicht Spartas übertragen worden war und das bestimmte, daß die Griechenstädte, kleine wie große, autonom sein sollten. Mit dieser »Freiheit« aller einzelnen Poleis, die teuflisch zum Zwecke der völligen politischen Aufsplitterung des Griechentums ersonnen ward, ist allerdings den münzschöpferischen Kräften jeder Stadt freie Bahn gegeben worden. Wenn endlich durch des Epameinondas Sieg beim böotischen Leuktra 371 v. Chr. und die vier Peloponnes-Feldzüge des genialen Feldherren zwischen 371 und 362 v. Chr. Spartas Hegemonie über das damalige Griechenland im ganzen und über die peloponnesischen Städte im besondern gebrochen wurde, so waren nun auch auf der Peloponnes die Kräfte zu einer bedeutenden Münzprägung wachgerufen. So ergibt sich für das gesamte griechische Mutterland wie für Kleinasien, daß nun Städte prägten, die ehedem lange nicht mehr oder überhaupt noch nicht Münzen geschlagen hatten, wie andererseits binnenländische Poleis oder nordgriechische, die der delisch-attische Seebund überhaupt nicht unter seinen Zwang nehmen konnte, mit ihren Geprägen selbstverständlich fortfuhren.

Wir kennen die Statere von Thasos, dem goldreichen, der Jahre um 500 v. Chr., den prächtigen Stater von etwa 465
182, 8 v. Chr., dem Jahr, wo es von Athen abfiel und sich bereits aus dem delisch-attischen Seebund löste, weiter den des
224, 16 Reichen Stils. Jetzt um die Jahrhundertwende tritt Thasos nochmals mit einem edlen Stück hervor, mit dem zeus-
253, 1 ähnlichen Haupt seines efeubekränzten Gottes Dionysos auf der Vorderseite, und, in Anlehnung an die archaischen
Stadttorreliefs, dem bogenschießenden Torgott Herakles auf der Rückseite.

Olynthos, von dem wir schon sprachen, bringt auch in den Jahren nach der Jahrhundertwende einige Jahrzehnte lang
in künstlerischer Hinsicht wie im Glanz des Stempelschnittes hervorragende Tetradrachmen mit dem Apollonkopf.
253, 4 Auf dem Gepräge von 395/392 v. Chr. erscheint sein strenges männliches Haupt mächtig wie das einer Großbronze,
253, 5 während seine Züge auf dem Tetradrachmon von 379/376 v. Chr., dem Zeitstil entsprechend, fast jünglingshaft weich
sind.

Das vom Strymon auf zwei Seiten umschlossene Amphipolis, erst 437 v. Chr. von Athen gegründet, hat von Anfang
253, 6 seiner Prägung um die Jahrhundertwende an die Enfacedarstellung für seinen Apollonkopf verwendet und herrlichste
Köpfe geschaffen. 357 v. Chr. von Philipp II. erobert, wurde es dann die wichtigste Prägestätte des makedonischen Königtums und blieb es selbst auch in der Zeit des Riesenreiches Alexanders des Großen mit seinen 162 Münzstätten.

Ainos in Thrakien, an der Mündung des Hebros gelegen, das schon zu Ende des Strengen Stils nach 460 v. Chr. sein
182, 9 erstes Tetradrachmon mit dem Hermeskopf prägte und von dem wir hier ein Stück von 455/453 v. Chr. und wieder
224, 14 eines aus der Zeit der Hohen Klassik von 412/410 v. Chr. zeigten, ist um 400/398 v. Chr. dazu übergegangen, den Her-
meskopf frontal zu bringen; in diesen Jahren noch sehr streng und fast unnahbar, später in einer sehr viel weicheren und
253, 13 lebendigeren Auffassung, wie bei dem Drachmon von 357/342 v. Chr. Anstelle des Petasos der früheren Darstellungen,
trägt das jugendliche Haupt hier die breitkrempige Kappe, wie sie ähnlich der Kopf eines Staters des kretischen Sybritia von etwa 360 v. Chr. zeigt.

253, 14 Um die gleichen Jahre ist in Pantikapaion, dem heutigen Kertsch, der reizvolle Goldstater entstanden mit dem Kopf
des Pan, des Gottes, nach dem die Stadt ihren Namen trägt. Das Haupt des Pan ist selten enface gezeigt, die Mehrzahl der Goldstatere geben den Kopf im Profil. Die Rückseite zeigt einen Greif als Hüter der – dank der nahen Goldbergwerke – immensen Kertscher Goldschätze, wie er eben die Lanzenspitze, wohl eines Angreifers, zerbeißt; die Ähre, auf der er anstelle der Bodenlinie schreitet, symbolisiert den Getreidereichtum der Gegend, der ja für die griechische Welt, insbesondere für die Getreideversorgung Athens, seit alters von fundamentaler Wichtigkeit war.

346 v. Chr. konnte unter dem Waffenschutz Philipps II. die Delphische Amphiktionie, die Vereinigung der Delphi
umsäumenden Staaten, das apollinische Heiligtum wieder unter ihren Schutz nehmen. Sie prägte als Denkmal ihrer
253, 7 Wiederaufrichtung die Statere mit dem ährenbekränzten, vom Schleier umhüllten Haupt der Demeter auf der Vorder-
seite und dem auf dem Omphalos, dem Mittelpunkt der Welt, thronenden Apollon mit dem pythischen Lorbeer und der Kithara in Händen auf der Rückseite. Es sind die Jahre, in denen Praxiteles den Hermes, den wir in Olympia bewundern, und seine knidische Aphrodite schuf und in denen die knidische Demeter entstand, an deren letztere der Demeterkopf des delphischen Staters weitgehend anklingt.

Elis, dessen früheste Zeuskopf-Prägung der Jahre um 421 v. Chr. wir schon betrachteten, hat um 363 v. Chr. mit
253, 3 einem Kopf von ebenso großartiger Auffassung als wundervoller Präzision des Stempelschnitts seine Zeusprägungen
der mittleren Jahre der Späten Klassik eingeleitet. Ihm ging um einige Jahre noch voraus der prächtige Zeus Lykaios,
253, 2 geprägt in Megalopolis, dem Sitz des Arkadischen Bundes, um 370/363 v. Chr. Es ist dies eines der peloponnesischen
Werke, deren Schöpfungen erst nach des Epameinondas Siegen möglich geworden war. Erst jetzt war die Peloponnes

von dem Druck Spartas befreit und konnte auch münzschöpferische Kräfte entfalten. Schmückte die Rückseite der
Prägung von Megalopolis der auf dem Felsen gelagerte arkadische Gott Pan, so zeigen die Statere der arkadischen Po-
leis Pheneos und Stymphalos auf ihren Rückseiten weitere auf arkadische Mythen bezogene Bilder, Kompositionen,
die ganz aus dem Geist der Jahre um 362 v. Chr., in denen sie geschaffen wurden, konzipiert sind: Auf dem Pheneos- *253, 8*
Stater trägt Hermes den kleinen Arkas, das Kind des Zeus und der Nymphe Kallisto; auf dem Stymphalos-Stater sehen *253, 9*
wir Herakles in Erledigung einer der zwölf ihm von Eurystheus auferlegten Taten, im Kampf mit den Stymphalischen
Vögeln. Es ist eine Komposition, deren Dramatik unmittelbar die Schöpfungen der vier Bildhauer am Fries des Mau-
soleums von Halikarnass ins Gedächtnis ruft. Die hier nicht gezeigten Vorderseiten der zwei genannten Statere brin-
gen bei Pheneos, in Anlehnung an die Euainetos-Dekadrachmen von Syrakus, den Kopf der Persephone, bei Stym- *223, 9*
phalos den der Artemis Stymphalia, diesen in einer viel feineren, im Stil der eigenen Zeit empfundenen Schöpfung,
indes der Kopf von Pheneos nur wie Nachklang einer vergangenen Zeit wirkt.

Kreta hat in der zweiten Jahrhunderthälfte eine Anzahl Stempel geschaffen, die in ihrer Konzeption sehr bedeutend
sind, wenn auch, wie immer auf Kreta, der Stempelschnitt als solcher zurücksteht hinter dem der Prägungen vieler an-
derer griechischer Gegenden. Auf einem Stater von Phaistos finden wir Herakles wieder bei einer der ihm von Eurytheus
auferlegten Taten. Wir sehen den Helden im Kampf mit der Lernäischen Hydra. Die Darstellung hat engen Bezug zur *253, 12*
prägenden Polis, denn Herakles galt als Vater des Phaistos, nach dem die nahe dem Ida gelegene Stadt ihren Namen trägt.
Die große Krabbe zu Füßen des Heros bezieht sich auf den Mythos, dem nach sie, um der Hydra zu Hilfe zu kommen,
sich, freilich nutzlos, in des Herakles Fuß verbiß. Stilistisch klingt diese Darstellung sehr an die von Stymphalos an.

Von einer Poesie sondergleichen ist das herrliche Bild von Gortyn mit Europa, die sinnend im Gezweige der großen *253, 10*
Platane ruht, in deren Schatten sie Zeus in ihre Arme geschlossen hatte. Ganz im Stile des Lysipp ist der Stater von
Sybritia empfunden. Wir sehen Hermes, die Sandale schnürend. Wie in dem fast flach gehaltenen Münzbild die gerade *253, 11*
den lysippischen Werken nachgerühmte Dreidimensionalität der Auffassung der Figur zum Ausdruck kommt, ist, vom
Standpunkt der Münzschöpfung als solcher aus gesehen, eine nicht mehr zu übertreffende Leistung. Während auf der
Rückseite der beiden erstgenannten Statere ein Stier, bei Phaistos sicher der große kretische, den Herakles und Theseus in
Fesseln legten, bei Gortyn vielleicht der Stier, in dessen Gestalt Zeus Europa an Land trug, dargestellt ist, zeigt die Vor-
derseite des Staters von Sybritia das für Münzen ungewöhnliche Bild des jugendlichen, auf einem Panther reitenden
Dionysos.

Aus dem makedonischen Königreich, dessen erster Monarch Alexandros I. 495 v. Chr. den Thron bestieg, seien die
immensen Prägungen von Philipp II. (359–336 v. Chr.) und Alexander dem Großen hier nur gestreift. Philipp II. hatte
stets den Kopf des Zeus auf der Vorderseite seiner Tetradrachmen. Wie es bei dem Streben dieses Makedoniers, dem *253, 15*
Griechentum in nichts nachzustehen, verständlich ist, sind diese Köpfe – trotz der großen Prägemengen – oft hervor-
ragend in Schönheit und Stempelschnitt und stehen in den besten Stücken den Elidischen kaum nach. Die Rückseite trug
zunächst das Bild des makedonischen Heerführers zu Pferd mit der Chlamys und Kausia, später, nach den königlichen
Siegen in Olympia, über die Plutarch berichtet, erschien das Bild eines auf gewaltigen Rosse reitenden Epheben, Sinn- *253, 16*
bild des Stolzes des Königs auf seine olympischen Siege. Die hier nicht gezeigten Goldstatere beziehen sich mit dem
Zweigespann ihrer Rückseite gleichfalls auf die olympischen Siege; ihre Vorderseite bringt das lorbeerbekränzte Haupt
Apollons. Die Tetradrachmen und Drachmen Alexanders des Großen, sowohl die zu seinen Lebzeiten geprägten als die
ihnen gleichen seiner Nachfolger sowie die in Städten Asiens, soweit sie Prägefreiheit genossen, bis gegen 220 v. Chr.
ausgegebenen, tragen stets auf der Vorderseite das Bild von Herakles im Löwenskalp. Für Alexander d. Gr. bedeutete
die Gestalt dieses Heros die Symbolisierung der unvorstellbaren Mühen und Beschwerden, die er selbst, gleich dem
mythischen Helden, auf sich genommen hatte, um sein unermeßliches Reich aufzubauen; nicht selten scheint uns, als
trüge das Antlitz des Heros die Züge des großen Königs selbst. Die Rückseite zeigt den thronenden Zeus. Wenn, was *253, 17*
nicht zu bezweifeln ist, die Wiedergabe auf dem genannten Hadrianischen Sesterz genau ist, so weicht die Darstellung *Abb. 178*
der Alexanderzeit schon ab von dem pheidiasischen Götterbilde in Olympia selbst. Dennoch ist es auf den Tetradrach-
men Alexanders d. Gr. in den besten Stücken von erhabener Schönheit, und ein Ahnen des pheidiasischen Werkes ist
auch noch in ihm zu spüren.

Unter den übrigen Räumen von Hellas tritt Sizilien weitgehend zurück, waren doch die Prägestätten aller Poleis, bis auf Syrakus, schon stillgelegt. Und auch in der Ära des Dionysios I. verfiel, indem sich der Tyrann in viele, aber im ganzen nie glücklich ausgehende Kriege einließ, die Kraft der einst großen Polis zusehends, noch mehr unter seinem Sohn Dionysios II., der ihm 367 v. Chr. auf den Thron folgte, um 344 v. Chr. vertrieben zu werden und im Exil zu sterben. Von dem wenigen, was an Tetradrachmen der Jahrhundertwende überhaupt noch geprägt wurde, ist nur das
254, 1 von Eukleidas geschnittene, wohl des Jahres 399 v. Chr. noch hervorzuheben. Die Rückseite zeigt den Arethusakopf noch in einer bedeutenden Fassung, wie es für ein Werk dieses großen Meisters selbstverständlich ist. Über dem Haupt der Quellnymphe flutet das Haar hoch, als tauchte es in den Wassern der der Nymphe heiligen Quelle unter.

Nach den Wirren um Dionysios II. und trotz der vergeblichen Restaurationsversuche des Dion verfiel nach Dions niederträchtiger Ermordung die Stadt Syrakus völliger Anarchie. Erst Timoleon, den die Mutterstadt Korinth auf Bitten der Syrakuser im Jahre 344 v. Chr. als »Schiedsrichter« gesandt hatte, gelang es, die stete Karthagergefahr zu bannen und, mit seinem Sieg am Krimisos, die Vormachtstellung von Syrakus nochmals aufzurichten. Aus dieser Zeit stammen, als letzte Beweise syrakusischer Stempelschneidekunst, die schönen Prägungen mit dem Haupte des Zeus
254, 2 Eleutherios, des Befreiers von allem Unglück der letzten mehr als vierzig Jahre, auf der Vorderseite und dem Pegasos der Mutterstadt Korinth auf der Rückseite. Teils sind es goldene Dreißiglitrenstücke, teils bronzene Hemilitren, auch sie, wie die Goldstücke, von hoher künstlerischer Qualität.

264 rechts In hellenistischer Zeit verdanken wir Agathokles nochmals bedeutende Prägungen. Sie finden ihre letzte Fortsetzung
304, 2 in der Zeit von Hieron II. (275–215 v. Chr.) mit dem Porträt dieses Herrschers und dem manchmal wundervollen seiner Gattin Philistis, um in der Zeit der letzten Demokratie 215/212 v. Chr. ganz zu erlöschen.

Nach dem Einbruch Karthagos in Sizilien und der Besitzergreifung der Südküstenstädte Selinus 409 v. Chr., Akragas 406 v. Chr., Gela und Kamarina 405 v. Chr., kam es, daß die nordwestgriechischen Städte Motya, Solus, Panormos und
223, 9 Kephaloidion ihre Prägungen, obwohl sie sich vielfach syrakusischer Bilder, vor allem der Euainetos-Dekadrachmen, nachahmend bedienten, die punische Schrift anstelle der griechischen wählten. Mit den Jahren um 380/370 v. Chr. aber setzte jenes merkwürdige Besatzungsgeld ein, das numismatisch meist unter der Bezeichnung »Zeugitana« geht und das in punisch Inschriften wie »Volk des Lagers« oder nur »Lager« oder »im [fremden] Land« trägt. Die Bilder der Rückseite
254, 3 zeigen stets die Dattelpalme, Phoinix, als Symbol der phönikischen Herkunft der Karthager, und das Pferd, da schon bei der mythischen Gründung Karthagos, wie wir in Vergils Aeneis (I, 441 ff.) lesen, der Kopf eines Streitrosses eine
254, 5 Rolle spielte. Später ward dann das Pferd durch den Löwen ersetzt. Die Vorderseite ziert, abgesehen von der frühesten Prägung, wo Nike über einem springenden Pferd schwebt und die Dattelpalme die ganze Rückseite einnimmt, stets ein weiblicher Kopf, völlig ähnlich dem der Arethusa auf den syrakusischen Dekadrachmen des Euainetos, freilich über-
254, 3 setzt in Stil und Auffassung von etwa fünfzig Jahren später. Köpfe, wie der hier abgebildete, gehören zum Entzückendsten der ganzen Spätklassik. Daneben freilich gibt es sehr viel mattere und gedankenlose Nachäffungen. Gegen die Jahrhundertmitte erscheint ein Kopf, der vielleicht mit Dido, vielleicht mit der Mondgöttin zu identifizieren ist; wie dem auch
254, 4/5 sei, die drei bekannten, von denen wir zwei hier zeigen, sind von vollendetem Stempelschnitt und Hauptwerke in der Konzeption weiblicher Schönheit. Trotz ihrer Entstehung im Auftrag Karthagos und trotz des Exotischen, das ihnen anhaftet, sind auch sie sicher von griechischer Hand geschnitten und stehen in nichts den hervorragendsten Schöpfungen der syrakusischen Münzkunst selbst nach.

In Süditalien änderten sich die politischen Verhältnisse im Ablauf des 4. Jahrhunderts v. Chr. beträchtlich. Immer stärker bedrängten die italiotischen eingeborenen Bergstämme die an der Meeresküste gelegenen griechischen Kolonien; andere, wie Kaulonia und Rhegion, wurden von Dionysios I. von Syrakus zerstört.

122, 4 Poseidonia, dessen in den drei letzten Jahrzehnten des 6. Jahrhunderts v. Chr. geprägte inkuse Statere zum Bedeutendsten gehören, was die archaische Münzkunst hervorgebracht hat, war schon seit den letzten Jahrzehnten des 5. Jahrhunderts immer mehr dem Ansturm der lukanischen Bergstämme preisgegeben, um ihm schließlich zu erliegen. Ob die Signatur Dossenos auf seinem letztgeprägten, feingearbeiteten Stater der Name eines Künstlers ist oder, da offenbar italisch, sich auf einen lukanischen Stammesfürsten oder Magistraten bezieht, steht dahin.

Das nahegelegene Hyele, von Phokaiern 535 v. Chr. gegründet und seit dem frühen 5. Jahrhundert v. Chr. prägend,

entging dem Schicksal Poseidonias und war vielmehr im 4., wie sogar im 3. Jahrhundert v. Chr. noch eine der aktivsten
süditalischen Prägestätten. Anstelle des Kopfes der Nymphe Hyele erscheint seit 400 v. Chr. auf der Vorderseite der der
Pallas Athena, auf der Rückseite seltenst die Eule, in der Regel ein Löwe, allein oder einen Hirsch niederwerfend. Ge-
gen 350 v. Chr. ist der Stater entstanden, der, mit Kleudoros signiert, das Haupt der Göttin in vollem Jugendprangen und *254, 13*
von großer Anmut fein geschnitten en face zeigt.

Metapont, auch im lukanischen Bereich, wenn auch auf der Ostküste und tief im tarentinischen Golf gelegen, hat die
Gerstenähre als Symbol, Zeichen des immensen Getreidereichtums seines Hinterlandes, dem es hohen Wohlstand durch *Abb. 209*
die Jahrhunderte dankte. So schmückte die Ähre schon die großen inkusen Statere, deren Ausgabe um 550 v. Chr. ein-
setzte und blieb durch alle Prägungen bis zum Erlöschen im 3. Jahrhundert v. Chr. Seit Aufgabe der inkusen Statere
Mitte des 5. Jahrhunderts wurde die Ähre auf die Münzrückseite versetzt, indess auf der Vorderseite im 5. Jahrhundert
außer den schon S. 138 genannten mythischen Gestalten noch die Köpfe von Apollon Karneios und Kore, im 4. Jahrhun-
dert v. Chr. überwiegend von Kore und außer ihr noch von Leukippos, dem Gründer der Kolonie, von Dionysos und
von Zeus erscheinen. Ein von Aristoxenos signierter Stater mit Kore, ein weiterer mit ΣΠ und Γ gezeichneter mit Dio- *254, 11*
nysos mögen als Beispiele der sehr reichen und oft sehr schönen Prägung der Jahre um 350 v. Chr. gezeigt sein. In den *254, 12*
Jahren 334/330 v. Chr. kam Alexandros I. der Molosser, der mit Alexander des Großen Schwester Kleopatra vermählt
war, dem von den italischen Bergstämmen der Lukanier, Bruttier und Messapier bedrängten Metapont und Tarent zu
Hilfe. An seine und der Metaponter Siege erinnert der Enface-Kopf der Nike auf den Golddrachmen Metaponts.

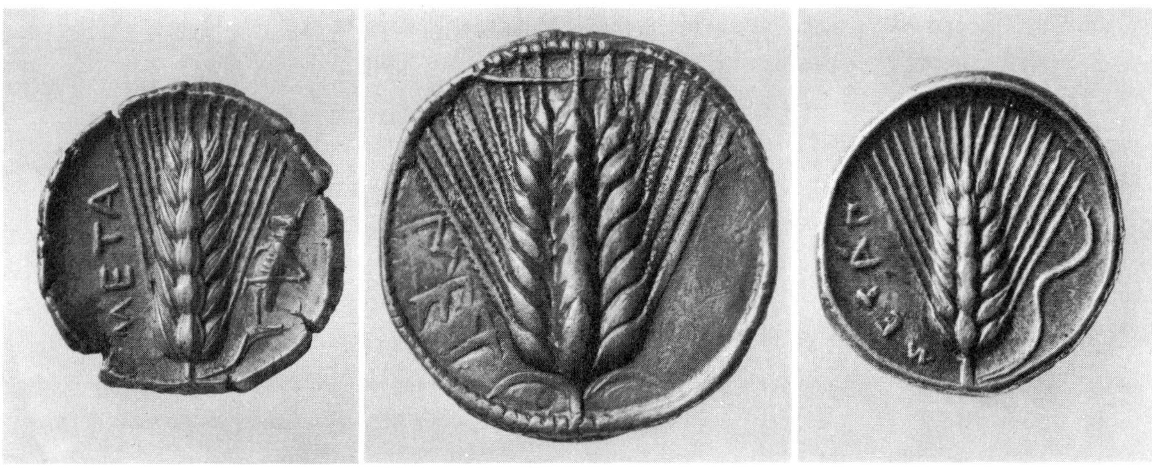

209 Metapontion. Statere mit dem Bild der Gerstenähre. Mitte: um 550/530 v. Chr. – links: um 420/400 – rechts: um 350. 2fach vergrößert

Kroton, dessen inkuse Statere der Jahre 550/530 v. Chr. wir kennen, hat diese, wie Metapont auch, noch bis gegen *122, 2*
450 v. Chr. zu prägen fortgesetzt. Dann erlahmte seine Prägung stark, um erst kurz vor der Wende zum 4. Jahrhundert
v. Chr. wieder aufzuleben. Wir finden jetzt auf der Vorderseite schöne Bilder des stehenden Adlers, indes der Dreifuß
nun Rückseitenbild wird. Interessant ist ein Stater von 420 v. Chr. mit Apollon, der im Schutze eines großen Dreifußes
die Phytonschlange mit seinem Pfeil erlegt, indes auf der Vorderseite der ruhende Herakles, der mythische Gründer der
Kolonie zu sehen ist. Ein ähnliches Bild im Stil der Zeit kurz vor der Mitte des 4. Jahrhunderts schmückt die Rückseite
des Staters, der auf der Vorderseite den Enfacekopf der Hera Lakinia trägt, in den besten Stempeln eine Meisterleistung. *254, 6*

Taras, von dem wir die Prägung durch alle bisher betrachteten Perioden, wenn auch immer nur an Hand der markan- *122, 5;*
testen Beispiele, verfolgten, hat, wiewohl vielfach kriegerisch bedrängt, noch lange eine überaus reiche und schöne Prä- *182, 2/3;*
gung unterhalten. Wahre Juwele hat es noch in der Zeit der Späten Klassik geschaffen, so die Serie der um 380/345 v. Chr. *224, 5*
herausgegebenen Statere mit Taras zu Pferde, bald fast stehend, bald vom galoppierenden Pferd abspringend, *254, 7*
bald mit Helm und Schild bewaffnet auf der Vorderseite und gleichfalls sehr guten Bildern des Taras auf dem Delphin *254, 8*
auf der Rückseite. Ähnliche Darstellungen reichen noch bis durch das ganze 4. Jahrhundert v. Chr. Abgekürzte Künst-
lersignaturen finden sich, so ΚΑΛ, für einen der führenden Meister Tarents, ferner ΑΡΙ, dem man auch in Metapont
und Herakleia begegnet. Wenn Taras nun fast stets bewaffnet erscheint, so ist dies der Widerhall der steten kriegeri-

schen Auseinandersetzungen, in die Tarent seit Gründung von Thurioi geriet. Ging der Streit auch hauptsächlich um
das Gebiet des alten Siris, das an der Küste des Tarentiner Golfes halbwegs zwischen Sybaris/Thurioi und Tarent lag, so
mögen doch stammesgebundene Abneigungen hier mitgesprochen haben, war Taras doch spartanische Kolonie – die
einzige – und Thurioi athenische Neugründung. Nach dem Tode des Philosophen Archytas 345 v. Chr., der, siebenmal
zum Strategen gewählt, dem Staat aufs glücklichste vorgestanden hatte, geriet Taras in schwere Not. Sie wird ergrei-
254, 9 fend zum Ausdruck gebracht auf dem Goldstater der Jahre 344/334 v. Chr., auf dessen Rückseite der Tarasknabe um
Hilfe flehend seine Händchen zu seinem Vater Poseidon erhebt. Es war letzten Endes die so symbolisierte Bitte um Hilfe
an die Mutterstadt Sparta. Aus der Zeit, in der Alexandros der Molosser, der Sohn des Neoptolemos, von dem schon bei
254, 10 Metapont die Rede war, zu Hilfe kam, stammt der Goldstater mit dem wundervollen Haupt des Zeus Dodonaios. Er
nimmt Bezug auf das berühmte Heiligtum und Orakel im epeirotischen Dodona.

Rhegion ist 387 v. Chr. von Dionysios I. im Zuge seines vergeblichen Zieles, seine Macht auch über Süditalien aus-
zudehnen, zerstört, aber von seinem Sohn Dionysios II. 360/358 v. Chr. wiederaufgebaut worden. Seiner letzten Tetra-
254, 14 drachmenserie der Jahre 356/351 v. Chr. gehört ein ungewöhnlich fein gearbeiteter Apollonkopf und der nun sehr an-
ders als ehedem konzipierte Löwenskalp an.

Wir verwiesen schon darauf, daß in Kleinasien nach dem sog. Königsfrieden von 387 v. Chr. in vielen Städten be-
deutende Münzschöpfer sich betätigen konnten. Allen voran steht Theodotos von Klazomenai mit dem, besonders auf
254, 15 den Tetradrachmen, majestätischen, lockenumspielten Haupt Apollons auf der Vorderseite und einem fein ge-
zeichneten Schwan, einem der vielen dem Gotte heiligen Tiere, auf der Rückseite.

Rhodos, die Hauptstadt der gleichnamigen großen Insel war erst 408 v. Chr. gemeinsam von den alten Städten Ka-
miros, Ialysos und Lindos gegründet worden. Als göttlicher Schutzherr galt Helios, dem 283 v. Chr. die Stadt an der
Hafeneinfahrt die berühmte, zu den sieben Weltwundern zählende Riesenstatue, den sog. Koloß von Rhodos, errichtet
hat. Das Haupt des Helios, immer frontal gesehen, schmückt seit den Tagen der Stadtgründung die Vorderseite der
Prägungen; eine Rose, als Knospe von der Seite, und erst seit dem letzten vorchristlichen Jahrhundert voll erblüht von
oben gesehen, ziert die Rückseite. Viele der großen Tetradrachmen zeigen bis ins 3. Jahrhundert v. Chr. vollendet ge-
254, 16 zeichnete Helisköpfe. Einer der hervorragendsten dürfte der des Goldstaters der Jahre um 375 v. Chr. sein.

Lampsakos setzt 394 v. Chr. mit seiner sehr bilderreichen Goldstaterprägung ein. Reines Gold ist es hier im Gegensatz
zu den Elektron-Stateren des nahe Kyzikos, die dem Weltstandard der Goldstaterprägungen der großen Makendonen-
könige Philipp II. und Alexander d. Gr. nicht mehr stand hielten. Aus der Menge schöner Bilder sei hier das sinnende
254, 17 Haupt des Zeus herausgestellt, das der Jahrhundertmitte angehört.

Eine höchst reizvolle Prägung entstand um 380 v. Chr. in Herakleia am Pontos. Zeigt die Vorderseite den Enfacekopf
254, 18 des Herakles, so die Rückseite das zauberhafte Bild einer Nike, die den Namen der Polis mit eigener Hand dem Münz-
rund einschreibt.

Ein Blick auf das nordafrikanische Kyrene mag die knappe hier gegebene Bildfolge der Prägungen der Spätklassik be-
Abb. 161 schließen. Schon im Hinblick auf die archaischen Prägungen dieser libyschen Griechenstadt war auf das in allen Prä-
gungen wiederkehrende Bild der Silphiumstaude[17] hingewiesen. Sie galt als ein Geschenk des göttlichen Aristaios, des
Sohnes Apollons und der Nymphe Kyrene. Ihre medizinische Bedeutung, ihre Eignung für Gemüse, die Verwendung
ihrer Fruchtkörner zu Gewürz und ihrer Blüten zu Parfümzwecken machte sie zu einem wichtigen Ausfuhrprodukt für
die ganze antike Welt. Immer stand ihr Bild auf der Vorderseite der Münzen sowohl von Kyrene als auch derer des na-
hen Barke. Die Rückseite trägt auf allen späteren Tetradrachmen das Haupt des Zeus Ammon. Das hier wiedergege-
254, 19 bene im Stil der Wende zur Spätklassik ist sehr fein empfunden. Ein Atem parthenonischer Kunst zeichnet es aus trotz
seiner fast vierzig Jahre späteren Entstehung. Es ist der Gott, dem letzten Endes die zu Anfang des Mittleren Reiches
konzipierte Gestalt des obersten der ägyptischen Gottheiten zugrunde liegt und den die Griechen, als sie um 630 v. Chr.
Kyrene von der Kykladeninsel Thera aus besiedelten, ihrem Zeus gleichstellten. Er hatte sein Orakel in der libyschen
Oase Siwa. Zu ihm zog Alexander d. Gr. nach der Besitzergreifung Ägyptens 332 v. Chr., und es hat dem jungen sieg-
reichen König seine Gottessohnschaft ausdrücklich bestätigt.

DER HELLENISMUS · 323–31 V. CHR.

J. G. Droysen hat den auch von der klassischen Archäologie übernommenen Begriff »Hellenismus« für die Epoche vom Tode Alexanders des Großen bis zur Schlacht bei Actium (31 v. Chr.) geprägt. Das Zeitalter wird bestimmt einerseits durch die Ausbreitung der griechischen Kultur bis weit hinein nach Asien und nach Ägypten und eine verstärkte Rückwirkung orientalischer und ägyptischer Formen und Kulte, wie etwa des Isis-Kults, in das Mutterland, andererseits dadurch, daß im Laufe dieses Zeitraums Rom sich als die stärkste politische Macht im Mittelmeergebiet entwickelte. Zugleich verlagern sich die politischen und kulturellen Zentren vom griechischen Mutterlande an die Randgebiete des Mittelmeeres. Hervorgerufen wird dieses Ausgreifen durch die Züge Alexanders des Großen (336–323), der in wenigen Jahren das Persische Reich erobert und bis an den Indus vorstößt. Sein Riesenreich zerfällt nach seinem Tode, nach kurzen, vergeblichen Versuchen, es unter einer zentralen Führung zu erhalten, in viele einzelne Gebiete, unter denen sich Ägypten unter den Ptolemäern, Syrien unter den Seleukiden, Makedonien unter den Antigoniden als Stammland und Pergamon unter den Attaliden herausheben. 279 v. Chr. brechen keltische Stämme, die Galater, in Griechenland ein, die dann nach Kleinasien übersetzen und von den Attaliden geschlagen werden. Als neue Macht tritt im Westen Rom auf, das zunächst durch seine siegreichen Kriege mit Karthago seinem Staatsgebiet Großgriechenland und Sizilien (Teil-Provinz seit 227) angliedert. Im 2. Jahrhundert wird Makedonien römische Provinz (Schlacht bei Pydna 168 v. Chr., Sieg des L. Aemilius Paullus über Perseus, den letzten König der Makedonen); das übrige Griechenland wird 146 v. Chr. angeschlossen (Zerstörung von Korinth durch Mummius 146 v. Chr.). 133 v. Chr. vermacht der kinderlose Attalos III. den Römern testamentarisch das Pergamenische Reich; bis 63 v. Chr. sind die meisten Gebiete Asiens in römischer Hand; als letzter griechischer Staat geht nach der Schlacht bei Actium, 31 v. Chr., Ägypten im Jahre 30 v. Chr. im römischen Reich auf.

Die Kunst der Zeit des Hellenismus richtet sich immer mehr auf die Zentren der Macht, die Herrscherhöfe, aus und verliert zugleich immer stärker ihren eigentlichen religiösen Urgrund. Mit dem Entstehen griechischer Großstaaten unter monarchischer Führung läuft eine schon im 4. Jahrhundert einsetzende Verbürgerlichung parallel: die Komödien des Menander, 343–293 v. Chr., die auf das Wohl des Einzelnen gerichtete Philosophie des Epikur, 342/1–271/0 v. Chr., und die das Allgemeine suchende des Stoikers Zenon (seit 315 v. Chr. in Athen). In den großen Zentren wie in Alexandria, Antiochia, Rhodos oder Athen nehmen Leben und Denken einen ausgesprochen kosmopolitischen Charakter an, wobei die Polis, der Stadtstaat, als eigentlich griechische Lebensform, immer mehr verloren geht, selbst stärker entmachtet wird und schließlich zerfällt oder in einem bloßen Schattendasein das Leben fristet.

Die Ausweitung des Blickfeldes führt in der Kunst zugleich eine bis dahin ungekannte Großräumigkeit mit sich: Einheitlich große, von Säulenhallen eingerahmte Platzanlagen werden jetzt zum ersten Male realisiert; in der Plastik entsteht ein neuer, große Flächen gliedernder und auf große Wirkungen bedachter Stil. In der Malerei werden zum ersten Male Bilder entwickelt, in denen großräumige Landschaften eine vorherrschende Rolle spielen und die mythologischen Figuren, ehedem für die klassische Kunst der Hauptinhalt, zu sekundärer Bedeutung herabsinken. Daneben tritt in dialektischer Verwicklung das entgegengesetzte Extrem auf: eine Vorliebe für Miniaturen, ein Verliebtsein in Stilleben und Kleinkunst. Zwischen Großräumigkeit und Enge, lauter Gewaltsamkeit und plötzlicher Stille, hohem Pathos und zarter Idylle schwankt die Formensprache. Bezeichnend für diese Vorliebe sind etwa die Terrakotten der Kleinkunst in Statuettenformat, die wir aus allen Teilen der griechisch sprechenden Welt kennen, und die oft kleine Meisterwerke sind. Bescheidene Weihgaben aus gebranntem Ton hatte es immer gegeben, seitdem die Griechen sich ihre Kunst- und Formensprache geschaffen haben. Aber jetzt erlangen sie eine neue Bedeutung und tragen zuweilen sogar die Entwicklung der Formensprache voran. Meister der Toreutik können manchmal Modelle für die in großen Massen hergestellten Figuren verfertigt haben.

Die Künstler wandern und ebenso die Formen. Durch das Zusammenballen der Macht an den Höfen der großen Reiche, wie in Pergamon oder Alexandria, wird in gewisser Weise eine Hofkunst geschaffen, die es aber dabei zugleich auf Popularität und Wirksamkeit abgesehen hat. Große Stiftungen weihen die Fürsten in die alten Vororte der Kunst, wie Athen und Delos, oder in das erst in dieser Zeit aufblühende Kabirenheiligtum in Samothrake, Stiftungen, die nicht wenig zum Bild einer reichen Kunstäußerung beitragen.

Diese vielfältige Wirklichkeit wird aber von einer späteren, ganz auf die eigentliche Klassik ausgerichteten Kunsttheorie völlig negiert. In der Naturgeschichte des Plinius (34,52) überliefert dieser für die Bronzekunst, daß sie mit den Söhnen des Lysipp um 290 v.Chr. aufgehört habe und erst mit der 156.Olympiade (156–153 v.Chr.) wieder aufgelebt sei: *Cessavit deinde ars ac rursus olympiade CLVI revixit.* Und dieses Urteil scheint der Gesinnung nach nicht nur über die große Bronzekunst, sondern auch über die hellenistische Bildhauerei gefällt worden zu sein. Über die übersteigerte Größe der Marmorkunst des Altars von Pergamon fällt in der antiken Literatur so gut wie kein Wort: Die kühne Energieleistung dieser Meister der hochhellenistischen Form wird nur von ähnlich gestimmten, »barock« veranlagten Künstlern der römischen Kaiserzeit, sei es in der flavischen Epoche oder unter Antoninus Pius und Marc Aurel, in Kopien aufgenommen, von den klassizistisch gebildeten Menschen aber eher abgelehnt. Dabei übersehen letztere, daß gerade in dem kühnen Versuch der hellenistischen Bildhauer, die plastische Beharrungskraft der Materie durch energiegeladene Bewegung zu überwinden, die feste Form durch Aktivierung des Zeitmomentes zu sprengen, eine Gipfelleistung plastischer Kunst überhaupt entstand, wenn sie auch letztlich zum Scheitern verurteilt war. Anscheinend mußte das damalige Bemühen, die Trägheit der Masse durch zeitliche Bewegung zu aktivieren und aufzupeitschen, in einem Naturalismus enden, der ursprünglich gar nicht beabsichtigt schien. Aber beim Versuch, die Wirklichkeit als Wirklichkeit zu erfassen, das pralle Leben sozusagen mit den Händen einzufangen, das Momentane dem Moment abzulauschen, stellt das Leben selbst dem Künstler nahezu ein Bein und läßt ihm pathetische Grimassen, hohle Rhetorik und leere Gehäuse zurück: Die Form gerinnt, zerrinnt, wird verflüssigt und unstet, dringt aber nur in den Ausnahmefällen zu den Urbildern vor. Der archaische Künstler konnte in seiner stilverdichteten Figur mehr von seiner Wirklichkeit versammeln als der hellenistische Künstler, der ein Porträt mit Hilfe von Abgüssen des Gesichtes »lebensecht« zu machen versuchte, wie dies zuerst für Lysistratos, den Bruder des Lysipp, überliefert wird.

Gerade weil uns heute naturalistische Leistungen in der Kunst verdächtig geworden sind, wird darauf hinzuweisen sein, daß hinter dem vordergründigen »Naturalismus« der hochhellenistischen Plastik eine gewaltige Dynamik steht, die Energie um jeden Preis in Form, und zwar expansive, die Natur bis in ihre Details erobernde Form umzusetzen versucht. Nach Guido Kaschnitz von Weinberg kommt damit in der hellenistischen Kunst ein irrationaler Dynamismus wieder an die Oberfläche, wie er sich in der frühesten Spiralornamentik der frühhelladischen Kultur auf griechischem Boden zum erstenmal gezeigt hatte.

Während es der archaischen und der klassischen Kunst um die Wiedergabe der Dinge, um Darstellung und Tat geht, weiht sich die hellenistische Kunst dem Pathos, dem Leiden und Erleiden – oder dem leidfreien Idyll. Falls man in der Kunst ein aktives oder passives Pathos unterscheiden kann, so ist diese Unterscheidung überhaupt erst durch die hellenistische Kunst ermöglicht worden. Etwas Grundlegendes von hellenistischer Kunstgesinnung spiegelt sich in den ergreifenden Versen bei Vergil im ersten Buch (461f.), als Aeneas nach seiner Ankunft bei Dido im Tempel der Iuno die Gemälde des trojanischen Krieges erblickt: »*En Priamus. Sunt hic etiam sua praemia laudi; sunt lacrimae rerum et mentem mortalia tangunt.*« *Priamus dort – Auch hier wird wahrer Lohn dem Verdienste, Tränen der Dinge berühren das Herz in sterblichem Dasein.* Nicht die Dinge selbst sind es, sondern die Tränen der Dinge: die menschliche Reaktion auf die Fakten und das Ergriffensein von den Dingen – sie bilden das objektive Ziel einer sehr subjektiven Kunst. Fast jedes Werk hellenistischer Zeit ist im Geheimen gezeichnet von diesen lacrimae rerum, den Tränen, die von den Dingen ausgehen, und die im Kunstwerk als Wirkungsform Gestalt gewinnen. Nicht, daß deshalb die hellenistische Kunst »weinerlich« wäre. Im Gegenteil: Sie erreicht ein hartes und oft hohes Pathos. Aber das ist eben für den Hellenismus bezeichnend: Zu Beginn der Frühklassik haben Kritios und Nesiotes die Statuen der Tyrannenmörder Harmo-
161 dios und Aristogeiton als Wahrzeichen der Freiheit der attischen Demokratie geschaffen. Der ermordete Hipparch
wurde von ihnen nicht dargestellt. In den großen Denkmälern für die Galliersiege der Attaliden in Pergamon werden
272 jedoch die Sieger weggelassen. Der Sieg spiegelt sich da nur im Mitgefühl mit dem sterbenden gallischen Tubabläser

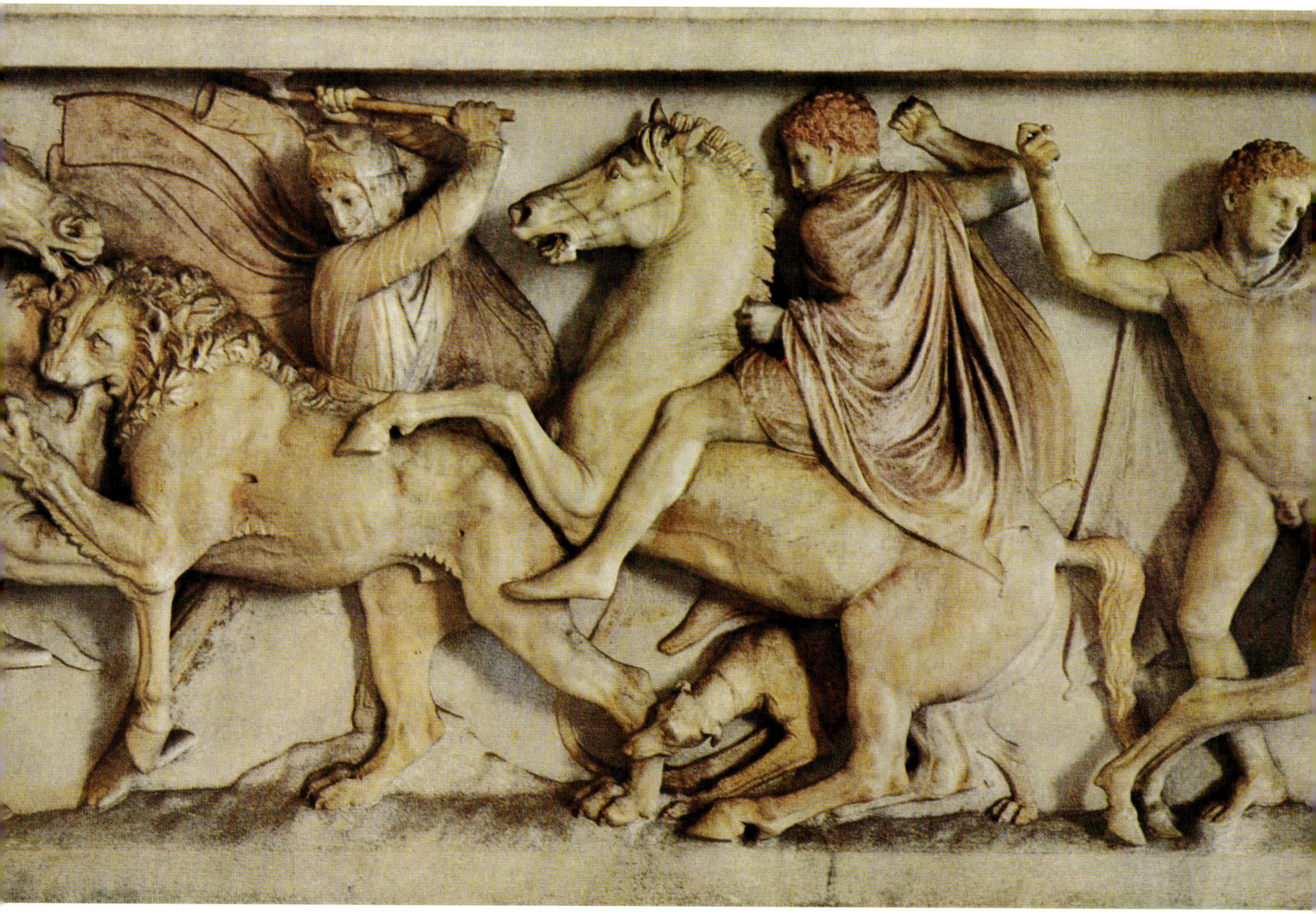

XLVI Jagdszene. Aus einem der beiden Langseitenreliefs des Alexandersarkophages aus Sidon. Marmor. Höhe etwa 70,0 cm. Um 310 v. Chr. Istanbul, Archäologisches Museum 68

XLVII Terrakotta-Statuette einer jungen Frau, aus Tanagra. Höhe 24,0 cm. Ende 4. Jahrhundert v. Chr. Berlin, Staatliche Museen TC 7674

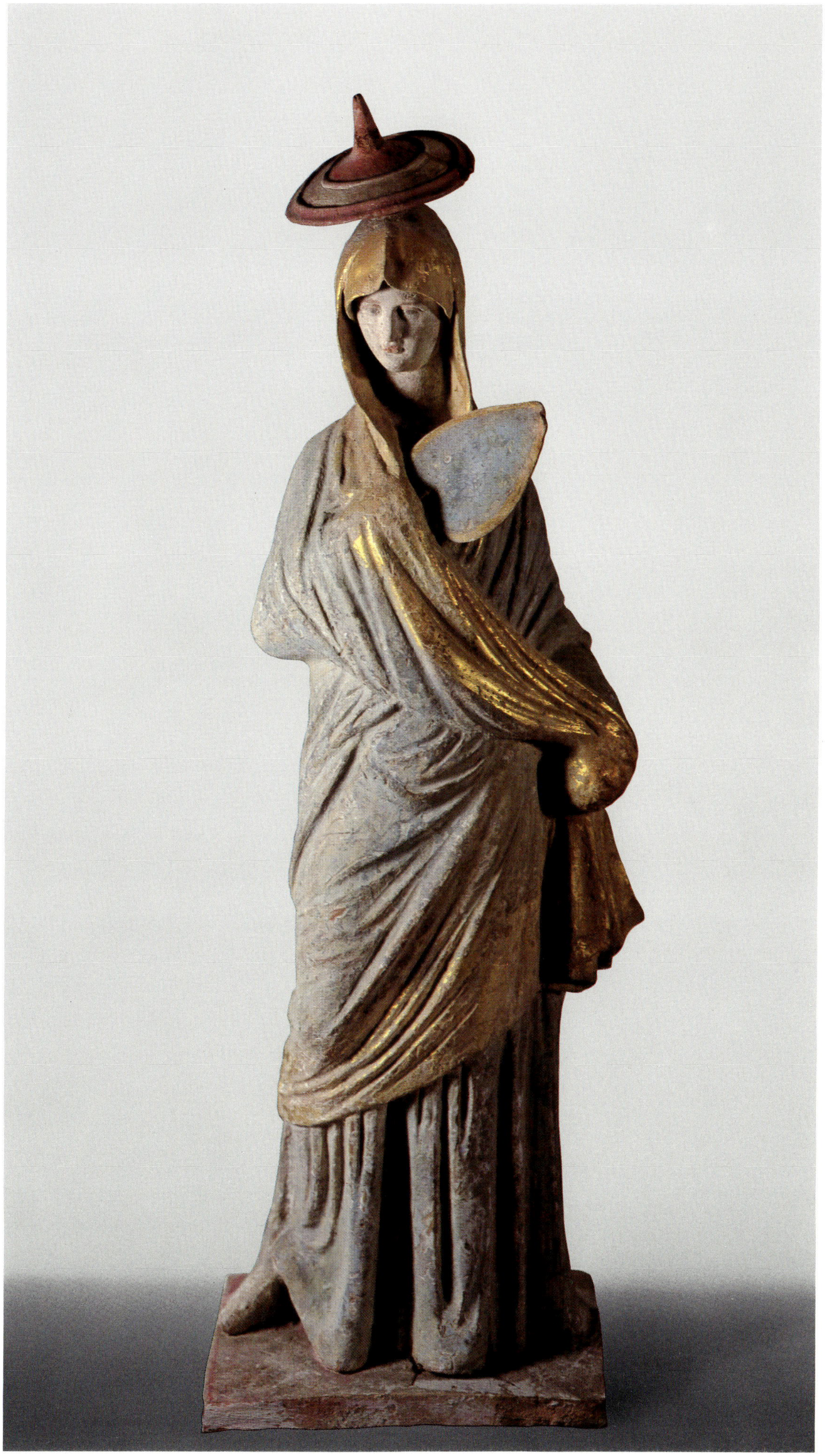

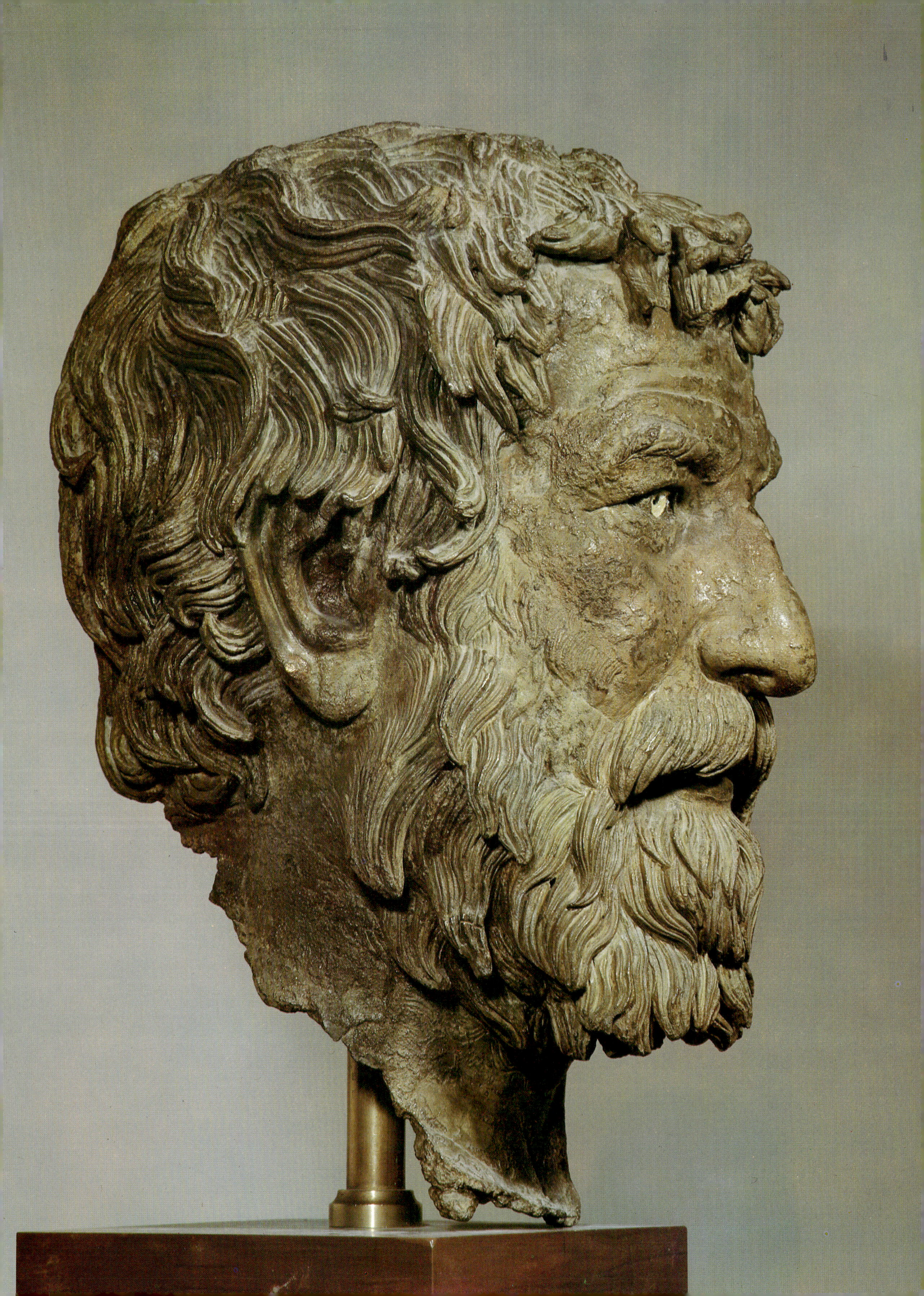

oder dem stolzen Fürsten, der sein Weib und sich selbst tötet, den Tod der Schande und der Sklaverei vorziehend: *273*
Ein Pathos des Unterliegens ersetzt ursprüngliche Kraft und klares Siegvertrauen, das großartige Kräftemessen der klassischen Kunst.

Die hellenistische Kunst ist nicht mehr eine große Einheit wie die klassische, sondern vor allem die Kunst der hellenistischen Geschichtsepoche. Das Wesen des Hellenismus liegt in der Durchdringung der bekannten damaligen Welt mit griechischer Sprache, mit griechischem Geist und griechischer Form. Dabei ist griechische Kultur kein Volks- sondern ein Bildungsbegriff: Die Welt des Griechentums ist die Welt der an der griechischen Kultur Teilhabenden.

In der hellenistischen Kunst durchdringen sich ständig zwei Tendenzen: eine modernistische, auf den künstlerischen Effekt abzielende Richtung, und eine bewahrend-konservative, die allgemein als Klassizismus bezeichnet werden kann. Der Hauptort der letzteren bleibt nach wie vor Athen. In beiden Richtungen wird jedoch das selbstverständliche Dasein der klassischen Form in eine bewußte Wirkungsform überführt.

Es ist verständlich daß hier aus der reichen und vielfältigen Überlieferung relativ wenige Werke herausgestellt und eingehender besprochen werden. Gleichwohl versuchen sie beispielhaft für das Gerüst hellenistischer Formentwicklung zu stehen. Dabei ist nicht zu verkennen, daß die hellenistischen Jahrhunderte trotz der wesentlichen Vorarbeiten von Bernard Ashmole, Margarethe Bieber, Ernst Buschor, Rudolf Horn, Heinz Kähler, Gerhard Kleiner, Gerhard Krahmer, Walter-Herwig Schuchhardt und Bernhard Schweitzer im wesentlichen noch »dunkle« Jahrhunderte sind: In kaum einem Zeitalter gehen die Meinungen über die Zeitstellung einzelner Werke so weit auseinander wie hier. Der subjektiven Anschauung wird ein weiter Spielraum geboten, der aber nur nach bestem Gewissen genutzt werden soll.

DIE FRÜHHELLENISTISCHE FORM · 323 – UM 225 V. CHR.

Die Alexanderzeit bedeutet zugleich die Vollendung der spätklassischen Formensprache und den Durchbruch zur hellenistischen Kunst. Im Bilde des Königs vom Alexandersarkophag aus Sidon in Istanbul, vom Ende des 4. Jahrhunderts v. Chr., der teilweise auch in den Farben noch sehr gut erhalten, wohl die Schlacht von Issos sowie Jagd- *XLVI*
szenen wiedergibt, drückt sich die Gewalt und die Kraft des Aufbruches aus. Von links sprengt der Held mit dem *255*
Löwenhelm auf dem Haupt den Persern entgegen, in der erhobenen Rechten die Lanze führend, die wie Zügel und Zaumring in Metall angesetzt war. Die Intensität seines den Gegner durchbohrenden Blickes, die Gespanntheit der Form, die gedrängte Kraft des herrlichen Pferdeleibes mit dem leicht stierartigen Kopf, Alexanders Bukephalos – alle Einzelformen erwachsen noch ganz wie selbstverständlich aus der Kunsttradition der Spätklassik und werden doch durch die neue Dynamik in die Wirkungsform des Hellenismus überführt, die seit dem Ende des 4. Jahrhunderts die Kunstsprache bestimmt. In der Weiterführung eben dieser Richtung steht auch der hochhellenistische Kopf *289*
Alexanders des Großen aus Pergamon in Istanbul aus der Zeit kurz vor der Mitte des 2. Jahrhunderts v. Chr.

Noch in der Alexanderzeit war der Großbau des Jüngeren Artemision von Ephesos nicht vollendet, wie aus der bekannten Erzählung hervorgeht (Strabo XIV.641). Als Alexander nach der Schlacht am Granikos, 334 v. Chr., den Tempel mit großer Pracht ausstatten will, lehnen die Ephesier ab und antworten: »*Es gezieme sich nicht, daß ein Gott einem anderen einen Tempel errichte.*« In die Jahre um 330 v. Chr. wird daher das Bruchstück einer rechteckigen Antenbasis *256*
in London gehören, das die noch unerklärte Gruppe eines mit aufgerichtetem Oberkörper am Boden knienden Mannes mit Tierfell zeigt, den über Eck eine nach rechts bewegte Frau mit den Händen aufzurichten – oder ihm zu entfliehen? – versucht. Die großartige Figur der Frau verrät sich sofort als vereinfachte Umsetzung des bekannten Motivs der stierführenden Nike von der Balustrade des Tempels der Athena Nike auf der Akropolis in Athen. In der energischen zusammenfassenden Behandlung des Peplos mit seinen tief geklüfteten Faltenschwüngen, die durch eckige und winklige Zwischenfalten gegliedert werden, läßt sich die neue Tendenz der frühhellenistischen Form nicht verkennen. Der Rückgriff auf die ältere Figur der Nike-Balustrade macht dabei zugleich deutlich, daß der Meister dieser Antenbasis ein Athener gewesen ist, der dem Atelier des Leochares nicht allzufern steht: Man vergleiche hierzu die Falten der Chlamys beim Apollon vom Belvedere. Diese vereinfachende und dabei zugleich dramatisierende Tendenz *237*
des Gewandstiles läßt den Grund erkennen, aus dem die hellenistische Wirkungsform hervorgeht.

XLVIII Bronzekopf eines Philosophen, gefunden im Meer bei Antikythera. Höhe 29,0 cm.
Drittes Viertel 3. Jahrhundert v. Chr. – Athen, Nationalmuseum 13400

Die neuen Impulse werden nicht überall gleichmäßig aufgenommen. Die Schule des Praxiteles z.B. spielt die
257 zarte praxitelische Form weiter aus. Hauptbeispiel dafür ist ein stiller Mädchenkopf aus Chios in Boston, wohl Aphrodite darstellend, der in eine Statue eingelassen war. Stückungsflächen für das Haar am Kopf zeigen, daß der kostbare Marmor nicht ausgereicht hat. In unsagbarer Zartheit werden die Formen in leichten Wölbungen ineinander übergeführt, die wie verschwimmend gebildeten Augen ruhen tief unter den verschliffenen Brauen, ein feines Lächeln umspielt Lippen und Wangen. Die Marmorbehandlung ist so weich, daß jedem sofort deutlich wird, daß hier eine außerordentlich zarte, auf malerische Wirkung bedachte Bildhauerhand am Werke ist. In der Praxiteles-Schule und bei den Söhnen des Praxiteles im frühen 3. Jahrhundert v. Chr. bekommt also die frühhellenistische Wirkungsform einen ausgesprochen malerischen Akzent.

In der Schule Lysipps zeichnete sich vor allem Eutychides aus, der die sitzende Tyche von Antiochia am Orontes als Göttin der Stadt geschaffen hat, die uns in verschiedenen römischen Nachbildungen überliefert ist.

Das aufgewühlte und doch beherrschte Pathos lysippischer Formensprache des frühen 3. Jahrhunderts v. Chr. ver-
258/259 körpert ausgezeichnet der kolossale Bronzekopf eines jugendlichen Heros in Madrid, der auch Alexander-Züge besitzt und vielleicht das idealisierte Porträt eines Diadochen darstellt. Leider ist der aus Italien stammende Kopf in seinen Formen verdrückt worden, aber die mächtig vorgewölbte Stirn, die feste gerade Nase, die fülligen, leicht geöffneten Lippen und das energische Kinn sprechen noch eine unverkennbare Sprache. Das Pathos kulminierte in den heute leer stehenden Augen, die einst farbig eingesetzt waren, und lebt sich in den durcheinander gewirbelten, aber doch schön gewellten Locken aus. Interessant wirkt im Profil die Spannung des Abstandes vom Auge zum klein und zart gebildeten Ohr. Viele rechteckige und runde Ausbesserungen von Gußfehlern entstellen heute das Gesicht, weisen aber doch auch technisch auf eine Ausführung in frühhellenistischer Zeit hin.

Athen verweigert sich aber sonst im frühen 3. Jahrhundert v. Chr. der Weiterführung der barocken Tendenzen, die in der Alexanderzeit anzutreffen sind. Hier setzt sich am Anfang des 3. Jahrhunderts v. Chr. ein schlichter, realistischer Stil durch, der sein Augenmerk auf die Wiedergabe der schweren stofflichen Realität und auf festabgegrenzte pla-
260 stische Kuben richtet. Typisch für diese Haltung ist die Porträtstatue des attischen Redners und Staatsmannes Demosthenes, die um 280 v. Chr. von Polyeuktos, einem sonst unbekannten Meister, geschaffen wurde, fast 40 Jahre nach dem Tode des Demosthenes. Das Original war eine Bronzestatue, die uns nur in verschiedenen römischen Marmorkopien und Kleinbronzen überliefert ist. In gefaßter Haltung mit vor dem Leib verschränkten Händen, die die zurückgehaltene Erregung bekunden, steht der überzeugte Demokrat und Tyrannenfeind im Schmerz um den Untergang der Freiheit. Hart treffen die waagrechten und senkrechten Linien der Gewandfalten aufeinander, die wie Fesseln um den mageren, knapp gebildeten Körper liegen. Im ausgezehrten Gesicht, das von Furchen und Falten gezeichnet ist, brennt ohnmächtiger Freiheitsdrang. Die Formensprache ist trocken, knapp und eckig. Bewußt wird von Polyeuktos der Gegensatz zur schönlinig-harmonischen klassischen Form gesucht.

Die Ohnmacht des Menschen und seine Einsamkeit wird schonungslos enthüllt. Die klassische Harmonie zwischen Raum und Figur ist gesprengt: Die Figur sperrt sich feindlich gegen den Raum ab und bleibt in einer völligen Isolierung. Diese tragische Sicht der Gestalt des Demosthenes entsteht auf der Grundlage des gleichen Weltgefühls wie bei den frühhellenistischen Herrscherbildern, die vor allem durch Münzbilder vertreten sind; beim Demosthenes äußert sie sich in ohnmächtiger Vereinzelung, dort als Allmacht der vergotteten Einzelpersönlichkeiten.

Die Statue des Demosthenes wurde unter dem Archon Gorgias (280/279 v. Chr.) auf Antrag des Demochares auf der Agora von Athen in der Nähe des Zwölfgötteraltars aufgestellt. Auf der Basis stand das bekannte Epigramm, das die Gesinnung des Demosthenes so treffend wiedergibt:

»Hättest Du gleichviel Kraft, Demosthenes, mit der Gesinnung: Nie Makedoniens Schwert hätte die Griechen beherrscht.«

Εἴπερ ἴσην ῥώμην γνώμῃ Δημόσθενες ἔσχες, - Οὔποτ' ἄν 'Ελλήνων ἦρξεν Ἄρης Μακεδών.

Von der knappen und verhärteten Formensprache der Statue des Demosthenes des Polyeuktos aus lenkt sich der
261 Blick auf die des Philosophen aus Delphi, dessen Meister gleichfalls der attischen Schule angehören könnte. Die blockhafte Gestaltung der Figur ist noch intensiver geworden, das Volumen zugleich mächtiger. Aus einem trotzig-breit-

beinigen Standmotiv entfaltet sich der schwere, ganz ins Himation gehüllte Körper, von dem nur die rechte Schulter und die Brust nackt erscheinen. Der geduckte bärtige Kopf mit breiter Stirn und tiefliegenden Augen verrät beherrschte Kraft und energischen Willen. Die rechte Hand schien wie zum Vortrag lehrhaft vorgestreckt, die linke faßt in den Mantel, dessen Zipfel von der linken Schulter herabhängt. Die Sandalen mit reichem Riemenwerk an den Füßen lassen erkennen, daß der Philosoph nicht der Sekte der Kyniker angehörte, die barfuß gingen. Und trotzdem: Um die ganze Gestalt schwebt der Ausdruck einer aufs Moralische und auf die Ethik gerichteten Persönlichkeit, die ins Leben eingreifen und die Lebensweise der Zuhörer und Schüler verändern will. Bloße Erkenntnistheorie um ihrer selbst willen hat diese kernige Figur sicherlich nicht getrieben. Die Wirkungsform des Hellenismus erreicht hier in der Mitte des 3. Jahrhunderts v. Chr. noch vor der pergamenischen Entwicklung bereits einen ersten Höhepunkt: Die Form greift stärker ins Leben ein, wird aktiv, und erleidet doch zugleich in den tiefen Furchen und der schweren Stofflichkeit des Gewandes den Druck der umgebenden Atmosphäre, dem sie sich als verblockte Masse entgegensetzt. Lebhaftes Spiel von Licht und Schatten verfängt sich in den zerklüfteten, unruhigen Falten des Gewandes ebenso wie im Antlitz, den tiefliegenden Augen und dem zerfurchten Bart.

Aus dem Anfang des 3. Jahrhunderts stammt die bekannte Statue der Themis von Rhamnus, die vom attischen *262*
Bildhauer Chairestratos, dem Sohne des Chairedemos, signiert und vielleicht als Kultbild für den Tempel der Themis in Rhamnus geschaffen wurde. Die Göttin steht mit weit zur Seite gesetztem Spielbein in feierlicher Frontalität und ist in festliche Gewänder gekleidet: Den dichten feingefälteten Chiton trägt sie knapp unter den Brüsten gegürtet und hat den schweren Mantel über der linken Schulter liegen und um die Hüften geschlungen, so daß der Unterkörper ganz eingehüllt wird. Der Überschuß des Mantelstoffes fällt zugleich vom vorgestreckten linken Unterarm herab und betont mit seinen senkrechten Steilfalten die Vertikale. Die festen Formen des Gesichtes sind sehr unpersönlich gehalten und werden zum rauh gelassenen Haar in malerischen Kontrast gesetzt. Zweifellos ist die Formensprache im Antlitz wie in der Gewandung der spätklassischen Kunst des Praxiteles verpflichtet, aber die malerische Weichheit praxitelischer Kunst wirkt wie gefroren und erstarrt. Die raumfeindliche Haltung teilt die Figur mit dem gleichzeitigen Demosthenes. Die harte, verblockte Formensprache wirkt steif und unerbittlich und ungewollt als eine ausgezeichnete Verkörperung der Göttin der verbürgten Satzung und des Rechts.

Ein Blick auf eine weibliche Gewandfigur aus der Zeit bald nach Mitte des 3. Jahrhunderts, ebenfalls ein Original,
die Statue der Priesterin Nikokleia aus dem Heiligtum der Demeter und Kore in Knidos, zeigt den verstärkten block- *263*
artigen Charakter der Figur. Das Untergewand, der gerippte Chiton, kommt nur unterhalb der Knie zum Vorschein. Der Körper der Figur ist sonst in einen dichten Mantel gehüllt, der rechte gewinkelte Arm verschwindet ganz unter dem Gewand, aus dem nur die gesondert angesetzte, aber heute verlorene rechte Hand und der linke Unterarm herausschauten. Ebenfalls gesondert waren die Steilfalten an der linken Körperseite angesetzt. Aus dieser organisierten, durch die Gewänder verschleierten Körpermasse ragt auf kräftigem Hals der pathetische Kopf der Priesterin mit seinen abgehärmten, vom Leid gezeichneten Zügen auf. Nicht mehr demütig gesenkten Hauptes, wie bei den klassischen Weihfiguren, sondern trotzig erhoben, fast so viel Verehrung für sich wie für die Göttin heischend, steht die Priesterin vor uns.

Die stoffliche Realität der Gewandung ist gewissenhaft ausgearbeitet: Man beachte den gerippten, ganz krisselig gebildeten Chiton und neben den schrägen Spannfalten die waagrechten Liegefalten am Mantel, die, noch im Stoff geblieben, anzeigen, wie er im Schrank gefaltet war. Die Verblockung der Masse ist noch weiter entwickelt. Wie ein fremder, abweisender Körper steht die Figur beziehungslos im Raum: Sie ist allein mit ihrer Göttin.

Das Thema menschlicher Einsamkeit hat hier seit dem Demosthenes eine noch vertiefte und neue Variante erhalten.

In den Beginn des 3. Jahrhunderts führt uns das Motiv der Nike von einem Silberrelief, die, im Tanzschritt zum *264 links*
Siegesfest herabschwebend, ein Tropaion trägt: Auf dem Holzstamm erkennt man den aufgesetzten Harnisch. Das Tropaion errichteten die Griechen als Siegeszeichen immer an der Stelle, an der sich die Feinde zuerst zur Flucht gewendet hatten (τροπή: daher τρόπαιον). Sie ist in einer Drehbewegung wiedergegeben, die den entblößten Oberkörper dem Beschauer zukehrt, den Kopf aber noch weiter dreht, so daß er im Dreiviertelprofil erscheint. Das zierlich gewellte Haar mit abstehendem Schopf ist vergoldet, und ebenso leuchten im Goldton die Armbänder vor den

ebenfalls vergoldeten Flügeln, die sich gegen das Silbergrau des Körpers absetzen. Vielleicht wurde das Ovalrelief als Pferdestirnschmuck für ein Prunkgeschirr geschaffen. Als Folie für die Entfaltung der Figur dienen die großen Flügel mit dem fein ziselierten Gefieder.

Im Motiv kommt die Erfindung noch ganz aus der harmonisch verschmolzenen Figurenwelt der Zeit nach Alexan-
264 rechts ob. der, wie etwa eine Nike auf einem Tetradrachmon des Agathokles der Jahre um 305 v. Chr. von Syrakus zeigt: Hier hat die noch stärker im Dreiviertelprofil gesehene Nike den Hammer in der Rechten, um den großen Nagel in ihrer Linken in das aufgerichtete Tropaion zu schlagen. In der Tanzdrehung ist ähnlich, aber stilistisch schon etwas jünger,
264 rechts unt. die allerdings ganz bekleidete Göttin des Sieges auf einem Goldstater des Pyrrhos von 278/276 v. Chr. wiedergegeben. Sie trägt hier das Tropaion mit der Linken und hält in der Rechten einen großen Kranz.

Gerade auf dem Hintergrund der beiden Erfindungen der Münzbilder wird die Bedeutung der Nike des Silberreliefs noch deutlicher: Auch sie ist erfaßt von der kernigen Reaktion der frühhellenistischen Form auf die Spätklassik, drückt aber in der Drehung schon die zentripetale Form des Späthellenismus aus. Auch sie ruht in sich selbst, sperrt sich gegen den Raum und bleibt, trotz der scheinbaren Nähe zum Betrachter, eher abweisend.

Die Arbeit des Silberreliefs ist mit guten Gründen nach Tarent gewiesen worden, wo es wohl in einer toreutischen Werkstatt der Mitte des 2. Jahrhunderts geschaffen wurde. Da das Werk Erfindungen aus der Zeit um 300 v. Chr. nachahmt, kann es hier an dieser Stelle stehen bleiben. In seiner Stilhaltung stellt es sich aber in die Mitte des 2. Jahr-
L hunderts v. Chr. als wenig ältere Figur zu dem Silberrelief mit der Nereide auf dem Seedrachen. Das Thema der Nike, die selbst das Tropaion im Fluge trägt, scheint erstmalig am Leichenwagen Alexanders des Großen vorgekommen zu sein (Diodor XVIII 26).

In die Zeit nach Alexander zurück weist die Erfindung der knöchelspielenden Mädchen oder Nymphen, die sich
265 in einer Terrakottagruppe aus Capua aus der Zeit um 300 v. Chr. im Britischen Museum wie auch in anderen Nachbildungen erhalten hat. Auf einer hohen Basis sind die beiden, für sich gearbeiteten Figuren gruppiert, die in kniender Haltung sich eifrig in ihr, bis um die Jahrhundertwende noch in Süditalien beliebtes Spiel versenkt haben. Das eine Mädchen erhebt in der Rechten den Astragal zum Wurf – in der Linken halten beide den schon gewonnenen Vorrat. Ihr Gegenüber hat bereits gespielt und ihr Knöchelchen aufgehoben. Beide Figuren sind in vollendeter Weise in ihrer sich verschmelzenden Bewegung erfaßt und antworten sich wie die Woge der Welle. In diesen beiden Mädchen lebt die Rundung der Körper durch die gespannten und doch biegsamen Falten der Gewänder – ein großer, noch aus spätklassischer Harmonie gespeister Rhythmus schließt die Figuren zur höheren Einheit der Gruppe zusammen. Geringe Unterschiede in der Haltung der Arme oder der Haartracht – das linke Mädchen trägt lang auf die Schultern fallendes Haar mit einem Reif, ihre Gespielin hat dagegen das Haar aufgenommen und in einer Haube geborgen – bereichern den Zusammenschluß. Noch bestimmt die spätklassische Harmonie die Erfindung, die vielleicht ihren Ursprung in der Malerei hatte, aber dann von den frühhellenistischen Terrakotten plastisch formuliert als Vorbild für größere rundplastische Gruppen knöchelspielender Mädchen gedient haben kann.

Hier könnten wir einen Fall besitzen, wo Motive der plastischen Kleinkunst die große Kunst befruchten: Nicht
269 nur für die hier nicht abgebildeten Knöchelspielerinnen, sondern auch für die Kauernde Aphrodite des Doidalsas und ähnliche Figuren mögen Terrakotten die Anregung gegeben haben.

XLVII In die Jahre um 300, nur wenig älter als die Londoner Gruppe, gehört eine stehende »Tanagräerin« mit Blattfächer und flachem Hut in Berlin. Tanagräerin kam als Name für diese Terrakotten am Ende des vorigen Jahrhunderts in Mode, als viele Funde ähnlicher Terrakotten aus den Gräberfeldern des boiotischen Ortes Tanagra in den Kunsthandel gelangten und ungewöhnlich hohe Preise erzielten, – weshalb sie auch sehr oft gefälscht wurden.

Die stehende Frau zeigt noch lebhafte Spuren ihrer reichen einstigen Bemalung. Sie wächst ganz aus breitem Stand mit zur Seite gesetztem rechten Fuß auf. Der reiche, schleierartig über den Kopf gezogene Mantel hüllt die Figur bis über die Knie ein und hemmt oder zerschneidet das Aufwachsen durch zwei schräg gegeneinander geführte Bahnen: den unteren Abschluß des Mantels und die gespannten Zugfalten zwischen dem rechten, vor der Brust liegenden Unterarm und der ganz im Mantel verhüllten linken Hand an der linken Seite. Durch die Neigung und leise Drehung des Kopfes mit dem flachen Hut erhält die Figur einen empfindsam ausgewogenen Rhythmus, der sich noch aus spätklassischer Tradition herleitet, wie sie etwa durch die bekannten Marmorstatuen der Herkulane-

rinnen in Dresden vertreten wird. Die frühhellenistische Gestaltung verrät sich vor allem an den scharf gespannten und teilweise eckig geführten Falten des Mantels, die im Gegensatz zum eher füllig gebildeten Körper stehen. Ähnlich wie bei der Statue des Demosthenes des Polyeuktos fesseln die Gewandfalten die Körperentfaltung und verspannen *260*
die Figur, die blockhaft empfunden und durch das eckige Sichabzeichnen von Körperformen wie dem rechten Ellbogen, dem Knie und der gewinkelten linken Hand charakterisiert wird. Körpermasse und Faltengliederung, organischer Rhythmus und unorganische gewinkelte Bewegungen stehen im Widerstreit und bringen diese Figuren hervor, die bei aller Zerbrechlichkeit doch bewußt organisierte Kraft erkennen lassen. Sie sind gedämpft in sich gesammelt und geben vom Beginn der neuen hellenistischen Formensprache Zeugnis.

Mit der Datierung in die Zeit zwischen 280/70 v. Chr. und der Mitte des Jahrhunderts wird die oft ganz verschieden beurteilte Figur des Knaben von Tralles in Karien, jetzt im Museum von Istanbul, ihren richtigen Platz finden, sei sie *266*
nun selbst Original der Zeit oder eine vorzügliche Kopie. Allenfalls könnte noch eine zeitliche Einstufung in die klassizistische Frühzeit des 1. Jahrhunderts v. Chr. vertretbar scheinen, die aber doch der unprätentiösen schlichten Haltung und dem sperrigen Raumabschließen der Figur nicht gerecht wird. Zudem ist durch Terrakotten aus Tanagra das Motiv schon für das 3. Jahrhundert gesichert. Die Gestalt des Knaben von Tralles ist eher fast eine Gruppe zu nennen: Der Partner ist im schlanken glatten Pfeiler zu erkennen, an den sich der in die schwere Chlamys gehüllte und mit einem kurzen Untergewand – sichtbar am Ärmel des rechten Oberarmes und am Saum oberhalb des linken Knies – bekleidete Knabe lehnt. Es ist wohl sein eigenes Grabmal, da ein Einlaßloch am oberen Rand des Pfeilers darauf deutet, daß sich eine Palmettenbekrönung oder ein Anthemion anschloß. Trauernd senkt er sein Haupt, das Haar ist in klassisch-polykletischer Weise durchziseliert, aber die Form im Ganzen ist knapper, unpolykletisch-eng der bewegte Gesichtsausdruck mit den geöffneten Lippen. Lässig hat er die Beine im Stand übereinander geschlagen. Die dadurch mögliche Tiefenbewegung wird jedoch nicht ausgenutzt: Die Figur sammelt sich ganz in ihrer festen, eher abweisenden Vorderfläche.

Bis zu den Waden reicht das Bänderwerk der Stiefel mit ihrer Filzunterlage. Zusammen mit der schweren wollenen Chlamys erwecken sie den Eindruck, als sei der Knabe für eine Winterreise gerüstet. Der Vorderteil des rechten Fußes war auf Grund einer Stückungsleere gesondert angesetzt. Die kräftige sparsame Faltenführung, das lässige Standmotiv, die trauernde Haltung, der kleinteilig durchgebildete Kopf und die schlanke glatte Grabstele im Hintergrund verklammern sich in ihren Gegensätzen zu einer wirkungsvollen Einheit: Unwillkürlich wird der Blick immer wieder zum in sich versunkenen Ausdruck des Antlitzes geführt, und der Betrachter sucht die Sorgen und Gedanken zu erraten, die über die jugendlichen Züge gebreitet sind. Die Wirkungsform des Hellenismus weiß auch das Insichversunkensein so darzustellen, daß es den Betrachter braucht, um leben zu können. Der Ausdruck der Figur ist nichts anderes als der Niederschlag der lacrimae rerum, der Tränen über die unvollkommene Schönheit dieser Welt, über die Sinnlosigkeit allzu frühen Todes.

Wichtig für die hellenistische Plastik ist die Eroberung eines neuen Gebietes: der Darstellung des Kindes. Die archaische und die klassische Kunst des 5. Jahrhunderts bildete die Kinder eigentlich nur als verkleinerte Erwachsene. In der 2. Hälfte des 4. Jahrhunderts kommt ein wahreres Verständnis der kindlichen Formen auf, das aber erst im Hellenismus seinen vollen Ausdrucksgehalt und seine Tiefenwirkung erhält. Erst das 3. und 2. Jahrhundert v. Chr. könnten mit einem gewissen Recht »Jahrhunderte des Kindes« genannt werden.

Ein ergreifendes Kinderbild hat sich in der lebensgroßen Bronzestatue eines kleinen, etwa vierjährigen Mädchens *267*
im Palazzo Grazioli in Rom erhalten: Es steht still für sich mit leicht zurückgesetztem linkem Spielbein im ärmellosen, aber hochgegürteten Chiton, dessen Überfall bis zum Beginn der Schenkel herabreicht, hat den Kopf mit dem feingewellten, dicht anliegenden Haar mit der sogenannten Melonenfrisur geneigt und in den vorgestreckten Händen ein Spielzeug gehalten, vielleicht einen Kreisel oder ein Rädchen an einer Schnur. Lächelnd ist es in sein Tun versenkt. Die heute leer stehenden Augen waren einst aus anderem Material (Elfenbein und Halbedelstein oder farbige Glaspaste) eingesetzt; die Schließe der Gürtung und der Ohrschmuck in den dafür durchbohrten Ohrläppchen waren vielleicht aus edlerem Metall.

Das Gewand umhüllt glockenartig die Figur, die dadurch ihr größtes Volumen an den Füßen und am Ansatz der Oberschenkel erhält. Ein melodischer Fall der Gewandfalten umschließt das schlichte Stehen des Mädchens. Daß es schon in die Nähe des späteren dritten Jahrhunderts, des eigentlichen Hochhellenismus gehört, wird vor allem aus dem reichen Kontrastspiel von Licht und Schatten deutlich, das die Bewegung der Faltengrate und der tiefen Faltenfurchen hervorruft. Gleichwohl bewahrt der Künstler noch viel von der Stufe des Frühhellenismus: Nur die lebhaftere Akzentsetzung und der größere Bewegungsreichtum im Spiel der einzelnen Falten zueinander verrät, daß der Eindruck schlichter Ruhe auf einem in sich komplizierten Reichtum aufgebaut ist.

Wohl nur wenig früher als die in den Jahren um 230 entstandene Statue des Kindes im Palazzo Grazioli ist die hoch-
268 gewachsene Opferdienerin, das Mädchen von Antium, im Thermenmuseum in Rom entstanden. Die Opferdienerin ist weit reicher bewegt, – in wunderbarem Schwung zieht sich der beherrschende Rhythmus der Gestalt vom weit zur Seite gestellten Fuß über die rechte Hüfte zum gesenkten Kopf, dessen Blick wiederum ganz konzentriert auf die Platte mit den Opfergaben in den Händen gelenkt wird. In reicher Kontrastwirkung ist der gerippte kreppartige Stoff des knapp unter den Brüsten gegürteten Chiton dem kräftig gebauschten und teilweise eingerollten Wurf des Mantels entgegengesetzt, Kopf und nackte Schulter sind in einem besonderen Marmorstück angefügt. Metallischer Glanz umgibt die Figur bis hinein in das Spiel der eigenwilligen Haarsträhnen, die zu dem Bild in sich versunkener Stille scheinbar in Widerspruch stehen. Es ist umstritten, ob die Figur selbst ein Original der Zeit oder eine vorzügliche Kopie nach einem Bronzevorbild ist. Doch scheint die Qualität der Arbeit allen anderen Kopien so überlegen zu sein, daß die Figur auch in ihrer Stückungstechnik und durch das liebevolle Versenken in die Einzelheiten wie die eingerollte Binde, den Lorbeerzweig und die Löwentatze vom Rest des Thymiaterion (Räuchergefäßes) auf der Opferplatte sowie durch die intensive Erfassung der stofflichen Realität sich als originales Werk der Jahre um 240 v. Chr. zu erkennen gibt. Das Bild jugendlichen Dienstes und selbstvergessener Versenkung ist in seiner schlichten Größe aus unendlich vielen kleinen Bewegungsrhythmen gewonnen, aus deren Unruhe genial die Stille der Erscheinung aufgebaut wird. Die Wirkungsform des Hellenismus ist auch da, wo sie nicht wirken, sondern »sein« will aus Gegensätzen hervorgegangen, die immer aufs äußerste angespannt sind. Die nackte Schulter des Mädchens wird in ihrer Glätte raffiniert dem aufgerissenen Gewandleben kontrastiert, der schlichte Kopf ebenso der reichen Gewandung.

Die psychologische Vertiefung im späten zweiten Drittel des 3. Jahrhunderts v. Chr. kann uns der lebensprühende
XLVIII originale Bronzekopf eines Philosophen aus dem Meere bei Antikythera vor Augen führen, der nicht viel jünger ist als die Statue des Philosophen in Delphi. Leider haben sich von der zugehörigen Statue nur wenige Fragmente erhalten, die aber doch so viel deutlich machen, daß der Philosoph wegen der Sandalen an den Füßen kein Kyniker gewesen sein kann. In der momentanen Erfassung dieses witzigen, sorgenvoll-satyrhaften bärtigen Antlitzes mit seinen Runzeln und Falten, den kleinen verkniffenen Augen und der großen, breiten Nase hat der unbekannte Künstler Großartiges geleistet: Man meint den Epikuräer lachen und sprechen zu hören. Diese vertiefte Wendung zum Realismus ist für die Kunst der 2. Hälfte des 3. Jahrhunderts v. Chr. ebenso bezeichnend wie das stille, in sich versunkene Diensttun des Mädchens von Antium.

269 In die Jahre um die Mitte des 3. Jahrhunderts v. Chr. wird auch die Schöpfung der Kauernden Aphrodite anzusetzen sein, die der bithynische Künstler Doidalsas wohl als Erzwerk geschaffen hat. Vielleicht gehörte zur ursprünglichen Erfindung ein Eros, der der Göttin einen Spiegel entgegenhielt, zu dem sie sich umblickt. Hier sehen wir, daß ursprüng-
265 liche Motive der Kleinkunst – man vergleiche die Knöchelspielerinnen – in die Großplastik aufgenommen werden. Der üppige Frauenkörper ist mit den Quetsch- und Querfalten ganz realistisch in seiner Drehung erfaßt: Die eine Hand bedeckte wohl den Schoß, während die andere zum zurückblickenden Kopf geführt, vielleicht ins Haar faßte. Abgesehen vom Herausblicken des über die rechte Schulter zurückgewandten Kopfes ist das Motiv des Kauerns ganz in sich zusammengenommen und zeigt noch die feste Konzentration der Gestalten des mittleren 3. Jahrhunderts v. Chr.

In den Zügen des Antlitzes und der Bildung des Haares findet sich eine auffallende Verwandtschaft mit dem Mädchen von Antium, die allerdings wohl nicht eng genug ist, um beide Werke einem Künstler zuzuweisen. Gleichwohl könnten ähnliche Gegensätze der Darstellungen bei einem Künstler dieser Zeit durchaus auftreten.

270 Auf der Schwelle zum Übergang zur hochbarocken Form steht das Weihrelief für Kybele und Attis in Venedig. Die mächtige und doch ganz isolierte Figur des Attis, des phrygischen Trabanten der Großen Göttin, in fremdländischer Hosentracht und phrygischer Mütze mit großen herabhängenden Laschen, beherrscht die Mitte. Er steht mit eingestützter Hand und fest aufgesetztem Hirtenstab da. Kybele links umfaßt mit ihrer rechten Hand das Zepter und

trägt in der Linken das große Schallbecken; ihr Kopf ist mit dem Polos, der Götterkrone, geziert. Zu ihren Füßen richtet sich das ihr heilige Tier, der Löwe, auf. Nur die Göttin hat den Kopf leicht hinüber zum anderen Ende gewendet, wo durch eine große geöffnete Tür die Stifterin und ihre Tochter, oder eine Dienerin, mit einer Opferplatte ins Heiligtum getreten sind. Anbetend erhebt die Frau die Rechte, in der Linken trägt sie eine Pyxis für das Weihrauchopfer. Auffallend klein sind die Sterblichen gegenüber der Göttin und ihrem Begleiter gebildet, und nur sie zeigen ausgeprägt den Stil der Zeit: Ähnlich wie beim Bronzemädchen aus dem Palazzo Grazioli verbreitern sich *267*
kreppartiger Chiton und schwerer Mantel glockenartig an den Füßen und den Knien. Die unruhige Licht und Schatten einfangende Gewandsprache der Zeit hat nur die Sterblichen erfaßt, die Göttin und ihr Trabant sind dagegen noch ganz im Sinne der Götterstatuen des 4. Jahrhunderts wiedergegeben, nur feierlicher, erstarrter und versteift; sie haben ihren ursprünglichen Rhythmus verloren.

Zwischen die Beziehung der Göttin zur Anbetenden hat sich düster-trennend die Figur des Attis gestellt; nur er hat Teil am Bereich der Göttin, er, der Verstümmelte und Frühverstorbene, der von Kybele, der Großen Mutter, doch wieder Erhöhte. Um 230 wird dieses bedeutungsvolle Relief als Weihgabe in Kleinasien gearbeitet worden sein.

Den Jahren um 230 v. Chr. wird auch das Weihrelief an die Nymphen aus Camaro bei Messina in Sizilien ange- *271*
hören, heute im Museum von Syrakus. Feierlich stehen in frontaler Haltung die drei göttlichen Wesen: bei fast gleicher Gewandanordnung und gleichem Motiv der vor die Brust geführten rechten Hand und etwas tiefer liegenden linken, von denen die mächtigen Steilfaltenbündel der schweren Mäntel herabfallen. Das pfeilerartige Aufwachsen der Figuren, verbunden mit der starren, geraden Haltung der Köpfe, die polosartige Kronen tragen, gibt den Figuren etwas Unnahbares-Feierliches – wie anders führten da spätklassische Weihreliefs in die vertraute Welt der Nymphen, die dort ihren Reigen mit Hermes vor den Augen der Stifter in den Felshöhlen ziehen! Die schlichten Gewandmotive von Terrakotten der Zeit um 300 v. Chr. erleben hier eine fast barock zu nennende Verwandlung in der Verdichtung des Volumens, der Vertikalisierung der Form und der Zerklüftung der Falten im Hochrelief bei überkräftiger Licht- und Schattenwirkung. In der großgriechischen Welt entwickelt sich ein hieratischer Stil, wie er sonst kaum in Griechenland anzutreffen ist; zwischen den Göttinnen und den Menschen besteht eine ähnliche Kluft wie zwischen den vergotteten Herrschern und dem bedeutungslosen Volk.

Mit den bisher besprochenen Werken konnte die Entwicklung des schlichten Stiles der hellenistischen Wirkungsform bis in das dritte Viertel des 3. Jahrhunderts charakterisiert werden. Gemeinsam ist allen diesen Werken eine neue seelische Verfassung, die abweisende Einsamkeit und in sich konzentriertes Alleinsein zum Ausdruck bringt und dabei eine raumfeindliche Haltung sowie eine ausgesprochene Betonung des Blockcharakters der plastischen Figuren besitzt, der jedoch im Laufe der Zeit stärker aufgelockert und teilweise aufgerissen wird.

DIE HOCHHELLENISTISCHE FORM · UM 225 – UM 160 V. CHR.

Seit der Mitte des 3. Jahrhunderts zeichnet sich in der hellenistischen Kunst eine immer stärker werdende barocke Haltung ab, die in bewegten Massendarstellungen kulminiert. Zugleich tritt eine eindringlichere Erfassung der Wirklichkeit hervor, die bis zum Realismus gesteigert werden kann. Neue Gebiete werden der bildlichen Darstellung erschlossen: das Genrebild und das Stilleben. In Alexandreia entsteht eine typische Großstadtkunst, die in der Verherrlichung der ländlichen Idylle – vgl. den Dichter Theokrit – und in Bildern aus dem Straßenleben ihre Erfüllung findet. Zwar lebt in dieser Zeit der Mythos weiter, aber die alten Götter haben an Kraft verloren. Tyche, die Fortuna der Römer, bestimmt als launische Zufallsgöttin die Geschichte der Welt. Orientalische Mysterienreligionen, wie der ägyptische Kult von Isis und Osiris, gewinnen an Bedeutung.

Am Ende des 3. Viertels des 3. Jahrhunderts v. Chr. wandelt sich die schlichte Phase der Wirkungsform in die pathetische: Die Kunst tritt jetzt in ihre hochhellenistische Periode ein, ähnlich der Entwicklung vom Frühbarock zum Hochbarock in der neueren Kunst. Die raumfeindliche, sich abschließende Haltung der frühhellenistischen Form bildete den Kern, aus dem jetzt aktive, mit allen Kräften in den Raum ausstrahlende Schößlinge aufwachsen. Licht- und Schattenwirkungen werden noch stärker in die plastische Form einbezogen, so daß die Werke nicht nur einen malerischen Akzent erhalten, sondern gleichsam aus einer prinzipiell malerischen Phantasie heraus geboren sind. Ein

Aufpeitschen der schlichten Formmasse zu höchster, aber doch beherrschter Erregung, zu gewaltiger Kraftäußerung läßt sich von Werk zu Werk verfolgen. Diese Tendenzen finden ihre Erfüllung im Großen Fries des Altars von Pergamon, der wahrscheinlich in die Generation von 190 v. Chr. bis 160 v. Chr. gehört, wie überhaupt Pergamon der Ort gewesen zu sein scheint, der den gewichtigsten Beitrag für die Entwicklung der hochhellenistischen Form geleistet hat.

Leider sind uns die bedeutenden Weihgeschenke, die zur Erinnerung an die Siege über die Gallier unter König
272–273 Attalos I. von Pergamon (241–197 v. Chr.) wohl im Jahrzehnt 230–220 v. Chr. aufgestellt wurden, nur in römischen Kopien erhalten, die anscheinend in antoninischer Zeit nach den Bronzeoriginalen gearbeitet worden sind. Typisch hellenistisch ist bereits die Thematik dieser Gruppen: Nicht mehr der kräftemessende Kampf ist dargestellt, sondern der pathologische Augenblick des Sterbens oder des Sichtötens. Auf die Wiedergabe der siegreichen Pergamener ist verzichtet. Nur das Pathos und das Leid, beziehungsweise der Stolz der Gegner wird realistisch in eindringlicher Psychologie vorgeführt.

Die Hauptgruppe in der Sammlung Ludovisi des Thermenmuseums in Rom zeigt den Gallierfürsten, der sein
273 Weib getötet hat und sich selbst das Schwert in die Brust stößt. Der Fürst schreitet gewaltig aus, blickt zurück zu den Verfolgern und hält mit der Linken seine am Boden zusammengebrochene Frau umklammert. Verachtung und Stolz spiegeln sich in seinen Zügen, die Überlegenheit des dem Tode Geweihten. Er ist nackt bis auf ein Mäntelchen, das um den Hals gelegt ist und am Rücken herabflattert. Die ausfahrende, zum Umschreiten auffordernde Komposition ist einer Pyramidenform eingeschrieben, die die Bewegungsenergien zusammenfaßt und bändigt. Überaus eindringlich greift die Gestaltung bis in die Details hinein, wie dies etwa die gebrochenen Augen und der überstandene Todeskampf im Gesicht der Frau, das spritzende Blut auf der Brust des Mannes unterhalb der Schwertspitze anzeigen: Tod und Selbstmord sind in einem rauschenden harten Pathos vorgetragen, das in sich verschränkt ist, und in den eckigen ausfahrenden Bewegungen ist die psychologische Gewalt symbolisiert. Ein Werk, dem man auch bei ganz entgegengesetzter Haltung seine Bewunderung nicht versagen kann und dessen gewaltige Konzeption selbst durch die Glätte der römischen Kopie faßbar bleibt. Hinter der Gruppe steht die unklassische Idee der Isolierung der Besiegten in ihrem Pathos (vgl. oben). Zugleich klingt die stoische Bewertung des Freitodes als letzter Tat der Freiheit an: die Einsamkeit des Individuums in der Welt und seine letztlich unbezwingliche Freiheit.

Wahrscheinlich stammt das Werk von dem pergamenischen Künstler Epigonos, dem mit großer Wahrscheinlich-
272 keit der etwas ältere »Sterbende Gallier« im Kapitolinischen Museum zuzuweisen ist. Der italienische Archäologe Nibby hat 1821 zuerst erkannt, daß auf Grund der Nachrichten von Pausanias (X,19) und Diodor (V 28 ff.) über die Körperbeschaffenheit und das Aussehen der Kelten, der Gallier oder Galater, wie sie heute die Wissenschaft nennt, in diesem Fechter ein Sterbender Gallier zu erblicken ist. Dem deutschen Archäologen Adolf Michaelis ist dann 1893 durch glückliche Kombination einer Plinius-Stelle (N.H. 34,88) mit in Pergamon gefundenen Inschriften des Epigonos der überzeugende Nachweis gelungen, daß der sterbende Gallier, auf dessen Plinthe sich ein Horn befindet, mit dem von Plinius genannten Tubicen des Epigonos identisch ist. Der Gallier, der sich trotzig aufstemmend gegen den Tod wehrt, ist zugleich eine glänzende anatomische und psychologische Studie. Die Schwertwunde unter der rechten Brust ist plastisch festgehalten. Muskeln, Adern und Sehnen sind zugleich angespannt und erschlafft, im Augenblick vor der tödlichen Erstarrung wiedergegeben. Um den Hals liegt die Torques, das geflochtene Halsband der Kelten. Das struppige Haar charakterisiert den Barbaren, der aber in seinem Tode nicht verächtlich, sondern beinahe edel und groß gesehen wird. Auf der Plinthe befinden sich der Schild und das Horn (Salpinx), die dem Gallier entfallen sind.

Die Figur wirkt auf die Hauptansicht in der Breite berechnet. Vorgebeugter Kopf, aufgestützte rechte Hand und linkes Knie setzen die Grenzen für die vordere Schicht des Raumes der sich aus der Tiefe heraus entwickelnden Figur, die noch in ihrem Sterben angespannte kraftvolle Form in zusammengezogener Härte zeigt.

274–280, 302 Die Kunst Pergamons gipfelt in der riesigen Anlage des Großen Altars, der wohl unter Eumenes II. (197–160/159 v. Chr.) zwischen 180 und 160 v. Chr. errichtet wurde. Der Altar ist der gewaltigste mit Friesen versehene der Antike und zeigt mit der Anlage seiner Hallen und der großen Freitreppe zwischen dem Sockel die Entwicklung des gleichen hellenistischen Formgedankens vom Terrassenplatz bis zum Opferaltar.

Typisch hellenistisch ist die Übersteigerung der Größenverhältnisse des Altars im Verhältnis zum Temenos und zum Tempel: Bereits die gesamte Anlage ist dem Prinzip der pathetischen Wirkungsform untergeordnet. Der große Sockelfries zieht sich um die Altarwangen, die die große Freitreppe einfassen, um die Seitenwände und um die Rückwand. Er stellt den Kampf der Götter und Giganten dar. Ein zweiter, kleinerer Fries befand sich in dem eigentlichen Altarhof, der von den ionischen Säulenhallen gebildet war. Seine Thematik kreist um die Gründungslegenden Pergamons: Es ist der sog. Telephos-Fries. In prächtigen plastischen Akroterfiguren strömt die Kraft der gewaltigen Anlage aus, in der in bisher ungeahnter Weise Architektur und Großplastik zu einer unauflöslichen Einheit verschmolzen sind.

Ein Bewegungsrausch erfüllt die Figuren des Großen Frieses, die pathetisch über die Naturformen hinaus gesteigert sind. Im Westen sind die Götter des Waldes und des Meeres, im Süden die des Tageshimmels, im Norden die Götter der Nacht und des Sternenhimmels und im Osten die Olympier wiedergegeben.

In den Platten vom Ostfries, die Zeus und Athena im Gigantenkampf zeigen, werden die Götter vom pheidiasi- *276/277*
schen Westgiebel des Parthenon formal beschworen und doch ganz selbstverständlich der neuen pathetischen und *198/199*
hochbarocken Form eingebunden. Athena stürmt siegreich nach rechts und hat ihren geflügelten Gegner, Alkyoneus, *277, 302*
den sie erbarmungslos niederwerfen wird, am Schopf ergriffen. Von rechts eilt Nike mit ausgebreiteten Schwingen herbei, um die siegreiche Göttin zu bekränzen. Wehklagend taucht Gaia, die Erdmutter, aus der Tiefe auf, die um den Tod ihrer Söhne trauert. Unverhülltes Pathos, mächtig gesteigerte Formen und stürmische, fast rücksichtslos durchgesetzte Bewegung bestimmen den Aufbau der ineinander verflochtenen, sich suchenden und voneinander losreißenden Leiber. In einer Art von gewaltigem »horror vacui« wird der Grund des Hochreliefs von den Formen überzogen und fast völlig negiert. Der Reliefgrund wird zur Rückwand, vor der sich die plastischen Explosionen der gewaltigen, miteinander verketteten Leiber abspielen. Der Höhepunkt barocker Stilgebärde ist hier für die Antike erreicht.

In dem riesigen, fast 120 Meter langen und etwa 2,30 Meter hohen Fries mit dem Kampf der Götter und Giganten ist die gesamte Zahl der damals bekannten Götter und göttlichen Wesen vereinigt. Ein kosmischer Pantheismus wird dargestellt. Daß die Welt voller Götter und Dämonen ist – diese griechische Urerfahrung gipfelt hier in der gewaltigen, barocken Gigantomachie, die sich den Anfängen, von denen Hesiod berichtet, verbunden weiß. Vermutlich war der Altar kein bloßer Zeus-Altar, sondern allen Göttern geweiht. Hinter der kosmischen Auffassung der Götter als den Kräften, die die gesamte Natur bewegen, steht ein stoischer Pantheismus. Die Gottheit wird weniger im Kult als in ihrem Wirken in der Natur und in ihren Kämpfen erfahren.

Der Altar selbst erhebt sich über dem Kampf und der Bannung der entfesselten titanischen Mächte durch die olympischen Götter. Die gewaltigen Figuren des Frieses sind unmittelbar aus dem architektonischen Volumen entwickelt und enthüllen die architektonischen Kräfte des Aufbaus: Der Grund des Reliefs wird zur Rückwand, aus der die Gestalten hervorbrechen.

In der Komposition finden sich im Ostfries alle Spielarten vom Aufblitzen des dramatischen Konfliktes wie in der
Artemis- oder der Hekate-Gruppe über die Steigerung der dramatischen Wucht in der Zeus-Platte bis zum Aufriß *278, 276*
höchster dramatischer Spannung in der Athena-Alkyoneus-Gruppe. *277*

Nicht nur in den Gestalten von Zeus und Athena werden klassische Vorbilder beschworen. Auch der Apollon *276/277/275*
des Ostfrieses ist zum Beispiel ohne das spätklassische Vorbild des leocharischen Apolls vom Belvedere kaum ver- *237*
stehbar. Wie weit das Pathos des Großen Frieses in eine malerisch-idealistische Richtung übersteigert werden kann,
zeigt ein Vergleich des Gegners des Apollon mit dem »Sterbenden Gallier«. Fanden wir dort eine extreme realistische *275/272*
Lösung, so wird hier die Form idealistisch übersteigert: Gestalten wie der gelagerte »Kephissos« aus dem Parthenon- *198*
Westgiebel klingen an.

Es ist ein gewaltiges Übersteigern aller bis dahin bekannten Formensprachen. Die Giganten haben teils Schlangen- *274–280*
beine, um sie als Kinder der Erde zu kennzeichnen, gelegentlich auch Tierköpfe, oft gewaltige Flügel, teils sind sie aber ganz menschlich gebildet, erbarmungswürdig im Unterliegen nach stolzem Kampf.

Ein romantisches Naturerleben bildet den Untergrund für ein selbständiges Weiterschaffen von Formen und Bildungen und ein schöpferisches Weiterphantasieren über die Natur hinaus: Wie selbstverständlich werden die menschlichen Oberschenkel in die geschuppten Schlangenwindungen der Gigantenbeine überführt, wie unmittelbar wachsen die Flügel aus den Oberkörpern, wie überzeugend wirkt die Gestaltung der Dreileibigkeit bei der vom Rücken ge-

278 sehenen Hekate. Durch kühne Verkürzung und Überschneidung wird die dreigestaltige Göttin auf zwei Köpfe, drei rechte Arme mit Fackel, Schwert und Lanze in den Händen und eine vorgestreckte linke Hand mit der Schwertscheide reduziert – die beiden anderen Arme sind durch den Schild verdeckt. Gegenüber der feierlichen, hieratisch-archaistischen Gestaltung der Hekate in der spätklassischen Kunst kann hier die monströse Gestalt der Göttin in so natürlicher Weise vorgestellt werden, daß die Problematik ihrer Form erst genauer Analyse auffällt: Durch kühne Dynamik wird die Erdenschwere der Materie in eine flüssig-gleitende, neue Formen erzeugende Bewegung gebracht. Am Fries kämpft die einheitliche Gestalt optisch vor allem mit der großen Fackel gegen ihren Gegner, den ihr Molosserhund am Oberschenkel gepackt hat. Auch zur Seite der leicht geschürzten, aufsteigenden Gestalt der Artemis, die in spielender Leichtigkeit über einem gefallenen Giganten dem Poseidon- und Erdsohne Otos entgegentritt, streitet der Molosserhund der Göttin, der dem überwältigten schlangenbeinigen Giganten Aigaion vor ihrem rechten Bein das Genick durchbeißt.

279 Sonst eher blaß gebliebene Götterfiguren wie die Nyx, die Göttin der Nacht, gewinnen eine plastische Gewalt des Ausdrucks, als ob sie seit je schon plastisch durchgeformte Gestalten gewesen wären: In durchpeitschender Gebärde schmettert sie mit der ausholenden Rechten ein schlangenumwundenes Gefäß, das Symbol des großen Sternbildes der Hydra, ihrem Gegner entgegen. Aufgewühlte stürmische Bewegung des Gewandes mit kernigen Faltenstegen und tiefen Furchen stehen dabei in Kontrast zum zart-melancholisch gebildeten Antlitz der Göttin, dessen feine Form ein bewegter Schleier als Folie umflattert. Kosmogonische Ereignisse: Die Göttin des Nachthimmels und auch die Moiren haben für die Olympier Partei ergriffen und überwältigen in strahlender Bewegung ihre großgebildeten
280 Gegner. Auch die Löwengöttin, Symbol des Sternbildes Löwe, ist gemeinsam mit ihrem Tier im Kampf mit zwei Giganten, von denen der eine schon ins Knie gebrochen ist.

302 Wie tief die hochhellenistische Form in den seelischen Urgrund eintaucht, kann der Kopf des Alkyoneus verdeutlichen: In Klage und Schmerz ist das groß gesehene Antlitz des Giganten verwandelt, der unter der Schwere des Griffes und dem Druck der Hand der Athena seufzt. Vom aufgewühlten Leid zeugen selbst noch die züngelnden Haare, die schlangenartig das Bild des Schmerzes umwinden. Daß die ornamental aufgeregten Haarsträhnen solchen Ausdrucksgehalt gewinnen können, hat erst der ins Detail dringende Zugriff der hochhellenistischen Form ermöglicht.

Triumph des Pathos und der Bewegung über die Masse: Dies wäre in knappen Worten die Charakterisierung dieses Stiles.

Am kleinen Telephos-Fries tritt eine Beruhigung der Formensprache ein. Durch die Aufnahme des Landschaftsraumes wird die malerische Bildwirkung des Reliefstiles weiterentwickelt, zugleich zeigen sich hier die ersten Ansätze einer klassizistischen Reaktion gegen die barocke Erregtheit des Großen Frieses: Eine gedämpfte malerische Atmosphäre beherrscht jetzt die Reliefwirkung und verkündet das Ausklingen der hochhellenistischen Form in den Jahren um und bald nach 160 v. Chr.

Neben der Schule von Pergamon hat die von Rhodos einen gewichtigen Platz. Von einem rhodischen Künstler
281 stammt mit aller Wahrscheinlichkeit die berühmte Nike von Samothrake. Grandios ist die zugleich gewaltige und leichte Bewegung der hellenistischen Wirkungsform in dieser Nike verkörpert, die um 190 v. Chr. als Weihgeschenk für einen Seesieg, wohl der Rhodier über Antiochos III. von Syrien, gearbeitet wurde. Siegbringend schwebt die geflügelte Göttin auf den Bug des Admiralschiffes herab. Der Aufprall der Siegesgöttin drückt sich in den gewaltigen Schwingen des Mantels aus. Vom Wind zurückgeweht preßt sich der dünne Chiton dem Körper an und spannt sich über den Brüsten in scharfen Graten. Die Gürtung dicht unter ihnen betont die Formen des sich raffiniert drehenden Körpers. Der Triumph der Bewegung gipfelte wohl im Kopf, dessen Verlust um so beklagenswerter ist, als selbst die kühnste Phantasie nicht hinreicht, sein Aussehen sich vorzustellen.

In dem Gegensatz und der gleichwertigen Durchdringung von Körper und Gewand entwickelt sich eine großartige Dialektik abstrakter und organischer Formen. Guido Kaschnitz von Weinberg[1] hat dieser Figur eine meisterhafte Analyse gewidmet, aus der hier einige Sätze zitiert seien:

»Er (der Bildhauer) verflüssigt die rhythmischen Akzente der polykletischen Ponderation aber nur äußerlich im gleitenden Übergang der plastischen Massen, steigert sie dagegen in der inneren Achsenführung zu hart aufeinander stoßenden Brüchen im Raum, so daß eine Kontrastwirkung auftritt, die das Wesen der ganzen Struktur bestimmt. Eine Bewegung, die in ihrer ruck-

weisen Entwicklung von den aufwärts steigenden spiraligen Stromläufen gemildert, aber nicht verborgen wird, nimmt die alten klassischen Akzente der Ponderation auf, löst sie aus ihrer kreisenden, in sich geschlossenen Rhythmik und verwandelt sie in das Echo einer übermenschlichen kosmischen Erschütterung. ... In diesem Gegensatz zwischen der axial gebrochenen Anlage, die das spiralige Aufwärtsstreben in scharfe Akzente auflöst, und den sie umhüllenden plastischen Massen, Fluten und Wölbungen von Körper und Gewand liegt der eigentliche formal schöpferische Gedanke dieses großartigen Werkes verborgen. ... Unter den wie Gießbäche sich stauenden und tosenden Gewandfluten tauchen die Formen des Körpers immer wieder in ihrer klaren Nacktheit aus dem sie momentan verhüllenden und verunklärenden Gewühl und Geriesel der Falten auf, deren stofflich abstraktes Wesen die plastischen Akzente des weiblichen Aktes zur höchsten Wirkungspotenz steigert.«

In der Plastik des Hochhellenismus werden neue Motive gefunden, wie das des aufgehängten Körpers, das uns aus der christlichen Kunst so geläufig ist. Es wird in dieser Zeit beim geschundenen Marsyas verwendet, der den Wett- *283*
streit mit Apollon in der Musik wagte, weil er vom Klang seiner Flöte überzeugter war als von der Leier Apollons.

Auch das Sitzen am Boden kommt erst jetzt in der großen Freiplastik auf: Die berühmte Marmorstatue der Trunkenen Alten gehört in das letzte Drittel des 3. Jahrhunderts. Die ausgemergelte Gestalt ist am Boden gelagert, hält *282*
zwischen den Knien die Weinflasche (Lagynos), deren Form vielleicht nach Alexandreia weist. Den von Adern und Falten zerfurchten Kopf hat sie in seliger Trunkenheit zurückgeworfen. Das Gewand hat sich von der Schulter gelöst und läßt den verfallenen Körper sehen. Am Boden breitet es sich in krausen Falten aus. Das realistische Genrebild ist einer strengen kubischen Pyramidalform eingeschrieben. Realismus und Formalismus sind in gesteigerte Spannung verschmolzen. Vielleicht ist sogar in der ausgemergelten alten Vettel mit ihren Zahnstummeln im Munde eine ehemalige Priesterin des Dionysos zu erblicken, die dem Kult bis zum Exorzismus verfallen ist. Die plastische Efeuranke auf der Gefäßwandung könnte darauf hinweisen. Wahrscheinlich ist in dieser Figur die *anus ebria zu* erkennen, die ein Myron von Theben im letzten Drittel des 3. Jahrhunderts v. Chr. geschaffen hat. Dieser Bildhauer ist aber nicht mit seinem berühmten klassischen Namensvetter zu verwechseln, wie es Plinius (N.H.36,32) getan hat.

Die Vorliebe der hochhellenistischen Kunst für die extreme Erfassung anatomischer Probleme wird in der Gestalt des hängenden Marsyas verdeutlicht, dem ein kniender Skythe die Haut bei lebendigem Leibe abziehen wird. Er ist, *283*
wie die Kauernde Aphrodite des Doidalsas, formal wohl von den Knöchelspielerinnen der Kleinkunst abhängig. Der *269, 265*
Typus des struppigen Waldmenschen ist in seiner Qual so intensiv erfaßt, daß sein Schmerz Mitleid erweckt. Knochengerüst und Muskeln zeichnen sich aufs stärkste unter der gespannten Haut ab. Eine eindringliche anatomische und psychologische Studie ist hier unter der Hand eines uns unbekannten kleinasiatischen Künstlers der Zeit um 200 v. Chr. entstanden. Die Statuen dieser Gruppe sind nur in verschiedenen römischen Kopien überliefert.

In eine andere Kunstlandschaft führt der Schlafende Satyr, der bekannte »Barberinische Faun«. Weinschwer ist der *284/285*
kraftvolle Satyr auf einen Felsen gesunken und eingeschlafen. Über den Felsen hat er sein Pantherfell gebreitet, das auch vom linken Oberarm herabhängt. Sein rechtes Bein war nicht so angezogen, wie es modern von Pacetti nach vorhergehenden Versuchen von Bernini ergänzt wurde, sondern der Fuß muß tiefer gelegen haben. Der Satyr lehnt nur mit der linken Außenseite des Rückens, der sonst frei ausgearbeitet ist, am Felsen; an der linken Seite kommt sein Pferdeschweif zum Vorschein. Sein rechter Arm liegt über dem auf die linke Schulter gesunkenen Kopf, den die schlaff herabhängende rechte Hand im Schlaf unterstützt. Unruhig verschieben und entspannen sich die kräftigen Körperformen. Der Satyr wird von sinnlichen Träumen gequält, die über das herbe Antlitz huschen, das vom fließenden Haar und dem Efeukranz mit seinen Korymben gerahmt wird.

Das breite, satte Gelagertsein der scheinbar ganz in der Sinnenwelt des kraftvollen Körpers befangenen Gestalt wird durch den eckigen Vorstoß von Ellbogen und Knien in den Raum nur betont und unterstrichen: In einer vorzüglichen Studie hat der Meister dieses originalen Werkes das dionysische Strömen in der Figur des entrückten Träumers festgehalten.

Um 220 v. Chr. etwa muß die von herber Sinnlichkeit zeugende Statue in kraftvoll gespannter Meißelführung geschaffen worden sein. Wie kaum ein anderes hellenistisches Werk ist sie zu den Urbildern des Seins vorgedrungen: Verkörperung des dionysischen Zwischen-Zustandes von Traum und Schlaf, von trunkener Entrückung, oder wie Winckelmann es genannt hat *»ein Bild der sich selbst gelassenen* – heute würde man dafür ›überlassen‹ sagen – *einfältigen Natur«*.

Es scheint möglich, daß der Meister vielleicht doch nicht rein in ostgriechisch-kleinasiatische Schulzusammenhänge, wie Pergamon, gehört, sondern von attischer Formensprache abhängig, vielleicht selbst Athener gewesen ist, wie etwa aus den festen Formen des Kopfes und der Formulierung des Leibes hervorgeht, die mit attischen Werken verwandt
198 erscheint, ja den Zusammenhang mit Werken des Pheidias sucht, wie dem gelagerten »Kephissos« im Parthenon-Westgiebel. Zudem ist die klare kernige Formensprache völlig verdichtet im Gegensatz zum ausfahrend-aufgeregten
275 Stil der pergamenischen Kunst. Auch am Großen Fries ist sie bei Platten anzutreffen, die, wie die Apollon-Gruppe des Ostfrieses, vielleicht mit attischen, nach Pergamon berufenen Künstlern zu verbinden sind.

Das Pathos der hochhellenistischen Form kommt beim »Faun« auch durch den Druck der Atmosphäre zustande, die den Leib wie in eine Höhlung zusammenpreßt, so daß der Satyr den Schlaf sozusagen an sich erleidet.

Die Zuweisung des Barberinischen Fauns an die attische Kunst des ausgehenden 3. Jahrhunderts v. Chr. kann wohl auch noch durch ein großes, nach dem Kriege gefundenes Relief im Athener Nationalmuseum gestützt werden, das ein prächtiges, von einem Negerknaben geführtes Pferd zeigt[2] Spuren reicher Bemalung und die kraftvolle Meißelführung erheben das Werk zu hohem künstlerischen Rang. Es hat wohl einst die Basis der Reiterstatue oder der Quadriga am Grabbau eines hellenistischen Fürsten geschmückt. Der Kopf dieses Negers hat eine enge Verwandtschaft mit dem Barberinischen Faun, die Schabracke des Pferdes mit dem Pantherfell über dem Felsen. Es scheint daher möglich, daß entscheidende Schritte auf dem Wege zum Hochhellenismus, wie er im Großen Fries von Pergamon triumphiert, bereits von der attischen Kunst im späten 3. Jahrhundert v. Chr. unternommen wurden. Weitere neue Funde können eines Tages das Bild der hellenistischen Kunstentwicklung überaus verändern und Athen auch hier eine Rangstellung zuweisen, die es nach dem Stand der heutigen Kenntnis noch nicht gewonnen hat.

DIE SPÄTHELLENISTISCHE FORM · UM 160 – 31 V. CHR.

Die hochhellenistische Form hat im Großen Fries von Pergamon ihre Erfüllung gefunden. Damit beginnt der Zerfall der bis dahin einheitlich dem Höhepunkt entgegenstrebenden Entwicklung in drei große Strukturen, die in sich wieder vielfach gebrochen erscheinen und sich gegenseitig bespiegeln: Der Zerfall führt zu einer weiteren Raumöffnung in der spätbarocken zentrifugalen Form, der zugleich eine Gegenform, die in sich verkapselte, sich gegen den Raum abschließende zentripetale Struktur entspricht. Diesem noch aus dem hellenistischen Raumgefühl entwickelten antithetischen Paar setzt die seit der Mitte des 2. Jahrhunderts v. Chr. von Athen ausgehende klassizistische Reaktion ausgeprägte Flächigkeit entgegen. Nach dem Großen Fries von Pergamon zeichnet sich eine grundsätzliche Stilunsicherheit ab, aus der das Suchen nach den klassischen Vorbildern verständlich wird, das schließlich im sklavischen Kopieren klassischer Originale endet. Bereits am kleineren Fries des Pergamonaltars, der erst in das Jahrzehnt 160 bis 150 v. Chr. gehört, wird die barocke Haltung durch klassizistische Einflüsse und durch Übernahme malerisch-bildhafter Motive gestört.

Abb. 210 Die Stilstufe des Telephos-Frieses vertritt auch ein Weihrelief in München, das angeblich aus Korinth stammt, in Wahrheit aber wie attischen Marmor wohl auch attischen Stil zeigt. Eine vielköpfige, von links kommende Familie bringt einem Götterpaar, das aus dem beherrschend mit gewaltigem Zepter thronenden Gott in der rechten Ecke und einer kleiner gebildeten, stehend an einen Pfeiler gelehnten Göttin, ebenso mit großem Zepter in der Rechten, besteht, ein Opfer vor einem großen viereckigen Altar in der Bildmitte dar. Die Götter entfalten sich vor einem Vorhang, der an einem Ast der mächtigen, von der linken Ecke ins Bild quellenden Platane befestigt ist. Deren alter, gewaltig breiter Stamm ist mit heiligen Binden umwunden. Daneben stehen auf einem hohen Pfeiler zwei kleine Götterbilder von Apoll und Artemis in archaistischem Stil. Auch die Götter rechts sind nicht wie lebendige Wesen, sondern eher als ihre eigenen Kultbilder vorgestellt; der thronende Gott geht dabei auf ein klassisches Vorbild in Haltung und Stil zurück, die Göttin auf einen in anderen rundplastischen Werken überlieferten hellenistischen Statuentypus. Ob in diesem Götterpaar Dionysos und Ariadne, Asklepios und Hygieia, Sarapis und Isis oder andere zu erkennen sind, ist infolge des Fehlens einer Inschrift und genauer Herkunftsangabe nicht entschieden, vielleicht auch nicht mehr zu entscheiden.

Das Relief entwickelt sich ganz bildhaft in einer Art Kastenraum, der durch die vorspringende Antenrahmung und

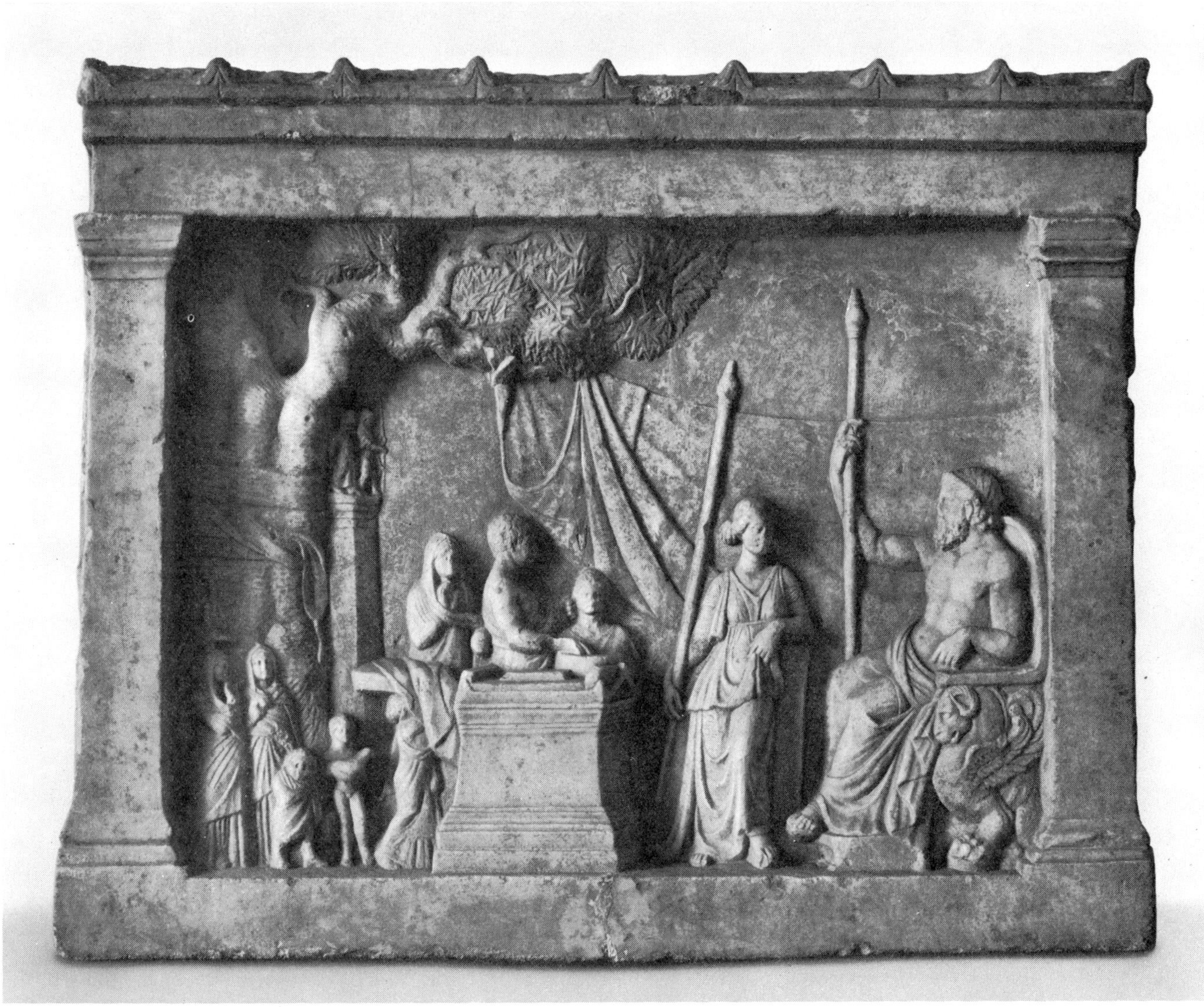

210 Weihrelief. Opfer in einem ländlichen Heiligtum. Attisch, um 150 v. Chr. Höhe 61,0 cm. – München, Glyptothek 206

den Architrav, in der Art der abgekürzten Ansicht der Langseite eines Tempeldaches, gebildet wird. Während selbst noch am Großen Fries von Pergamon eines der Grundgesetze griechischer Reliefstruktur eingehalten wurde, nämlich, daß alle vorspringenden Punkte oder Teile der Figuren in einer Vorderebene liegen und so eine ideale Vorderfläche bilden, ist dieses Verhältnis hier aufgehoben: Nur der Altar und Teile des thronenden Gottes erreichen die Vorkante der Anten, die Figuren sind im Tiefenraum willkürlich verteilt. Der integrale Grund des klassischen Reliefs wird durch den Baum und den schräg gestellten Pfeiler mit den Götterfiguren zurückgedrängt, wobei die Tiefenentwicklung des Raumes durch den Vorhang zugleich abgeschnitten wird. Es entsteht unter Zuhilfenahme teilperspektiver Mittel wie der Schrägstellung von Pfeiler und Altar die Bildung eines atmosphärischen Landschaftsraumes, in dem sich die Figuren, vor allem die Stifterfamilie, frei entfalten – ein idyllisch-bildhaftes Erzählen, das sich so nur unter dem Einfluß der großen Malerei bilden kann. Das Münchner Weihrelief aus der Mitte des 2. Jahrhunderts steht in seiner Art als typischer Vertreter der späthellenistischen Reliefbilder vor uns; ganz ähnlich hatte bereits der Telephos-Fries die einzelnen Szenen in abgeschlossene Bilder aufgelöst.

Der Mitte des 2. Jahrhunderts v. Chr. gehört der Bildhauer Damophon von Messene an, von dem sich die bekannte Gruppe der Kultbilder aus dem Tempel der Despoina in Lykosura erhalten hat. Er ist ein Meister, der von der hochbarocken Formensprache zehrt, wie sie der Große Fries des Pergamon-Altars überliefert, diese aber zugleich mit klassizistischen Rückgriffen durchdringt. Auch in Messene selbst, dem heutigen Mavromati, sind viele Werke von

ihm überliefert. Pausanias selbst hat ihn allen anderen messenischen Künstlern vorgezogen. Die jüngsten Ausgrabun-
287 gen von Professor Orlandos haben reiche Ausbeute an Skulpturen erbracht. So wurde 1962 ein Kopf gefunden, den der junge griechische Archäologe Georg Despinis als Werk des Damophon erkannt und als den Kopf der von Pausanias 4, 31, 10 erwähnten Apollon-Statue im Asklepieion von Messene identifiziert hat.

Der Kopf, der bereits etwas jünger als die Kultbilder von Lykosura sein und den Jahren um 130 v. Chr. angehören dürfte, ist ein kraftvolles Werk. Er hatte gesondert eingesetzte Augen und trug einen goldenen Blattkranz. Die volle sphärische Gestaltung des Antlitzes bei knapper, sparsamer Formensprache – man beachte die engstehenden Augen und die vollen, leicht geöffneten Lippen – ist typisch für den schon klassizistisch empfindenden Damophon.

288 In die Mitte des 2. Jahrhundert v. Chr. ist ein kolossaler Helios-Kopf in Rhodos zu weisen, der vielleicht den Kopf des berühmten Helios-Kolosses am Eingang des Hafens von Rhodos nachahmt, den der Lysippschüler Chares von Lindos im frühen 3. Jahrhundert v. Chr. geschaffen hatte. Energisch ist der zum Einsetzen in eine Gewandstatue be-
289 stimmte Kopf nach der rechten Seite gewendet, in den großen Formen klingen die Züge des vergotteten Herrschers Alexander an. Haarlocken, die zum Teil in Stuck vervollständigt waren, umfluten das Antlitz. Fünfzehn kleine Löcher im Haar dienten zur Aufnahme von goldenen Strahlen. Eine große Stückungsleere am Hinterkopf deutet wohl auf einen herabflatternden Schleier, der hier gesondert eingesetzt war. In der Formensprache ist das hochhellenistische Pathos bereits gemildert und gedämpft – erste klassizistische Tendenzen melden sich an.

Die Stückungstechnik und die Ergänzung von großen Teilen des Hinterkopfes und der Haarsträhnen in Stuck weisen auch auf Alexandreia, wo der Marmor immer knapp war und diese Technik wohl zuerst eingeführt wurde. Wir haben die alexandrinische Kunst hier nur kurz streifen können. Für ihre Geschmackshaltung sind etwa Werke
282, 286 wie die Trunkene Alte oder ein Negerknabe typisch, der möglicherweise auf seiner rechten Schulter einen Elefantenzahn getragen hat. Diese Bronzestatuette wird verschiedentlich dem frühen 3., dem späten 3. oder dem 1. Jahrhundert v. Chr. zugewiesen. Ihr stark gebogener, wiegender, überaus eleganter Rhythmus scheint mir typisch für die zentripetale Struktur, die auf merkwürdige Weise mit zentrifugalen Kräften, wie dem in der Seitenansicht ausbrechenden linken Knie oder dem über die Last hinaus zur Seite blickenden Antlitz, verschmolzen ist. Eine solche Haltung ist wohl nur in der Mitte des 2. Jahrhunderts v. Chr. wirklich verständlich, die typisch alexandrinisch-komplizierte Artistik mit krassem Realismus verbindet. Dabei kann der Kopf der Figur in seiner festen Fügung durchaus auf Vorbilder des 3. Jahrhunderts v. Chr. zurückgehen.

291 In die gleiche Zeit gehört die Aphrodite von Melos, eines der berühmtesten Werke der Antike in der heutigen Zeit. Das komplizierte Standmotiv bei weitausschwingender rechter Hüfte und heftig vorkragendem linkem Knie teilt die Aphrodite mit dem Negerknaben. Im Motiv lehnt sie sich aber auch an ein Vorbild des späteren 4. Jahrhunderts v. Chr. an, das jedoch durch den engen Stand, das schräge Herausragen des linken Knies, den starken Hüftschwung und durch die räumliche Verschiebung des vom Gewand verhüllten Unterkörpers echt späthellenistisch kompliziert wird. Das unruhige Spiel der energischen Gewandfalten ist den zarten Rundungen des vollerblühten Körpers raffiniert entgegengesetzt. Der Kopf der Göttin in seiner träumerischen Harmonie und zart-melancholischen Haltung ist in den Formen fast wörtliche Kopie eines spätpraxitelischen Vorbildes. Ein ausgesprochener Sinnenreiz ist über die Gestalt gebreitet, der Schmelz einer überreifen, durch viele Erfahrungen gegangenen Kunst. Ob die Göttin so zu ergänzen ist, daß sie mit der erhobenen Linken und mit der schräg vor den Leib geführten rechten Hand den Schild des Ares gehalten hat, um sich darin zu spiegeln, muß vorerst noch fraglich bleiben.

Reiner verkörpert die Durchdringung mitteflüchtiger und sich um die Mitte der Körperachse drehender Tenden-
290 zen die frische Terrakottastatuette einer Aphrodite in Berlin, die ehemals der Sammlung v. Heyl angehörte. Im Motiv hat die Figur noch manches mit der Aphrodite von Melos gemeinsam, ebenso auch den Rückgriff auf das 4. Jahrhundert v. Chr., diesmal aber auf ein Vorbild aus dem Umkreis des Timotheos. Das feine artistische Kalkül schafft in den Jahren um die Mitte des 2. Jahrhunderts v. Chr. erlesene Kostbarkeiten: Der dünne, von den Schultern und den Brüsten herabgeglittene Mantel umspielt dekorativ die geschmeidigen Glieder mehr als er sie verhüllt. Die Göttin hatte das linke Bein hoch aufgestützt, die Arme greifen nach ihrer Linken zu einem verlorenen Gegenstand, ihr Kopf ist entgegengesetzt gewendet und antwortet im Gegenschwung der Biegung der Standbeinhüfte. Der komplizierte Reichtum an Bewegungsachsen wird durch die schmiegsame Rundung der Falten verdeckt und zu einer großzügigen Ein-

heit verbunden. Angesichts solch zart-fragiler Figuren scheint es durchaus erlaubt, mit Wilhelm Klein vom antiken »Rokoko« zu sprechen, das auf den Hochbarock des Großen Pergamenischen Frieses folgt. *274–280*

Die zentrifugale, die Körpermitte fliehende Struktur der Werke der Jahrhundertmitte und der 2. Hälfte des 2. Jahrhunderts v. Chr. verkörpert der Poseidon einer Bronzestatuette in München oder vielleicht noch reiner als diese, schon unter klassizistischem Einfluß stehende, auf Götterbilder Lysipps zurückgreifende Figur, zwei Terrakotta-Statuetten aus Tarent und Centuripe, die die ausfahrenden, öffnenden, aufreißenden Bewegungen der zentrifugalen *292*
Form aufs treffendste veranschaulichen. Herakles-gleich, mit über der Brust verknotetem Pantherfell, das zugleich schützend wie ein Schild um den linken Arm gewickelt ist, schreitet, mit erhobener Rechten, der Satyr aus Tarent *292 links*
zum Kampf, den er – gegen verlorene – Gegner führt. Noch aufgerissener scheint die Bewegung beim stärker beschädigten Satyr aus Centuripe geführt zu sein, dessen starke Drehung im Körper zugleich den Einfluß der zentripetalen *292 rechts*
Struktur anzeigt.

In das späte 2. Jahrhundert v. Chr. führt der Stil einer Terrakottagruppe von Pan mit einer Nymphe, die ganz auf *293*
Vorderansicht berechnet und einem hochstehenden Dreieck, dessen kürzeste Seite die Basis bildet, eingeschrieben ist. Pan hat sich lüstern von hinten der knienden Nymphe genähert, die soeben dem Bade entstiegen ist. Über ihrem linken Knie liegt ihr Gewand oder das Tuch, mit dem sie sich abgetrocknet hat. Ihr Körper steht in der Verklammerung der beiden Bocksbeine, die rechts und links vom Körper der Nymphe zum Vorschein kommen. Mit der Linken hat Pan die linke Brust der Nymphe ergriffen, die ihren linken Arm halb abwehrend, halb den Verführer herabziehend, zur Schulter Pans erhebt. Süß in Wollust ist das geheimnisvoll bärtige Antlitz des gehörnten Gottes verstrickt, das in seiner Formensprache sich mit dem strengen Keilbart stark an hochklassische Formen anlehnt. Die verschmolzene Gruppe tierisch-göttlichen Liebesdienstes stammt wahrscheinlich aus einem Grab. Mit ihrem steilen, ganz auf die Vorderansicht berechnetem Aufbau gehört sie wohl ins Ende des 2. Jahrhunderts v. Chr. und weist auf die parataktisch aufgebaute Gruppe mit Aphrodite und Pan von Delos hin. *294*

In der Gruppe von Delos wird die unverhüllte Schönheit Aphrodites der derben lüsternen Figur des bocksbeinigen Pan entgegengesetzt. In der Rechten hält Aphrodite die Sandale zum Schlag bereit, den sie aber bei ihren koketten Blicken und in der spielerischen Verbindung mit dem kleinen Eros kaum ausüben wird. Das Haar der Göttin ist zum Teil von einer Haube umhüllt. Dies deutet darauf hin, daß Pan die Göttin nach dem Bade überraschte. Trotz der Drehung und räumlichen Umschließung des Pan ist die Gruppe ganz ein-ansichtig gebildet und erfüllt sich nur in der Vorderansicht. Diese klassizistisch-flächige Tendenz dokumentiert sich auch in der Gestalt der Aphrodite. In dem Gegensatz von schönem Frauenkörper und häßlichem, bocksbeinigem Dämon drückt sich die Geisteshaltung der Zeit um 100 v. Chr., in der die Gruppe geschaffen wurde, aus.

Etwas älter als die »Aphrodite-Pan-Gruppe« von Delos sind die um 138/137 v. Chr. geschaffenen Statuen des Dioskurides und seiner Gattin Kleopatra in Delos, die auch wiederum die Vorderansicht betonen. Kleopatra wächst aus der *295*
breiten, glockenartigen Basis ihres Gewandes auf. Sie hat das linke Spielbein zur Seite gestellt; diesem antwortet das rechte Spielbein ihres Mannes. In beiden Figuren macht sich der Rückgriff auf das 3. Jahrhundert bemerkbar.

Der Mantel der Kleopatra liegt als durchscheinender Seidenstoff dicht um ihren Körper und läßt die Faltenzüge des Chiton darunter ahnen. Der rechte Arm überquert knapp unter den Brüsten den Körper, schnürt sie ab und drückt sie pikant herauf. Schon das Motiv der Figur zeigt das zentrifugale Auseinanderstreben im breiten Stand und zentripetales Einschließen des Oberkörpers miteinander verschmolzen; die neue Flächigkeit kommt im abstrakt-linearen Geriesel der Gewandfalten, die raum- und körperbildende Kraft verloren haben, zum Ausdruck. So zeigt sich die »Ermüdung« der hellenistischen Kunst in den Jahren um 130 v. Chr.

Daneben gibt es aber am Ende des Jahrhunderts auch frische Werke, wie die Bronzestatue eines hellenistischen Herrschers im Thermenmuseum in Rom, die ihre Kraft und Sicherheit des Auftretens zugleich der Kenntnis lysippi- *296*
scher Formen der Spätklassik verdankt. Über Lysipp hinaus führt die betont muskulöse Formensprache des Körpers, das Divergieren der Körperachsen mit dem energischen Einstützmotiv der rechten Hand und die aufreißende Wendung des Kopfes mit seinem in ziellose Ferne streifenden Blick. Die kompakte Körperform will sich nicht mehr recht mit der kleinteilig durchgebildeten Sprache des individuell gefaßten Gesichtes vertragen. Die Züge des Kopfes zeugen vom Nachhall des aufgeregt pathetischen Stiles des Hochhellenismus. Der Anspruch des herosgleich dargestellten

oder vergotteten hellenistischen(?) Herrschers verträgt sich nicht mehr mit der politischen Wirklichkeit, die jetzt ab der Mitte des 2. Jahrhunderts v. Chr. Rom heißt.

297 In der aus zwei Marmorstücken zusammengesetzten Statue des Poseidon von Melos vom Ende des 2. Jahrhunderts v. Chr. oder den Jahren um 130 v. Chr. lebt die pathetische Haltung des Pergamonfrieses nach. Aber die gewaltige Körperbewegung ist jetzt schmächtiger geworden. Die Haltung des Gottes, der mit der erhobenen Rechten auf den Dreizack gestützt ist, wirkt imposant und gleichsam zur Schau gestellt. Der Anspruch des göttlichen Auftretens hat mit der Pose seine klassische Selbstverständlichkeit und Überzeugungskraft verloren. Trotz des gewaltigen Ausgreifens des rechten Armes und des selbstbewußten Einstützens der linken Hand in die Hüfte wird die plastische Energie des Werkes ganz in die Fläche gebreitet. Die Rundräumlichkeit und allseitige Ansicht der klassischen Statue wird zugunsten der überbetonten Vorderansicht aufgegeben, die als solche beabsichtigt konzipiert ist und in ihrem unruhigen Aufreißen das Nachwirken der zentrifugalen Form bezeugt.

XLIX Rein die zentripetale Struktur zeigt die Terrakottastatuette aus einem Grabe in Tarent, die eine gelagerte schlafende Mänade darstellt. In großen Schrägen und Rundungen rollt sich der Körper gleichsam in einer Spirale zusammen und entblößt die Rückenansicht, ein Reiz, den viele Werke dieser Zeit von der Mitte bis zum Ende des 2. Jahrhunderts angefangen vom schlafenden Hermaphroditen im Thermenmuseum in Rom, bis zu gelagerten Nymphen und Nereiden mit dieser kleinen Mänade teilen. Der lila getönte Mantel ist nur um die Oberschenkel geschlungen, das üppig ausladende Gesäß erdrückt fast den Rest der eher schmächtigen Figur, deren Rücken durch den Rückenteil eines lila Busenbandes farbig gegliedert wird. In der typischen Schlafhaltung unterstützt der linke Unterarm den Kopf, die
284/285 Hand hängt, wie beim Barberinischen Faun, schlaff herab.

Weitaus gespannter ist der Rückenakt bei der auf einem Ketos reitenden Nereide eines silbernen und vergoldeten
L Pyxisdeckels aus Canosa di Puglia wiedergegeben. Das Ketos, der Seedrache, mit seinem furchterregenden Kopf, dem geschuppten, gewundenen Leib und den wedelartigen Flossen ist ebenso wie Teile der stilisierten Wellen und das Haar, das Gewand und die Oberarmringe der Nereide vergoldet: Der Goldton erhöht noch die kühne Verkürzung des in einer zentripetalen Kurve geführten Rückenschwunges der Figur. Das kostbare Werk tarentinischer Toreutik der Jahre um 130 v. Chr. zeigt die Meisterschaft an, die die Künstler dieser Stadt auch unter römischer Herrschaft noch
264 links besaßen, und macht deutlich, daß auch die Nike mit dem Tropaion wohl erst in die Mitte des 2. Jahrhunderts gehört.

Ausgeprägte klassizistische Flächigkeit, die dritte wesentliche Struktur der 2. Hälfte des 2. Jahrhunderts v. Chr.,
299 besitzt die Kauernde Aphrodite von Rhodos, ein originales Werk der Zeit um 100 v. Chr. Aphrodite ist soeben dem Bad entstiegen und faßt mit beiden Händen in die ausgebreiteten Locken des Haares, um sie zu trocknen. Dabei bietet sie den Unterkörper im Profil und den gedrehten Oberkörper mit dem Kopf in der Vorderansicht dem Be-
269 trachter dar: Ohne Schwierigkeit ist in diesem Werk nur eine Variante der Kauernden Aphrodite des Doidalsas zu erkennen. Die klassizistische Reproduktionstätigkeit der Zeit hält somit anfangs selbst rein frühhellenistische Werke der Aufnahme und Variation für fähig. Es ist interessant zu beobachten, was für ein zart zerbrechliches, rokokohaftes Gebilde unter der Hand dieses sensiblen Bildhauers aus dem kernigen realistischen Frauenkörper des Doidalsas geworden ist.

Einer der Hauptmeister der späthellenistischen Wirkungsform, die sich in allen Sätteln behaupten und zurechtfinden kann, scheint Boethos von Kalchedon gewesen zu sein, dessen wichtigste Werke in der ganz pyramidal gebauten
Abb. 211 Gruppe des Knaben mit der Gans und dem Eros Enagonios von Mahdia zu erkennen sind. Er hat vielleicht den letzten Teil seines Lebens in Athen zugebracht, und nach seinem Tode wurde wohl sein Nachlaß von einem reichen Römer ersteigert. Der Zufall hat uns einen Teil dieser Kunstwerke in einem bei Mahdia an der tunesischen Küste gescheiterten Schiff erhalten. Wir bilden aus der großen Menge der Figu-

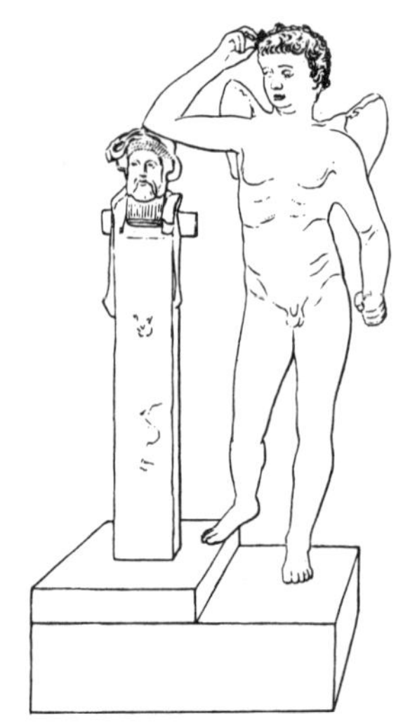

211 Eros Enagonios, aus Mahdia. Rekonstruktionszeichnung nach dem Werk des Boethos von Kalchedon

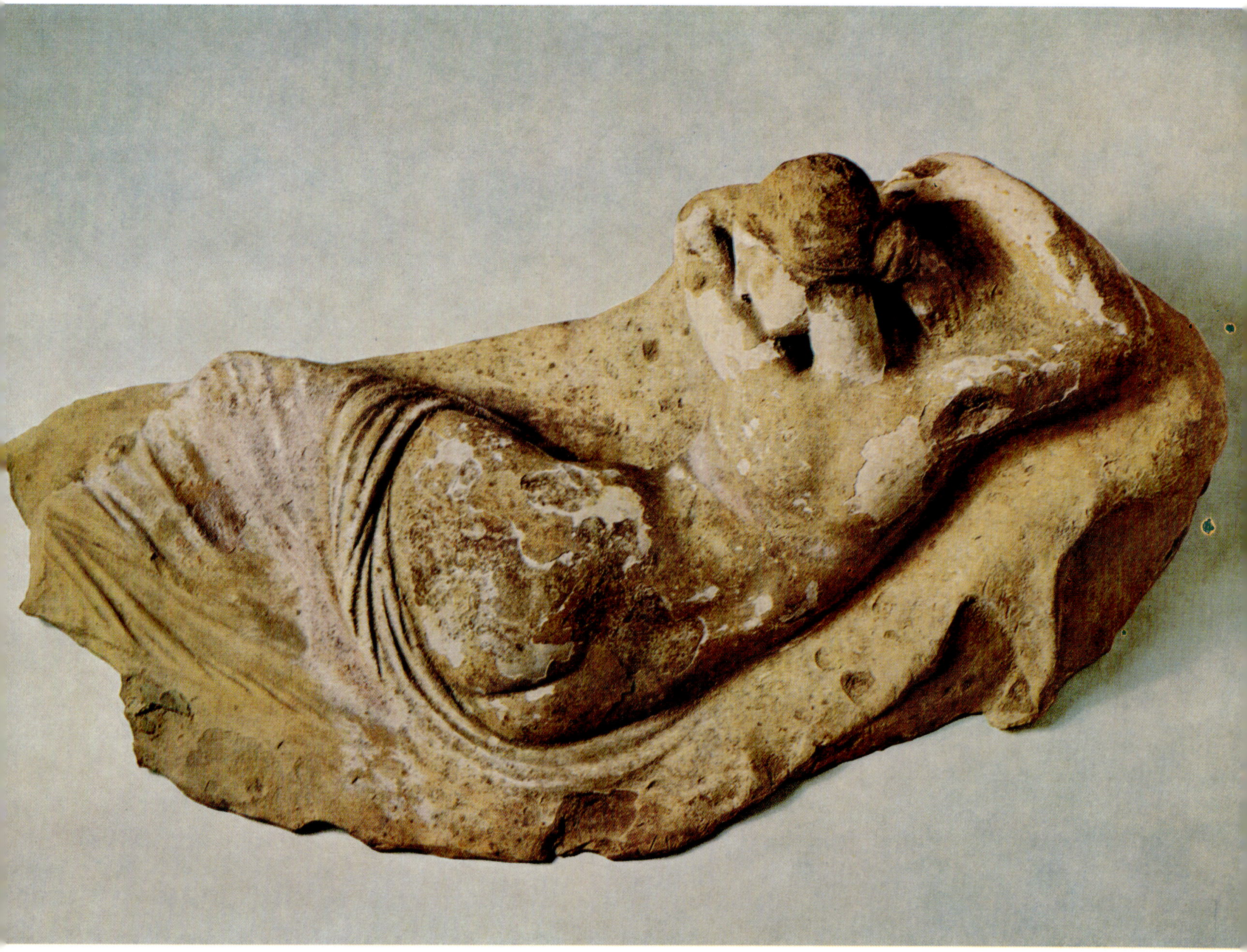

XLIX Schlafende Mänade. Aus einem Grab bei SS. Francesco e Paolo bei Tarent. Terrakotta. Länge 30,0 cm. Um 130 v. Chr.
Tarent, Museo Nazionale

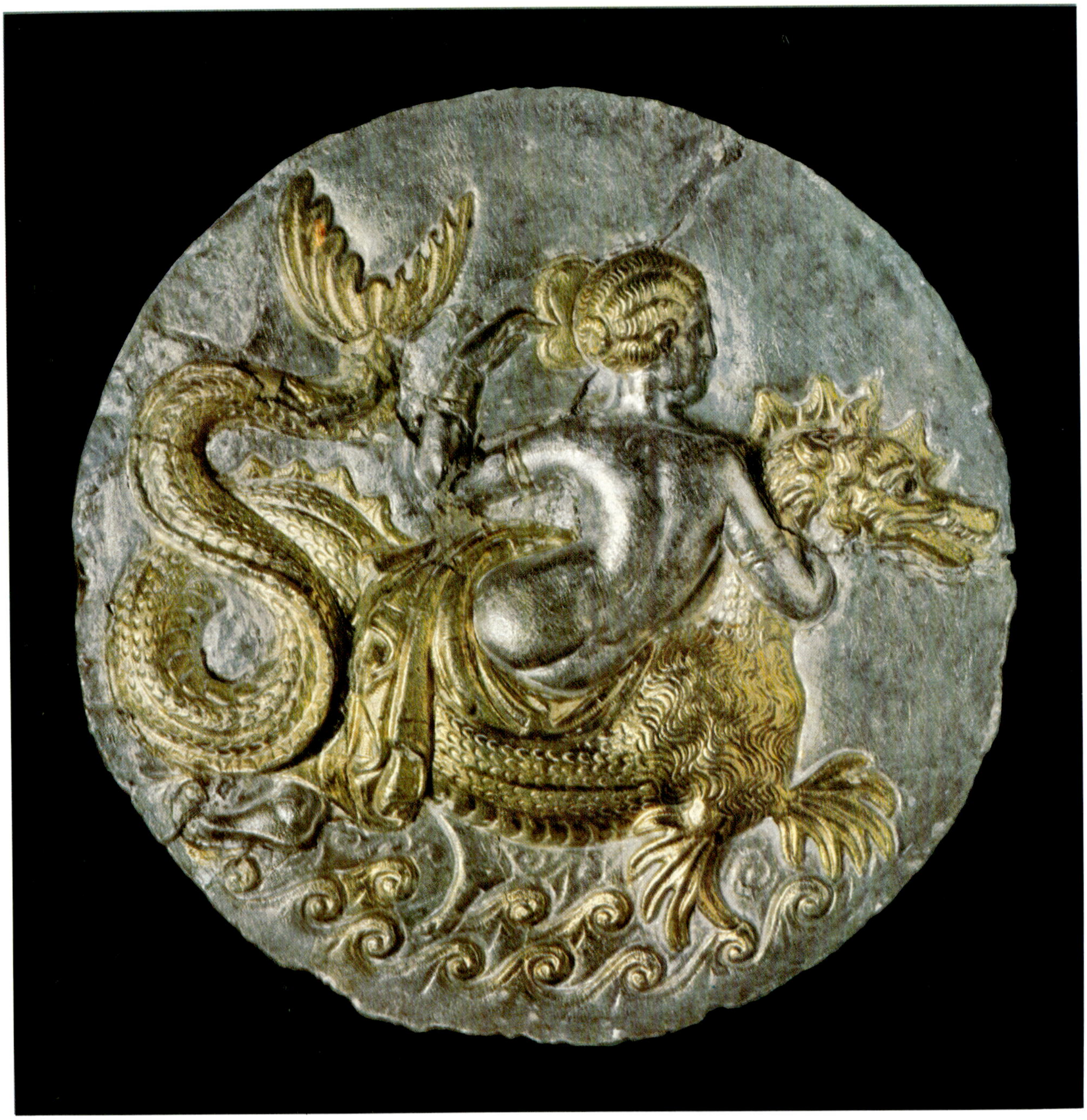

L Nereide auf Ketos. Silberrelief vom Deckel einer Pyxis, aus Canosa di Puglia bei Tarent. Durchmesser 10,3 cm. Um 130 v. Chr. Tarent, Museo Nazionale

LI Porträtkopf, aus Delos. Vielleicht Werk des Agasias, Sohn des Dositheos, von Ephesos. Bronze. Höhe 32,5 cm. Um 100 v. Chr. Athen, Nationalmuseum 14612

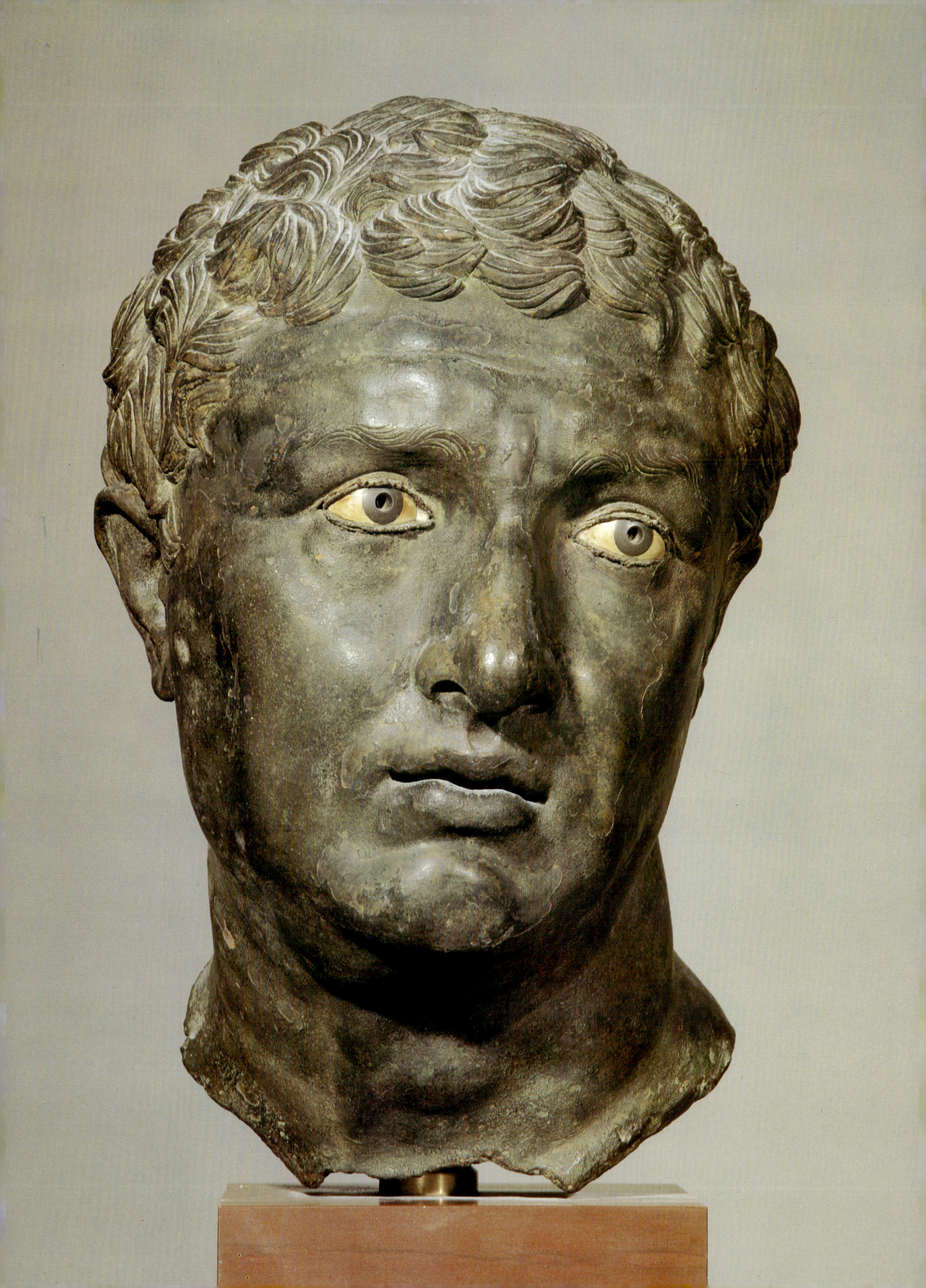

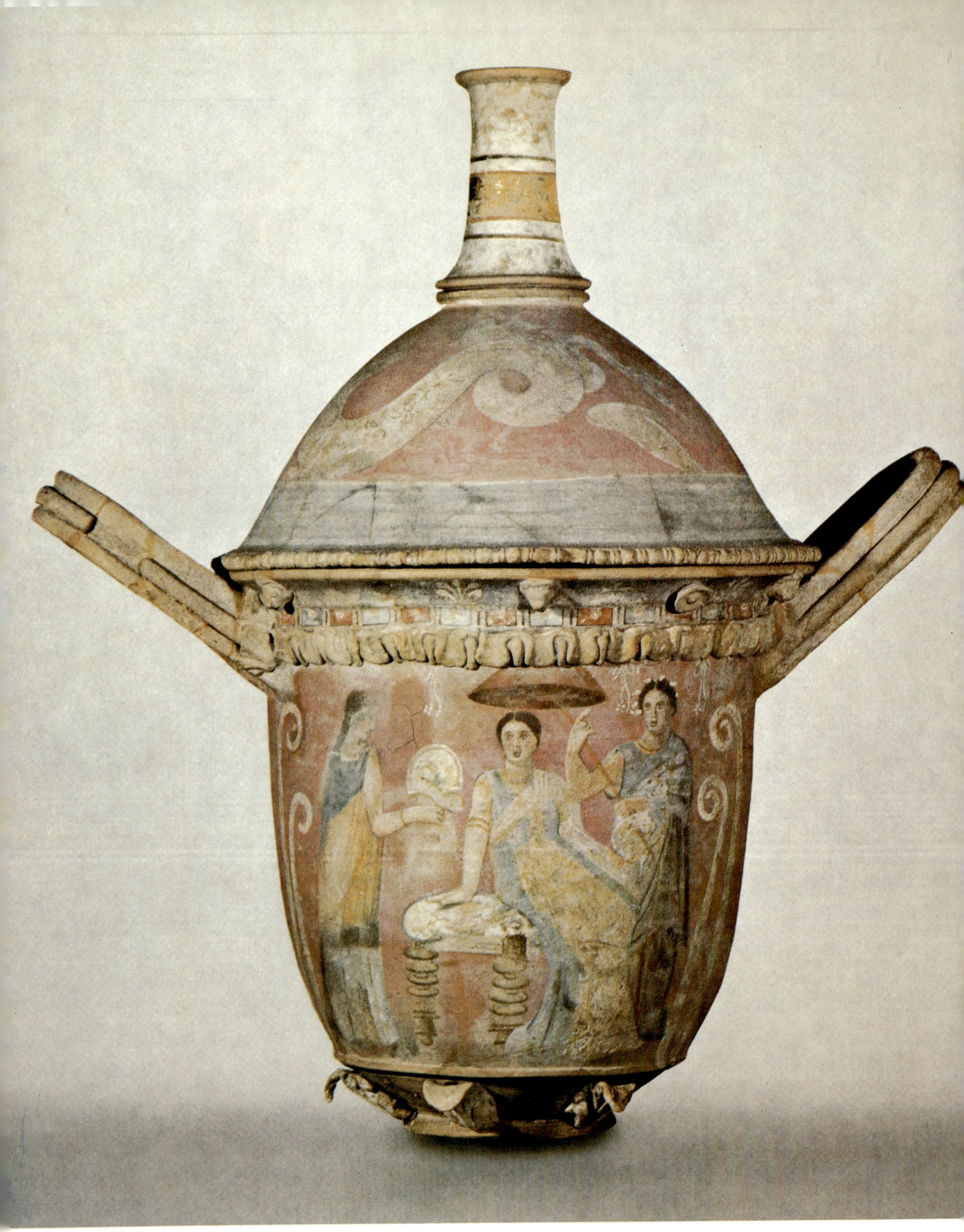

LII Deckelkrater, aus Centuripe. Bild einer Verstorbenen. Höhe 56,0 cm. 3. Jahrhundert v. Chr. – Catania

ren hier nur eine Grotesktänzerin ab, die auf die alexandrinische Richtung weist, von der Boethos anscheinend *300* auch Anregungen aufgenommen hat.

Mit übergroßem zurückgewandten Kopf tanzt die verkümmerte Gestalt, die in einen dichten Mantel gehüllt ist, zum Rhythmus der Klappern in ihren Händen. Die prallen Körperformen zeichnen sich durch den Stoff ab. Grotesk wirkt das Verhältnis der stummelartigen kleinen Arme und Beine zum überdimensionierten Kopf, dessen Züge, an die der Trunkenen Alten nicht von ungefähr erinnernd, nur draller und kecker gebildet sind. Die Figur ist in einer *282* Drehbewegung dargestellt, die durch das Zurückwerfen des Kopfes und das Vorwerfen des linken Beines merkwürdig aufgerissen wird: Wiederum wird die schon so oft beobachtete Verschmelzung der entgegengesetzten späthellenistischen Strukturen, deren zu hartes Aufeinanderprallen durch das umspannende Gewand vermieden wird, in ein und demselben Werk angetroffen. Zur gehemmten Art des grotesken Tanzes trägt nicht wenig die Verspannung des aufgeworfenen linken Beines durch die Mantelfalten bei, die ähnlich wie beim Sackhüpfen die freie Bewegung verhindern.

Boethos von Kalchedon ist vielleicht schon einer der späthellenistischen Meister gewesen, die in ihrem Atelier den Übergang zur sogenannten neuattischen Richtung vollzogen haben. Diese neuattischen Künstler haben seit der Mitte des 2. Jahrhunderts v. Chr. klassische Vorbilder kopiert und nachgeahmt, anfangs im Auftrage hellenistischer Herrscher wie der Attaliden, später auf römische Bestellungen, denn die Römer übernehmen auch hier das Erbe der Griechen. Kunst wird in dieser Zeit zum ersten Male in der Geschichte zur Kunst im modernen Sinne, wird Zeichen für Bildung und Besitz, so daß jeder gebildete Mann je nach seinen Mitteln eine eigene Kunstgalerie aufzubauen bestrebt war, genau so wie er sich durch Abschriften der Buchrollen eine eigene Bibliothek zu bilden versuchte.

Die Bildung der Zeit wird durch gelehrte Kenner immer stärker auf die klassischen Werke als die eigentlichen Muster und Vorbilder ausgerichtet. In der bildenden Kunst treten die neuattischen Künstler als die Vermittler der klassischen Werke auf. Dabei entstehen im späten 2. Jahrhundert v. Chr. ganz ausgezeichnete, noch vom frischen Zugriff zeugende Statuen und Reliefs, wie dies der Diadumenos von Delos als Kopie nach dem Bronzevorbild des Polyklet *211*
und etwa das Relief einer Mänade im römischen Konservatorenpalast als Kopie nach einem Reliefwerk des Kallimachos *298*
bekunden. Zumal die Qualität des Mänadenreliefs ist so überzeugend, daß die Arbeit lange Zeit für ein Originalwerk des 5. Jahrhunderts v. Chr. gehalten werden konnte.

Das Relief der Mänadenplatte ist infolge der Krümmung Teil eines Rundmonuments, wohl einer runden Basis gewesen, deren Vorbild ursprünglich den geweihten Dreifuß trug, den der Sieger im choregischen Wettstreit als Preis für die Bakchen gewonnen hatte, die 406 v. Chr. nach dem Tode des Euripides aufgeführt wurden.

Die Mänade tanzt in trunkenem Taumel, hat die rechte Hand mit dem Messer über den Kopf geführt und dabei zugleich das Gewand ergriffen, so daß es in weitabschwingenden Kurven die Folie der Körperbewegung bildet. In der zurückschwingenden Linken trägt sie die Hälfte eines Böckchens, welches sie in ihrer Raserei zerteilt hat. Die flutenden Falten des dünnen Peplos umwogen und enthüllen zugleich die festen Glieder. In der Figur spricht sich der lebendige späthochklassische Gegensatz zwischen sinnlicher Wärme der Körperbildung und kühler Eleganz des Gewandreichtums aus. Die kalligraphische Kraft steht auf der Höhe der Gestalten der Nike-Balustrade und zeigt die große formale *221* Kunst des Kallimachos, der eigenständig die Formensprache des Pheidias zu einem neuen Reichen Stil bei ganz flächiger Entfaltung der Figuren umgebildet hat.

Daß es sich nicht um ein Original selbst handelt, wird bei dem Relief nur aus kleinen Zügen deutlich, wie dem, daß die Falten des Peplos, nicht von den Falten des Mantels differenziert, unterschiedslos ineinander überzugehen scheinen, und daß eine metallische Härte auf ursprünglich toreutische Reliefs als Vorbilder weist. Gleichwohl kann man verstehen, daß die römischen Besteller diese und ähnliche Produkte wie griechische Originale angeschaut haben, die ihnen eine ganz neue, bis dahin unbekannte Gewalt der Kunst vermitteln:

Graecia capta ferum victorem cepit et artis
Intulit agresti Latio.

Hellas, eben bezwungen, bezwang den trotzigen Sieger,
Kunst in das bäurische Land, nach Latium, tragend.
(Horaz, Episteln II 1,156f.)

Daß die neuattischen Künstler nicht nur Kopien nach klassischen Werken bildeten, sondern auch Aufträge römischer Liebhaber auf zeitgemäße Statuen von Publikumslieblingen auszuführen wußten, bezeugt die Bronzestatue eines

301 sitzenden Faustkämpfers im Thermenmuseum in Rom, die wahrscheinlich vom Neuattiker Apollonios, dem Sohn des Nestoros aus Athen, stammt, dem gleichen Meister, der den berühmten Marmortorso vom Belvedere geschaffen hat. Die Zuschreibung an Apollonios bleibt bestehen, auch wenn sich die Reste der vorgeblichen Signatur auf einem Riemen des Boxhandschuhs als trügerisch erweisen sollten. Die kraftvoll rohe, mit großem Können gestaltete Figur

XL führt uns nicht mehr in die griechische Welt der Palästra wie der gewaltige Kopf des Faustkämpfers von Olympia, sondern in das römische Amphitheater mit seinen grausamen Gladiatorenspielen. Beifall heischend hat der Boxer seinen Kopf ruckartig in die Arena gewandt, im trainierten Körper steckt die Überlegenheit des Berufsboxers, der schon viele Gegner zur Strecke gebracht hat. Gleichwohl erhält der sicher formulierte Körper die Summe der ganzen griechischen Kunsterfahrung, die blockartige Verspannung der Gestalt mit den herausragend vorgestellten Beinen scheint im besonderen auf die Benutzung eines Vorbildes aus der frühhellenistischen Kunst des 3. Jahrhunderts zu weisen. Die späthellenistische Zeitstellung des Apollonios vom 2. Viertel des 1. Jahrhunderts v. Chr. wird auch aus der schraubenartigen Drehung des Halses deutlich, die die Figur mit dem etwas älteren borghesischen Fechter teilt. Im großflächig gebildeten Gesicht bekundet sich in der Leerheit der Form zugleich klassizistischer Einfluß: Mit den neuattischen Künstlern ist die Kunst in ihre eklektische Periode eingetreten, das heißt in eine Zeit, in der die Rückgriffe auf ältere Formen, die es zu allen Zeiten gab, nicht mehr einem großen Stilbegriff eingebunden werden können, sondern gleichsam beziehungslos nebeneinander stehen. Diese eklektische Haltung bestimmt als Grundton auch weiterhin die ganze Abfolge der römischen Kunst.

Die stärkere politische Einflußnahme Roms im Mittelmeergebiet hinterließ auch in der Kunst, vor allem im Porträt,

LI ihre Spuren. Ein männlicher Porträtkopf aus Bronze von Delos aus dem beginnenden 1. Jahrhundert zeigt diese komplizierte Stilsituation auf, denn es ist nicht sicher, ob er einen Griechen oder Römer darstellt. Zweifellos ist nur die Arbeit von griechischer Hand, die mit großer Wahrscheinlichkeit vom ephesischen Bildhauer Agasias, dem Sohne des Desitheos, stammt, wie Gerhard Kleiner erkannte. Dieser Agasias hat am Anfang des 1. Jahrhunderts v. Chr. auch die bekannte Statue des Borghesischen Fechters im Louvre geschaffen. Das pathetische Leben der späthellenistischen Form umspielt noch die Züge des delischen Kopfes, dessen Mund beredt geöffnet ist. Nach der starken Drehung des kräftigen Halses muß der Kopf zu einer bewegten Figur mit divergierenden Achsen gehört haben. Die relativ kleinen Augen sprechen eher von scharfer Beobachtungsgabe als durchdringender Energie. Ein ermatteter, leicht gequälter Ausdruck bestimmt den Charakter dieses Kopfes: Es scheint ein griechischer oder syrischer Parteigänger des Mithradates VI. dargestellt gewesen zu sein, der ohnmächtig für die griechische Sache gegen Rom gekämpft hat.

Daß selbst im ersten Jahrhundert v. Chr. die barocke Formensprache des Hochhellenismus noch fast unverändert

Abb. 212 nachleben kann, bekundet die berühmte Laokoongruppe, die von den rhodischen Bildhauern Hagesander, Polydoros und Athanadoros wohl um die Mitte des 1. Jahrhunderts v. Chr. geschaffen wurde.

Die Formensprache des pergamenischen Barocks lebt in diesen Figuren nach. Das Schicksal des Apollonpriesters

303 und seiner Söhne ist, einem Gemälde gleich, in plastischer Gruppe dargestellt. Laokoon wird zur Strafe für seinen Ungehorsam gegen göttliches Gebot mit seinen Söhnen am Altar beim Verrichten des Opfers getötet. Schon in der Zeit der Ausführung der Gruppe wurde der Mythos verschieden motiviert. Nicht so sehr der Anlaß, als der Todeskampf eines Vaters und seiner Söhne gegen dämonische, von der Gottheit gesandte Schlangen ist das eigentliche Thema der Künstler. Gewaltig hat das 1506 gefundene Werk auf die Renaissance und die Folgezeit gewirkt. Auch in der Antike war das Werk berühmt, das sich im Besitz des Kaisers Titus befand und vom älteren Plinius (N.H. 36,37) so gepriesen wurde, *»daß es allen anderen Werken der Plastik und Malerei vorzuziehen sei«*.

Durch den Druck der Schlangenleiber sind der Vater und der jüngere Sohn auf den Altar zurückgeworfen worden, während der ältere Sohn durch ihre Windungen neben dem Altar festgehalten wird. Der Vater wird vom tödlichen Biß der Schlange in seiner linken Weiche getroffen, die andere Schlange hat den kleineren Sohn mit dem tödlichen Biß in die Brust ereilt. Hilflos sucht der Blick seines brechenden Auges den Schutz des Vaters, der sich selbst im Todeskampf aufbäumt. Gewaltiger Ausdruck und unverhülltes Pathos bestimmen den mächtigen Körper und den eindringlich gestalteten Kopf. Der ältere Sohn, der sich aus der Verstrickung der Schlangenwindungen zu befreien sucht, blickt

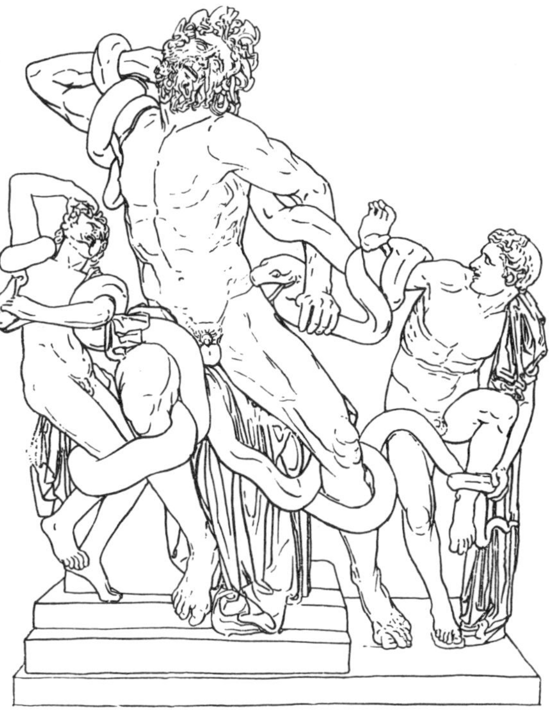

212 Laokoon-Gruppe. Nach der neuen Rekonstruktion von F. Magi 1960

entsetzt zum Vater hinüber, dessen Leiden sich im Blick des Jünglings spiegelt. Die Ergänzung vom rechten Arm des Vaters, dessen Hand bisher wie im Triumph eine Schlangenwindung hochstemmte, ist falsch. Vor wenigen Jahren konnte der originale Arm, der erst viel später als die Gruppe aufgefunden wurde, angesetzt werden. Er ist gewinkelt zum Kopf geführt, und die Hand versucht, die Schlange wegzudrücken. Ein Bild menschlicher Ohnmacht von herzbewegender Tragik steht vor uns. Die Form von kalter Virtuosität ist dennoch von hinreißender Vollendung. Die Komposition erfüllt sich rein in der Vorderansicht, in deren Flächenplan die zentripetalen und zentrifugalen Tendenzen der späthellenistischen Kunst eingebunden sind. Während im Körper des Laokoon und in seinem Gesicht die barocke Haltung unverkennbar sich auswirkt, sind die Körper und Gesichter der Knaben klassizistisch, im Rückgriff auf die lysippische Formensprache gebildet.

Es ist in den letzten Jahren auf Grund der neuen Restauration der Gruppe mehrfach versucht worden, den Laokoon wieder in das 2. Jahrhundert v. Chr., ja sogar vor den Großen Fries von Pergamon zu datieren. Daß dies nicht möglich ist, kann der Vergleich des Laokoon-Kopfes mit dem des Athena-Gegners Alkyoneus zeigen: Während beim Alkyo- *302/303*
neus der Ausdruck des Schmerzes in der Substanz des Antlitzes verankert, gleichsam Wesenszug der Form geworden ist, ohne aber die feste Struktur des Kopfes aufzulösen, besteht der Kopf des Laokoon nur noch aus einer von außen aufgelegten Haut mit aufgetragenen Zuckungen, Höhlungen, Verzerrungen und wird so zur impressionistischen Schmerz-Grimasse, die keinen festen plastischen Kern mehr besitzt. Wieviel Distanz zwischen diesen Werken besteht, kann jeder weitere Detailvergleich beweisen. Der Laokoon bleibt so das letzte bedeutende Werk der griechischen Kunst in römischer Zeit, ein griechisches noch, aber doch das letzte[3].

MALEREI UND ZEICHNUNG

In diesem Abriß der hellenistischen Kunst konnte bisher noch nicht auf die Malerei eingegangen werden. Das sei hier in wenigen Worten nachgeholt. Mit dem Ende des 4. Jahrhunderts v. Chr. versiegt bekanntlich die rotfigurige Vasenmalerei, die bis dahin ein getreuer Spiegel der großen Malerei gewesen ist. An die Stelle der Vasenbilder treten im Laufe des 3. Jahrhunderts v. Chr. bis zu einem gewissen Grade reliefverzierte Becher in Athen und Megara, die nach letzterem Fundort auch »megarische Becher« genannt werden. Von der großen Malerei finden sich Spuren auf Grabstelen, so vor allem auf Stelen von Pagasai, dem Hafenplatz des makedonischen Pherai, heute im nahen Museum zu Volo, und auf Stelen von Alexandreia in Ägypten.

Bemalte Vasen treten nur noch in lokalen Fabriken, wie die Hadra-Vasen des 3. und 2. Jahrhunderts v. Chr. in Alexandreia und die ebenfalls in einer Mattfarbentechnik bemalten Vasen von Lipari und Centuripe in Sizilien, auf. *LII*

Mosaiken, Reste von Fresken aus Grabkammern und vor allem Kopien hellenistischer Fresken in den Villen der kampanischen Städte Italiens geben eine bessere Vorstellung vom Können und von den Veränderungen hellenistischer Malerei. Hier sei nur auf eines der in Pompeji gefundenen Mosaike des Dioskurides von Samos in Neapel aufmerksam *Abb. 213*
gemacht, das in Nachahmung alexandrinischer Kunst eine Komödienszene darstellt. Nach Tracht und Kostüm sowie den Masken sind Figuren der attischen neueren Komödie in lebhaftem Spiel vorgeführt, die sich auf einer schmalen, kastenartigen Raumbühne bewegen. Eine Flötenspielerin ist zu erkennen sowie eine tanzende Figur und eine weitere, die ein großes Schallbecken schlägt.

Man beachte die reiche Tracht mit den zahlreichen verknoteten Gewandüberschüssen und Faltenwülsten, die deutlich den Stil des ausgehenden 3. Jahrhunderts v. Chr. zeigen. In diese Zeit gehören die von Dioskurides kopierten Vorbilder, die nach den changierenden Farben der Mäntel, den lebhaften Schlagschatten und den kräftigen Hell-Dunkel-Kontrasten Gemälde gewesen sind. Aus der Raumstruktur wird deutlich, daß sie noch in die Zeit vor dem Großen Fries von Pergamon anzusetzen ist.

LII Als Beispiel für den isolierenden Figurenstil der Malerei hellenistischer Zeit kann ein Krater mit hohem Deckel aus Centuripe im Museum der Universität Catania stehen. Eine sitzende Frau ist mit ihren Dienerinnen dargestellt, von denen die eine einen Sonnenschirm über ihre Herrin hält, die andere ihr einen Fächer darbietet. Blau und Gelb dominiert in den Gewändern der Figuren, die sich vor einem rosa Grund befinden. Die barocke Haltung des Gefäßes mit den sehr reichen Zutaten an plastischen Ornamenten weist ebenso wie der Stil seiner Figuren schon in das spätere 3. Jahrhundert v. Chr.

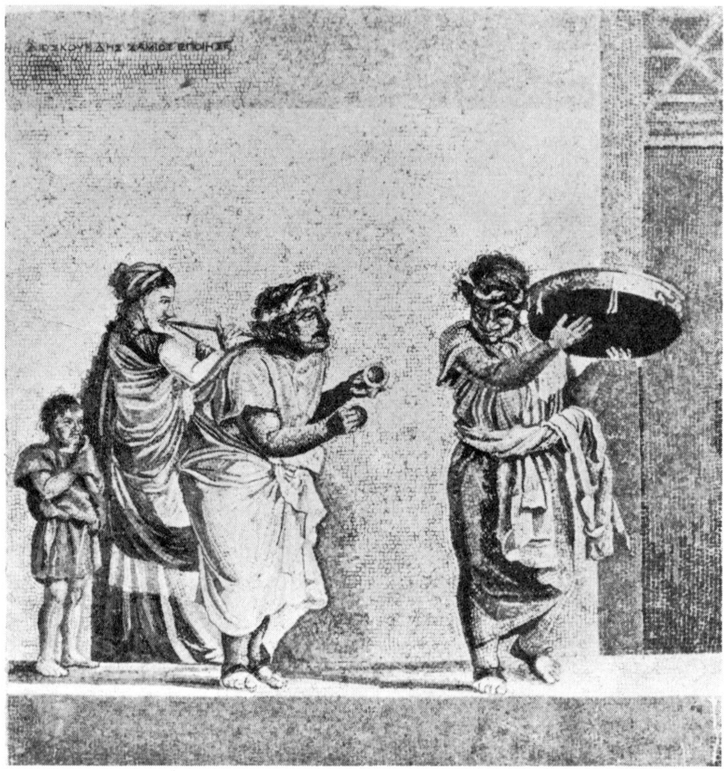

213 Komödienszene des Dioskurides von Samos. Mosaik nach Vorbild vom Ende des 3. Jahrhunderts v. Chr. Höhe 48,0 cm. – Neapel, Museo Nazionale Archeologico

Von ganz besonderer Bedeutung sind die neugefundenen Fresken in den großen makedonischen Grabanlagen bei Lefkadia und Naussa. Die großfigurigen Einzelbilder machen deutlich, daß die Wandgemälde der Villa von Boscoreale und der Villa Item (Villa dei Misteri) frührömische Nachbildungen hellenistischer Vorbilder sind[4].

In der Entwicklung der Figurenbildung und des Raumverhältnisses läßt sich in der hellenistischen Malerei eine ähnliche Abfolge wie in der hellenistischen Plastik beobachten. Auch hier wird das klassische Sein der Gestalten in die neue hellenistische Wirkungsform umgesetzt, die selbst bei ruhigen Szenen ihr geheimes Pathos nicht verbirgt: Statt gelassenen Insichruhens der klassischen Form zeigt sich so in der hellenistischen Kunst bewußte Konzentration. Die Kunst hat dadurch eine neue willens- und bewußtseinsmäßige Dimension erhalten, eine Dimension, die noch die römische Kunst bis in die Spätantike als Konstante leitet. Gerade dieser expansive Wirkungscharakter der hellenistischen Kunst ist es, der in der Antike selbst griechische Formen bis weit nach Indien und Ostasien verbreiten hilft und griechisches Sein, so auch im geographischen Sinne, weltweit macht. In der Frührenaissance hilft gerade die hellenistische Wirkungsform als nicht unwesentlicher Katalysator der neueren Kunst und ermöglicht ein bruchloses Ergreifen der Naturformen. Noch vorwiegend an hellenistischen Werken wie dem Torso vom Belvedere oder dem Laokoon hat Winckelmann seine Vorstellungen der antiken Kunst entwickelt, wobei er im Verhältnis zum eben vergangenen, modernen Barock den Absichts- und Wirkungscharakter der ihm bekannten späthellenistischen Statuen wie gelassenes Sein und ruhige Natur, wie *»edle Einfalt und stille Größe«* empfinden mußte, Attribute, die der Kenner der antiken Kunst heute vor allem der griechischen Klassik zuzusprechen geneigt ist.

DIE MÜNZKUNST DER ZEIT DES HELLENISMUS

Die hellenistische Münzprägung ist in ihrer Gesamterscheinung bestimmt durch die Porträtdarstellungen der großen Herrscher dieser Zeit, die mit dem Todesjahr Alexanders des Großen ihren Anfang nimmt, um bis zur Schlacht bei Actium, 31 v. Chr., und zum Tode der großen Kleopatra, 30 v. Chr., zu reichen.

Nicht daß in diesen fast drei Jahrhunderten die einzelnen Griechenpoleis als solche, soweit sie überhaupt noch prägten, nicht auch noch manches bedeutende Werk hervorgebracht hätten: dennoch das bestimmende Element bildete jetzt das Porträt des Herrschers der einzelnen Staaten, die sich nach dem Tode des großen Königs gebildet hatten.

Vordem war es bei den Griechenstädten wie auch bei den Städtebünden aus religiösen wie auch aus politischen Beweggründen unmöglich, das Porträt eines leitenden Staatsmannes auf der Münze erscheinen zu lassen. Vom Religiösen her gesehen wäre es Vermessenheit und Frevel gegenüber den Göttern gewesen, politisch wäre es wie ein Griff nach der Krone empfunden worden.

Im Herrscherbereich des persischen Großkönigs war das anders, und so setzten hier schon nahezu ein Jahrhundert vor dem Beginn des Hellenismus große Satrapen ihr Porträt auf ihre Prägungen. Das früheste Münzporträt, das wir kennen, ist das des Tissaphernes (455/445–395 v. Chr.), des Satrapen von Lydien und Militärchefs über ganz Kleinasien. Um *Abb. 214, 1*
412/411 v. Chr. ist das eine, gegen 400/395 v. Chr. das andere der auf uns gekommenen zwei Stücke entstanden. Beides Beispiele einer hochentwickelten Porträtkunst. Von dem phrygischen Satrapen Pharnabazos, 413–373 v. Chr., kennen wir ein in Sardes um 395/394 v. Chr. und ein in Kyzikos geprägtes Porträt; mit dem Bild des Satrapen Orontas (um *Abb. 214, 4*
362–353 v. Chr.) aus Lampsakos einen Goldstater. Als Stücke von besonderem Interesse sind noch die Silberstatere der lykischen Dynasten Mithrapata (um 400–362 v. Chr.) und Perikles von Antiphellos (um 380–362 v. Chr.) zu nennen. Zeigen die Porträts des Mithrapata auf den einzelnen Stateren eine weitgehende Individualisierung, so sind die des Peri- *Abb. 214, 2*
kles noch dadurch ausgezeichnet, daß der Porträtkopf des Dynasten enface wiedergegeben ist. Man sieht, wie weit nach *Abb. 214, 3*
Asien hinein die ersten sizilischen Enfaceköpfe des Kimon, Eukleidas und Herakleidas Schule gemacht haben!

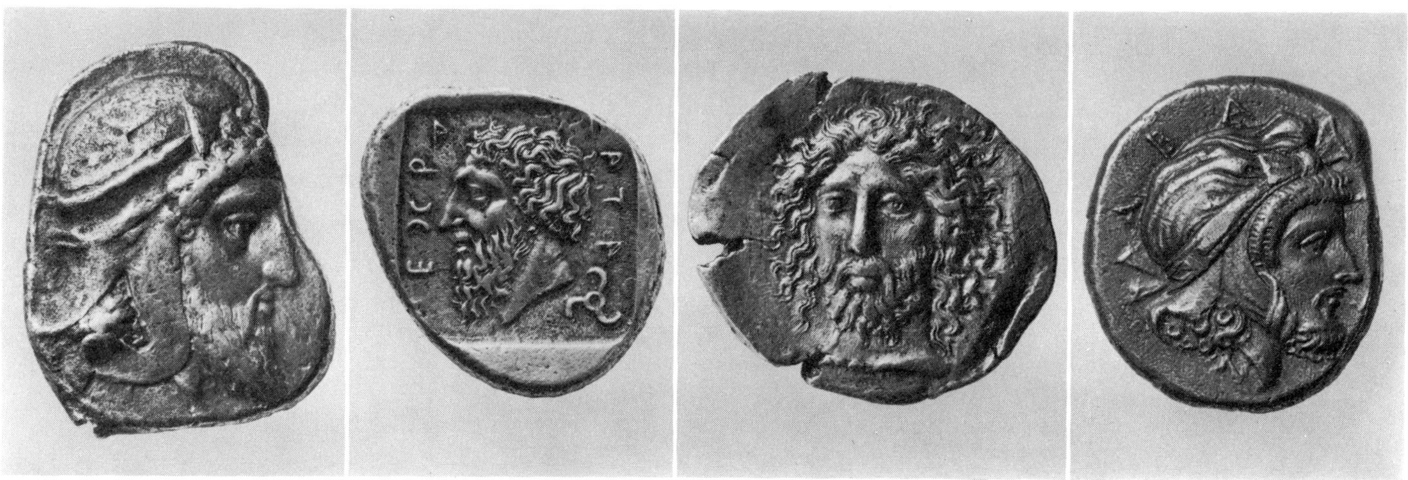

214 Porträts Persischer Satrapen und Lykischer Dynasten. 1: Tissaphernes (455/445–395 v. Chr.), um 412/411 – 2: Mithrapata (400–362 v. Chr.) 3: Perikles von Antiphellos (um 380–362 v. Chr.) – 4: Pharnabazos (413–373 v. Chr.). 2fach vergrößert

Von den hier nun eigentlich zu betrachtenden Herrscherporträts der hellenistischen Zeit sei das Alexanders des Gros- *304, 1*
sen an den Anfang gestellt. Es ist nicht zu seinen Lebzeiten entstanden, erschien vielmehr auf den Tetradrachmen, Drachmen und Goldstateren des Lysimachos von Thrakien. Somatophylax und enger Vertrauter des großen Königs war ihm nach dessen Tode das politisch sehr schwierige Thrakien überantwortet worden. Seit 305 v. Chr. den Königstitel füh-

rend, errang er 301 v. Chr. im Bunde mit Seleukos I. in der Schlacht bei Ipsos den Sieg über Antigonos Monophthalmos und dessen Sohn Demetrios Poliorketes und ward nun auch Herr über das westliche Kleinasien bis zum kilikischen Tauros, um aber, 281 v. Chr., auf dem Schlachtfeld von Kurupedion im Kampf gegen eben den gleichen Seleukos I. Reich und Leben zu verlieren. Erst gegen 297 v. Chr. haben die Prägungen mit dem oben erwähnten Kopf Alexanders des Großen begonnen. Indes auch hier ist der große König noch nicht als er selbst wiedergegeben, sondern vielmehr noch mit großem Widderhorn als Sohn des Zeus Ammon, als welchen ihn das Orakel von Siwa erklärt hatte. Bei der Riesenprägung des Lysimachos verwundert es, welch hohe künstlerische Leistungen im ganzen hervorgebracht wurden. Hinsichtlich der Porträtauffassung unterscheiden sich die besten Tetradrachmen dahin, daß ganz offensichtlich bei den meisten von ihnen der energiegeladene Kopf des alle Mühen und Strapazen für sein Reich auf sich nehmenden, jede noch so große Anstrengung überwindenden, gewaltigen Feldherrn und Königs wiedergegeben ist und nur seltener die hohe Geistigkeit Alexanders im Vordergrund steht, wie auf dem hier gezeigten Stück: wir erkennen den höchst inge-
304, 1 niösen und – wenn man ein Wort unserer Tage gebrauchen darf – fast nervösen und vielleicht sehr sensiblen Geist, dessen Denken wie das keines anderen vor ihm die ganze antike Welt, die eroberte östliche und die noch zu gewinnende westliche umspannte. Selten vermochte ein Bild dem so durchdringend Ausdruck zu geben.

304, 3 In Pergamon sind die heute sehr seltenen Tetradrachmen mit dem Porträt des Seleukos I. Nikator entstanden. Kommandeur der Leibgarde Alexanders des Großen, erhielt er bei der Reichsteilung 321 v. Chr. die Satrapie Babylon, aus der er jedoch 316 v. Chr. vor Antigonos Monophthalmos zu Ptolemaios, dem Satrapen Ägyptens, floh. Erst nach dessen Flottensieg über Demetrios Poliorketes vor Gaza 312 v. Chr., einem Sieg, an dem Seleukos selbst wesentlichen Anteil hatte, kehrte er nach Babylon zurück, nun Medien, Persien und Baktrien seinem Reiche eingliedernd. Seit 305 v. Chr. König des Seleukidenreiches, das vom Tag seiner Rückkehr nach Babylon 312 v. Chr. an datiert, siegte er wie oben angedeutet im Bunde mit Lysimachos von Thrakien in der Schlacht bei Ipsos 301 v. Chr. über Antigonos Monophthalmos, der in der Schlacht fiel. Das ganze zentrale Kleinasien kam an Seleukos, endlich, nach seinem Sieg bei Kurupedion 281 v. Chr. über Lysimachos von Thrakien auch dessen Reich und damit das ganze westliche Kleinasien. Als er nach diesem Sieg seine Hand auch auf Thrakien und Makedonien, als dessen rechtmäßigen Kronerben er sich betrachtete, ausstreckte, traf ihn, als er den Fuß auf europäischen Boden setzte, der Mordstahl des Ptolemaios Keraunos. Keiner hat wie Seleukos mit soviel Erfolg das Erbe des großen Königs angetreten. Nochmals war ein Riesenreich geschaffen worden. Wenn irgendwann und wie das Bild eines großen schöpferischen Geistes, Staatsmannes und stets unbesiegten Feldherren im Porträt festgehalten werden konnte, so geschah es auf den wenigen auf uns gekommenen Prägungen mit dem Bilde des Seleukos, die in Pergamon, dessen oberster Lehensherr er bis zu seinem Tode war, entstanden sind. Ein hoher Geist spricht aus ihnen, dieselbe übergroße Gestalt eines wahrhaften Führers, die wir in manchen Lysimachos-Tetradrachmen mit Alexanders Kopf bewundern. Alles das, was den großen hellenistischen Herrscher gemeinhin auszeichnet, Ingenium, höchste Energie und eine durch nichts aufhaltbare Wucht persönlichen Einsatzes spiegelt sich in diesem Bilde.

Anders der Kopf des Sohnes und Nachfolgers Antiochos I. Soter (281–261 v. Chr.), der in Seleukeia posthum von
304, 4 seinem Sohne Antiochos II. Theos geprägt wurde. Es ist das Bild eines Mannes, der die Last eines Riesenreiches, das ihm der Vater hinterlassen hatte, mit allem Einsatz von Kraft trug. Von den Stürmen, die schon damals diesem Reiche drohten, von den Sorgen um seine Erhaltung, die den Herrscher fast erdrückten, spricht sein stilles Antlitz mit den durchfurchten Zügen. Erhaben und Verehrung gebietend erscheint sein Bild, würdig des Herrschers eines gewaltigen Reiches, aber wie Befreiung suchend von der schweren Erdenlast, die auf ihm liegt, geht sein Blick wie in weite Fernen.

304, 5 Abermals anders das Antlitz des Ptolemaios I.; Altersgenosse und seit 330 v. Chr. Somatophylax Alexanders des Großen hatte er auf dem Indienfeldzug besonderen Ruhm erworben als selbständiger Führer der Expedition gegen die wehrhaften Stämme Ostirans, war eingesetzt beim Zuge zum Oxos, beim Einmarsch in Sogdiana, um beim Marsch von Baktrien bis Indien höchstes Soldatentum zu beweisen. Schon im Todesjahr Alexanders wurde ihm kraft Beschluß der Makedonischen Heeresversammlung die Satrapie Ägypten zugesprochen. Von dieser Stunde an herrschte das Geschlecht der Lagiden, dem er entsprossen war, fast dreihundert Jahre über Ägypten bis zum Freitod Kleopatras. Von vornherein hat er gegenüber der Idee der Reichseinheit, wie sie vor allem Antigonos Monophthalmos bis zu seinem Tode am Schlachtfeld von Ipsos 301 v. Chr. verfocht, die Notwendigkeit der Teilung des Riesenreiches Alexanders des Großen vertreten und sich mit der ägyptischen Satrapie begnügt, diese aber jetzt, sowohl vor als nach Annahme des Königstitels im Jahre 305 v. Chr., als großer Staatsmann weise ausbauend. In einer genialen Staatsführung verschmolz er Ägypten dem Makedonentum. Die fast unerschöpflichen Reichtümer Ägyptens hat der Monarch durch eine beispielhafte Finanzwirtschaft und Verwaltung seinem Staate dienbar gemacht. Als einen Mann des kühlen und klugen Verstandes zeigen ihn auch die Porträts auf seinen Münzen, sehr schön manche seiner zahllosen Tetradrachmen und die goldenen Pentadrachmen. Es zeugt von dem hohen Können der Porträtkunst seiner Zeit in seinem Bild ebenso den großen, tapferen Soldaten, der er unter Alexander war, zu charakterisieren wie den weisen zielklaren König und Mann höchster Staatsraison.

Der zweiten Ehe des Königs mit Berenike I. war als ältestes Kind Arsinoë (II.) entsprossen. Erst mit Lysimachos von Thrakien vermählt, gab sie nach seinem Tod in der Schlacht bei Kurupedion 281 v.Chr. ihre Hand Ptolemaios Keraunos, ihrem Stiefbruder aus des Ptolemaios I. erster Ehe mit Eurydike, der durch die zweite Ehe seines Vaters der Thronrechte verlustig, nach Makedonien gegangen war und vom Heer als »König der Makedonen« ausgerufen wurde. Da er zum Mörder zweier der drei Söhne, die Arsinoë aus ihrer Ehe mit Lysimachos besaß, wurde, löste sie ihre Ehe mit ihm, der kurz darauf auch noch Seleukos I. ermordete, und kehrte nach Ägypten zurück. Dort bestimmte sie ihren acht Jahre jüngeren Bruder Ptolemaios II. zum Justizmord an seiner ersten Gattin Arsinoë I., um ihn selbst, obwohl leibliche Schwester, zur Ehe zu nehmen, damit, wenn auch nicht ägyptische, so um so schwerer griechische und makedonische Sitte verletzend. So unverständlich für uns das menschliche Verhalten dieser Frau bleibt, so groß war ihre Bedeutung als Königin für ihren Staat in kultureller Hinsicht. Unter ihr ward er zum Hort der Wissenschaften und Künste, unter ihr wurde die neue Hauptstadt Ägyptens, das von Alexander dem Großen gegründete Alexandreia, zu einem der geistigen Mittelpunkte der antiken Welt. In dem von ihr geschaffenen Musenhof, dem Museion, versammelten sich die großen Geister der Zeit, die mit dem Museion verbundene Alexandrinische Bibliothek war die größte der damaligen Welt. Das Porträt der Arsinoë II. auf den oft wundervollen Goldoktadrachmen charakterisiert trefflich ihr ganzes Wesen. Ihr scharfer Verstand, der ihr persönliches Dasein über Abgründe hinweg hart, grausam aber zielsicher lenkte, spricht ebenso klar aus dem Antlitz der nicht mehr jungen Königin wie – in dem feinen Zug um ihre Lippen – jenes große Schöpferische ihres Wesens in den Dingen der hohen Künste und Wissenschaften.

Mehr der Schönheit willen und ob der hohen Qualität des Stempelschnitts bewundern wir das goldene Oktadrachmon mit dem jugendlichen Bild der Berenike II., der Gemahlin des Ptolemaios III. Euergetes (246–221 v. Chr.), das *304, 7*
vielleicht schon im Jahr der Eheschließung der jungen Kyrenerin, die ihr Land mit in die Ehe brachte, noch unter Ptolemaios II. geprägt ist. Am nächtlichen Himmel erglänzt ihr ob seiner Schönheit gerühmtes Haar als Sternbild. Sie hatte es mit der Bitte an die Gottheit um die glückliche Rückkehr ihres Gatten aus dem Krieg gegen die Seleukiden in dem Tempel opfernd geweiht. Von dort ward es himmelwärts zu den Sternen getragen. Ist es nur Schönheit, die uns am Bild der jungen Kyrenerin bezaubert oder ist es ihr Schicksal, das uns bewegt? War doch ihr Gemahl der Sohn jener Arsinoë I., deren gewaltsamen Tod Arsinoë II. veranlaßt hatte, und hat doch ihr leiblicher Sohn, Ptolemaios IV. Philopator das Jahr seines Regierungsantritts, 221 v. Chr., mit dem Mord an der eigenen Mutter geschändet.

Wenden wir uns von den bisher betrachteten Münzbildern der Zeit des Früh-Hellenismus nun zu einigen Prägungen des Hoch-Hellenismus.

Der späten Zeit des makedonischen Königtums gehören die Tetradrachmen von Philipp V., 222/221–179 v. Chr., und seinem Sohn Perseus, 179/168 v. Chr., dem letzten Makedonenkönig, an. Das Münzbild des Philipp V. ist das erste *304, 8*
Porträt, das ein makedonischer König von sich selbst auf seine Münze setzte; selbst Demetrios Poliorketes, makedonischer König zwischen 294 und 287 v. Chr., hat es nicht gewagt, sein Haupt frei auf seine Tetradrachmen zu setzen, sondern nur mit dem Stierhorn als vergöttlichter Sohn Poseidons. Philipps Züge sind umwittert von dem Begreifen des Zusammensturzes der Alten Welt unter dem Marschtritt der römischen Legionen. Daß er in seinen jungen Jahren für die »Realitäten der Politik einen scharfen Blick besaß«, ist nach allem, was wir von ihm wissen, klar. Auch begriff er die von Rom her drohende Gefahr, was sein mit den Karthagern, Roms Erzfeinden, 215 v. Chr. geschlossener Bündnisvertrag beweist. Dennoch mangelte ihm das hohe Maß von Energie, das in dieser schwierigen Zeit nötig war, um seine Taten seinen Erkenntnissen anzupassen. Das Flackerige seines Wesens spricht allzu deutlich auch aus seinen um 221/211 ent-

standenen Münzporträts. Mehr noch bei Perseus. Er war als junger König voller Tatkraft. Aber es war für ihn wie schon für seinen Vater »ein unheilvolles Verhängnis, daß das Griechentum jener Tage die historische Mission des stammverwandten makedonischen Volkes weder erkannt noch gefördert hat« (Bengtson). Wie sein Vater hatte er einerseits gegen Rom, andererseits gegen griechisches Blut – er selbst indirekt gegen Eumenes II. – und weiter noch gegen nordwestliche Stämme zu kämpfen. Südlich von Pydna geschah 168 v. Chr. durch den römischen Consul Aemilius Paullus der entscheidende Schlag gegen Makedonien und Perseus. Sich aller königlichen Abzeichen entledigend, floh er über Amphipolis in das Kabeirenheiligtum auf Samothrake. Dort gefangen genommen, mußte er 167 v. Chr. im Triumphzug
304, 9 des Aemilius Paullus gehen. In den Zügen seiner Porträts auf den besonders sorgfältig gearbeiteten Tetradrachmen spiegelt sich der Zwiespalt zwischen Begreifen und doch Nicht-Vermögen einer nicht mehr wirklich starken Natur, die, hin und her gerissen, zerschellen mußte.

Anders Hieron II. von Syrakus. Er hat es vermocht, den Ausgleich zwischen seinem eigenen Staat und den kriegerischen Mächten um ihn zu finden. Von seinem Heer nach der Sizilischen Expedition des Pyrrhos (278/276 v. Chr.) für den Krieg gegen die Mamertiner einerseits und Karthago andererseits zum Strategen ernannt, schwang er sich schnell zum στρατηγὸς αὐτοκράτωρ auf, schloß mit Karthago Frieden und siegte glorreich über die Mamertiner. Indem er mit Rom einen Bündnisvertrag einging, führte er Syrakus und den ihm belassenen Ostküstensaum Siziliens glücklichen Tagen und großem Wohlstand entgegen. Als er 215 v. Chr. neunundachtzigjährig aus dem Leben schied, hatte er seine Stadt und das ihm verbliebene Land, die nun beide an Rom fielen, großem Wohlstand entgegengeführt. Die Ruhe, die über seinem Leben durch einen mannhaften Geist, mehr noch durch seinen klaren politischen Verstand gebreitet war,
304, 2 spiegeln die Züge seiner Porträts auf den großen silbernen Zweiunddreißiglitrenstücken der Jahre 269/265 v. Chr. wider. Sie zeigen ein feines und königliches Haupt; die Stürme, die an die größten Herrscher seiner Zeit herangebrandet sind, haben es nicht getroffen und haben dieses Antlitz nicht durchfurcht.

Gehört das Münzbild des Hieron II. abermals dem Früh-Hellenismus an, so ist das Philetairos-Porträt der unter Eumenes II. (197–160/159 v. Chr.), dem Schöpfer des Zeusaltars zu Pergamon, geprägten Tetradrachmen wieder ein charakteristischer Repräsentant des Hoch-Hellenismus. Durch die ganze Münzprägung Pergamons von der Unabhängigkeitsbestätigung durch Antiochos I. im Jahre 262 v. Chr. bis zum Erlöschen der Attaliden-Dynastie, 133 v. Chr., beherrschte das Porträt des Dynastiegründers Philetairos das Münzbild. Seiner Obhut hatte Lysimachos von Thrakien den auf der uneinnehmbaren Burg von Pergamon deponierten Schatz von 9000 Talenten (=54 Millionen Drachmen) anvertraut. Sich von Lysimachos bedroht fühlend, hat Philetairos im Jahre 284 v.Chr. Burg und Schatz in des Seleukos I. Hände gespielt. Indem dieser nur als Oberlehensherr fungierte, ließ er die Herrschaft über Pergamon in den Händen des Philetairos. Dieser selbst hat zu seinen Lebzeiten keine Münzen mit seinem Bild geprägt, wohl aber sein Neffe Eumenes I., der ihm 263 v. Chr. als König von Pergamon folgte. Durch alle Prägungen erschien nun der Kopf des Dynastiegründers, stets höchst energiegeladen, oft noch geradezu brutal in der Eumenes I.-Zeit. Mählich änderten sich die Bildniszüge, um in der Zeit von Eumenes II. in den besten Stücken den höchsten Grad künstlerischer Feinheit und geistiger Durchdringung zu erfahren. Ist auch jetzt der Dargestellte noch Philetairos selbst oder sind in sein Bild die Züge des Eumenes II., des hochgebildeten Monarchen, hineingeheimnist? Eumenes II. hatte im Bunde mit Rom Antiochos III. vernichtend geschlagen und erreicht, daß bei der Neuverteilung Kleinasiens seinem pergamenischen Reich weiteste Teile zugesprochen wurden. Aber nicht zufrieden mit seinen politischen Erfolgen, trieben ihn Ehrgeiz – und auch Ingenium – aus Pergamon ein neues Athen und einen geistigen Mittelpunkt der hellenischen Kultur und Kunst zu schaffen. Wie das Symbol eines gewaltigen hellenistischen Herrschers und eines höchst ingeniösen, Wissenschaft und
304, 10 Künste seiner Zeit umspannenden Mannes wirkt auf dem Tetradrachmon der Jahre 197/190 v. Chr. sein fast überdimensional ins Münzrund gestelltes Haupt. Wucht und Derbheit mischen sich merkwürdig mit Geistigkeit und Adel.

In den Spät-Hellenismus führen die Prägungen des Mithradates VI. Eupator Dionysos von Pontos (120/119–63 v. Chr.). Mit dem Mord an seinem Vater begann er, noch nicht zwanzigjährig, seine Herrscherlaufbahn. Verschlagenheit und Verrat, Grausamkeit und Mord zeichnen seinen Weg. Dennoch wirkte in diesem Dämon ein ungewöhnlich bedeutender König und Feldherr. Er war der letzte der Großen in der Kette der Herrscher seit Alexander des Großen Tod. Maßlos in seiner Expansionspolitik, haßte er wie kein anderer Rom. Keiner war wie er ein so gefährlicher »schrecklicher und furchtbarer« (Cicero) Gegner für Rom. Seine Goldstatere und Silberprägungen zeigen Mithradates VI., wie ihn die Geschichte gezeichnet hat, vielleicht am drastischsten das ungewöhnlich bedeutende hier gezeigte Tetradrachmon des *304, 11* Siebenundfünfzigjährigen aus dem Jahre 75 v. Chr. Zwar geadelt durch die Hand des griechischen Künstlers, die das barbarische Antlitz schnitt, aber dennoch erfüllt von all der Leidenschaftlichkeit, die sich skrupellos über den Untergang von Hunderttausenden hinweg setzen konnte, und voll eines unerbittlichen Fanatismus. Der Tod durch das eigene Schwert beendete das Leben des Neunundsechzigjährigen, den Sohn und Armee verließen, als er über Rußland und Pannonien und hinweg über die Alpen von Norden her Rom in einem vierten Feldzug angreifen wollte.

Das Ende des Hellenismus ist gezeichnet durch den Tod der großen Kleopatra, der letzten Herrschergestalt auf dem *Abb. 215* Throne der Lagiden. Zum letzten Mal in der griechisch-hellenistischen Geschichte schien sich mit ihr, erst an der Seite Caesars und, nach den Iden des März 44 v. Chr., an der Seite des Marc Anton, der Traum des universalen, den Osten und Westen der antiken Welt umspannenden Reiches zu verwirklichen. Als Frau bezaubernd und von ungewöhnlichen Geistesgaben, hat sie in den schwersten Jahren mit Marc Anton sich um den erträumten Endsieg als eine der kraftvollsten königlichen Frauen der Weltgeschichte bewährt. Mit ihrem eigenen Freitod nach der Schlacht bei Actium endet die Aera des griechisch-hellenistischen Geistes und seiner Kultur.

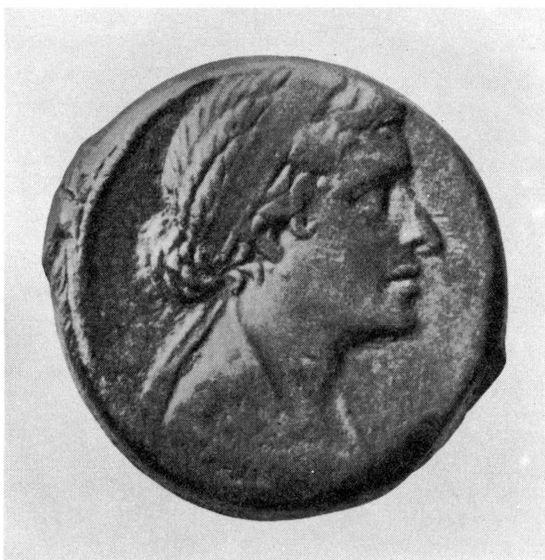

215 Kleopatra VII. die Große (51–30 v. Chr.).
Achtziglitrenstück. Bronze. 2fach vergrößert.

ANMERKUNGEN

GEOMETRISCHE KUNST · 1100–700 V. CHR.

1 *C. Weickert*, Typen der archaischen Architektur in Griechenland und Kleinasien. 1929. S. 181

2 *N. Himmelmann-Wildschütz*, Bemerkungen zur geometrischen Plastik. 1964. Abb. 34/36

3 *E. Kunze*, VII. Olympia-Bericht. 1961. S. 146 zu Tafel 60/61

4 *B. Snell*, Die Entdeckung des Geistes. 2. Auflage 1948. S. 15ff.

5 AJA 38, 1934, S. 10ff.

6 *Schefold*, Sagenbilder, S. 24, Abb. 6a

ARCHAISCHE KUNST · 700–500 V. CHR.

1 So auf dem Fragment eines protokorinthischen Skyphos mit Bellerophon und Chimaira, im Museum von Aigina. Um 670 v. Chr. Vgl. *Schefold*, Sagenbilder, S. 35, 22

2 *P. Perdrizet*, Fouilles de Delphes V, 1. 1906. S. 30, Nr. 17, Taf. 1, 7 – *F. Matz*, Geschichte der griechischen Kunst. 1950. S. 159, Taf. 64

3 *E. Kunze*, IV. Olympia-Bericht. 1944. S. 128ff., Abb. 97/98

4 *Schefold*, Sagenbilder, S. 40, 27a

5 So auch die Liebeswerbung auf dem Halsbild einer kretischen Kanne, aus Arkades. Vgl. *Schefold*, Sagenbilder, S. 40, 27b

5a *Immo Beyer*, Kretische Architektur und Skulptur des 8. und 7. Jahrhunderts (1976).

6 Im Museum von Tenos, gefunden im Demeter-Heiligtum. Vgl. *Schefold*, Sagenbilder, S. 30, 13

7 Tarentinische Tontafel, in Neapel, Museo Nazionale Archeologico. Vgl. *Schefold*, Sagenbilder, S. 43, 32b

8 *H. Walter* in: AM 74, 1959, S. 43

9 *E. Buschor*, Frühgriechische Jünglinge. 1956. S. 13, Abb. 10

10 *H. G. G. Payne*, Protokorinthische Vasenmalerei. 1933. Taf. 23, 1–3

11 Im Giebel eines kleinen Gebäudes auf der Akropolis. Vgl. *Schefold*, Sagenbilder, S. 64, 54a

12 *R. Heberdey*, Altattische Porosskulptur. 1919. S. 29ff., Taf. 1

13 *R. Heberdey*, Altattische Porosskulptur. 1919. S. 16ff., Taf. 2 – *E. Kalinka*, Der Ölbaumgiebel, in: ÖJh 31, 1939, S. 19ff. – *Schefold*, Griechische Plastik I. 1949. Taf. 22

14 *Schefold*, Sagenbilder, S. 52, 40b

15 *J. D. Beazley*, The Development of Attic Black-Figure. 1951. S. 88ff. – ABV, S. 89f.: The Burgon Group

16 *A. Rumpf*, Sakonides. 1937. Taf. 18–20 – ABV, S. 107, Nr. 1

17 Die Deutung der Arkesilas-Schale ist noch immer umstritten. Vgl. die letzte Literaturliste bei *P. E. Arias/M. Hirmer/B. B. Shefton*, A History of Greek Vase Painting. 1962. S. 309f. Trotz der gewichtigen Einwände von *Rumpf*, Malerei, S. 54, hat die Deutung auf König Arkesilas II. (569/568 v. Chr.) von Kyrene, der auf einem Segelschiff die Verladung des einst im Mittelmeerraum begehrten, heute ausgestorbenen Silphionkrautes überwachen soll, die meisten Anhänger gefunden. Obwohl die sachlichen Anhaltspunkte für diese Erklärung erschüttert sind, wird sich ihre verführerische Wirkung nicht ausrotten lassen. Aber: Einmal stammt die Schale nicht von einem kyrenäischen, sondern von einem lakonischen Maler; zum anderen ist die Inschrift ΣΛΙΦΟΜΑΧΟΣ keineswegs gesichert aus ΣΛΙΦΟ (= Silphion) und dem ägyptischen »mache« = Waage zusammengesetzt und auf den Silphionwieger zu beziehen. *S. Benton* (Archaeology 12, 1959, S. 178ff.) erklärt diese Inschrift als Ausruf des stehenden Mannes am rechten Bildrand. Sein Zeigefinger weist auf den Vogel auf dem Aufhängebalken der Waage, den *S. Benton* als »insect-hunter« (σίλφη + μάχος) und somit als Specht erklärt. Eigentümlicherweise hält *S. Benton* dennoch daran fest, daß die Darstellung auf der Schale sich auf den Silphionhandel bezieht.

18 *W. Technau*, Exekias. 1936. S. 7 – *J. D. Beazley* in: BSA 32, 1932, S. 20

19 Die Koren 619 und 677. Vgl. *H. Schrader/E. Langlotz/W. Schuchhardt*, Die archaischen Marmorbildwerke der Akropolis. 1939. Nr. 22/23, Taf. 33/34 – Älterer Kuroskopf in Kopenhagen, Ny Carlsberg Glyptotek 11a. Vgl. *G. M. A. Richter*, Kouroi 1960. Nr. 50, Abb. 172/173

20 Nike 693 von der Akropolis. Vgl. *H. Schrader/E. Langlotz/W. Schuchhardt*, Die archaischen Marmorbildwerke der Akropolis. 1939. Nr. 68, Taf. 88

21 Unterteil der Akropolis-Kore 582. Vgl. *H. Schrader/E. Langlotz/W. Schuchhardt*, Die archaischen Marmorbildwerke. 1939. Nr. 6, Taf. 12

22 Fußpaar 81. Vgl. *F. Eichler* in: ÖJh 16, 1913, S. 86ff., Abb. 46/47, 49, 55

23 Speerträger-Grabstele des Phaidimos, um 560 v. Chr. Vgl. *G. M. A. Richter*, Archaic Attic Gravestones. 2. Auflage 1961. Nr. 27, Abb. 83/85

24 Spinx, vom Kerameikos. Vgl. *G. M. A. Richter*, Archaic Attic Gravestones. 2. Auflage 1961. Nr. 11, Abb. 34–39

25 Phaidimos, Jünglings-Grabstele. Vgl. *G. M. A. Richter*, Archaic Attic Gravestones. 2. Auflage 1961. Nr. 30, Abb. 90

26 Diskophor-Grabstele, aus Phoinikia. Vgl. *G. M. A. Richter*, Archaic Attic Gravestones. 2. Auflage 1961. Nr. 26, Abb. 88

27 Jünglingstorso 665, von der Akropolis. Vgl. *H. Schrader/E. Langlotz/W. Schuchhardt*, Die archaischen Marmorbildwerke der Akropolis. 1939. Nr. 298, Taf. 115/116

28 Hund 143, von der Akropolis. Vgl. *H. Schrader/E. Langlotz/W. Schuchhardt*, Die archaischen Marmorbildwerke der Akropolis. 1939. Nr. 377, Taf. 169/170

29 Löwenkopf-Wasserspeier 69, vom Peisistratiden-Tempel auf der Akropolis. Vgl. *H. Schrader/E. Langlotz/W. Schuchhardt*, Die archaischen Marmorbildwerke der Akropolis. 1939. Nr. 439, Taf. 180/181

30 Widderkopf-Wasserspeier, von Eleusis. Vgl. Antike 18, 1942, S. 125, Abb. 35

31 Sphinx, im Kerameikos. Vgl. *G. M. A. Richter*, Archaic Attic Gravestones. 2. Auflage 1961. Nr. 11, Abb. 38f.

32 Jünglingskopf MNC 748, in Paris, Louvre. Vgl. *G. M. A. Richter*, Kouroi. 1960. Nr. 66, Abb. 221/222

33 Faustkämpferstele, im Kerameikos. Vgl. *G. M. A. Richter*, Archaic Attic Gravestones. 2. Auflage 1961. Nr. 31, Abb. 92

34 Endoios. Sitzende Athena 625, von der Akropolis. Vgl. *H. Schrader/E. Langlotz/W. Schuchhardt*, Die archaischen Marmorbildwerke der Akropolis. 1939. Nr. 60, Taf. 85

35 Philermos. Kore. Vgl. *H. Schrader/E. Langlotz/W. Schuchhardt*, Die archaischen Marmorbildwerke der Akropolis. 1939. Nr. 7, Taf. 13

36 Zerstörte Basis. Vgl. JHS 45, 1925, S. 167, Abb. 2 – *A. Raubitschek*, Dedications. 1949. S. 491ff.

37 Kopf Webb 2728, im British Museum. Vgl. BCH 17, 1893, Taf. 12f.

38 Jüngling, vom Ostgiebel des Alkmeoniden-Tempels (Apollon-Tempel V) in Delphi. Vgl. *P. de la Coste-Messelière-de Miré*, Delphes. 1957. Taf. 142

39 *Herbert A. Cahn*, Zur frühattischen Münzprägung. Museum Helveticum 3, 1946; *Ders.*, Dating the Early Coinages of Athens. Lecture given at the Numismatic Society New York, 1971.

DER STRENGE STIL · 500–450 V. CHR.

1 *J. D. Beazley*, Der Kleophrades-Maler. 1933. S. 13

2 So auch die schöne Lutrophoros CA 453, im Louvre. Vgl. *Arias/Hirmer*, S. 70, 126–128

3 Iliupersis des Makron, auf der Schale G 153, im Louvre. *J. D. Beazley* in: Bulletin van de Vereeniging tot Bevordering der Kennis van de Antieke Beschaving 29, 1954, S. 12–15

4 Schale F 2290. Vgl. *A. Neugebauer*, Führer durch das Antiquarium. Vasen. 1932. S. 99, Taf. 51 – *Pfuhl*, Malerei, Abb. 438 – ARV, S. 462, Nr. 48

5 Herakles und Busiris des Pan-Malers, auf Pelike 9863 im Nationalmuseum, Athen. *J. D. Beazley*, Der Pan-Maler. 1931. Nr. 32, Taf. 7–10

6 *J. D. Beazley*, Der Pan-Maler. 1931. S. 11

7 Der in der Nachkriegszeit beschädigte Kopf des Satyrs Oreimachos ist noch nach einer Aufnahme im intakten Zustand wiedergegeben in *A. Greifenhagen*, Antike Kunstwerke der Stiftung Preußischer Kulturbesitz. Staatliche Museen Berlin. 2. Auflage 1966. Abb. 42/43. Rückseite vgl. *Arias/Hirmer*, Taf. 150, 152

8 Amphora ehemals Hearst, im Metropolitan Museum of Art 56.171.38, New York. *J. D. Beazley*, Der Berliner Maler. 1930. Taf. 21 – ARV, S. 197, Nr. 3

9 Über die Amazonomachie auf dem Volutenkrater 279, in Bologna. Vgl. *Pfuhl*, Malerei, Abb. 508 – *D. von Bothmer*, Amazons in Greek Art. 1957. S. 169

10 Kelchkrater 415 des Syriskos-Malers, im Cabinet des Médailles, Paris. Vgl. Jd I 56, 1941, S. 11, Abb. 7

11 Zu den drei Werken des Kalon von Aigina unter anderen äginetischen Werken auf der Akropolis vgl. *A. Raubitschek*, Dedications. 1949. Nr. 85–87
12 Die Mantelfigur Korinth-Kapitol ist am vollständigsten in der Replik im Museo Nuovo erhalten. Vgl. *Lippold*, Plastik, S. 174, mit Anm. 8, Taf. 63, 3. Die bisher übliche Deutung auf Demeter oder Kore ist nicht zwingend. Sie beruht auf der stilistischen Verwandtschaft mit der chthonischen Göttin Korinth-Mocenigo (hier Taf. 153 links, vgl. auch Tafelverzeichnis). Aus der unbezweifelbaren Verbindung zu einem einzigen Weihegeschenk glaubte man, auf ihre Benennung als Demeter oder Kore schließen zu müssen. Doch sehe ich trotz aller Verwandtschaft stilistische Unterschiede zwischen den beiden Figuren, die es mir unmöglich machen, beide Werke auf einen Meister oder gar auf Onatas von Aigina zurückzuführen. Eine dritte Figur scheint mir den Schlüssel zur richtigen Erklärung zu enthalten, die Mantelfigur Torlonia 495-Hierapytna. *E. Schmidt* hat diesen Typus in der Festschrift für W. Amelung, Antike Plastik, 1928, S. 223 ff., behandelt. Entgegen seinen Ausführungen scheint mir die Replik von Hierapytna das verlorene Bronzeoriginal am getreuesten wiederzugeben. Nach dem Attribut des Köchers – *E. Schmidt* hielt ihn für Kopistenzutat – war hier ursprünglich Artemis dargestellt. *Lippold*, Plastik, S. 174 f., hat die Zusammengehörigkeit aller drei Figuren – wie mir scheint – richtig gespürt, doch nicht die nötigen Folgerungen daraus gezogen. Alle diese in Vorlesungen und Übungen vorgetragenen Erklärungen gälte es auf breiterer Grundlage zu erörtern.
13 Aufnahmen im DAI, Athen, Neg.-Nr. Akr. 2226–2228
14 Marmorköpfchen 00.307, aus Tarent, im Museum of Fine Arts, Boston. Vgl. *L. D. Caskey*, Catalogue Boston Sculpture. 1925. S. 9 f., Nr. 6 mit Abb.
15 Marmorköpfchen der Sammlung Barracco. Vgl. *A. Barracco/W. Helbig*, La Collection Barracco. 1893. Taf. 30 – *W. Helbig*, Führer durch die öffentlichen Sammlungen, Bd. I. 3. Auflage 1912. S. 612, Nr. 1087
16 Terrakottaköpfchen der Sammlung Loeb. Vgl. Sammlung J. Loeb, Terrakotten I. 1916. Taf. 10
17 Der Name Omphalos-Apollon hat sich für die Gesamtheit der Repliken dieses Typs eingebürgert. Er beruht auf dem Umstand, daß ein mit der Athener Replik zusammen gefundener Omphalos auf die Statue bezogen wurde. Der auf Tafel 160 links wiedergegebene Apollon Choiseul Gouffier im British Museum geht auf das gleiche Original zurück und stellt neben der Athener Statue die beste Replik des berühmten Originals des Onatas dar.
18 Zur Marmorsphinx von Aigina vgl. *A. Furtwängler* in: MJB I, 1906, Taf. 1 – *Lippold*, Plastik, S. 101, Fußnote 12
19 *A. Michaelis*, Straßburger Antiken
20 Orpheus (?). Fragment (Marmorköpfchen mit Fellmütze) der Sammlung Barracco. Vgl. *W. Fuchs* in: RM 65, 1958, S. 1 ff.
21 *H. Möbius* deutet sie als Stallknechte
22 Es nimmt wunder, daß *P. Naster*, La Collection Lucien Hirsch, 1959, Nr. 269, den doch klar als Tanne gezeichneten Baum als Araukarie anspricht. Sicher findet sich heute auf Sizilien wie auch sonst an den Mittelmeerküsten die Araukarie als Zierbaum in Gärten und Anlagen. Es handelt sich dabei um Araucaria excelsa R. Br., die nach ihrer Heimat, den Norfolk-Inseln, »Norfolk-Tanne« genannt wird. Man bedenke aber, daß die in der Südsee, nördlich Neuseeland liegenden kleinen Norfolk-Inseln erst 1774 n. Chr. von James Cook entdeckt worden sind, genau 2250 Jahre nach Gründung von Aitna!

DIE HOHE KLASSIK · 450–400 V. CHR.

1 *K. A. Pfeiff*, Apollon. 1943. S. 83
2 *F. Eichler* in: ÖJh 30, 1937, S. 75 ff. und 45, 1960, S. 5 ff.
3 Zum Tiber-Apollon vgl. JdI 80, 1965, S. 230 ff.
4 Zur Doppelherme Barracco vgl. JdI 80, 1965, S. 116 ff., Abb. 73
5 *E. Berger* in: RM 65, 1958, S. 19. Anm. 70 – *Ders.*, Staatliche Kunstsammlungen Kassel. Antike Kunstwerke. Neuerwerbungen 1961. S. 9 ff., Nr. 3, vgl. auch S. 41 – Zuletzt JdI 80, 1965, S. 200 ff. Rekonstruktionsversuch (Fotomontage) S. 209, Abb. 61
6 *P. Wolters*, Münchner Jb. für Kunstwissenschaft 11, 1934, S. 3 ff.
7 *F. Studniczka* in: ÖJh 2, 1899, S. 192 ff. – *G. Lippold* in: JdI 23, 1908, S. 203 ff. – *Ders.*, Plastik, S. 166 mit Anm. 1
8 *J. Sieveking* in: JdI 24, 1909, S. 1 ff. – Besser als der Körper ist der Kopf überliefert. Vgl. *C. Caskey* in: AJA 15, 1911, S. 215 f. – *Lippold*, Plastik, S. 165 mit Anm. 2
9 Zur syrakusischen Artemis und Arethusa vgl. *E. Boehringer*, Die Münzen von Syrakus. 1929. S. 99 ff.
10 Zur Stilistik der Prägungen von Naxos vgl. *H. A. Cahn*, Die Münzen der sizilischen Stadt Naxos. 1944

DIE SPÄTE KLASSIK · 400–323 V. CHR.

1 E. Q. *Visconti*, Il Museo Pio Clementino 3. 1819. S. 119 ff., Taf. 26
2 *B. Schlörb*, Timotheos, in: Jbl 22. Erg.h., 1965, S. 1–35 m. Beil.
3 Die Themen der Giebel von Epidauros ließen sich aus den wiedergefundenen Fragmenten erschließen. Die hier in Abb. 194 gezeigte Wiederherstellung des Ostgiebels ist bereits durch zahlreiche neue Anpassungen von eindeutig zusammengehörigen Fragmenten, die *N. Yalouris* in Zusammenarbeit mit einem Bildhauer im Athener Nationalmuseum gelungen sind, überholt.
4 Puntello nennen wir ein plastisch hervorstehendes Marmorstück, das auf die ursprüngliche Berührung eines Körperteils oder Attributes an dieser Stelle hinweist. Zur Hygieia des Timotheos vgl. *B. Schlörb*, Timotheos, in: JdI 22. Ergänzungsheft, 1965, S. 37 ff., Abb. 37–40
5 *G. Rodenwaldt*, ΘΕΟΙ ΡΕΙΑ ΖΩΟΝΤΕΣ. Abh. d. Preuß. Akad. d. Wissenschaften. 1943. Philosoph.-Histor. Klasse. Nr. 13, S. 6 f.
6 Zum »Kaufmannschen« Kopf vgl. die bei *Lippold*, Plastik, S. 239, Anm. 3 angeführten Literaturhinweise
7 *H. Bulle*, Der schöne Mensch im Altertum. 1912^{2}. S. 333 ff., Taf. 155
8 Vgl. die in Anm. 6 angeführte Abhandlung von *G. Rodenwaldt*
9 *K. A. Pfeiff*, Apollon. 1943. S. 137
10 *H. Brunn*, Geschichte der griechischen Künstler. 1889^{2}, S. 229 f.
11 Zum Jüngling Alba vgl. *F. Poulsen*, Catalogue of Ancient Sculpture in the Ny Carlsberg Glyptotek. 1951. S. 272 f., Nr. 400 – *Lippold*, Plastik, S. 221, Anm. 17
12 *H. Bulle*, Text zu Taf. 649 in Brunn-Bruckmann, Denkmäler griechischer und römischer Skulptur. 1912
13 *E. Buschor*, Von griechischer Kunst. 2. Auflage 1956. S. 213
14 Zum Bronzekopf eines Afrikaners im British Museum, London, Nr. 268. – Vgl. *Lullies/Hirmer*, S. 74 f. 210
15 Vgl. *E. Schmidt* in: JdI 49, 1934, S. 193 ff., mit Abb. 4/5
16 Zur Strickhenkel-Halsamphora S 1677 des Suessula-Malers im Louvre, Paris, vgl. *Arias/Hirmer*, S. 100, 221
17 Das Silphion, das in der Kyrenaika ehedem wild und wohl sicher auch kultiviert wuchs und dessen kommerzielle Bedeutung als Exportware für die Kyrenaika sehr groß war, ist heute ausgestorben und nicht mehr exakt botanisch bestimmbar. Sicher ist, daß es sich um eine Angehörige der Familie der Schirmdoldengewächse (Umbelliferae) gehandelt hat. Vermutlich gehörte das Silphion der Gattung Asa an und stand damit der heute lebenden Asa foetida, dem Medischen Silphion, nahe. Die ungriechische Wortbildung weist auf libyschen Ursprung der Pflanze.

DER HELLENISMUS · 323–31 V. CHR.

1 *G. Kaschnitz von Weinberg*, Mittelmeerische Kunst. 1965. S. 325 f.
2 *S. Karouzou*, National Archaeological Museum, Collection of Sculpture A Catalogue. 1968. 127 f., Taf. 44
3 Zu dem für den Späthellenismus wichtigen Fundkomplexen von Sperlonga mit der Signatur der Laokoon-Bildhauer vgl. *G. Jacopi*, L'Antro die Tiberio a Sperlonga. 1963. und *H. Sichtermann* in: Gymnasium 73, 1966, 220–239, Taf. 9–21. *B. Conticello–B. Andreae*, Die Skulpturen von Sperlonga. (Antike Plastik 14) 1974. Es sei dazu nur angemerkt, daß die Idee, plastische Gruppen in Grotten aufzustellen und so Landschaft und Plastik zu einer höheren Einheit zu verschmelzen, nicht erst typisch römisch, sondern bereits im Charakter der frühhellenistischen Wirkungsform vorgebildet ist. Man denke an den Vorschlag des Deinokrates, den Berg Athos in ein riesiges Bild Alexanders umzuwandeln, wobei eine Hand des Königs eine ganze Stadt getragen, während die andere eine Schale gehalten hätte, aus der sich die Wasser des Berges in das Meer ergießen sollten (Vitruv, De Architectura II pr. 2).
4 *Ph. M. Petsas*, Ho Taphos tou Leukadiou. 1966. Chr. P. Rhomiopoulou in: Archaiologika Analekta ex Athenon 6, 1973, 87–92, Abb. 1–5, 1 Farbtaf. *K. Fittschen*, Zum Figurenfries der Villa von Boscoreale in: Neue Forschungen in Pompeji. Hrsg. von *B. Andreae* u. *H. Kyrieleis*. 1975. *O. J. Brendel*, der große Fries in der Villa dei Misteri in: Jahrbuch des Deutschen Archäologischen Instituts 81, 1966, 206–260. *Ph. Bruneau*, Les Mosaiques in: Exploration Archélogique de Délos XXIX. 1972

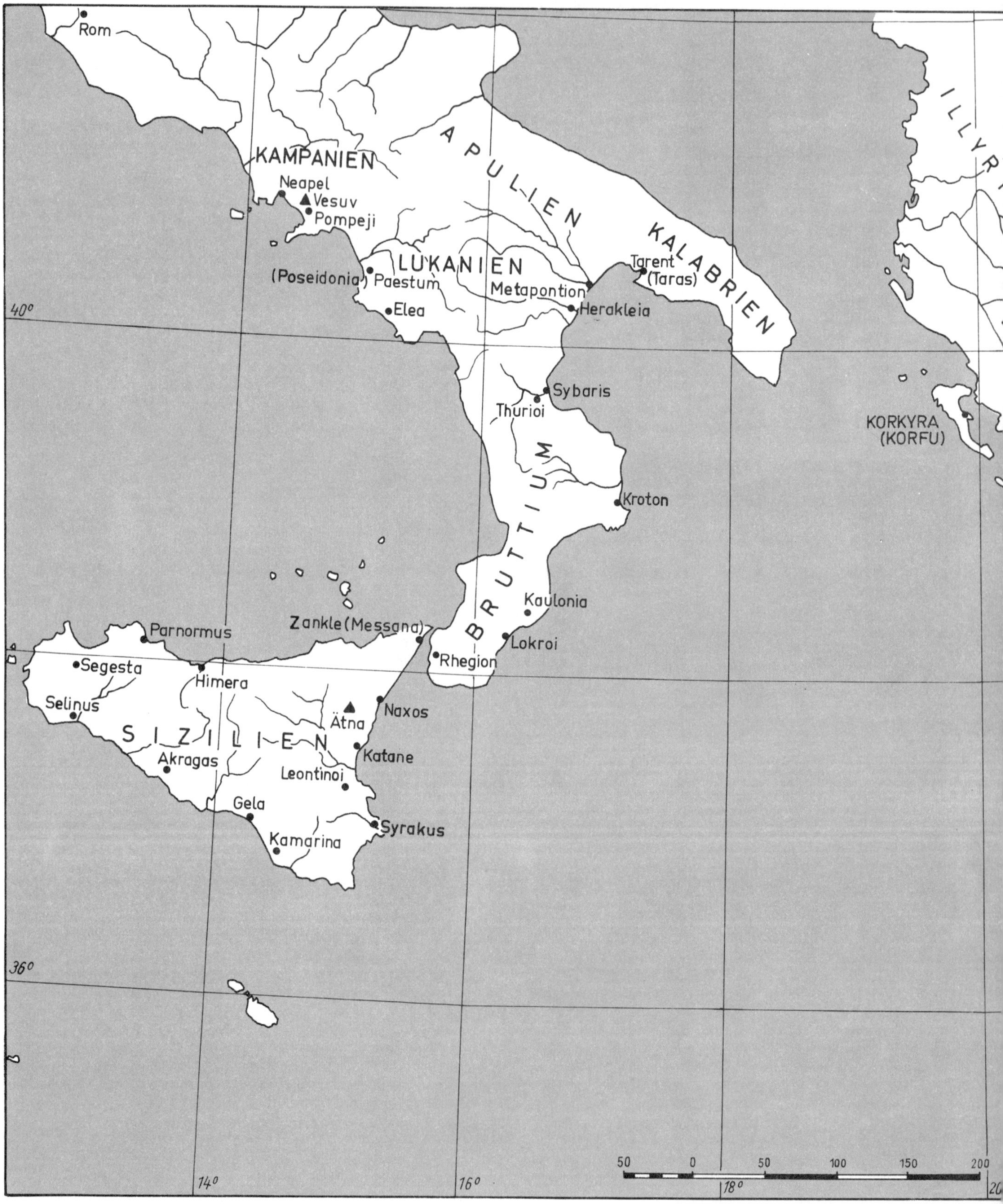
Rom
KAMPANIEN
Neapel
Vesuv
Pompeji
APULIEN
KALABRIEN
LUKANIEN
(Poseidonia) Paestum
Elea
Metapontion
Tarent (Taras)
Herakleia
ILLYR
Sybaris
Thurioi
KORKYRA (KORFU)
BRUTTIUM
Kroton
Kaulonia
Lokroi
Rhegion
Zankle (Messana)
Parnormus
Segesta
Himera
Selinus
SIZILIEN
Ätna
Naxos
Katane
Akragas
Leontinoi
Gela
Syrakus
Kamarina
40°
36°
14°
16°
18°
50 0 50 100 150 200

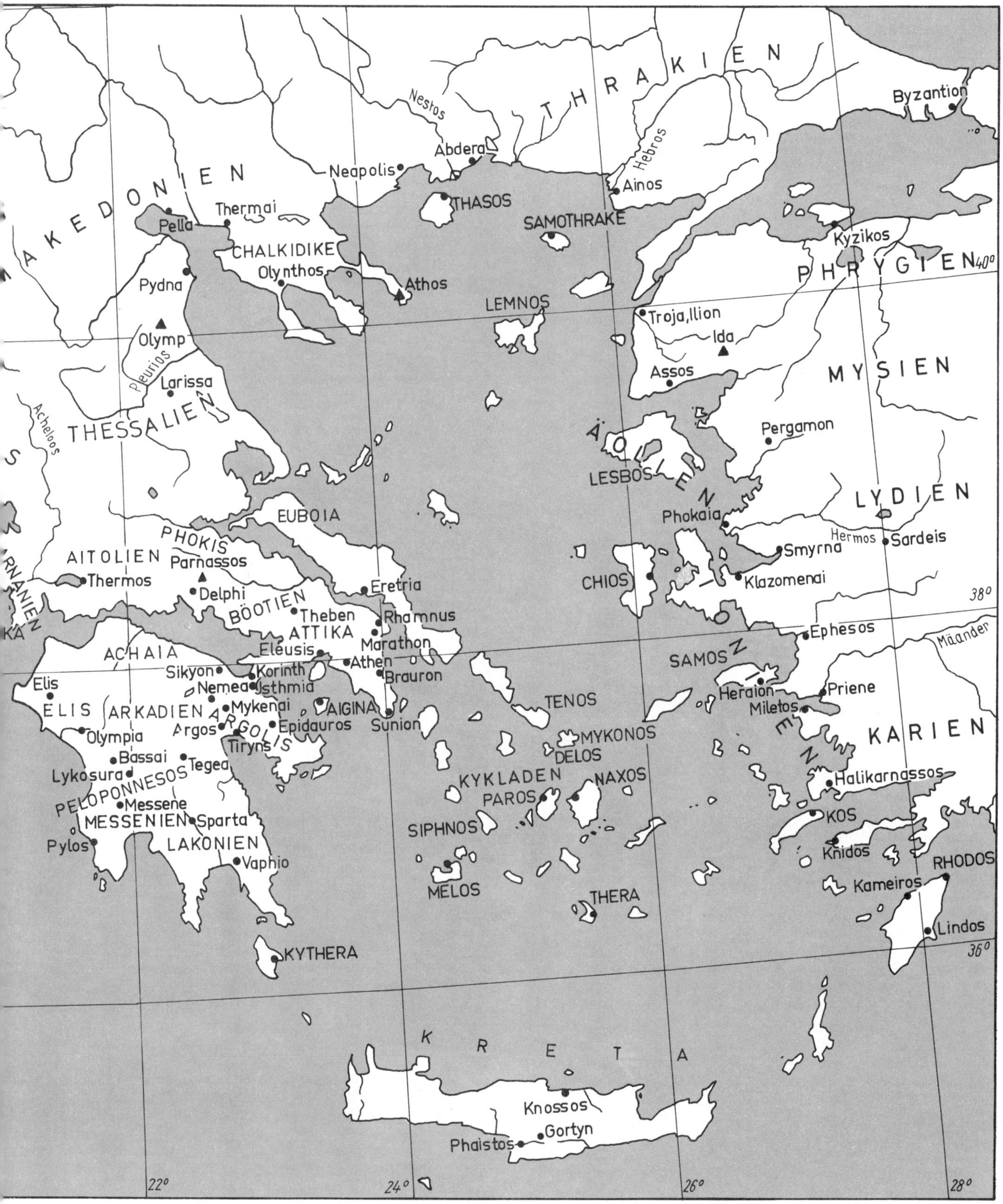

KARTE DER GRIECHISCHEN WELT

SCHRIFTTUM

VERZEICHNIS DER GEBRAUCHTEN ABKÜRZUNGEN

ZEITSCHRIFTEN

AA	Archäologischer Anzeiger
AM	Mitteilungen des Deutschen Archäologischen Instituts, Athenische Abteilung
BCH	Bulletin de Correspondance Hellénique
Deltion	Archaiologikon Deltion
JdI	Jahrbuch des Deutschen Archäologischen Instituts
ÖJh	Jahreshefte des Österreichischen Archäologischen Instituts

BÜCHER

ABV	*J.D.Beazley*, Attic Black-Figure Vase-Painters. 1956
ARV	*J.D.Beazley*, Attic Red-Figure Vase-Painters. 1963
Arias/Hirmer	*P.E.Arias/M.Hirmer*, Tausend Jahre Griechische Vasenkunst. 1960
CVA	Corpus Vasorum Antiquorum
Franke/Hirmer (FH)	*P.R.Franke/M.Hirmer*, Die Griechische Münze. 1964
Furtwängler/Reichhold	*A.Furtwängler/K.Reichhold*, Griechische Vasenmalerei. 1900–1932
Gruben, Tempel	*G.Gruben*, Die Tempel der Griechen. 2. Auflage 1976
Himmelmann, Bemerkungen	*N.Himmelmann-Wildschütz*, Bemerkungen zur geometrischen Plastik. 1964
Kerameikos	Kerameikos, Ergebnisse der Ausgrabungen I–VI. 1939–1959
Langlotz/Hirmer	*E.Langlotz/M.Hirmer*, Die Kunst der Westgriechen. 1963
Lippold, Plastik	*G.Lippold*, Die Griechische Plastik. Handbuch der Archäologie. Band 3,1. 1950
Lullies/Hirmer	*R.Lullies/M.Hirmer*, Griechische Plastik. 3. Auflage 1972 (hier zitiert), 4. Auflage 1979
Pfuhl, Malerei	*E.Pfuhl*, Malerei und Zeichnung der Griechen. 3 Bände. 1923
Rumpf, Malerei	*A.Rumpf*, Malerei und Zeichnung. Handbuch der Archäologie. Band 4,1. 1953
Schefold, Sagenbilder	*K.Schefold*, Frühgriechische Sagenbilder. 1964
SG.	*W.Fuchs*, Die Skulptur der Griechen. 1969
Simon/Hirmer	*E.Simon/M.u.A.Hirmer*, Die Griechischen Vasen. 1976

DIE ARCHITEKTUR

W.B.Dinsmoor, The Architecture of Ancient Greece. 1950 — *A.W.Lawrence*, Greek Architecture. 1957 — *D.S.Robertson*, A Handbook of Greek and Roman Architecture. 1945 — *H.Berve/G.Gruben/M.Hirmer*, Griechische Tempel und Heiligtümer. 1961 — *W.H.Plommer*, Ancient and Classical Architecture. 1956 — *R.Martin*, Manuel d'Architecture grecque, Matériaux et Techniques. 1965 *R.E. Wycherley*, How the Greeks built Cities. 1962 — *I.T.Hill*, The Ancient City of Athens. 1953

Für weiteres Schrifttum und Spezialabhandlungen siehe vor allem *W.B.Dinsmoor*, The Architecture of Ancient Greece. 1950, dann *G. Gruben*, Die Tempel der Griechen. 1966.

DIE BILDENDEN KÜNSTE

ALLGEMEINES SCHRIFTTUM

L.Alscher, Griechische Plastik IV. 1957 — *J.D.Beazley/B.Ashmole*, Greek Sculpture and Painting to the End of the Hellenistic Period. 1966 — *M.Bieber*, The Sculpture of the Hellenistic Age. Revised Edition 1960 — *P.C.Bol*, Die Skulpturen des Schiffsfundes von Antikythera. 1972 — *E.Buschor*, Das hellenistische Bildnis. 1949 — *Ders.*, Griechische Vasen. 1940 — *Ders.*, Frühgriechische Jünglinge. 1940 — *H.Brunn*, Geschichte der griechischen Künstler. 2. Auflage 1889 — *D.Burr*, Terracottas from Myrina in the Museum of Fine Arts, Boston. 1934 — *D.Burr-Thompson*, The Origin of Tanagras, in: American Journal of Archaeology 70, 1966, S. 51ff., Taf. 17–20 — *Dies.*, Ptolemaic Oinochoai and Portraits in Faience. 1973 — *J.Charbonneaux-R.Martin-F.Villard*, Das hellenistische Griechenland. (Universum der Kunst) 1971 — *L.Curtius*, Die klassische Kunst Griechenlands. Handbuch der Kunstwissenschaft. 1938 — *H.Diepolder*, Die attischen Grabreliefs des 5. und 4. Jahrhunderts v. Chr. 1931 — *P.H.Fraser*, Ptolemaic Alexandria I–III. 1972 — *U.Hausmann*, Hellenistische Reliefbilder aus attischen und böotischen Werkstätten. 1959 — *Chr.Mitchell Havelock*, Hellenistic Art. 1971 — *N.Himmelmann*, Drei hellenistische Bronzen in Bonn. 1975 — *R.Horn*, Hellenistische Bildwerke aus Samos: Samos XII. 1972 — *Ders.*, Stehende weibliche Gewandstatuen in der hellenistischen Plastik. 2. Ergänzungsheft der Römischen Mitteilungen. 1931 — *G.Kleiner*, Tanagrafiguren, in: JdI. 15. Ergänzungsheft. 1942 — Von den grundlegenden Aufsätzen von *Gerhard Krahmer* zur Struktur der hellenistischen Kunst seien genannt: Die Stilphasen der hellenistischen Plastik, in: Römische Mitteilungen 38/39, 1923/1924, 138/184; Die einansichtige Gruppe und die späthellenistische Kunst, in: Nachrichten von der Gesellschaft der Wissenschaften zu Göttingen, 1927, Nr. 1; Hellenistische Köpfe, in: Nachrichten von der Gesellschaft der Wissenschaften zu Göttingen, Philologisch-historische Klasse. Neue Folge 1, 1936, S. 217–225, Taf. 1–8 — *E.Künzl*, Frühhellenistische Gruppen. 1968 — *H.Kyrieleis*, Bildnisse der Ptolemäer. 1975 — *E.Langlotz*, Frühgriechische Bildhauerschulen. 1927 — *J.Marcadé*, Au Musée de Délos. (Bibliothèque des Ecoles Françaises d'Athènes et de Rome 215, 1969 — *F.Matz*, Geschichte der griechischen Kunst. Band I. 1950 — *J.Overbeck*, Die antiken Schriftquellen zur Geschichte der bildenden Künste bei den Griechen. 1868. Unveränderter Nachdruck 1959 — *H.Payne/G.M.Young*, Archaic Marble Sculpture form the Acropolis. 2. Auflage 1950 — *D.Pinkwart*, Das Relief des Archelaos von Priene und die »Musen des Philiskos«. 1965 — *G.M.A.Richter*, The Portraits of the Greeks I–III. 1965 — *M.Rostovtzeff*, Die hellenistische Welt – Gesellschaft und Wirtschaft I–III. 1955/56 — *A.Rumpf*, Griechische und römische Kunst. 4. Auflage 1932 — *K.Schefold*, Die Bildnisse der antiken Dichter, Redner und Denker. 1943 — *Ders.*, Meisterwerke griechischer Kunst. 1960 — *C.Schneider*, Kulturgeschichte des Hellenismus I–II. 1967–1969. Die Abschnitte über bildende Kunst weitgehend verfehlt

— *H. Schrader/E. Langlotz/W. H. Schuchardt*, Die archaischen Marmorbildwerke von der Akropolis. 1939 — *W. H. Schuchardt*, Archaische Giebelkompositionen. 1940 — *Ders.*, Die Kunst der Griechen. 1940 — *K. Stähler*, Das Unklassische im Telephosfries. 1966 — *K. Süsserott*, Griechische Plastik des 4. Jahrhunderts. 1938 — *W. Tarn and G. T. Griffith*, Die Kultur der hellenistischen Welt³. 1972 — *T. B. L. Webster*, Hellenistic Poetry and Art. 1964 — *W. Zschietzschmann*, Die hellenistische und römische Kunst. Handbuch der Kunstwissenschaft II, 2. 1938.

WICHTIGSTES SCHRIFTTUM ZU DEN ABBILDUNGEN

FARBTAFELN

III *Simon/Hirmer*, I — IV *Simon/Hirmer*, III — V *Schefold*, Sagenbilder. S. 102,I; *Simon/Hirmer*, IV — VI *Simon/Hirmer*, VII — VII *Schefold*, Sagenbilder, S. 102, 20 — VIII *Lullies/Hirmer*, I/II; *Schefold*, Sagenbilder, S. 104, 56b — IX *Simon/Hirmer*, XI; *Schefold*, Sagenbilder, S. 104, 60a, III — X *Simon/Hirmer*, XIV/29; *Schefold*, Sagenbilder, S. 100, V — XI *Schefold*, Sagenbilder, S. 100, VI; *Simon/Hirmer*, 50 — XII *Simon/Hirmer*, XV — XIII *Simon/Hirmer*, XVIII; *Schefold*, Sagenbilder, S. 105, 66 — XIV *Simon/Hirmer*, XXIII — XV *Simon/Hirmer*, XXVI — XVI *Simon/Hirmer*, XXIV — XVII *Simon/Hirmer*, XXV — XVIII *Lullies/Hirmer*, III — XIX *Simon/Hirmer*, XX — XX *Simon/Hirmer*, XXI — XXI/XXII *Simon/Hirmer*, XXXIII/XXXIV — XXIII *Simon/Hirmer*, XXXV — XXIV *Simon/Hirmer*, XXXVII — XXV *Simon/Hirmer*, XXXVI — XXVI *Simon/Hirmer*, XXVI — XXVII *Lullies/Hirmer*, IV — XXVIII *Lullies/Hirmer*, VI — XXIX *Simon/Hirmer*, LI — XXX *Langlotz/Hirmer*, X — XXXI *Simon/Hirmer*, XLIII — XXXII/XXXIII *Simon/Hirmer*, XLIV/XLV — XXXIV/XXXV *Simon/Hirmer*, XLVI/XLVII — XXXVI *Simon/Hirmer*, XLVIII — XXXVII *Simon/Hirmer*, L — XXXVIII *Simon/Hirmer*, XLIX — XXXIX *Lullies/Hirmer*, VII — XL *Lullies/Hirmer*, 239 — XLI *Arias/Hirmer*, XLVIII — XLII *Arias/Hirmer*, XLIX — XLIII *Simon/Hirmer*, LII — XLIV *A. Rumpf*, Zum Alexandermosaik, in: AM 77, 1962, S. 229ff. — XLV *X. I. Makaronas* in: Deltion 173, 1961/1962, S. 209ff. — XLVI *Lullies/Hirmer*, VIII — XLVII *A. Köster*, Die griechischen Terrakotten. 1926. Taf. 48; *G. Kleiner*, Tanagrafiguren. 1942. 142; *K. Schefold*, Die Griechen und ihre Nachbarn. Propyläen-Kunstgeschichte 1, 1967, Farbtaf. V — XLVIII *Lullies/Hirmer*, X; SG S. 569, Abb. 692–693; *P. C. Bol*, Die Skulpturen des Schiffsfundes von Antikythera in: Athenische Mitteilungen, 1972, 2. Beiheft, 24ff., Taf. 10–11 — XLIX *Langlotz/Hirmer*, XV; SG. S. 320, Abb. 356 — L *Langlotz/Hirmer*, XX; SG. S. 540, Abb. 631 — LI *Lullies/Hirmer*, XI; *K. Schefold*, a. o. Farbtaf. VII — LII *Arias/Hirmer*, LII; *U. Wintermeyer* in: Jahrbuch des Deutschen Archäologischen Instituts 90, 1975, 226, Nr. 52.

SCHWARZ-WEISS-TAFELN

41 Kerameikos I, 1939, Taf. 56, Nr. 556 — 42 Kerameikos I, 1939, Taf. 55, 58, Nr. 544; *Simon/Hirmer*, 1 — 43 oben Kerameikos I, 1939, Taf. 34, Nr. 567 — 43 unten Kerameikos IV, 1943, Taf. 26, Nr. 641 — 44 Kerameikos I, 1939, Taf. 56, Nr. 560 — 45 *Simon/Hirmer*, 3 — 46 *Arias/Hirmer*, 3 — 47 oben Kerameikos I, 1939, Taf. 56, Nr. 560 — 47 unten Kerameikos V, I, 1954, Taf. 54, Nr. 275 — *Simon/Hirmer*, 4, 5 ob. — 49 *Simon/Hirmer*, 8, 9 — 50 *Arias/Hirmer*, 7 — 51 *Arias/Hirmer*, 6 — 52 oben links *Himmelmann*, Bemerkungen, Abb. 42 — 52 oben rechts *Himmelmann*, Bemerkungen, Abb. 44 — 52 unten *Simon/Hirmer*, 12 — 53 links *Schefold*, Sagenbilder, S. 101, 8 — 53 rechts *Schefold*, Sagenbilder, S. 101, 4b — 54 links *Himmelmann*, Bemerkungen, Abb. 24–27 — 54 rechts *E. Kunze*, VII. Olympia-Bericht, 1961. S. 145ff., Taf. 60/61 — 55 links *Himmelmann*, Bemerkungen, Abb. 37/38 — *Schefold*, Sagenbilder, S. 101, 4a — 55 rechts *Lullies/Hirmer*, S. 35, 2 — 56 *K. Vierneisel* in: AM 74, 1959, Beilage 58; *Simon/Hirmer*, 11 unten — 57 oben *F. Matz*, Geschichte der Griechischen Kunst, I. 1950. Taf. 18 — *R. Tölle* in: AA 78, 1963, 654 — 57 Mitte *F. Matz*, I. c, Taf. 143a–d — 57 unten *Schefold*, Sagenbilder, S. 102, 24a — 58 *Schefold*, Sagenbilder, S. 102, 23 — 59 *Simon/Hirmer*, 15; *Schefold*, Sagenbilder, S. 104, 46 — 60 *Simon/Hirmer*, 20 — 61 *Simon/Hirmer*, 30 — 62 *Simon/Hirmer*, 23; *Schefold*, Sagenbilder, S. 39, 99, 10 — 63 *Lullies/Hirmer*, 4 — 64 links *Lippold*, Plastik, Taf. 9, 1 — 64 rechts *B. M. A. Richter*, Kouroi. 1960. Abb. 12/13 — 65 *J. Dörig* in: AM 77, 1962, S. 72ff., Beilagen 16f.; *Schefold*, Sagenbilder, S. 43, 102, 14 — 66 *Schefold*, Sagenbilder, S. 30, 102, 12 — 67 *Schefold*, Sagenbilder, S. 43, 103, 34/35 — 68 links *Lippold*, Plastik, Taf. 11, 2 — 68 rechts *Lullies/Hirmer*, 6 — 69 links *H. Walter*, Das griechische Heiligtum. 1965. S. 17f., Abb. 10/11 — 69 rechts *Himmelmann*, Bemerkungen, Abb. 4–6 — 70 *Lullies/Hirmer*, 7 — 71 *Schefold*, Sagenbilder, S. 102, 17 — 72 *H. Walter* in: AM 74, 1959, S. 43ff., Beilagen 87ff. — 73 oben *J. Dörig* in: AM 76, 1961, S. 67ff., Beilagen 40ff. — 73 unten *Lullies/Hirmer*, S. 37, 8 — 74 *Simon/Hirmer*, 33 — 75 *Simon/Hirmer*, 31 — 76 *Simon/Hirmer*, 25, 26, VII — 77 oben *Schefold*, Sagenbilder, S. 102, 18 — 77 unten *Schefold*, Sagenbilder, S. 102, 21 — 78 *B. M. A. Richter*, Kouroi. 1960. S. 51, 15 — 79 *Lullies/Hirmer*, 11 — 80 links *G. M. A. Richter*, Kouroi. 1960. S. 46, t, Abb. 50ff., Nr. 6 — 80 rechts *G. M. A. Richter*, Kouroi. 1960. S. 42, 2, Abb. 33ff., Nr. 2 — 81 *Lullies/Hirmer*, 21 — 82 *Lullies/Hirmer*, 10 — 83 *Lullies/Hirmer*, 14; *Schefold*, Sagenbilder, S. 103, 38 — 84 *Schefold*, Sagenbilder, S. 103, 42/43 – 85 *Lullies/Hirmer*, 17; *E. Kunze* in: AM 78, 1963, S. 74ff. — 86 *Schefold*, Sagenbilder, S. 104, 56 — 87 *Lullies/Hirmer*, 24 — 88 *Simon/Hirmer*, 44, 45, 46 — 89/90 *Simon/Hirmer*, 47/48 — 91–95 *Simon/Hirmer*, 51–57; *Schefold*, Sagenbilder, S. 104, 46–52 — 96 *Simon/Hirmer*, 35 — 97 *Simon/Hirmer*, 68 — 98 *Simon/Hirmer*, 67 — 99 *Simon/Hirmer*, 72, XXIII — 100 *Arias/Hirmer*, 61 — 101 oben *Arias/Hirmer*, 60 unten — 101 unten *Simon/Hirmer*, XXVI — 102 *Simon/Hirmer*, 74 — 103 *Lippold*, Plastik, Taf. 7, 2 — 104 links *Lullies/Hirmer*, 33 — 104 rechts, 105 *H. Walter*, Das griechische Heiligtum. 1965. S. 69ff., Abb. 70/71 *N. Himmelmann-Wildschütz*, Marburger Winckelmanns-Programm. 1963. S. 13ff., Taf. 3 — 106 *Lullies/Hirmer*, 27 — 107 *O. Rubensohn*, Mitteilungen des Institut*s* I, 1948, S. 21ff. — 108 *Lullies/Hirmer*, 37 — 109 *Lullies/Hirmer*, 34 — 110 *Lullies/Hirmer*, 31 — 111 *Lullies/Hirmer*, 43 — 112/113 *R. Lullies*, Vasen der reifarchaischen Zeit. 1953. Taf. 2/3; *Simon/Hirmer*, 86–89 —114 ARV 23/2 — 115 *Simon/Hirmer*, 110/111 — 116 ARV 27/4 — 117 *Lullies/Hirmer*, 57 — 118/119 *Lullies/Hirmer*, 48/49 — 120 *Lippold*, Plastik, Taf. 24, 1 — 121: 1 *Franke/Hirmer* (im folgenden *FH*) 335; 2 *FH* 478; 3 *FH* 345; 4 *FH* 349; 5 *FH* 351; 6 *FH* 355; 7 *FH* 489; 8 *FH* 374; 9 *FH* 446; 10 *FH* 611; 11 *FH* 585; 12 *FH* 589; 13 *FH* 584; 14 *FH* 591; 15 *FH* 625; 16 *FH* 626; 17 *FH* 628; 18 *FH* 595; 19 *FH* 701; 20 *FH* 708; 21 *FH* 709; 22 *FH* 704; 23 *FH* 705 — 122: 1 *FH* 223; 2 *FH* 264; 3 *FH* 212; 4 *FH* 217; 5 *FH* 295; 6 *FH* 259; 7 *FH* 224; 8 *FH* 2; 9 *FH* 72; 10 *FH* 73; 11 *FH* 74

123 *Simon/Hirmer*, 117–119 — 124 *Simon/Hirmer*, 112–115 — 125 ARV 185/35 — 126/127 *Simon/Hirmer*, 120–124 — 128 *Simon/Hirmer*, 128/129 — 129 ARV 369/I — 130 ARV 465/82 — 131 ARV 318/I — 132 *Simon/Hirmer*, 132/133 — 133 ARV 556/101 — 134 *Simon/Hirmer*, 163 — 135 *Simon/Hirmer*, 160/161 — 136/137 *Simon/Hirmer*, 143/144 — 138 *Simon/Hirmer*, 136–139 — 139 *Simon/Hirmer*, 151–153 — 140 ARV 879/880/2 — 141 *Simon/Hirmer*, 183/XLII — 142/143 *Simon/Hirmer*, 191/193 — 144/145 ARV 612/1 — 146–151 *Lullies/Hirmer*, 72ff., 82ff. — 152 *W. H. Schuchhardt*, Die Epochen der griechischen Plastik. 1959. S. 34, Abb. 27 und Schutzumschlag — 153 links *Lippold*, Plastik, S. 175 mit Anm. 2 — 153 rechts *A. Blanco*, Cat. Madrid, Nr. 24E — 154 *Lippold*, Plastik, Taf. 32, 2 — 155 *Lullies/Hirmer*, 99 — 156 *Lullies/Hirmer*, 103 — 157 rechts *E. Babelon/J. Blanchet*, Catalogue des Bronzes Antiques de la Bibliothèque Nationale. 1895. Nr. 313 — 157 links *G. Dontas*, Annuario della Scuola Archeologica di Atene e delle Missioni Italiane in Ortente 37/38,

1959/1960, S. 309ff., Abb. 1–3 — 158/159 *Lullies/Hirmer*, 131/132 — 160 *Lippold*, Plastik, Taf. 32, 1 — 161 *Lippold*, Plastik, Taf. 34, 3, 4 — 162 *Lullies/Hirmer*, 89 — 163 *Lullies/Hirmer*, 96 — 164 *Lippold*, Plastik, Taf. 45, 1 — 165 *Lippold*, Plastik, Taf. 24, 3 — 166 *W.H. Schuchhardt*, Die Epochen der griechischen Plastik. 1959. S. 38, Abb. 31 und S. 70 — 167 links *Lippold*, Plastik, Taf. 39, 2 — 167 rechts A. *Furtwängler*, Kleine Schriften, 2. 1913. Taf. 47 - *V.Poulsen*, Acta Archeologica 8, 1937, S. 90, Abb. 53 — 168 oben *Lullies/Hirmer*, 138 — 168 unten *Lullies/Hirmer*, 134 — 169 links *Lullies/Hirmer*, 133 — 169 rechts *Lullies/Hirmer*, 140 — 170 *Lullies/Hirmer*, 170 — 171 *Lullies/Hirmer*, 175 — 172–180 *Lullies/Hirmer*, 107ff. — 181: 1a *FH* 78; 1b *FH* 80; 2 *FH* 18; 3 *FH* 156; 4 *FH* 33; 5 *FH* 186; 6 *FH* 6; 7 *FH* 88; 8 *FH* 28 (Vs), 31 (Rs); 9 *FH* 24; 10 *FH* 35; 11 *FH* 67; 12 *FH* 93 — 182: 1 *FH* 261; 2 *FH* 298; 3 *Hess/Leu* 1964, Nr. 17; 4 *FH* 357; 5 *FH* 360; 6 *FH* 433; 7 *FH* 380; 8 *FH* 436; 9 *FH* 419; 10 *FH* 427; 11 *FH* 394; 12 *FH* 461; 13 *FH* 630; 14 *FH* 651; 15 *FH* 727

183 *Lippold*, Plastik, Taf. 51, 1 - *Chr.Karusos*, Neue Beiträge zur Altertumswissenschaft, Festschrift B. Schweitzer. S. 161ff., Taf. 31, 2 — 184 *Lippold*, Plastik, Taf. 51, 3 — 185 *W.H. Schuchhardt*, Antike Plastik. Lieferung 2, 1965. S. 31ff., Taf. 20–37 — 186 *K. Schefold*, Griechische Dichterbildnisse. 1965. Abb. 7 — 187–199 *Lullies/Hirmer*, 142ff. — 200 *J. Dörig* in: Jdl 80, 1965, S. 241ff., Abb. 83–91 — 201 *J. Dörig* in: Jdl 80, 1965, S. 143ff., Abb. 1–12 — 202 *W.H. Schuchhardt*, Die Epochen der griechischen Plastik. 1959. S. 41, Abb. 34 und S. 72 — 203 *Lippold*, Plastik, Taf. 49, 3, 4 — 204 *J. Dörig*, Antike Plastik. Lieferung 6, im Druck. Vgl. vorläufig: Neue Zürcher Zeitung vom 28.2.1965, Sonntagsausgabe Nr. 824 (22) — 205 *S. Aurigemma*, Bolletino d'Arte 40, 1955, S. 67ff., Abb. 6–12 - *B. Schweitzer* in: Jdl 72, 1957, S. 1ff., Abb. 1 — 206 *Lippold*, Plastik, Taf. 61, 1 — 207 *Lippold*, Plastik, Taf. 61, 3 — 208 *Lippold*, Plastik, Taf. 62, 2 — 209 *Lullies/Hirmer*, 183 — 210 *Lippold*, Plastik, Taf. 59, 1 — 211 *Lippold*, Plastik, Taf. 59, 2 — 212 *Lullies/Hirmer*, 184 — 213 links *B. Freyer* in: Jdl. 77, 1962, S. 223, Abb. 8 — 213 rechts *B. Freyer* in: Jdl. 77, 1962, S. 211ff., Abb. 1–4 — 214 *Simon/Hirmer*, 204 — 215 *Simon/Hirmer*, 205–207 — 216 *Simon/Hirmer*, 216 — 217 *Simon/Hirmer*, 217, 218, L — 218 ARV 1152/2 — 219 *Lippold*, Plastik, Taf. 70, 2 — 220 *Lullies/Hirmer*, S. 65, 178 — 221 *Lullies/Hirmer*, S. 69f., 191 — 222 *Lullies/Hirmer*, S. 68, 187 — 223: 1 *FH* 8; 2 *FH* 98; 3 *FH* 101; 4 *FH* 148; 5 *FH* 129; 6 *FH* 111; 7 *FH* 44; 8 *FH* 46; 9 *FH* 104; 10 *FH* 122; 11 *FH* 118; 12 FH 179; 13 *FH* 190 — 224: 1 *FH* 283; 2 *FH* 273; 3 *FH* 276; 4 *FH* 251; 5 *FH* 303; 6 *FH* 495; 7 *FH* 498; 8 *FH* 499; 9 *FH* 500; 10 *FH* 507; 11 *FH* 452; 12 *FH* 453; 13 *FH* 458; 14 *FH* 422; 15 *FH* 404; 16 *FH* 437; 17 *FH* 407; 18 *FH* 483; 19 *FH* 534; 20 *FH* 537

225 *Lullies/Hirmer*, 192 — 226 *Lippold*, Plastik, Taf. 68, 2 — 227 *J. Dörig*, Antike Plastik. Lieferung 4. 1965. Abb. 6 — 228 oben *B. Schlörb*, Timotheos. 1965. 22. Ergänzungsheft zum Jdl, S. 24ff., Abb. 25/26 — 228 unten *W. Züchner*, Griechische Klappspiegel. 14. Ergänzungsheft zum Jdl 57, 1942, S. 62, KS 86 — 229 *B. Schlörb*, Timotheos. 1965. S. 36ff., Abb. 37–40 — 230 *Lippold*, Plastik, Taf. 79, 3 — 231 *Lippold*, Plastik, Taf. 83, 1 — 232 *W.H. Schuchhardt*, Die Epochen der griechischen Plastik. 1959. S. 97, Abb. 77 — 233 *Lullies/Hirmer*, 228 — 234 *Lullies/Hirmer*, 219 — 235 *Lullies/Hirmer*, 222 — 236 *Lullies/Hirmer*, 224 — 237 *Lippold*, Plastik, Taf. 98, 3 — 238 *Lullies/Hirmer*, 214ff. — 239 *Lippold*, Plastik, S. 251 mit Anm. 5 — 240 *Lullies/Hirmer*, 211 — 241 oben *K. Schefold*, Meisterwerke griechischer Kunst. 1960. S. 258, Nr. VII, 332, Abb. S. 257 — 241 unten *E. Schmidt* in: Jdl 47, 1932, S. 292ff., Abb. 40–43 — 242 *J. Dörig* in: Jdl 79, 1964, S. 266, Abb. 12 — 243 rechts *V. Poulsen*, Acta Archaeologica 15, 1944, S. 63ff., Abb. 1–4 — *W.H. Schuchhardt*, Festschrift B. Schweitzer, S. 223ff. — 243 links *K. Schefold*, Basler Antiken im Bild. 1958. Taf. 31 — 244 *A. Rumpf*, Analecta Archaeologica. Festschrift F. Fremersdorf. S. 93ff., Taf. 22c — 245 oben *Lippold*, Plastik, S. 281 mit Anm. 4 — 245 unten Vgl. vorläufig *P. Arndt/G. Lippold*, Text zu Einzelaufnahmen 3492–3494. - Freiburger Universitätsblätter, Heft 8, Mai 1965, S. 22f. - 246 rechts *J. Dörig* in: Jdl 79, 1964, S. 264ff., Abb. 7–11 — 246 links oben Jdl 79, 1964, S. 268, Abb. 14–17 — 246 links unten *E. Babelon/J. Blanchet*, Catalogue des Bronzes Antiques de la Bibliothèque Nationale. 1895. Nr. 15 — 247 links *E. Babelon/J. Blanchet*, Catalogue des Bronzes de la Bibliothèque Nationale. 1895. Nr. 1 — 247 rechts Jdl 79, 1964, S. 267, Abb. 13 — 248 *Lullies/Hirmer*, 226 — 249 *Lullies/Hirmer*, 227 — 250 ARV 1414/89 — 251 *Simon/Hirmer*, 253 — 252 *Simon/Hirmer*, 236–239 — 253: 1 *FH* 439; 2 *FH* 512; 3 *FH* 503; 4 *FH* 409; 5 *FH* 410; 6 *FH* 414; 7 *FH* 463 (Vs), 462 (Rs); 8 *FH* 514; 9 *FH* 515; 10 *FH* 539; 11 *FH* 554; 12 *FH* 549; 13 *FH* 425; 14 *FH* 442; 15 *FH* 564; 16 *FH* 563; 17 *FH* 569 — 254: 1 *FH* 124; 2 *FH* 132; 3 *FH* 206; 4 *FH* 209; 5 *FH* 208; 6 *FH* 270; 7 *FH* 306; 8 *FH* 308; 9 *FH* 315; 10 *FH* 318; 11 *FH* 237; 12 *FH* 240; 13 *FH* 226; 14 *FH* 290; 15 *FH* 608; 16 *FH* 644; 17 *FH* 728; 18 *FH* 735; 19 *FH* 788

255 *Lullies/Hirmer*, S. 81f., 233 — SG. S. 455, Abb. 532–537 — *V.v. Graeve*, Der Alexandersarkophag und seine Werkstatt. 1970 — 256 *H. Berve/G. Gruben/M. Hirmer*, Griechische Tempel und Heiligtümer. 1961. Taf. 161 — *SG*. S. 455, Abb. 529 — *A. Bammer*, Die Architektur des jüngeren Artemision von Ephesos. 1972. 51 Taf. 6g — 257 *Lullies/Hirmer*, S. 82f., 243 — *SG*. S. 567, Abb. 689 — 258/259 *A. Blanco*, Catalogo de la Escultura. 1957. Nr. 99 — *Arndt-Bruckmann*, Taf. 491ff. — *E. Buschor*, Das hellenistische Bildnis. 1949. Nr. 9 — *SG*. S. 569, Abb. 690–691 — 260 *Lippold*, Plastik, S. 303, Anm. I — SG. S. 127, Abb. 117 — *G.M.A. Richter* The Portraits of the Greeks. 1965. 219 Nr. 32, Abb. 1398–1402 — 261 *Lullies/Hirmer*, S. 83f., 245 — *SG*. S. 132, Abb. 119 — 262 *Lippold*, Plastik, S. 302, Anm. 6, Taf. 108, 1 — *SG*. S. 223, Abb. 242 — 263 *Lullies/Hirmer*, S. 84f., 246 — SG. S. 225, Abb. 244 — 264 links *Langlotz/Hirmer*, S. 91f., — *K. Schefold*, Die Griechen und ihre Nachbarn. Propyläen-Kunstgeschichte 1, 1967. Taf. 159a — 264 rechts FH I 51, 475 — 265 *H.B. Walters*, Catalogue of the Terracottas. 1903. 324, D 161 — *J. Boardmann*, Greek Art. 1964. Abb. 212 — Zum Motiv: *J. Dörig* in: Museum Helveticum 16, 1959, 29–58 — *SG*. S. 365, Abb. 406 — 266 *H. Sichtermann* in: Antike Plastik IV, 1965, S. 71ff., Taf. 39–52 — *Lullies/Hirmer*, S. 94, 280 — SG. S. 129, Abb. 118 — *v. Steuben* in: Istanbuler Mitteilungen 22, 1972, 133–140, Taf. 34–37 — 267 *Brunn-Bruckmann*, Taf. 540 — *Lippold*, Plastik, S. 348, Anm. 4 — SG. S. 227, Abb. 245/246 — 268 *Lullies/Hirmer*, S. 85, 247 — *SG*. S. 227, Abb. 247/248 — *H. Lauter* in: Athenische Mitteilungen 86, 1971, 147–161, Taf. 70–77 — 269 *R. Lullies*, Die kauernde Aphrodite. 1954. S. 12, Nr. 6, Abb. 7, 21/22 — SG. S. 301, Abb. 334 — *A. Linfert* in: Athenische Mitteilungen 84, 1969, 158–164 — 270 *Lullies/Hirmer*, S. 83, 244 — SG. S. 534, Abb. 627 — 271 *R. Horn*, Stehende weibliche Gewandstatuen in der hellenistischen Plastik. 1931. 46, Taf. 13, 2 — SG. S. 535, Abb. 628 — 272 *Lippold*, Plastik, S. 342, Anm. 5, Taf. 122, 3 — SG. S. 317, Abb. 353 — 273 *Lippold*, Plastik, S. 342, Anm. 3, Taf. 122, 1 — SG. S. 367, Abb. 410 — 274–280 *Lullies/Hirmer*, S. 86f., 251–259 — SG. S. 458, Abb. 539–545 — *K. Stähler*, Das Unklassische im Telephosfries. 1966. 76ff. — *E. Rhode*, Pergamon-Burgberg und Altar. 1972. — *E. Simon*, Pergamon und Hesiod. 1975. — 281 *Lullies/Hirmer*, S. 88f., 262 — *SG*. S. 229, Abb. 250 — 282 *Lippold*, Plastik S. 322, Anm. 4, Taf. 112, 2 — *SG*. S. 279, Abb. 310 — *Helbig*[4], Nr. 1253 *(v. Steuben)* — 283 *Lippold*, Plastik, S. 321, Anm. 15, Taf. 112, 3–4 — SG. S. 373, Abb. 413 — *G.A. Mansuelli*, Galleria degli Uffizi — Le Sculture I. 1958. Nr. 55–57 — Relief mit Gruppe, Rom Konservatorenpalast: Helbig[4], Nr. 1668 *(v. Steuben)* — 284–285 *Lullies/Hirmer*, S. 85f., 248/249 — SG. S. 319, Abb. 354 — 286 *Lippold*, Plastik, S. 327, Anm. 6, Taf. 116, 4 — SG. S. 137, Abb. 129–131 — 287 *A.K. Orlandos* in: Praktika, 1962 (1966), Taf. 103, 2–4 — SG. S. 571, Abb. 698 — 288 *Lullies/Hirmer*, S. 89, 263 — SG. S. 570, Abb. 697 — 289 *Lullies/Hirmer*, S. 88, 260 — SG. S. 570, Abb. 696 — 290 *Lullies/Hirmer*, S. 91f., 272 — SG. S. 233, Abb. 252 — 291 *Lullies/Hirmer*, S. 91, 270 — SG. S. 230, Abb. 251 — 292 *Langlotz/Hirmer*, S. 93, 95f., 148 — SG. S. 136, Abb. 126 — 293 *Langlotz/Hirmer*, S. 97, 150 — SG. S. 376, Abb. 417 — 294 *Lippold*, Plastik, S. 369, Taf. 135, 3 — SG. S. 377, Abb. 418 — 295 *Lippold*, Plastik, S. 369, Anm. 4 — SG. S 373, Abb. 416 — 296 *Lullies/Hirmer*, S. 89G.S. f., 264 — SG. S. 138, Abb. 132 — 297 *Lippold*, Plastik, S. 370, Anm. 7, Taf. 130, 4 — SG. S. 139, Abb. 133 — 298 *W. Fuchs*, Die Vorbilder der neuattischen Reliefs, in: JdI, 1959, 20. Ergänzungsheft, S. 73ff., Nr. 1 — *Helbig*[4], Nr. 1590 *(W. Fuchs)* — SG. S. 521, Abb. 614 — 299 *Lullies/Hirmer*, S. 92, 273 — SG. S. 303, Abb. 335 — 300 *W. Fuchs*, Der Schiffsfund von Mahdia. 1963. 18, Nr. 8, Taf. 17 — *A. Adriani* in: Römische Mitteilungen 70, 1963, S. 80ff., Taf. 32, 2 — 301 *Lullies/Hirmer*, S. 93, 277 — SG. S. 281, Abb. 311–312 — 302 siehe 274 bis 280 — 303 *Lullies/Hirmer*, S. 93f., 279 — SG. S. 380, Abb. 421; S. 575 Abb. 702 — 304: 1 *FH* 581; 2 *FH* 142; 3 *FH* 736; 4 *FH* 743; 5 *FH* 799; 6 *FH* 802; 7 *FH* 804; 8 *FH* 577; 9 *FH* 578; 10 *FH* 739; 11 *FH* 775

121 G. *Dontas* in: Deltion 17, 1961/1962, Chronika S. 9, Taf. 5 unten — 122 *F. Willemsen*, Dreifußkessel von Olympia. Olympische Forschungen, Bd. 3, 1957, S. 1ff., Taf. 1 — 123 *F. Willemsen*, Dreifußkessel von Olympia. Olympische Forschungen, Bd. 3, 1957, S. 100ff., Taf. 63 links — 124 *Simon/Hirmer*, 5 oben — 125/126 *D. Ohly*, Griechische Goldbleche des 8. Jahrhunderts v. Chr. 1953. Taf. 15/16 — 127 *Schefold*, Sagenbilder, S. 27, 4 — 128 *Schefold*, Sagenbilder, S. 22, 5c — 129 *Schefold*, Sagenbilder, S. 21, 6b — 130 *Schefold*, Sagenbilder, S. 21, 7a — 131 *Schefold*, Sagenbilder, S. 22, 7b — 132/133 *P. Courbin* in: BCH 81, 1957, S. 322ff., Taf. 2/3; *E. Buschor*, Die Plastik der Griechen. 1958. Abb. S. 9

134 *Schefold*, Sagenbilder, S. 39, 9 — 135/136 CVA Berlin 1, Taf. 20/21; *Schefold*, Sagenbilder, S. 44, 36a — 137 *Schefold*, Sagenbilder, S. 41, 13 — 138 *R. Higgins*, Greek and Roman Jewellery. 1961. S. 112, 20 — 139 *D. Ohly* in: AM 74, 1959, S. 54, 7 — 140 *J. Dörig* in: AM 76, 1961, S. 79, 1 — 141 *Schefold*, Sagenbilder, S. 28, 5 — 142 *J. Dörig* in: AM 77, 1962, S. 88ff., Beilage 23, 2 — 143 *W. H. Schuchhardt* in: AM 60/61, 1935/1936, S. 84, 12 — 144 *G. Rodenwaldt*, Korkyra 2. 1939. Taf. 1; *J. Dörig/O. Gigon*, Der Kampf der Götter und Titanen. 1961. Besonders S. 13ff.; *E. Kunze* in: AM 78, 1963, S. 74ff. — 145 *W. H. Schuchhardt*, Archaische Giebelkompositionen. 1940. S. 17ff., 2 — 146/147 *W. H. Schuchhardt*, Archaische Giebelkompositionen. 1940. S. 20ff., 3/4 — 148 *Schefold*, Sagenbilder, S. 74, 67a — 149/150 *A. Rumpf*, Sakonides. 1937. Taf. 21–23 — ABV, S. 108, Nr. 5 — 151 *E. Langlotz*, Griechische Vasen in Würzburg. 1932. S. 23f., Nr. 164, Taf. 26f. — 152 *S. Karusu*, The Amasis Painter. 1956. Taf. 44 — ABV, 154, Nr. 57 — 153 *Simon/Hirmer*, 76 — 154 *Simon/Hirmer*, 77 - ABV, 140, Nr. 1 — 155 *N. Himmelmann-Wildschütz*, Marburger Winkelmanns-Programm. 1963. S. 13ff. — 156 *Arias/Hirmer*, S. 61, 92ff. — 157/158 *J. Dörig*, Lesefrüchte, in: Festschrift K. Schefold — 159 *Franke/Hirmer*, Nr. 398, 401, 426 — 160 *Franke/Hirmer*, Nr. 48, 63, 168, 184 — 161 *Franke/Hirmer*, Nr. 784

162 *Furtwängler/Reichhold*, Taf. 161; *Simon/Hirmer*, 167 — ARV, S. 459, Nr. 3 — 163 Encyclopédie Photographique 3. 1938. S. 13, D - ARV, S. 472f., Nr. 211 — 164/165 *Pfuhl*, Malerei, S. 475f.; *Simon/Hirmer*, 170/171 — 166 *Furtwängler/Reichhold*, Taf. 116/117 - ARV, S. 613, Nr. 1 — 167 *Furtwängler/Reichhold*, Taf. 118/119; *Pfuhl*, Malerei, 507; ARV, S. 616, Nr. 3 — 168 DU 215, Jan. 1959, S. 23, 4 — *Lullies/Hirmer*, Abb. 3 — 169 *A. Furtwängler*, Aigina. 1906. Taf. 23 — *Lullies/Hirmer*, Abb. 4 — 170/171 Olympia III. 1894. Taf. 45 — *W. H. Schuchhardt*, Inhalt und Form bei den Olympia-Metopen, in: Festschrift H. Friedrich. 1965. S. 239ff. — 172 *Lullies/Hirmer*, S. 57, Abb. 5 — 173 *Lullies/Hirmer*, S. 57, Abb. 6 — 174 *C. Haspels*, Attic Black-Figured Lekythoi. 1936. S. 256, Nr. 50 — 175 *Franke/Hirmer*, Nr. 13, 15, 20

176 *Simon/Hirmer*, 232 — 177/178 *J. Liegle*, Der Zeus des Phidias. 1952. Taf. 1ff. - Vgl. *A. Mallwitz/W. Schiering*, Die Werkstatt des Phidias in Olympia. Olympische Forschungen, Bd. 5. 1964. S. 1ff., 1 — 179/180 *Lullies/Hirmer*, S. 63, Abb. 9/10 — 181/182/*Lullies/Hirmer*, S. 62, Abb. 7/8 — 183/184 *H. Cahn*, Robinson Studies 1, S. 559ff., Taf. 42/43b - Zuletzt JdI 80, 1965, S. 224, 67a/b — 185 JdI 80, 1965, S. 163, 12, Anm. 113 — 186/187 JdI 80, 1965, S. 174ff., 18ff. — 188 *E. Buschor*, Lekythen der Parthenonzeit. Münchner Jahrbuch, 1925, Taf. 5 — 189 *Rumpf*, Malerei, S. 116, 8 — 190 *Rumpf*, Malerei, 41, 2 — 191 *Franke/Hirmer*, Nr. 107, 109, 42 — 192 *Franke/Hirmer*, Nr. 158, 161, 164 — 193 *Franke/Hirmer*, Nr. 170, 173, 175

194 *B. Schlörb*, Timotheos. 22. Ergänzungsheft zum JdI 80, 1965, Beilage — 195 *Lippold*, Plastik, S. 249ff. — 196 Eine Begründung dieses Rekonstruktionsversuches wird an anderer Stelle gegeben — 197 *J. D. Beazley/B. Ashmole*, Greek Sculpture and Painting. 1966 — 198 Universitas 14, 1959, S. 1280 - *H. Möbius*, Bonner Jahrbücher — 199 Olympia IV. 1897. S. 236, 263 — 200 JdI 72, 1957, S. 33, 12 — 201 Nach JdI 3, 1888, S. 190 mit Abb. - Danach *G. Kleiner* in: JdI 65/66, 1950/1951, S. 229, 15 — 202 *N. Himmelmann-Wildschütz*, Zur Eigenart des klassischen Götterbildes. 1959. S. 17ff., Anm. 27, 5a/b — 203 *Pfuhl*, Malerei, 604 — 204 *W. Züchner*, Griechische Klappspiegel, 14. Ergänzungsheft zum JdI 57, 1942, S. 24, KS 26, Taf. 15 — 205 *W. Züchner*, ebenda, S. 46, KS 59, Taf. 21 — 206 *W. Züchner*, ebenda S. 14ff., KS 17, Taf. 17 — 207 *Pfuhl*, Malerei, 646 - *Rumpf*, Malerei, S. 143ff., Taf. 47, 2 — 208 *Pfuhl*, Malerei, 647 - *Rumpf*, Malerei, Taf. 47, 1 — 209 *Franke/Hirmer*, Nr. 235, 228, 240

210 *Lullies/Hirmer*, S. 90, 268 — SG. S. 536, Abb. 629 — 211 *W. Fuchs*, Der Schiffsfund von Mahdia. 1963 — SG. S. 572, Abb. 701 — *Chr. Dierks-Kühl*, Zu späthellenistischen Figuren der 2. Hälfte des 2. Jahrhunderts. 1972. 41–49 — 212 *F. Magi*, Atti della Pontificia Accademia, Memorie 9. 1960 - Vgl. Taf. 303 — 213 *Pfuhl*, Malerei, Abb. 684

Soweit nicht Originalaufnahmen sind die Textabbildungen des Architektur-Teiles reproduziert nach:

1 W. B. Dinsmoor 1950 — 2 A. W. Lawrence 1957 — 3 Stephani 1914 — 4 F. Krauss 1943 — 5 G. Gruben 1966 — 8 Th. Wiegand/H. Schrader 1904 — 9 W. B. Dinsmoor 1950 — 10 A. W. Lawrence 1957 — 12 G. Gruben 1966 — 13 H. C. Butler 1925 — 14 W. B. Dinsmoor 1950 — 15 J. Boardman 1959 — 16 G. Gruben 1961 und 1966 — 19 E. F. Schmidt 1953 — 20 G. Roux 1953 — 21 C. Dugas/M. Clemmensen 1924 — 22 A. Defrasse/H. Lechat 1895 — 23 W. B. Dinsmoor 1950 — 24 R. Borrmann 1892 — 25 E. Gabrici 1933 — 27 R. Borrmann 1892 — 28 Thomas — 32 J. Boardman 1959 — 34 links Middleton in A. W. Lawrence 1957 — 34 rechts J. Bühlmann 1904 — 35, 39 F. C. Penrose — 43 W. B. Dinsmoor 1913 — 46 J. Boardman — 47 F. Krischen 1924 — 48 H. Schleif 1933 — 49 A. von Gerkan 1915 — 50 A. W. Lawrence 1957 — 52 W. B. Dinsmoor 1950 — 53, 54 G. Gruben 1961 — 55 M. Courby 1927 — 56 G. Gruben 1961 — 57 A. Furtwängler/E. Fiechter 1906 — 58 G. Gruben 1961 — 59 W. Dörpfeld 1892 — 60 G. Gruben 1961 — 61 F. Krischen 1938 — 62 G. P. Stevens 1946 — 63 - 65 G. Gruben 1961 — 66 R. Koldewey 1899 — 67/68 J. Hulot/G. Fougère 1910 — 69 G. Gruben 1966 nach A. W. Lawrence 1957 — 70 A. W. Lawrence 1957 — 71 F. Krauss — 72 - 74 F. Krauss 1960 — 75 G. Gruben 1961 — 76 F. Krauss — 77 E. Buschor/H. Schleif 1930 — 80 W. B. Dinsmoor 1950 — 81 F. Krischen 1938 — 82 AM 40, 1915, Taf. 5 — 83/84 G. Gruben 1961 — 85 G. P. Stevens 1946 — 86 G. Gruben 1961 — 87 Th. Wiegand/H. Schrader 1904 — 88 M. Schede 1934 — 89 F. Krischen 1938 — 90/91 H. Knackfuß 1940 — 92 links G. Gruben 1966 nach H. Pomptow 1912; rechts A. W. Lawrence 1957 — 93 J. Travlos 1950 — 94 W. Dörpfeld/E. Reisch 1896 — 95 A. von Gerkan/M. Müller-Wiener 1961 — 96 A. von Gerkan 1921 — 97 W. B. Dinsmoor 1950 — 98 P. Amandry 1953 — 99 F. Krischen — 100 E. Meyer 1965 — 102 J. Bühlmann 1904 — 103 F. Krischen 1927 — 104 J. Keil 1949 — 105 A. J. B. Wace 1918 — 106 G. Karo 1934 — 107 C. Blegen 1958 — 108 J. Boardman — 109/110 Th. Wiegand/H. Schrader 1904 — 111/112 Expl. Arch. de Délos VIII, 1922 — 113 Ph. Bruneau/J. Ducat 1965 — 114 Fister — 115 R. Nicholls — 119/120 G. P. Stevens 1946

Die Aufnahmen von Prof. Dr. Max Hirmer wurden ergänzt durch die Bilder nachstehender Archive:

Alinari, Florenz: 206, 262, 283 rechts — E. M. Andrulaki: 64 rechts — Archäologisches Seminar, München: 105; Abb. 155 — Athen, Agora Excavations: 24 oben, 36; Abb. 101 — Athen, Ecole Française: Abb. 45 — Basel, Antikenmuseum: 264 links — Basel, Öffentliche Kunstsammlungen: 243 links — Berlin, Staatliche Museen: 37, 81, 155, 169 rechts, 228 unten, 274–280, 290, 302; Abb. 17, 117 — Prof. Dr. H. Bloesch, Winterthur: 241 oben — J. Boardman, Oxford: Abb. 31 — Boris, Paris: 200 links — Boston/Mass., Museum of Fine Arts:

51, 257; Abb. 38 — Brogi, Rom: 298 — E.M. Czako-Stresow, München: 104 rechts, Abb. 78/79 — G. Despinis, Athen: 287 — Deutsches Archäologisches Institut, Athen: 21, 41, 45, 47 unten, 52 oben, 53 rechts, 54 rechts, 55 rechts, 59 links, 63, 64 links, 67, 68 links, 69, 72, 73 unten, 80 rechts, 84, 85, 152, 157 links, 166, 167 links, 213 links, 228 oben, 297; Abb. 30, 37, 185, 195 — Deutsches Archäologisches Institut, Rom: 242 links, 245 oben; Abb. 197 — J. Dörig, Genf: 204 — Dresden, Staatliche Kunstsammlungen: 184, 232 links, 239, Abb. 199 — P. R. Franke, Saarbrücken; Abb. 178 — Frankfurt, Städtische Galerie: 246 rechts — Giraudon, Paris: 213 rechts, 286 — G. Hafner: 208 — C. Hansmann, München: XLVII — Kassel, Staatliche Kunstsammlungen: 183 — F. Kaufmann, München: 231, 282 — Kopenhagen, Nationalmuseum: 73 oben — Kopenhagen, Ny Carlsberg Glyptotek: 52 unten, 186, 207, 243 rechts, 260 — Leningrad, Eremitage: 252; Abb. 186, 187, 202, 203 — London, British Museum: 160 links, 244 — München, Staatliche Antikensammlungen: 53 links — New York, Metropolitan Museum of Art: 50, 55 links, 58, 65, 79, 251 — Oxford, Ashmolean Museum: 167 rechts; Abb. 2 — Paris, Bibliothèque Nationale: 157 rechts — F. Roiter, Venedig: XLV — Scala, Florenz: XLIV — Stockholm, Nationalmuseum: 60 — N. Tombasis, Athen: Abb. 198

VERZEICHNIS DER ABGEBILDETEN WERKE

Nach Orten und Museen geordnet. Textabbildungen kursiv

DIE BAUDENKMÄLER

AIGINA, Aphaia-Tempel 14, 39, 124f., 127; *4, 56/57;* Tf. 6, 146–151

AKRAGAS (Agrigento), Tempel des Zeus Olympios, (Tempel B) 15, 34, 44, 46; *44, 67–70*
–, Tempel F, sog. Concordia-Tempel 46; Tf. II

ARGOS, Heraion 28, 31; *33*

ATHEN, Agora 59ff.; *100, 101*
–,– Stoa des Attalos II. 59ff.; Tf. 36
–, Akropolis 57, 67; *119, 120;* Tf. 39/40
–,– Alter Athena-Tempel 39; *86*
–,– Athena Nike-Tempel 19, 21, 49, 160, 172; *82/83;* Tf. 21, 221
–,– Erechtheion 19ff., 29f., 34, 50, 160; *34, 85/86;* Tf. 22–25, 219
–,– Parthenon 30, 32, 37, 41f., 103, 142f., 146, 151, 159, 170, 187, 209; *39, 62/63;* Tf. 7–10, 185, 187–199
–,– Propyläen 19, 29; *11, 35*
–, Dionysos-Theater 55f.; *94*
–, Hephaistos-Tempel (Theseion) 32, 42; *64;* Tf. 11
–, Ilissos-Tempel 50; *84*
–, Lysikrates-Denkmal 61; *102*
–, Olympieion 24, 39, 53; Tf. 28

BASSAI, Apollon Epikurios-Tempel 20, 23, 32, 41; *12, 20, 60/61;* Tf. 4/5

BELEVI, bei Smyrna, Grabmal 62; *104*

DELOS, Maison de la Colline 64; *111, 112*
–, Maison des Comédiens 64; *112*
–, Maison des Dauphins 64; *113*

DELPHI, Apollon-Heiligtum 51, 55; Tf. 38
–,– Apollon-Tempel V, sog. Alkmeoniden-Tempel 15, 39, 110ff.; *5c, 55, 98, 157/158*
–,– Apollon-Tempel VI 15, 51; *5f*
–,– Halle der Athener 58, *98*
–,– Schatzhaus der Athener 15, 55; *5d;* Tf. 30
–,– Schatzhaus von Klazomenai 20, 55; *14*
–,– Schatzhaus von Knidos 33; *43*
–,– Schatzhaus von Massilia 20, 55; *14*
–,– Schatzhaus von Siphnos 26f., 33, 55, 109; *29, 43,;* Tf. 118/119
–,– Sphinx der Naxier 18, 104; Tf. 103
–, Athena Pronaia-Heiligtum (Marmaria), Athena-Tempel 15, 51, 53; *5a, 5b;* 29 unten
–,– Tholos 15, 53; *5e, 92;* Tf. 29 unten

DIDYMA bei Milet, Apollon-Tempel, Älterer 22; *17*
–,–Jüngerer 21, 23f., 33, 51f.; *23, 42, 90/91;* Tf. 27

DUVER (Phrygien), Tempel 26; *28*

ELEUSIS, Telesterion 54; *93;* Tf. 29 oben

EMPORIO (Chios), Apsidialtempel 34; *46*
–, Häuser des 7. Jahrhunderts 63; *108*

ENGLIANOS bei Pylos, Megaron 13; *107*

EPHESOS, Artemision, Älteres 18f., 21, 33, 48, 51; *9/10, 80/81*
–,–Jüngeres 18, 32f., 51, 201; *89;* Tf. *256*

EPIDAUROS, Asklepios-Heiligtum
–, Asklepios Tempel 121f.; Tf.; 228 oben, 229
–, Gästehaus 58; *97*
–, Theater 9, 57f.; *95;* Tf. 32, 33
–, Tholos 23f., 29; *22, 36*

HALIKARNASS, MAUSOLEUM 62, 176, 179; *103;* Tf. 238, 240

KORINTH, Apollon-Tempel 38; *54;* Tf. I

KORFU (KORKYRA), Artemis-Tempel 38, 96f.; *144;* Tf. 84, 85

MONODENDRI, Kap, Poseidon-Altar 36; *49*

MYKENE, Oberstadt, Megaron 13; *105*

OLYMPIA, Altis, Hera-Tempel 15, 38, 40; *27, 53, 118;* Tf. 2, 3 oben
–,– Schatzhäuser 55, 67; *118*
–,– Schatzhaus von Gela 24, 55; *24*
–,– Zeus-Tempel 15, 32, 40, 112, 131ff., 159; *58/59;* 3 unten, 172–180

PAESTUM, Athena-Tempel, sog. Ceres-Tempel 45f.; *72–74;* Tf. 18
–, Hera-Tempel I, sog. Basilica 15, 45, 55; *71;* Tf. 14/15
–, Hera-Tempel II, sog. Poseidon-Tempel 46; *76;* Tf. 16/17

PERGAMON, Oberstadt 66; *117*
–,– Athena Polias Nikephoros-Heiligtum, Propylon 59; Tf. 37
–,– Athena Polias Nikephoros-Tempel 53, 66; *117*
–,– Theater 57; Tf. 34
–,– Zeus-Altar 32, 36, 208ff., 212f., 219; *50;* Tf. 274–280, 302

PRIENE
–, Athena Polias-Tempel 18, 21, 51; *8, 87, 88*
–, Buleuterion 59; *99*
–, Haus XXIII 64; *109, 110*
–, Theater 57; *96;* Tf. 31

PRINIAS (Kreta), Tempel A 13, 31, 37; *3*

SAMOS, Heraion
–,– Hera-Tempel III (Rhoikos-Dipteros) 36, 46f.; *48, 77*
–,– Hera-Tempel IV (Polykrates-Dipteros) 21, 47f.; *16, 78/79*

SARDES, Artemis-Tempel 20, 51f.; *13;* Tf. 26

SEGESTA, Tempel 46, 49; Tf. 20

SELINUS, Akropolis, Tempel C 25, 43; *25, 66;* Tf. 13
–,– Tempel E (Hera-Tempel) 46; *75;* Tf. 19
–,– Tempel F 44; *67*
–,– Tempel G (Apollon-Tempel) 44; *68*

SMYRNA (Alt-Smyrna) 65; *115*

SUNION, Poseidon-Tempel 27, 32, 43; Tf. 12

SYRAKUS, Apollon-Tempel 43; *65*

TEGEA, Athena Alea-Tempel 23, 51, 177f.; *21, 195/196*

THERMOS, Apollon-Heiligtum, Megaron A, Tempel B, Tempel C 25, 38, 47, 94, 98; *52;* Tf. 77, VII

TIRYNS, Megaron 13; *106*

DIE KUNSTWERKE IN DEN MUSEEN

(Textabbildungen in Kursiven)

ARGOS, Museum
Bronzepanzer, aus einem Grab in Argos 83, 96; *132/133*

ATHEN, Agora-Museum
Spätgeometrische Kanne P 4885 81; *130*

ATHEN, Akropolis-Museum
Deckelpyxis Angelopoulou 74; *121*
Laufende Gorgo, vom Firstakroter eines reifarchaischen Tempels auf der Akropolis in Athen 95ff.; *143*
Ältester Porosgiebel von der Akropolis in Athen 97; *145*
Giebel des ältesten Ringhallen-Tempels auf der Akropolis in Athen 97f.; *146/147;* Tf. 86, VIII
Kalbträger 98, 108; Tf. 87
Mädchenstatue 677, samisch 105; Tf. 106
Kore 675, von Chios 106; Tf. XVIII
Kore 679, in Chiton und Peplos 107; Tf. 111
Kore 861, des Antenor 109f.; Tf. 120
Bärtiger Bronze-Kopf 6446 125; Tf. 152
Kopf des Hermes Kriophoros 2344, römische Marmorkopie 127; Tf. 157 links
Sog. Kritios-Knabe 698 129; Tf. 162
Weihrelief an Athena 645 130; Tf. 170
Sog. Blonder Kopf 689 130; Tf. 164
Kore 686, Weihgeschenk des Euthydikos 130; Tf. 165
Prokne mit Itys 1358 154; Tf. 213 links
Nike, von der Balustrade um den Athena Nike-Tempel 160, 172; Tf. 221

ATHEN, Kerameikos-Museum
Schulterhenkelamphora 556 72f.; Tf. 41
Amphora 544 73; Tf. 42
Becher 567 73; Tf. 43 oben
Spendegefäß 641, in Form eines Hirsches 73; Tf. 43 unten
Amphora 560 73; Tf. 44, 47 oben
Amphora 2146 73; Tf. 45
Deckelpyxis 257 74; Tf. 47 unten
Grabmahl des Ritters Dexileos 170; Tf. 225

ATHEN, Nationalmuseum
Sima mit Löwenkopf-Wasserspeier, vom Heraion in Argos 28, 31; *33*
Terrakottamodell eines frühen Tempels aus dem Heraion in Argos 37; *51*
Krater 990 76, 80; Tf. 49
Amphora 804 76; *124;* Tf. 48
Elfenbeinstatuette einer Göttin 776, vom Dipylon 78, 80, 84; Tf. 54 links
Bronzestatuette eines Kriegers 6613, von der Akropolis 80, 82, 83, 88; Tf. 55 rechts
Kanne 192, mit Inschrift 80; Tf. 56
Spätgeometrische, eherne Fibel, aus Kreta 81; *129*
Melische Amphora 311 87; Tf. 62
Reliefpithos 5898, aus Theben 89; Tf. 66
Artemis-Statue 1, der Nikandre von Naxos für Delos 89f., 105; Tf. 68 links
Sich entschleiernde Göttin 2869, aus Mykene 90f.; Tf. 70
Elfenbeinrelief, aus Samos (Perseus enthauptet Medusa) 91; Tf. 71
Tonmetopen, von Apollon-Tempel in Thermos 94, 98; Tf. 77, VII
Kuroskopf 3372 95, 99; Tf. 80 links
Kuros 2720, aus Sunion 95, 99; Tf. 80 rechts
Nettos-Maler. Halsamphora 1002 95, 99; Tf. 88
Sophilos. Dinos 15499, Fragment 99; Tf. XI
Kuros 1558, von Melos 105; Tf. 109
Archermos. Geflügelte Göttin 21, von Delos 106, 130, 150; Tf. 107
Grabstatue des Kroisos 3851, aus Anavyssos 40; Tf. 117
Poseidon 15161, gefunden im Meer bei Kap Artemision 127f., 184; Tf. 158/159, XXVIII
Sog. Omphalos Apollon 45 127f., 141; Tf. 160 rechts
Weihrelief eines siegreichen Knaben 3344, vom Athena-Heiligtum in Sunion 129, 131, 151; Tf. 163
Kopf einer Bronzestatuette 6590 130; Tf. 166
Weihrelief-Tondo 3990, von Melos 130; Tf. 168 oben
Athena-Maler. Lekythos 1132 132; *174*
Athena Parthenos 129, Marmorreplik, sog. Athena Varvakion 142f., 146, 151; Tf. 185
Böotischer Skyphos 12593 148f.; *185*
Diadumenos. Marmorkopie 153; Tf. 211
Thanatos-Maler. Lekythos 1830 155; *188*
Eretria-Maler, Epinetron 1629 156; Tf. 216
Schilfmaler. Weissgrundige Lekythos 1816 157; Tf. XXXVIII
Grabmal der Hegeso 3624 161; Tf. 222
Nike 162, Akroter des Ostgiebels vom Asklepios-Tempel in Epidauros 171; Tf. 228 oben
Hygieia 299, aus dem Asklepios-Tempel in Epidauros 172; Tf. 229
Bronzestatue eines Jünglings 13396, gefunden im Meer bei Antikythera 171; Tf. 234
Bronzestatue eines Jünglings 15118, gefunden im Meer bei Marathon 174; Tf. 235, XXXIX
Grabrelief eines Jünglings 869, aus dem Ilissos 171, 175; Tf. 248
Grabrelief 833, aus Rhamnus 185; Tf. 249
Themis 231, von Rhamnus 203; Tf. 262
Bronzekopf eines Philosophen, gefunden im Meer bei Antikythera 206; Tf. XLVIII
Aphrodite und Pan 3335, aus Delos 215; Tf. 294
Poseidon 235, von Melos 216; Tf. 297
Kopf eines Faustkämpfers 6439, aus Olympia 180, 218; Tf. XL
Porträtkopf 14612, von Delos 218; Tf. LI
Zeusköpfchen, Ausguß nach Tonform 184f.; Tf. 246 links oben

BAIAE, Museum
Sog. Aspasia, Marmorreplik 126; Tf. 154

BASEL, Antikenmuseum
Büstenreplik des Herakles Farnese, sog. Steinhäusersche Büste 182; Tf. 243 links

BERLIN, Staatliche Museen Preußischer Kulturbesitz
Protokorinthische Lekythos F 336 85; Tf. 57 unten
Krater A 32, Fragment 86; *135/136*
Urarchaischer Mischkrug-Untersatz 87; *137*
Exekias. Bemalte Tontafel (Pinax) (Herrin und Stallknecht vor Maultier-Zweigespann) 103; Tf. 100
Exekias. Bemalte Tontafel (Pinax) (Zwei Trauernde) 103; Tf. 101 oben
Sosias. Schale F 2278 117; Tf. 123
Berliner Maler. Amphora F 2160 121; Tf. 138

BERLIN, Staatliche Museen
Antenkapitell vom Älteren Apollon-Tempel in Didyma bei Milet 22; *17*
Athena Polias Nikephoros-Heiligtum, Propylon 59; Tf. 37
Stehende Göttin mit Granatapfel, aus Keratea (Attika) 95, 106f.; Tf. 81
Krater F 1658, sog. Amphiaraos-Krater, verschollen 99; *148*
Ornithe aus der Geneleosgruppe, Taf. 104 rechts
Thronende Göttin A 17, aus Tarent 127; Tf. 165
Grabstele eines Mädchens K 19, sog. Stele Giustiniani 131; Tf. 169 rechts
Bronzerelief eines Klappspiegels 7928 (Ganymed von Adler entführt) 175; Tf. 228 unten
Gravierter Bronzespiegel mit badender Nymphe 189, 191; *205*
Zeus-Altar von Pergamon 208ff., 212f., 219; Tf. 274–280, 302
Aphrodite, Terrakottastatuette 31272 214; Tf. 290
Terrakottastatuette einer jungen Frau TC 7674 204; Tf. XLVII

BOULOGNE, Museum
Exekias. Amphora 558 103; *153*

BOSTON, Museum of Fine Arts
Voluten- und Palmettenbekrönung einer Grabstele, aus der Troas 30; *38*
Oinochoe 2542 77; Tf. 51
Protokorinthische Lekythos 79; *127*
Protokorinthischer Aryballos 85; Tf. 57 Mitte
Pan-Maler. Glockenkrater 10.185 120; *164/165*
Mädchenkopf 29, von Chios 202; Tf. 257

BRÜSSEL, Musées d'Art et d'Histoire
Smikros. Stamnos A 717 40; Tf. 115

CATANIA, Universität
Deckelkrater, aus Centuripe 219; Tf. LII

CHERCHEL (Algier), Museum
Aphrodite, sog. Demeter Cherchel 148f.; Tf. 200

DELOS
Apollon. Kolossalstatue beim Oikos der Naxier 95; Tf. 78
Kleopatra und Dioskurides 215; Tf. 295

DELPHI, Museum
Eckhängeplatte vom Siphnier-Schatzhaus in Delphi 26f.; *29*
Baufragment, aus Delphi 26f.; *30*
Behelmter, nackter Krieger 88
Jünglingsstatuette 90, 95; Tf. 69 rechts
Kleobis und Biton 467, 1524 96; Tf. 83
Naxier-Sphinx 18, 104; Tf. 103
Vom Siphnier-Schatzhaus, Fries 109; Tf. 118/119
Giebel vom Apollon-Tempel V, sog. Alkmeoniden-Tempel 110ff.; *157/158*
Wagenlenker 127; Tf. 156, XXVII
Statue eines Philosophen 202f.; Tf. 261

DRESDEN, Staatliche Kunstsammlungen
Athena Lemnia 142; Tf. 184

Einschenkender Satyr 173f.; Tf. 232 links
Rasende Mänade 133 176, 178; Tf. 239
Herakles Epitrapezios 182; *199*

ELEUSIS, Museum
Frühattische Amphora 86, 99; Tf. 59, V

EPIDAUROS, Museum
Kapitell von der Tholos 23f.; *22*
Von der Kassettendecke der Tholos 29; *36*

FERRARA, Museo Etrusco
Niobiden-Maler. Volutenkrater 579 124; Tf. 144/145

FLORENZ, Boboli-Garten
Kopf des Erechtheus 151; Tf. 204

FLORENZ, Museo Archeologico
Kleitias und Ergotimos. Volutenkrater 4209 122; Tf. 91–95
Meidias-Maler. Hydria 81947 156; Tf. 217, XXXVII

FLORENZ, Uffizien
Kauernder Skythe, sog. Schleifer 211; Tf. 283

FRANKFURT, Liebieg-Haus
Zeus, Bronzestatuette 184; Tf. 246 rechts

GELA, Museo Nazionale Archeologico
Satyrkopf, Terrakotta-Antefix 25f.; *26*

HERAKLION/Kreta, Museum
Apollon. Sphyrelaton, von Dreros 88f., 91; Tf. 64 rechts

ISTANBUL, Archäologisches Museum
Aeolische Kapitelle aus Larissa und Neandria 17; *7*
Grabstele eines Jünglings 1142, von Nisyros 130f.; Tf. 169 links
Sog. Alexandersarkophag, aus Sidon 184, 201; Tf. 255, XLVI
Knabe 542 (1191), aus Tralles 205; Tf. 266
Marsyas 211; Tf. 283
Kopf Alexanders des Großen 538, aus Pergamon 184, 214; Tf. 289

KASSEL, Staatliche Kunstsammlungen
Apollon 141f., 148; Tf. 183

KOPENHAGEN, Nationalmuseum
Kantharos 727 77; Tf. 52 unten
Elfenbeinlöwen, aus Tarent 91; *140;* Tf. 73 oben

KOPENHAGEN, Ny Carlsberg Glyptotek
Kuroskopf 2821 37
Anakreon 409 141, 148; Tf. 186
Sog. Amazone Sciarra 152; Tf. 207
Ausruhender Herakles 250 182, 184; Tf. 243 rechts
Demosthenes 436a 202f., 205; Tf. 260

KORFU, Museum
Liegender Löwe 91f.; Tf. 73 unten
Westgiebel des Artemis-Tempels 96f.; *144;* Tf. 84/85

KORINTH, Museum
Kore oder Demeter, von Korinth 126; Tf. 153 rechts

LENINGRAD, Eremitage
Weiblicher Kopf 264 149; *186/187*
Zeichnung auf Elfenbein, von Kul Oba (Urteil des Paris) 186; *202*
Hydria (Streit um das Attische Land) 187; *203*
Marsyas-Maler. Lebes 15 592 188; Tf. 252

LIPARI, Museo Eoliano
Apulischer Kelchkrater 2241 186; Tf. XLII

LONDON, British Museum
Ionisches Kapitell, vom Älteren Artemision in Ephesos. Rekonstruktion 19; *10*
Spätgeometrischer Kessel, aus Theben 80f.; *128*
Teil eines Halsgeschmeides aus Goldreliefs, von Kamiros auf Rhodos 90; *138*
Rhodischer Teller A 749 93; Tf. 75
Exekias. Halsamphora B 210 103; Tf. 101 unten, XV
Sog. Apollon Choiseul Gouffier 209 127f.; Tf. 160 links
Amphora B 605 (Kuban-Gruppe) 128; Tf. XXIX
Vom Parthenon auf der Akropolis in Athen:
Metopen 143f., 151, 159; Tf. 187–189
Fries 103, 143f., 151, 170; Tf. 190–193
Ostgiebel 143, 146; *181/182*; Tf. 194–197
Westgiebel 143, 146, 187, 209; *179/180*; 198/199
Thanatos-Maler. Weißgrundige Lekythos D 58 155; 214
Unteritalische Gefäßscherbe mit thrakischer Amme 157; *189*
Zweite Kore von der Front der Korenhalle des Erechtheions auf der Akropolis in Athen 160; Tf. 25, 219
Demeter 1300, aus dem Demeter-Heiligtum von Knidos 174f.; Tf. 236
Ostfries des Unterbaus des Mausoleums in Halikarnass: Platten 1013/1014 176; Tf. 238
Maussollos 1000, vom Mausoleum in Halikarnass 179; Tf. 240
Sokrates 182f.; Tf. 244
Meleager-Maler. Schale E 129 186; Tf. 250
Marsyas-Maler. Pelike 424 188; Tf. XLIII
Gravierter Bronzespiegel (Aphrodite, Eros und Pan) 189; *204*
Basis 1200 einer Ante des Jüngeren Artemision in Ephesos 201; Tf. 256
Demeter-Priesterin Nikokleia 1301, von Knidos 203; Tf. 263
Terrakotta-Gruppe mit knöchelspielenden Mädchen, aus Capua 204, 206, 211; Tf. 265

MADRID, Prado
Athena 24 E, mit Chiton und Peplos, und Aegis 126; Tf. 153 rechts
Bronzekopf eines jugendlichen Heros 99 202; Tf. 258/259

MAVROMATI (Messene), Museum
Marmorkopf, von der Apollon-Statue des Damophon von Messene 213f.; Tf. 287

MÜNCHEN, Glyptothek
Kuros 168, von Tenea 105; Tf. 108
Vom Aphaia-Tempel auf Aigina 124f., 127; *168/169*; Tf. 146–151
Eirene 173; Tf. 231
Trunkene Alte 467 211, 214, 217; Tf. 282
Schlafender Satyr 218, sog. Barberinischer Faun 211f., 216; Tf. 284/285
Weihrelief 206, Opfer in einem ländlichen Heiligtum 212f.; *210*

MÜNCHEN, Staatliche Antikensammlungen
Amphora 1250 75, 77; Tf. III
Kanne 8696 77, 81; Tf. 53 links
Rhodische Kanne 449 87; Tf. 61
Inschriften-Maler. Chalkidische Hydria 596 102; Tf. XIII
Exekias. Schale 2044 103; Tf. XVI
Andokides-Maler. Bauchamphora 2301 108; Tf. 112/113
Euthymides. Bauchamphora 2309 108; Tf. 116
Euthymides. Amphora 2307 117f.; Tf. 124
Kleophrades-Maler. Spitzamphora 2344 118; Tf. 126/127, XXI/XXII
Pan-Maler. Psykter 2417 120; Tf. 133
Brygos-Maler. Schale 2645 122; Tf. XXV
Penthesilea-Maler. Schale 2689 122; Tf. 140
Penthesilea-Maler. Schale 2688 122; Tf. 141
Phiale-Maler. Weißgrundige Lekythos 2797 154f.; Tf. XXXIV/XXXV
Kleophon-Maler. Stamnos 2415 155; Tf. 215

MYKONOS, Museum
Reliefpithos (Eroberung Trojas) 69; Tf. 67

NAUPLIA, Museum
Tönerner Schild, aus Tiryns 82f., 87; *131*

NEAPEL, Museo Nazionale Archeologico
Protokrinthischer Aryballos 85; Tf. 57 Mitte
Lydos. Amphora 2770 33; Tf. 98
Kleophrades-Maler. Hydria 2422 118; Tf. 128
Tyrannenmörder G 103/104 128f., 151, 200; Tf. 161
Kreis des Pronomos-Malers. Kelchkrater 2045 143, 156; *176*
Doryphoros 6146 153, 181f.; Tf. 210
Dinos-Maler. Stamnos 2419 156; Tf. 218
Herme mit Porträtkopf des Bildhauers Apollodor 180f.; Tf. 241
Pompejanische Wandgemälde: Argos und Io 192; *207*
Perseus befreit Andromeda 192; *208*
Alexandermosaik 192; Tf. XLIV

NEW YORK, Metropolitan Museum of Fine Arts
Krater 34112 77; Tf. 50
Bronzegruppe 17.190.2072 79, 82; Tf. 55 links
Amphora 11.210.1 86; Tf. 58
Töchter des Proitos 17.190.73 88, 94; Tf. 65
Dipylon-Meister. Stehender Jüngling 32.11.1, aus Attika 94f., 99; Tf. 79
Lydos. Kolonnetten-Krater 31.11.11 100; *149/150*
Amasis-Maler. Lekythos 31.11.10 102; *152*
Berliner Maler. Amphora (ehemals Hearst) 56.171.38 121
Maler der zottigen Silene. Volutenkrater 07.286.84 124; *166*
Kreis des Niobiden-Maler. Kelchkrater 07.286.86 124; *167*
Helena-Maler. Oinochoe 25190 186; Tf. 251

OLYMPIA, Museum
Bronzedreifuß B 1240 74; *122*
Bronzegruppe 4720 (Hirsch und Hunde) 79; Tf. 52 oben links
Lanzenschwinger B 4600, Bronzestatuette 79/80; Tf. 54 rechts
Ehernes Dreifußbein B 1730, aus dem Zeus-Heiligtum von Olympia 82f.; *123*; Tf. 53 rechts
Greifenprotome 89; Tf. 63
Herakopf 96; Tf. 82
Vom Zeus-Tempel in Olympia:
Metopen 112, 131f.; *170/171*; Tf. 172
Ostgiebel 112, 131, 133f.; *172*; Tf. 174/175
Westgiebel 112, 131, 134, 159; *173*; Tf. 176–180
Hermes des Praxiteles 155, 173f.; Tf. 233
Nike des Paionios 160, 171; Tf. 220

OXFORD, Ashmolean-Museum
Metrologisches Relief 12; *2*
Weiblicher Terrakottakopf 130; Tf. 167 rechts

PALERMO, Museo Nazionale Archeologico
Löwenkopf-Wasserspeier, von der Sima des dorischen Tempels in Himera 31; *40*
Löwenkopf-Wasserspeier, von der Sima eines unbekannten Tempels in Akragas 31f.; *41*

PARIS, Cabinet des Médailles
Arkesilas-Maler. Schale 189 101; Tf. XII
Amasis-Maler. Halsamphora 222 102; Tf. 99, XIV
Hermes Kriophoros 313, Bronzestatue 127; Tf. 157 rechts
Herakles, Bronzestatuette 182; *200*
Zeus 15, Bronzestatuette 184; Tf. 246 links unten
Zeus 1, Bronzestatuette 184; Tf. 247 links
Lastentragender Negerknabe 1009 214; Tf. 286

PARIS, Louvre
Deckelkrater A 514 74; Tf. 46
Analatos-Maler. Lutrophoros CA 2985 85; Tf. IV
Protokorinthische Lekythos (Heimführung der Helena) 85, 88; *134*
Sog. Kore von Auxerre 3098 90ff.; Tf. 68 rechts
Gorgonen-Maler. Dinos mit Ständer E 874 95, 99; Tf. 89/90
Kolonnetten-Krater E 635 98; Tf. IX
Spätkorinthische Halsamphora E 640 99; Tf. X
Ionische Schale F 68 101; Tf. 96
Hera-Statue 686. Weihegeschenk des Cheramyes, aus dem Heraion von Samos 105; Tf. 104 links

Kopf eines Reiters 3104, sog. Kopf Rampin 107; Tf. 110
Caeretaner Hydria E 701 108; Tf. XIX
Andokides-Maler. Amphora F 204 108; Tf. XX
Brygos-Maler. Schale G 152 118; Tf. 129
Makron. Schale G 153 118
Makron. Schale G 147 119; *163*
Panaitios-Maler (Onesimos). Schale G 104 120; Tf. 131
Myson. Amphora G 197 120; Tf. 132
Duris. Schale G 115 121; Tf. 135
Berliner Maler. Glockenkrater G 175 121; Tf. 136/137
Brygos-Maler. Skyphos G 156 121; Tf. 139
Niobiden-Maler. Kelchkrater G 341 122; Tf. 142/143
Vom Zeus-Tempel in Olympia: Westmetope: Herakles bringt Athena die Stymphalischen Vögel 132f.; Tf. 173
Alkmene 3433, sog. Schutzflehende Barberini 148ff.; Tf. 201
Diskophor 183, Bronzestatuette 153; Tf. 209
Sog. Ares Borghese 866 154; Tf. 213 rechts
Reliefbasis mit Löwenkampf Alexanders d. Gr., aus Messene 184; *201*
Alexander der Große, Bronzestatuette 370 185; Tf. 247 rechts
Gravierter Bronzespiegel (Aphrodite und Eros) 190; *206*
Nike 2369, von Samothrake 210; Tf. 281
Aphrodite, von Melos (Venus von Milo) 214; Tf. 291

PAROS, Museum
Nike, von Paros 130f.; 167 links

PELLA
Löwenjagd Alexanders d. Gr., Kieselmosaik 184, 193; Tf. XLV

PIRÄUS, Museum
Grabrelief des Chairedemos und Lykeas 229, von Salamis 153f; Tf. 212
Tragische Maske 180; *198*

PRIVATSAMMLUNGEN
Hermes Kriophoros. Bleistatuette 147f.; *183/184*
Achilleus-Maler. Weissgrundige Lekythos 154; Tf. XXXII/XXXIII
Platon 179; Tf. 241 oben
Silberrelief, Tanzende Nike mit Tropaion 203f.; Tf. 264 links

RHODOS, Museum
Kopf des Helios, von Rhodos 214; Tf. 288
Kauernde Aphrodite, von Rhodos 216; Tf. 299

ROM, Kapitolinisches Museum
Sog. Kapitolinische Amazone 152f.; Tf. 206
Leda 172; Tf. 230
Sterbender Gallier 200, 280f.; Tf. 272

ROM, Konservatorenpalast
Mänade. Marmorrelief von einer Rundbasis 217; Tf. 298

ROM, Palazzo Grazioli
Mädchen-Statue 205ff.; Tf. 267

ROM, Thermenmuseum
Sog. Ludovisischer Thron 152 130; Tf. 168 unten
Sterbende Niobide 131; Tf. 171
Sog. Diskobol Lancelotti 150f., 170; Tf. 202
Gallierfürst, sein Weib und sich tötend, 144 201, 208; Tf. 273
Kauernde Aphrodite 557, aus der Villa Hadriana bei Tivoli 204, 206, 211, 216; Tf. 269
Sog. Mädchen von Antium 596 206; Tf. 268
Bronzestatue eines Herrschers 544 215; Tf. 296
Sitzender Faustkämpfer 545 218; Tf. 301

ROM, Villa Guilia
Spät-protokorinthische Kanne, sog. Chigikanne 93, 98; Tf. 76, VI
Makron. Schale 50369 118; Tf. 130
Aurora-Maler. Volutenkrater 2491 186; Tf. XLI

SAINT-GERMAIN-EN-LAYE
Verwundeter Krieger »von Bavai« 152; Tf. 208

SAMMLUNG GIAMALAKIS
Tonnachbildung eines Tempelchens, aus Archanes 37; Tf. 1

SAMMLUNG VLASTOS (Athen, Nationalmuseum)
Zeusköpfchen, Ausguss nach Tonform 184f.; Tf. 246 links oben

SAMOS, Museum
Palmettenbekrönung einer Grabstele 30; *37*
Bronzegruppe, Löwenkampf 79; Tf. 52 oben rechts
Hera-Statuette, Holz, vom Heraion auf Samos 90; Tf. 69 links
Kniender Jüngling, aus Samos. Elfenbein-Kitharaschmuck 91; *139;* Tf. 72
Geneleos-Gruppe 105, 151; *155;* Tf. 104 rechts/105

SPARTA, Museum
Bronzestatuette einer Frau, vom Menelaion bei Sparta 88; Tf. 64 links

STETTIN, Museum (Ehemals)
Gruppe von Athena und Marsyas, Bronzenachguss 129, 150f.; Tf. 203

STOCKHOLM, Nationalmuseum
Parische Amphora mit äsendem Hirsch 87; Tf. 60

SYRAKUS, Museo Nazionale Archeologico
Protokorinthischer Aryballos 85; Tf. 57 Mitte
Bronzestatuette eines Athleten, aus Adrano 131; Tf. XXX
Weihrelief 30576, aus Camaro bei Messina 207; Tf. 271
Satyr. Terrakottastatuette, aus Centuripe 215; Tf. 292
Pan und Nymphe. Terrakottagruppe, aus Centuripe 215; Tf. 293

TARENT, Museo Nazionale Archeologico
Pistoxenos-Maler. Schalen-Fragment 122; Tf. XXVI
Deckel einer Pyxis (Nereide, auf Ketos reitend) 204, 216; Tf. L
Satyr. Terrakottastatuette, aus einem Grab in Tarent 215; Tf. 292
Schlafende Mänade. Terrakottastatuette aus einem Grab in Tarent 216; Tf. XLIX

TARQUINIA, Museum
Phintias. Bauchamphora RC 6843 108; *156;* Tf. 114
Kleophrades-Maler. Kelchkrater RC 4196 118; Tf. 125
Berliner Maler. Glockenkrater RC 7456 121; Tf. XXIII

TEGEA, Museum
Kopf des Herakles, vom Westgiebel des Tempels der Athena Alea 177; *195*

TIVOLI, Villa Hadriana
Sog. Amazone Mattei 143, 152; Tf. 205

TORONTO, Museum
Attischer Kessel (Schiff mit Ruderern) 85; Tf. 57 oben

TUNIS, Musée Alaoui
Grotesktänzerin, von Mahdia 217; Tf. 300

TURIN, Museum
Kairos 317 180, 183; Tf. 245 oben

VATIKAN
Exekias. Amphora 344 103, 117; Tf. 102, XVII
Umkreis des Exekias. Amphora 350 103; *154*
Duris. Schale (Athena, Jason und der Drache) 120f.; Tf. 134
Achilleus-Maler. Amphora 154f.; Tf. XXXI
Phiale-Maler. Weißgrundiger Kelchkrater 559 155; Tf. XXXVI
Antretender Diskobol 615 170f.; Tf. 226
Aphrodite, von Knidos 174; Tf. 232 rechts
Apollon vom Belvedere 175, 201, 209; Tf. 237
Schaber des Lysipp 181, 183, 185; Tf. 242
Laokoon-Gruppe 74 218f.; *212;* Tf. 303

VENEDIG, Biblioteca Marciana
Dionysoskopf 183; Tf. 245 unten

VENEDIG, Museo Archeologico
Weihrelief 17, für Kybele und Attis 206f.; Tf. 270

WIEN, Kunsthistorisches Museum
Schaber 3168 170; Tf. 227

WÜRZBURG, Martin von Wagner-Museum
Ostionischer Krater 311 93; Tf. 74
Amasis-Maler. Amphora 265 100; Tf. 97
Augenschale 164, sog. Phineus-Schale 101 f.; *151*
Brygos-Maler. Schale 479 122; Tf. XXIV

DIE MÜNZEN IN STAATLICHEM BESITZ

ATHEN, Nationalmuseum, Münzkabinett Tf. 224: 16; 253: 7 (Rs); 304: 6

BERLIN, Staatliches Münzkabinett Tf. 121: 2, 15, 17, 19; 122: 4, 5, 6; 182: 1, 4, 11; 223: 5, 8; 224: 9, 10, 12, 18, 20; 253: 1, 6, 14, 17; 254: 9, 14, 15; 304: 7; *Abb. 159: 2, 3; 177; 191: 1, 2, 3; 209: 1; 214: 4*

BRÜSSEL. Bibliothèque Royale de Belgique, Cabinet des Médailles Tf. 121: 7; 181: 4, 5; *Abb. 160: 4; 192: 1, 3*

FLORENZ, Museo Nazionale Archeologico *Abb. 178*

LONDON, British Museum, Department of Coins and Medals Tf. 121: 5, 6, 8, 9, 10, 11, 14, 16, 18, 20; 181: 1b, 2, 6, 7, 11; 182: 13, 14, 15; 223: 3, 6, 7, 11; 224: 3, 6, 7, 8, 11, 13, 15, 19; 253: 2, 3, 10, 15, 16; 254: 10, 16; 304: 2, 11; *Abb. 160, 1; 175: 2; 214: 1*

MÜNCHEN, Staatliche Münzsammlung Tf. 121: 12; 122: 11; 223: 12; 253: 8; 254: 17

NEAPEL, Museo Nazionale Archeologico, Cabinetto Numismatico Tf. 182: 2; *Abb. 209: 2*

PARIS, Cabinet des Médailles Tf. 121: 4, 13, 21, 23; 122: 1, 7; 181: 1a; 182: 12; 223: 9; 224: 4; 253: 9, 12; 254: 6, 19; *Abb. 159: 1; 161*

SYRAKUS, Museo Nazionale Archeologico Tf. 122: 9; 181, 8 (Rs); 254: 2, 4

Die übrigen Münzen gehören verschiedenen Privatsammlungen an.

DIE PRÄGESTÄTTEN DER MÜNZEN

Abdera 114, 140; *159, 3;* Tf. 182, 10
Ägypten (Königreich) 222f.; *215;* Tf. 304, 5–7
Aigai 140; Tf. 182, 7
Aigina 113; Tf. 121, 1
Ainos 140, 162, 168, 194, 197; Tf. 182, 9, 224, 14, 253, 13
Aitna 137; Tf. 181, 4
Akanthos 114; *159, 1*
Akragas 115f., 165f.; *160,3, 193,1–4;* Tf. 223,12
Amphipolis 162, 194; Tf. 253,6
Arkadischer Bund 194; Tf. 253,2
Athen 113, 135, 139, 162; Tf. 121,3–6, 182,4/5

Chalkidische Liga 168, 194; Tf. 224,17, 253,4/5

Delphi 140, 194; Tf. 182,12, 253,7

Elis 113, 143, 167f., 195; *177, 178;* Tf. 121,7, 224,6–10, 253,3
Epeiros 204; Tf. 264 rechts unten
Ephesos 112; Tf. 121,11

Gela 136, 164; *192,1–3;* Tf. 181,3
Gortyn 168, 195; Tf. 224,20, 253,10

Herakleia am Pontos 198; Tf. 254,18
Himera 136, 138; *160,2;* Tf. 181,11
Hyele 197; Tf. 254,13

Kamarina 164; Tf. 223,4
Katane 137f., 162; *191,3;* Tf. 181,8, 181,10 223,7/8
Kaulonia 114f., 138; Tf. 122,6, 182,1
Klazomenai 162, 198; Tf. 254,15
Knidos 112, 140; Tf. 121,16/17, 182,13
Korinth 113, 168; Tf. 121,2, 224,18
Kroton 114f., 162, 197; Tf. 122,2, 254,6
Kyrene 116, 198; *161,1/2;* Tf. 254,19
Kyzikos 113; Tf. 121,19–23

Lampsakos 140, 198; Tf. 182,15, 254,17
Leontinoi 136, 138; *175,1–3;* Tf. 181,2, 181,9
Lydien 112; Tf. 121,13
Lykien 140; Tf. 182,14
Lykische Dynasten 221; Tf. 214,2/3

Makedonien (Königreich) 195, 223 f.; Tf. 253,15–17, 304,8/9
Melos 168; Tf. 224,19
Mende 168; Tf. 224,15
Metapontion 197; *209,1–3;* Tf. 254,11/12
Miletos 112; Tf. 121,12, 121,14
Mylasa 112; Tf. 121,15

Naxos 115, 136f., 164; Tf. 122,8, 181,6, 223,1
Neapolis 140; Tf. 182,6

Palinuros/Molpa 114f.; Tf. 122,1
Pangaion-Gebiet 114; Tf. 121,8
Pantikapaion 194; Tf. 253,14
Peparethos 114; Tf. 121,9
Pergamon (Königreich) 224; Tf. 304,10
Persische Satrapen 221; Tf. 214,1, 214,4
Phaistos 195; Tf. 253,12
Pheneos 195; Tf. 253,8
Phokaia 112; Tf. 121,18
Pontos (Königreich) 225; Tf. 304,11
Poseidonia 114f., 196; Tf. 122,4

Rhegion 162, 166, 198; Tf. 224,1, 254,14
Rhodos 162, 198; Tf. 254,16

Samos 112; Tf. 121,10
Seleukiden (Königreich der) (Syrien) 222; Tf. 304,3/4
Selinus 116, 137, 166; *160,4;* Tf. 181,5, 223,13
Serdaioi 115; Tf. 122,7
Sermyle 140; Tf. 182,11
Stymphalos 195; Tf. 253,9
Sybaris 115f., 167; Tf. 122,3
Sybritia 195; Tf. 253,11
Syrakus 115, 135, 138, 140, 161ff., 195f., 204; *191,1/2;* Tf. 122,9–11, 181,1, 181,7, 181,12, 223,2/3, 223,5/6, 223,9–11, 254, 1/2, 264 rechts oben
Syrakus (Königreich) 196, 224; Tf. 304,2

Taras 114f., 139, 166, 197f.; Tf. 122,5, 182,2/3, 224,5, 254,7–10
Terina 166; Tf. 224,2/3
Terone 114; *159,2*
Thasos 140, 168, 194; Tf. 182,8, 224,16, 253,1
Theben 162, 168; Tf. 224,11–13
Thrakien (Königreich) 221f.; Tf. 304,1
Thurioi 167; Tf. 224,4

Zankle 115; *160,1*
Zeugitana 196; Tf. 154,3–5

KÜNSTLERVERZEICHNIS

Achilleus-Maler 154f.
Agasias, Bildhauer 218
Agatharchos von Samos, Maler 157
Ageladas von Argos, Bildhauer 126, 130, 141, 150
Agorakritos von Paros, Bildhauer 154, 160
Alkamenes, Bildhauer 119, 154, 169
Altamura-Maler 124
Alypos, Bildhauer 181
Amasis-Maler 100, 102f., 108
Andokides-Maler 108
Angelion, Bildhauer 109, 126
Antenor, Bildhauer 109ff., 112, 128f.
Antiphanes, Bildhauer 181
Apelles aus Kolophon, Maler 169, 190ff.
Apollodor von Athen, Maler 157f.
Apollonios, Bildhauer 218
Archermos, Bildhauer 106, 150
API, Stempelschneider 197
Aridikos von Korinth, Maler 94
Aristoxenos, Stempelschneider 197
Arkesilas-Maler 101
Athanadoros, Bildhauer 218
Athena-Maler 132
Athenis, Sohn des Archermos, Bildhauer 106
Aurora-Maler 186

Bathykles von Magnesia, Bildhauer 15, 134
Berliner Maler 121, 154
Boethos von Kalchedon, Bildhauer 216f.
Bryaxis, Bildhauer 63, 176, 179
Brygos-Maler 118, 121f., 156
Bupalos, Sohn des Archermos, Bildhauer 106

Chairestratos, Bildhauer 203
Chares von Lindos, Bildhauer 214
Cheramyes-Meister, Bildhauer 105
Chimaira-Maler 99

Daidalos von Kreta, mythischer Künstler 90, 106
Daidalos von Sikyon, Bildhauer 170f., 181
Damophon von Messene, Bildhauer 213f.
Dinos-Maler 156
Dioskurides von Samos, Maler 219
Dipylon-Meister, Bildhauer 95ff., 99, 106f.
Doidalsas, Bildhauer 206, 211, 216
Dossenos, Stempelschneider 196
Duris, Maler 120f.

Echekrates (EXE), Stempelschneider 164
Ekphantos von Korinth, Maler 94
Endoios, Bildhauer 109
Epigonos, Bildhauer 208
Epiktetos II.
siehe Kleophrades-Maler
Ergotimos, Töpfer 99
Euainetos, Stempelschneider 161ff., 195f.
Euarchidas, Stempelschneider 162f.
Eukleidas, Stempelschneider 161f., 221
Eumares, Vater des Antenor, Maler 109
Eumenes, Stempelschneider 161f.
Euphranor vom Isthmos, Maler und Bildhauer 189f.

Eutychides, Bildhauer 202
Euthymides, Maler 117f., 121
Exakestidas, Stempelschneider 164
Exekias, Maler 100, 102, 103f., 108, 117
EΥΘ, Stempelschneider 161

Frauenbad-Maler 156

Geneleos, Bildhauer 105
Gitiades, Bildhauer 126
Gorgonen-Maler 95, 99f.

Hagesander, Bildhauer 218
Hegesias, Bildhauer 126, 141
Helena, Malerin 193
Herakleidas, Stempelschneider 162, 168, 221
Hermogenes, Baumeister 52
Hieron, Töpfer 118
Hippodamos von Milet, Baumeister 65

Iktinos, Baumeister 41, 54
IM, Stempelschneider 162

ΚΑΛ, Stempelschneider 197
Kalamis, Bildhauer 147ff., 174f.
Kallimachos, Bildhauer 23, 150, 157
Kalliteles, Bildhauer 127
Kalon von Aigina, Bildhauer 126
Kanachos von Sikyon, Bildhauer 109, 126
Kephisodotos, Bildhauer 173
Kimon, Stempelschneider 162ff., 221
Kleitias, Maler 99f., 102
Kleophon-Maler 155
Kleophrades-Maler (Epiktetos II.) 117f., 121
Kleudoros, Stempelschneider 197
Kresilas aus Kydonia, Bildhauer 152
Kritios, Bildhauer 109, 126, 128ff., 200
Kroisos-Meister, Bildhauer 108

Leochares, Bildhauer 63, 175ff., 179ff., 201
Lydos, Maler 100
Lysippos aus Sikyon, Bildhauer 153, 180, 181ff., 188, 190, 215
–, Schule des 202
–, Söhne des, Bildhauer 182, 200, 202
Lysistratos, Bildhauer 200

Makron, Maler 118ff., 121
Maler der zottigen Silene 124
Marsyas-Maler 188
Meidias-Maler 156
Meleager-Maler 186
Mikkiades, Bildhauer 106
Mikon, Maler 122, 124, 127
Myr(on), Stempelschneider 165
Myron von Eleutherai, Bildhauer 129, 147, 150ff., 170, 183
Myron von Theben, Bildhauer 211
Myson, Maler 120f.

Naukydes, aus Argos, Bildhauer 170f., 181
Nearchos, Maler 100
Nesiotes, Bildhauer 109, 126, 128ff., 200

Nettos-Maler 95, 99
Nikias von Athen, Maler 169, 191ff.
Nikomachos, Maler 192f.
Nikosthenes-Maler 121
Niobiden-Maler 124

Olympia-Meister, Bildhauer 131ff.
Onasias, Maler 124
Onatas, Bildhauer 127f., 147
Onesimos (Panaitios-Maler) 120

Panainos, Maler 143, 155
Paionios von Mende, Bildhauer 160, 171
Pamphilos von Amphipolis, Maler 190
Pan-Maler 120f.
Parrhasios, Maler 157
ΠΑΡΜΕ, Stempelschneider 162
Penthesilea-Maler 122
Phaidimos, Bildhauer 95, 106f.
Parrhasios von Ephesos, Maler 157f., 189
Pheidias, Bildhauer 41, 141ff., 96, 141ff., 150, 152ff., 155, 167, 173, 181, 189, 212, 217
Phiale-Maler 155f.
Philermos, Bildhauer 109
Philoxenos von Eretria, Maler 193
Phintias, Maler 108, 122
Phradmon, Bildhauer 152
Phrygillos, Stempelschneider 162, 166
Pistoxenos-Maler 122
Polydoros, Bildhauer 218
Polyeuktos, Bildhauer 202
Polygnotos von Thasos, Maler 122ff., 158
Polyklet von Argos, Bildhauer 84, 96, 150, 152ff., 170, 181, 183, 190, 217
Polykleitos II., Bildhauer 181
Polykr(ates) (ΠΟΛΥΚΡ ...), Stempelschneider 165
Praxiteles, Bildhauer 155, 173ff., 180f., 194
Praxiteles, Schule des 202
Pronomos-Maler 156
Protogenes von Rhodos, Maler 169, 190f.
Pytheos, Baumeister 51

Rampin, Meister, Bildhauer 107, 111

Schilf-Maler 157
Silanion, Bildhauer 179ff.
Skopas, Bildhauer 63, 176ff.
Sophilos, Maler 99
Sosias-Maler 117, 122
Sosion, Stempelschneider 161
Syriskos-Maler 124

Tektaios, Bildhauer 109
Thanatos-Maler 155
Theodoros, Baumeister 47
Theodoros von Samos, Bildhauer 134
Theodotos, Baumeister und Bildhauer 171
Theodotos, Stempelschneider 198
Timotheos, Bildhauer 63, 171ff., 176

Zeuxis von Herakleia, Maler 158ff., 189

DIE ARCHITEKTUR

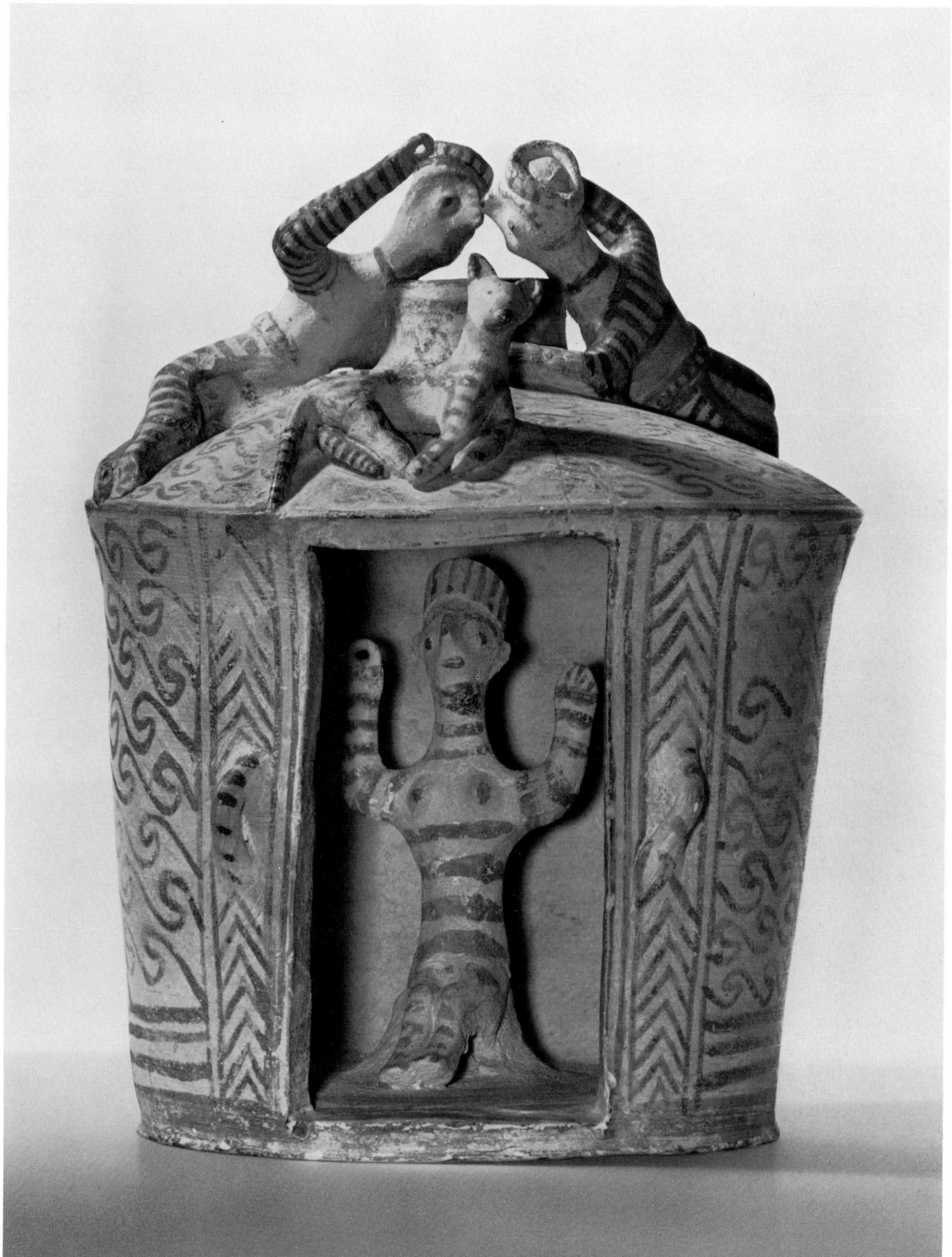

1 Tonnachbildung eines Tempelchens. Hinter der geöffneten Türe das Kultbild.
Aus Archanes, Mittelkreta. Höhe 22,0 cm. Um 800 v. Chr. – Sammlung Giamalakis

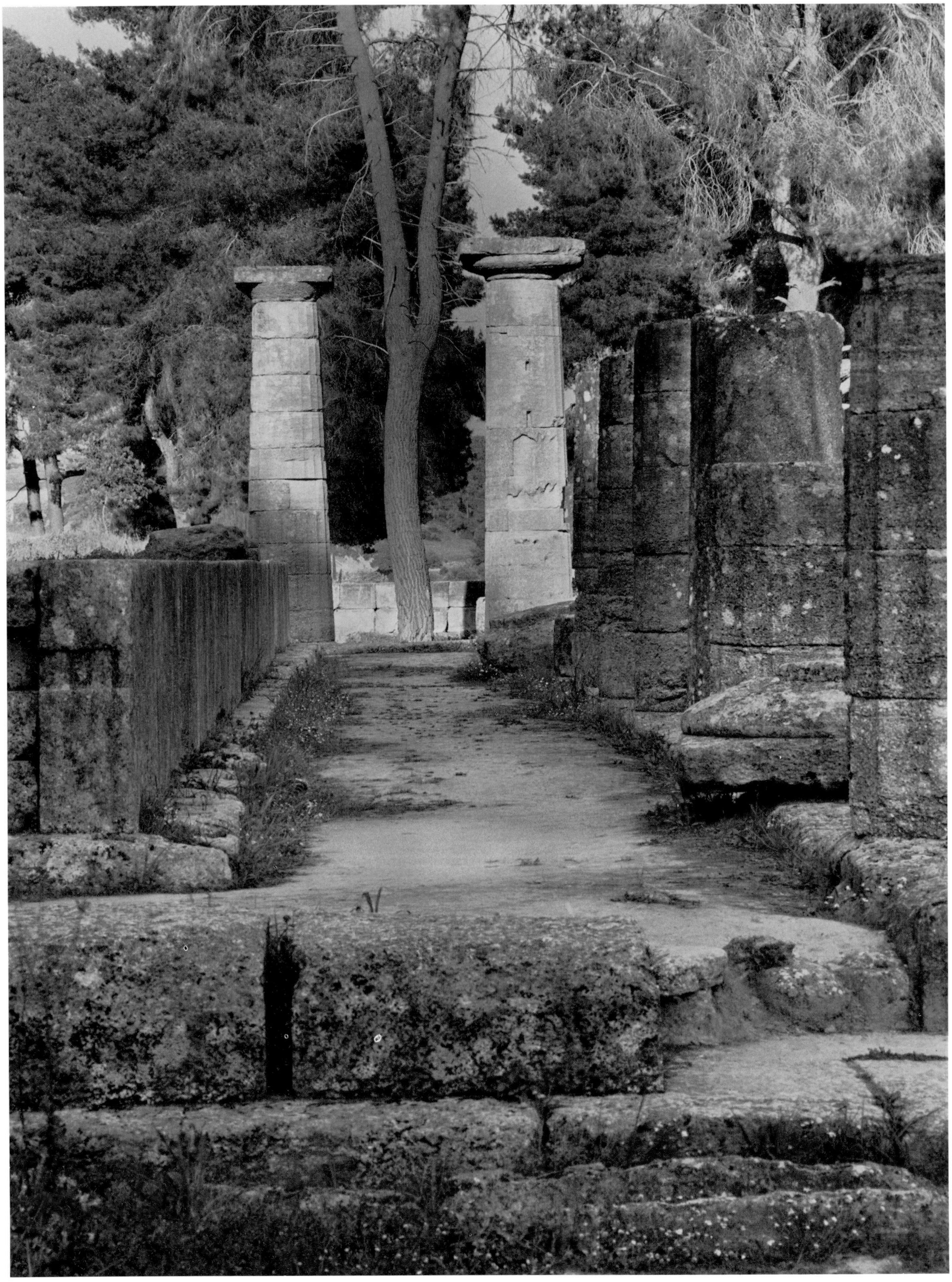

2 Olympia, Altis. Heraion, Südumgang; rechts: Peristasis; links: Orthostaten der Cellamauer. Frühes 6. Jahrhundert v. Chr.

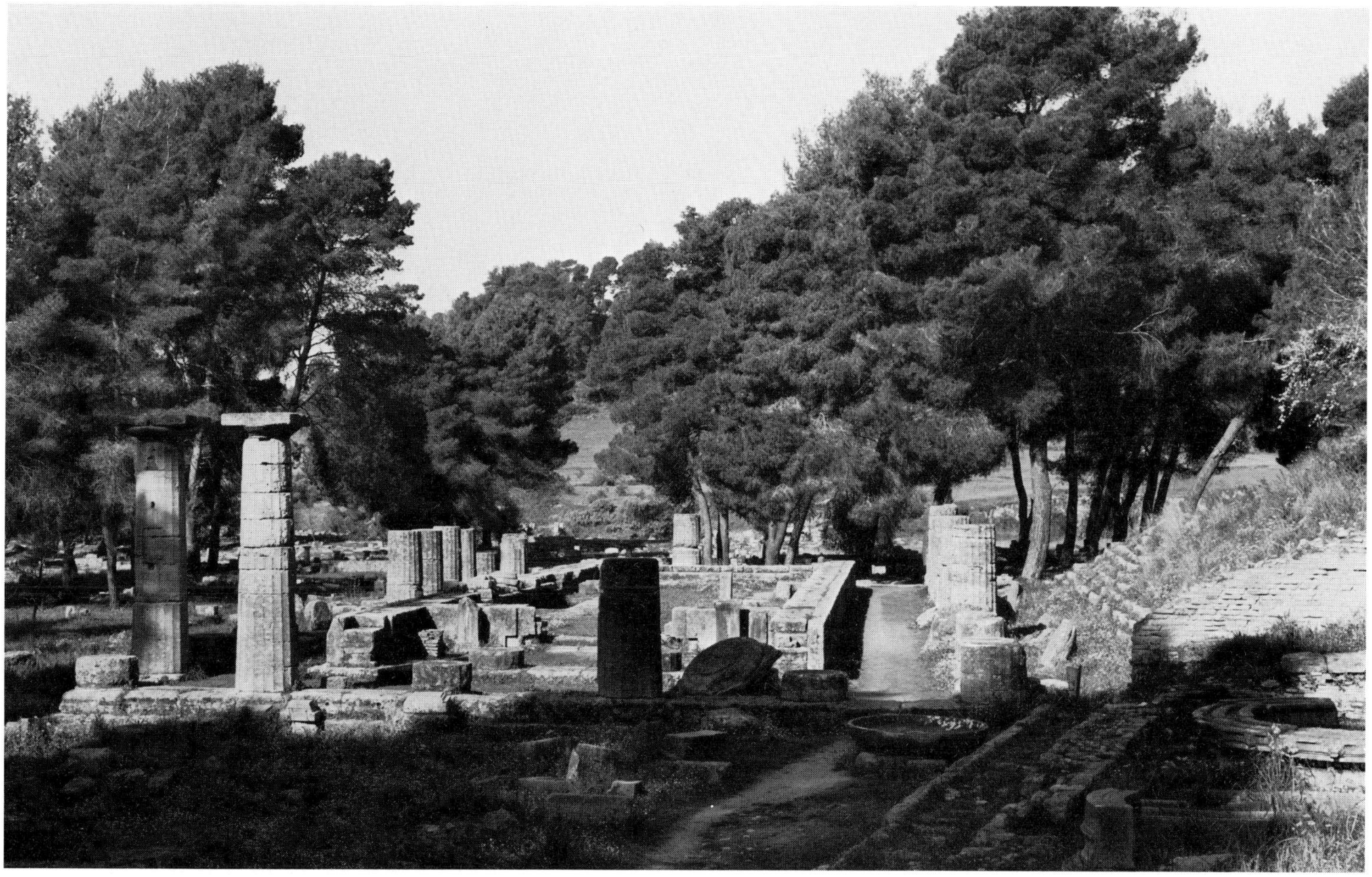

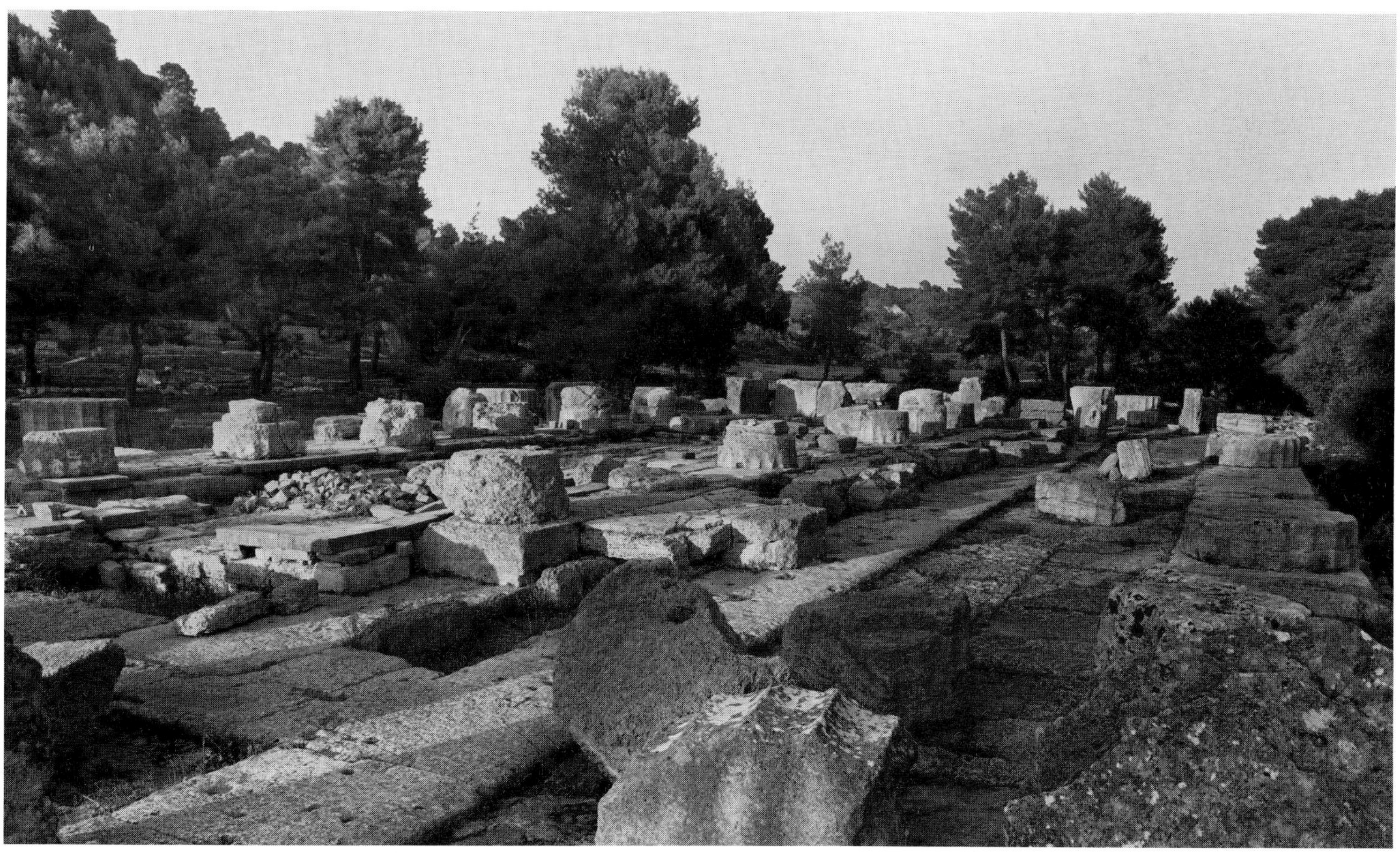

3 Oben: Olympia, Altis. Heraion von Osten. Im Vordergrund rechts die Exedra des Herodes Atticus
Unten: Olympia, Altis. Zeus-Tempel, von Südosten. Zweites Viertel 5. Jahrhundert v. Chr.

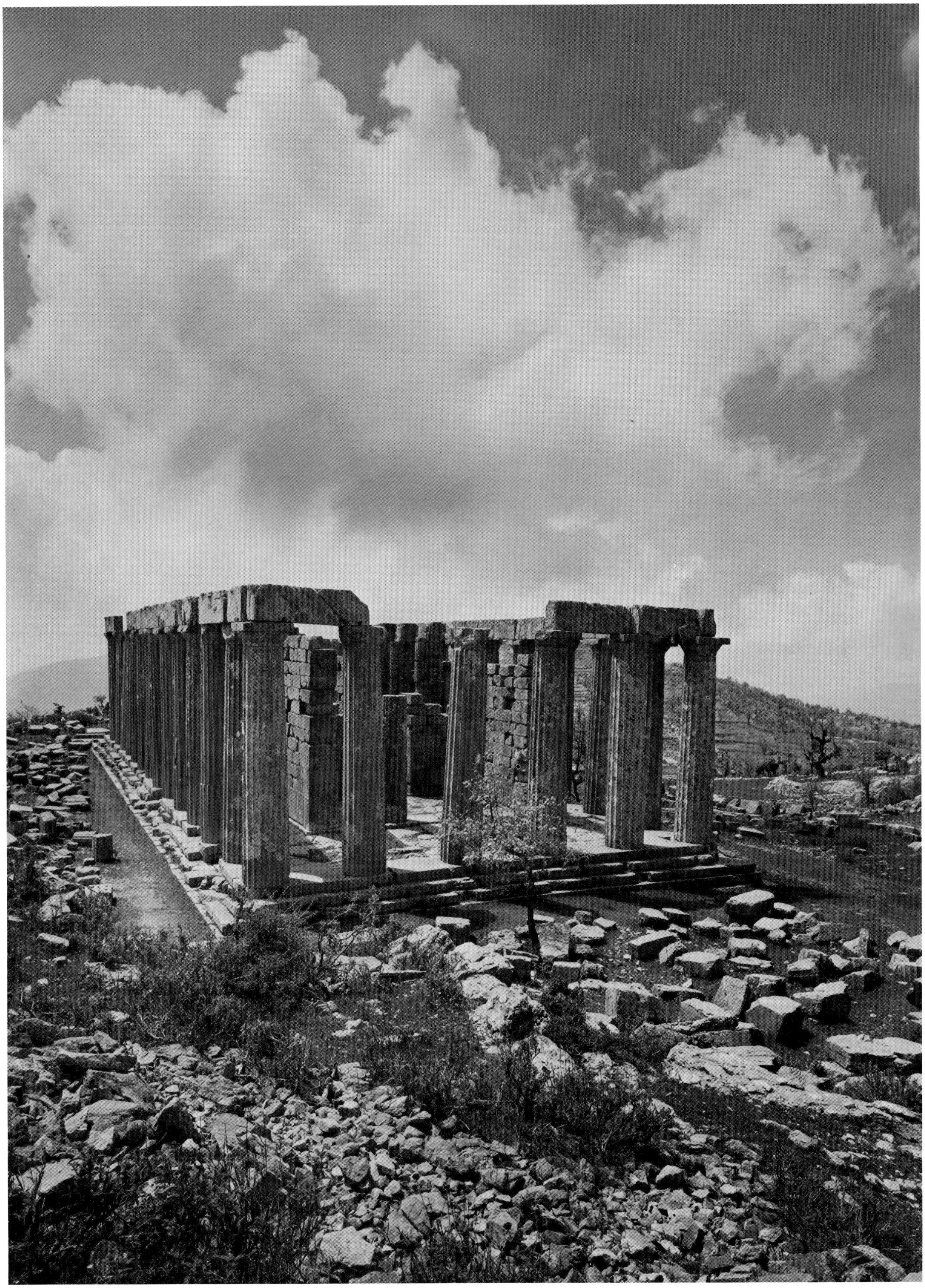

4 Bassai, Tempel des Apollon Epikurios, aus Nordnordosten. Spätes 5. Jahrhundert v. Chr.

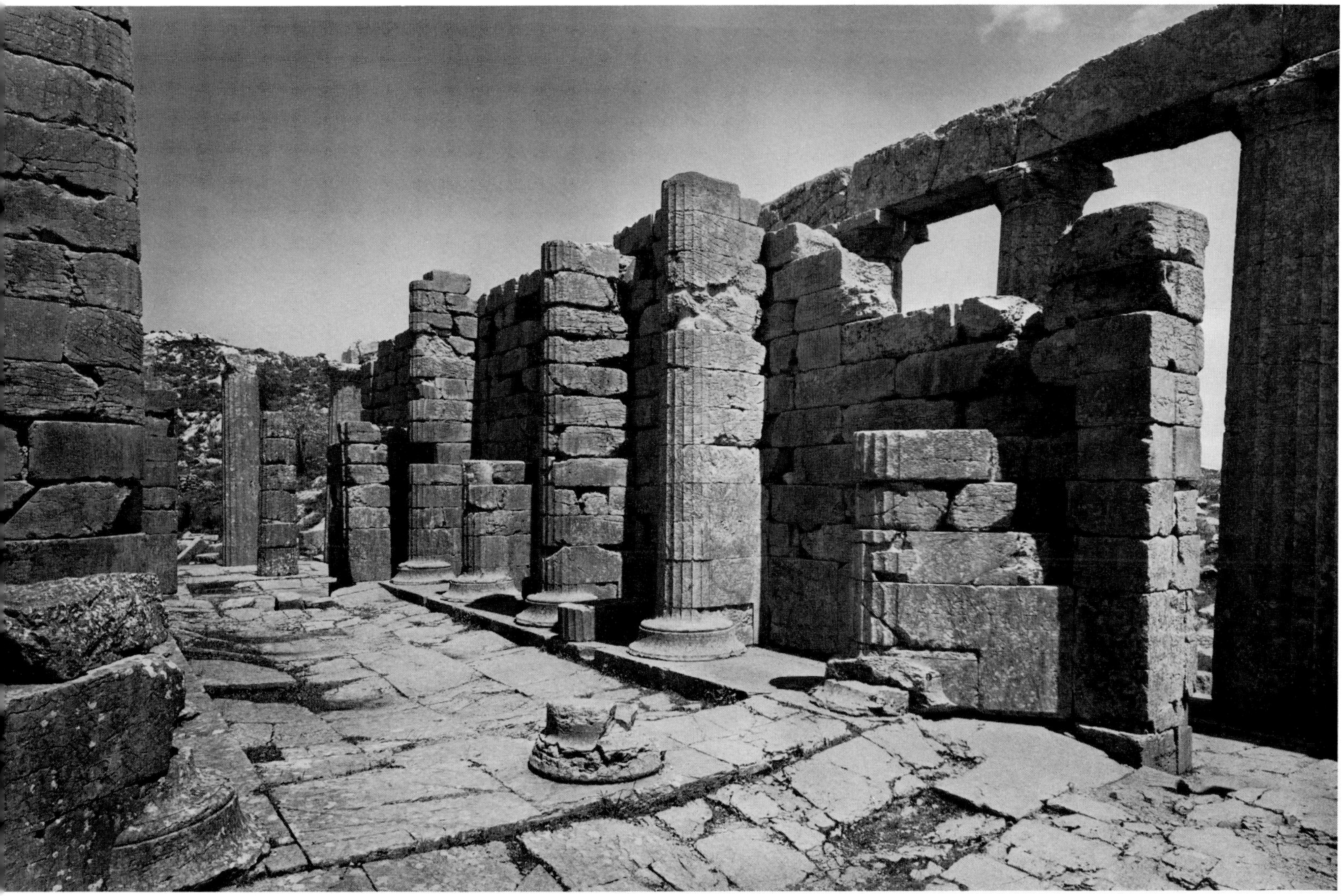

5 Bassai, Tempel des Apollon Epikurios. Die Cella von der Südwestecke des Adyton aus

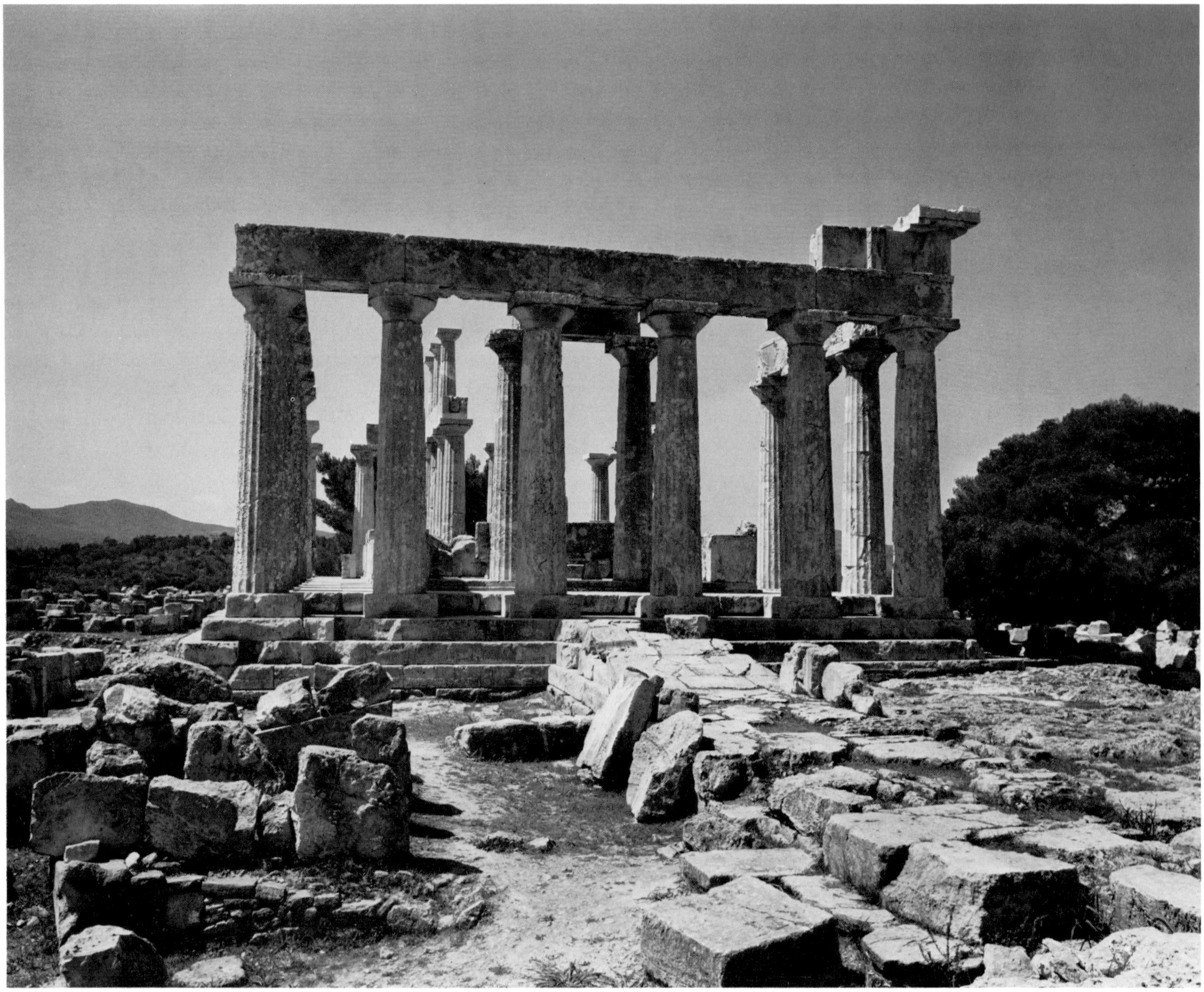

6 Aigina, Aphaia-Tempel. Ostfront. Frühes 5. Jahrhundert v. Chr.

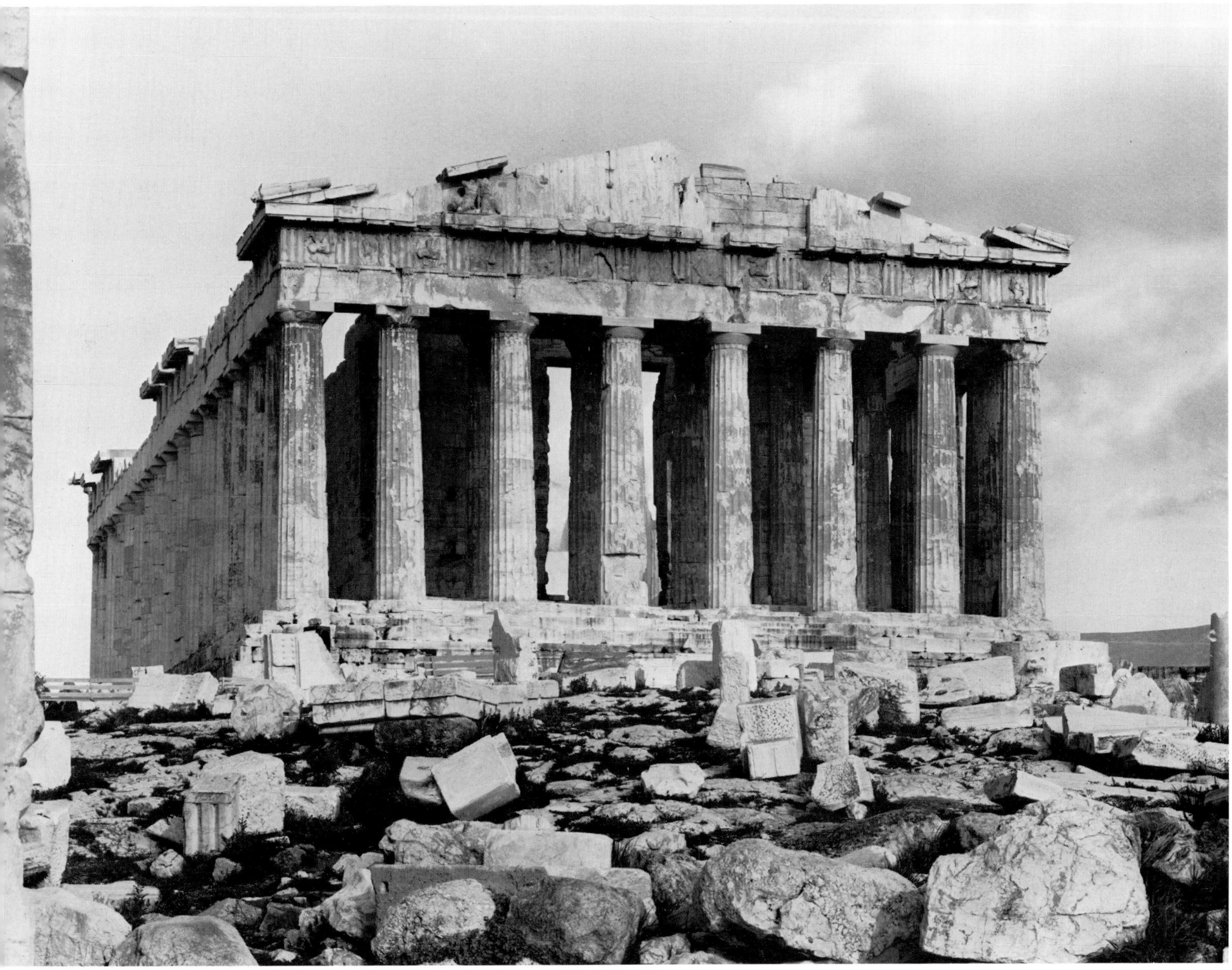

7 Athen, Akropolis. Parthenon, Westfront. Drittes Viertel 5. Jahrhundert v. Chr.

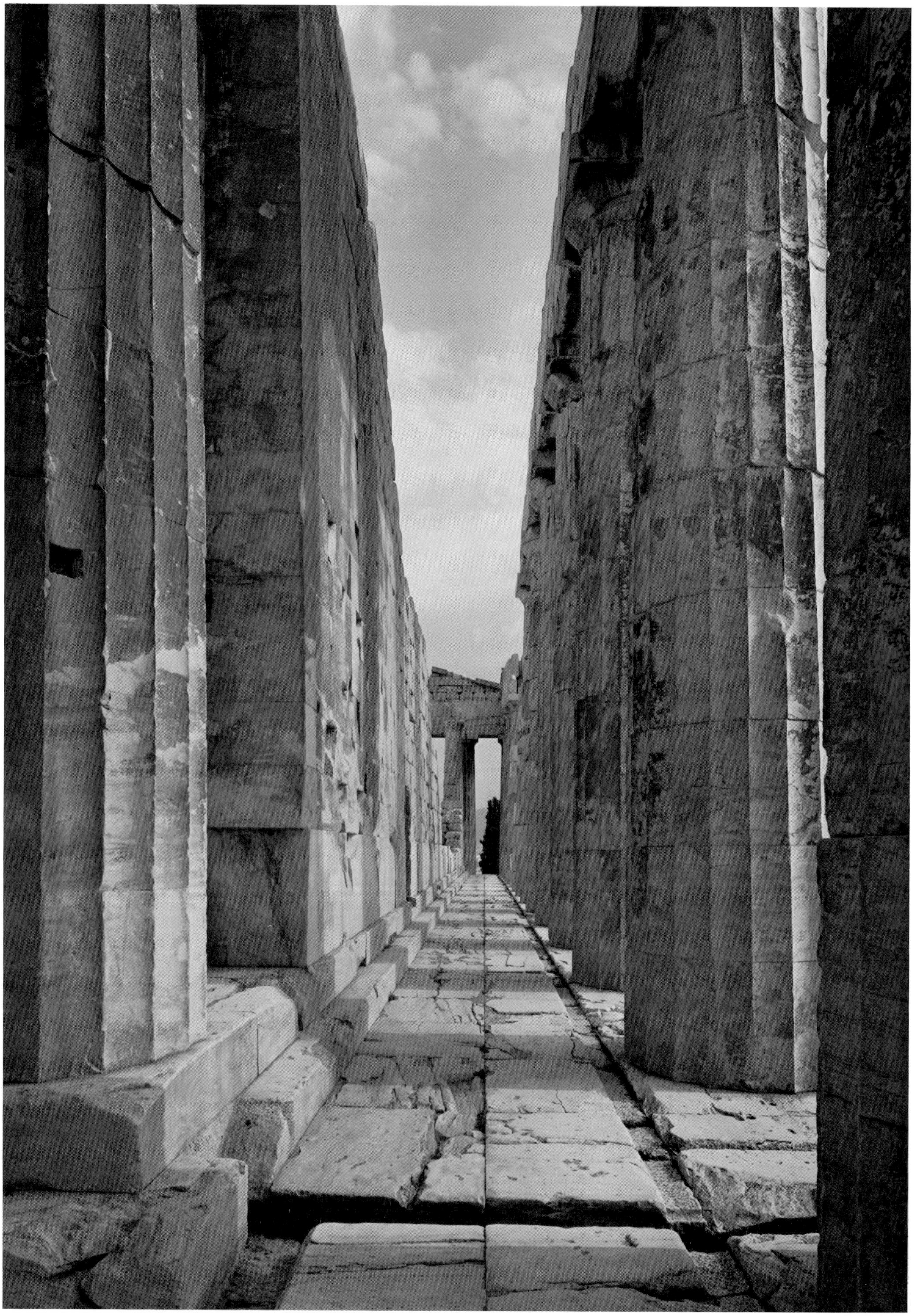

8 Athen, Akropolis. Parthenon, Südumgang vom Westende aus

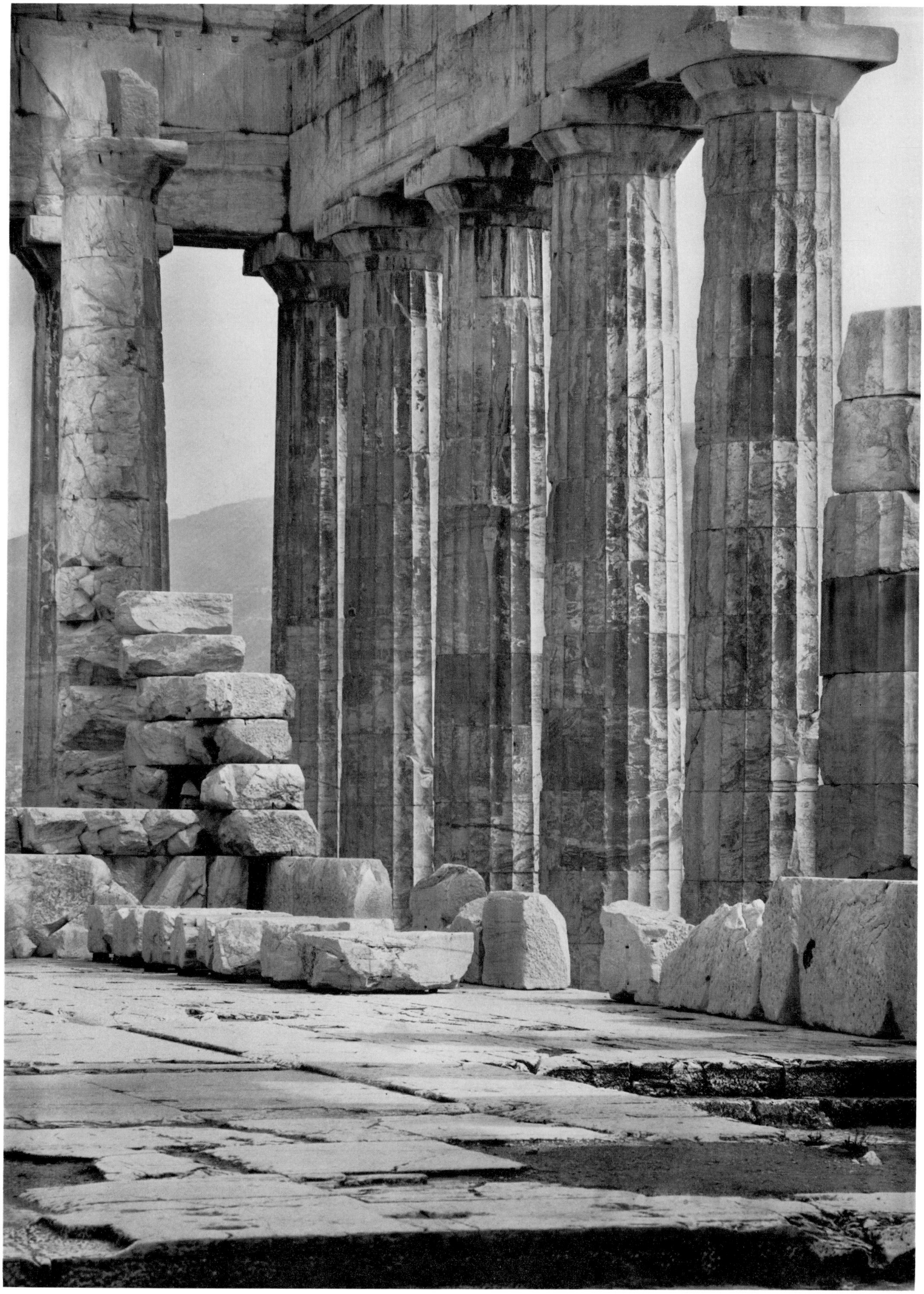

9 Athen, Akropolis. Parthenon. Südostecke der Cella mit der Südsäule des Pronaos und der Süd-Peristasis von innen

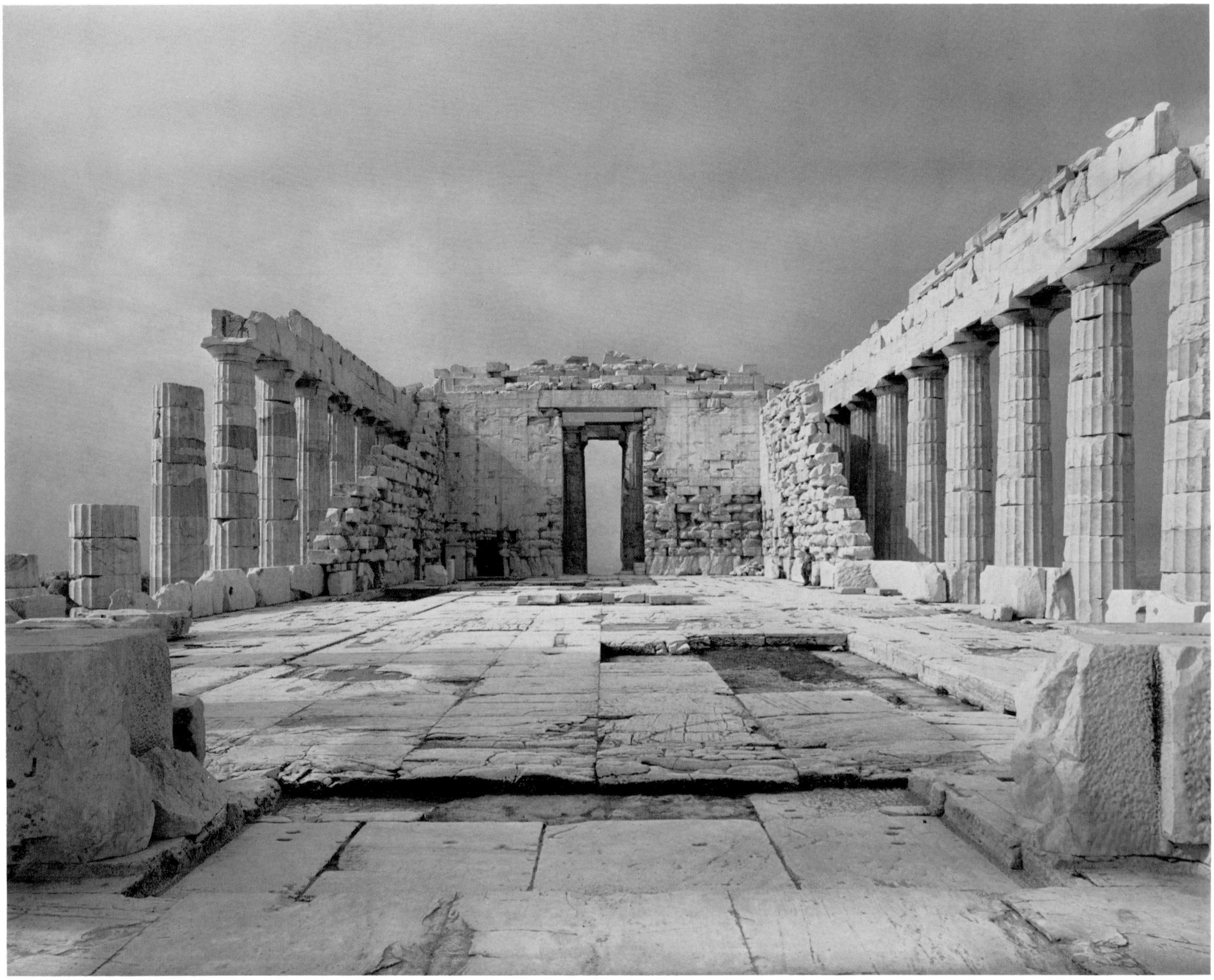

10 Athen, Akropolis. Parthenon. Blick von der Vorhalle durch Cella und Opisthodom zur Westtüre. Beiderseits der Cellamauer die südliche und nördliche Peristasis

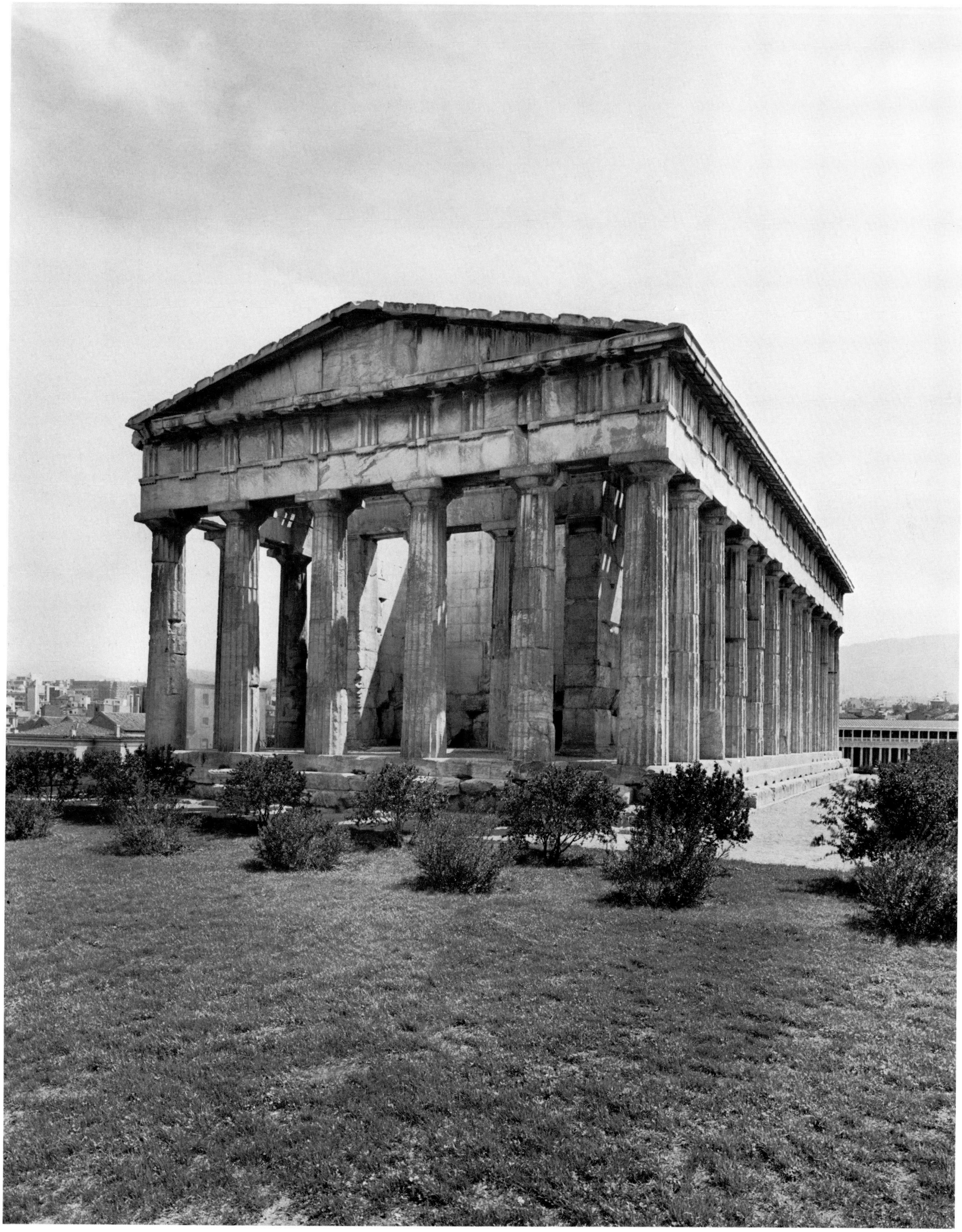

11 Athen, Hephaisteion, von Südwesten. Mitte 5. Jahrhundert v. Chr.

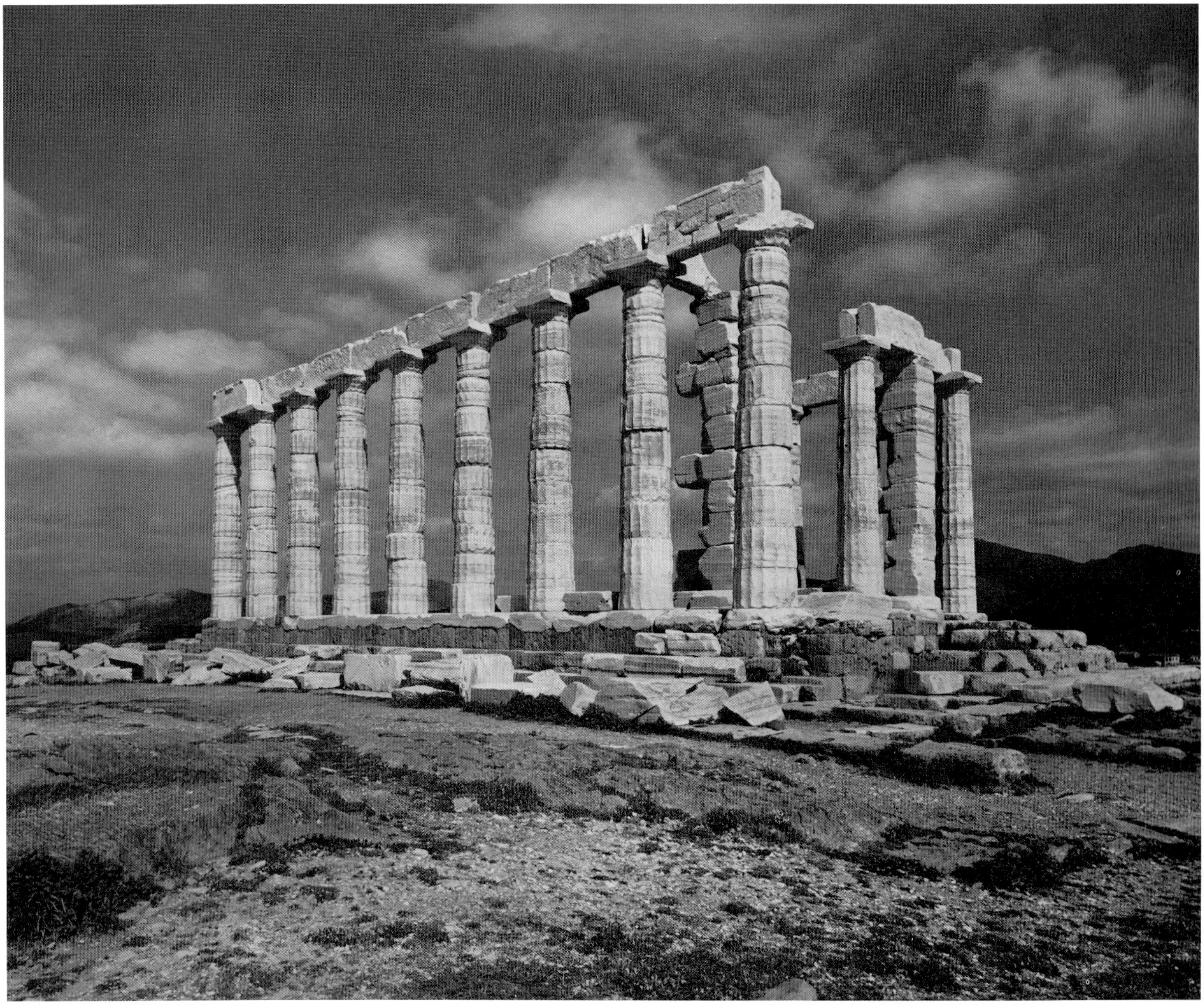

12 Kap Sunion, Poseidon-Tempel, von Südosten. Mitte 5. Jahrhundert v. Chr.

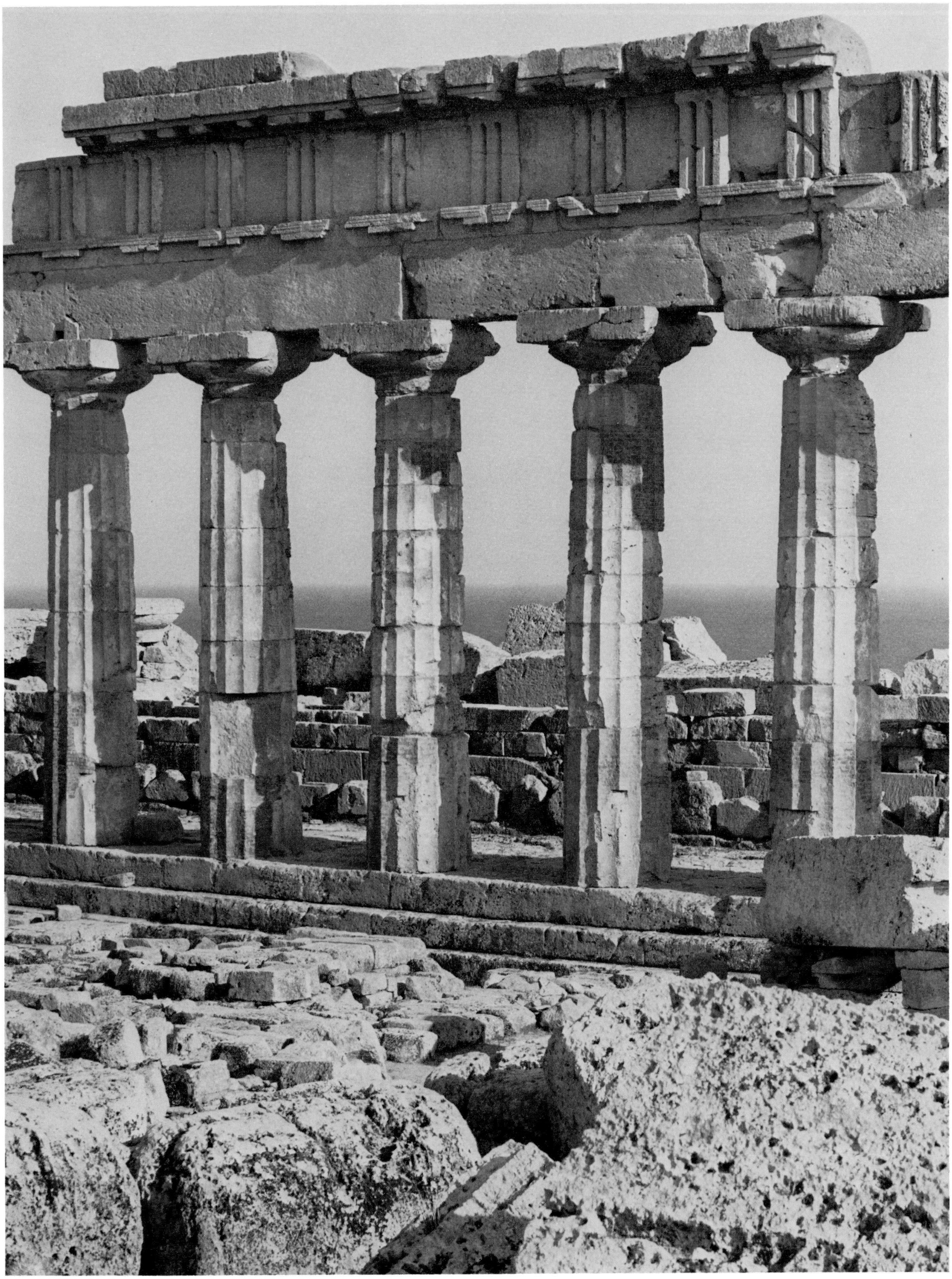

13 Selinus, Akropolis. Tempel C. Teil der Nord-Peristasis, von Norden

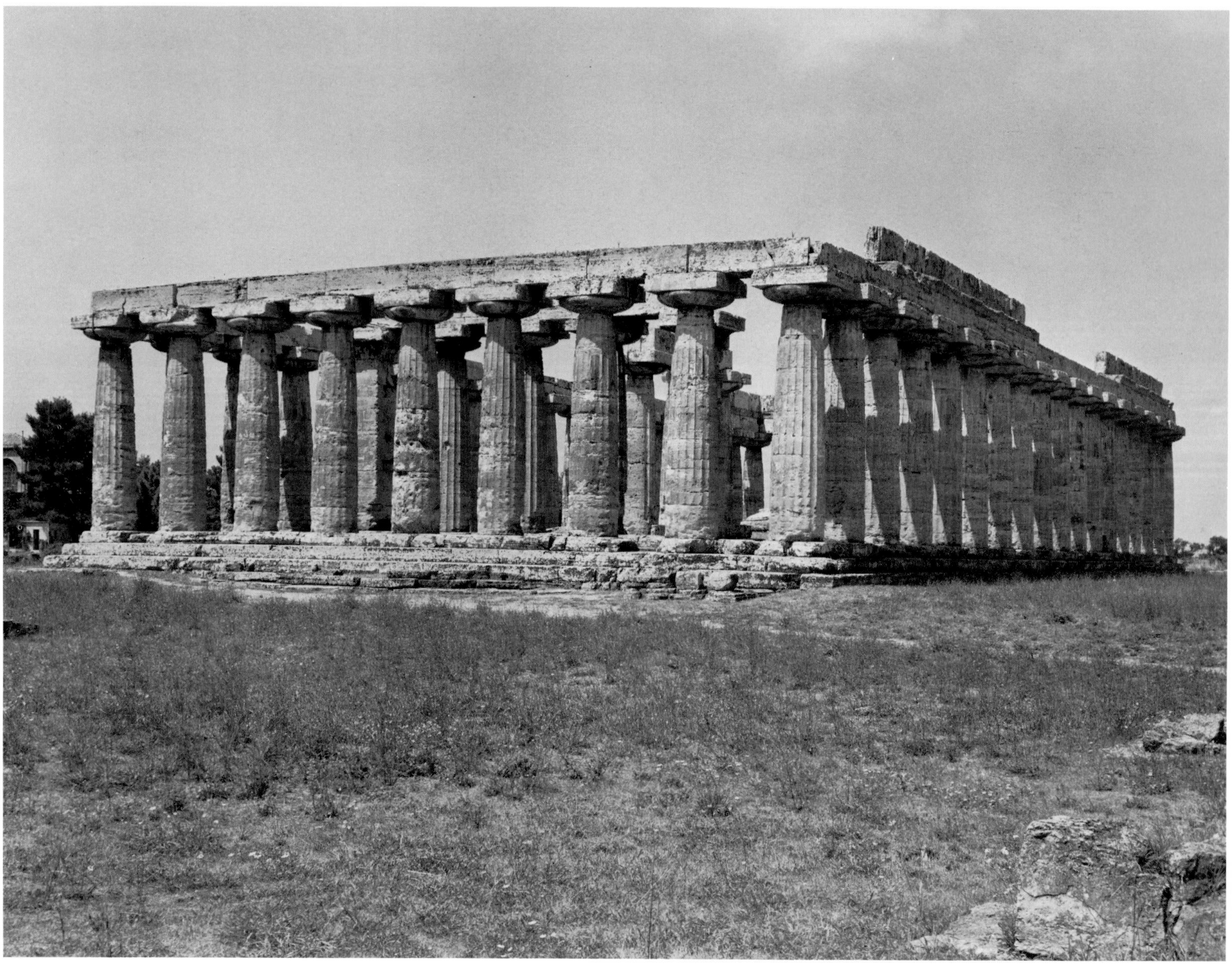

14 Paestum, Hera-Tempel I, sog. Basilica. Nordosten. Mitte 6. Jahrhundert v. Chr.

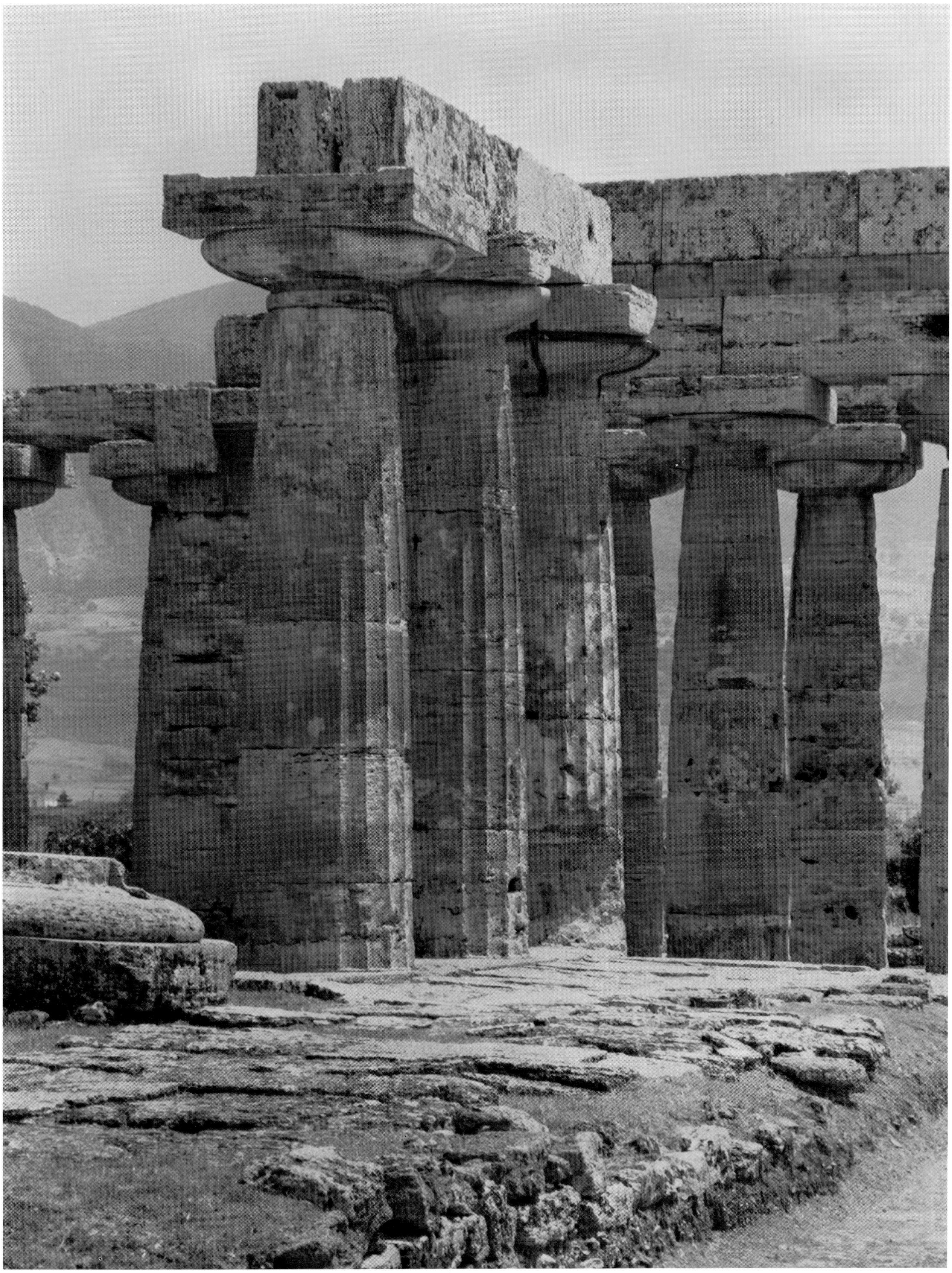

15 Paestum, Hera-Tempel I, sog. Basilica.
Die drei aufrechten Säulen der mittleren Säulenreihe der Cella; davor Vorhalle und Ost-Peristasis

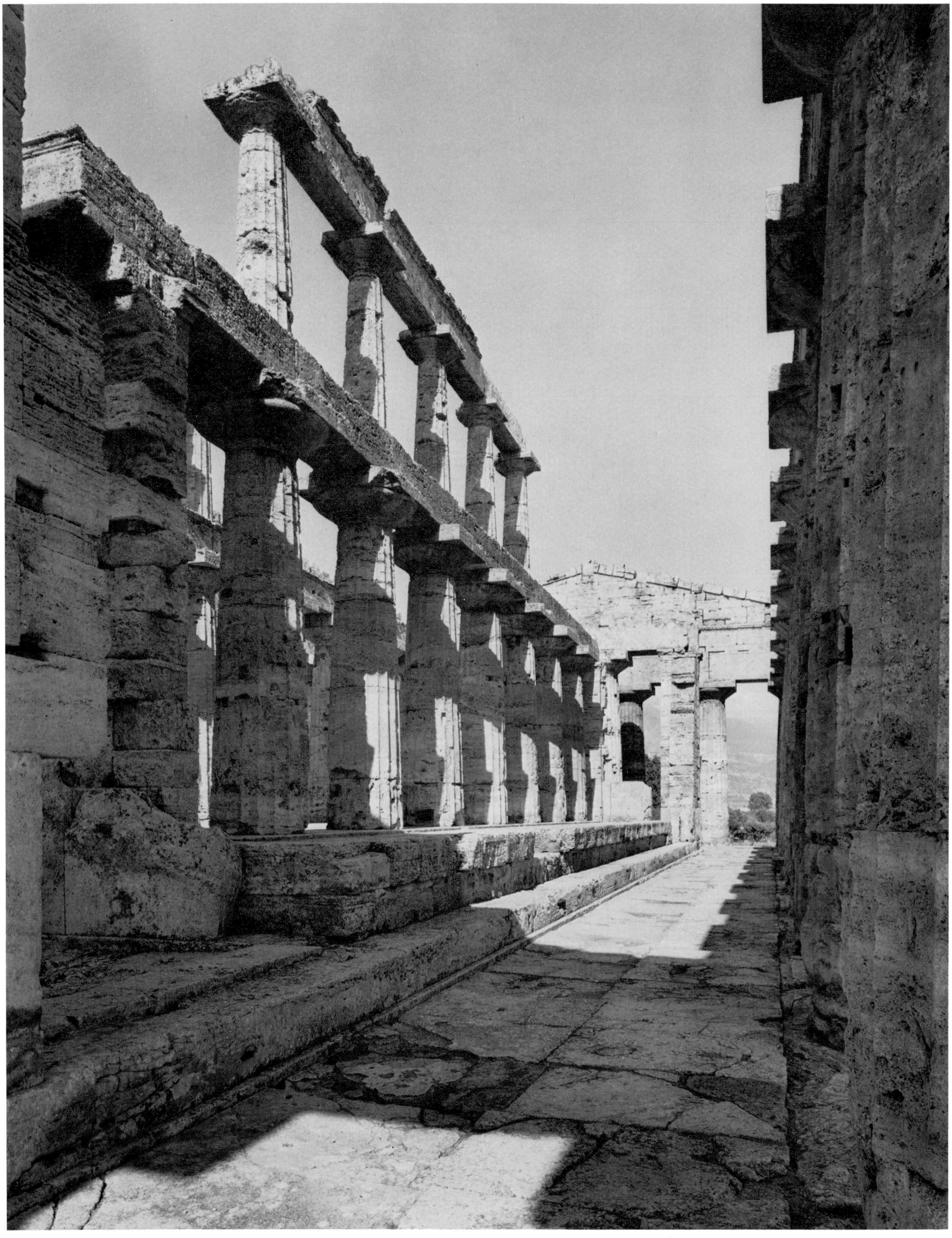

16 Paestum, Hera-Tempel II, sog. Poseidon-Tempel. Der Südumgang aus Südwesten. Von der Cellamauer nur die unterste Schicht erhalten

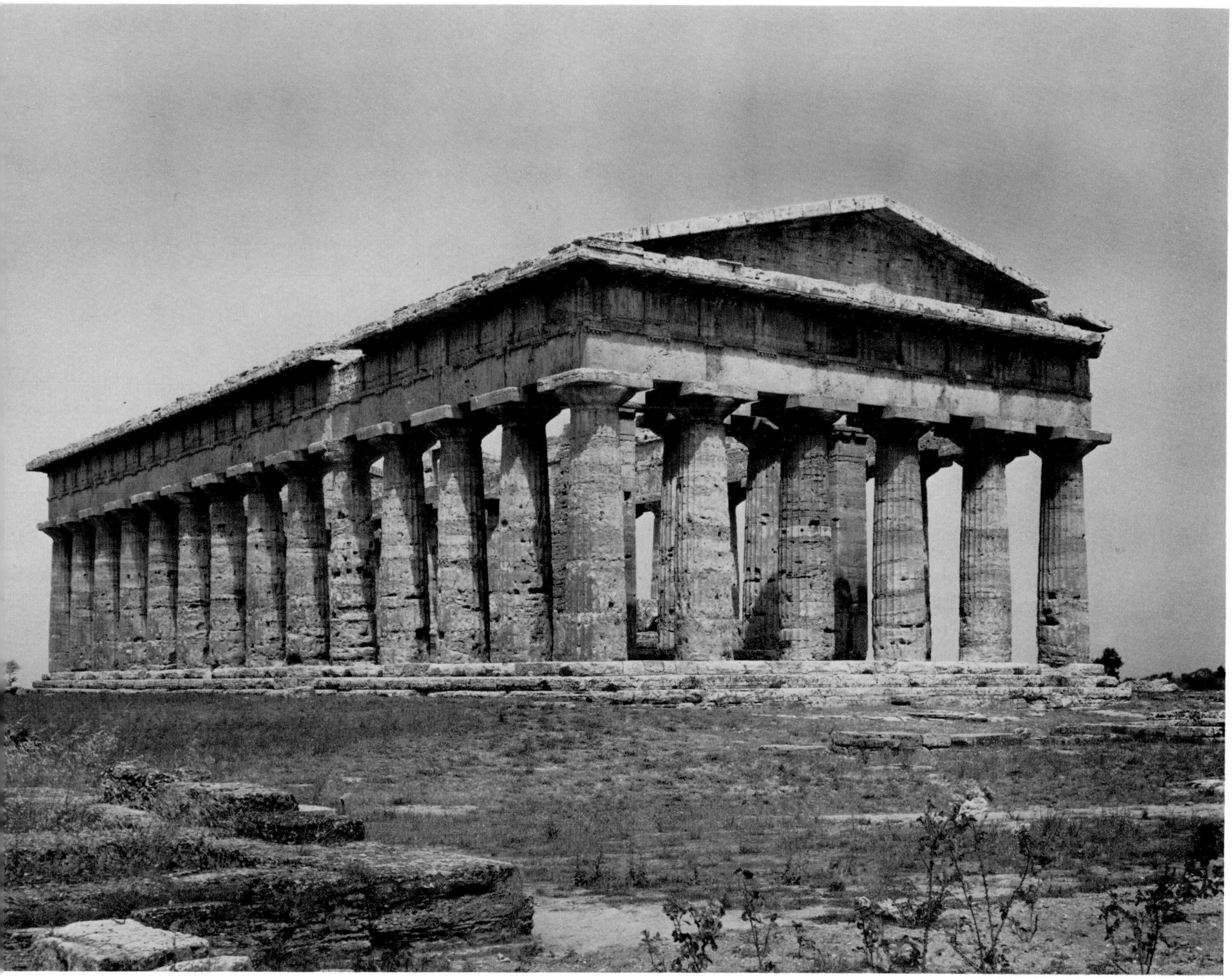

17 Paestum, Hera-Tempel II, sog. Poseidon-Tempel. Der Tempel von Südosten. Mitte 5. Jahrhundert v. Chr.

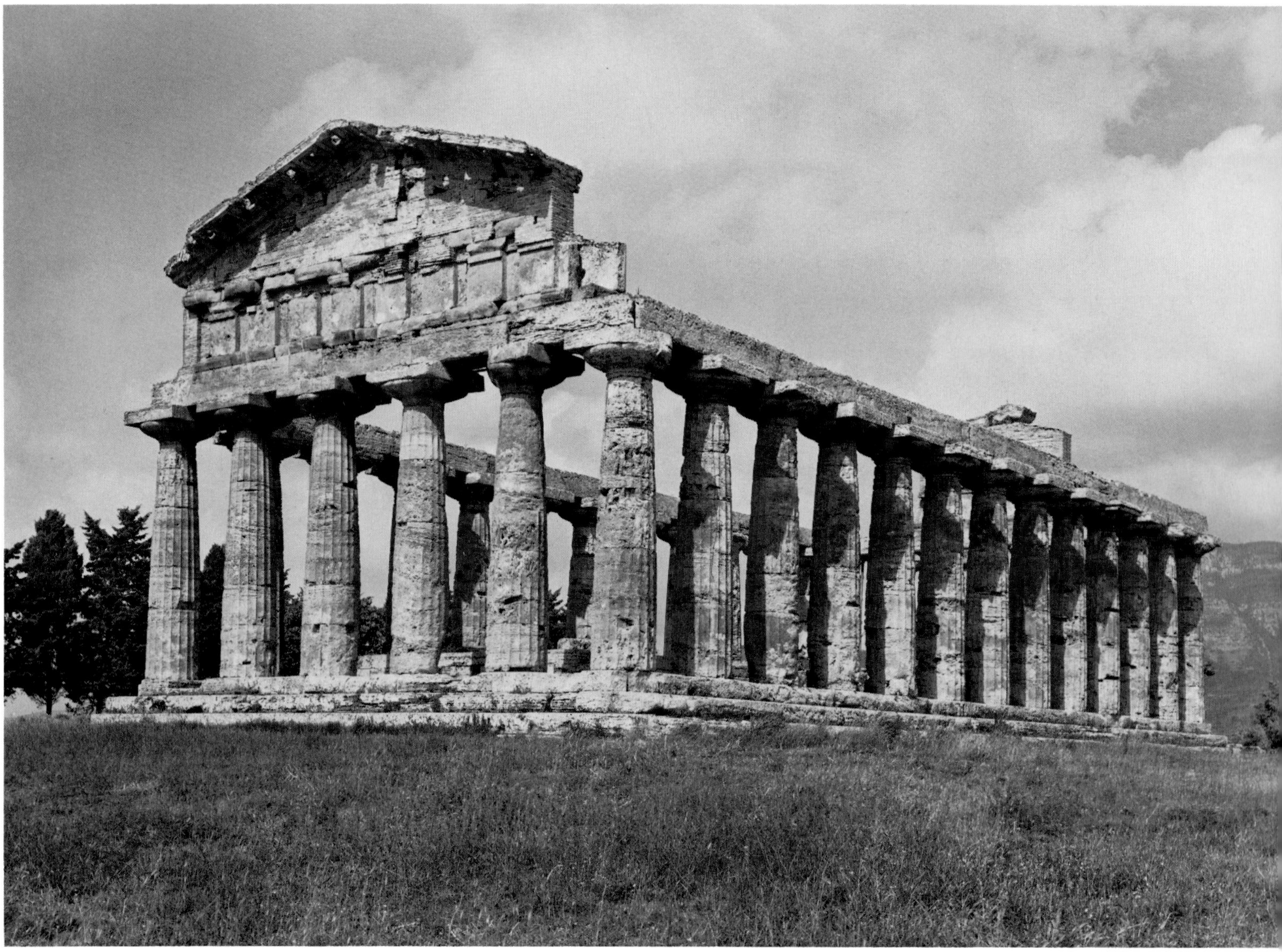

18 Paestum, Athena-Tempel, sog. Demeter-Tempel. Blick von Südwesten. Spätes 6. Jahrhundert v. Chr.

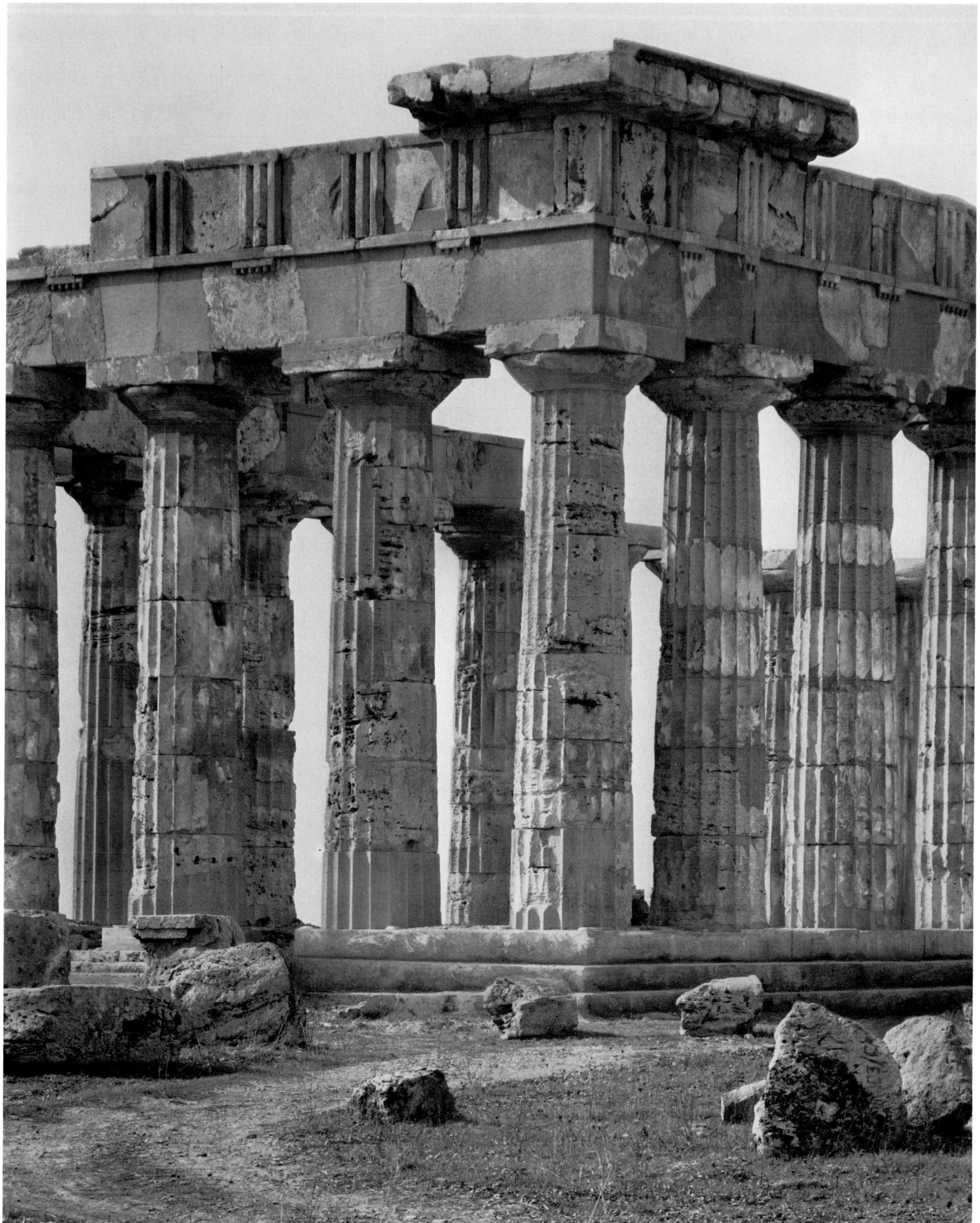

19 Selinus, Stadt. Tempel E, Hera-Tempel. Nordost-Ecke. Zweites Viertel 5. Jahrhundert v. Chr.

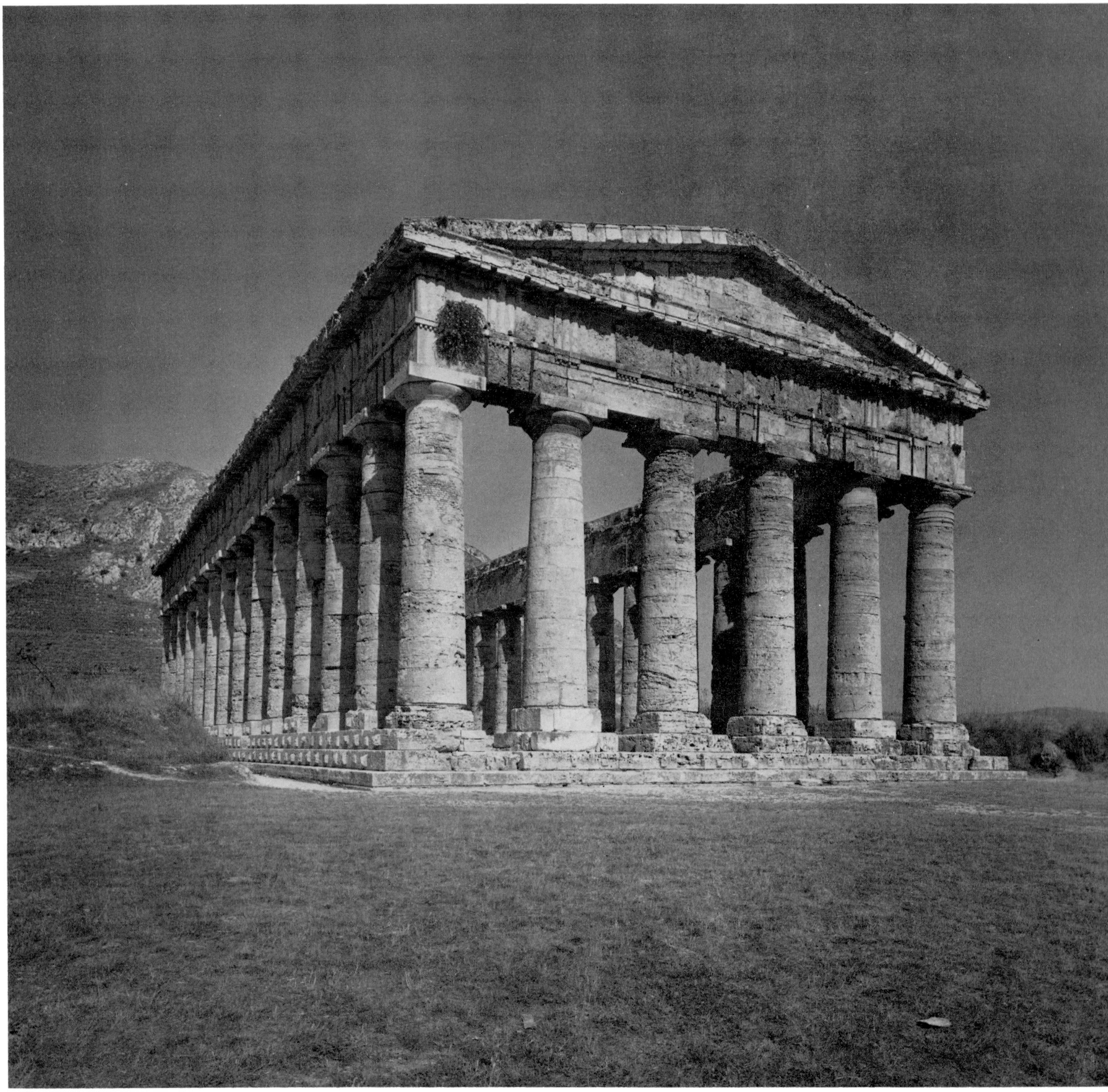

20 Segesta. Der Tempel von Osten. Spätes 5. Jahrhundert v. Chr.

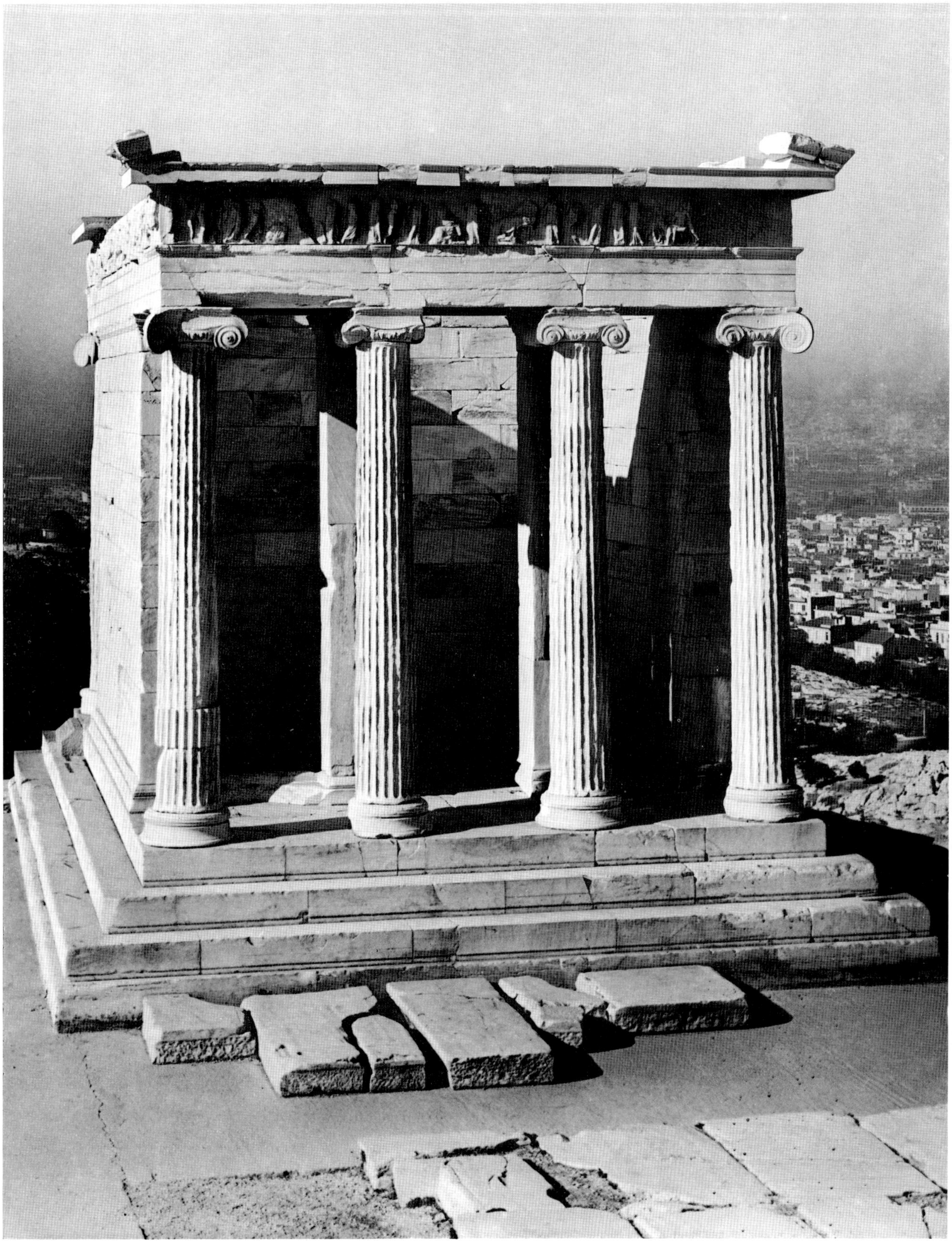

21 Athen, Akropolis. Der Athena Nike-Tempel von Osten. Spätes 5. Jahrhundert v. Chr.

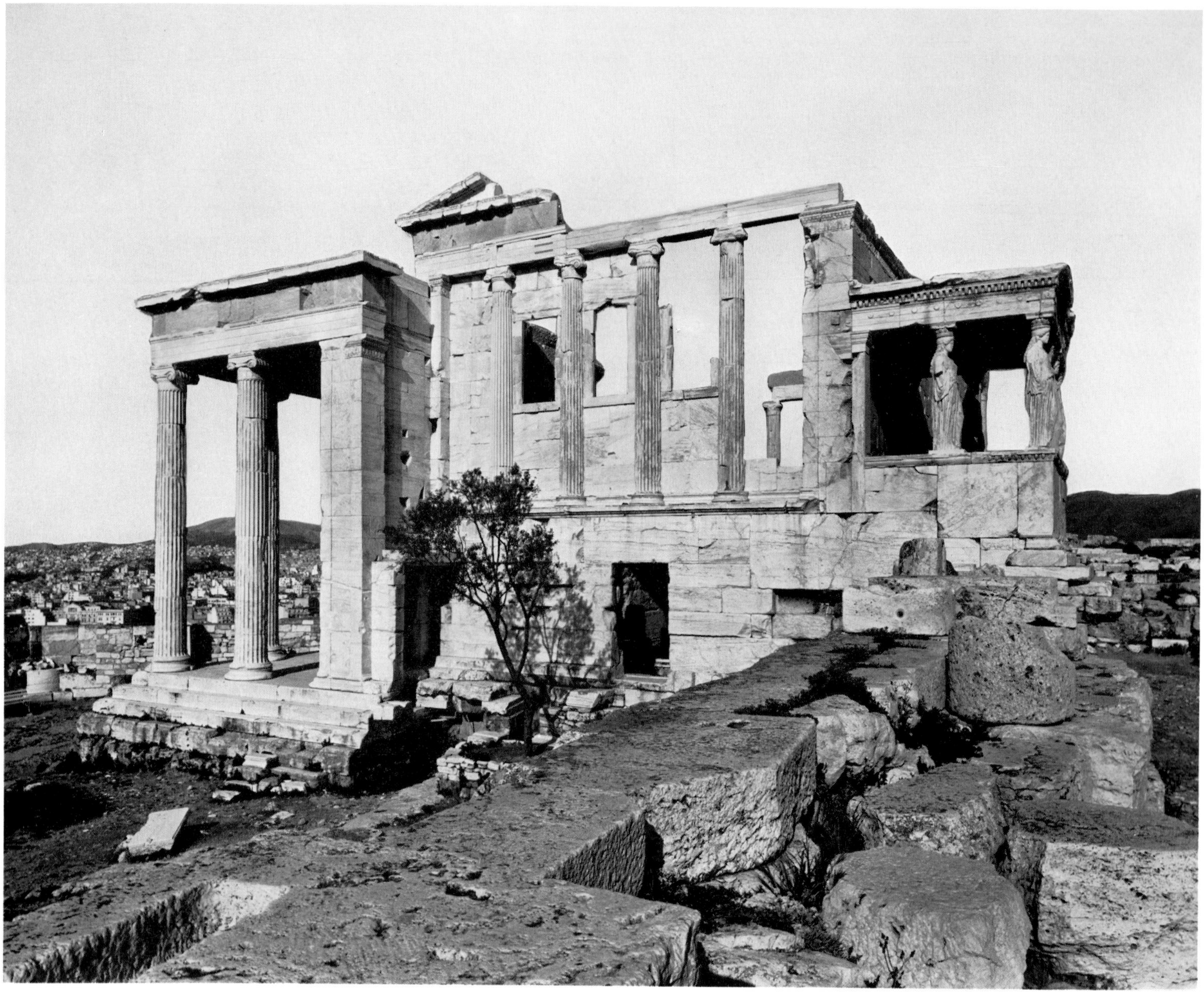

22 Athen, Akropolis. Das Erechtheion von Westen. Um 410 v. Chr.

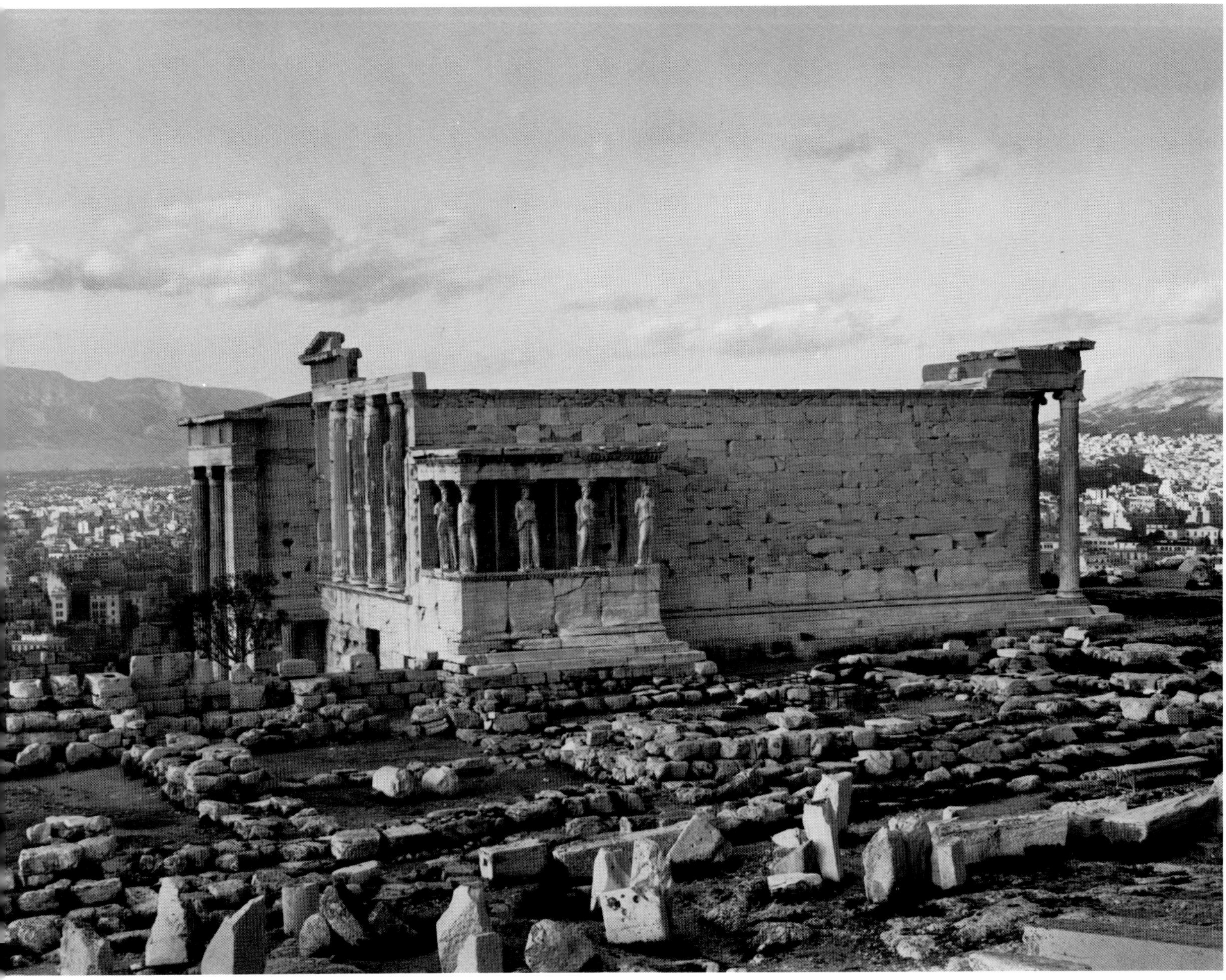

23 Athen, Akropolis. Das Erechtheion von Süden, im Vordergrund die Fundamente des Alten Athena-Tempels

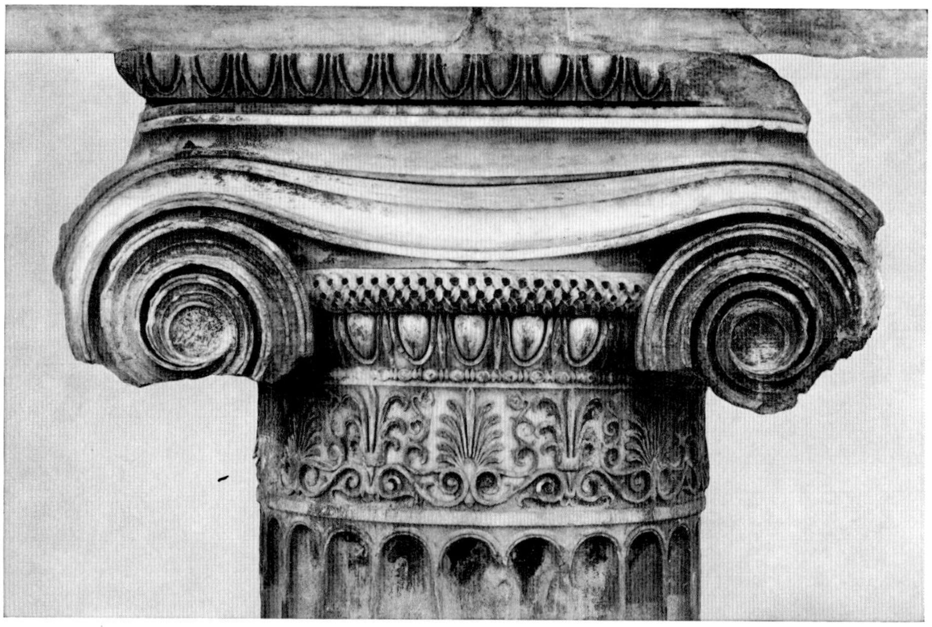

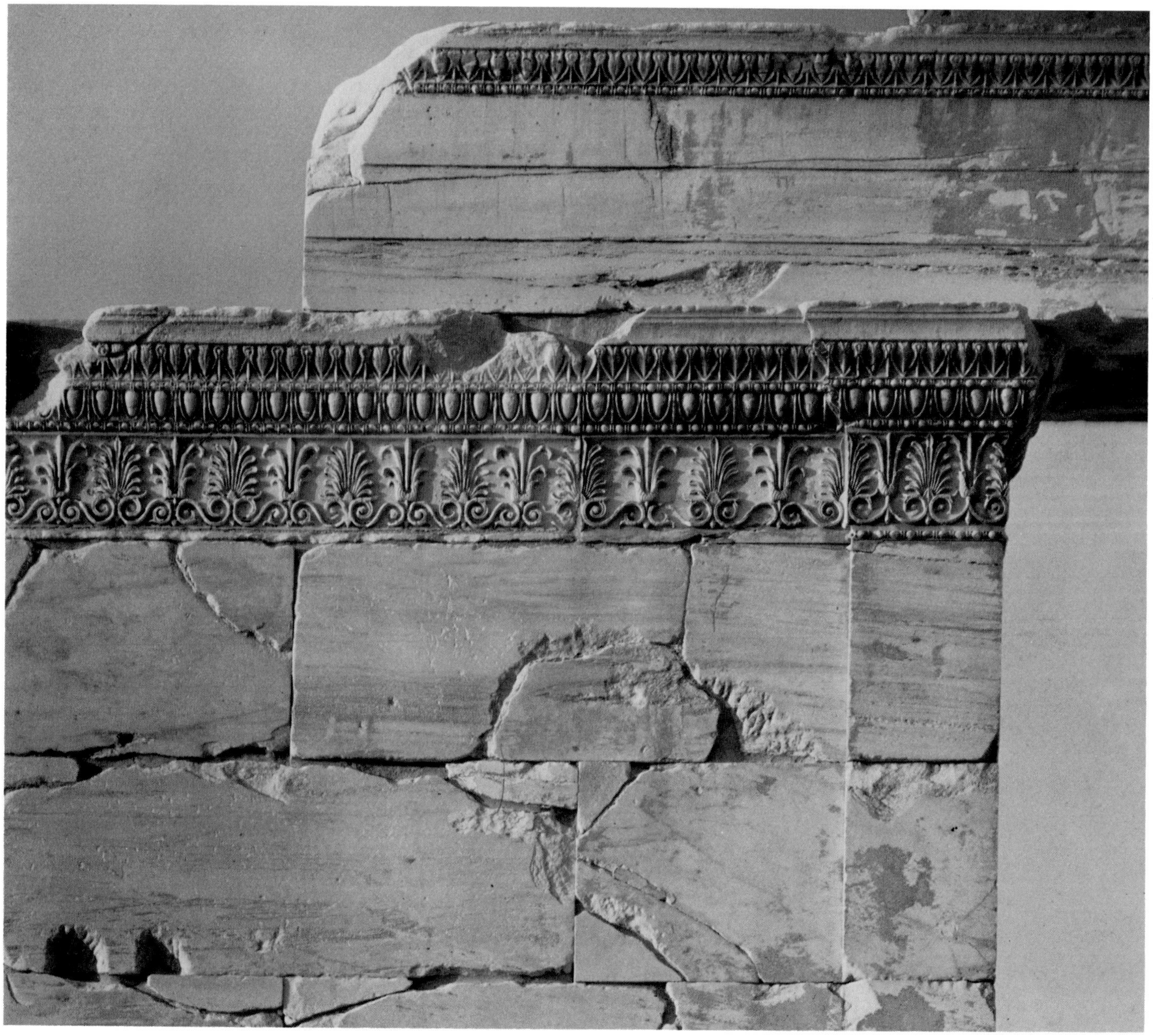

24 Athen, Akropolis. Das Erechtheion. Oben: Ionisches Kapitell von der Nordhalle; unten: Detail von der Südwand

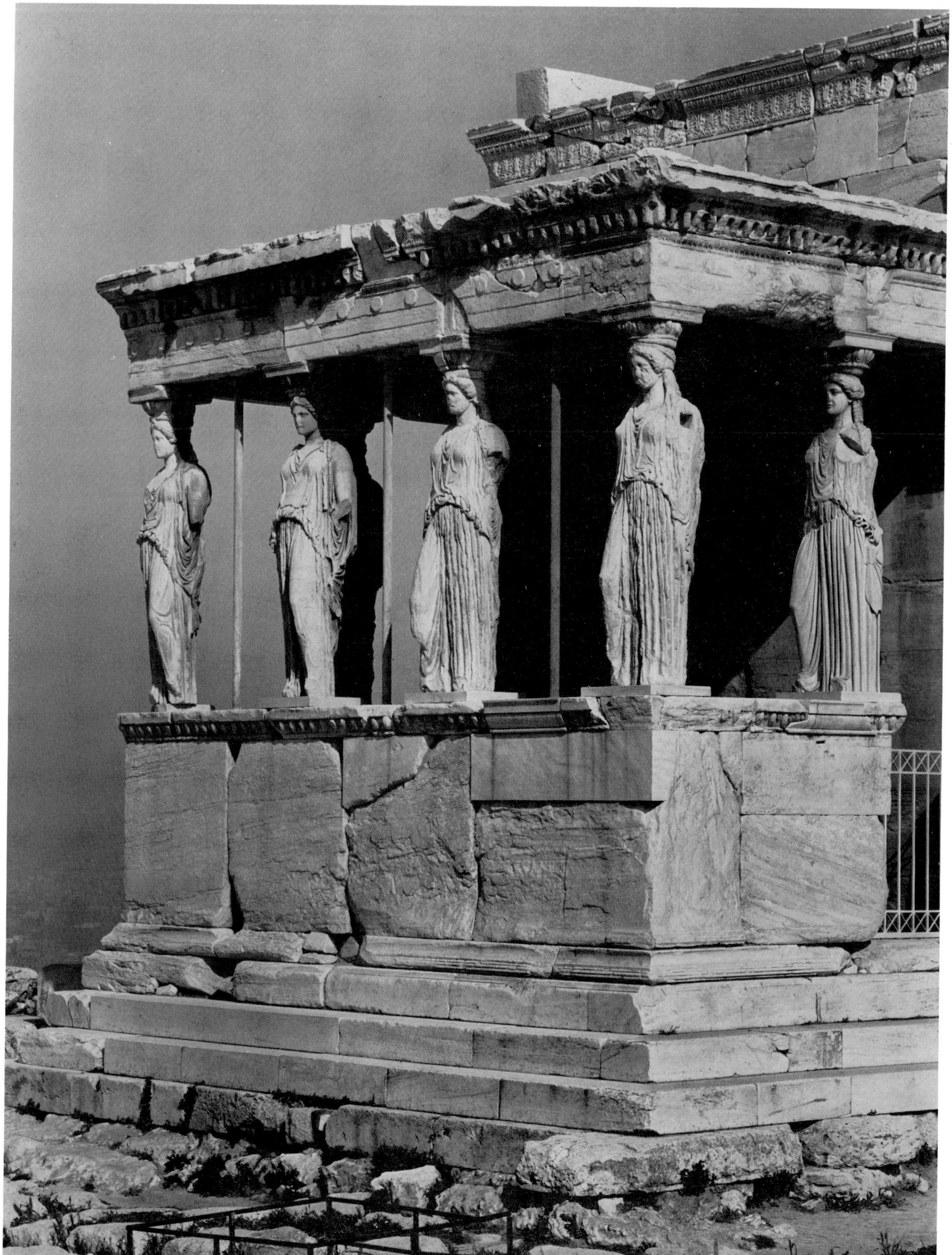

25 Athen, Akropolis. Die Korenhalle des Erechtheion

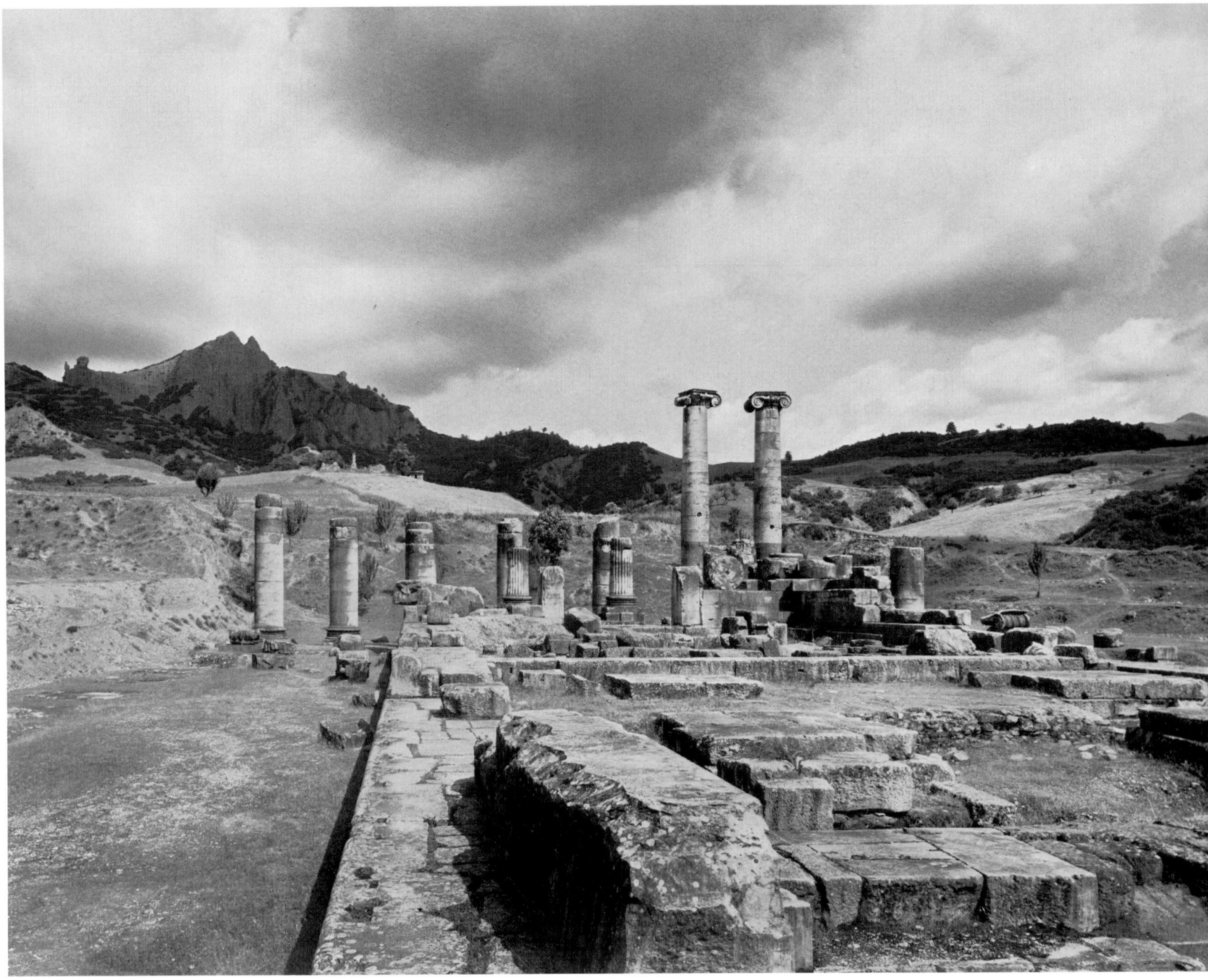

26 Sardes, Artemis-Tempel, von Nordwesten. Spätes 4. Jahrhundert v. Chr.

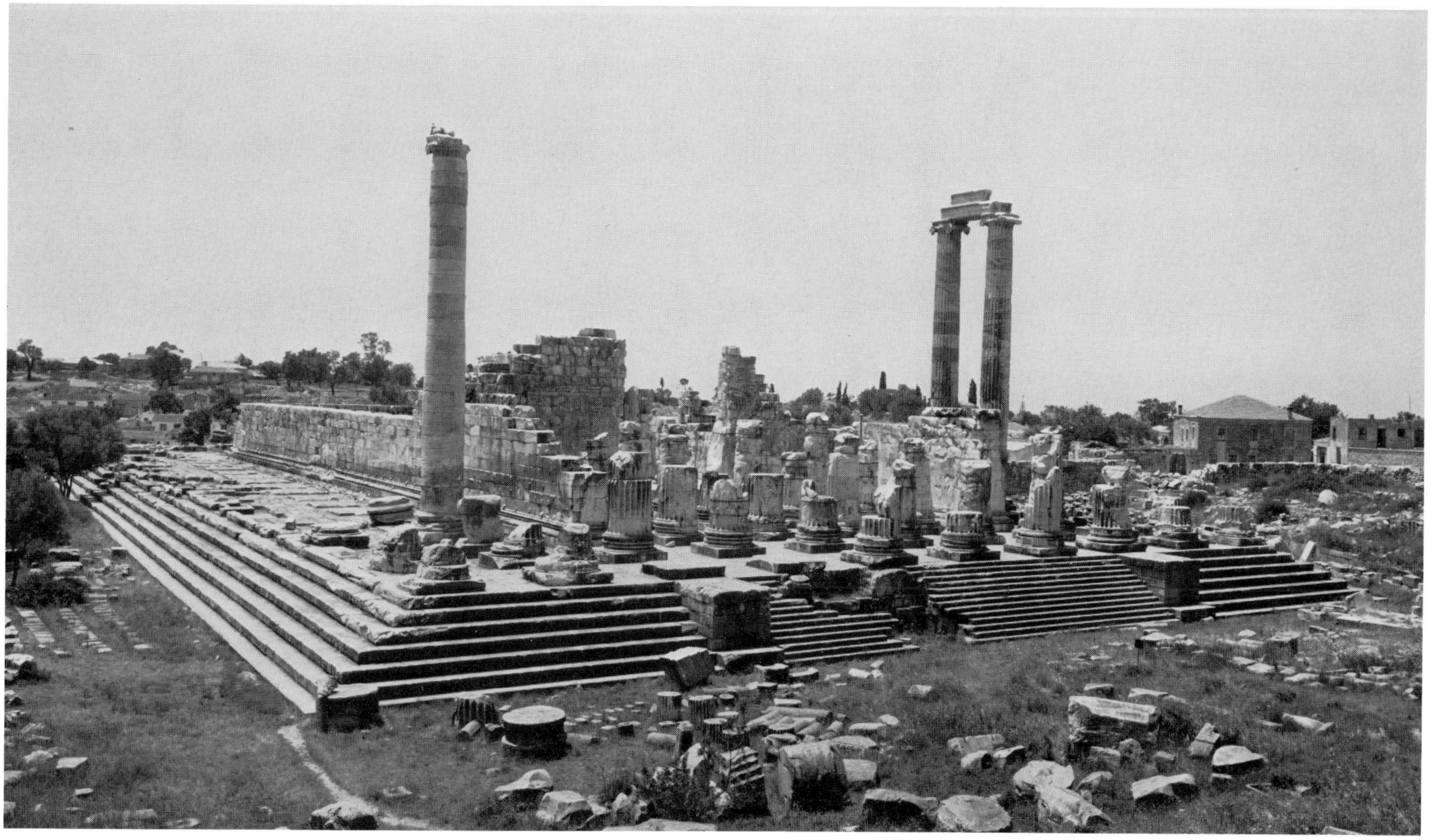

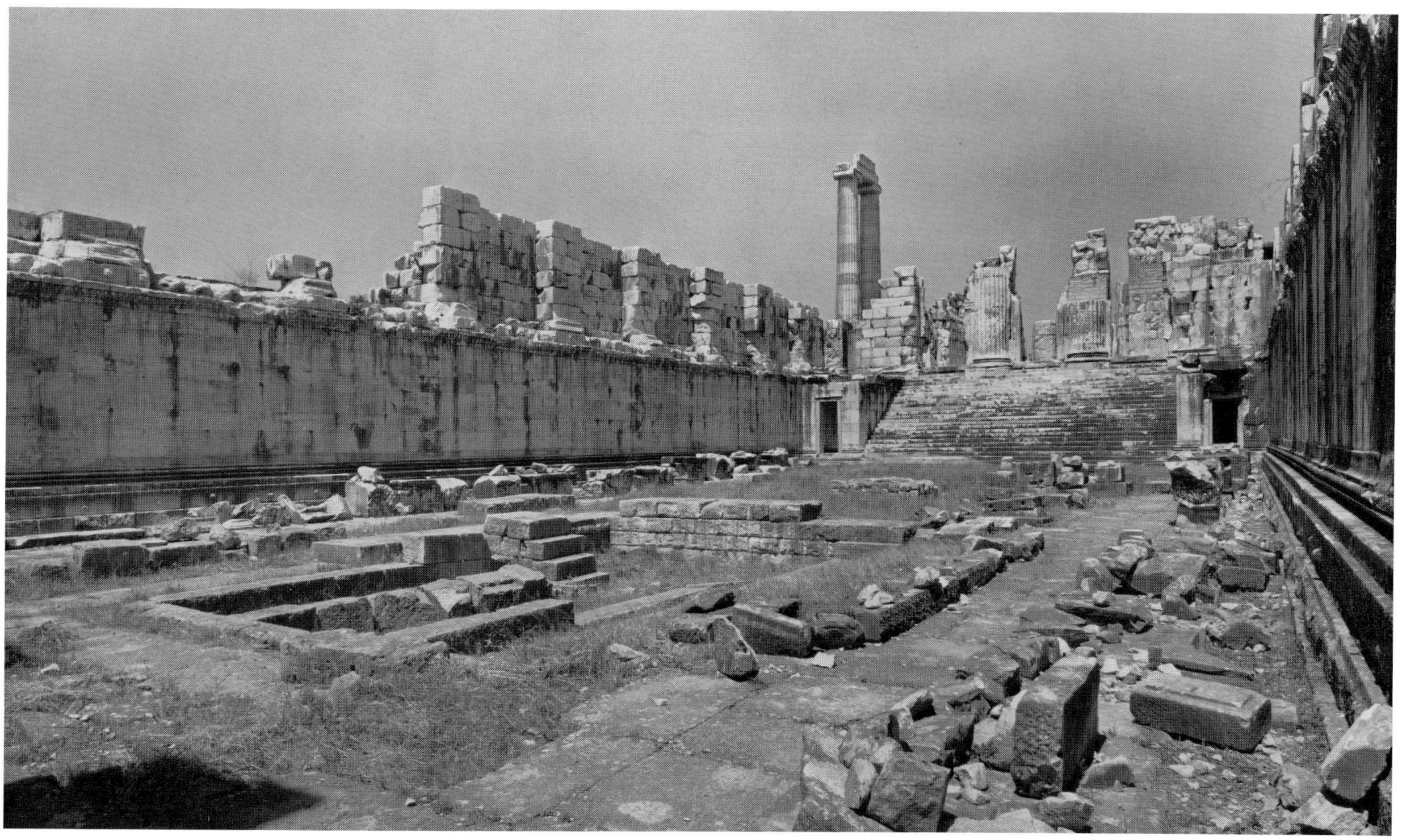

27 Didyma bei Milet, Apollon-Tempel. Begonnen im späten 4. Jahrhundert v. Chr. – Oben: Der Tempel von Osten
Unten: Der Hauptsaal von Süden, an seinem Ende die Freitreppe zum Zweisäulensaal; im Vordergrund die »Heilige Quelle«

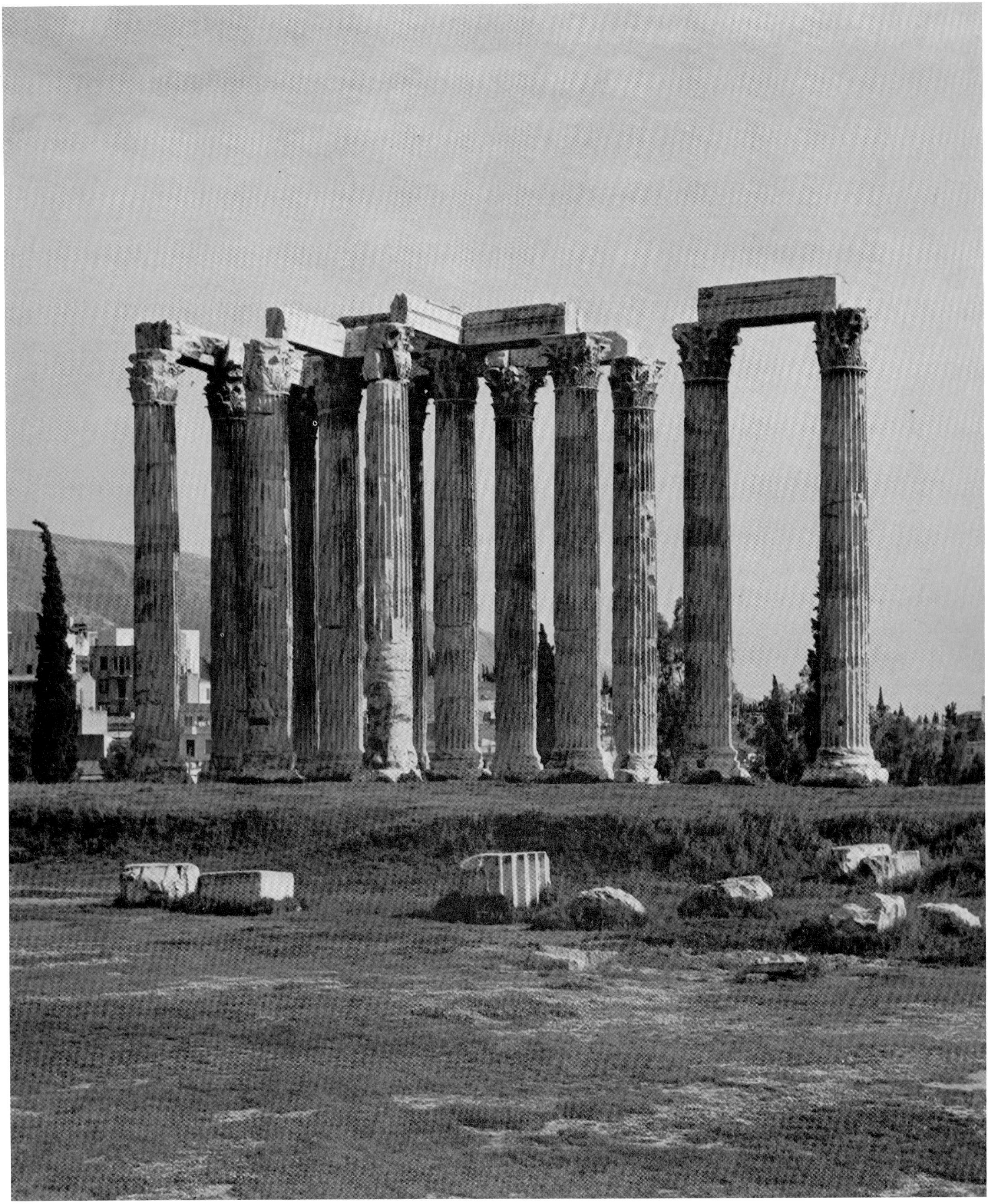

28 Athen, Olympieion. 2. Jahrhundert v. Chr. und später. Säulen der Südostecke aus Nordwesten

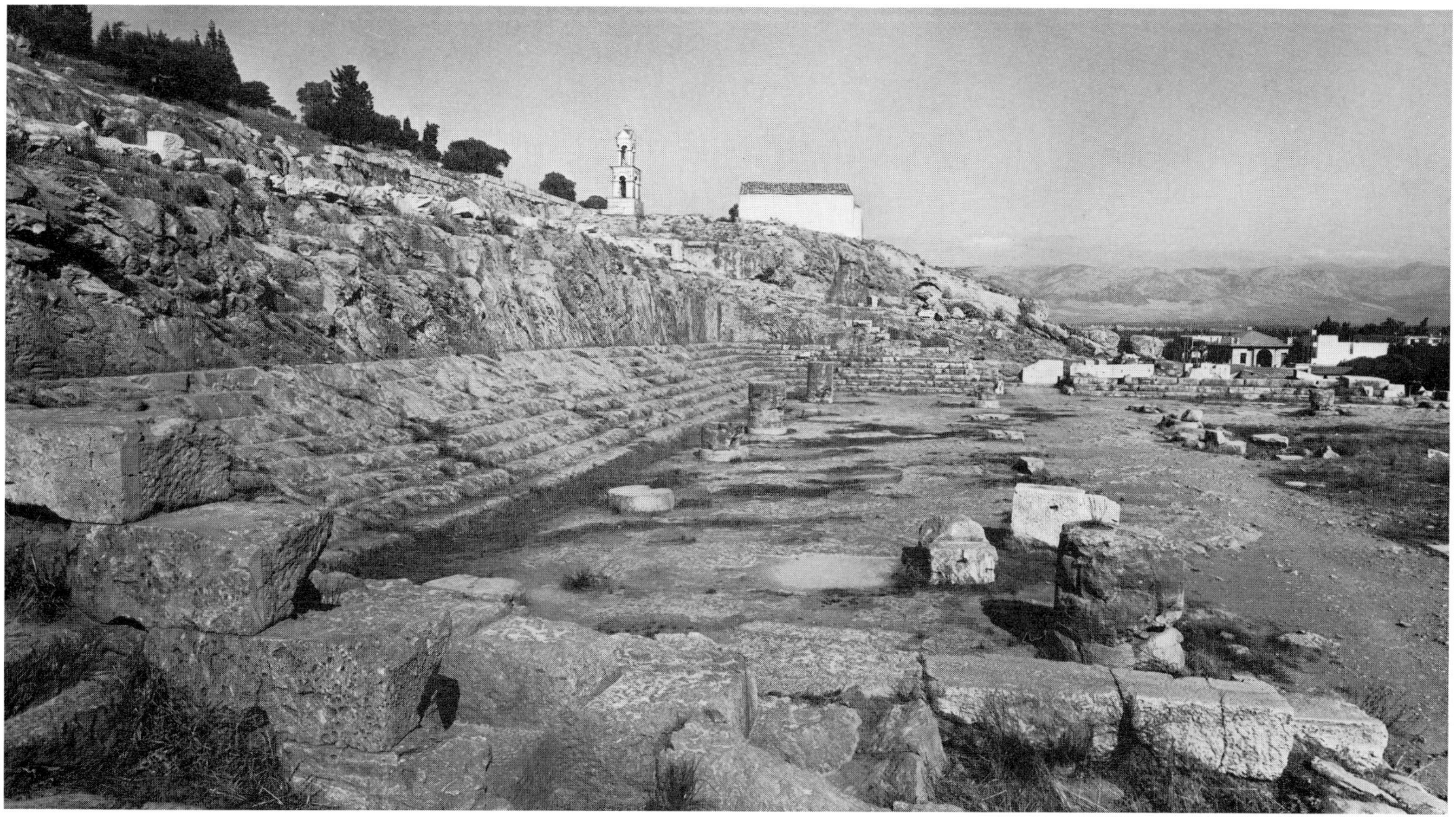

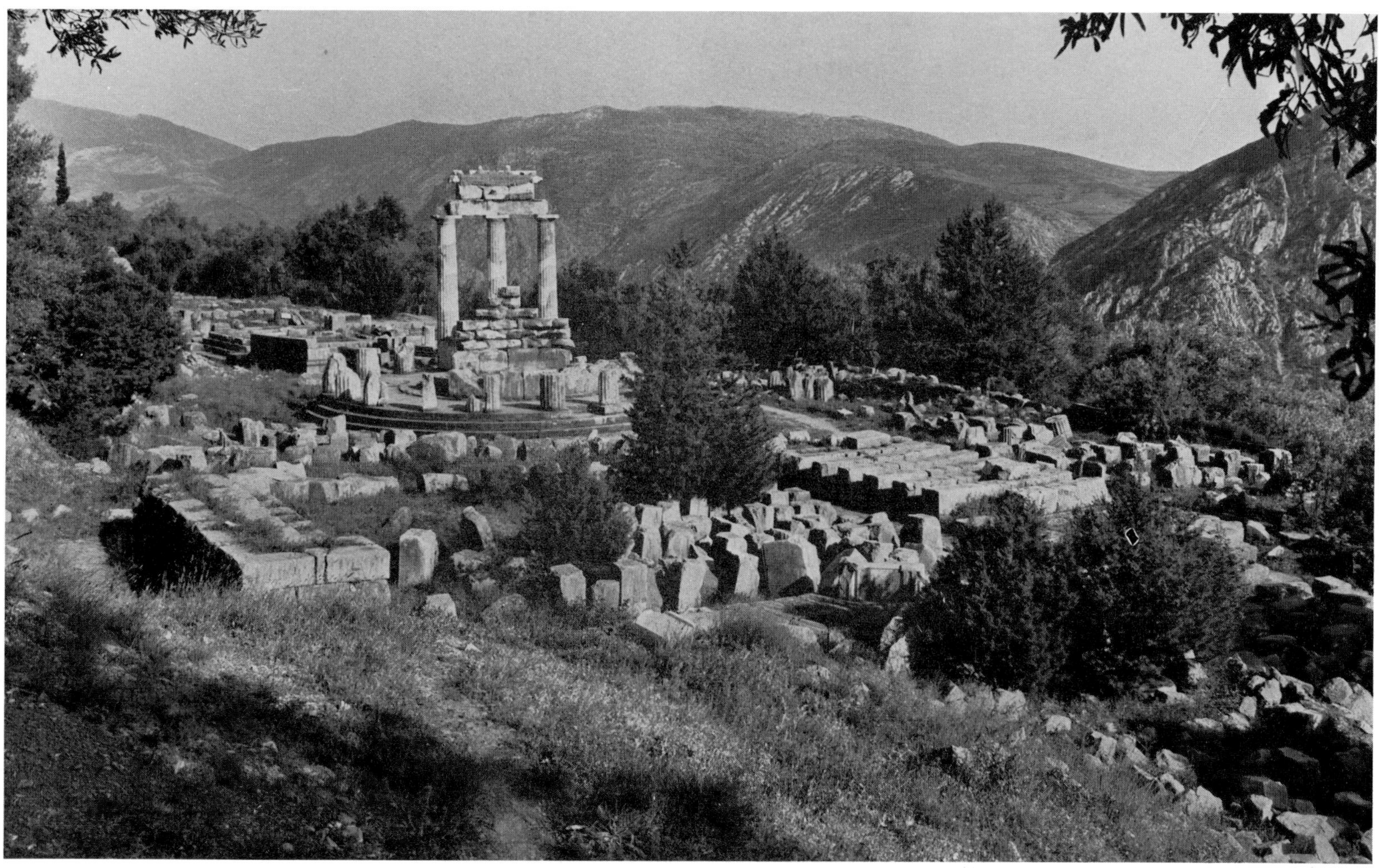

29 Oben: Eleusis, Telesterion. Blick von der Felsenterrasse – Unten: Delphi, Marmaria. Gesamtblick aus Nordwesten.
Im Vordergrund der Jüngere (dritte) Tempel der Athena Pronaia, anschließend die Tholos und hinter dieser die beiden Schatzhäuser.
4. Jahrhundert v. Chr.

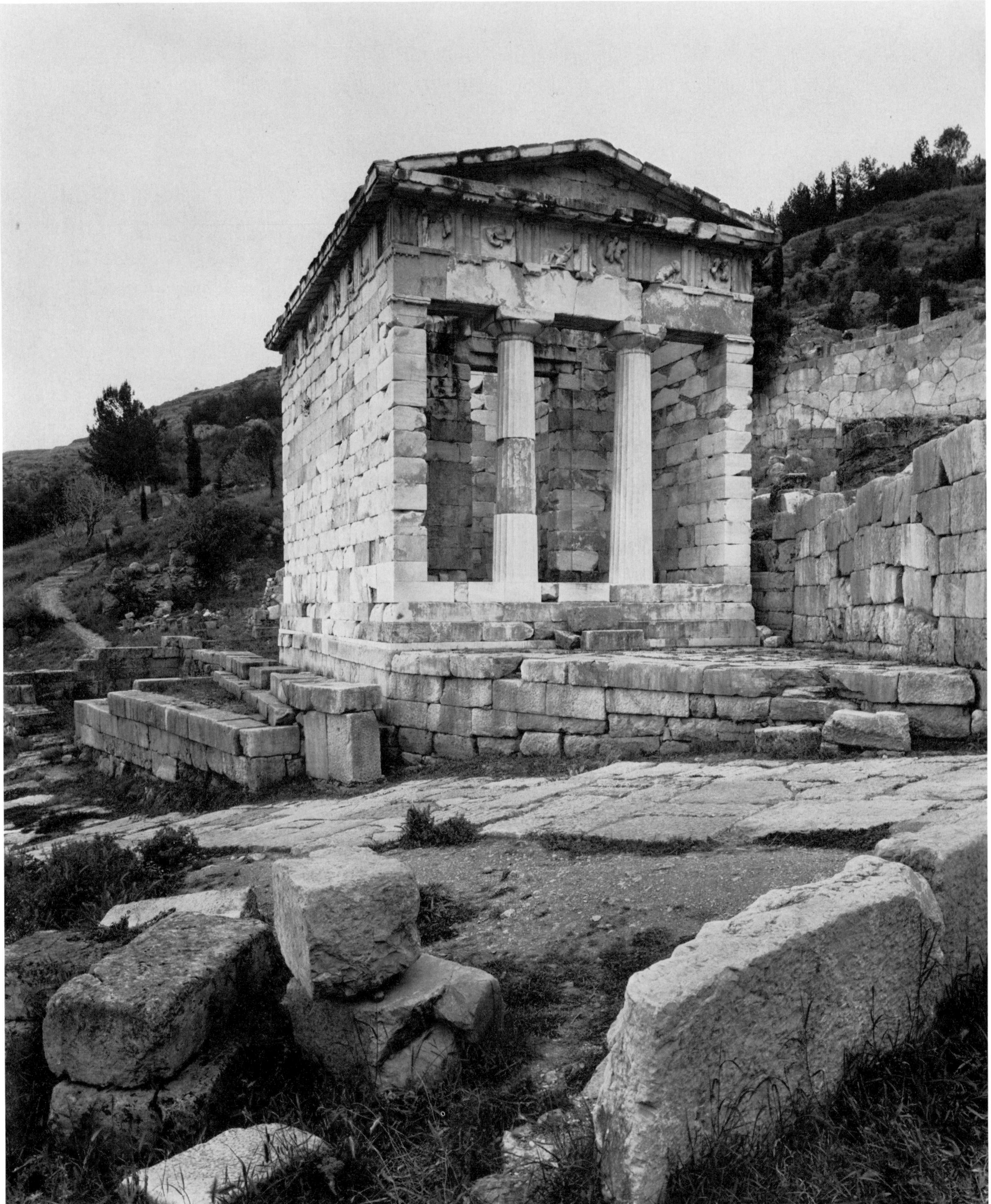

30 Delphi, Apollon-Heiligtum. Schatzhaus der Athener an der Heiligen Straße. Spätes 6. Jahrhundert v. Chr.

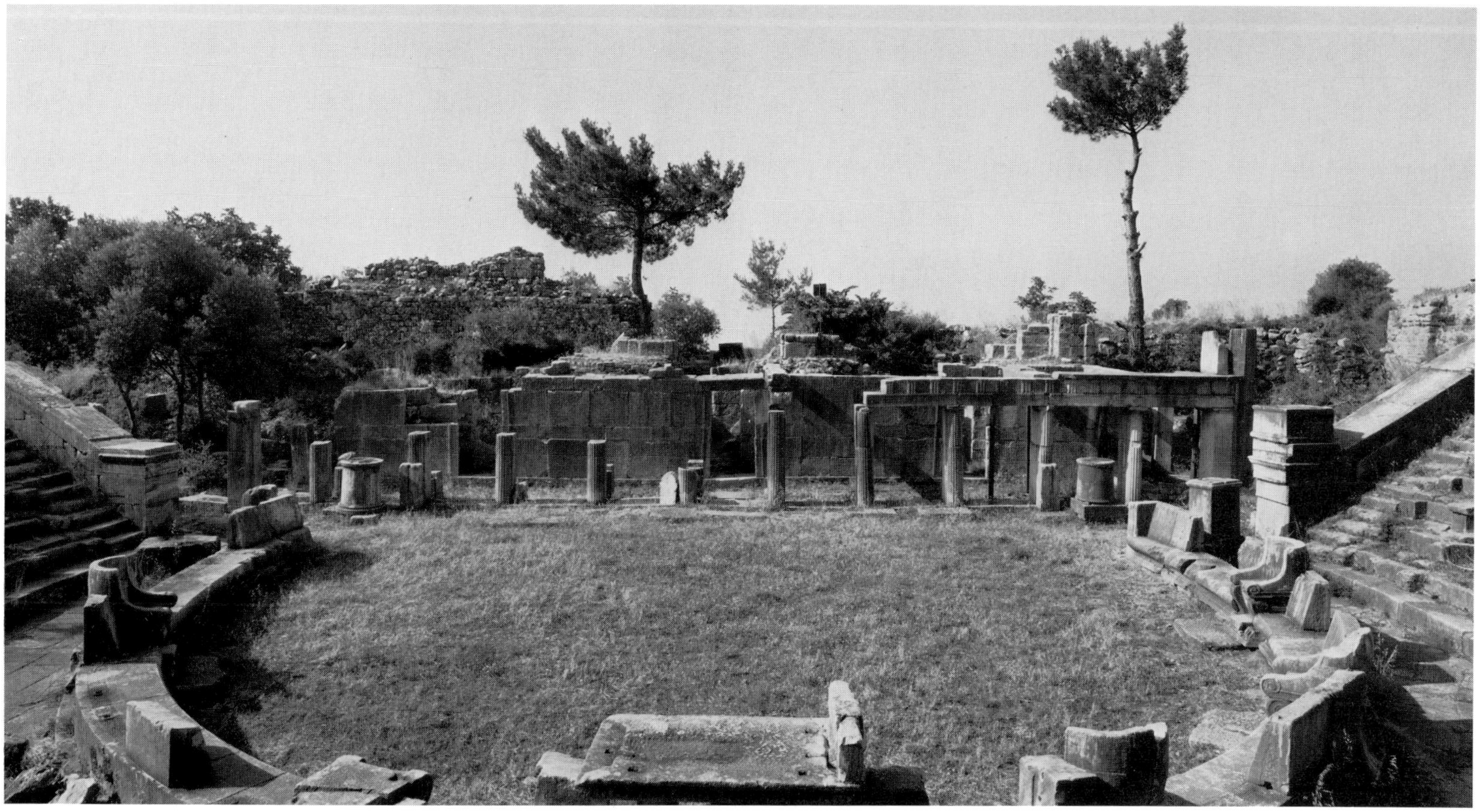

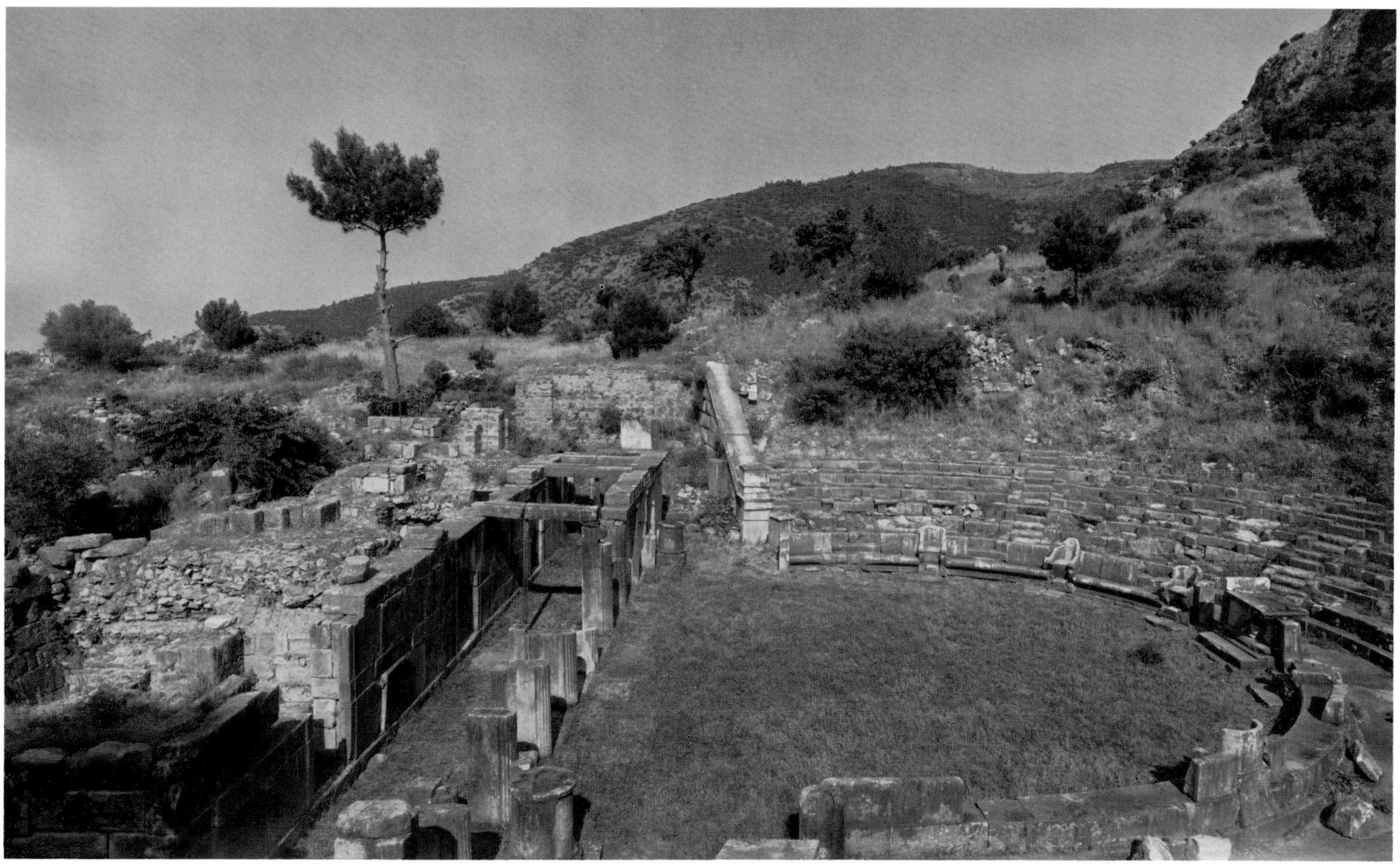

31 Priene, Theater. Oben: Skene und Orchestra von Norden – Unten: Zuschauerraum von Osten

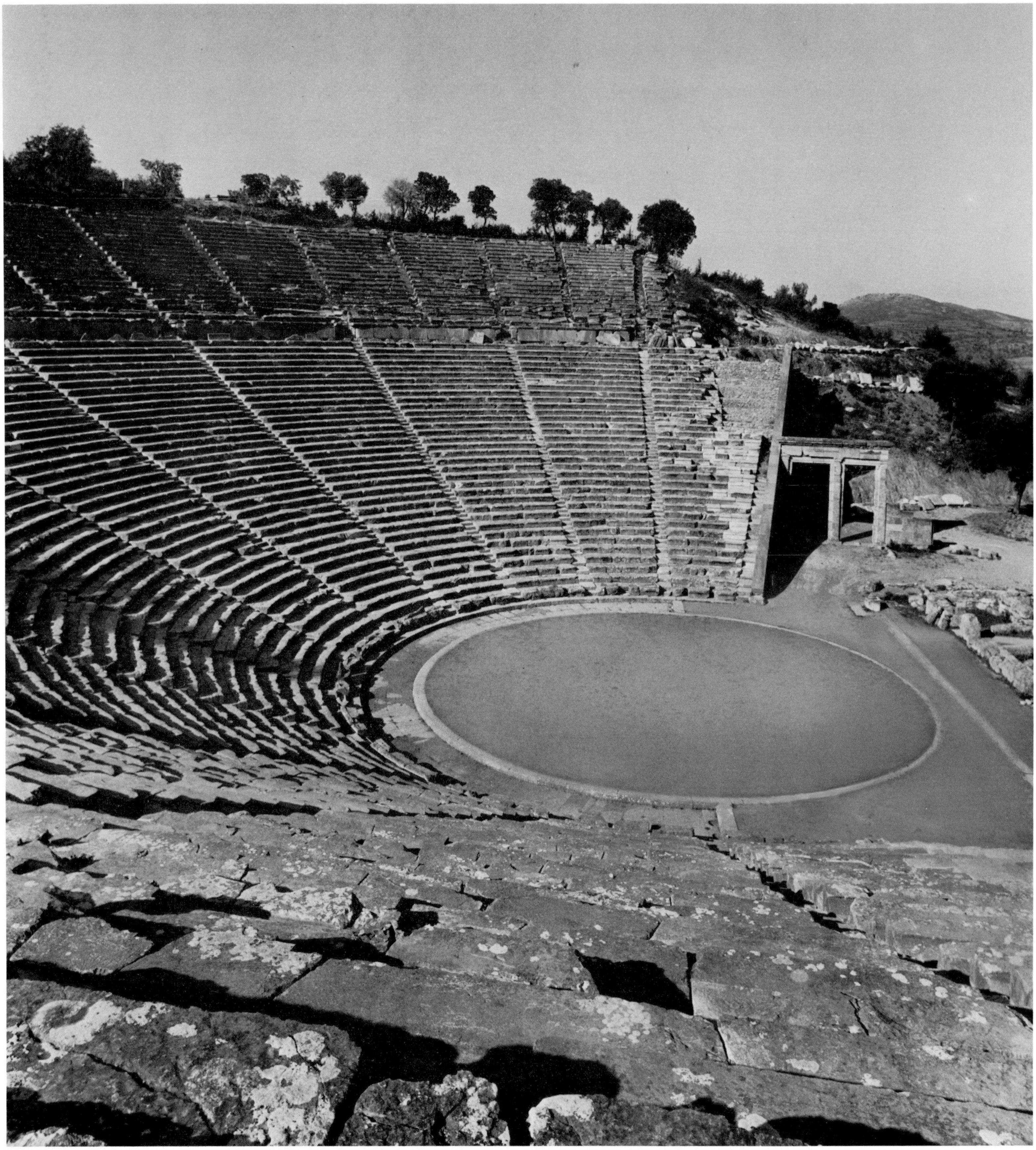

32 Epidauros, Theater. Blick von Osten auf Orchestra, Zuschauerraum und West-Parodos. Mitte 4. Jahrhundert v. Chr.

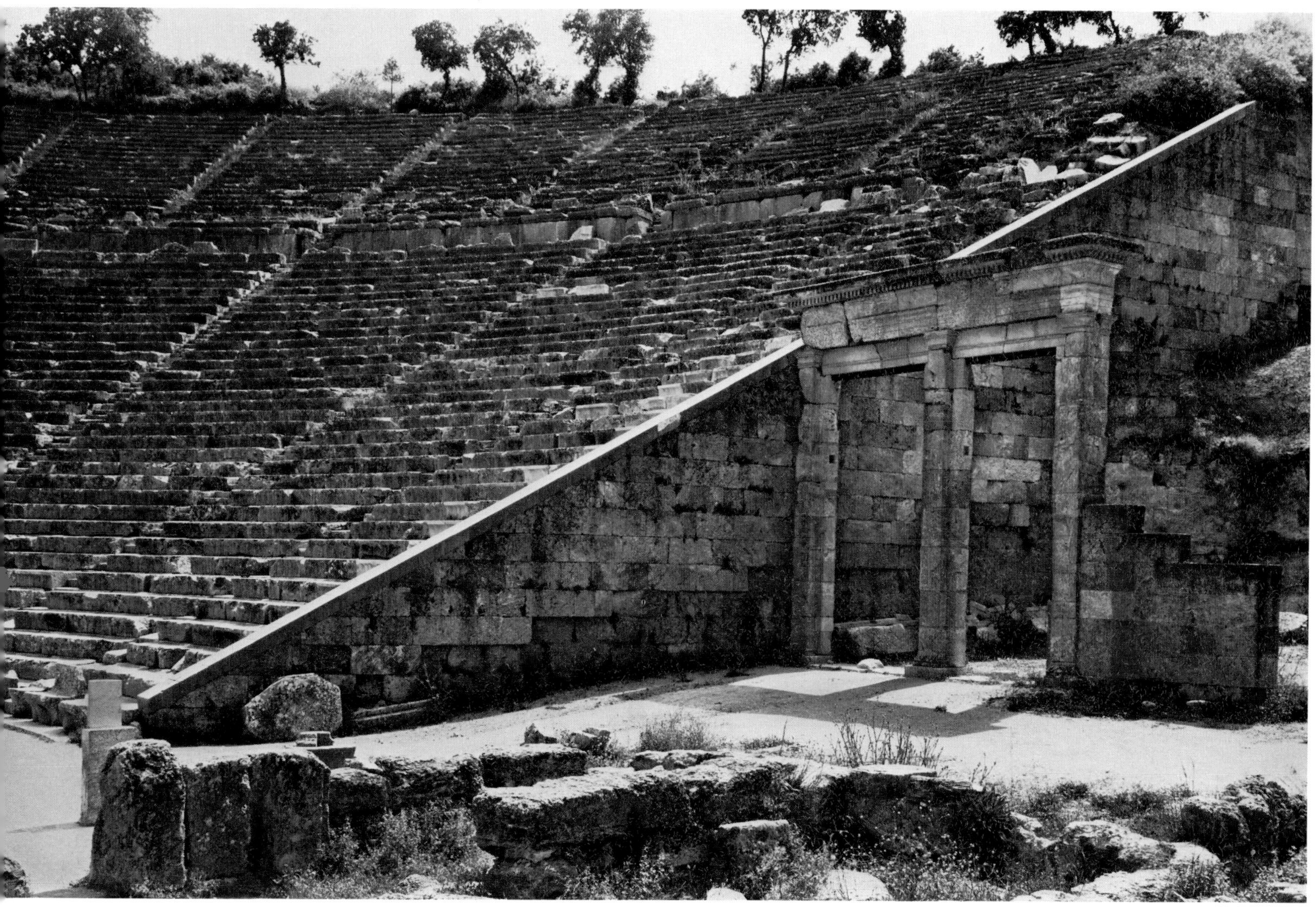

33 Epidauros, Theater. Nordwestabschnitt des Zuschauerraums und West-Parodos

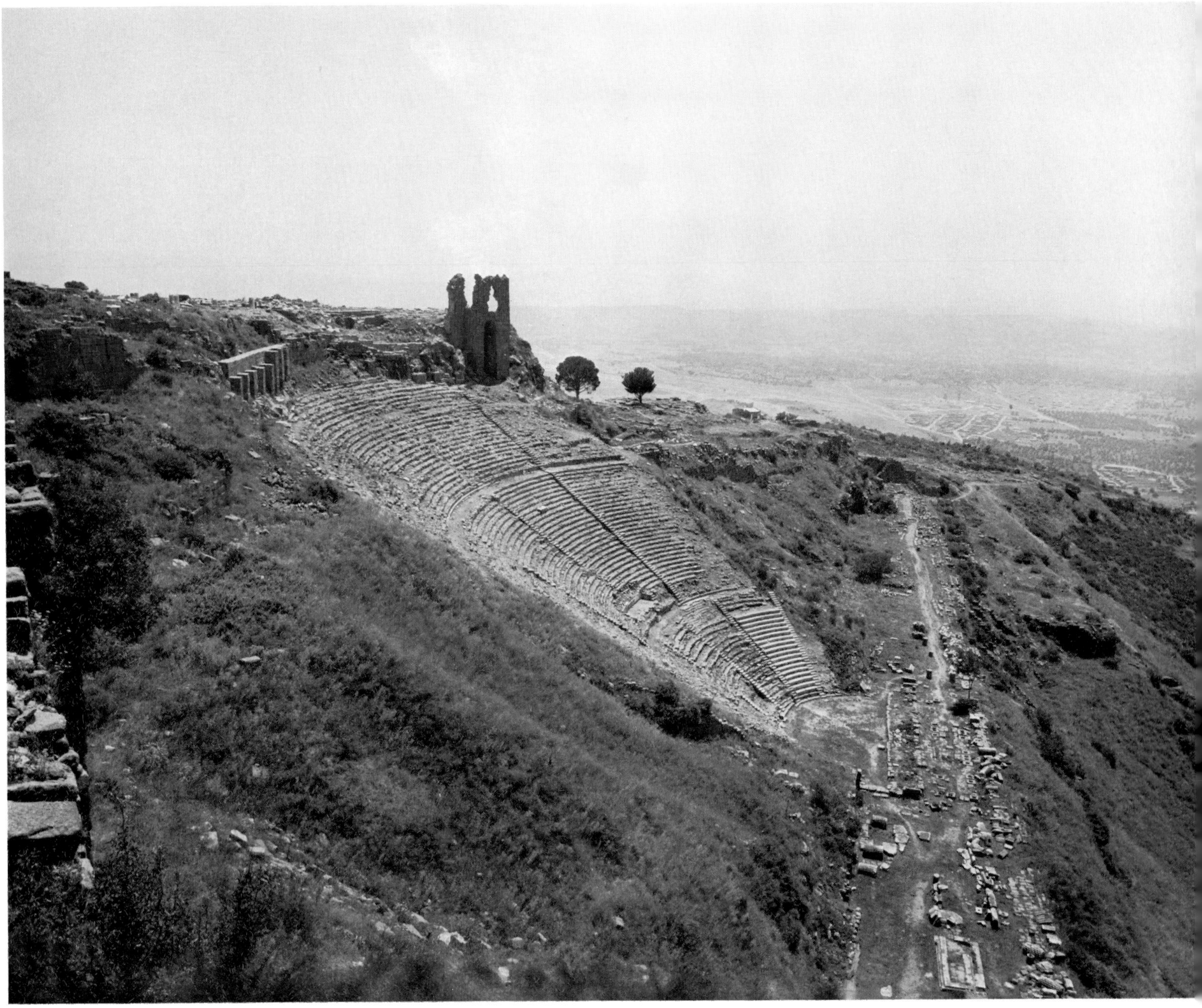

34 Pergamon, das Theater mit der Theaterterrasse von Norden

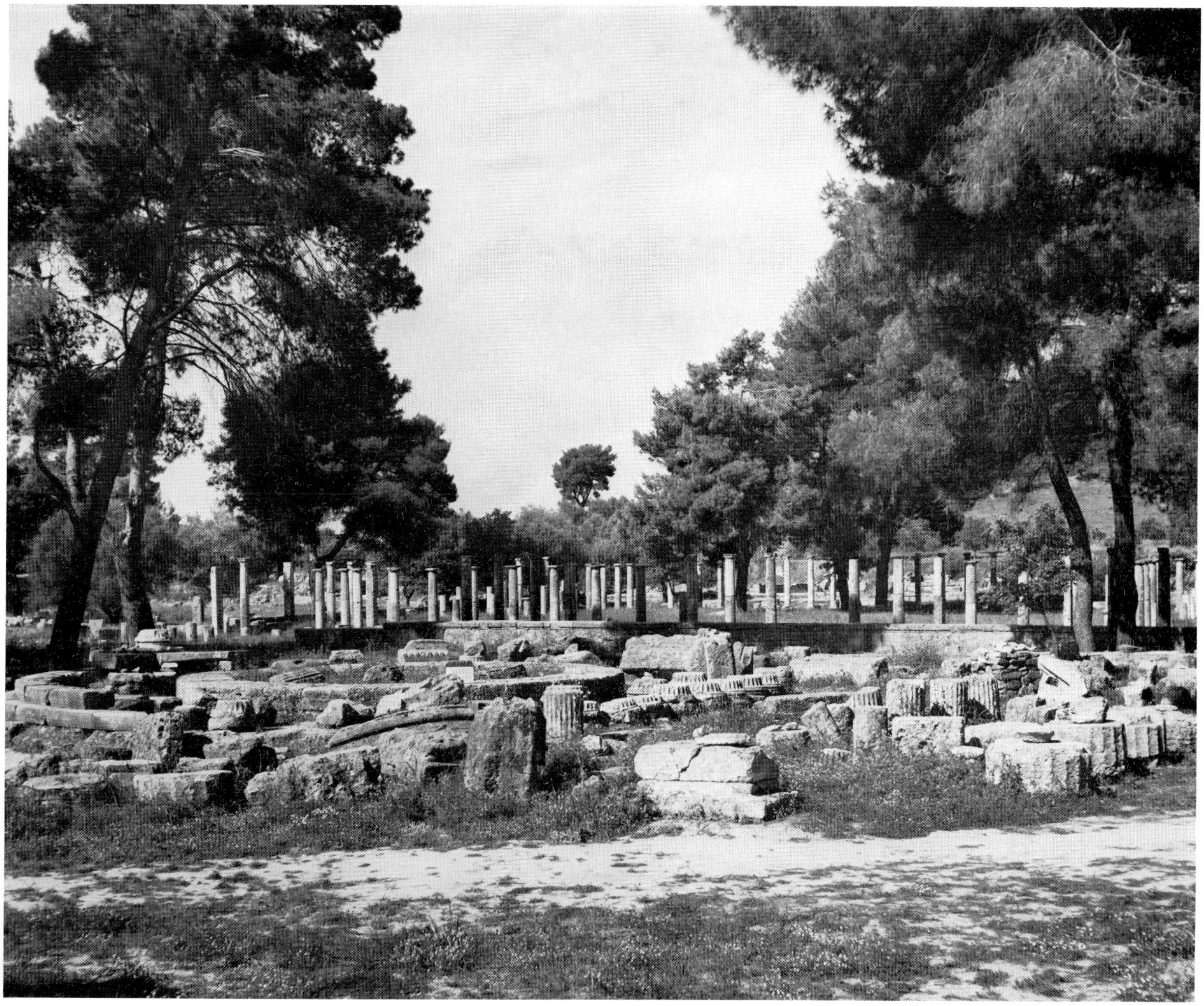

35 Olympia, Palaistra. Im Vordergrund Reste des Philippeion

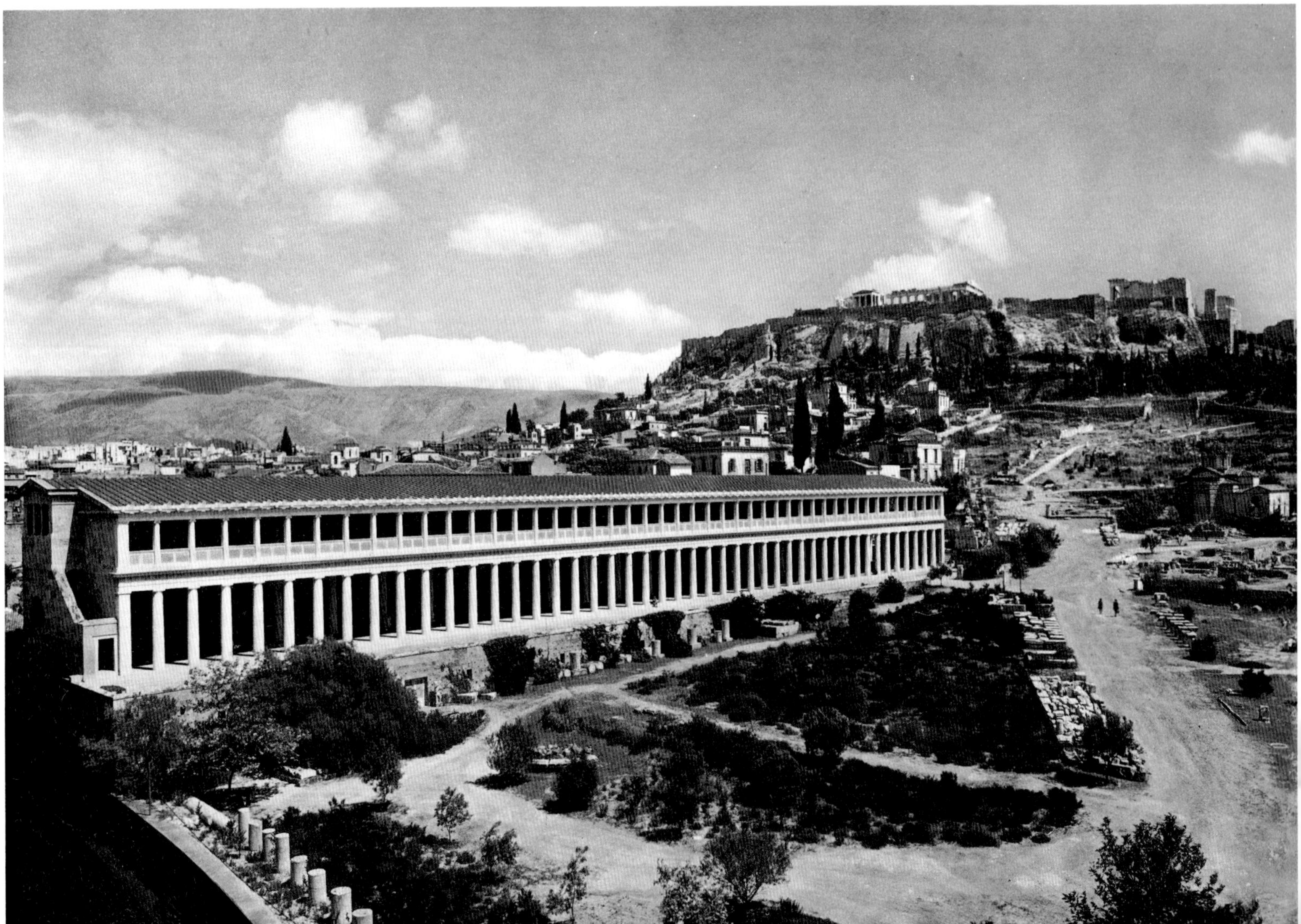

36 Athen, Agora. Die restaurierte Stoa des Attalos II.

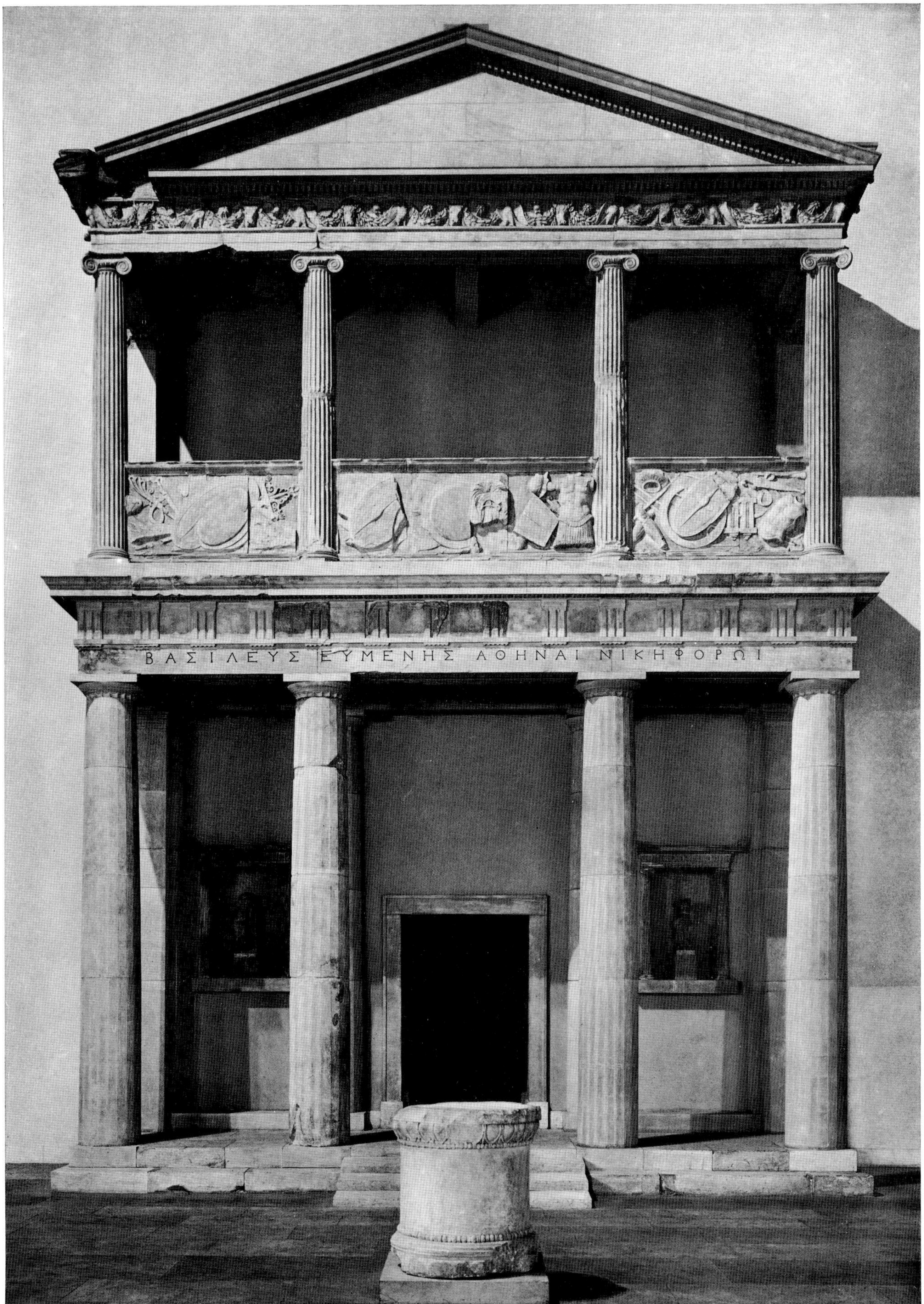

37 Pergamon, Athena-Heiligtum. Das Propylon. 2. Jahrhundert v. Chr. – Berlin, Staatliche Museen

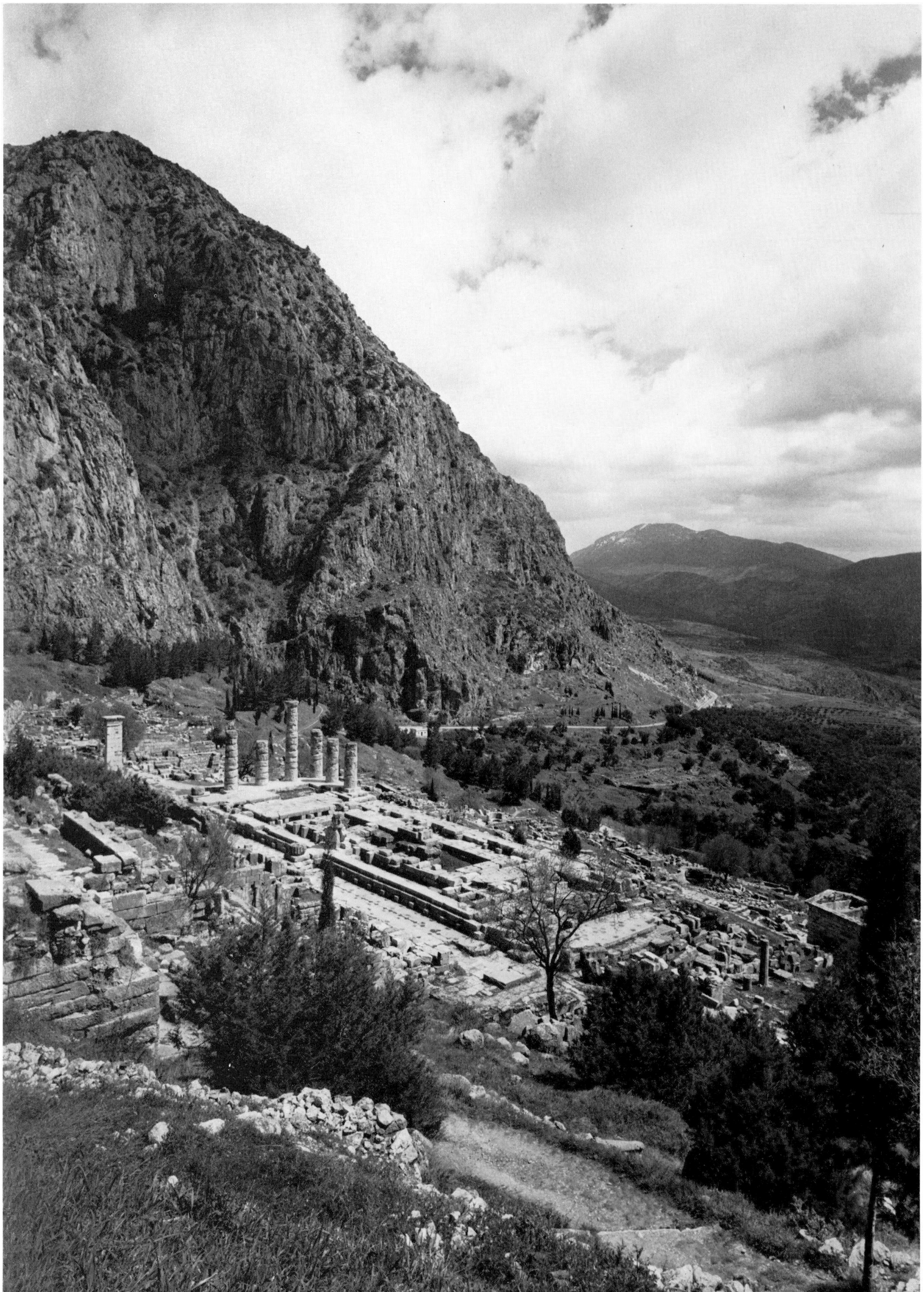

38 Delphi. Blick vom Theater auf das Apollon-Heiligtum.
In der Bildmitte der Apollon-Tempel, im Hintergrund die Felswand der Phädriaden und das Pleistos-Tal

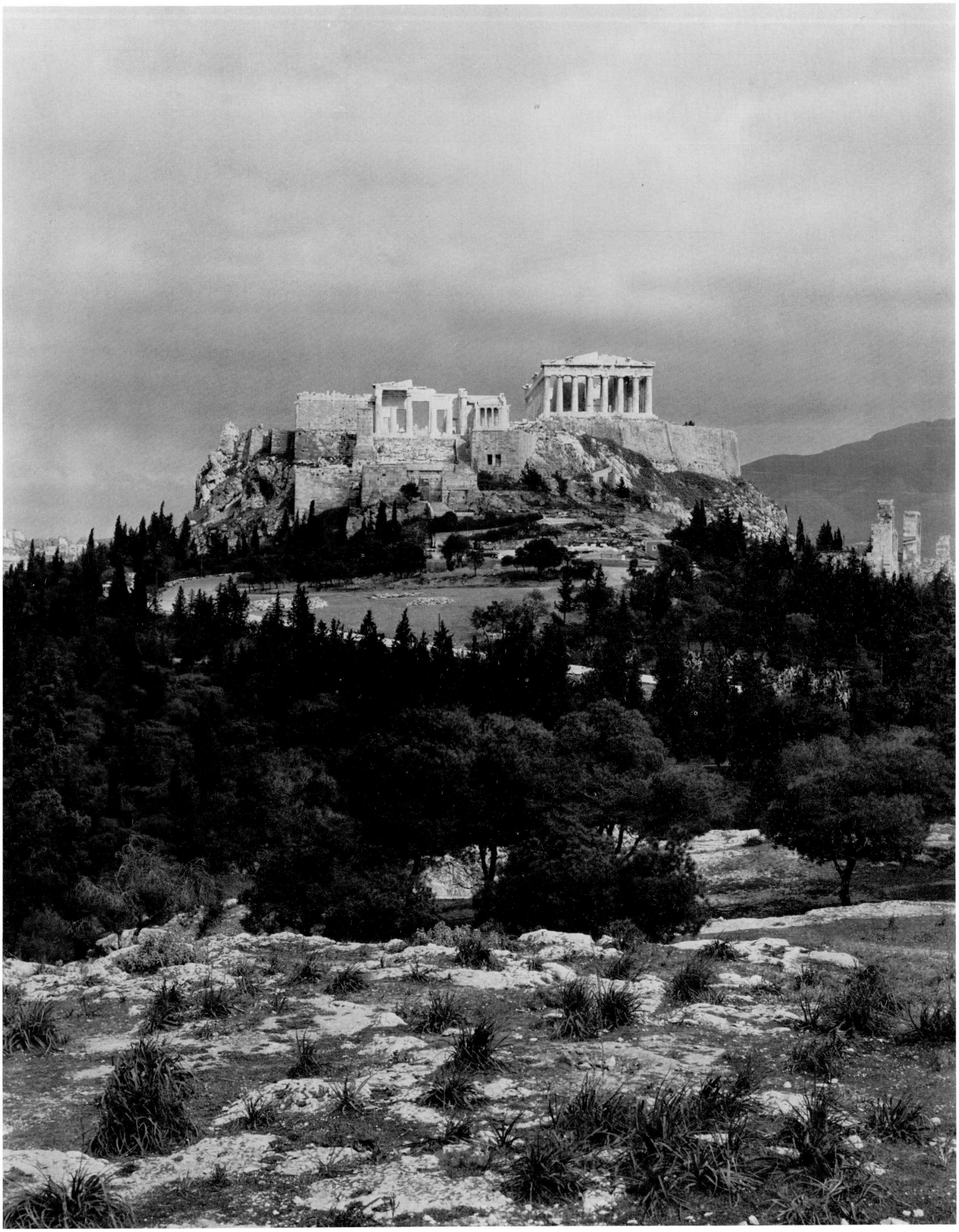

39 Athen. Die Akropolis von der Pnyx aus

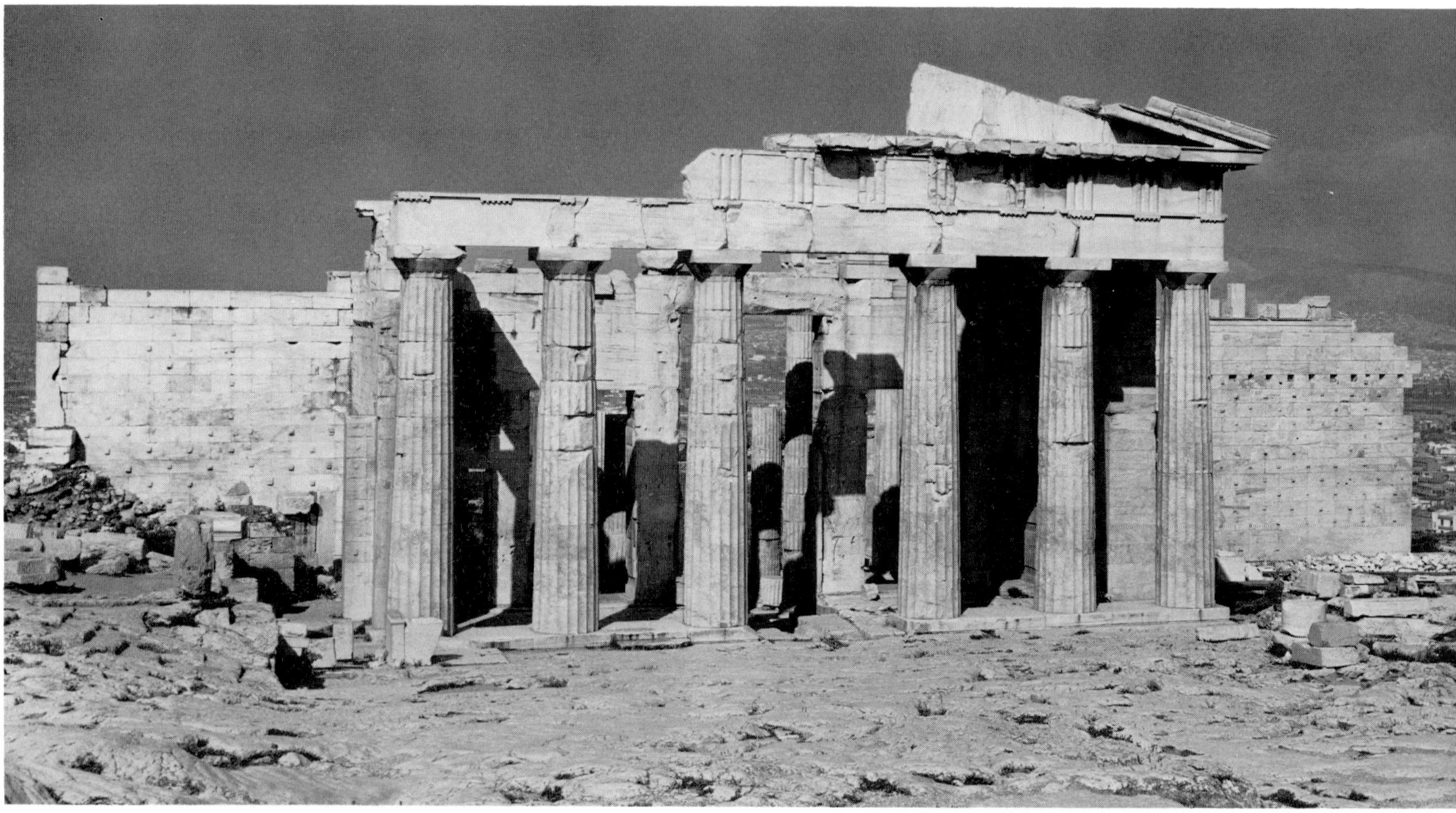

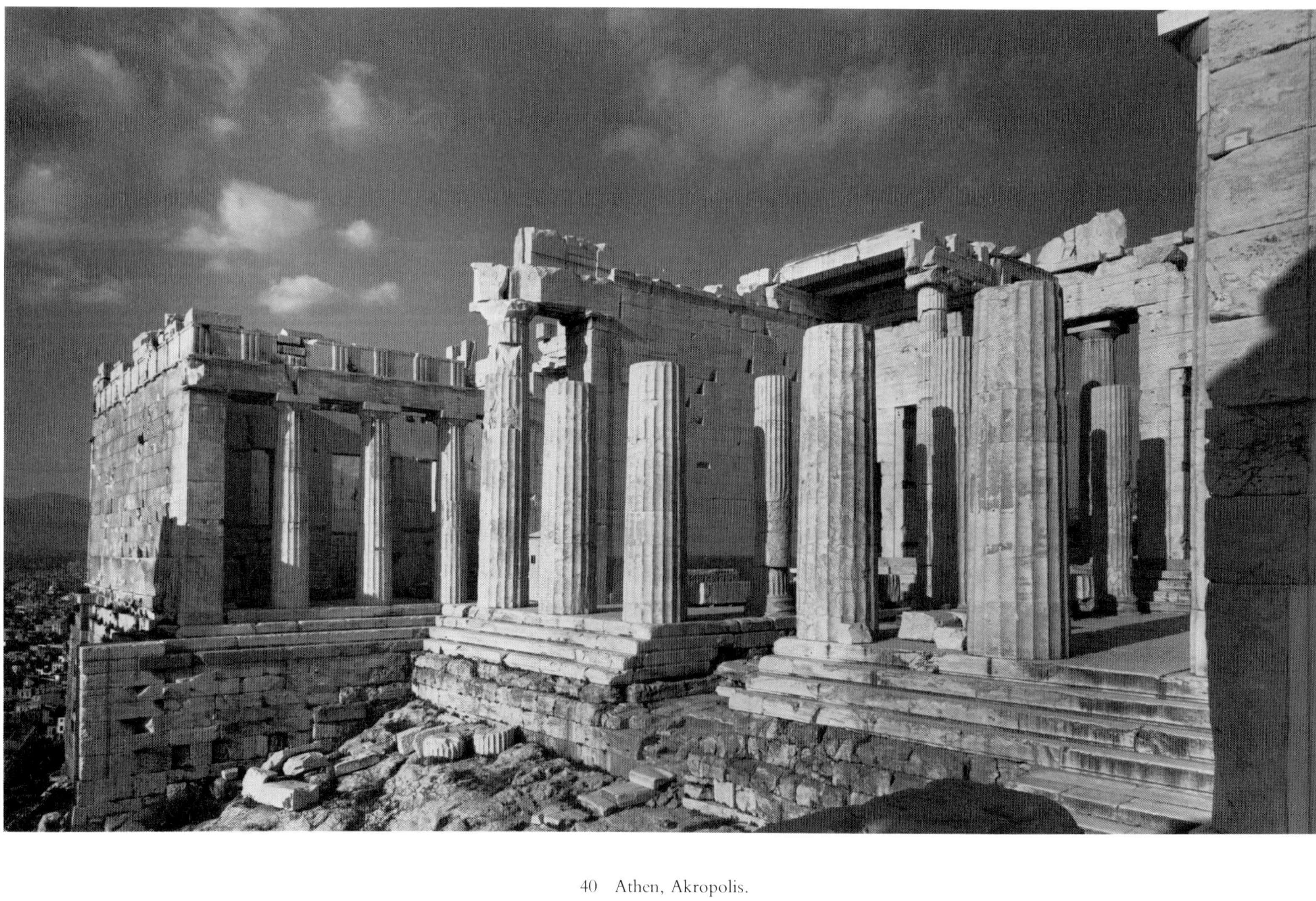

40 Athen, Akropolis.
Oben: Ostfront der Propyläen (um 435 v. Chr.) vom Parthenon aus gesehen.
Unten: Blick auf die Westhalle der Propyläen und die anschließende Pinakothek, von Südwesten

GEOMETRISCHE KUNST · 1100–700 V. CHR.

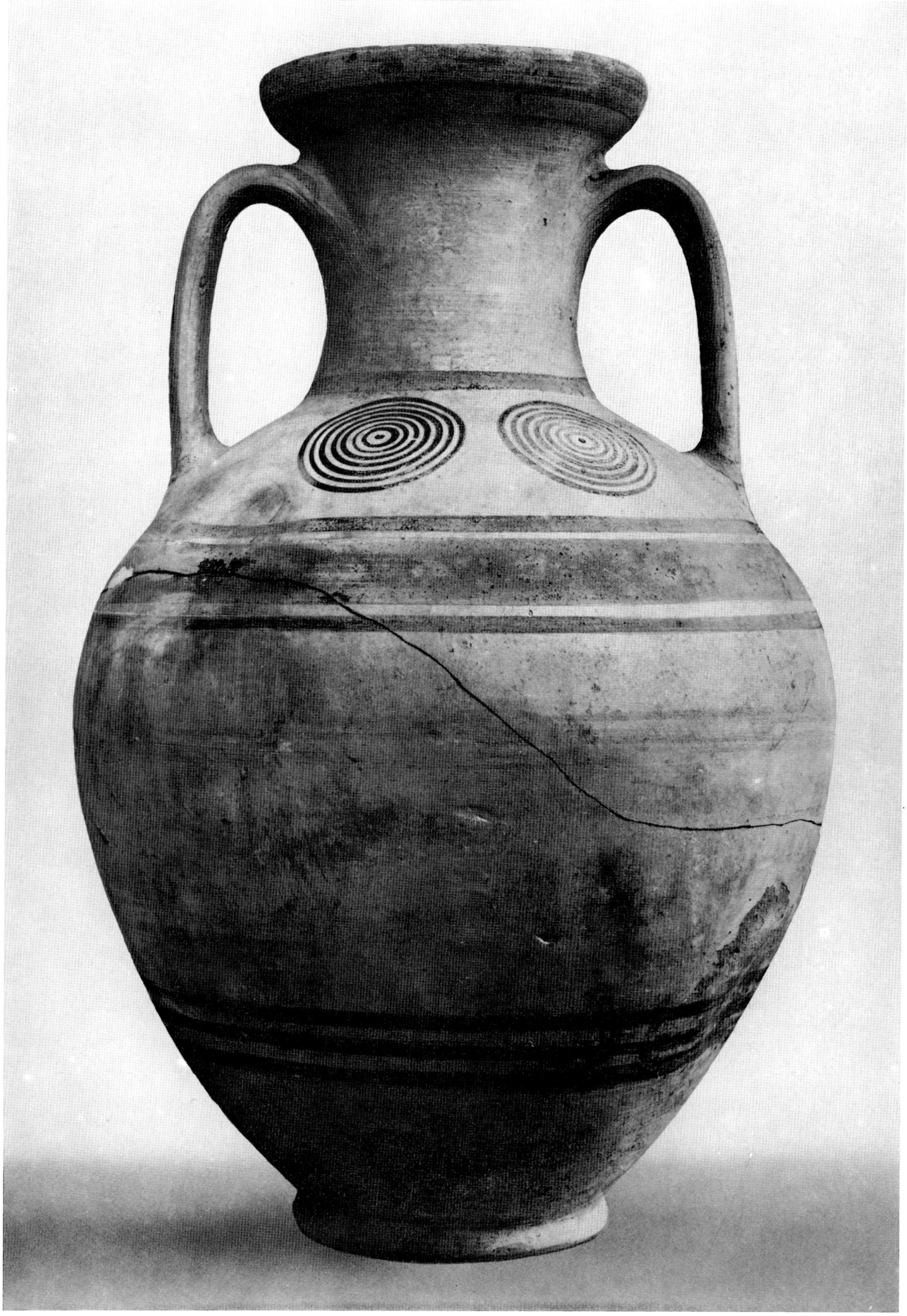

41 Attisch-protogeometrische Schulterhenkelamphora 556. Höhe 39,5 cm. Ende 11. Jahrhundert v. Chr. – Athen, Kerameikos-Museum

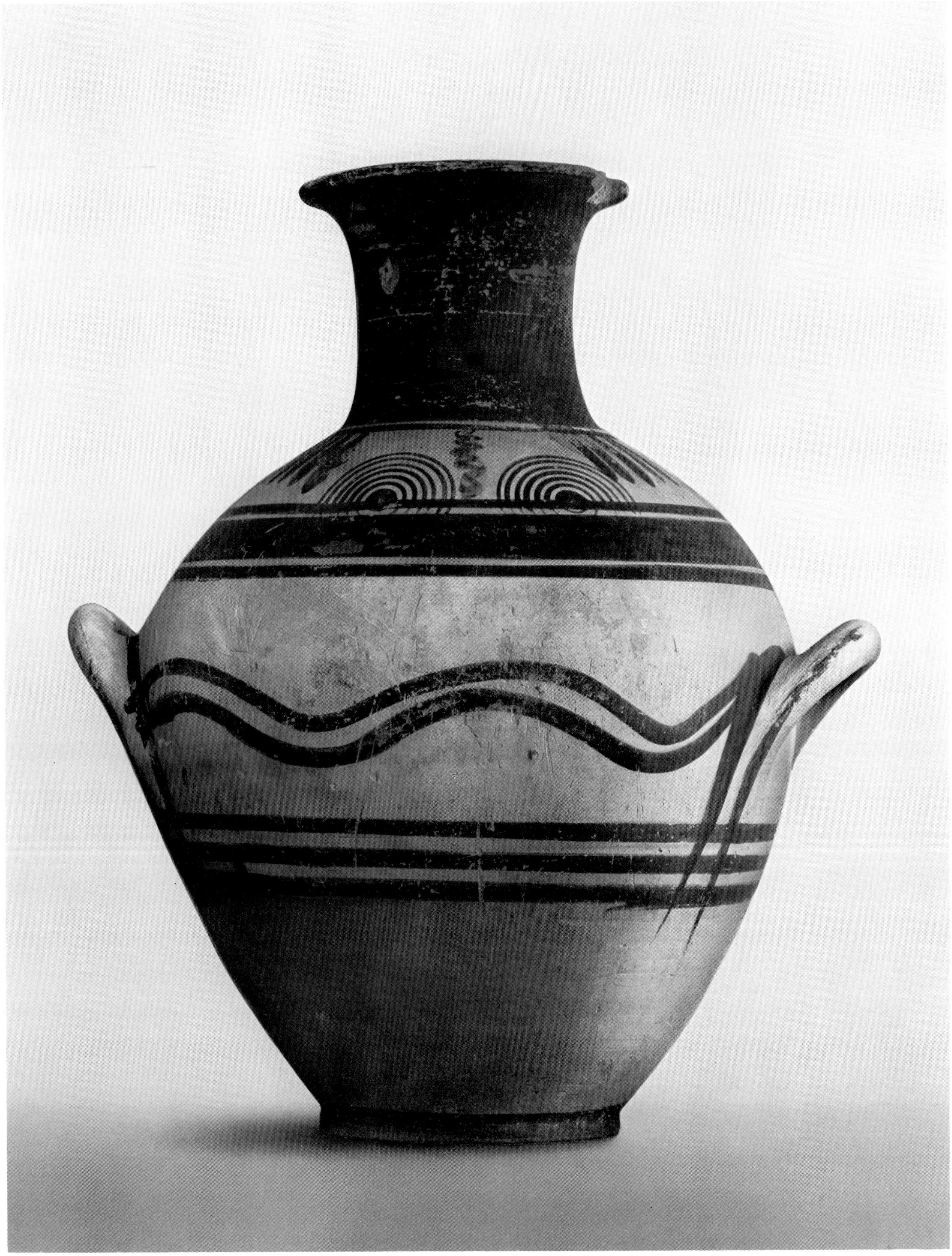

42 Attisch-protogeometrische Amphora 544. Höhe 41,5 cm. 10. Jahrhundert v. Chr. – Athen, Kerameikos-Museum

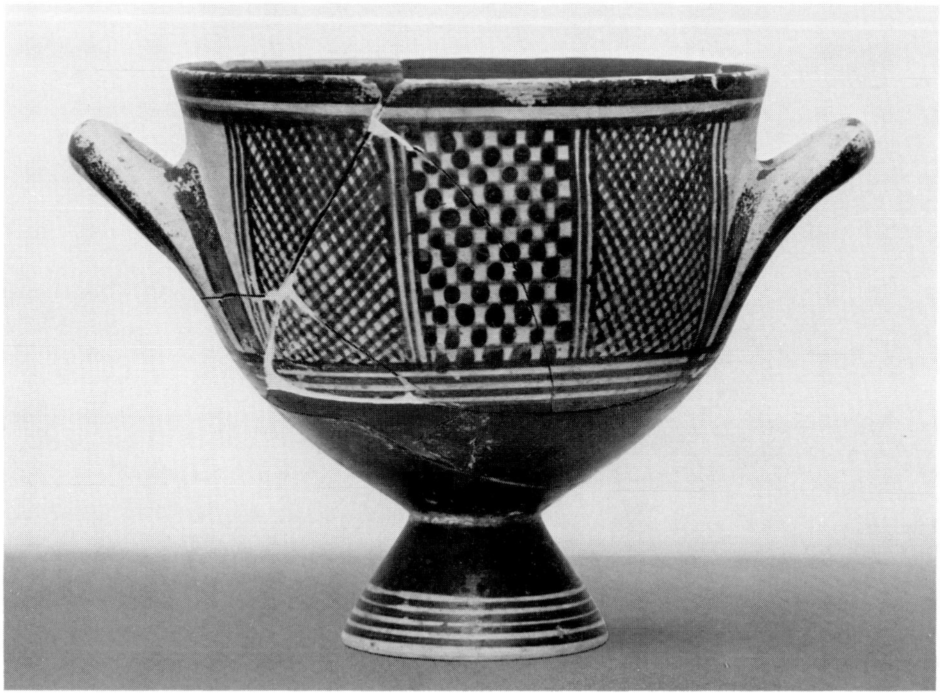

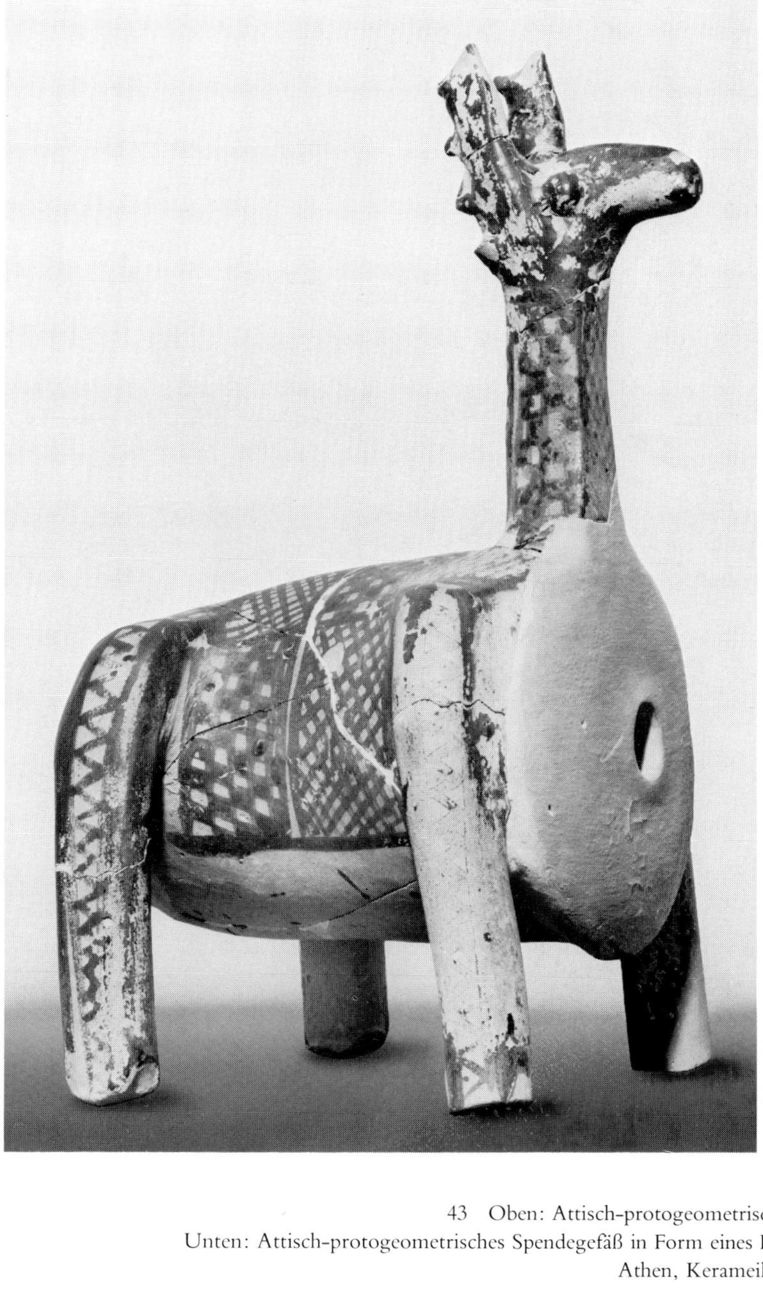

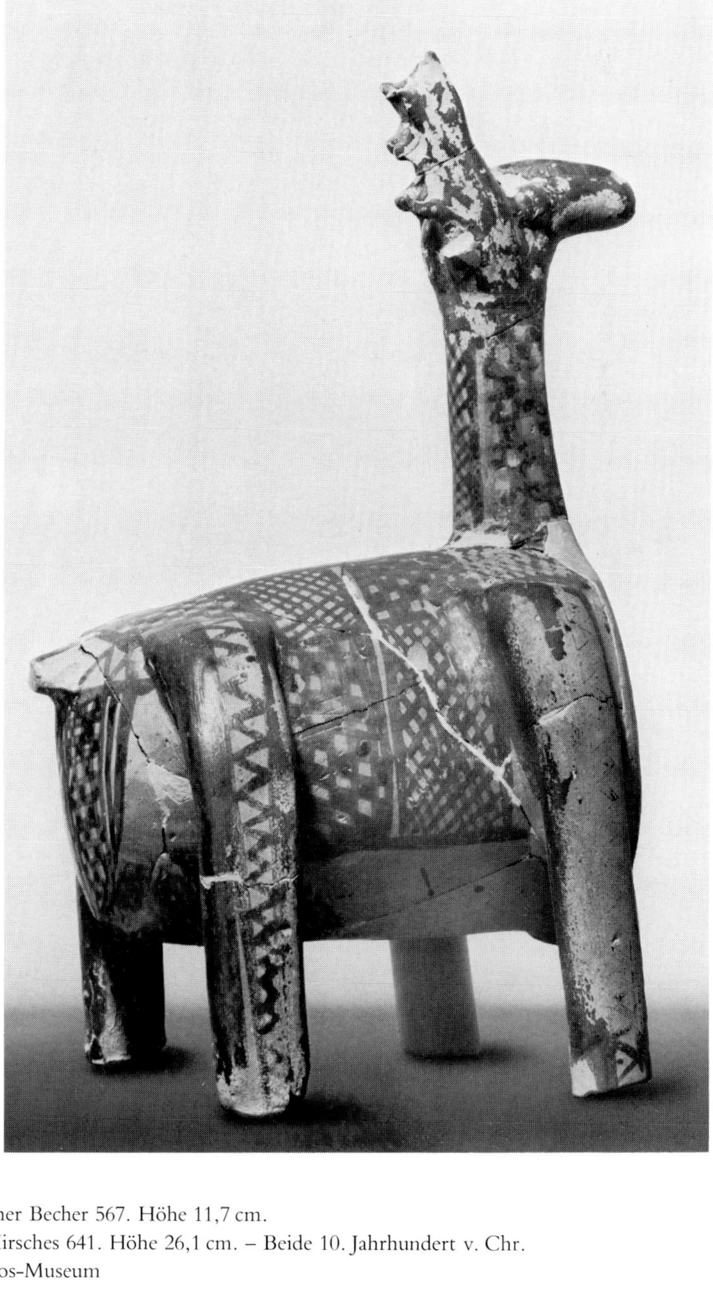

43 Oben: Attisch-protogeometrischer Becher 567. Höhe 11,7 cm.
Unten: Attisch-protogeometrisches Spendegefäß in Form eines Hirsches 641. Höhe 26,1 cm. – Beide 10. Jahrhundert v. Chr.
Athen, Kerameikos-Museum

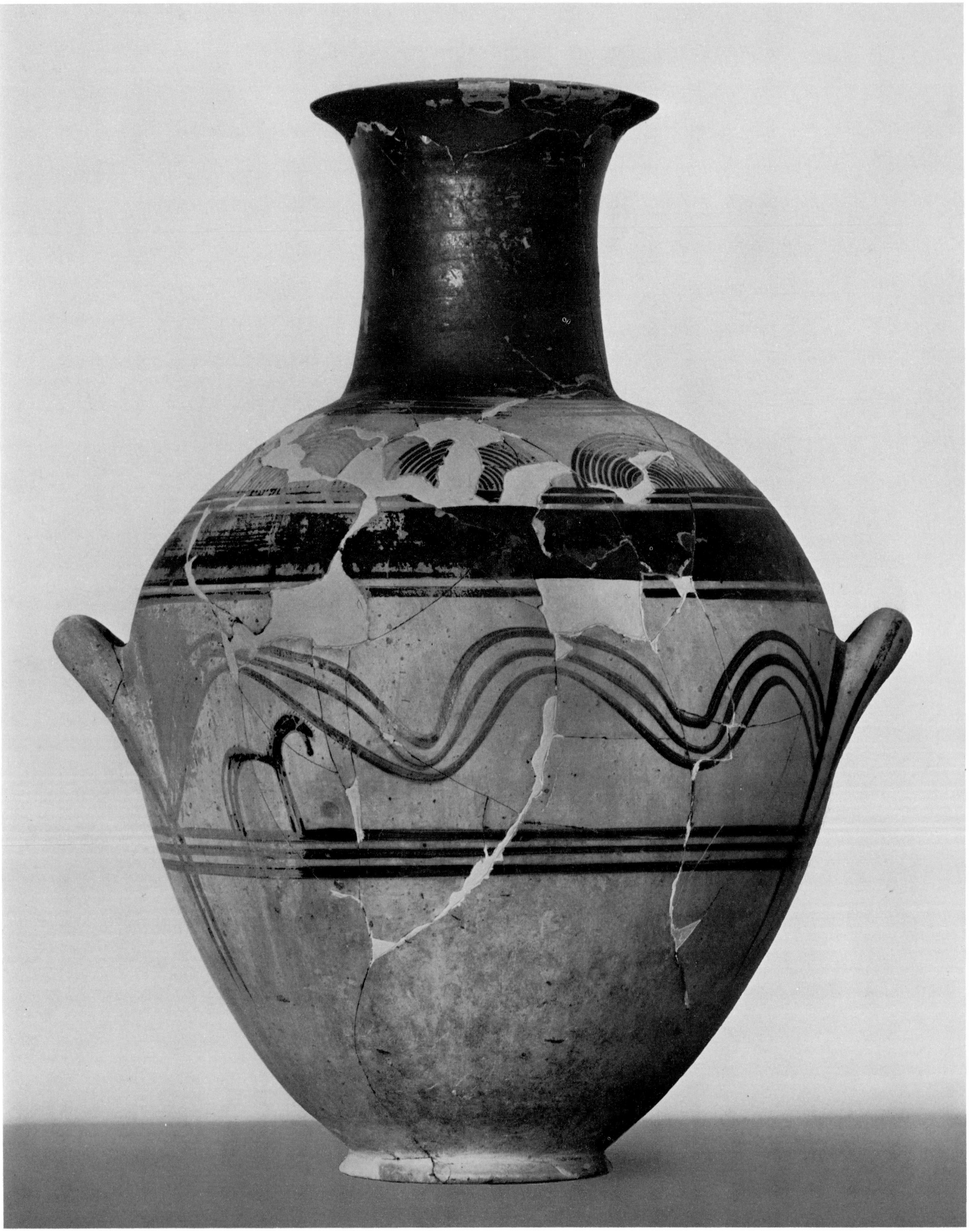

44 Attisch-protogeometrische Amphora 560. Höhe 47,5 cm. 10. Jahrhundert v. Chr. – Athen, Kerameikos-Museum. Vgl. Taf. 47 oben

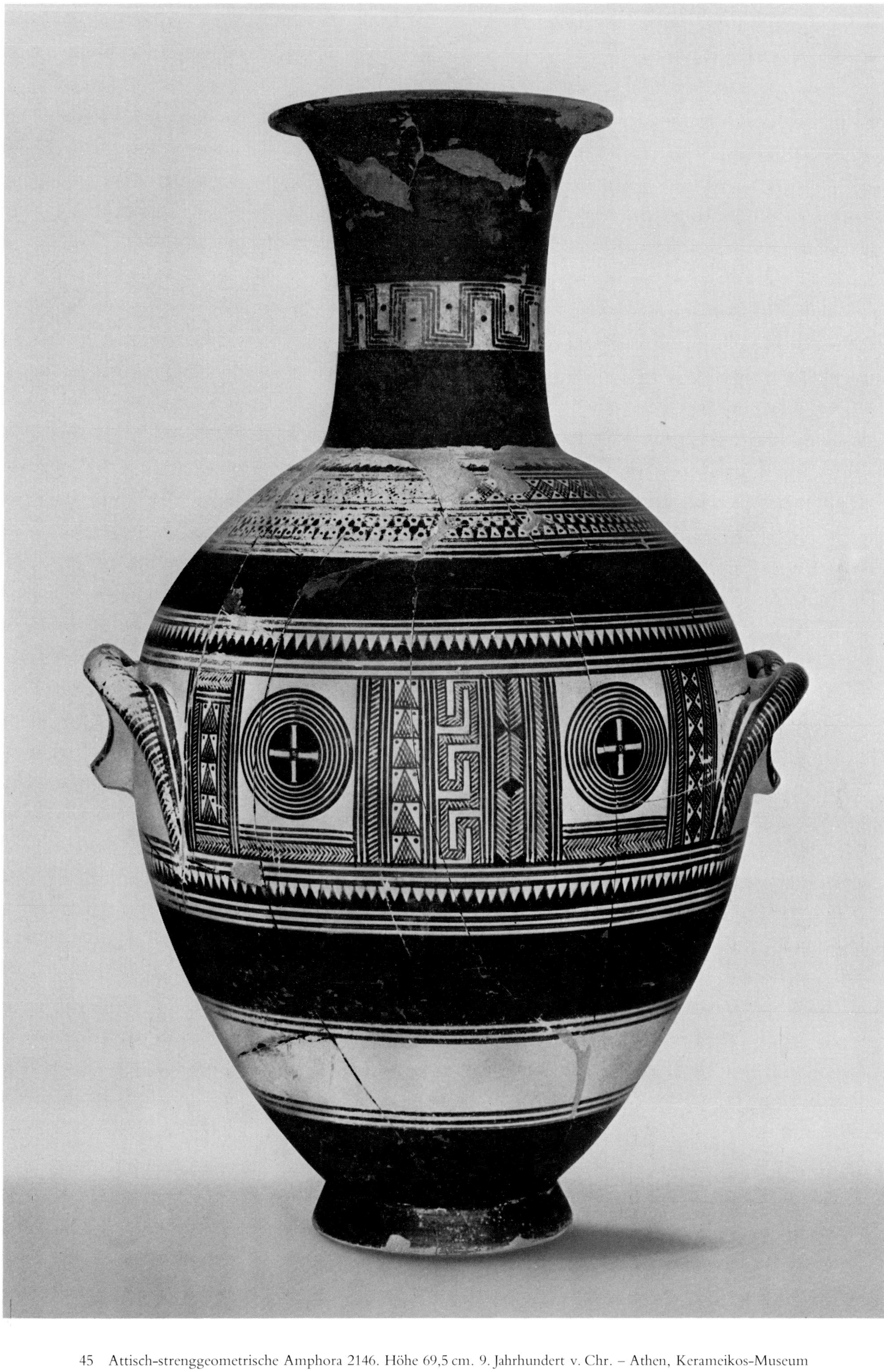

45 Attisch-strenggeometrische Amphora 2146. Höhe 69,5 cm. 9. Jahrhundert v. Chr. – Athen, Kerameikos-Museum

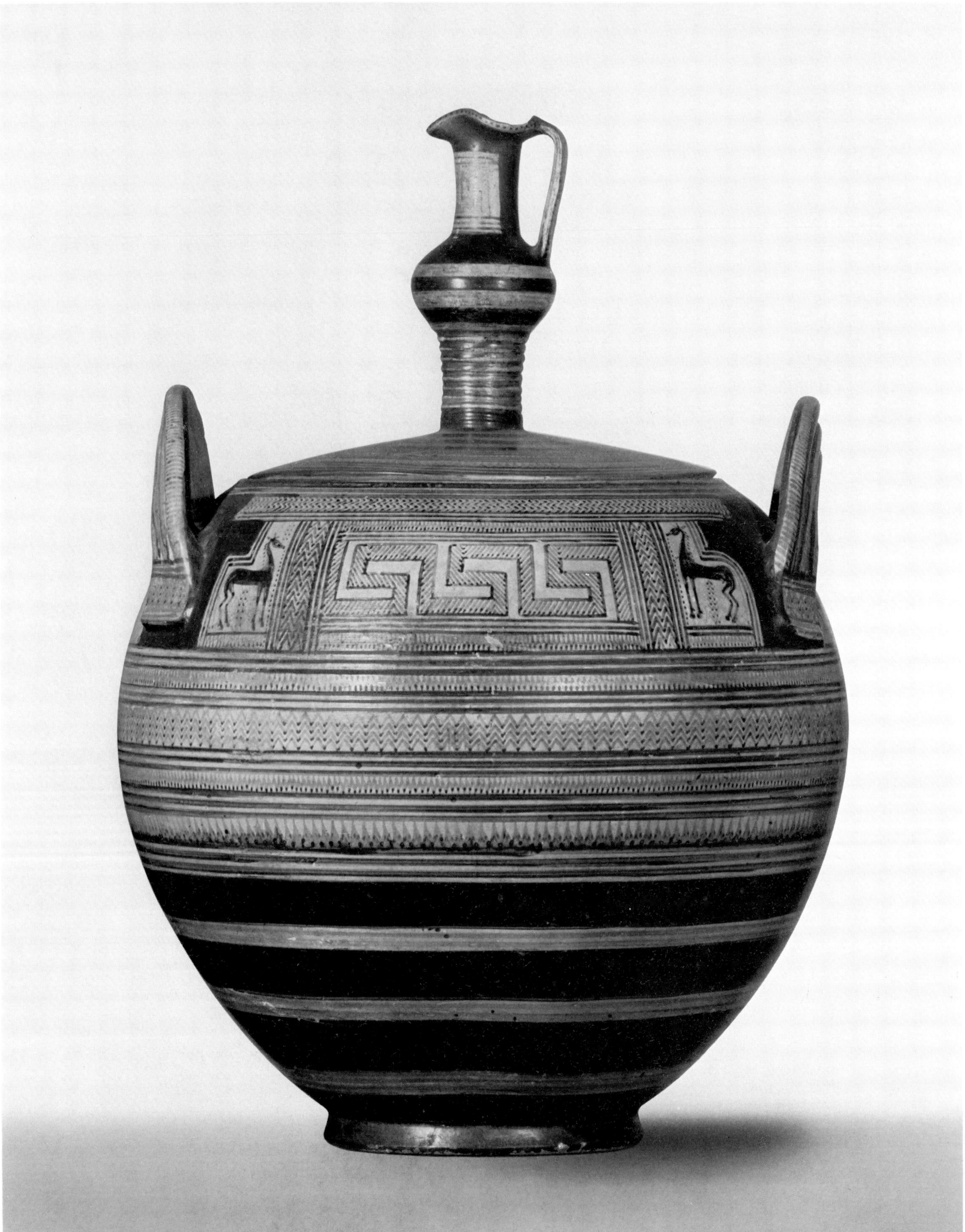

46 Attisch-strenggeometrischer Deckelkrater A 514. Höhe 57,0 cm. Späteres 9. Jahrhundert v. Chr. – Paris, Louvre

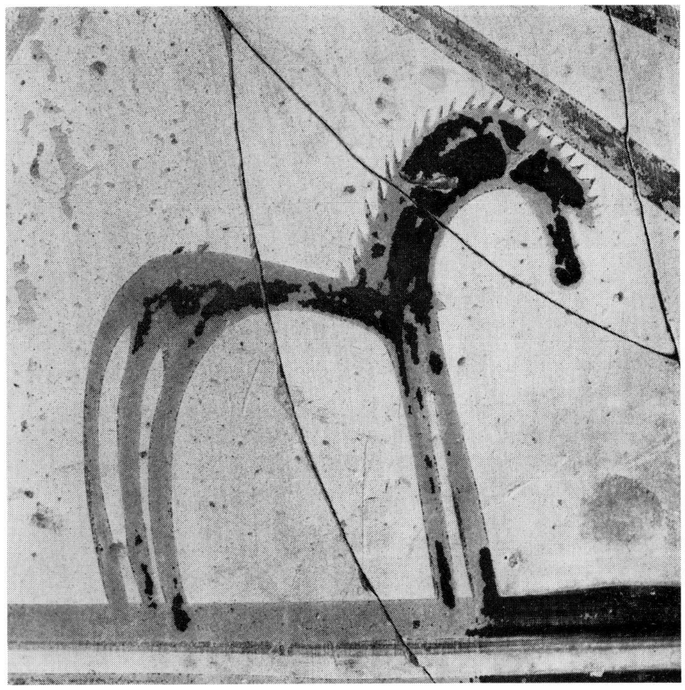

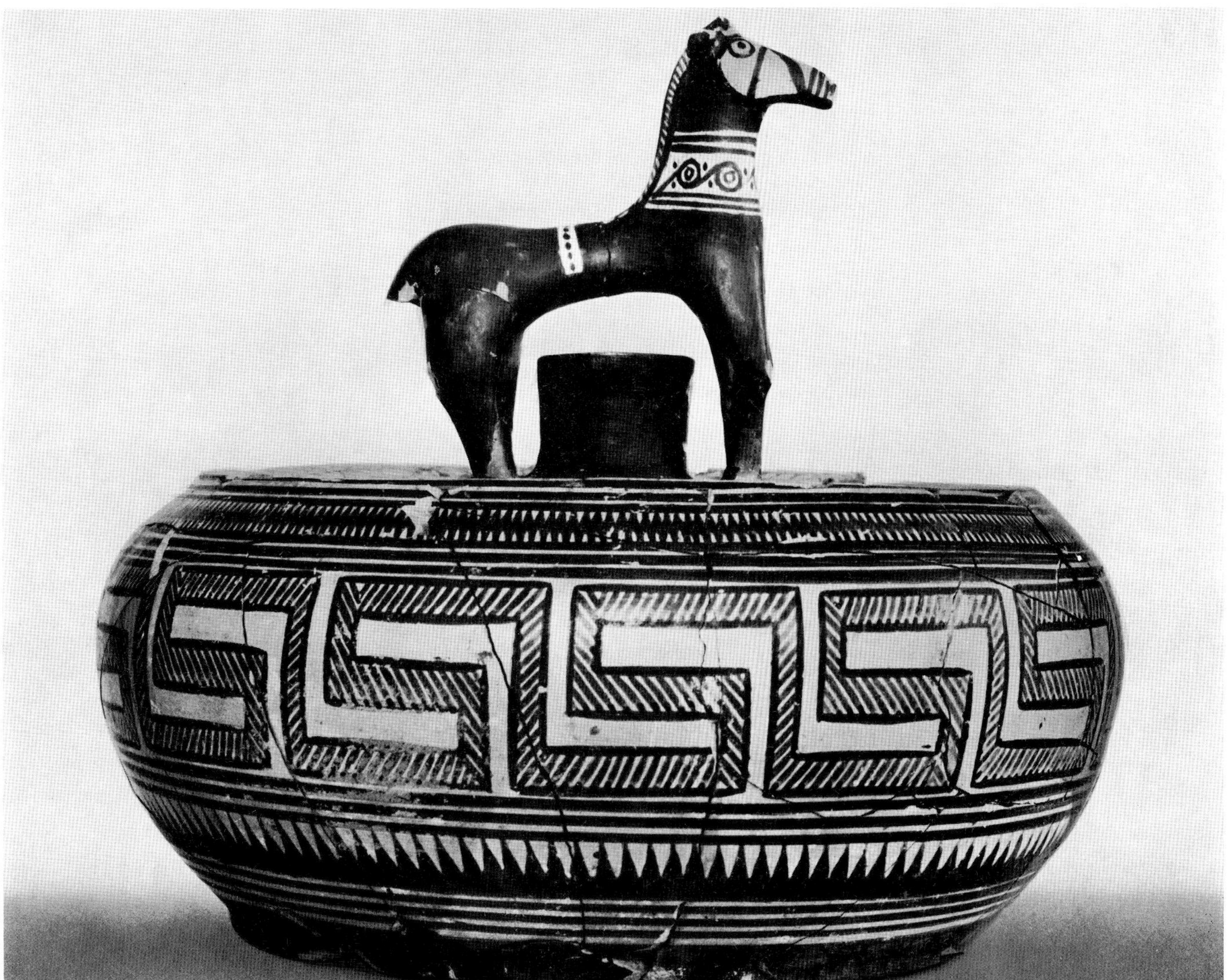

47 Oben: Von der attisch-protogeometrischen Amphora 560. Vgl. Taf. 44
Unten: Attisch-reifgeometrische Deckelpyxis 257. Höhe ohne Deckel 10,5 cm. Ende 9. Jahrhundert v. Chr. – Athen, Kerameikos-Museum

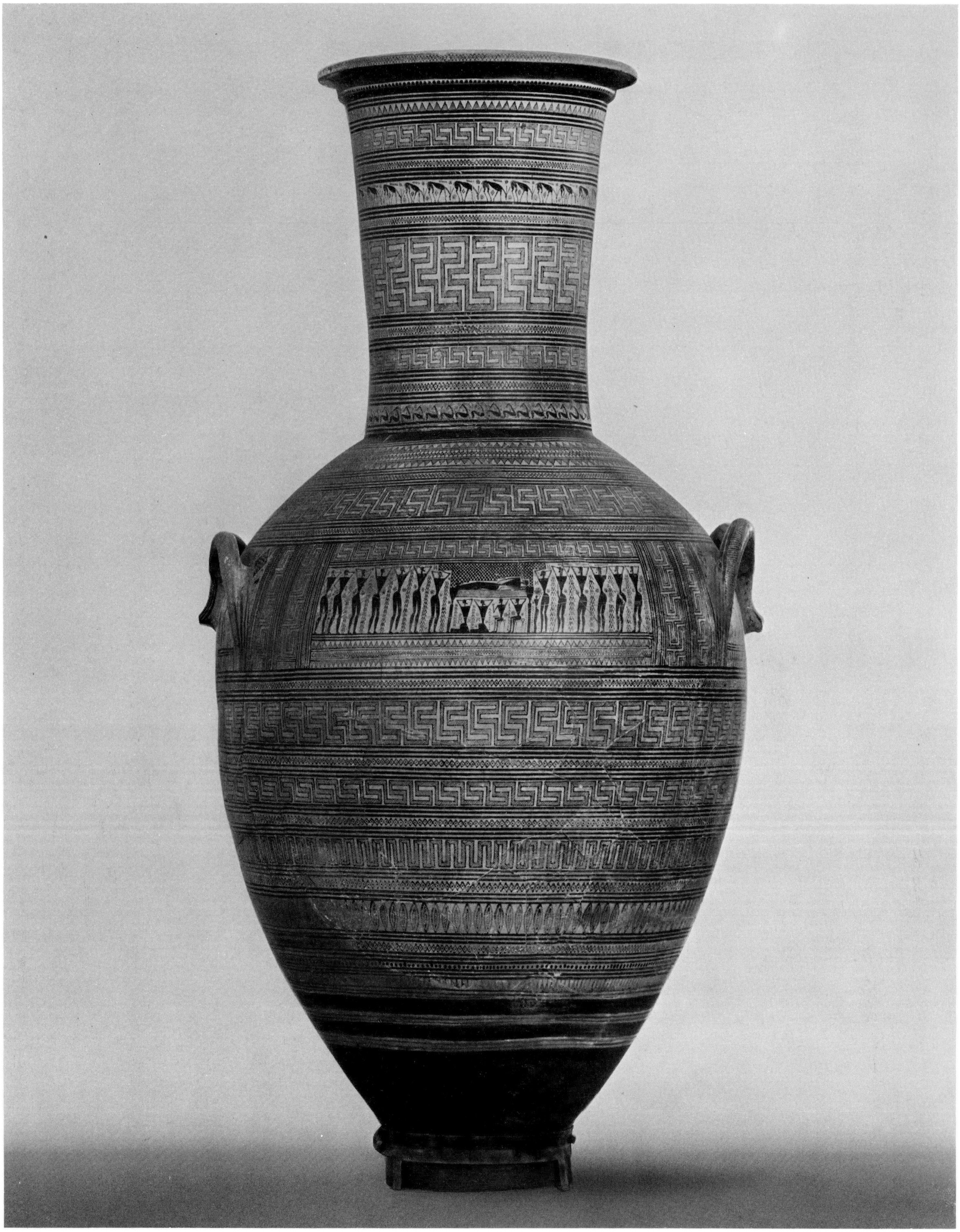

48 Attisch-reifgeometrische Amphora 804. Totenklage. Höhe 1,55 m. Gegen Mitte des 8. Jahrhunderts v. Chr. – Athen, Nationalmuseum

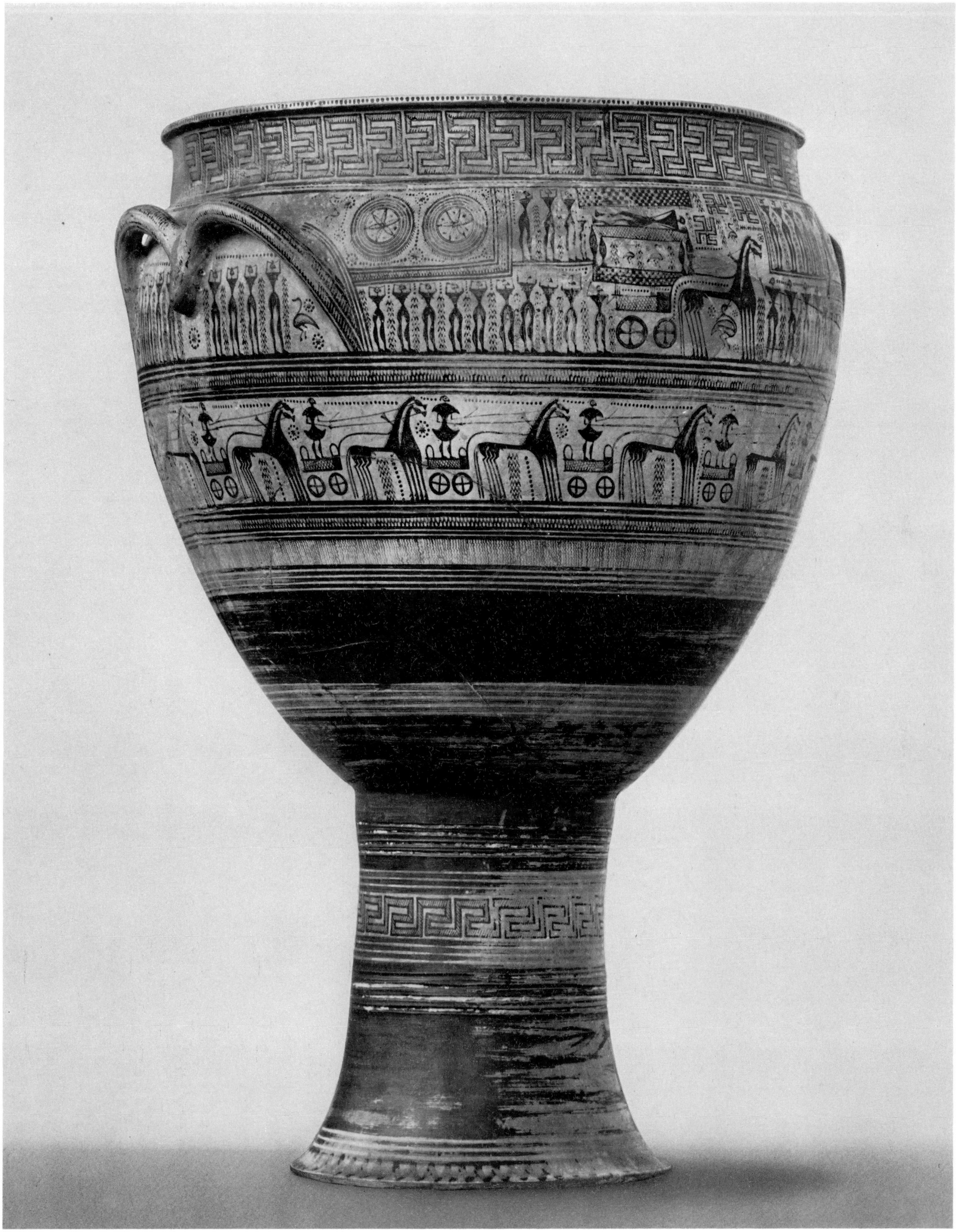

49 Attisch-reifgeometrischer Krater 990. Totenklage und Zug der Wagen. Höhe 1,23 m.
Nach Mitte 8. Jahrhundert v. Chr. – Athen, Nationalmuseum

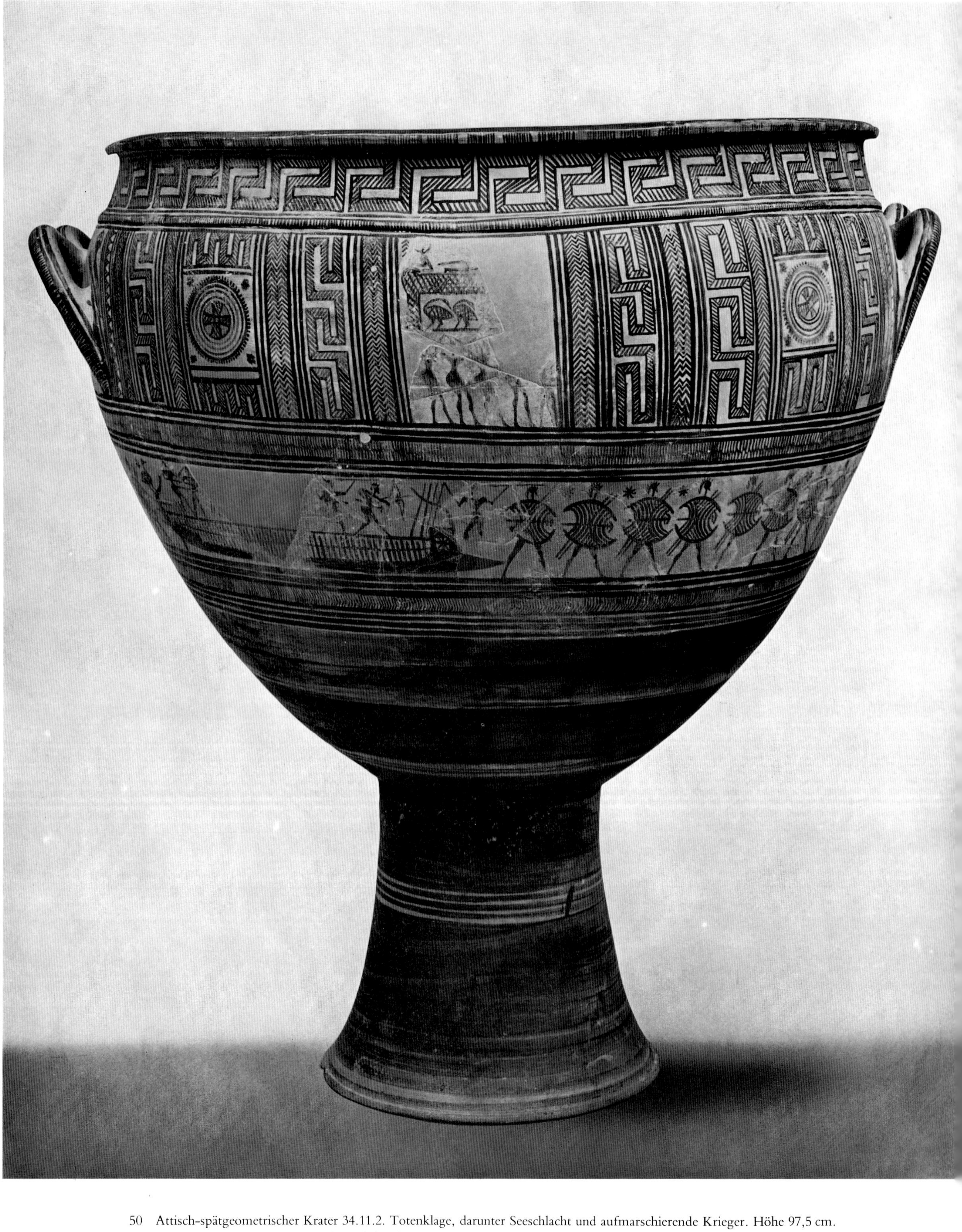

50 Attisch-spätgeometrischer Krater 34.11.2. Totenklage, darunter Seeschlacht und aufmarschierende Krieger. Höhe 97,5 cm. Drittes Viertel 8. Jahrhundert v. Chr. – New York, Metropolitan Museum of Art

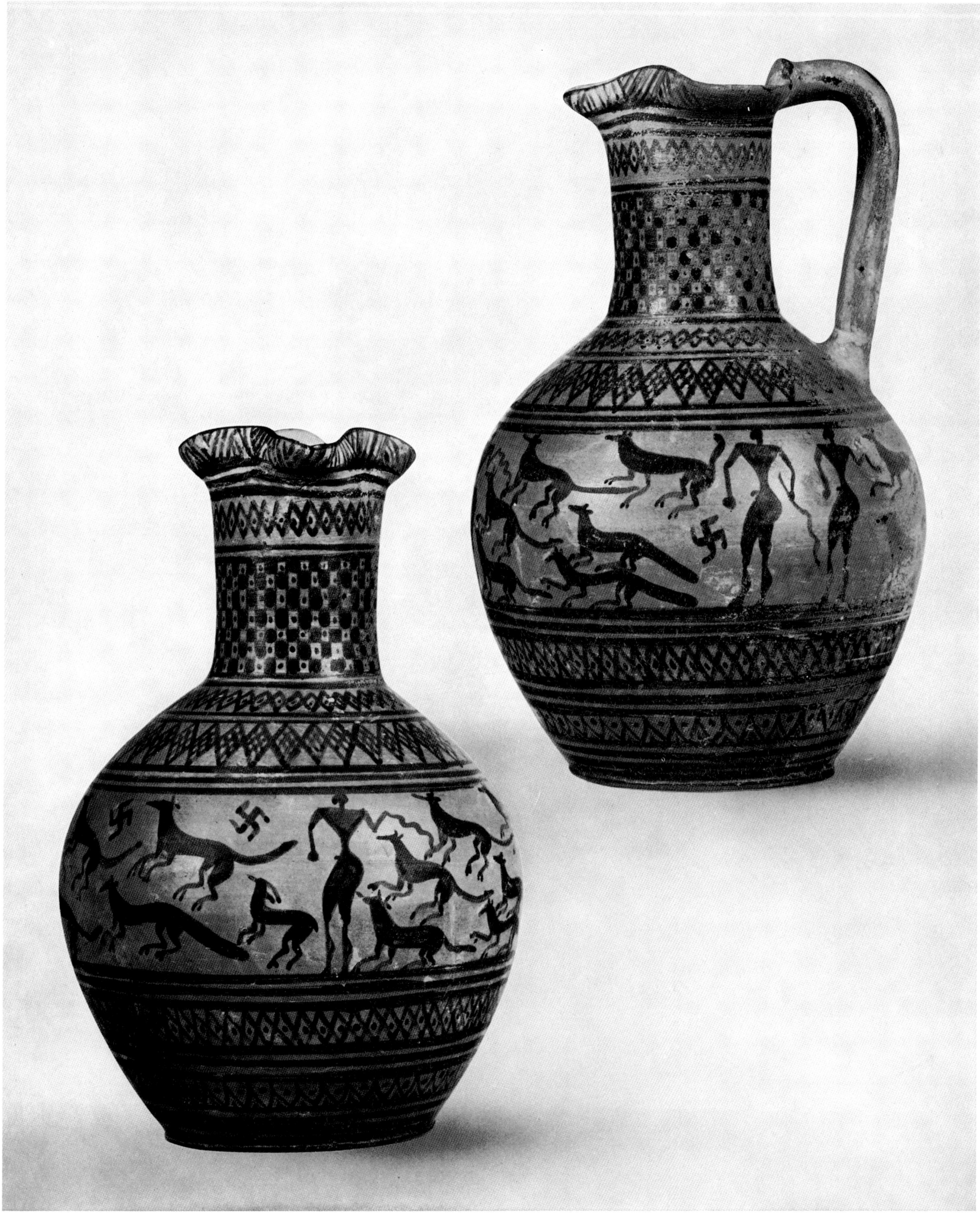

51 Attisch-spätgeometrische Oinochoe 25.42. Fuchsjagd. Höhe 23,0 cm. Drittes Viertel 8. Jahrhundert v. Chr. – Boston, Museum of Fine Arts

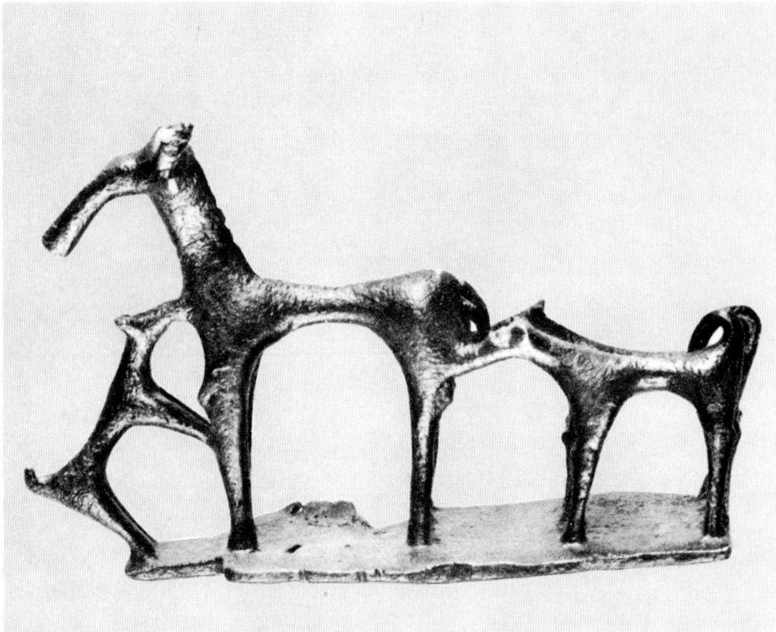

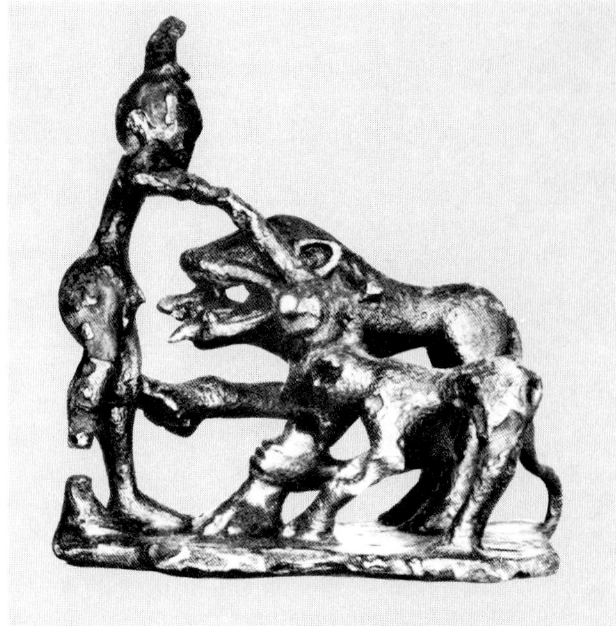

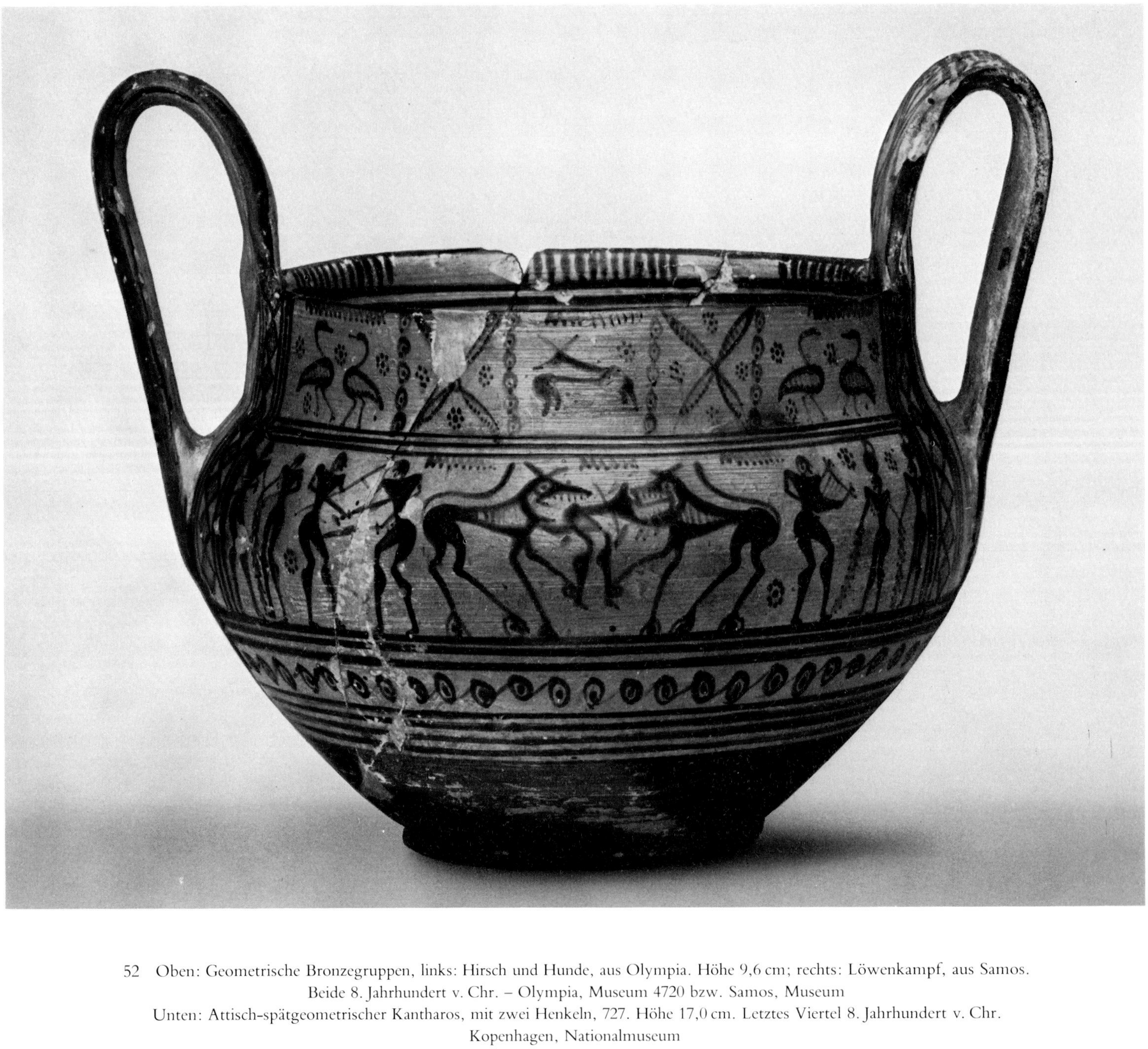

52 Oben: Geometrische Bronzegruppen, links: Hirsch und Hunde, aus Olympia. Höhe 9,6 cm; rechts: Löwenkampf, aus Samos. Beide 8. Jahrhundert v. Chr. – Olympia, Museum 4720 bzw. Samos, Museum
Unten: Attisch-spätgeometrischer Kantharos, mit zwei Henkeln, 727. Höhe 17,0 cm. Letztes Viertel 8. Jahrhundert v. Chr. Kopenhagen, Nationalmuseum

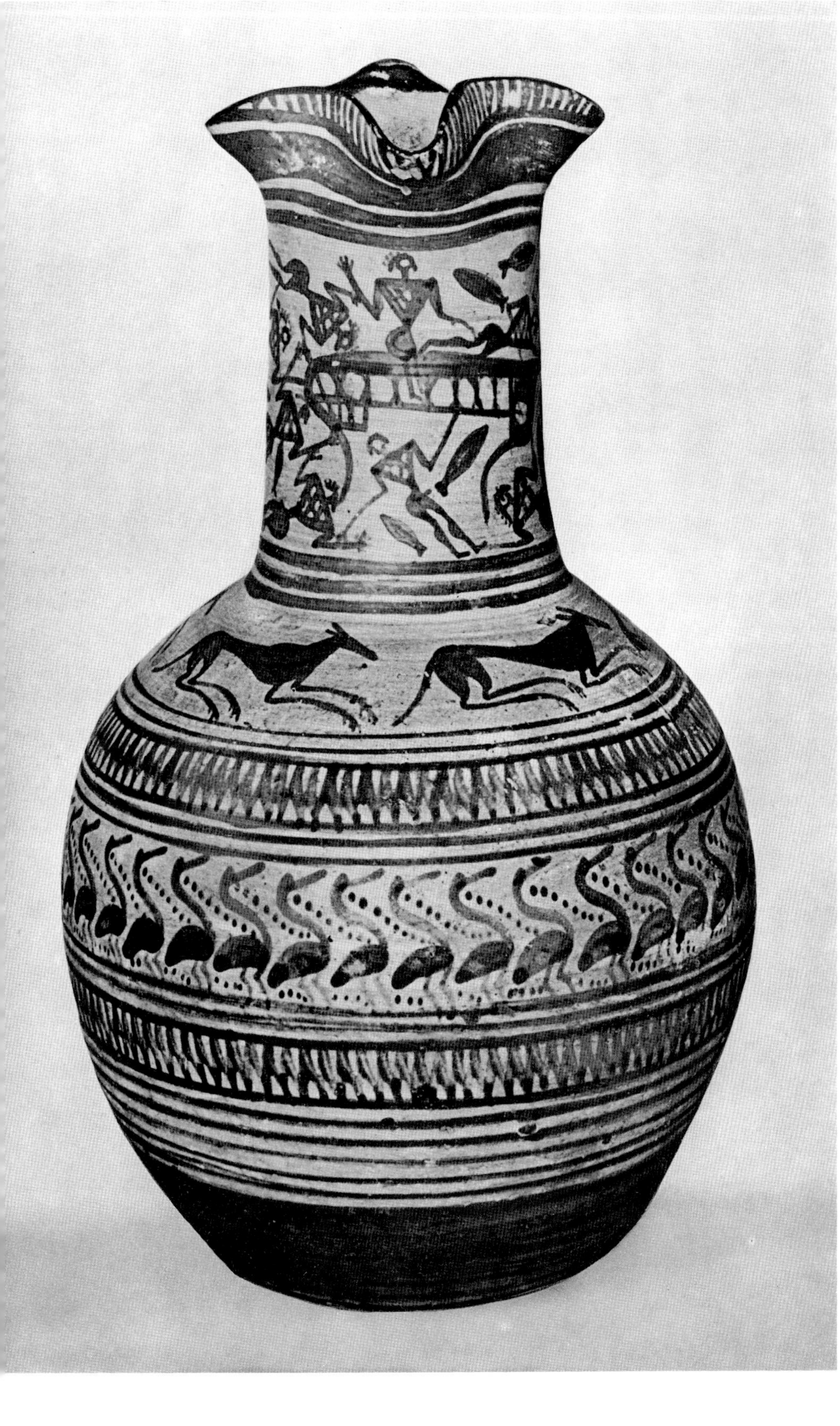

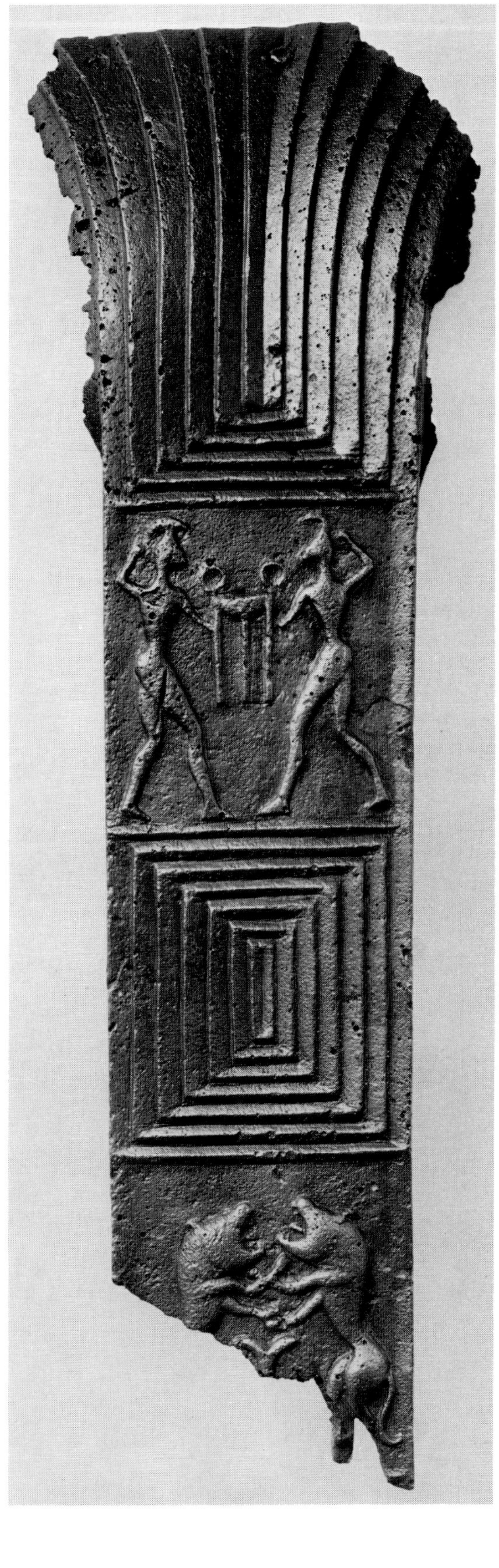

53 Links: Attisch-spätgeometrische Kanne 8696. Schiffbruch des Odysseus (?). Höhe 21,5 cm. Zweite Hälfte 8. Jahrhundert v. Chr. München, Staatliche Antikensammlungen – Rechts: Spätgeometrisches ehernes Dreifußbein, aus dem Zeus-Heiligtum von Olympia. Fragment. Höhe 46,7 cm. Gegen 700 v. Chr. – Olympia, Museum B 1730

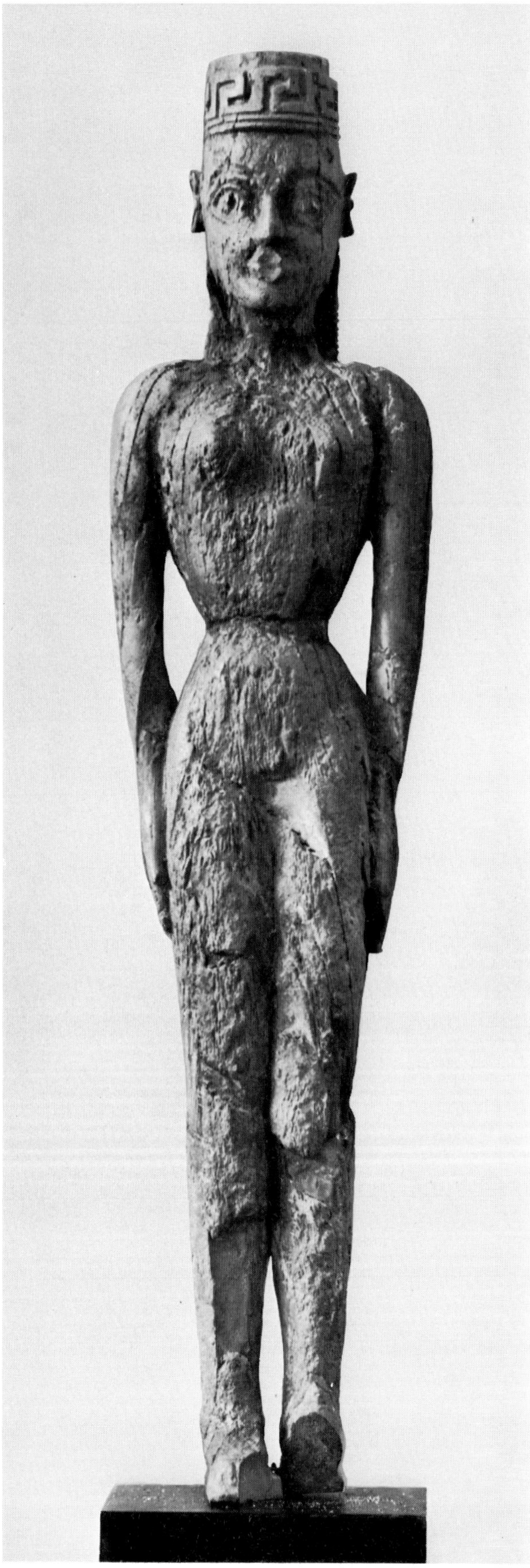 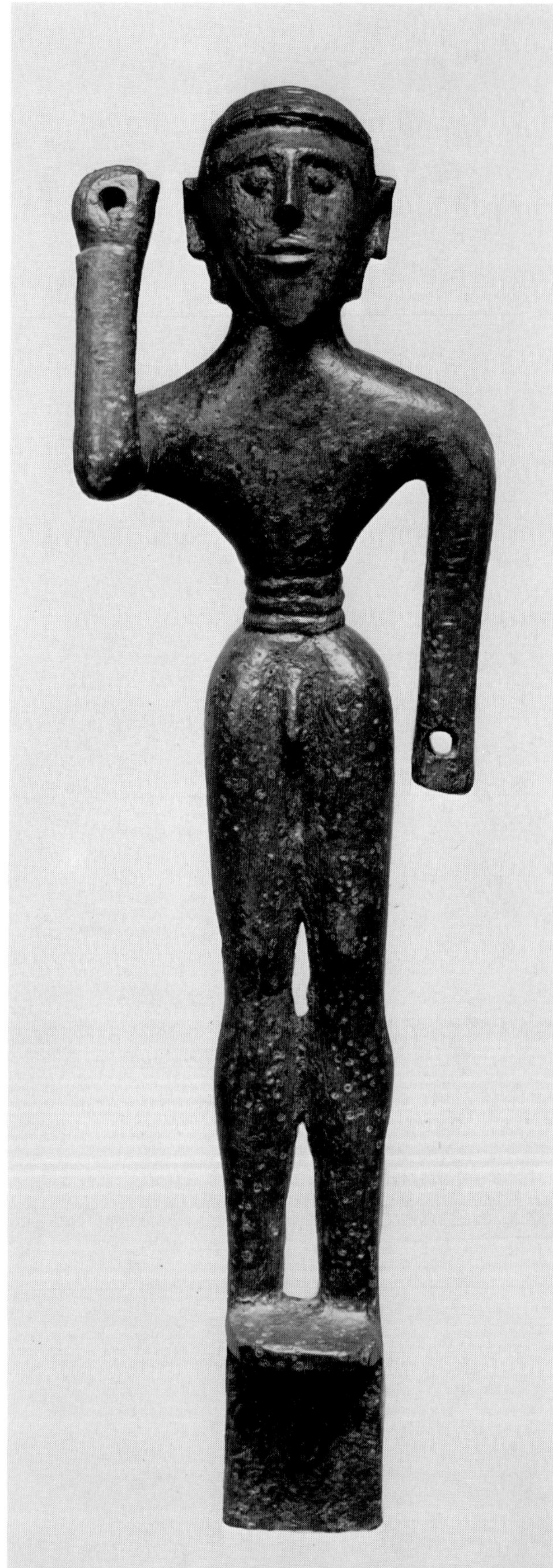

54 Links: Elfenbeinstatuette einer Göttin, vom Dipylon. Höhe 24,0 cm. Geometrisch. Zweites Viertel 8. Jahrhundert v. Chr. Athen, Nationalmuseum 776 – Rechts: Bronzestatuette eines Lanzenschwingers. Höhe der Figur 12,6 cm. Geometrisch. Mitte 8. Jahrhundert v. Chr. – Olympia, Museum B 4600

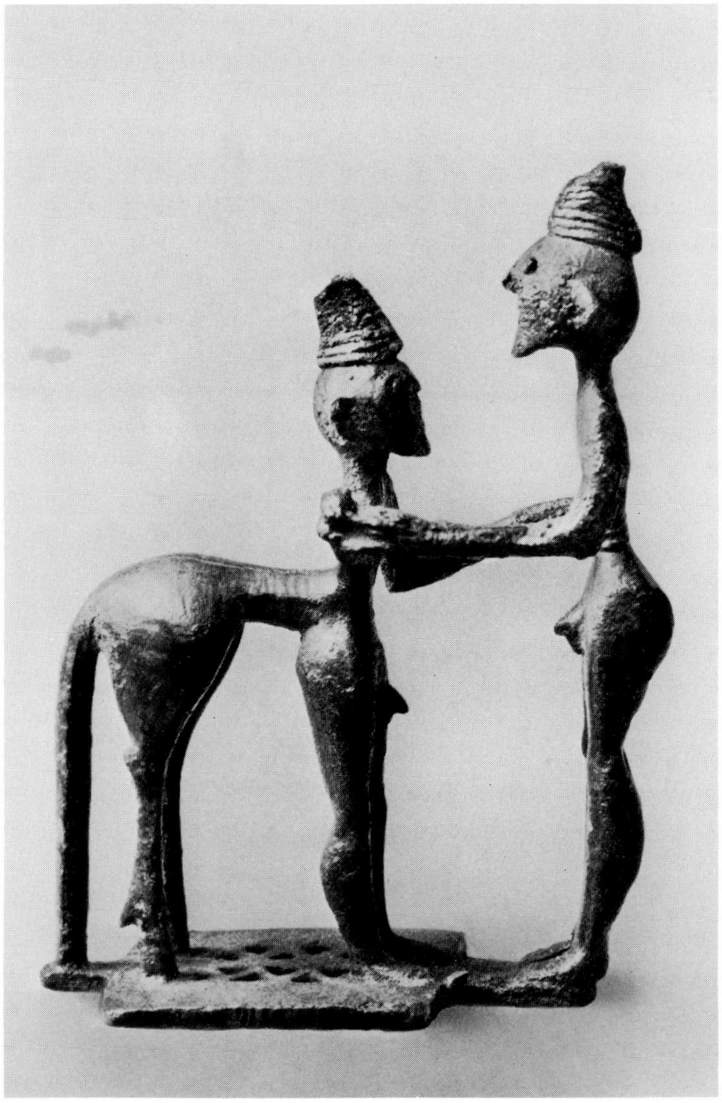

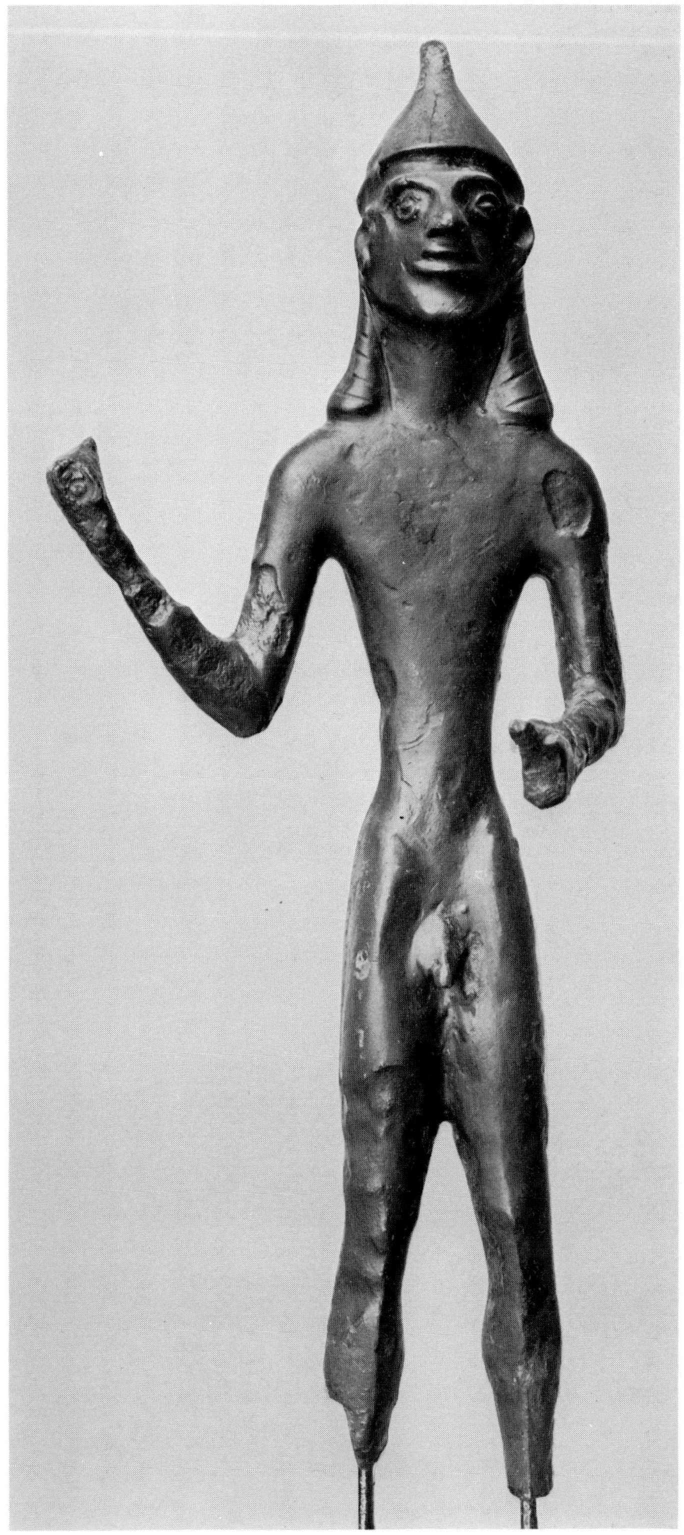

55 Links: Bronzegruppe. Zeus und Kronos. Höhe 11,3 cm. Geometrisch. Um 750 v. Chr. – New York, Metropolitan Museum of Art 17.190.2072
Rechts: Bronzestatuette eines Kriegers, von der Akropolis. Höhe 20,5 cm. Spätgeometrisch. Ende 8. Jahrhundert v. Chr.
Athen, Nationalmuseum 6613

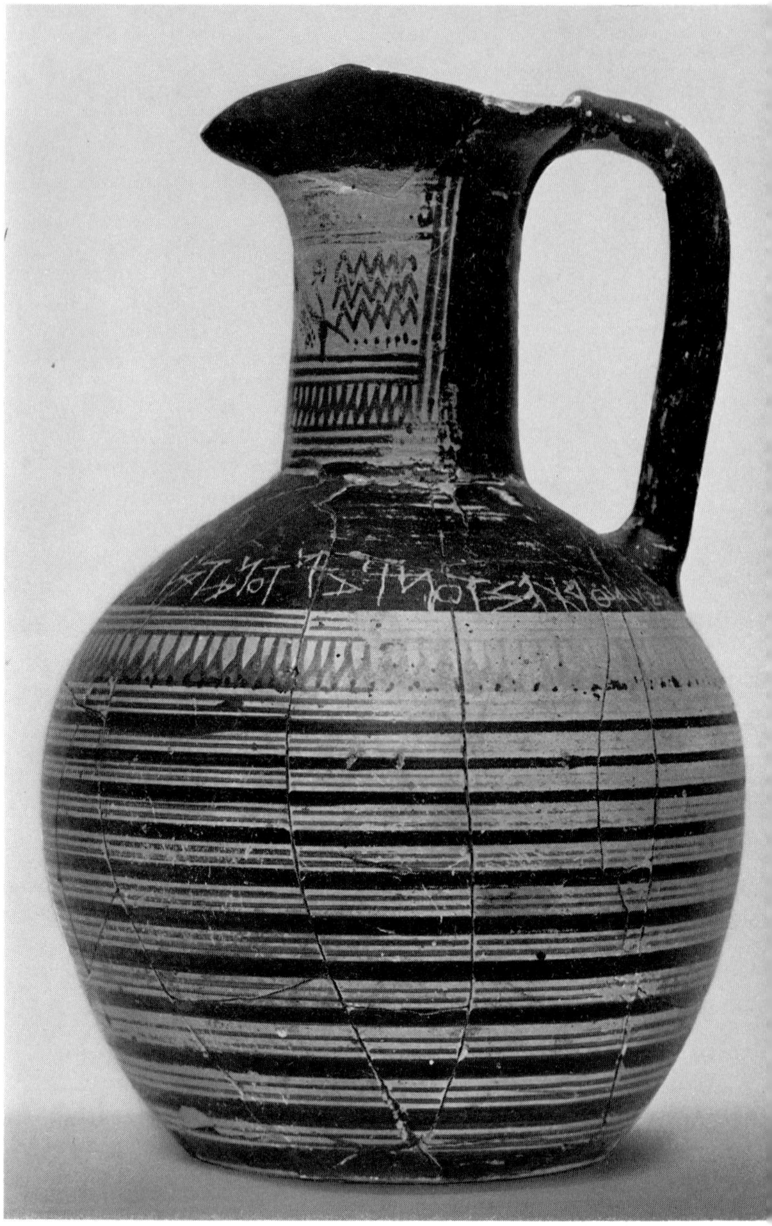

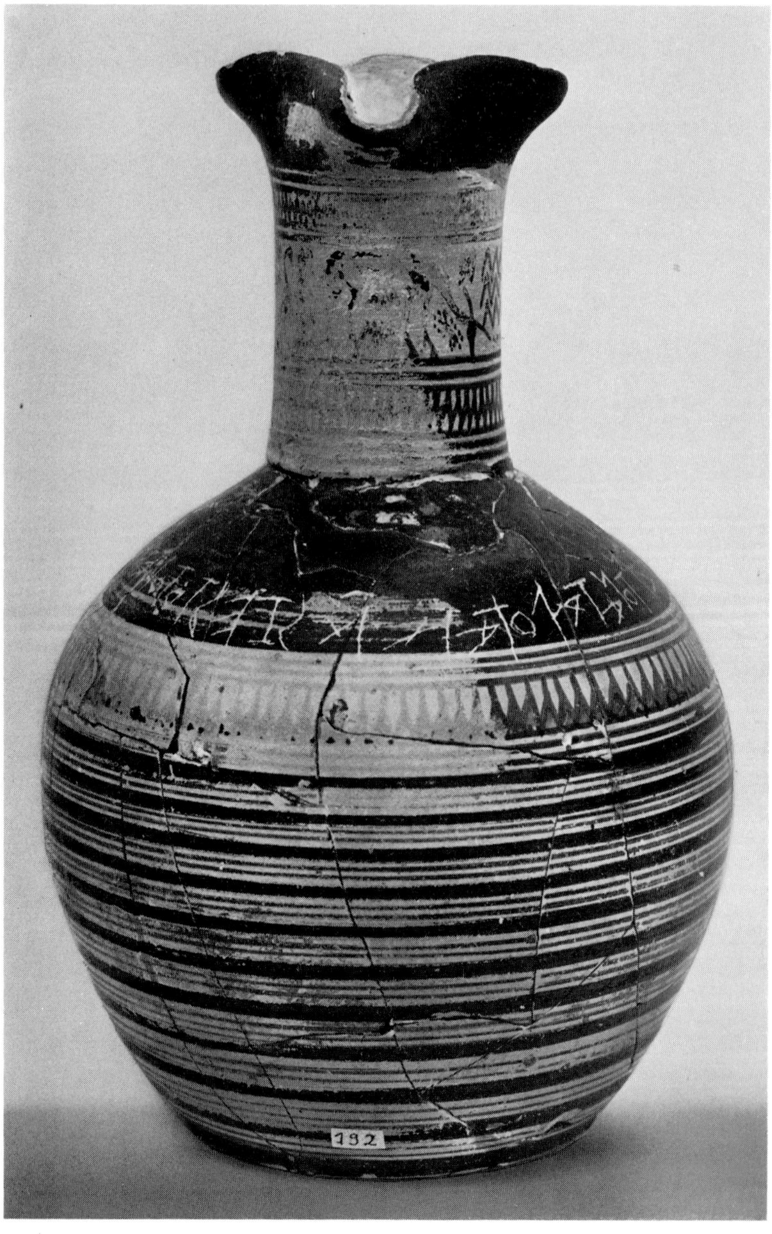

56 Geometrische Kanne 192, mit Inschrift. Höhe 22,8 cm. Mitte 8. Jahrhundert v. Chr. – Athen, Nationalmuseum

ARCHAISCHE KUNST · 700–500 V. CHR.

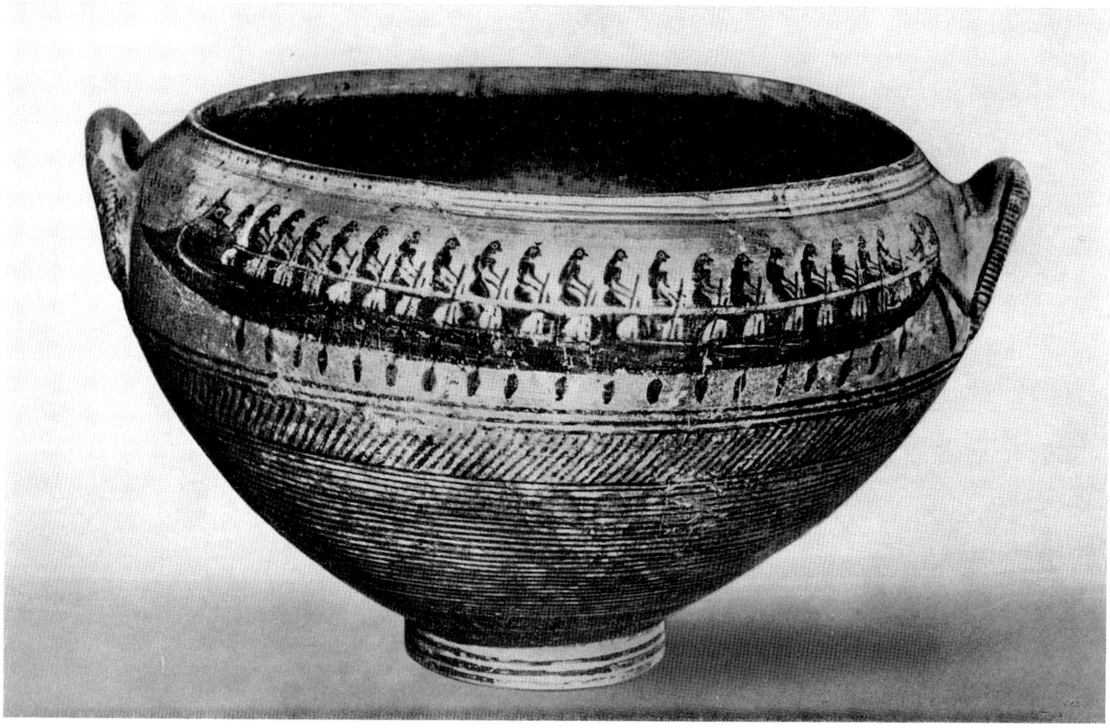

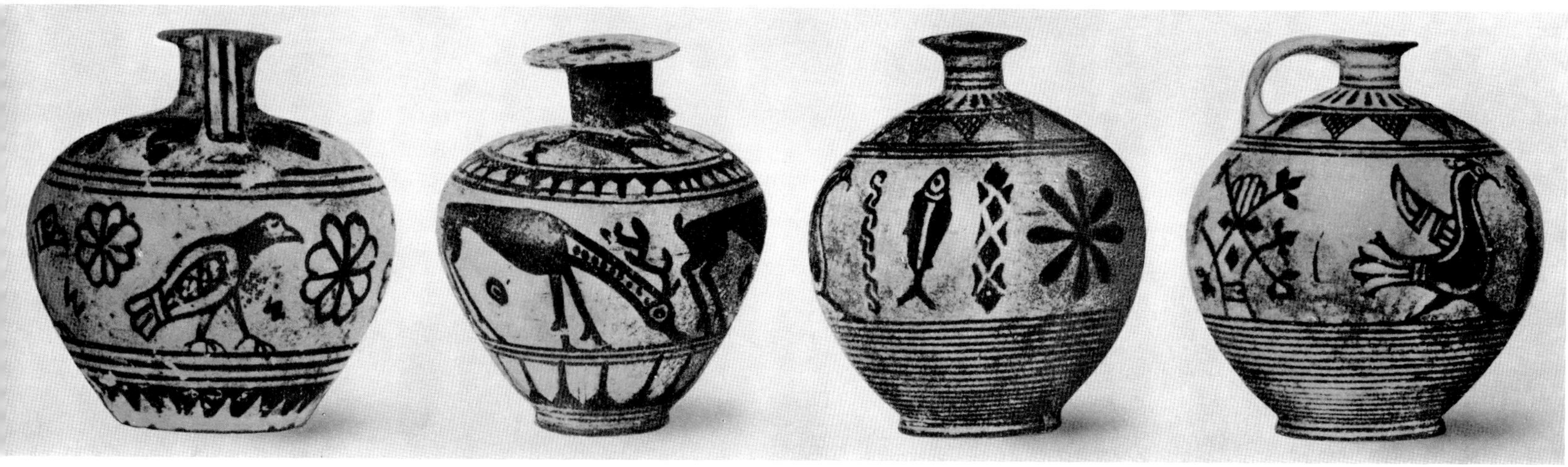

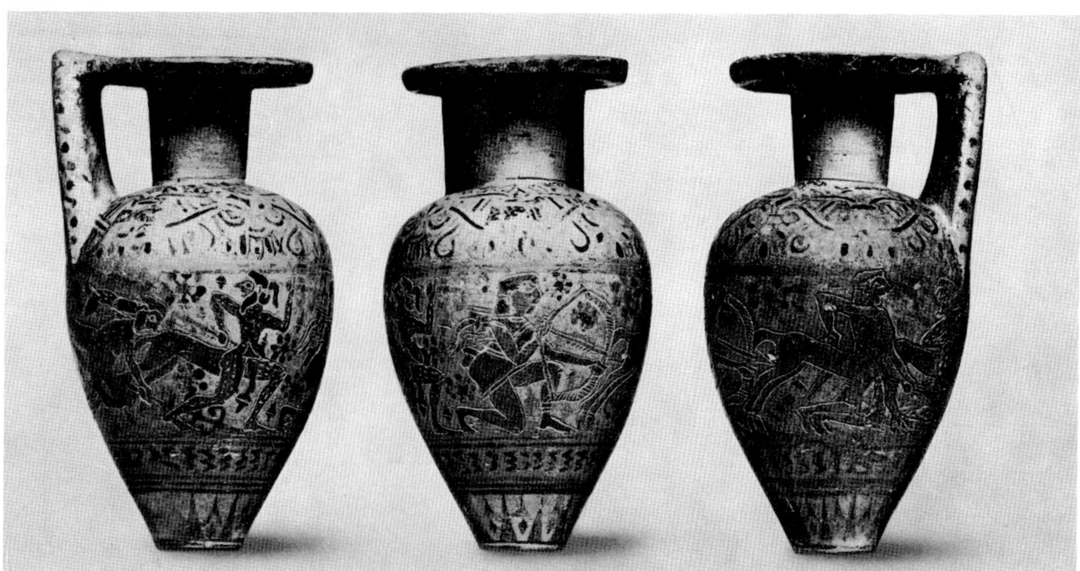

57 Oben: Attischer Kessel. Schiff mit Ruderern. Höhe 22,6 cm. Ende 8. Jahrhundert v. Chr. – Toronto, Museum
Mitte: Protokorinthische Aryballoi. Höhe 5,5–6,0 cm. Erstes Viertel 7. Jahrhundert v. Chr. – Museen Boston, Syrakus und Neapel
Unten: Protokorinthische Lekythos F 336. Herakles jagt die Kentauren. Höhe 6,5 cm. Um 660 v. Chr. – Berlin-Charlottenburg

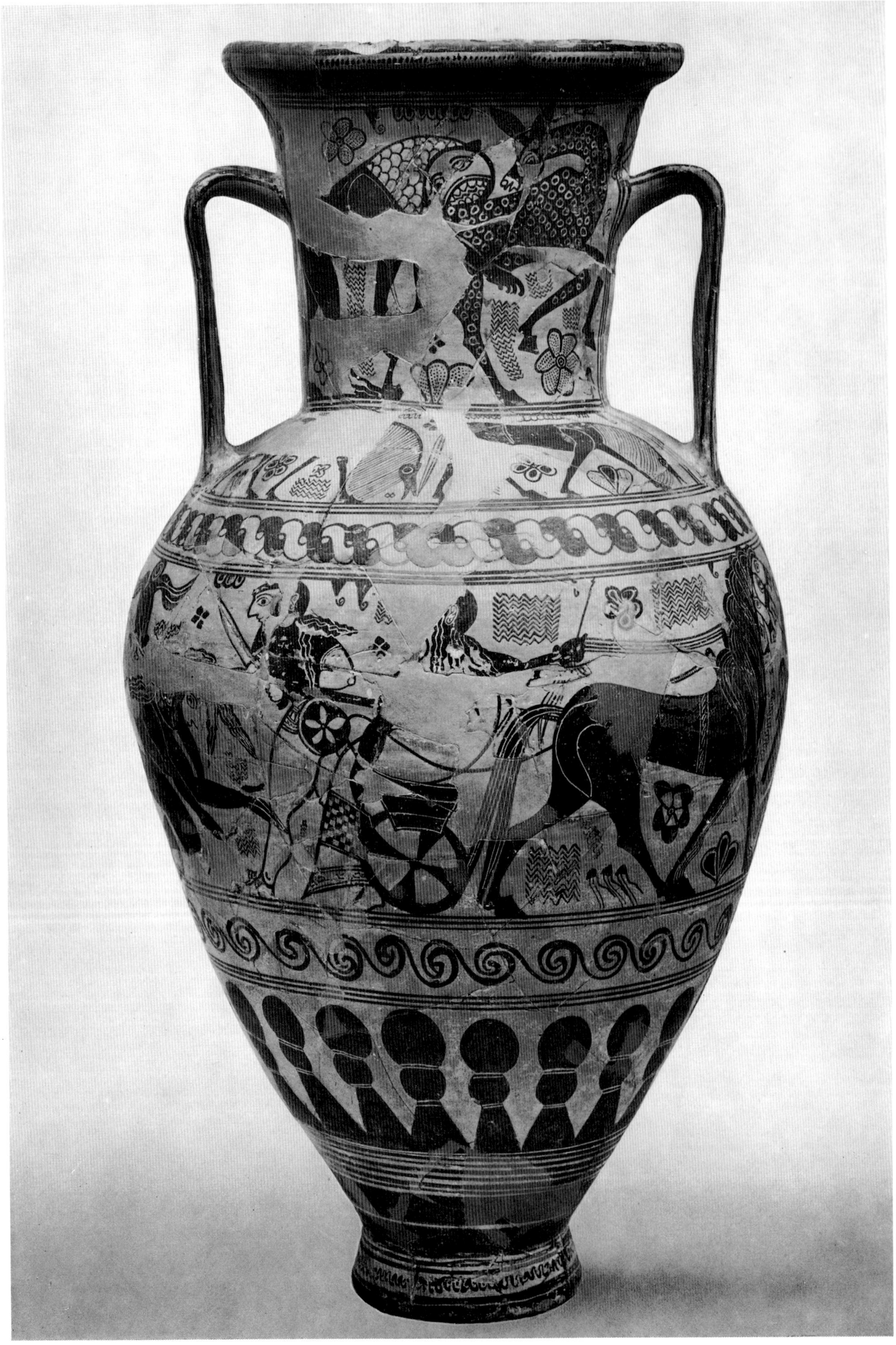

58 Frühattische Amphora 11.210.1. Herakles tötet den Kentauren Nessos. Höhe 1,09 m. Um 680 v. Chr.
New York, Metropolitan Museum of Art

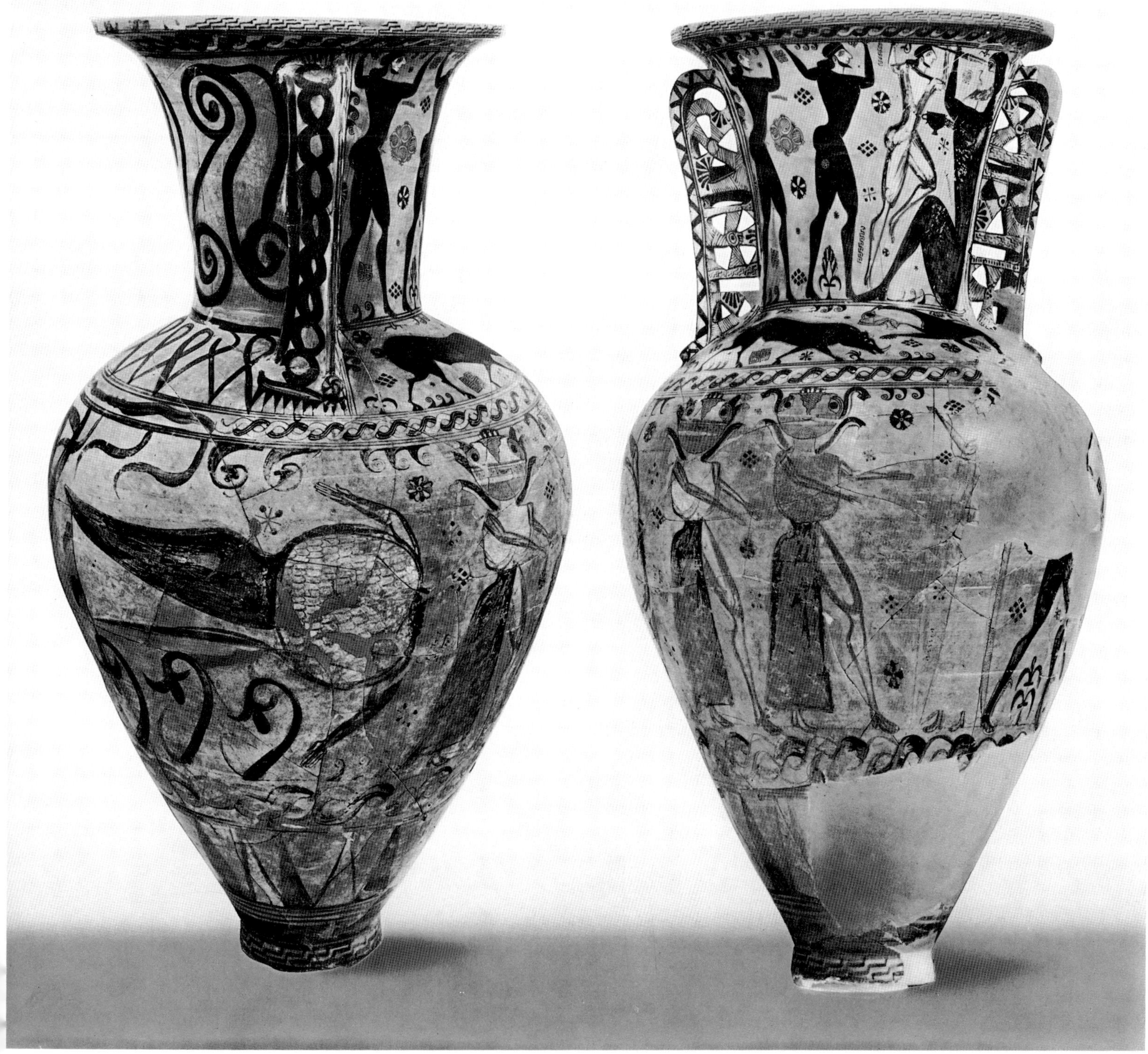

59 Frühattische Amphora, aus Eleusis. Vgl. Taf. V. Perseus tötet die Medusa. Höhe 1,42 m. Um 670 v. Chr. – Eleusis, Museum

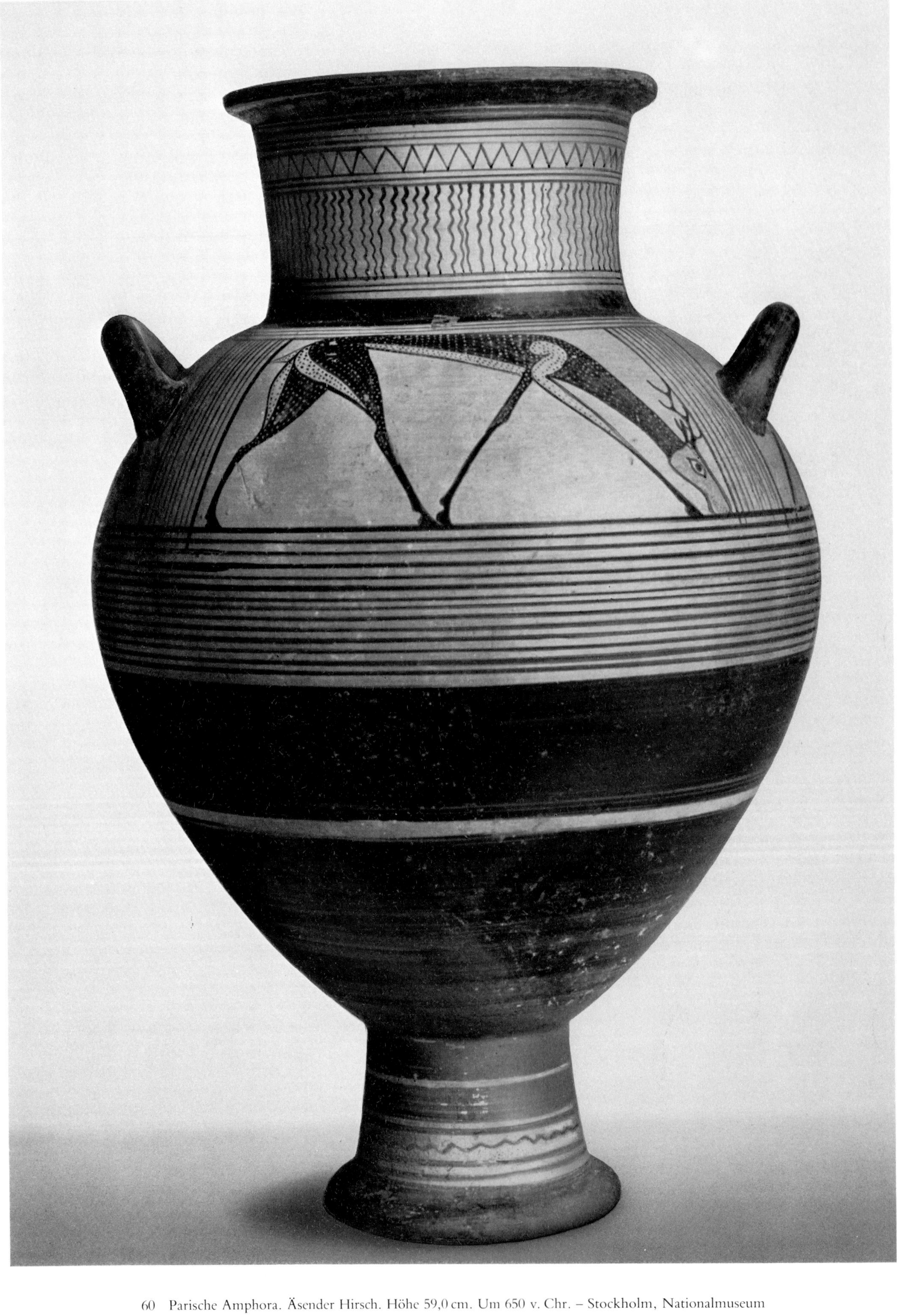

60 Parische Amphora. Äsender Hirsch. Höhe 59,0 cm. Um 650 v. Chr. – Stockholm, Nationalmuseum

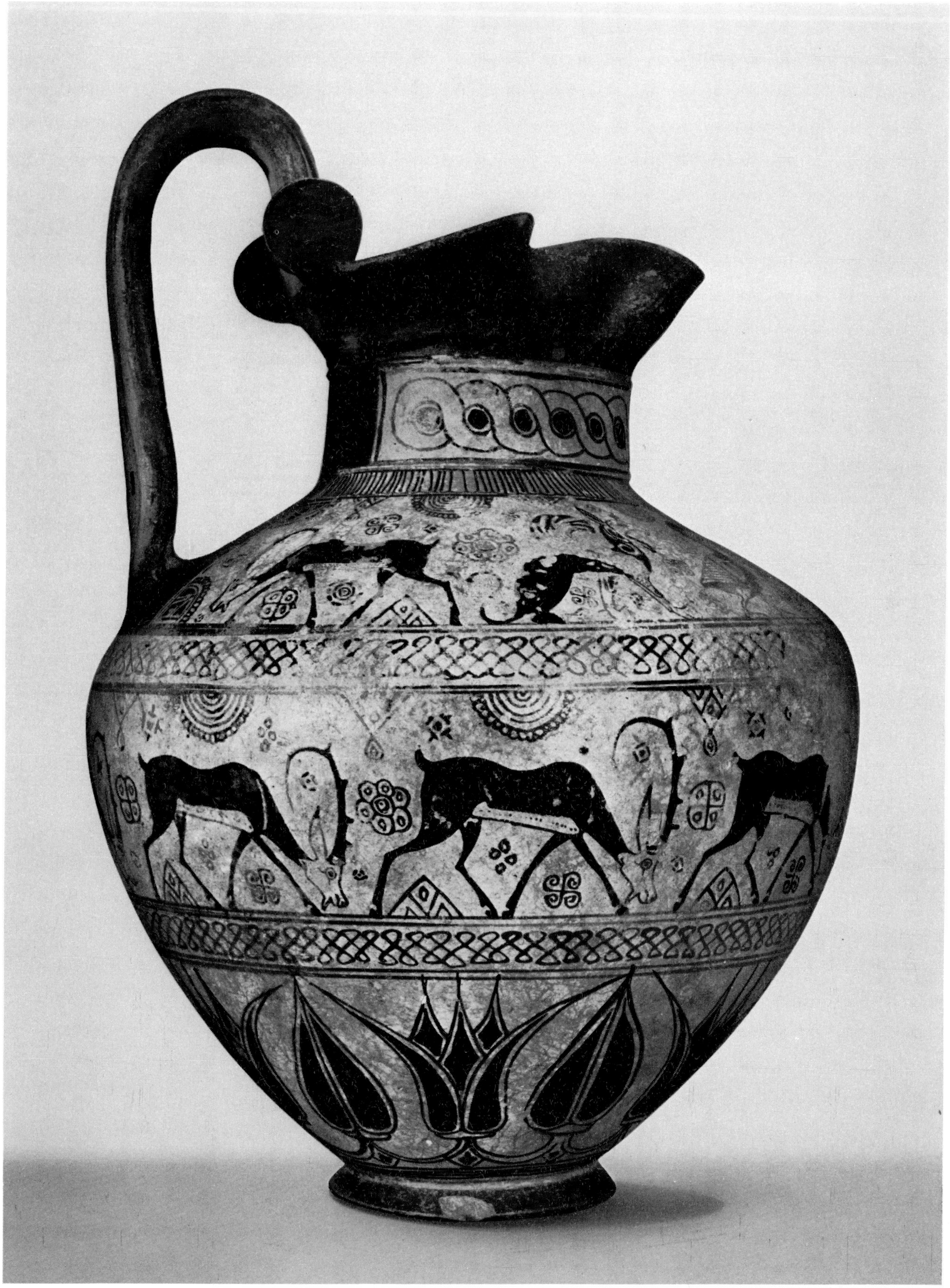

61 Rhodische Kanne 449. Äsende Wildziegenböcke. Höhe 32,5 cm. Um 630/620 v. Chr. – München, Staatliche Antikensammlungen

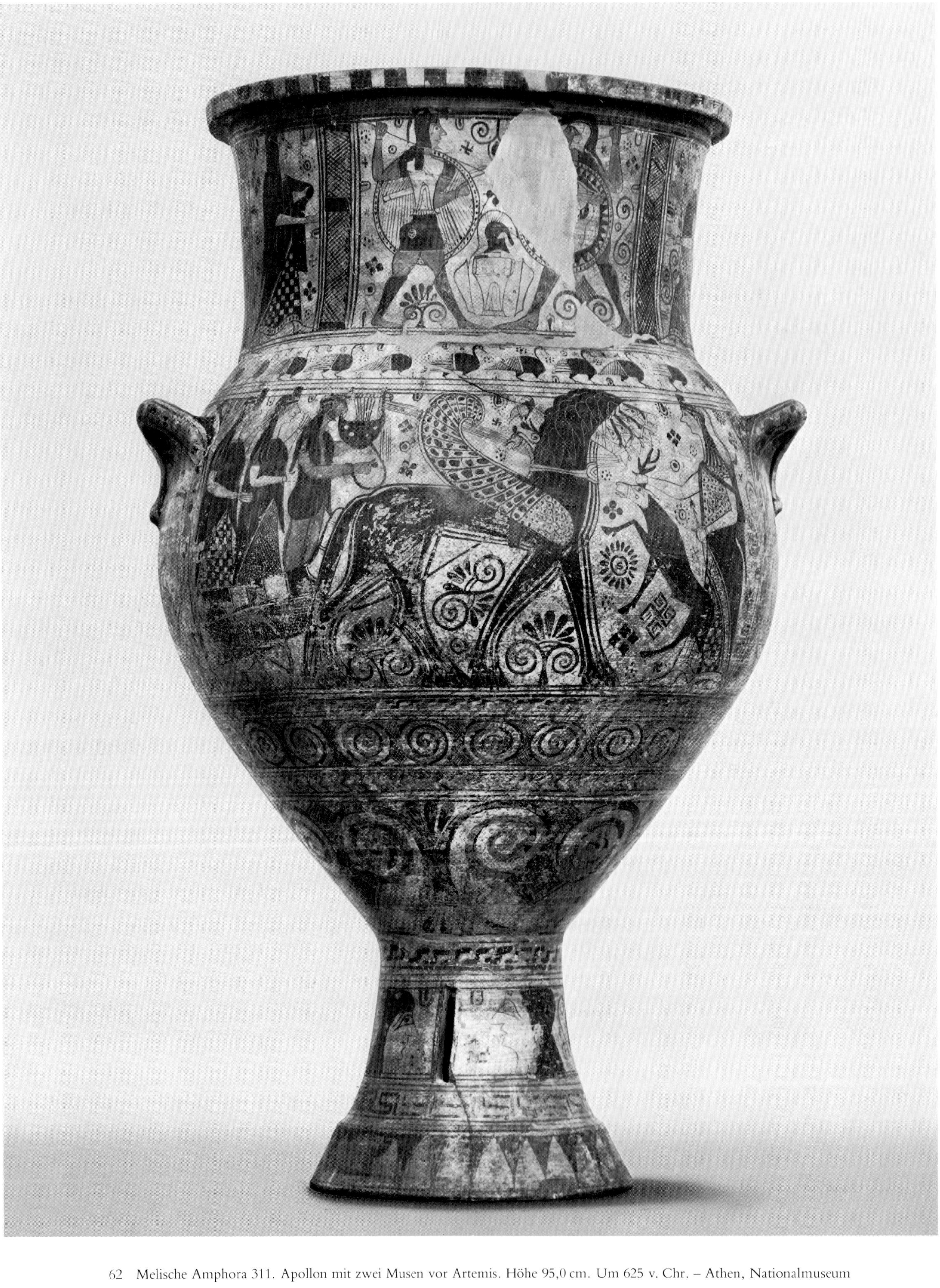

62 Melische Amphora 311. Apollon mit zwei Musen vor Artemis. Höhe 95,0 cm. Um 625 v. Chr. – Athen, Nationalmuseum

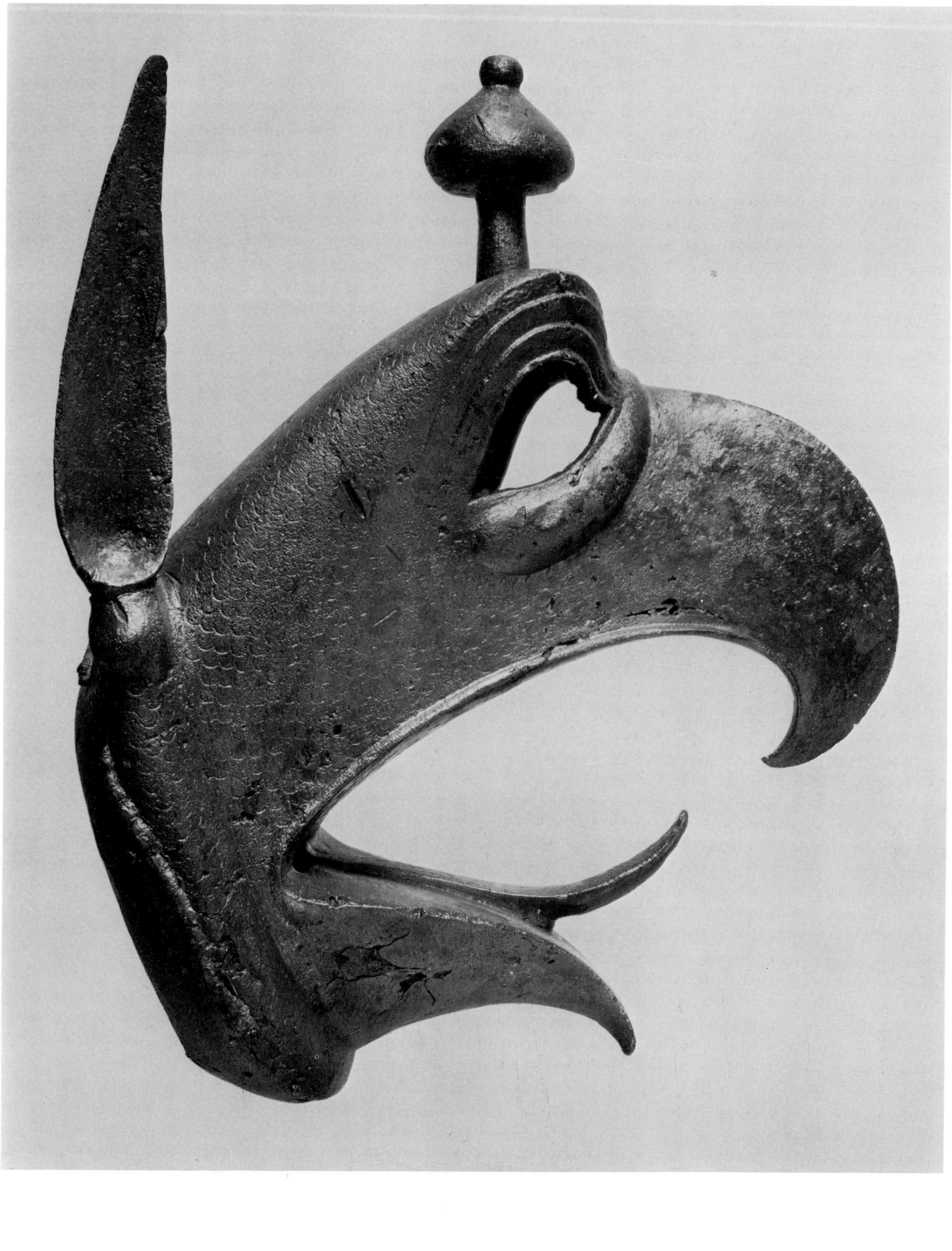

63 Bronzekopf einer Greifenprotome. Höhe 27,8 cm. Mitte 7. Jahrhundert v. Chr. – Olympia, Museum

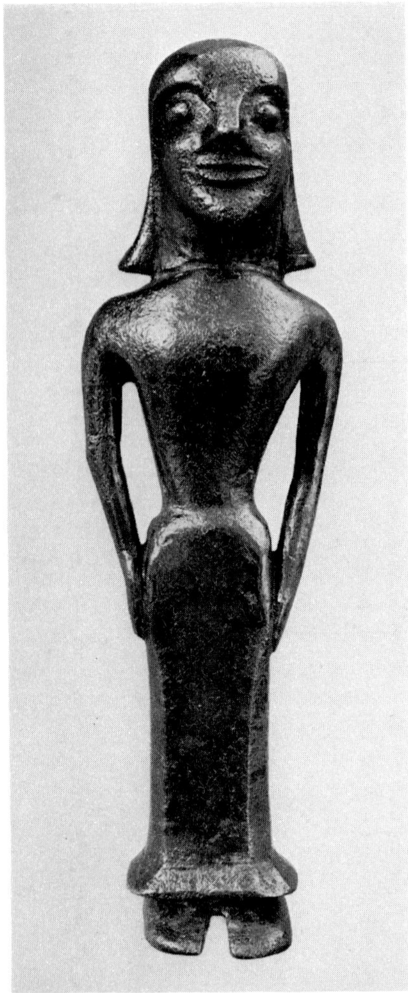

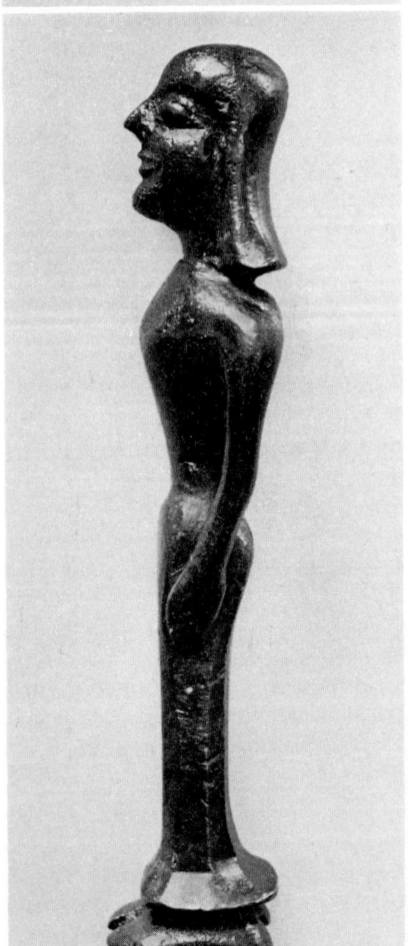

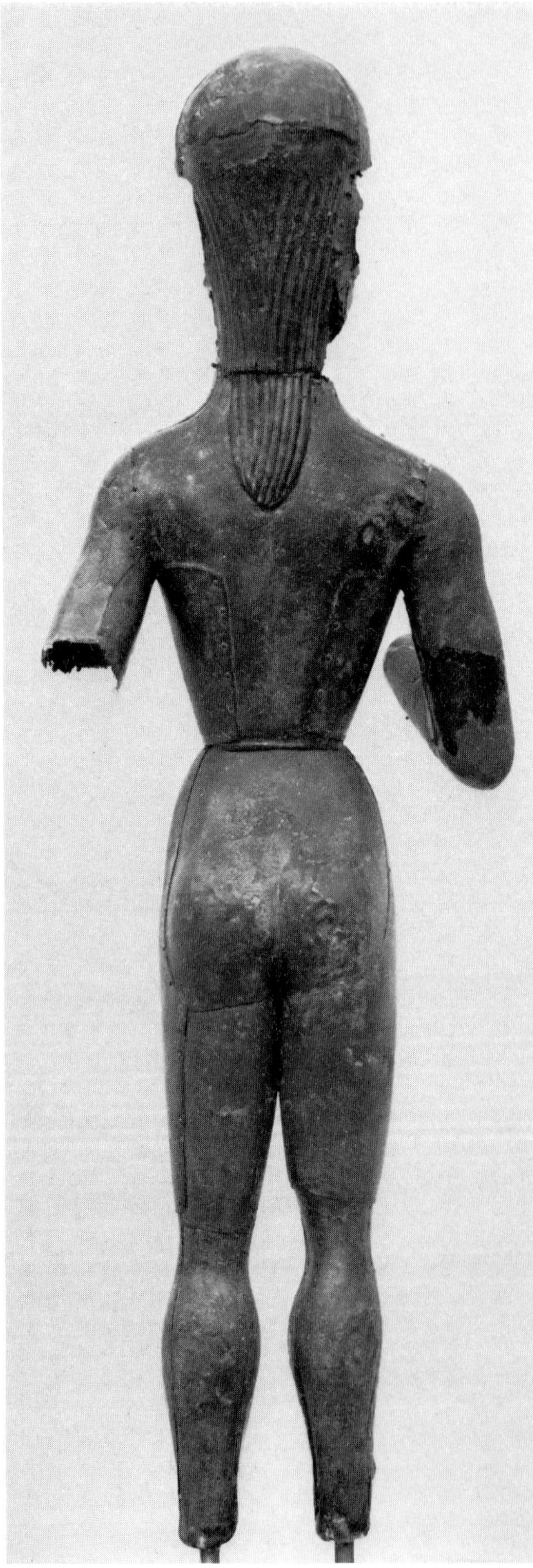

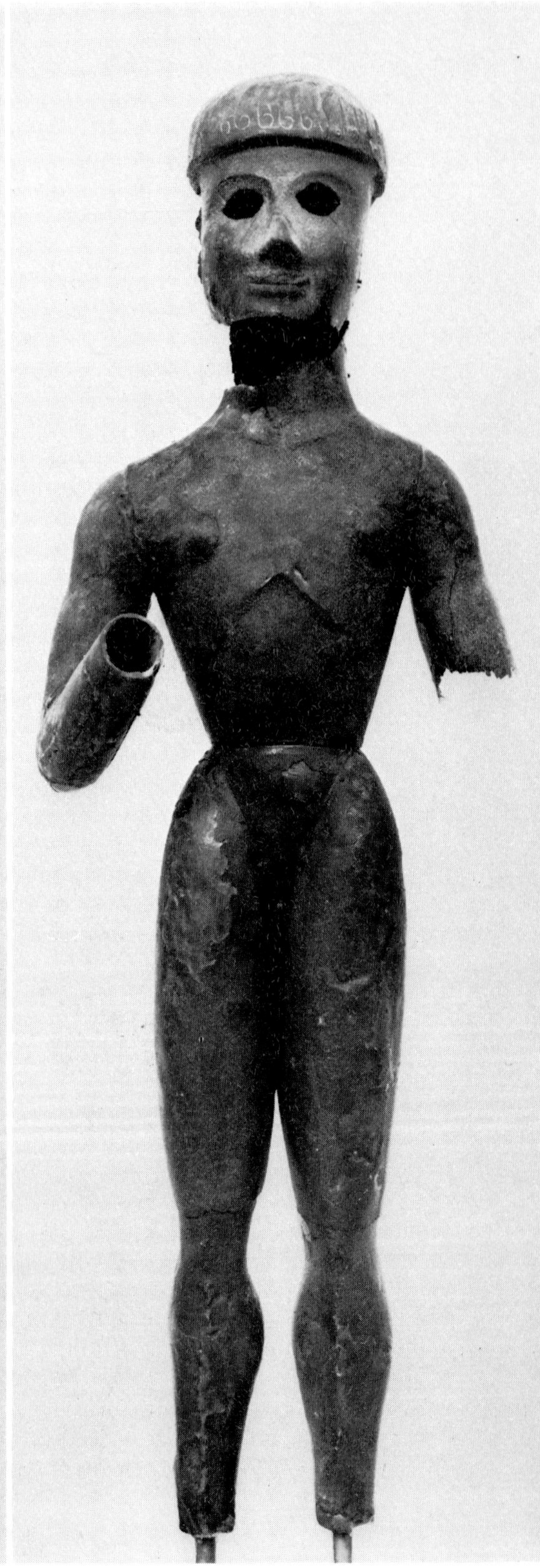

64 Links: Bronzestatuette einer Frau, vom Menelaion bei Sparta. Zweites Viertel 7. Jahrhundert v. Chr. – Sparta, Museum
Rechts: Apollon. Sphyrelaton, von Dreros auf Kreta. Höhe 80,0 cm. Zweite Hälfte 8. Jahrhundert v. Chr.
Herakleion/Kreta, Museum

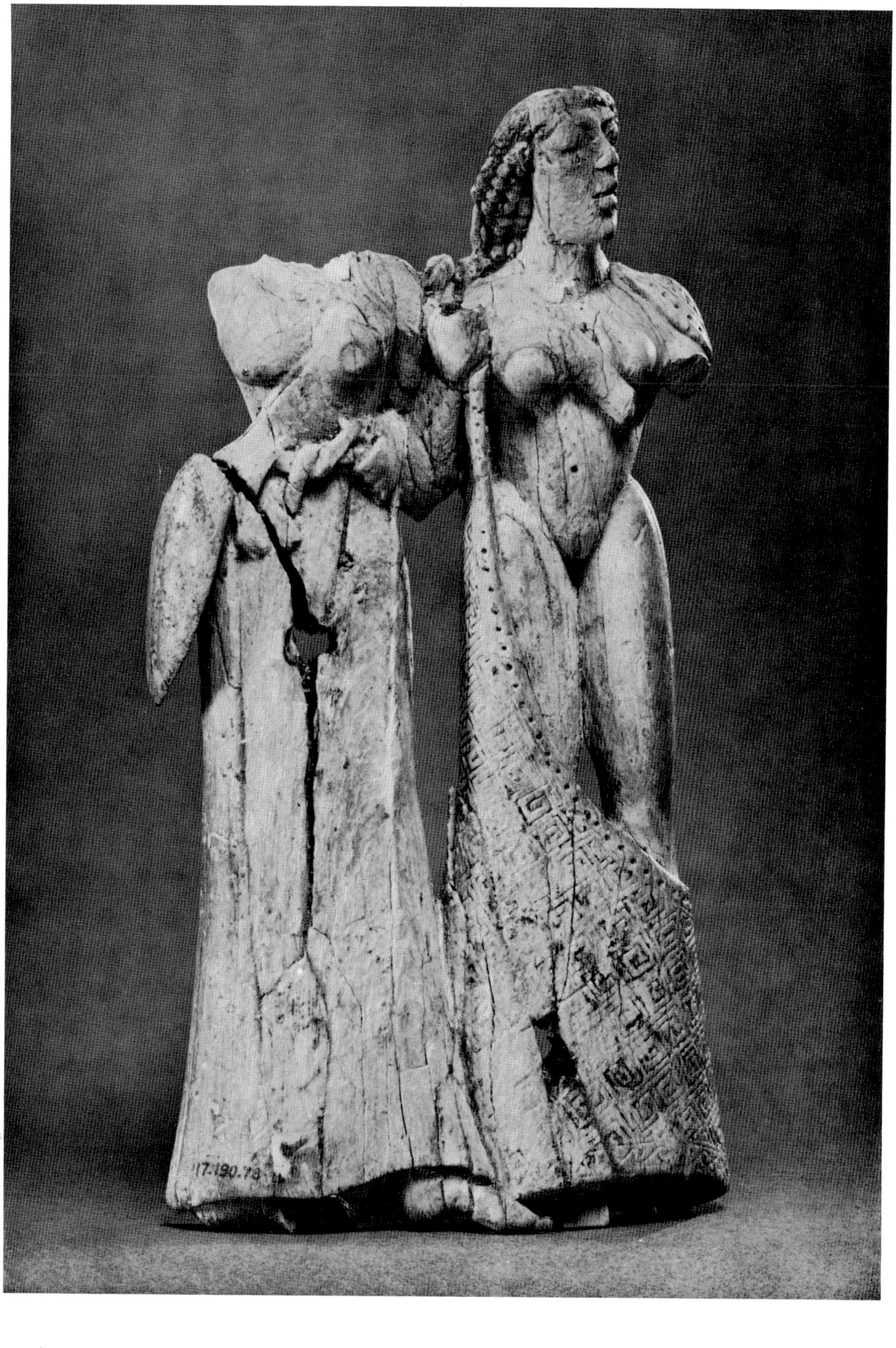

65 Die Töchter des Proitos. Elfenbein. Höhe 13,7 cm. Zweites Viertel 7. Jahrhundert v. Chr.
New York, Metropolitan Museum of Art 17.190.73

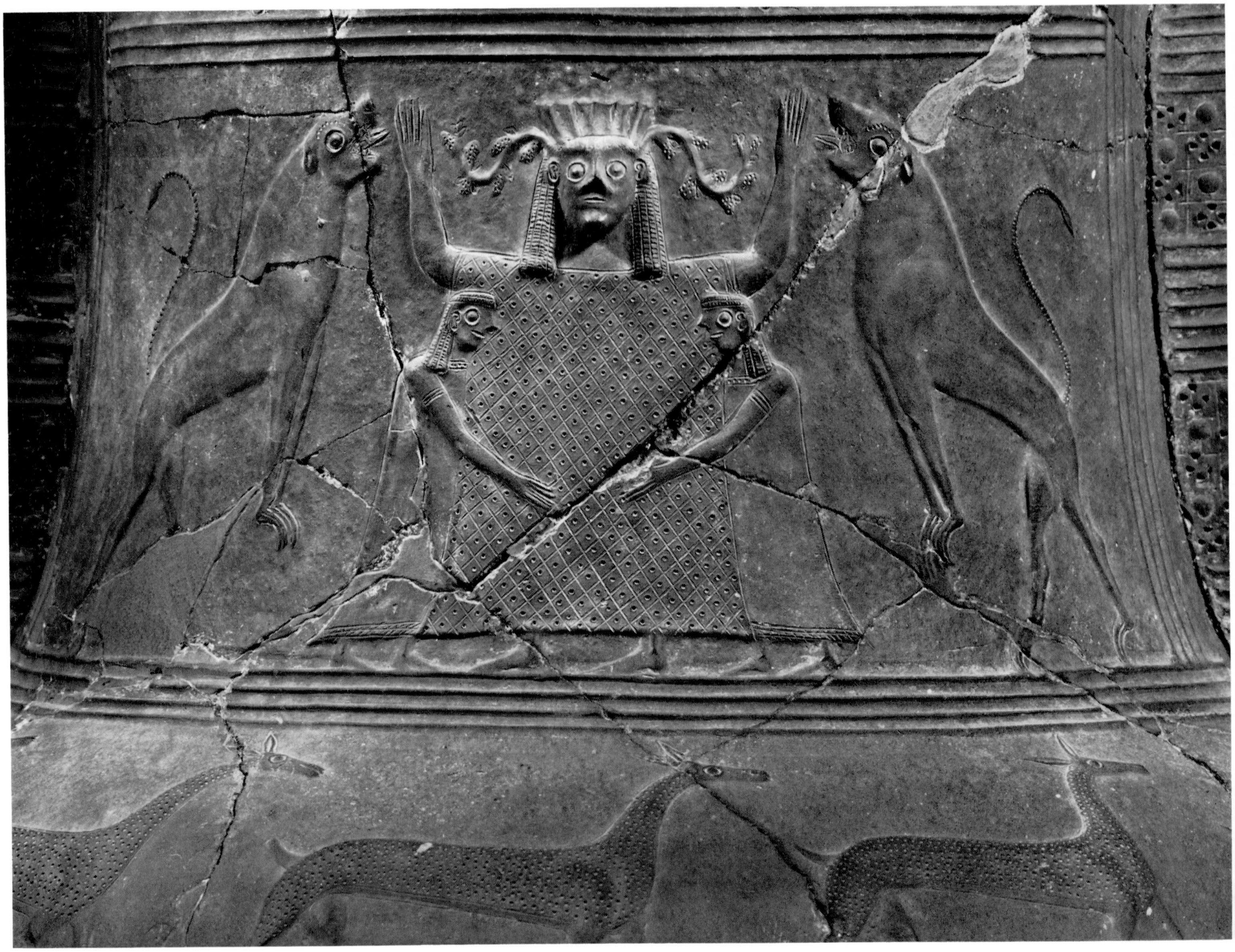

66 Leto gebiert Apollon, vom Hals eines Reliefpithos aus Theben. Gesamthöhe des Pithos 1,20 m. Nach 700 v. Chr.
Athen, Nationalmuseum 5898

67 Szenen von der Eroberung Trojas, von einem Reliefpithos aus Mykonos. Höhe 1,34 m. Um 670 v. Chr. – Mykonos, Museum

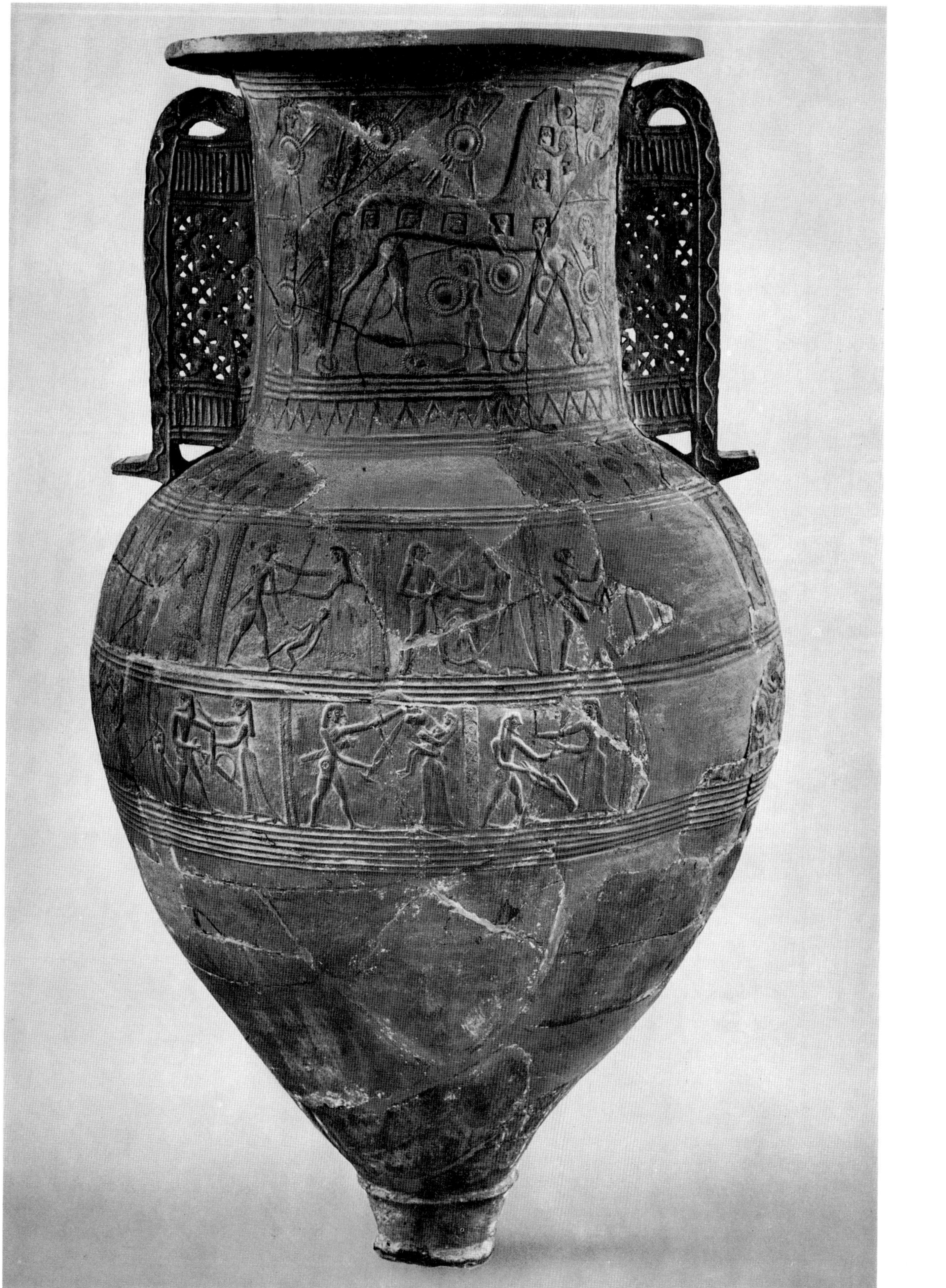

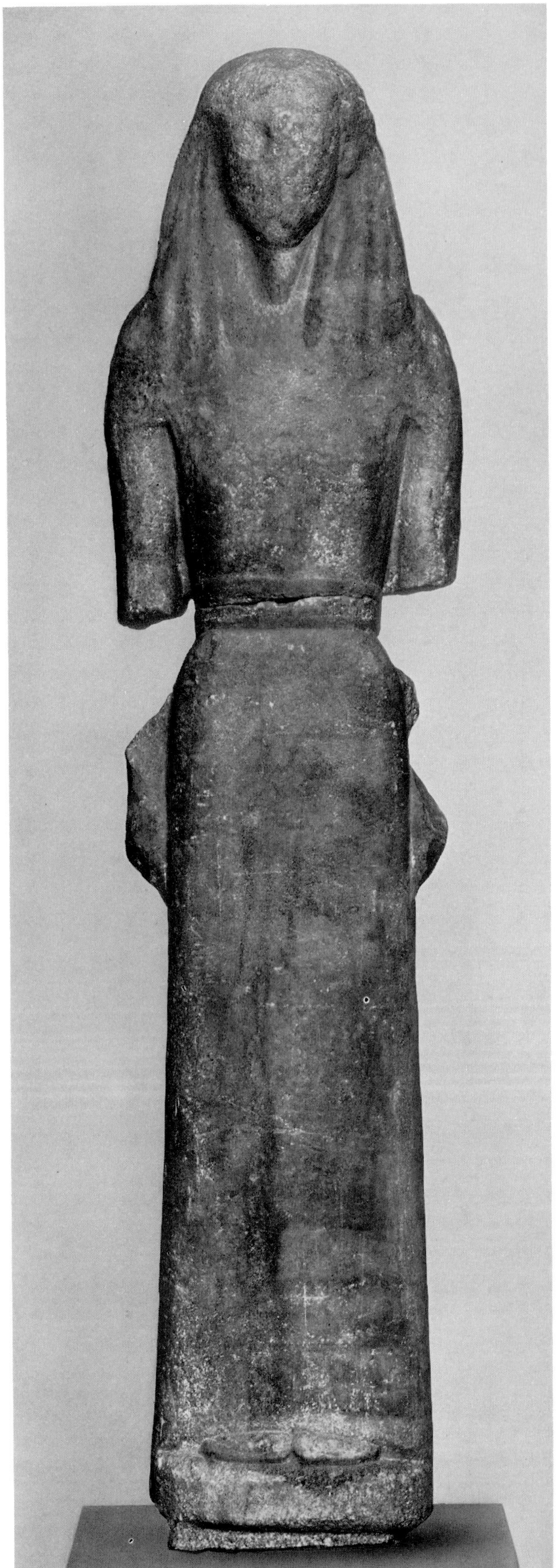

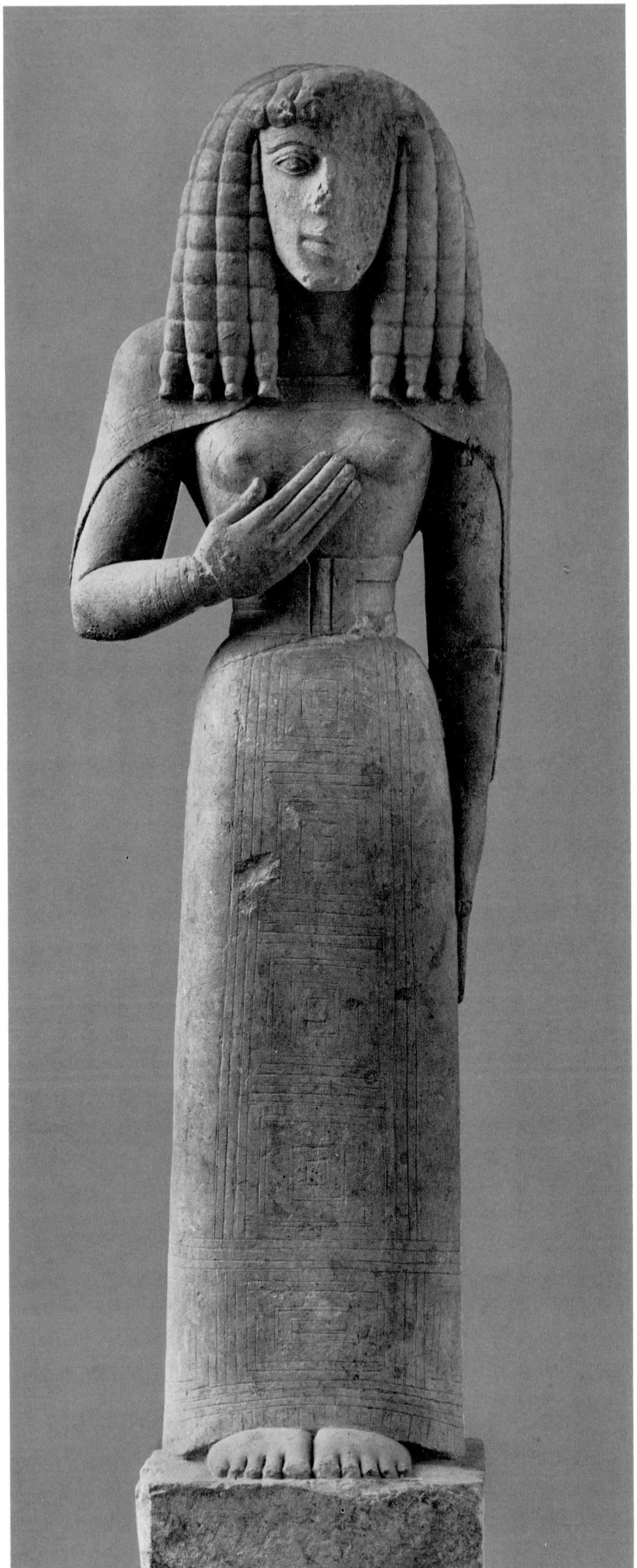

68 Links: Artemis-Statue, nach Delos geweiht von Nikandre von Naxos. Marmor. Höhe 1,75 m. Um 660 v. Chr. – Athen, Nationalmuseum 1
Rechts: Kore kretischen Stils, sog. Kore von Auxerre. Kalkstein. Höhe 65,0 cm. Nach 650 v. Chr. – Paris, Louvre 3098

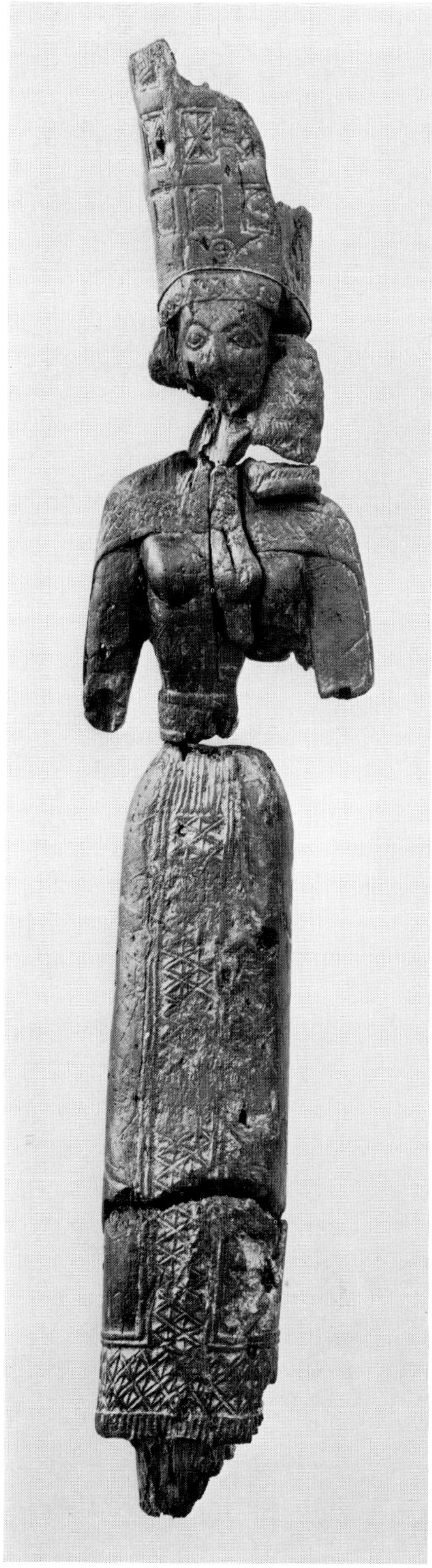

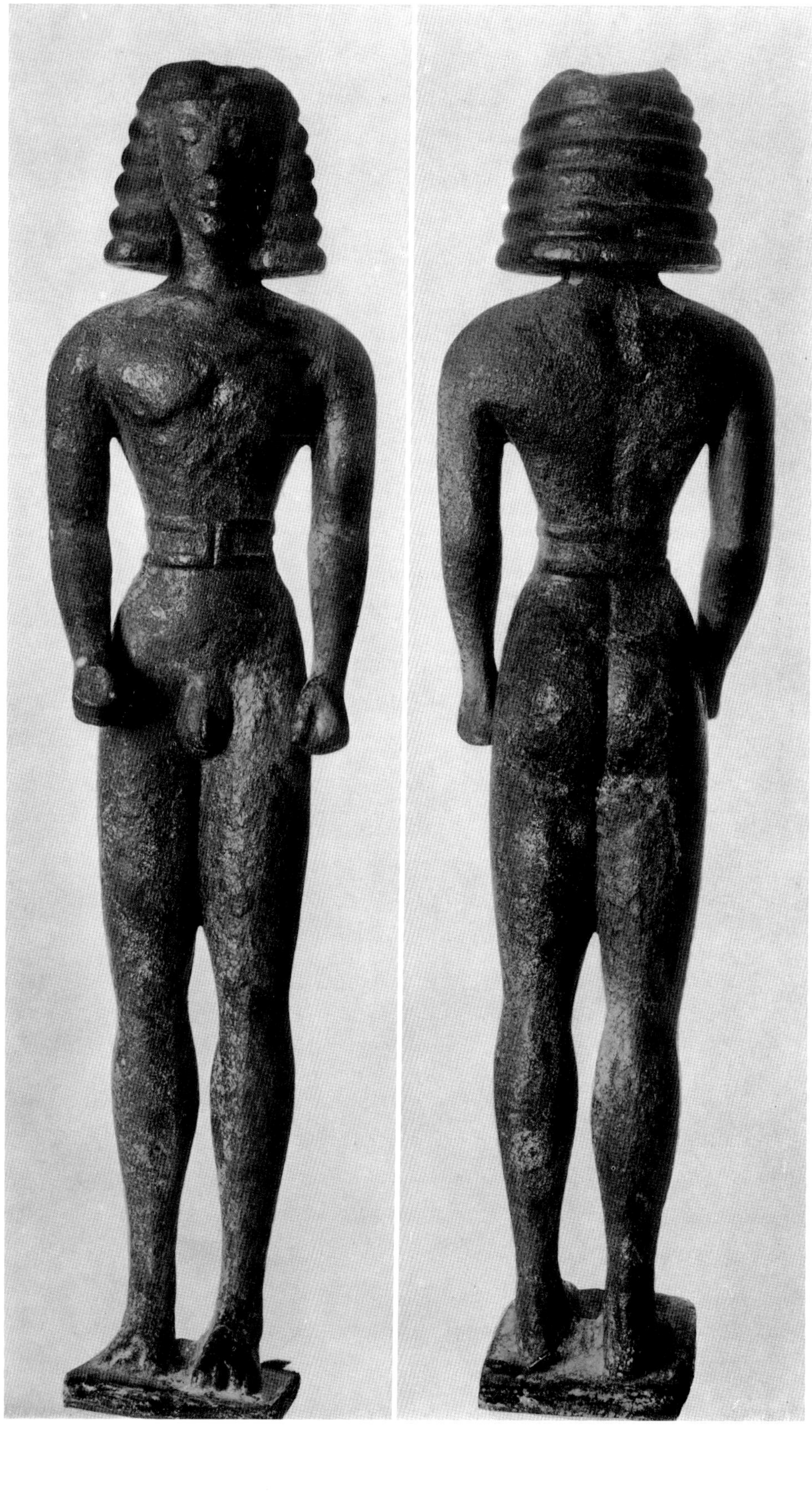

69 Links: Hera-Statuette, vom Heraion von Samos. Holz. Höhe 28,7 cm. Um 660 v. Chr. – Samos, Museum
Rechts: Jünglingsstatuette kretischen Stils, aus Delphi. Bronze. Höhe 20,0 cm. Mitte 7. Jahrhundert v. Chr. – Delphi, Museum

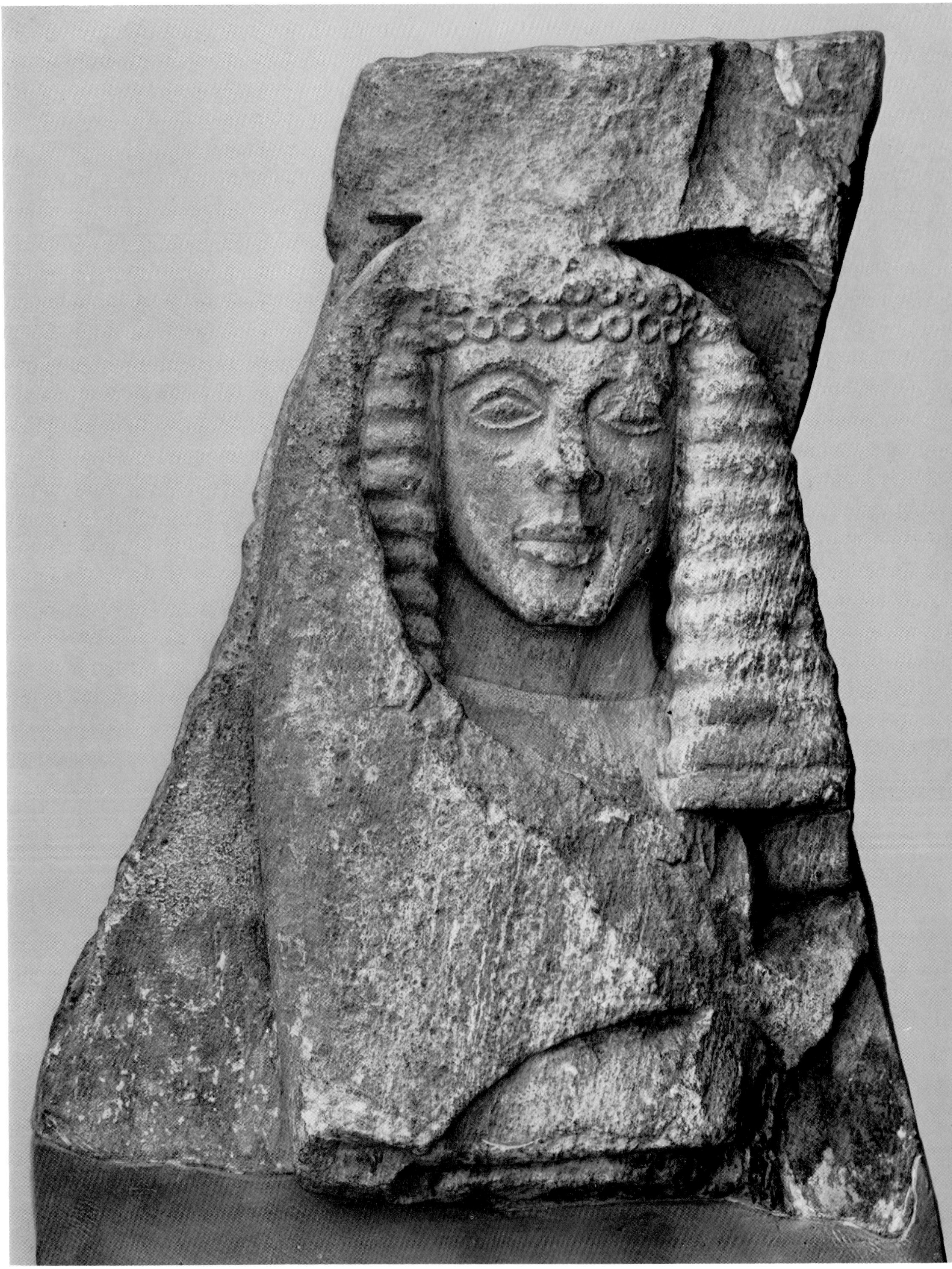

70 Sich entschleiernde Göttin, aus Mykene. Kalkstein. Höhe 40,2 cm. Gegen 630 v. Chr. – Athen, Nationalmuseum 2869

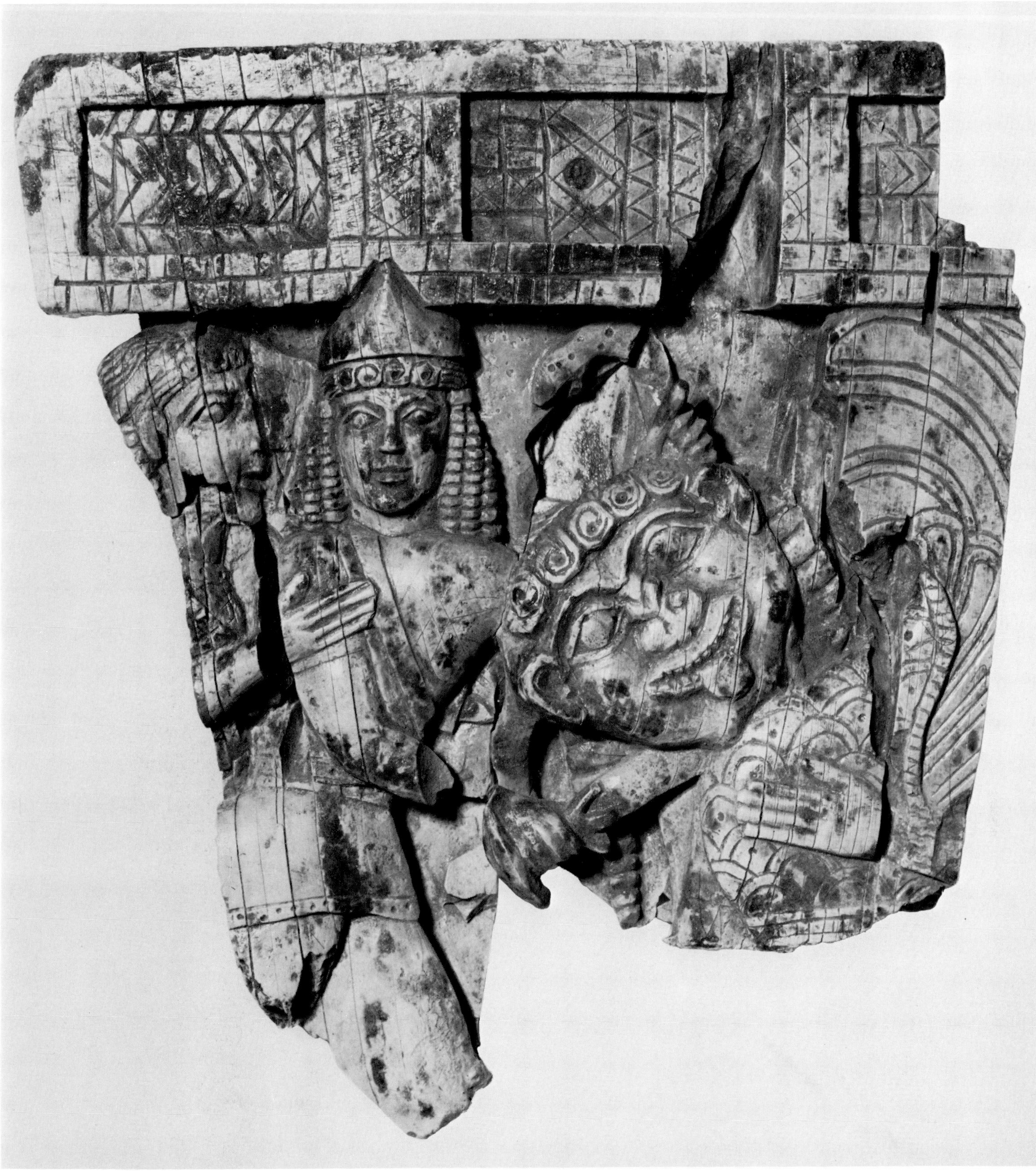

71 Perseus enthauptet die Medusa, aus Samos. Elfenbeinrelief. Höhe 10,8 cm. Um 630/620 v. Chr. – Athen, Nationalmuseum

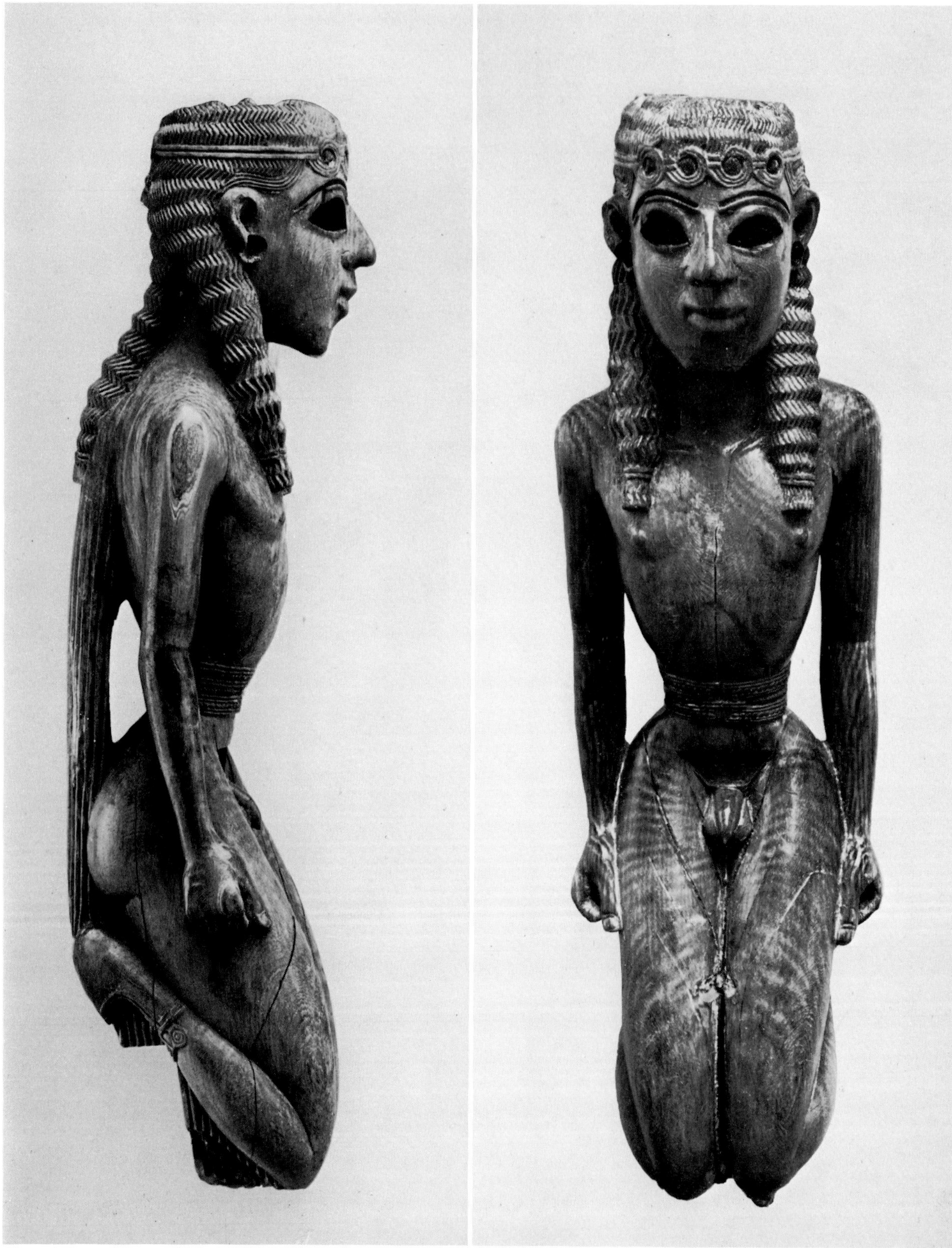

72 Kniender Jüngling, aus Samos. Kitharaschmuck aus Elfenbein. Höhe 14,5 cm. Um 625 v. Chr. – Samos, Museum

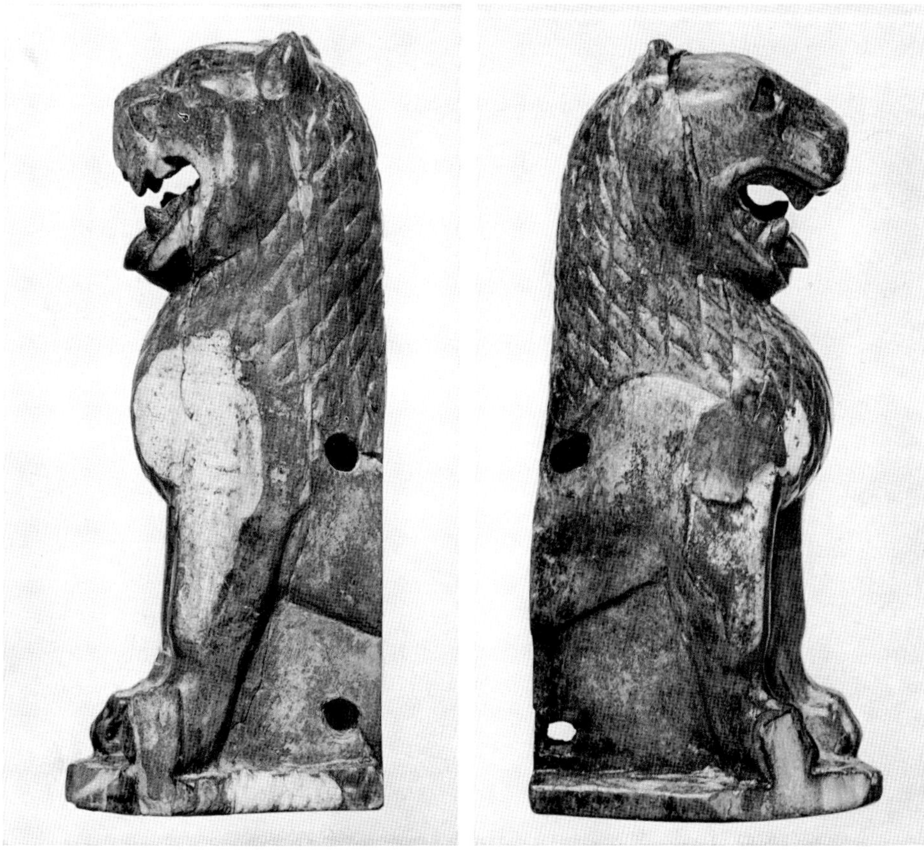

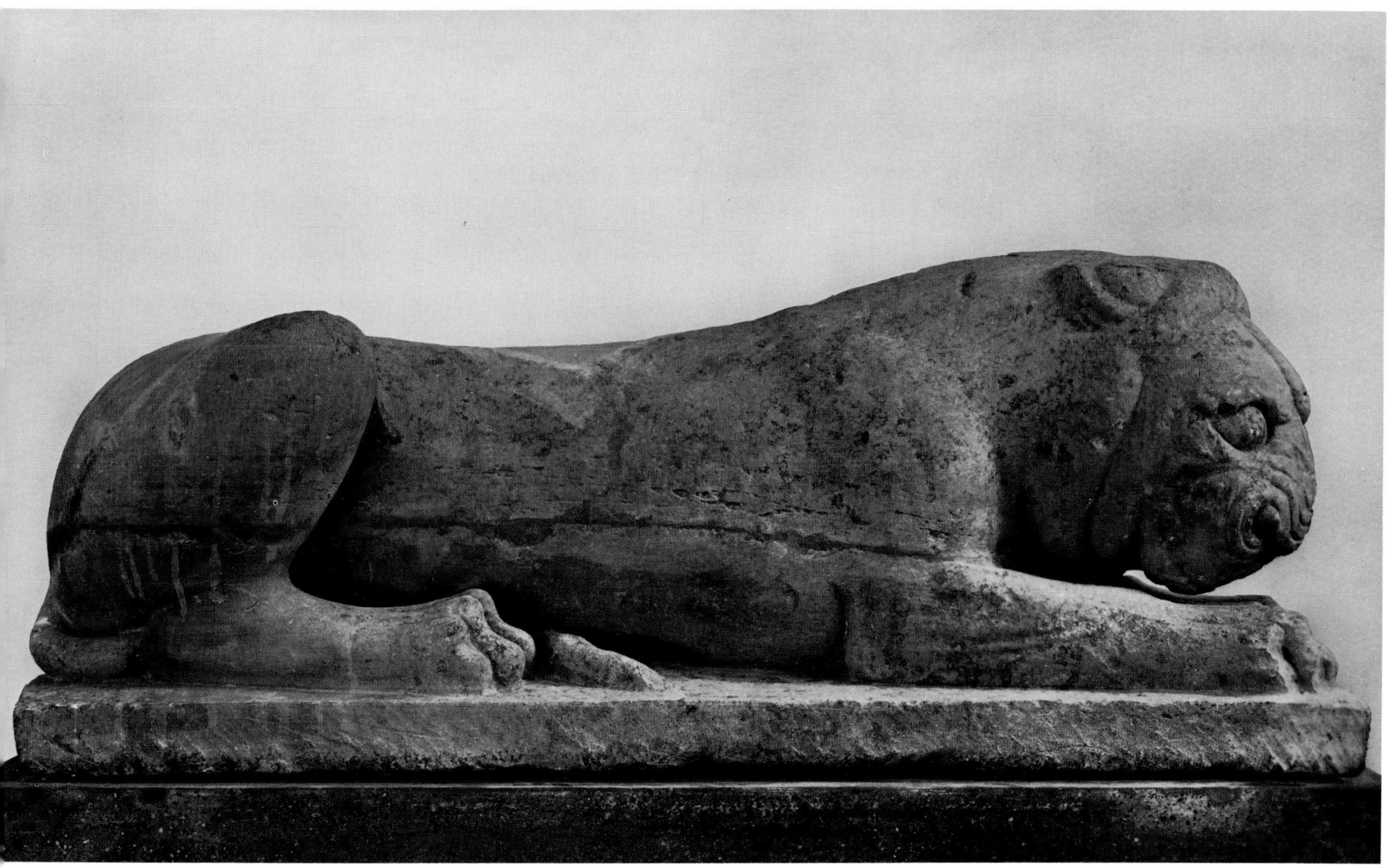

73 Oben: Zwei Elfenbeinlöwen, aus Tarent. Ehemals Kästchenschmuck. Höhe 7,6 cm. Letztes Viertel 7. Jahrhundert v. Chr. – Kopenhagen, Nationalmuseum
Unten: Liegender Löwe, aus Korfu. Kalkstein. Basislänge 1,22 m. Drittes Viertel 7. Jahrhundert v. Chr. – Korfu, Museum

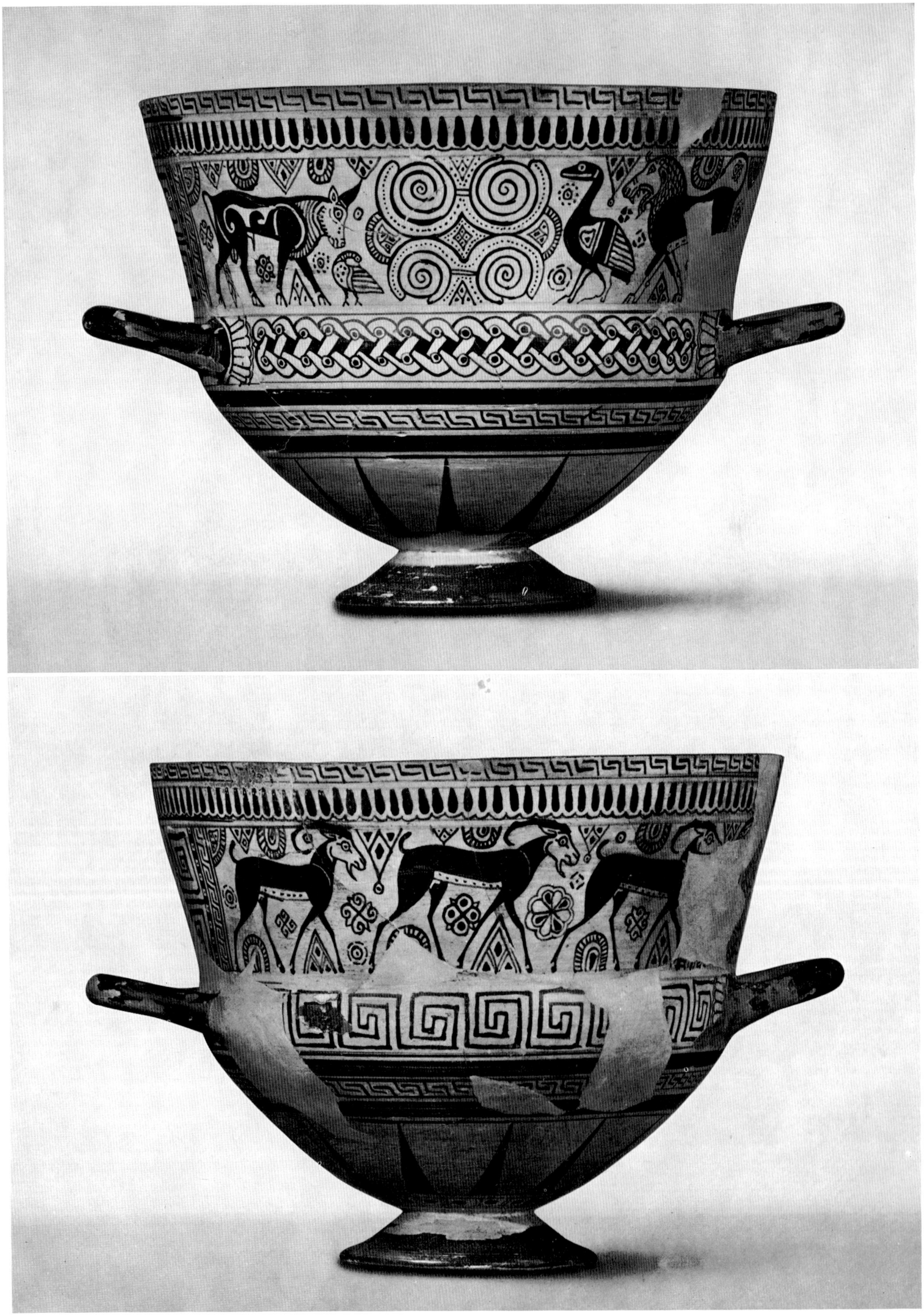

74 Ostionischer kleiner Krater 311, aus Chios oder Naukratis. Tierfries. Höhe 15,4 cm. Um 625 v. Chr.
Würzburg, Martin von Wagner Museum

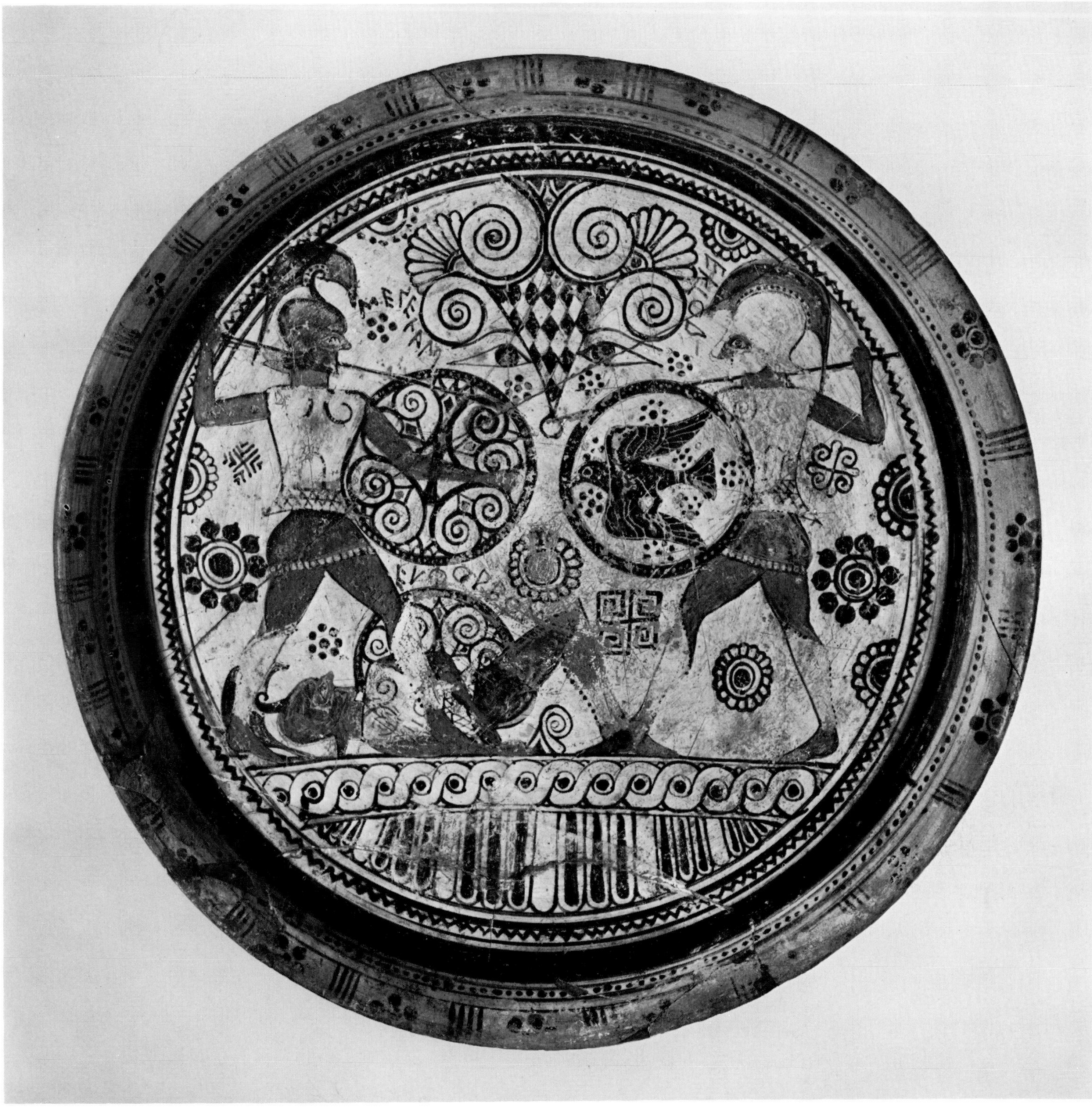

75 Rhodischer Teller A 749, aus Kamiros. Zweikampf zwischen Menelaos und Hektor um den gefallenen Euphorbos. Durchmesser 38,5 cm. Ende 7. Jahrhundert v. Chr. – London, British Museum

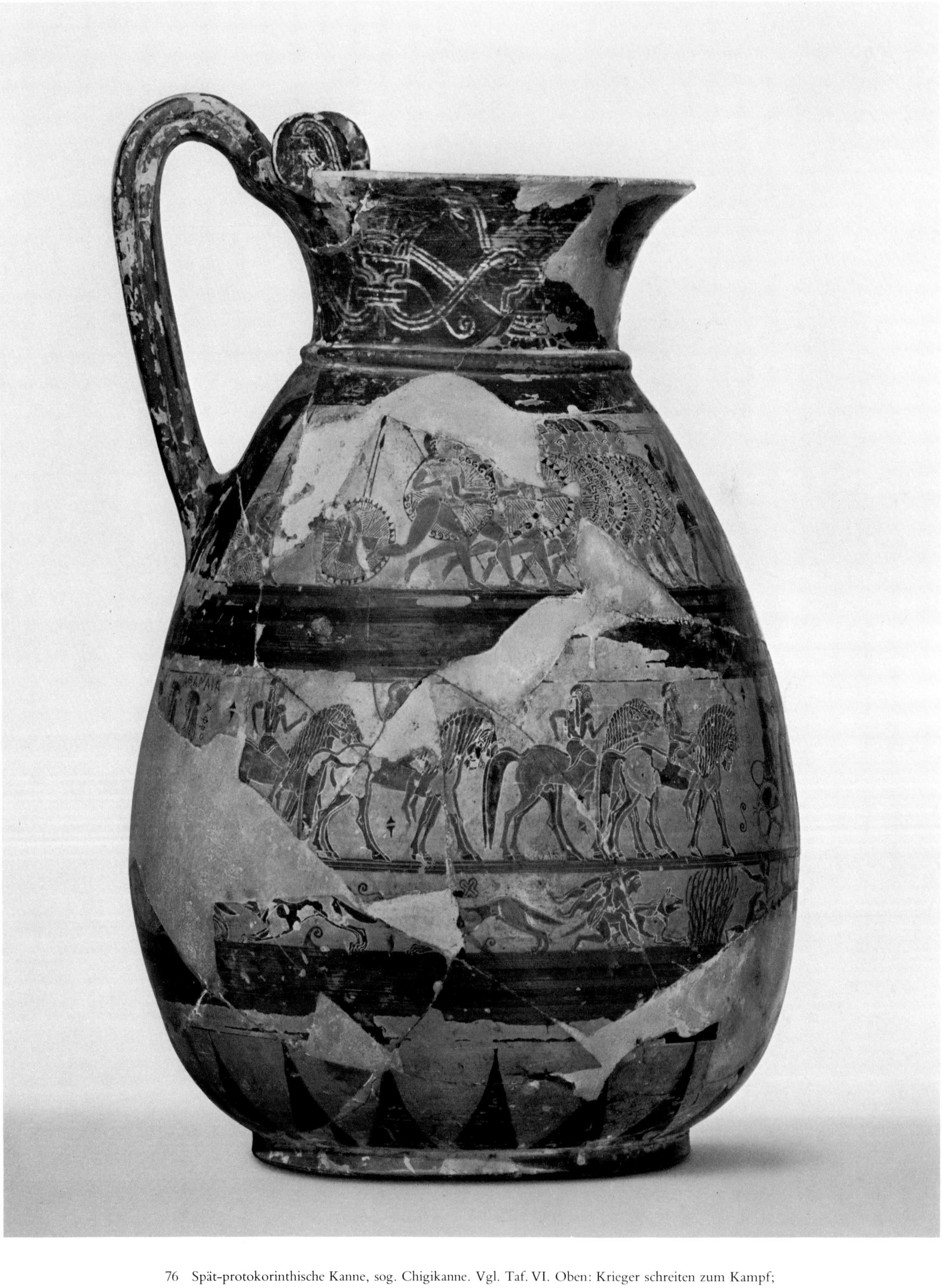

76 Spät-protokorinthische Kanne, sog. Chigikanne. Vgl. Taf. VI. Oben: Krieger schreiten zum Kampf; Mitte: Reiterzug; unten: Jagdszene. Höhe 26,0 cm. Um 640 v. Chr. – Rom, Villa Giulia

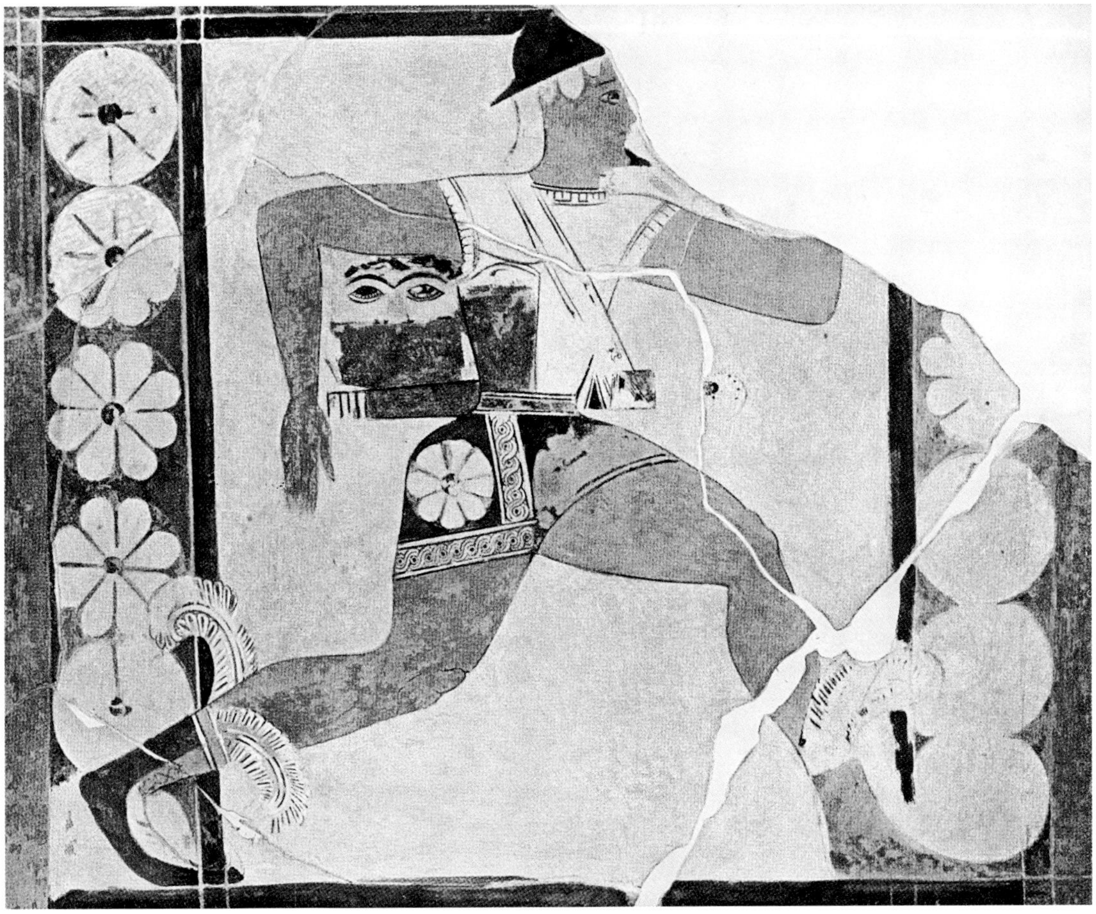

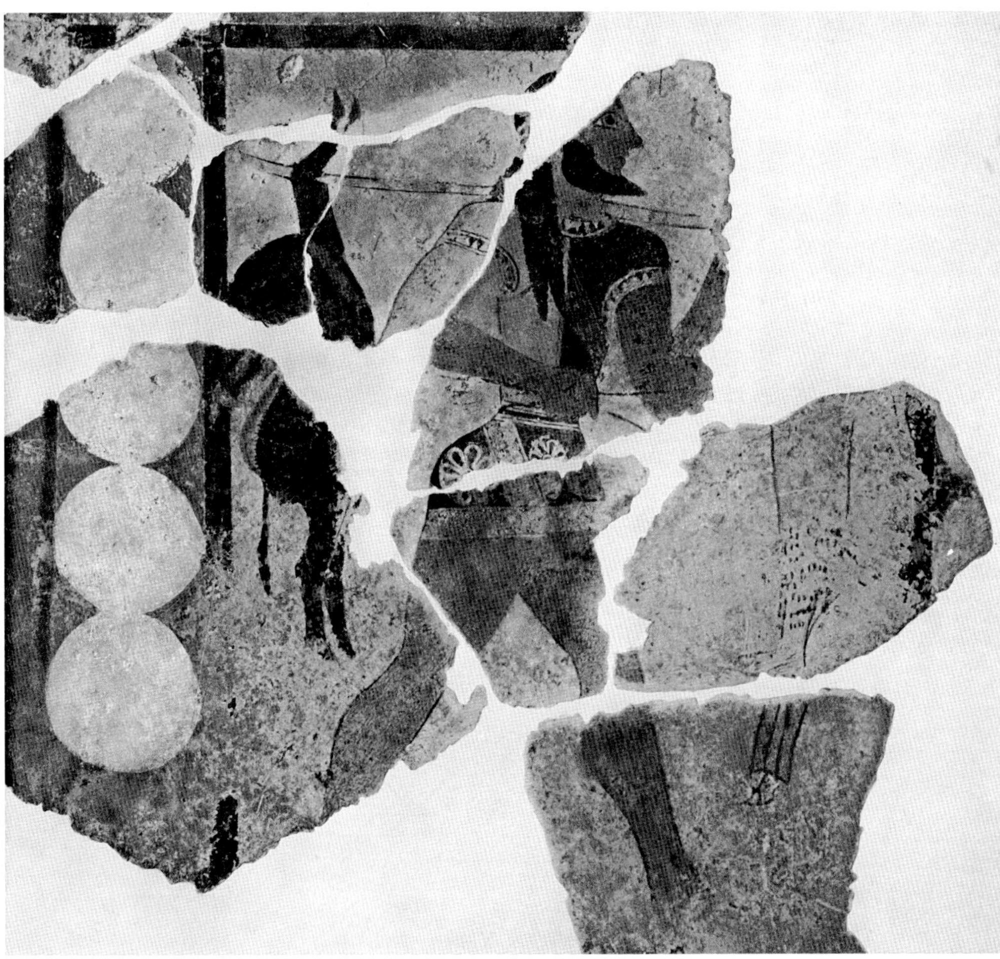

77 Zwei bemalte Tonmetopen, vom früharchaischen Apollon-Tempel in Thermos. Vgl. Taf. VII.
Oben: Perseus flieht mit dem Haupte der Medusa; unten: Orion. Höhe etwa 60,0 cm. Um 625 v. Chr. – Athen, Nationalmuseum

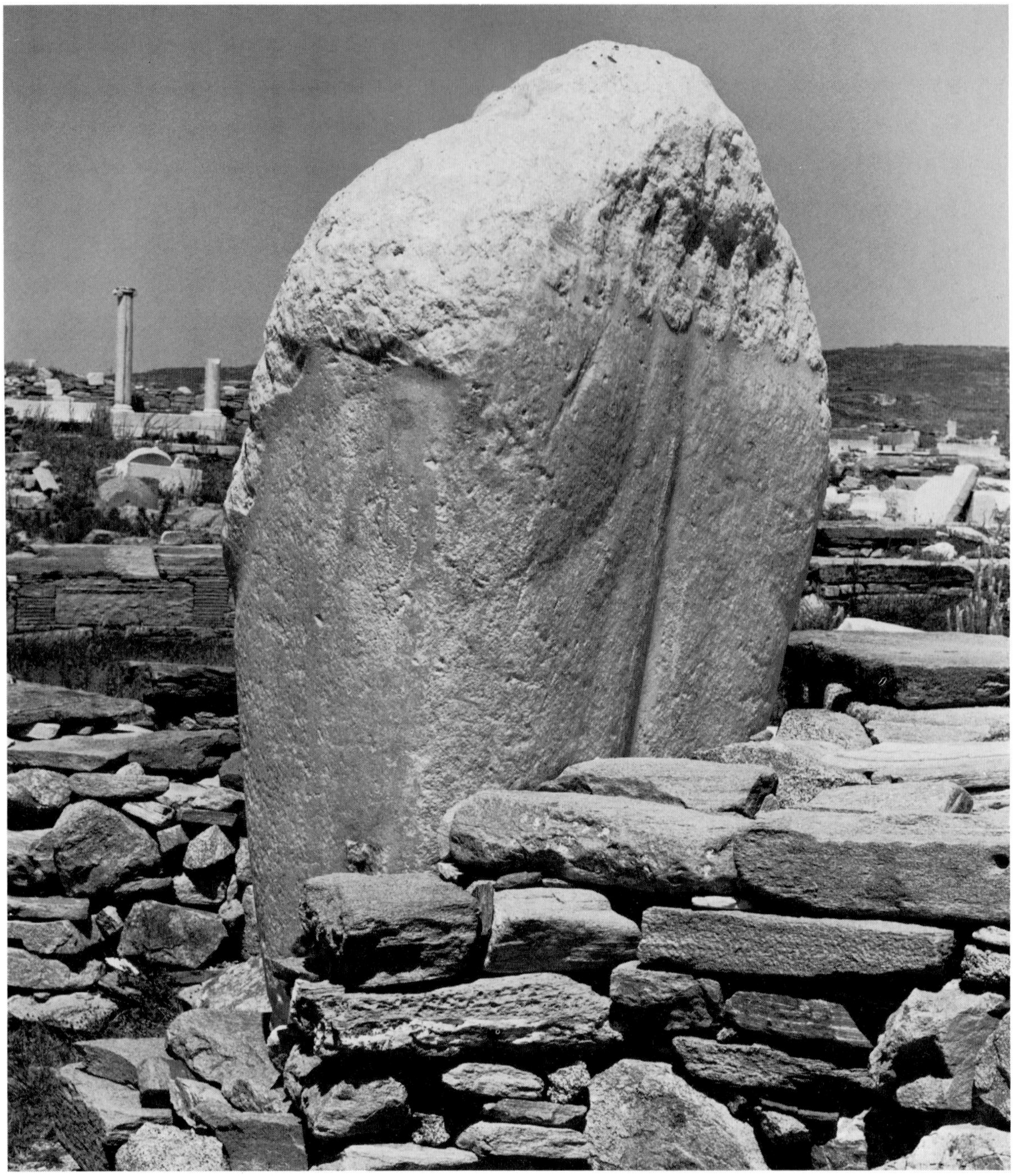

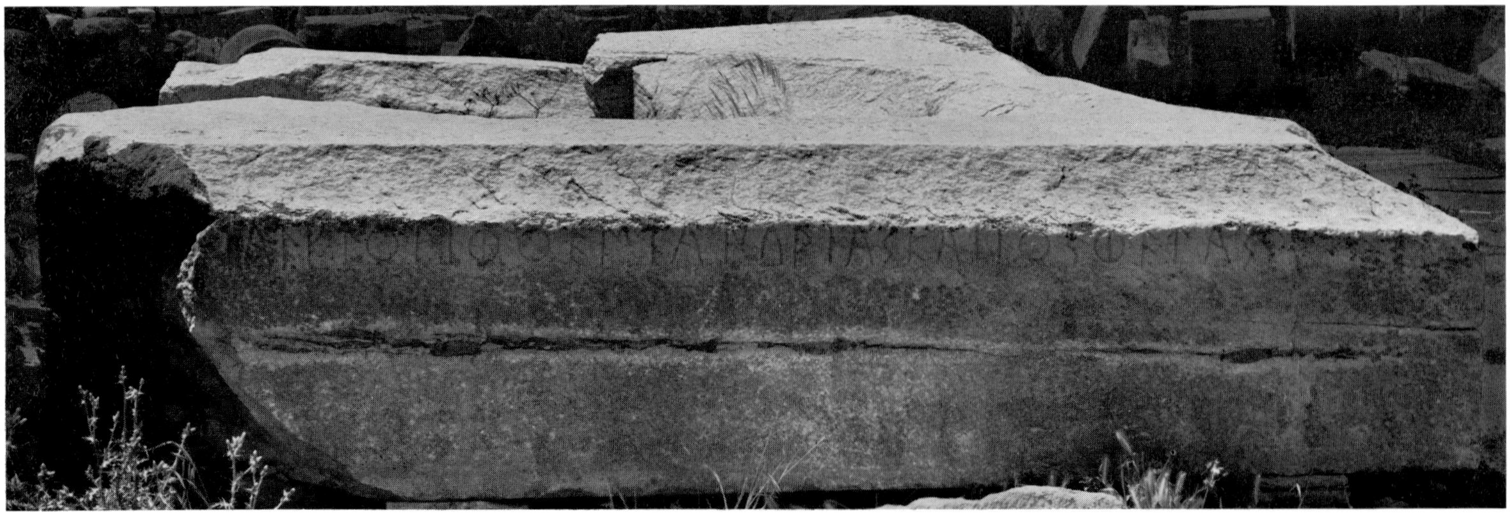

78 Apollon, von Delos. Körper der 9 m hohen Kolossalstatue beim Oikos der Naxier.
Unten: die rechteckige Plinthe, auf ihr die Inschrift: »Vom selben Stein bin ich, Standbild und Sockel«. Um 600 v. Chr. – Delos

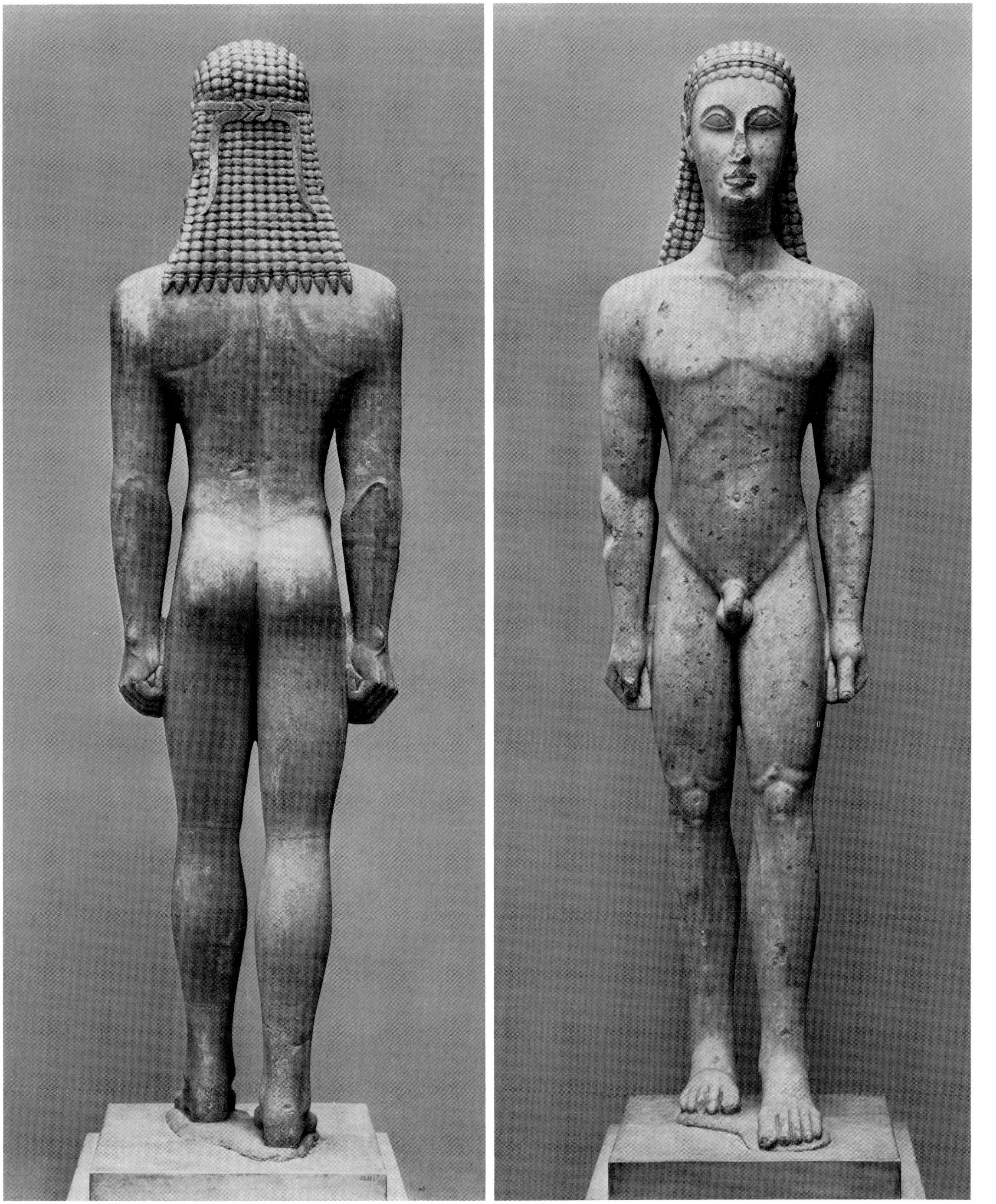

79 Dipylon-Meister. Stehender Jüngling, aus Attika. Marmor. Höhe 1,84 m. Gegen 620 v. Chr.
New York, Metropolitan Museum of Art 32.11.1

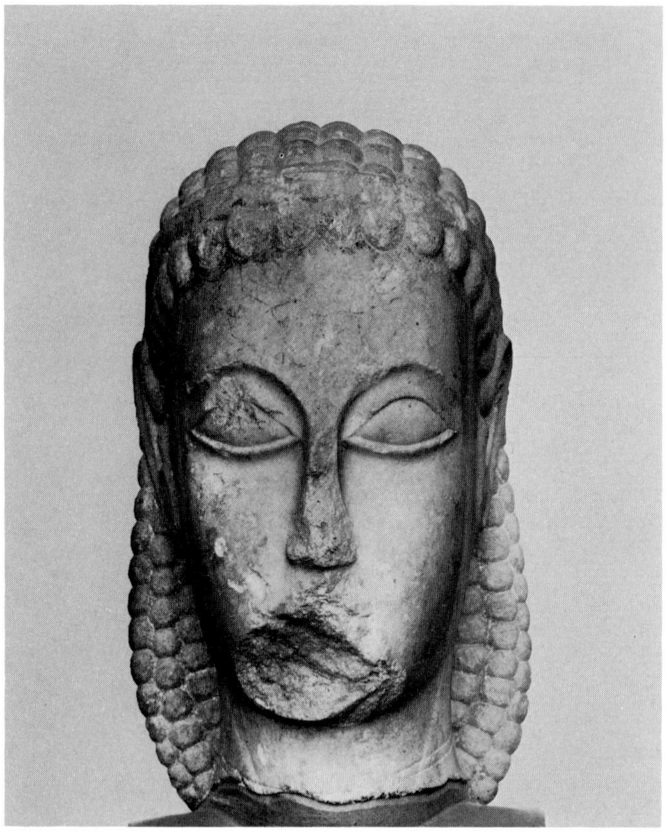

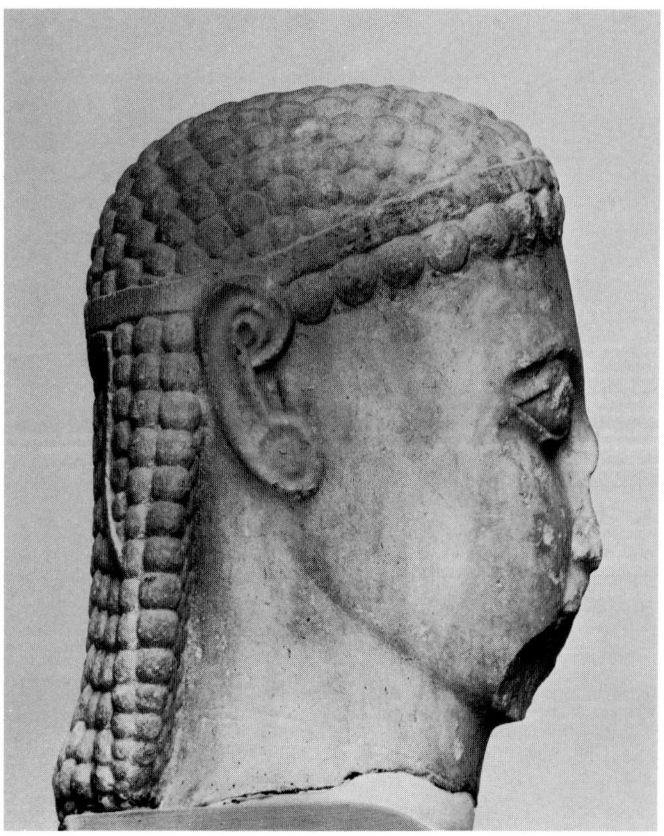

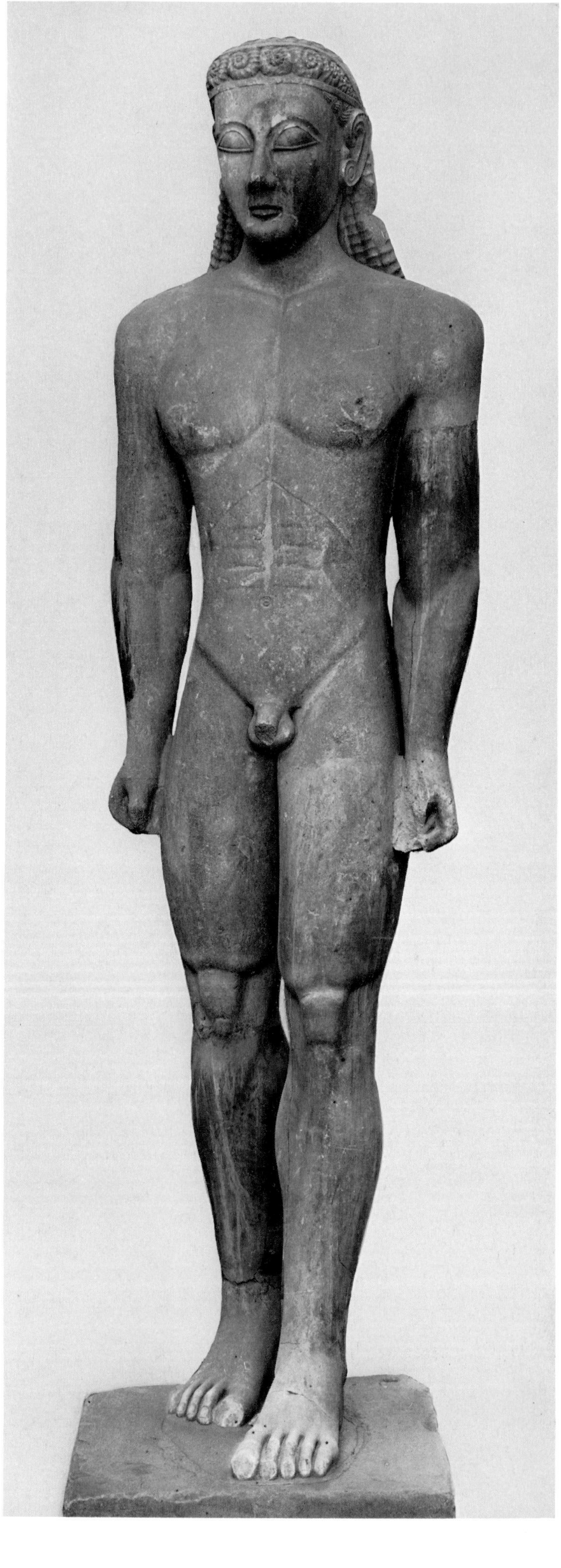

80 Links: Dipylon-Meister. Kuroskopf. Marmor. Höhe 44,0 cm.
Gegen 600 v. Chr. – Athen, Nationalmuseum 3372
Rechts: Kuros, aus Sunion. Marmor. Höhe 3,05 m.
Erstes Viertel 6. Jahrhundert v. Chr. – Athen, Nationalmuseum 2720

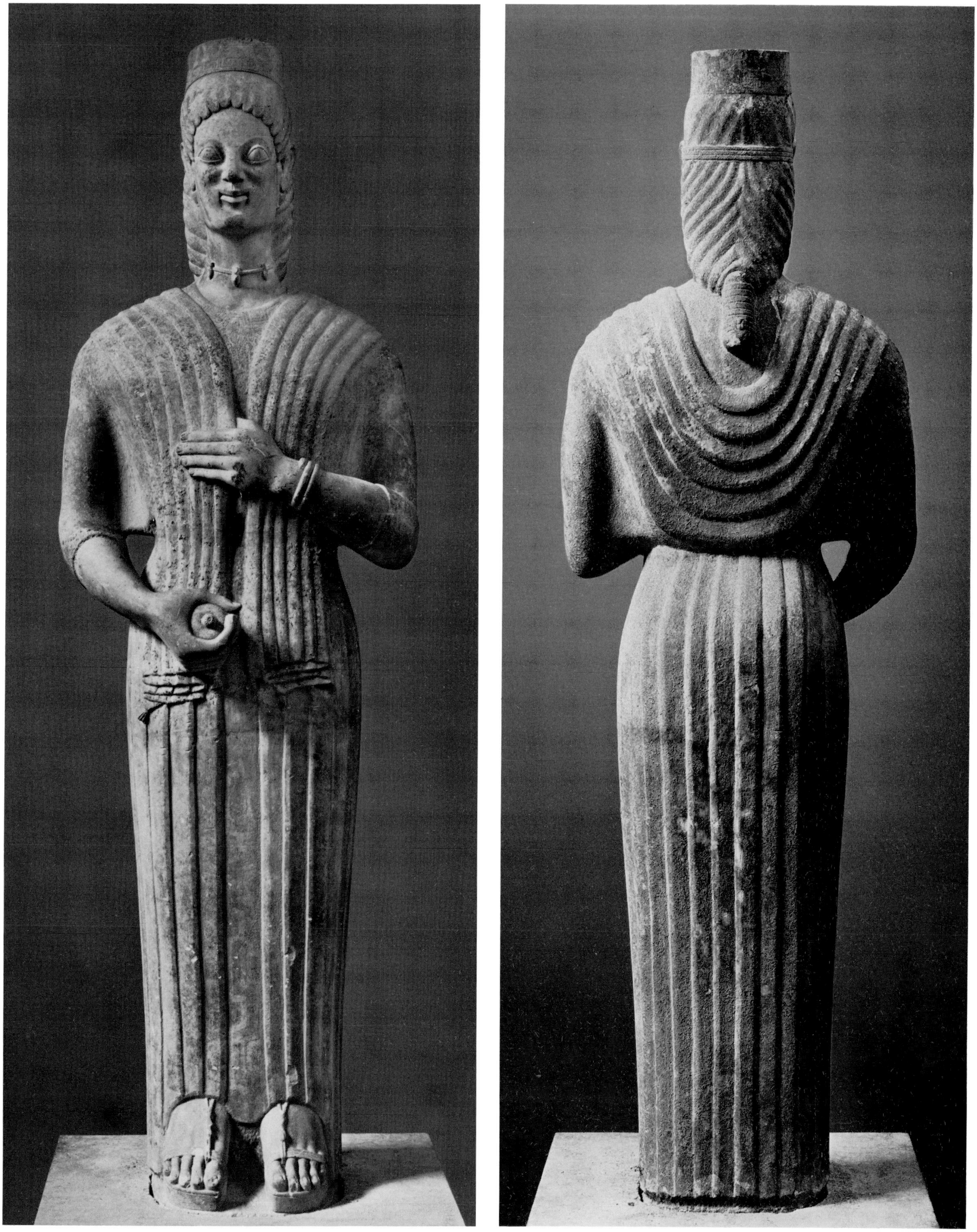

81 Stehende Göttin mit Granatapfel, aus Keratea bei Laurion/Attika. Marmor. Höhe 1,93 m. Frühes 6. Jahrhundert v. Chr.
Berlin, Staatliche Museen

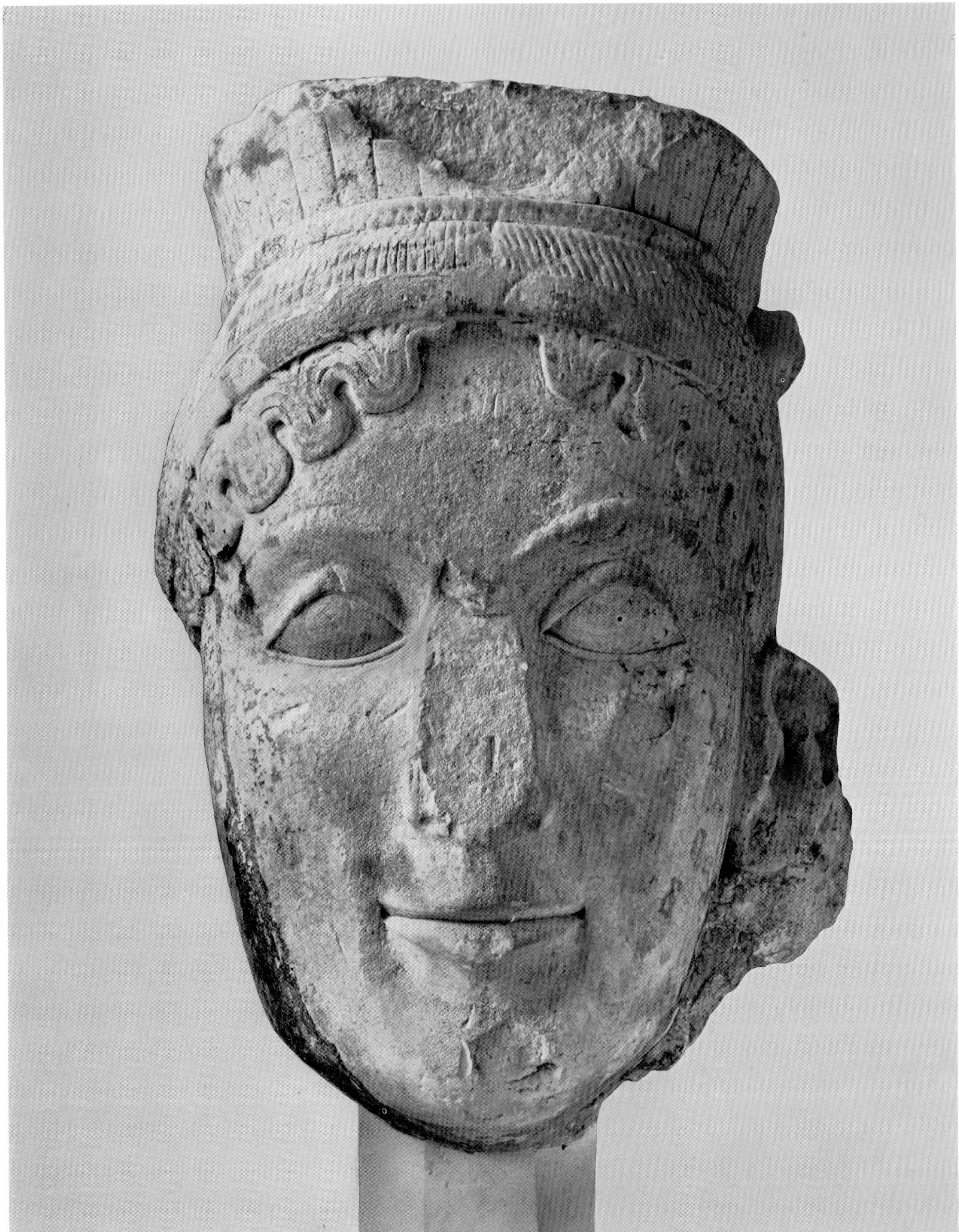

82 Kopf der Hera, von einem Kultbild der sitzenden Göttin. Kalkstein. Höhe 52,0 cm. Um 590 v. Chr. – Olympia, Museum

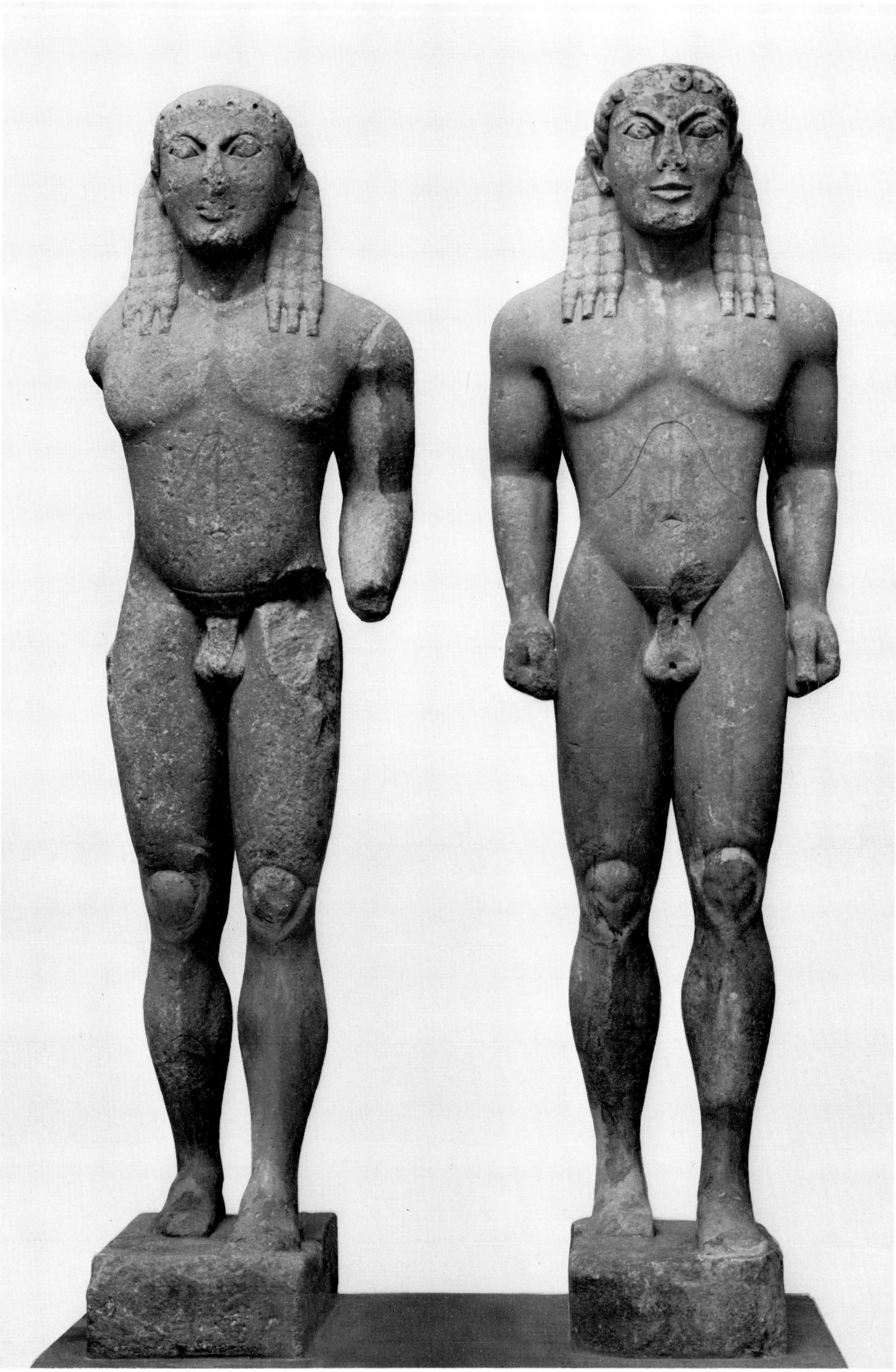

83 Kleobis und Biton. Marmor. Höhe der Statuen ohne Basis 2,16–2,18 m. Frühes 6. Jahrhundert v. Chr. – Delphi, Museum 467, 1524

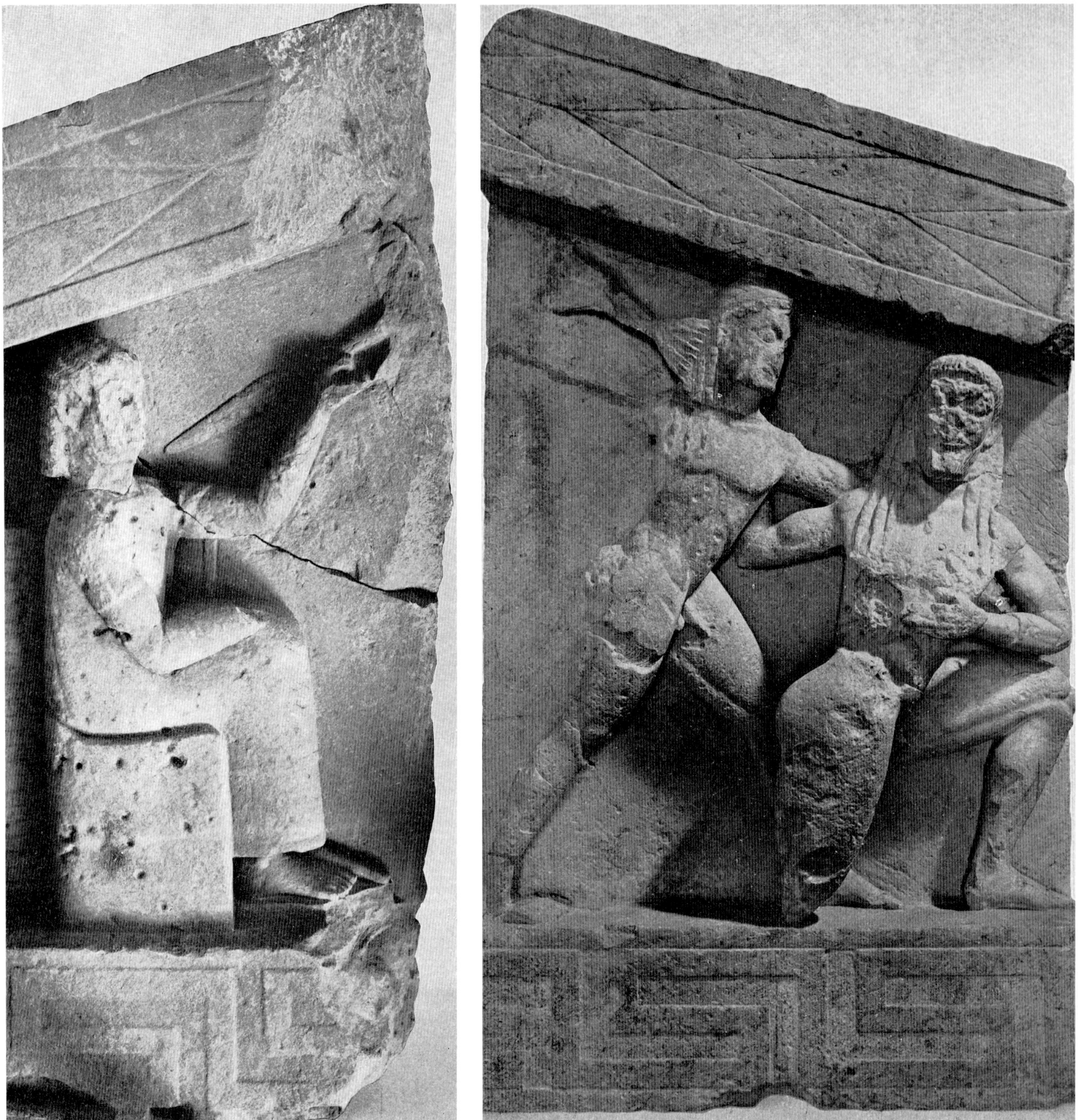

84 Eckgruppen vom Westgiebel des Artemis-Tempels auf Korkyra/Korfu.
Links: Rhea, von Poseidon bedroht; rechts: Zeus besiegt Kronos. Kalkstein. Höhe etwa 2,60 m. Um 590 v. Chr. – Korfu, Museum

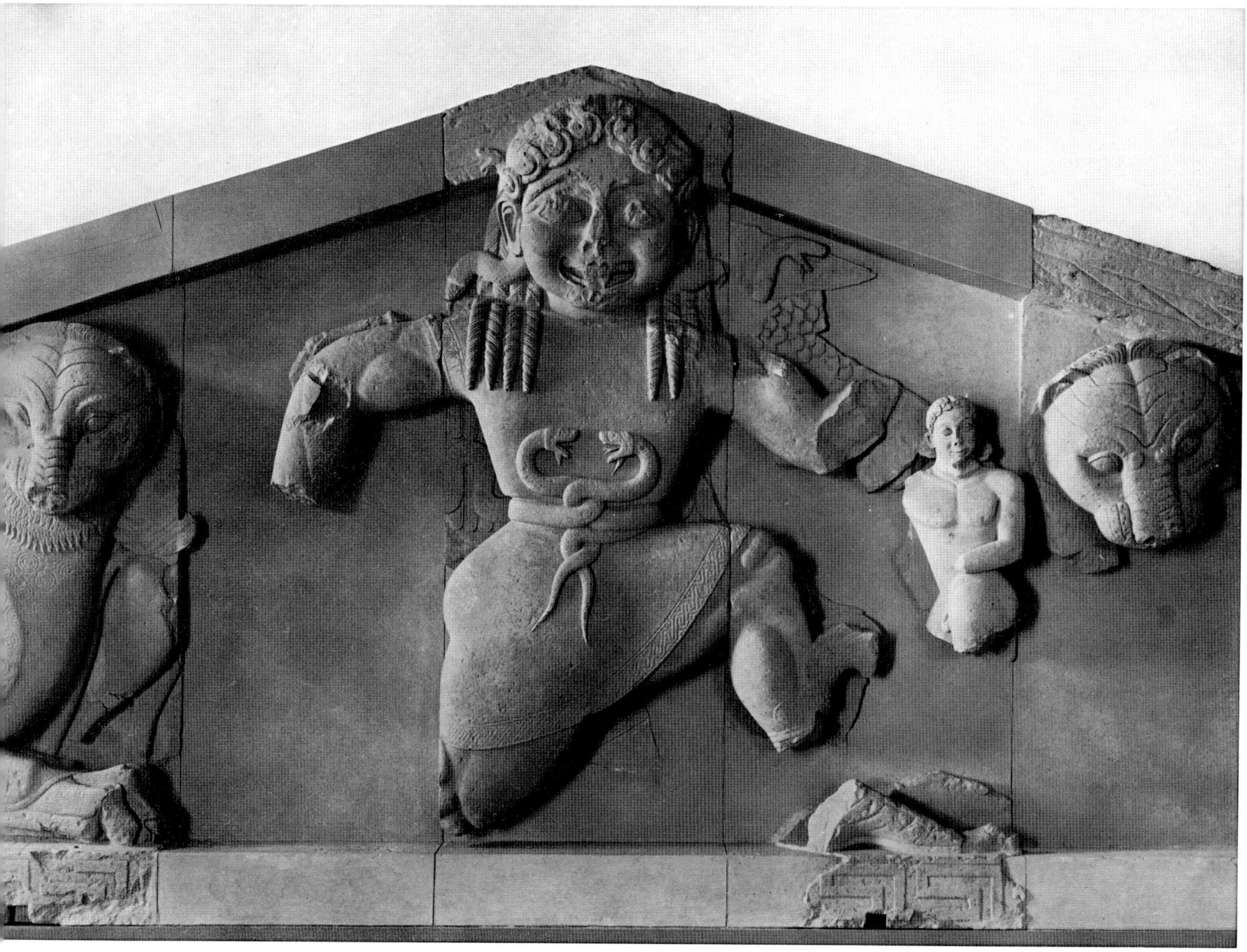

85 Mittelteil des Westgiebels des Artemis-Tempels auf Korkyra/Korfu.
Medusa und die ihrem Haupt entsprungenen Kinder Chrysaor (rechts) und Pegasos (links, nur in Resten erhalten).
Kalkstein. Höhe 3,15 m. Um 590 v. Chr. – Korfu, Museum

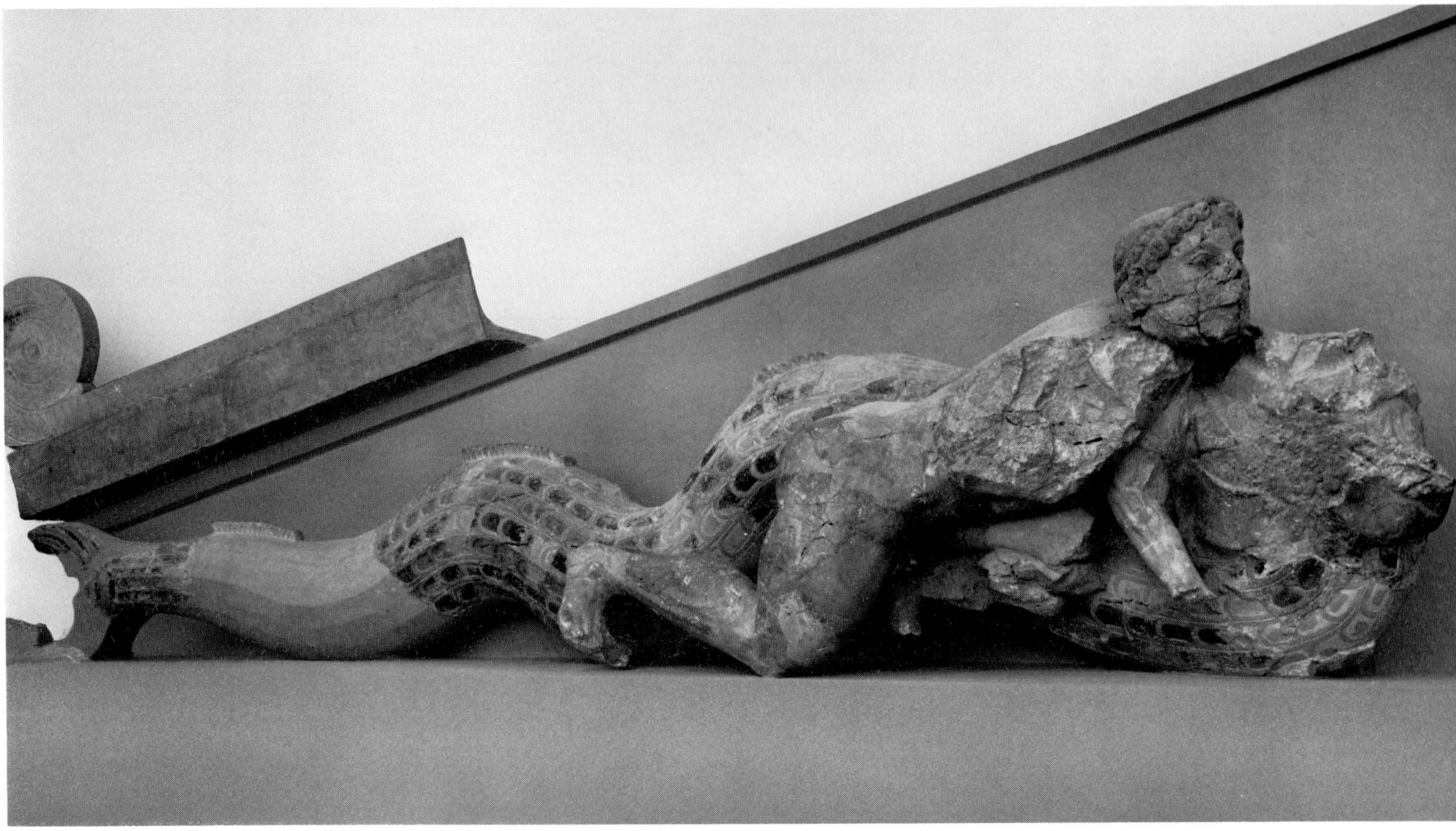

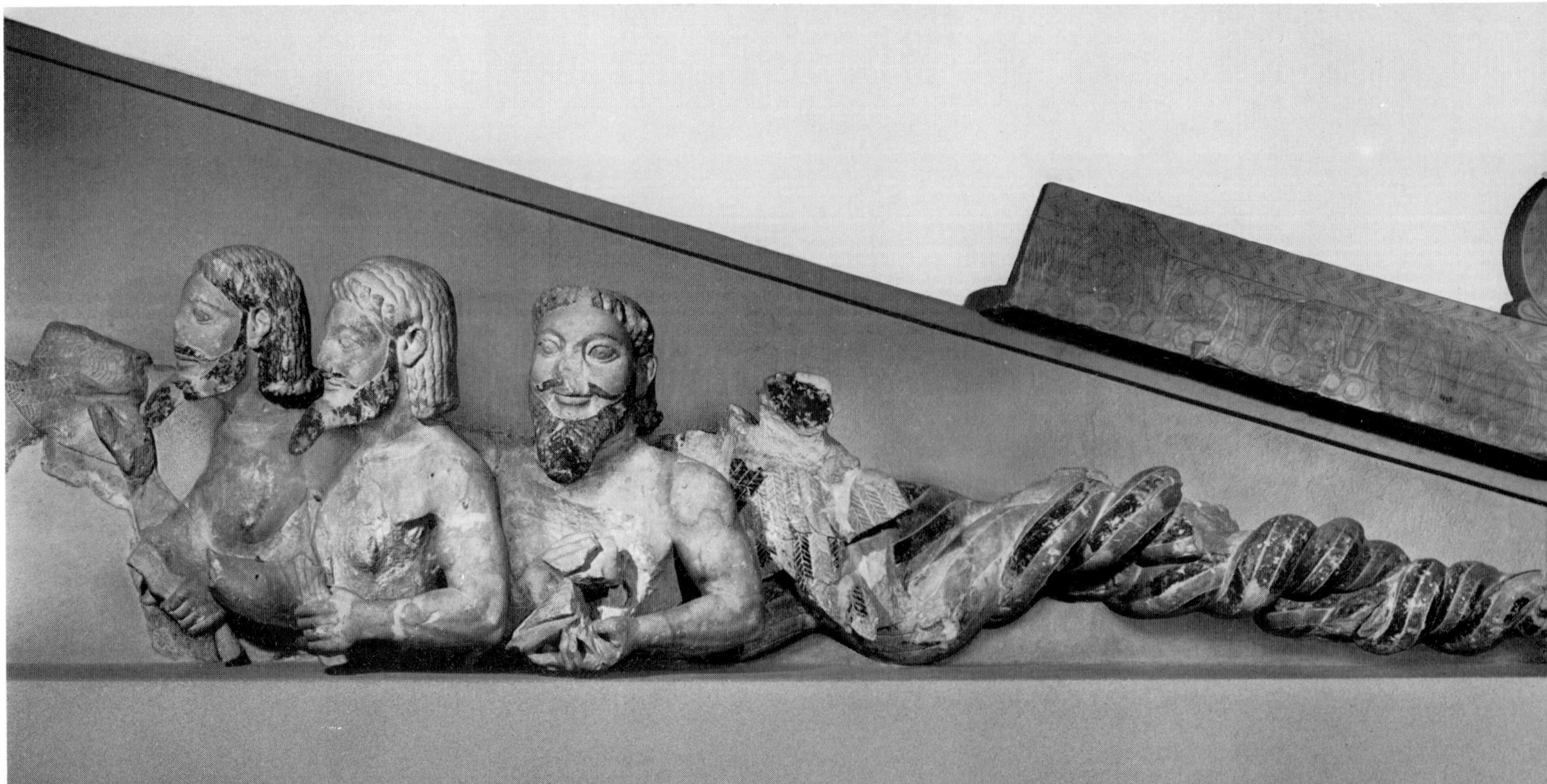

86 Eckgruppen vom Ostgiebel des ältesten Ringhallen-Tempels auf der Akropolis in Athen. Vgl. Taf. VIII.
Oben: Herakles ringt mit Triton; unten: der Dreileibige (Nereus). Kalkstein. Länge 3,53 m bzw. 3,40 m. Um 570 v. Chr. – Athen, Akropolis-Museum

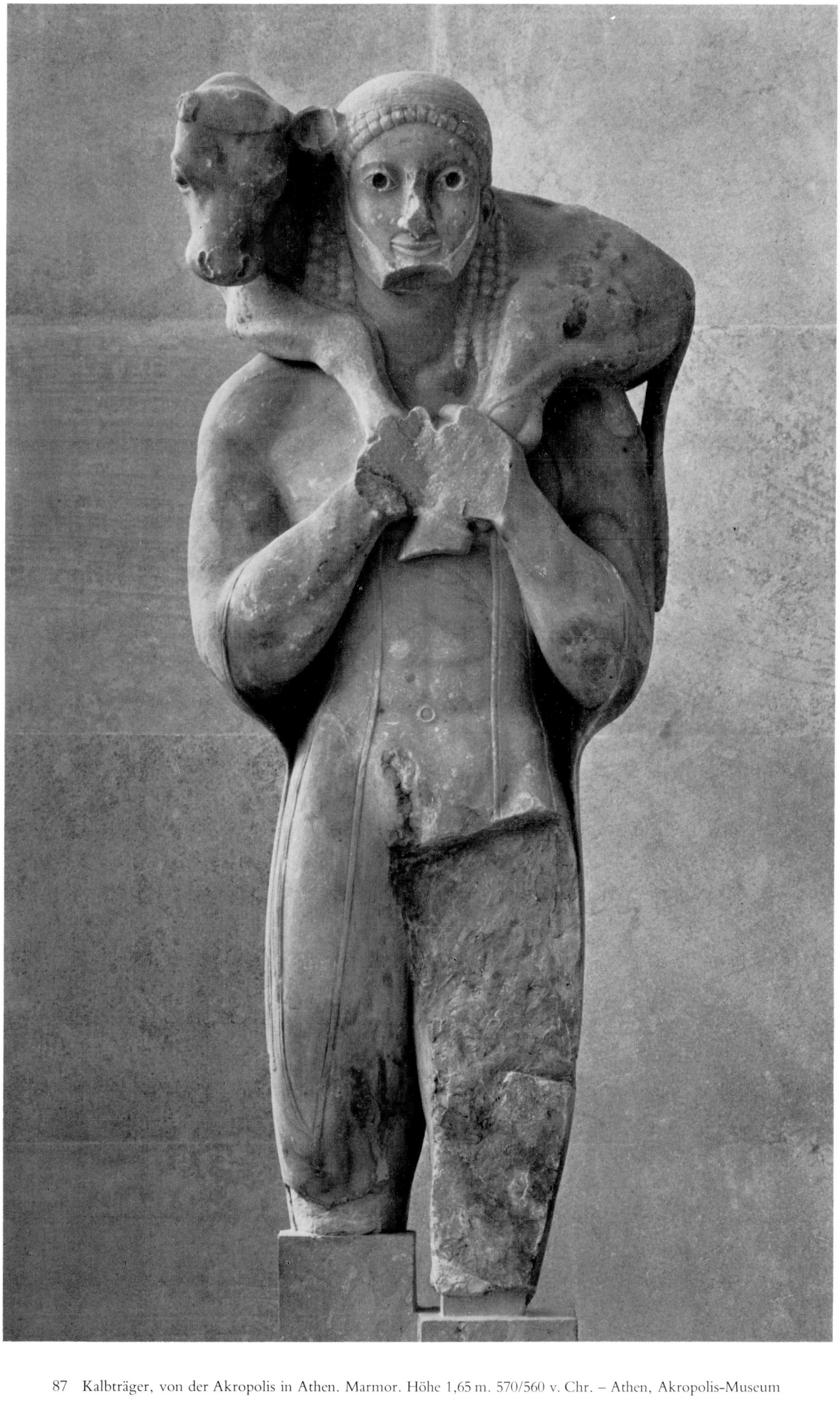

87 Kalbträger, von der Akropolis in Athen. Marmor. Höhe 1,65 m. 570/560 v. Chr. – Athen, Akropolis-Museum

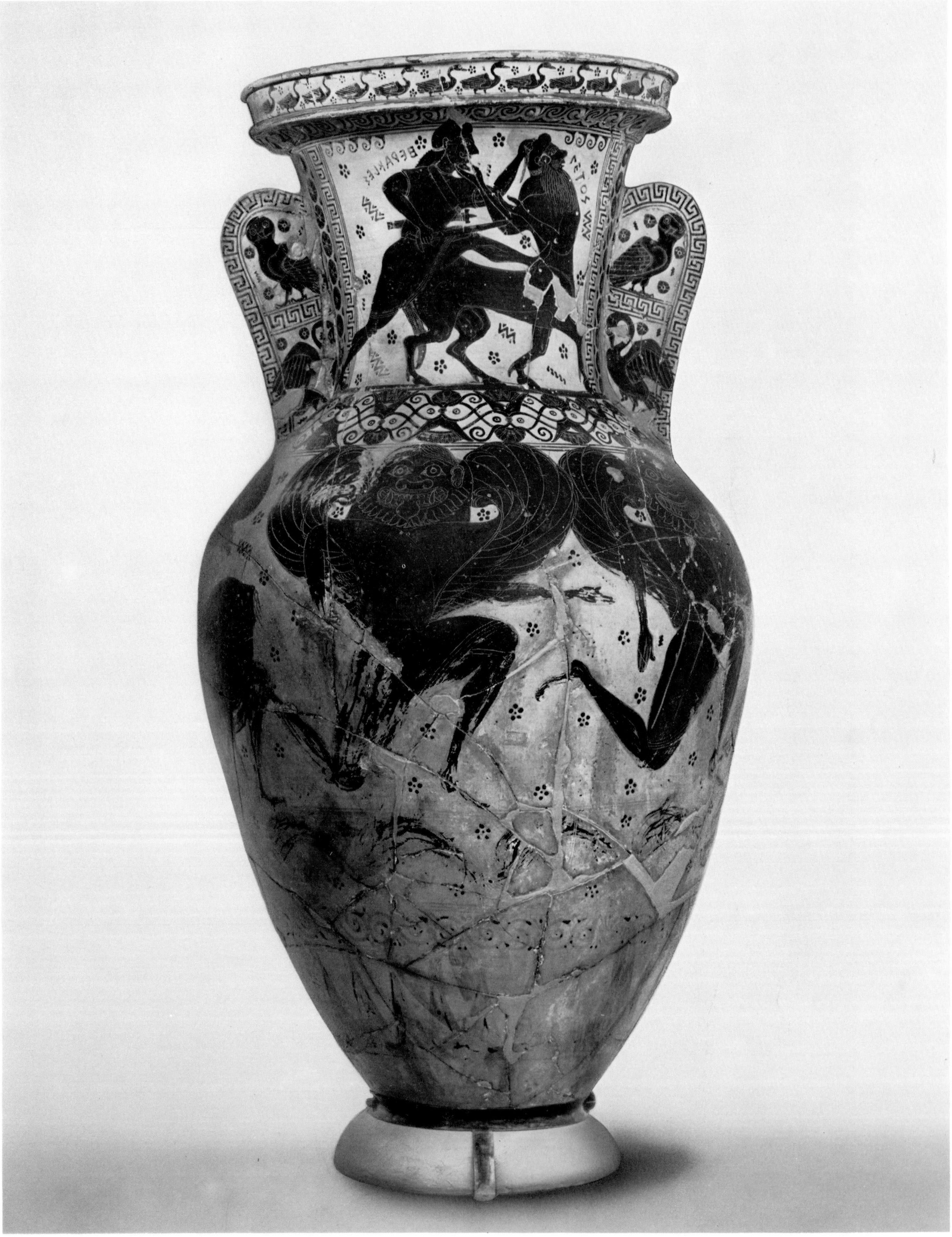

88 Nettos-Maler. Halsamphora 1002. Die Gorgonen, am Hals Herakles und Nessos. Höhe 1,22 m. Letztes Viertel 7. Jahrhundert v. Chr. Athen, Nationalmuseum

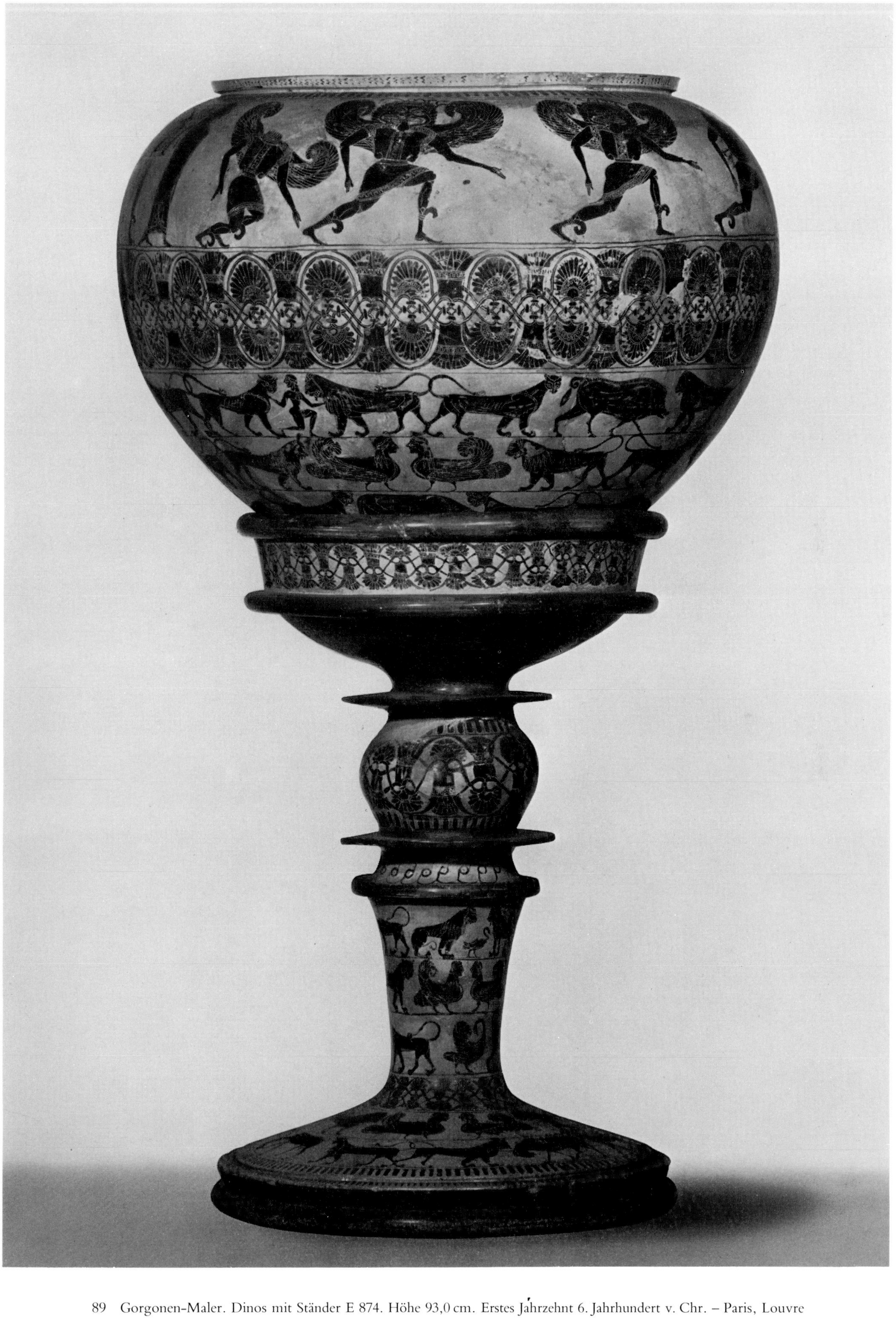

89 Gorgonen-Maler. Dinos mit Ständer E 874. Höhe 93,0 cm. Erstes Jahrzehnt 6. Jahrhundert v. Chr. – Paris, Louvre

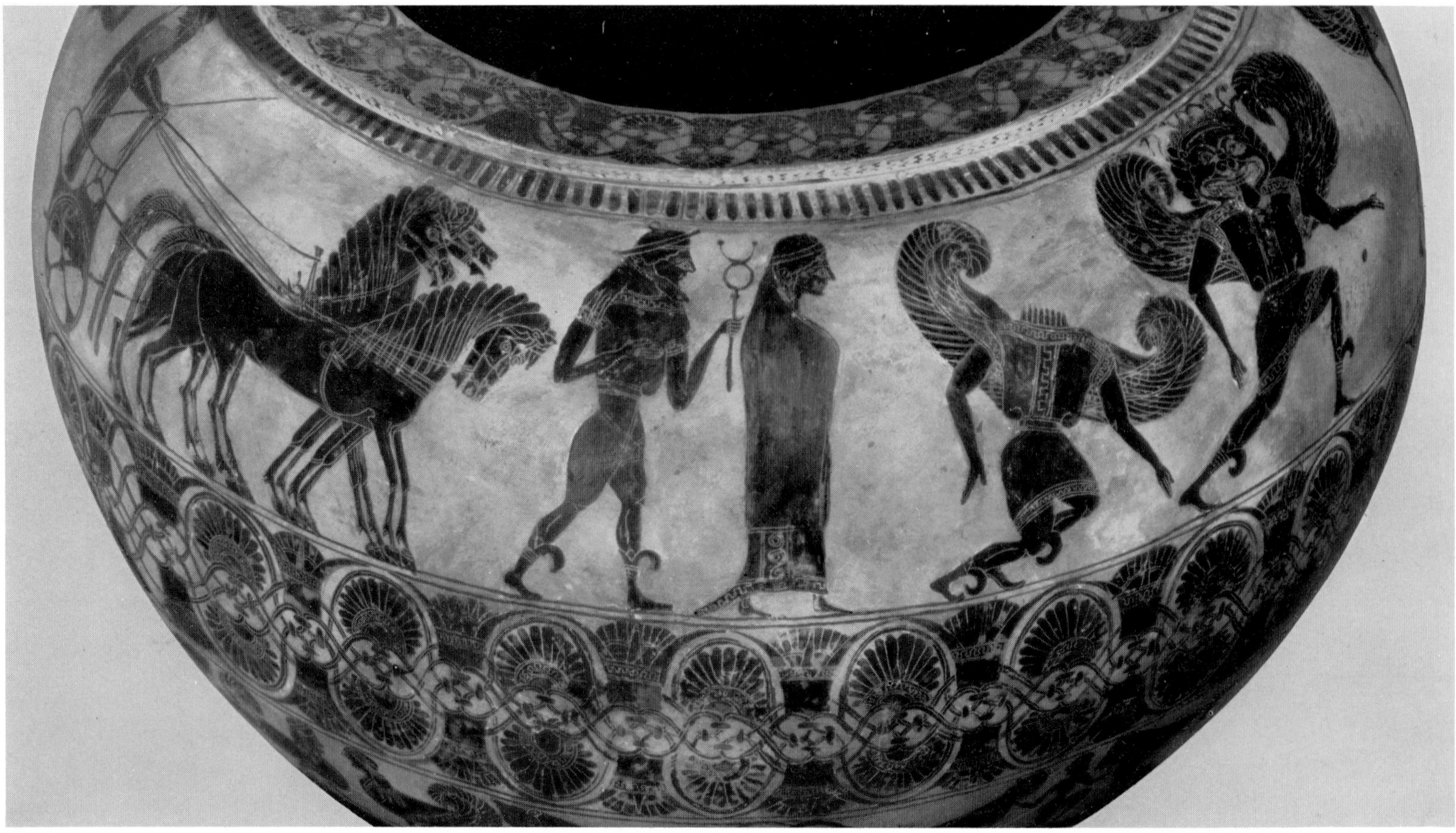

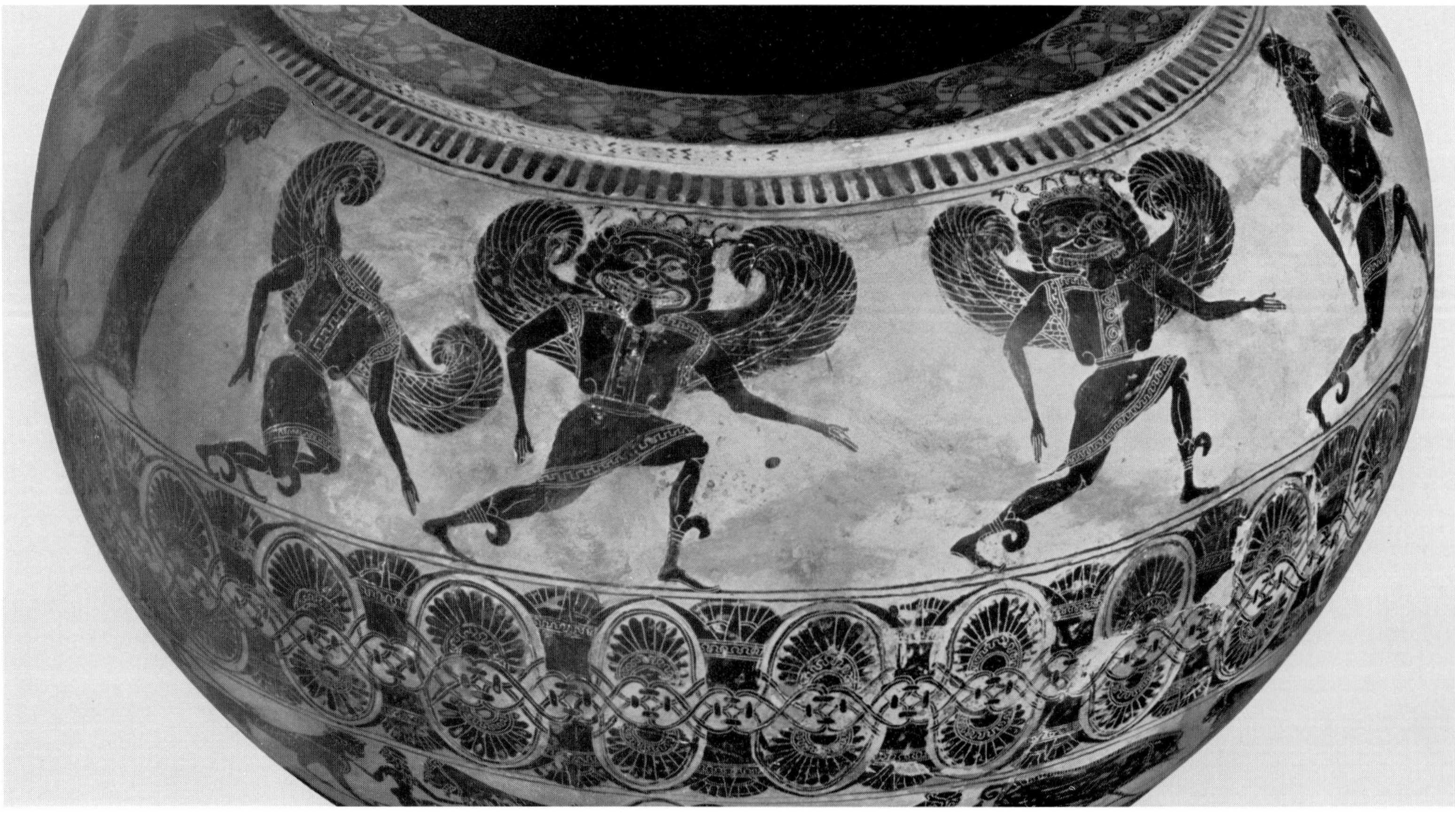

90 Gorgonen-Maler. Vom Dinos E 874. Vgl. Taf. 89. Oben: Hermes und Athena, die enthauptete Medusa und eine ihrer Schwestern; unten: die drei Gorgonen, links vor Hermes und Athena die enthauptete Medusa, rechts der fliehende Perseus

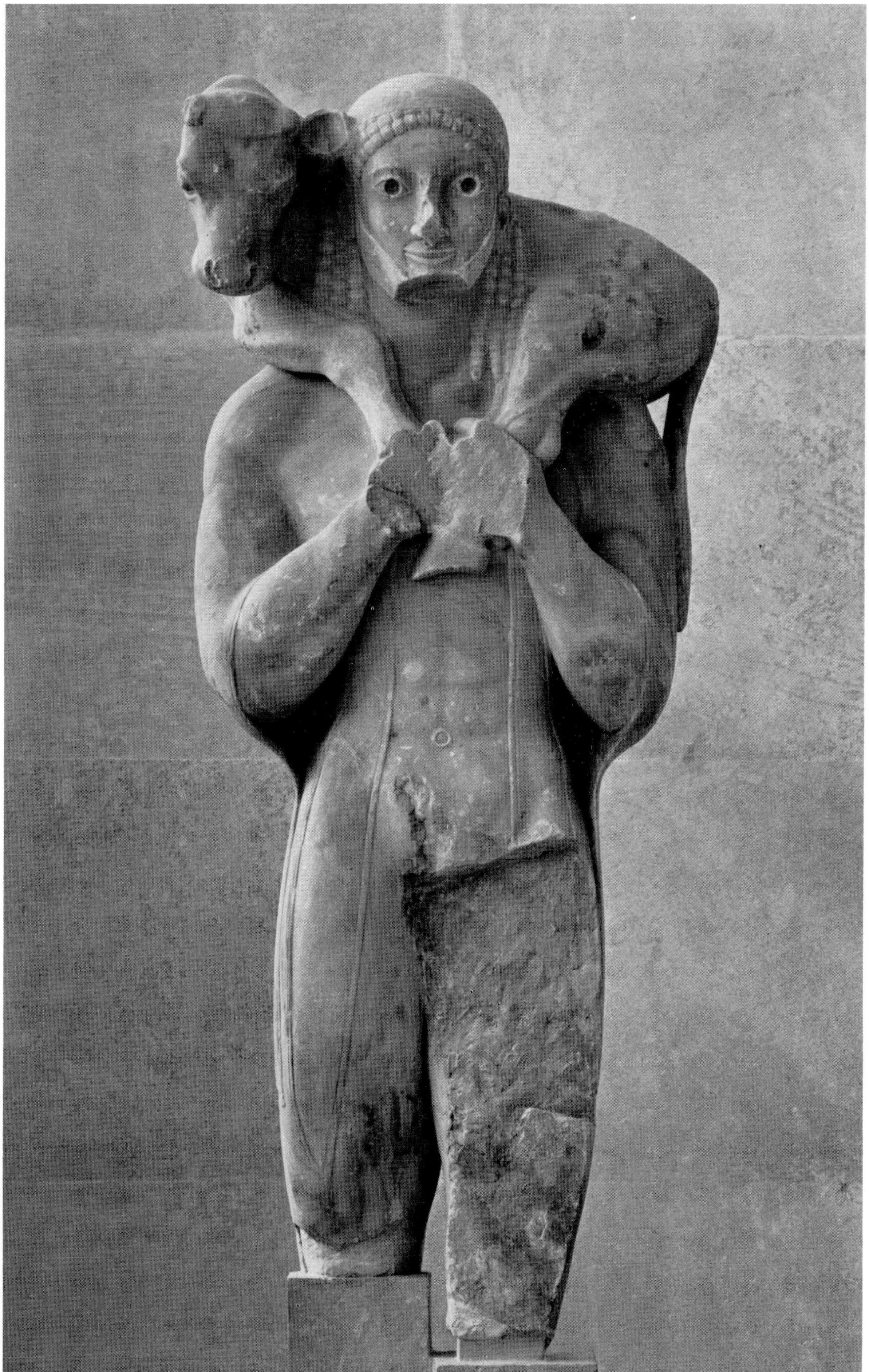

87 Kalbträger, von der Akropolis in Athen. Marmor. Höhe 1,65 m. 570/560 v. Chr. – Athen, Akropolis-Museum

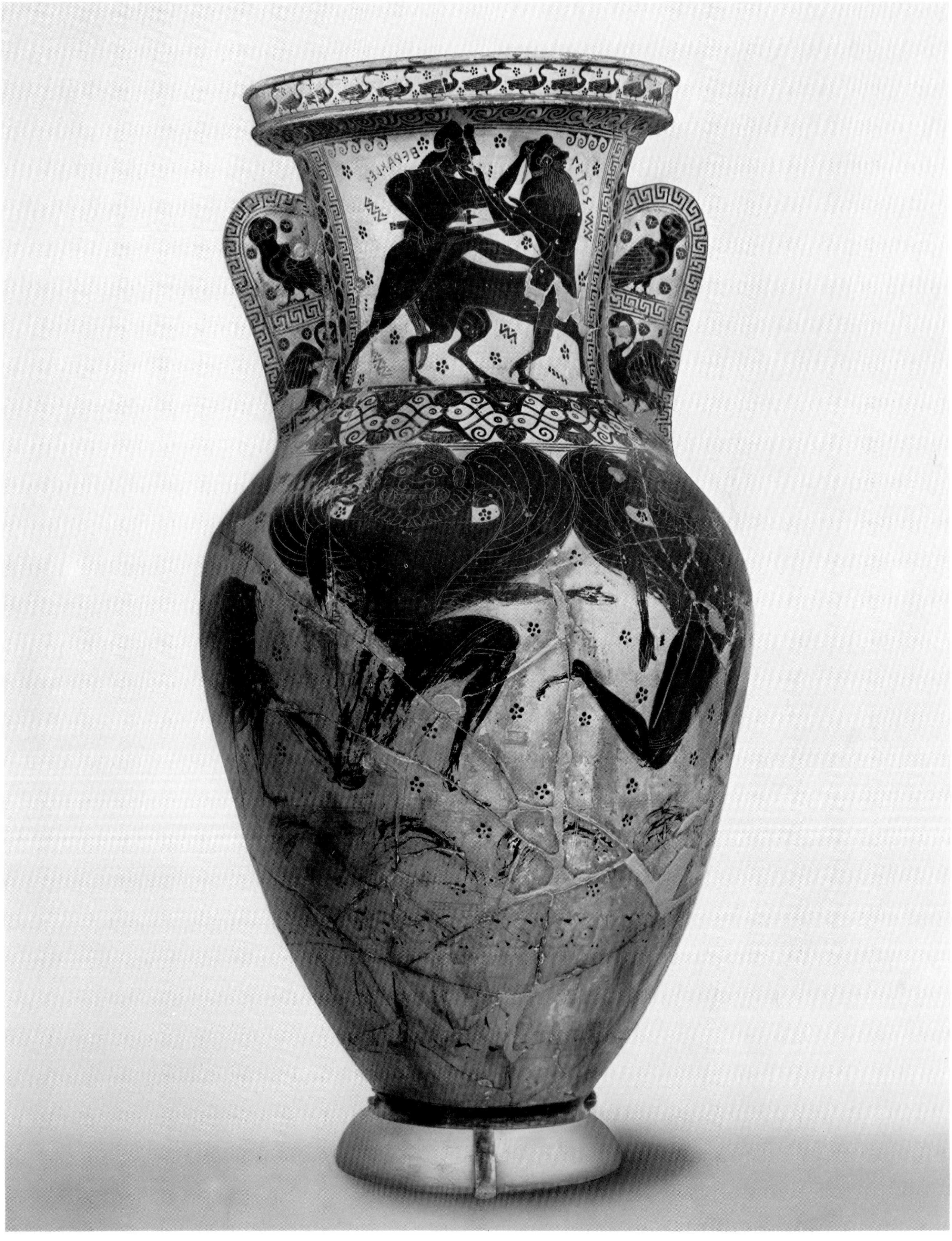

88 Nettos-Maler. Halsamphora 1002. Die Gorgonen, am Hals Herakles und Nessos. Höhe 1,22 m. Letztes Viertel 7. Jahrhundert v. Chr. Athen, Nationalmuseum

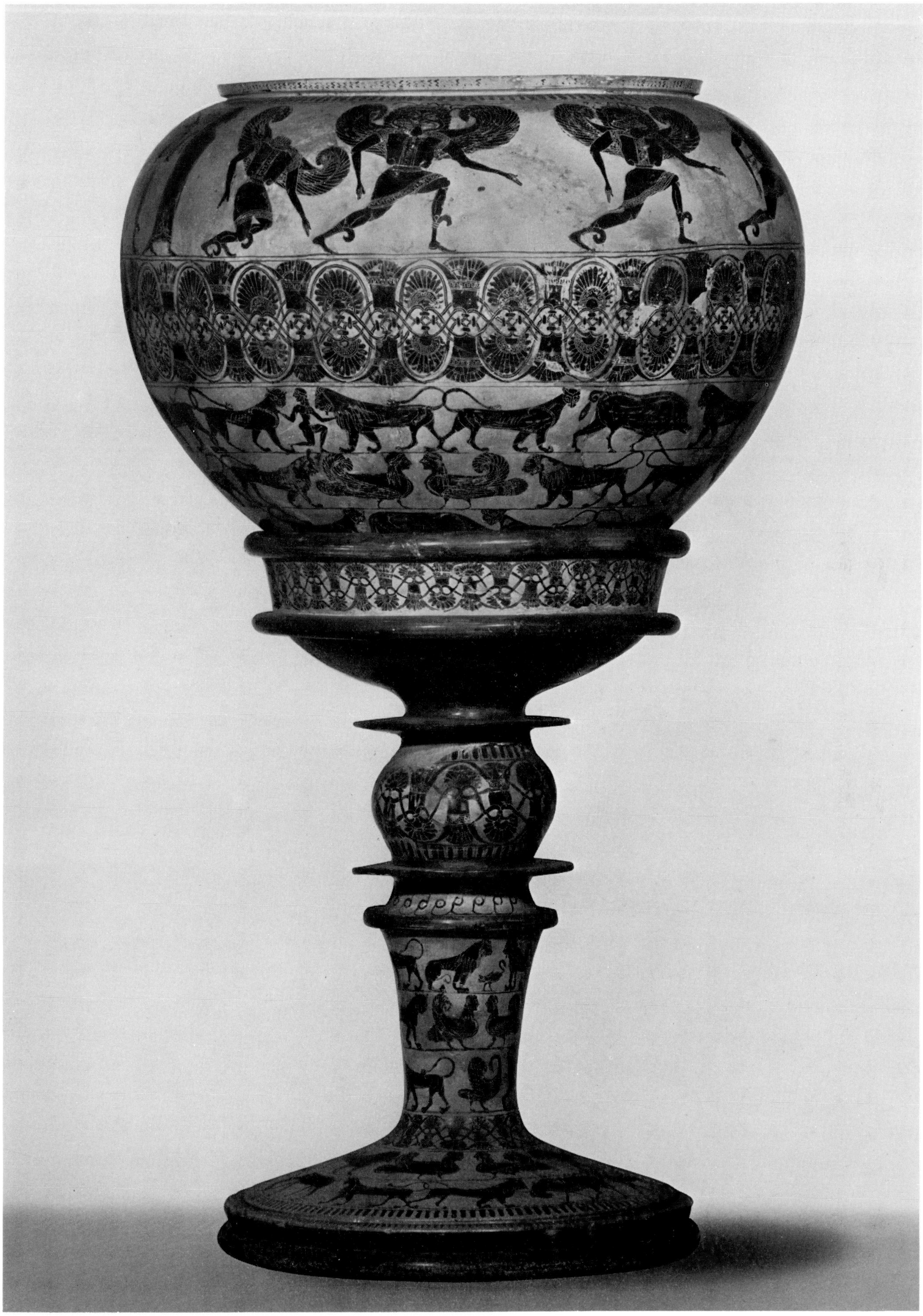

89 Gorgonen-Maler. Dinos mit Ständer E 874. Höhe 93,0 cm. Erstes Jahrzehnt 6. Jahrhundert v. Chr. – Paris, Louvre

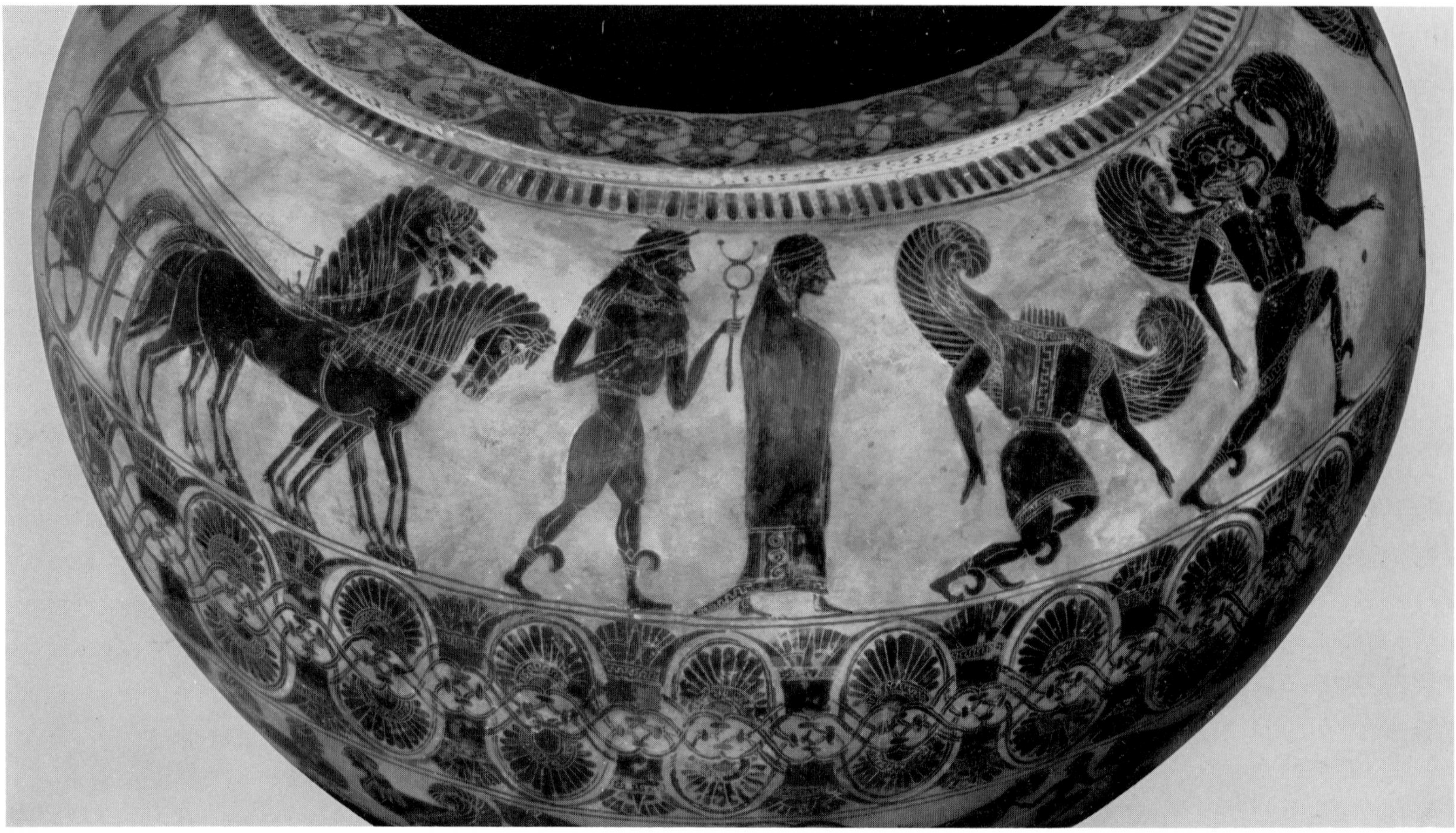

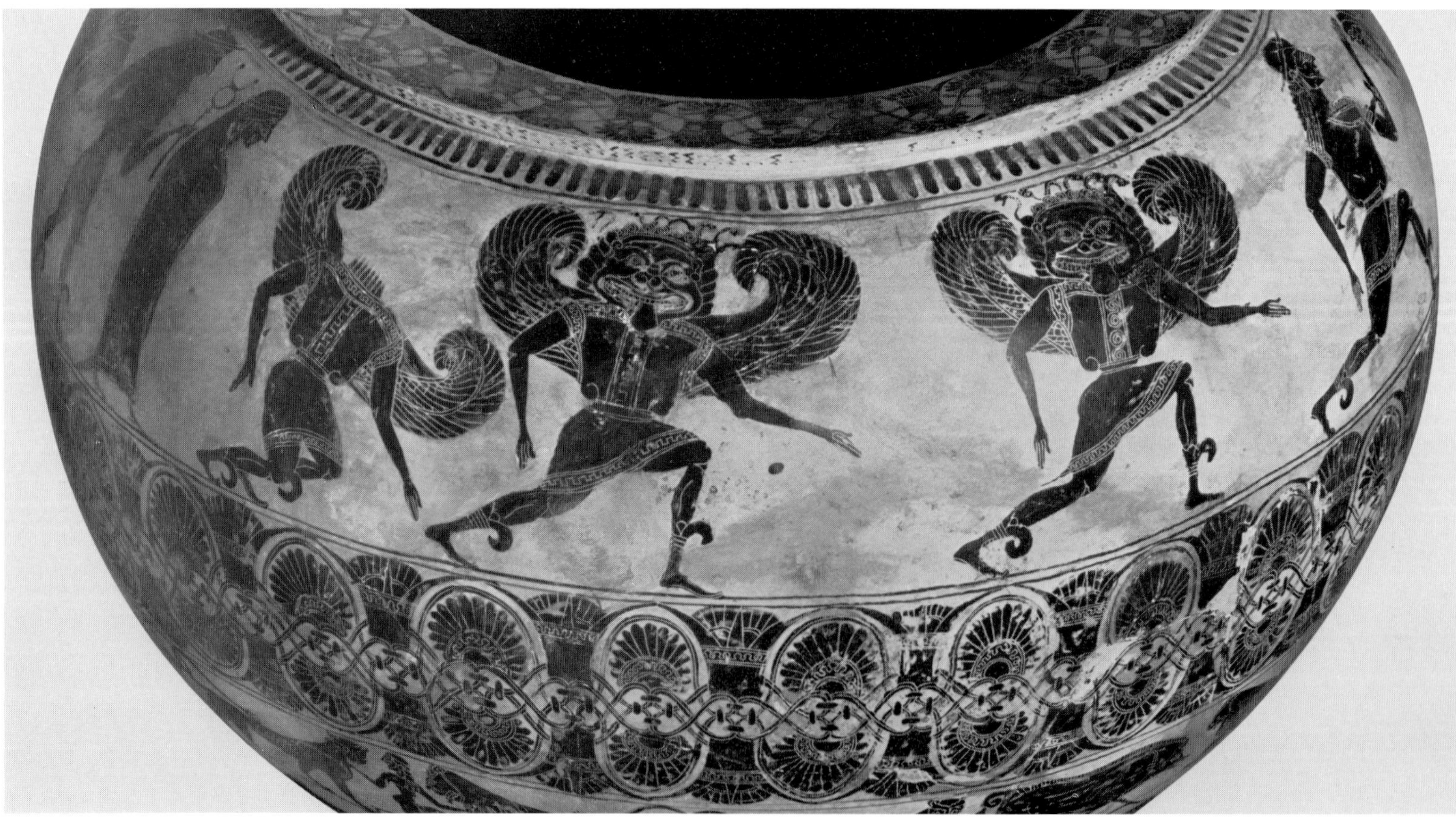

90 Gorgonen-Maler. Vom Dinos E 874. Vgl. Taf. 89. Oben: Hermes und Athena, die enthauptete Medusa und eine ihrer Schwestern; unten: die drei Gorgonen, links vor Hermes und Athena die enthauptete Medusa, rechts der fliehende Perseus

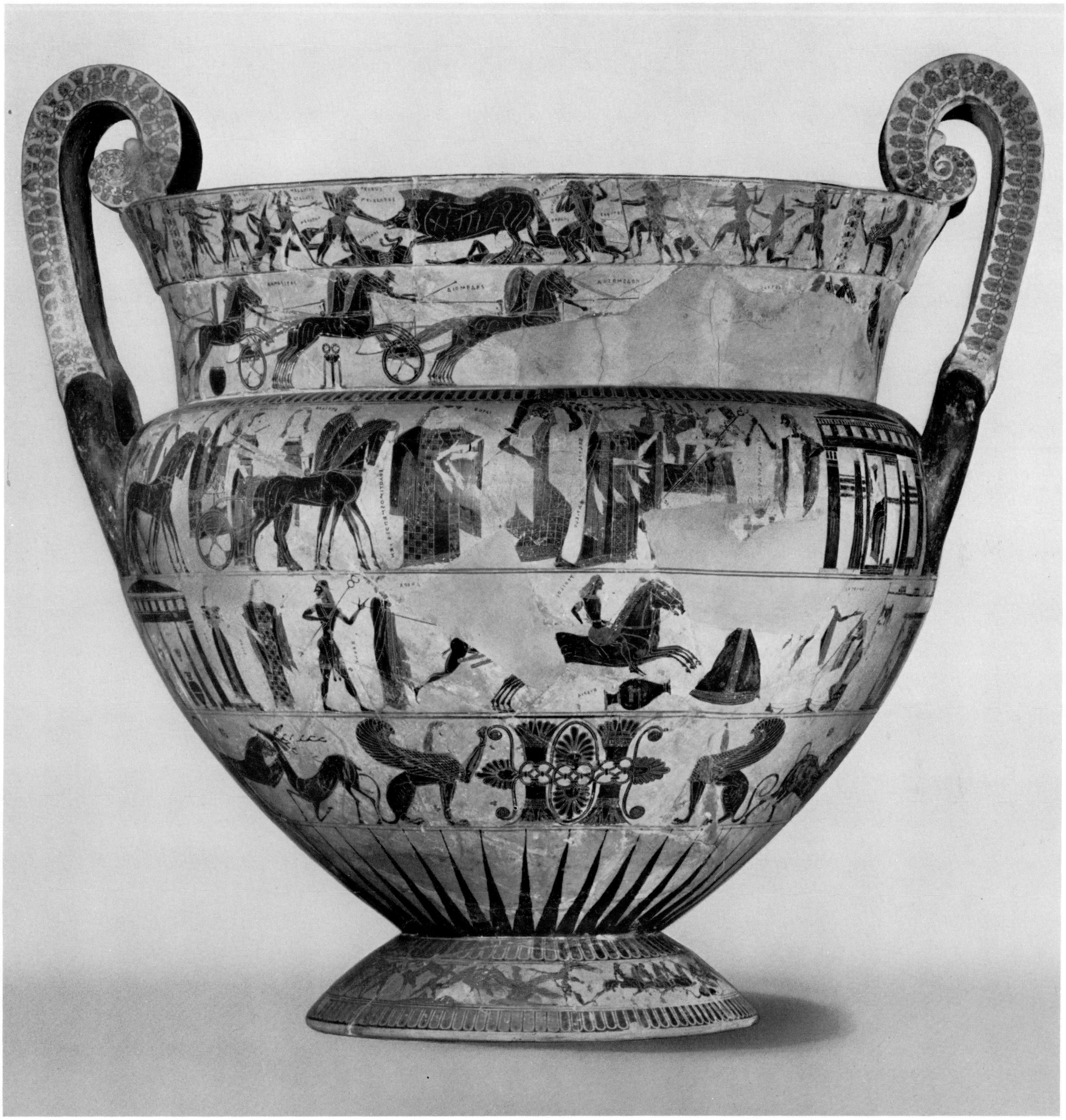

91 Kleitias und Ergotimos. Volutenkrater 4209, Vorderseite. Höhe 66,0 cm. Um 570/560 v. Chr. – Florenz, Museo Archeologico

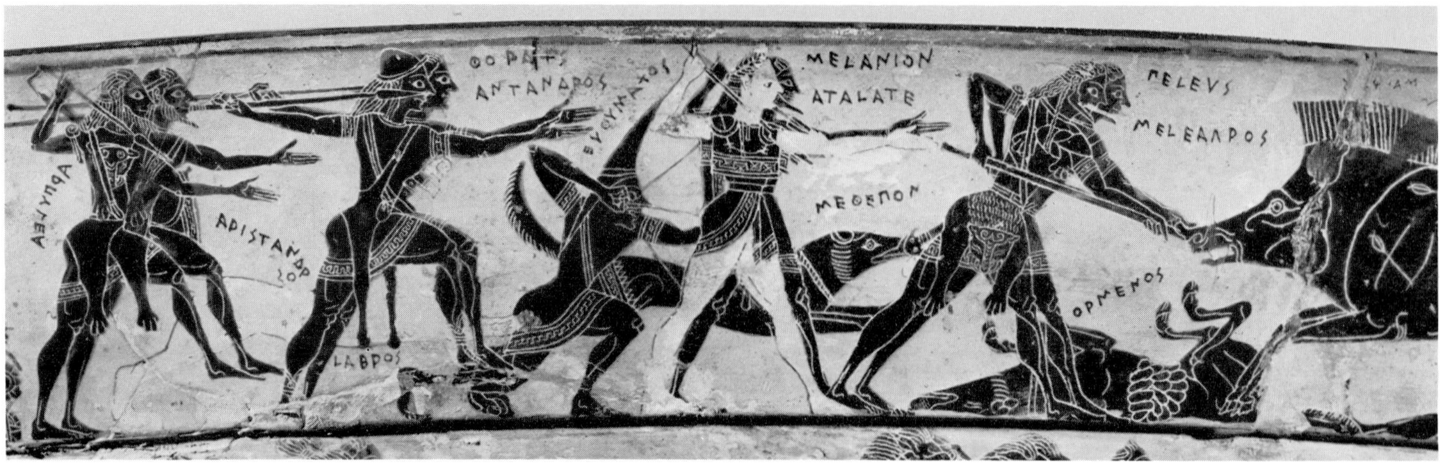

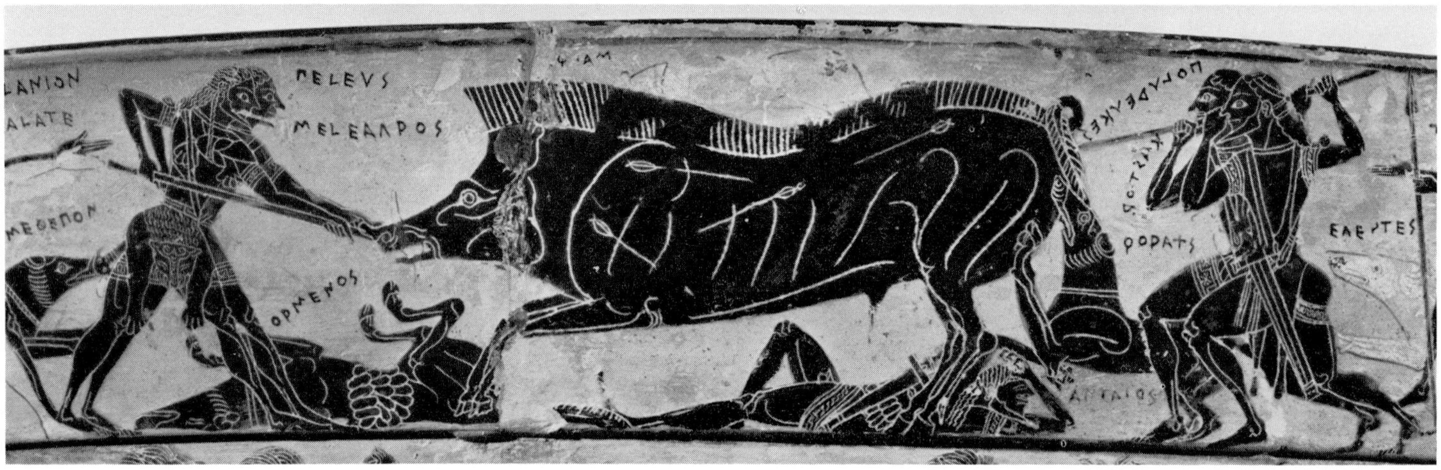

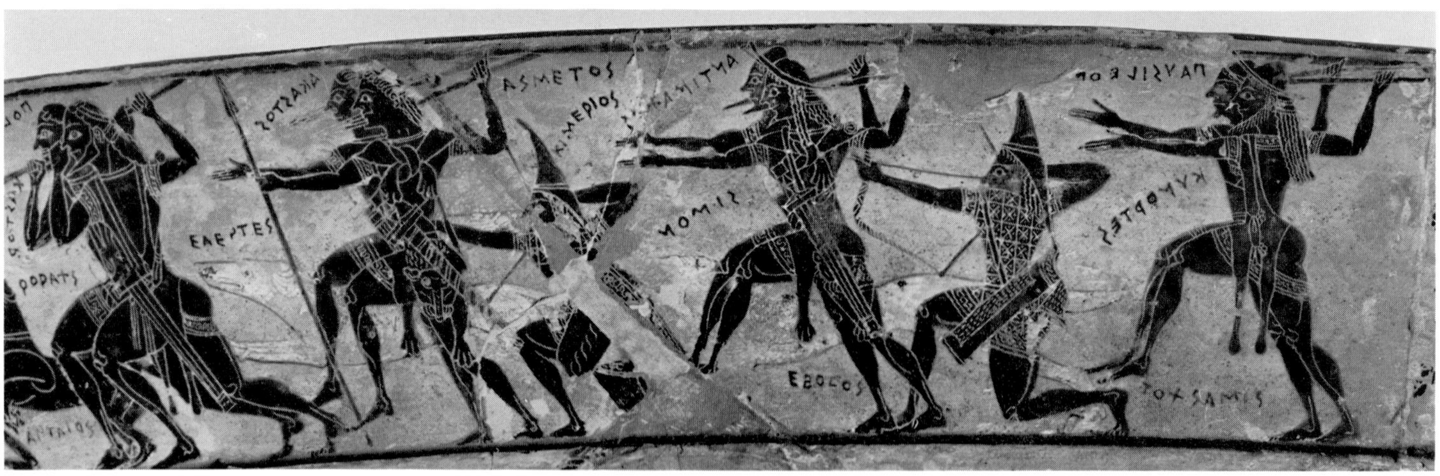

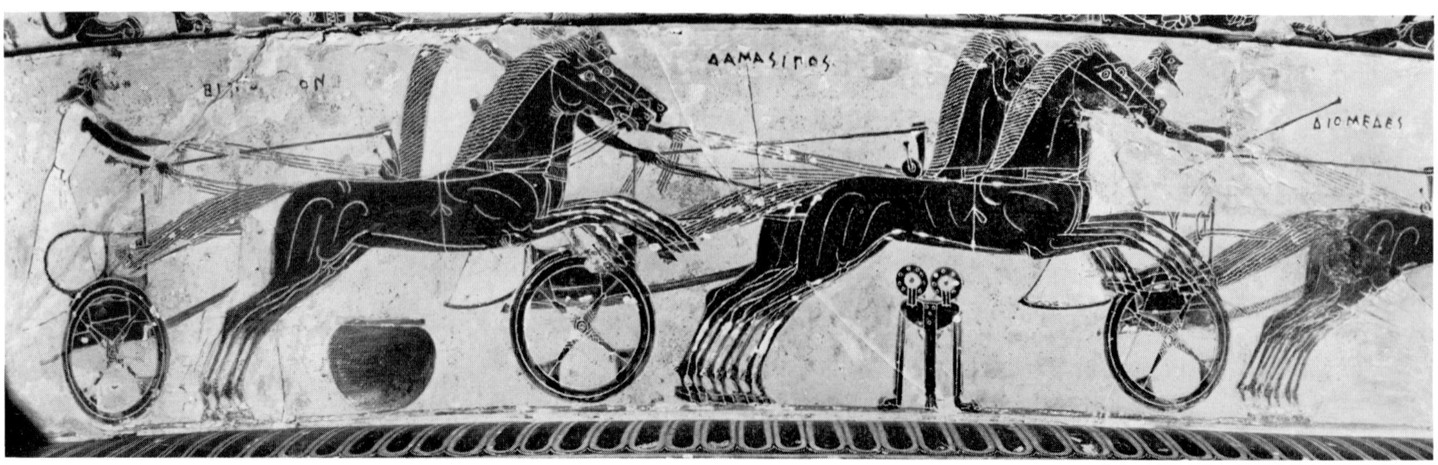

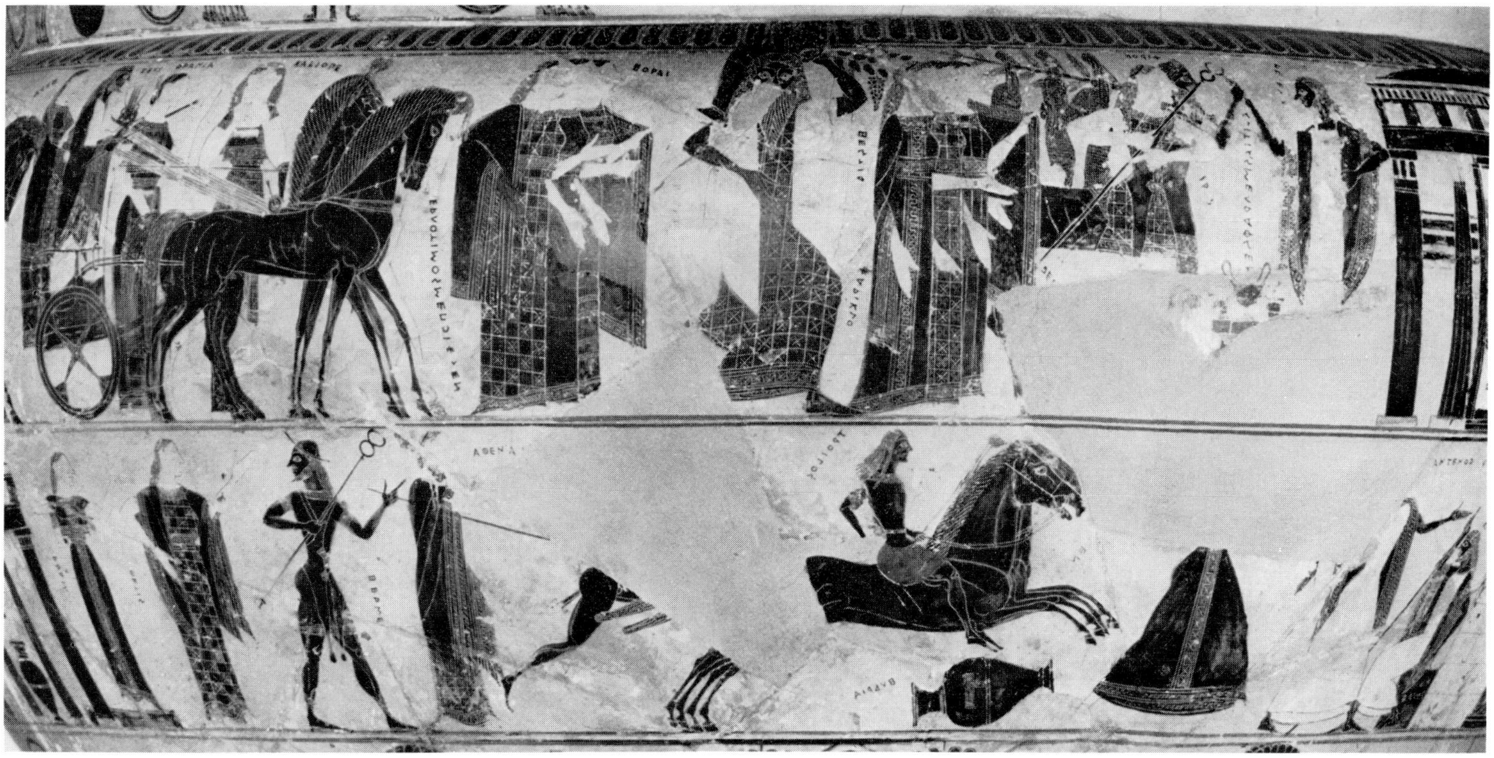

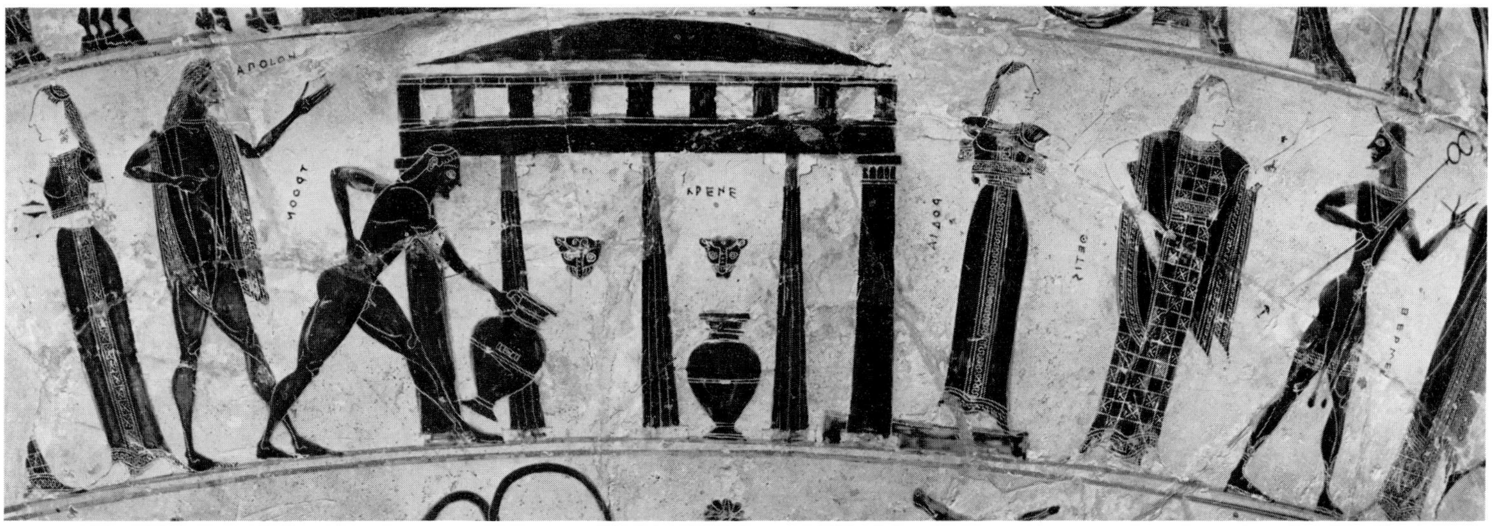

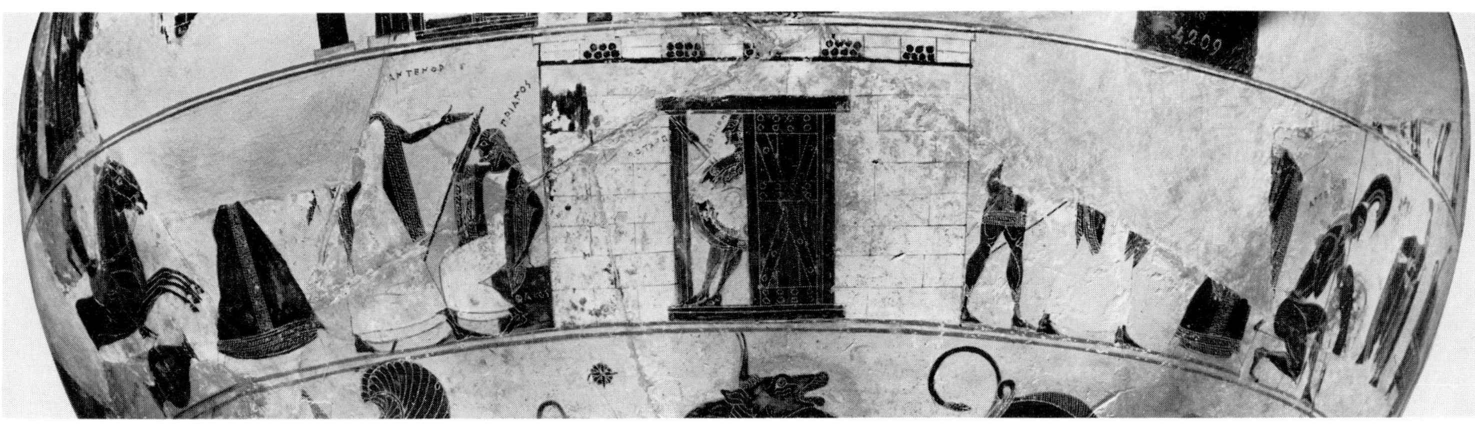

92/93 Kleitias und Ergotimos. Volutenkrater 4209, Vorderseite. Vgl. Taf. 91

92 Szenen vom Hals. Jagd des Kalydonischen Ebers; darunter: Wagenrennen bei den Leichenspielen zu Ehren des Patroklos

93 Szenen der Hauptzone. Oben: Die Götter besuchen das neuvermählte Paar Peleus und Thetis; darunter: Achilleus verfolgt Troilos; Mitte: das Brunnenhaus; unten: Priamos vor dem Stadttor

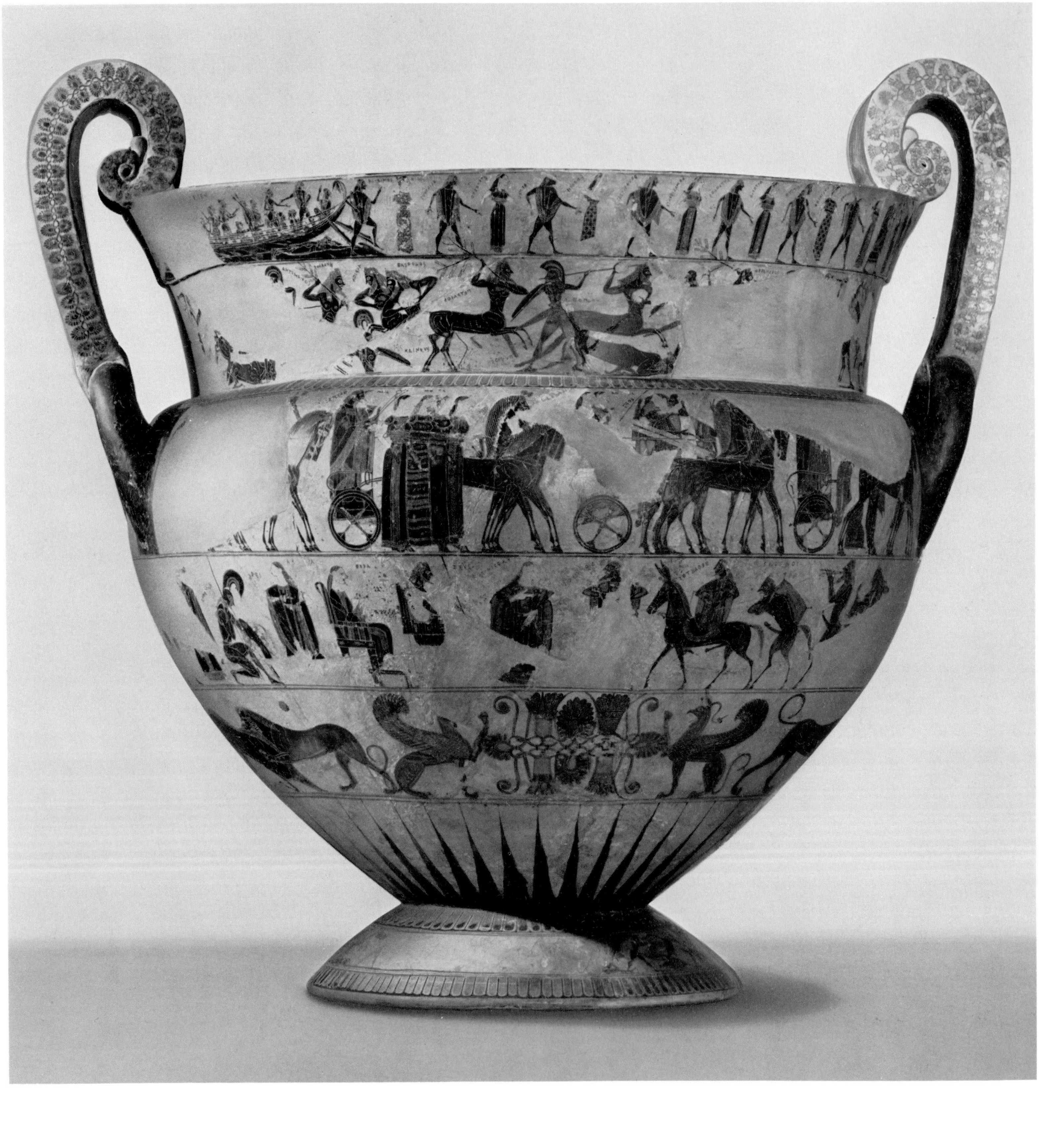

94 Kleitias und Ergotimos. Volutenkrater 4209, Rückseite: Vgl. Taf. 91–93.
In der Hauptzone Fortsetzung des Götterbesuches bei Peuleus und Thetis; darunter: Rückkehr des Hephaistos in den Olymp

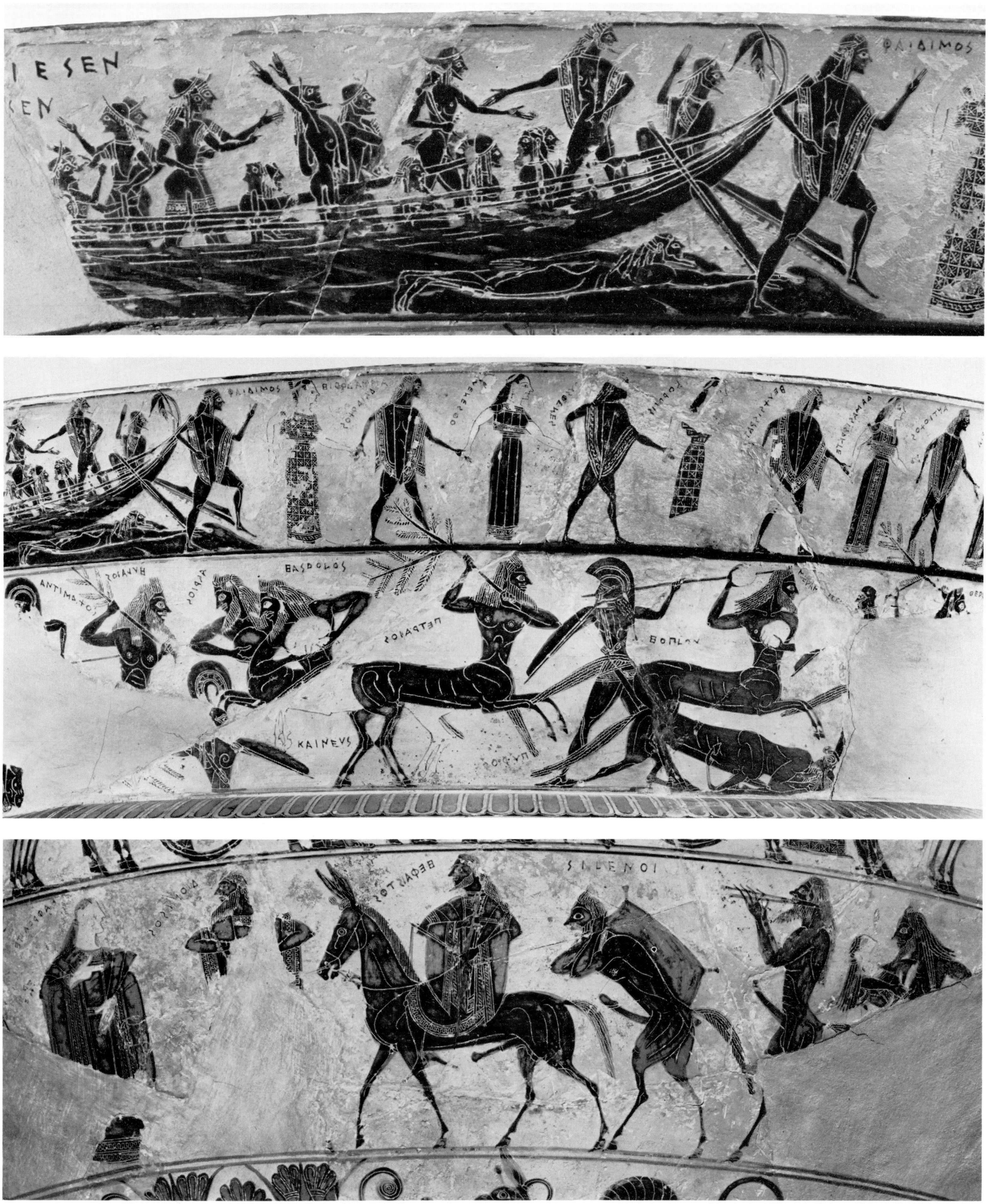

95 Kleitias und Ergotimos. Volutenkrater 4209, Szenen der Rückseite. Vgl. Taf. 94.
Oben und Mitte: Ankunft der Athenerkinder von Kreta; Kampf der Lapithen und Kentauren;
unten: aus der Rückführung des Hephaistos in den Olymp

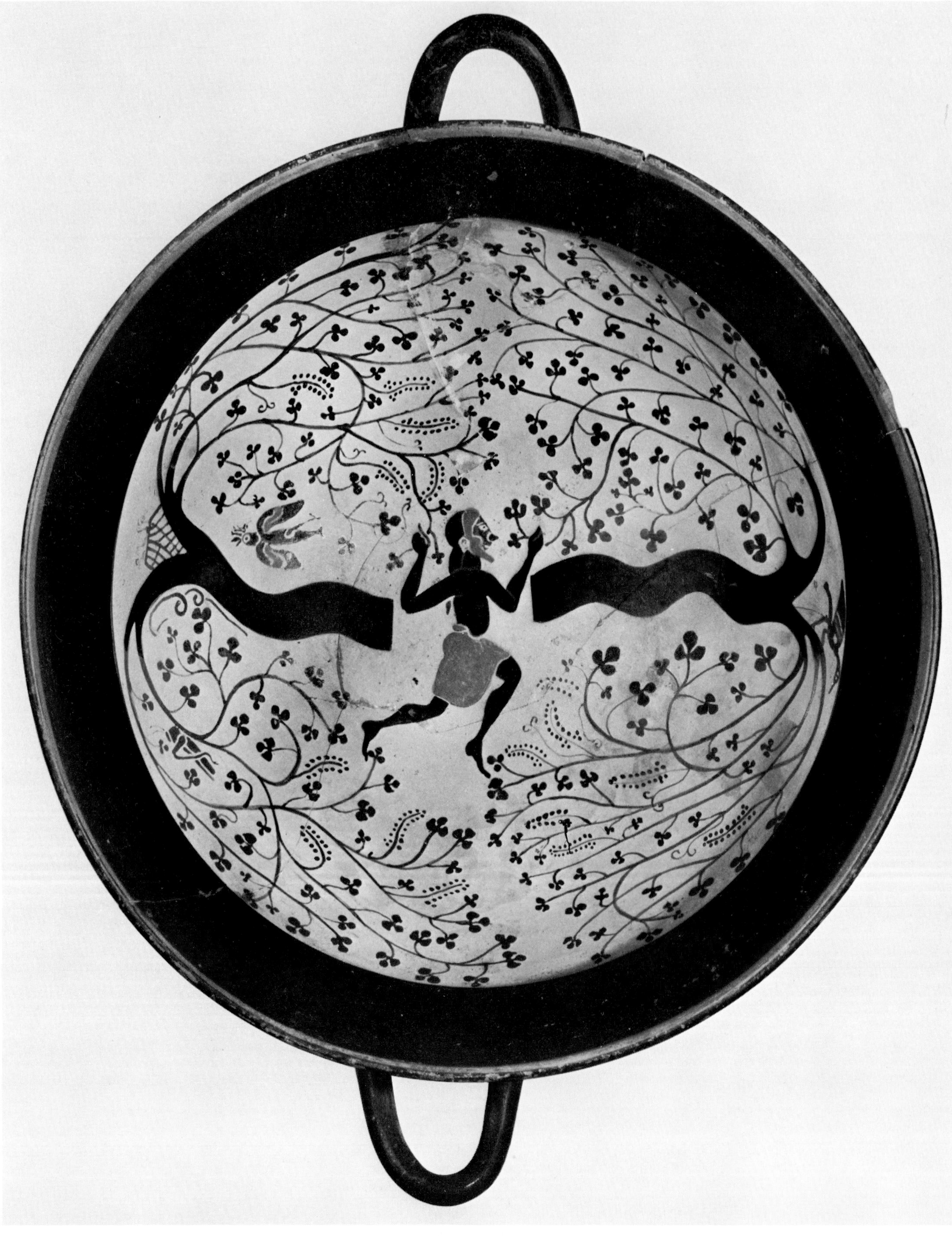

96 Ionische Schale F 68. Der Nesträuber. Durchmesser 23,0 cm. Mitte 6. Jahrhundert v. Chr. – Paris, Louvre

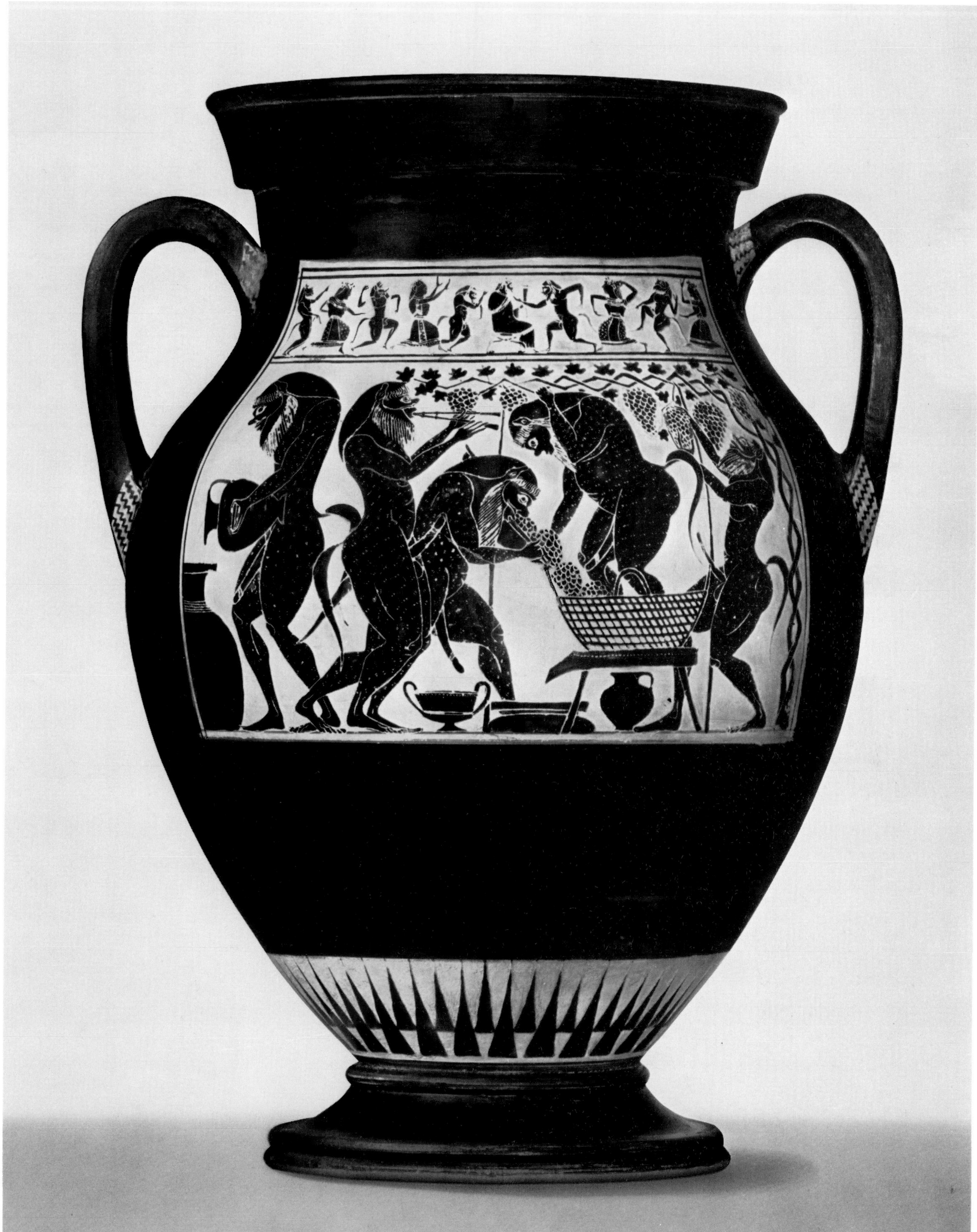

97 Amasis-Maler. Amphora 265. Satyrn bei der Weinlese. Höhe 34,7 cm. Um 530 v. Chr. – Würzburg, Martin von Wagner Museum

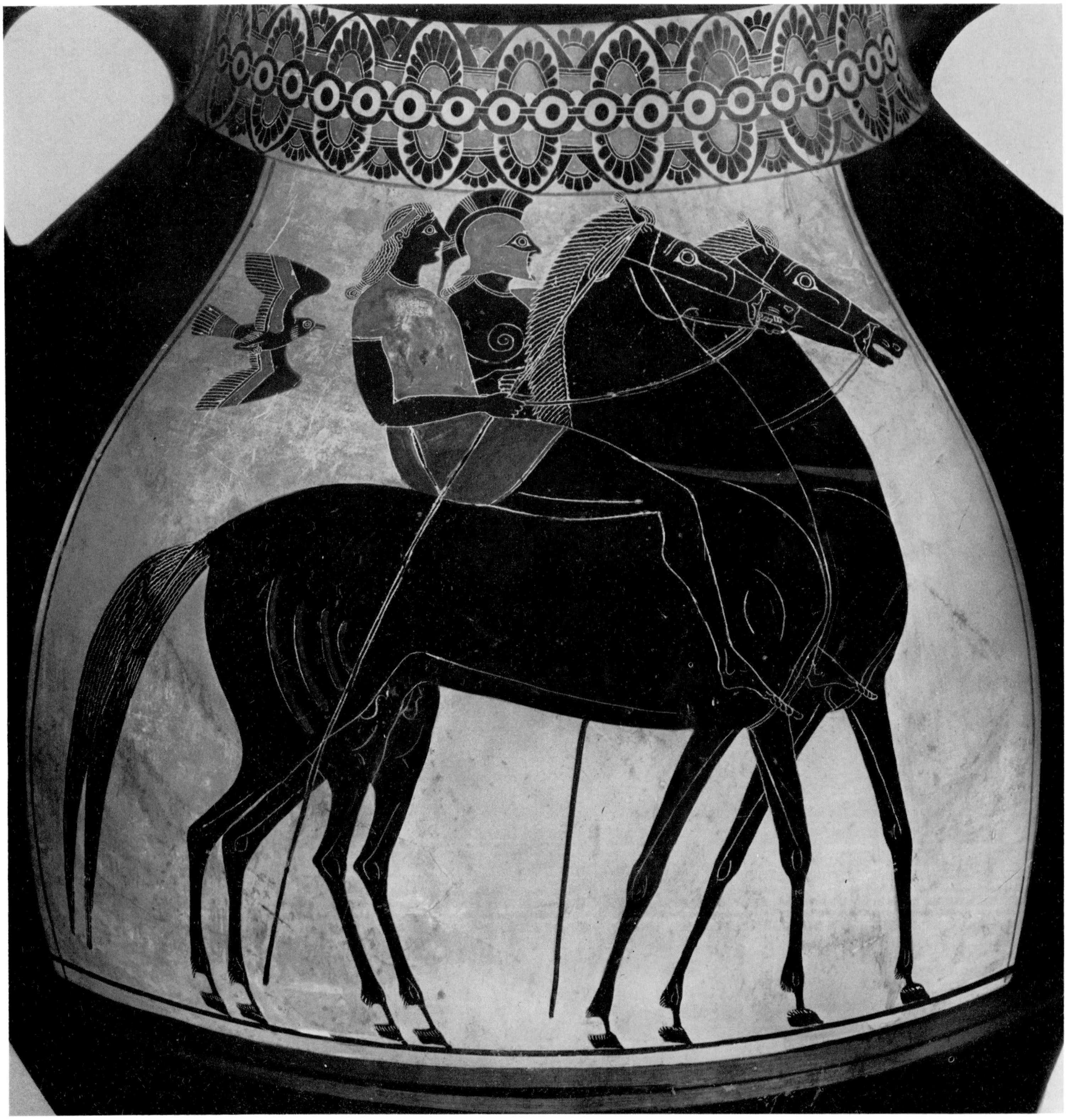

98 Lydos. Von der Amphora 2770. Schwerbewaffneter und Knappe bei einem Ausritt.
Gesamthöhe der Amphora 58,3 cm. Um 540 v. Chr. – Neapel, Museo Nazionale Archeologico

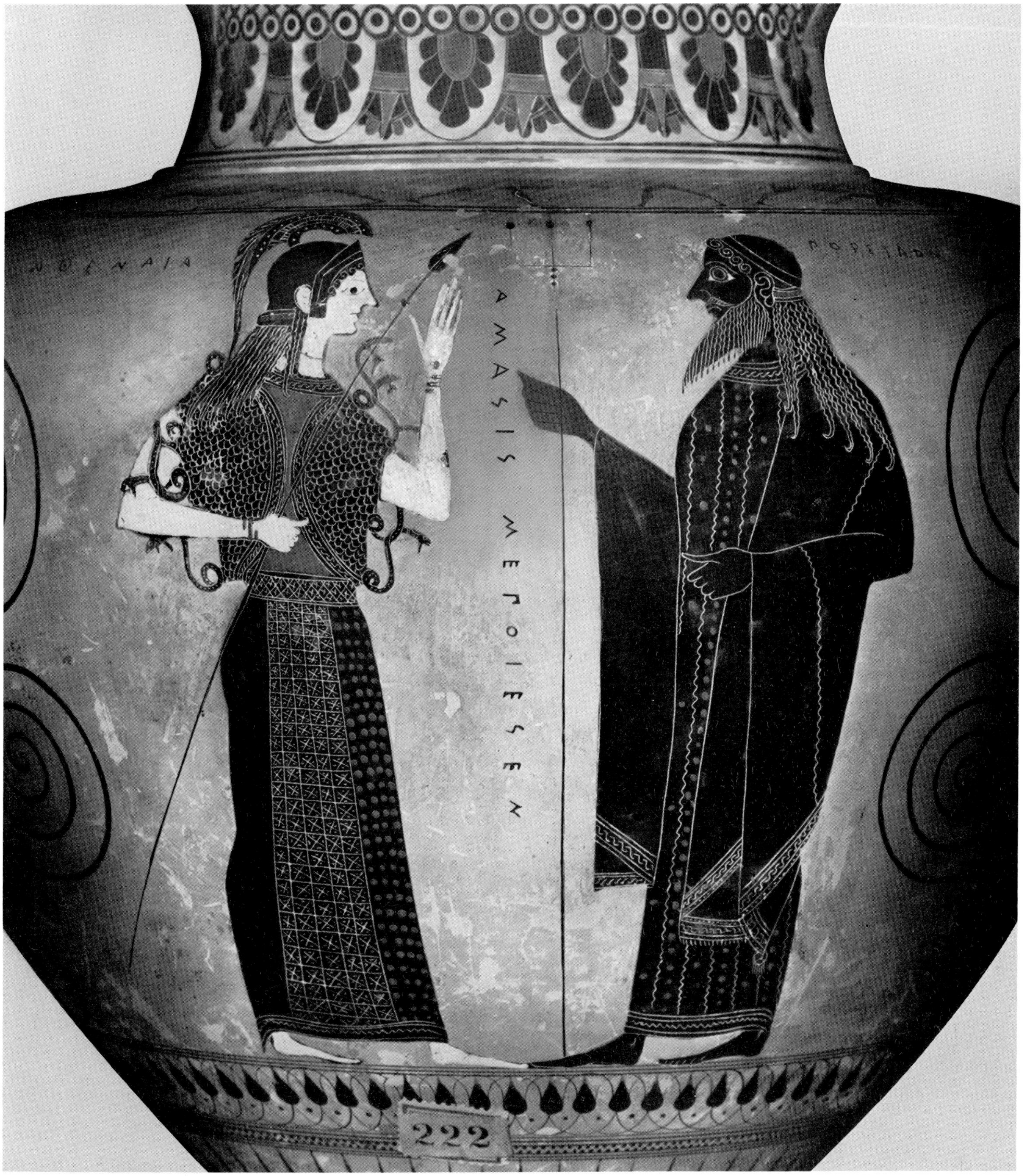

99 Amasis-Maler. Von der Halsamphora 222. Vgl. Taf. XIV. Athena und Poseidon.
Gesamthöhe der Amphora 33,0 cm. Um 540 v. Chr. – Paris, Cabinet des Médailles

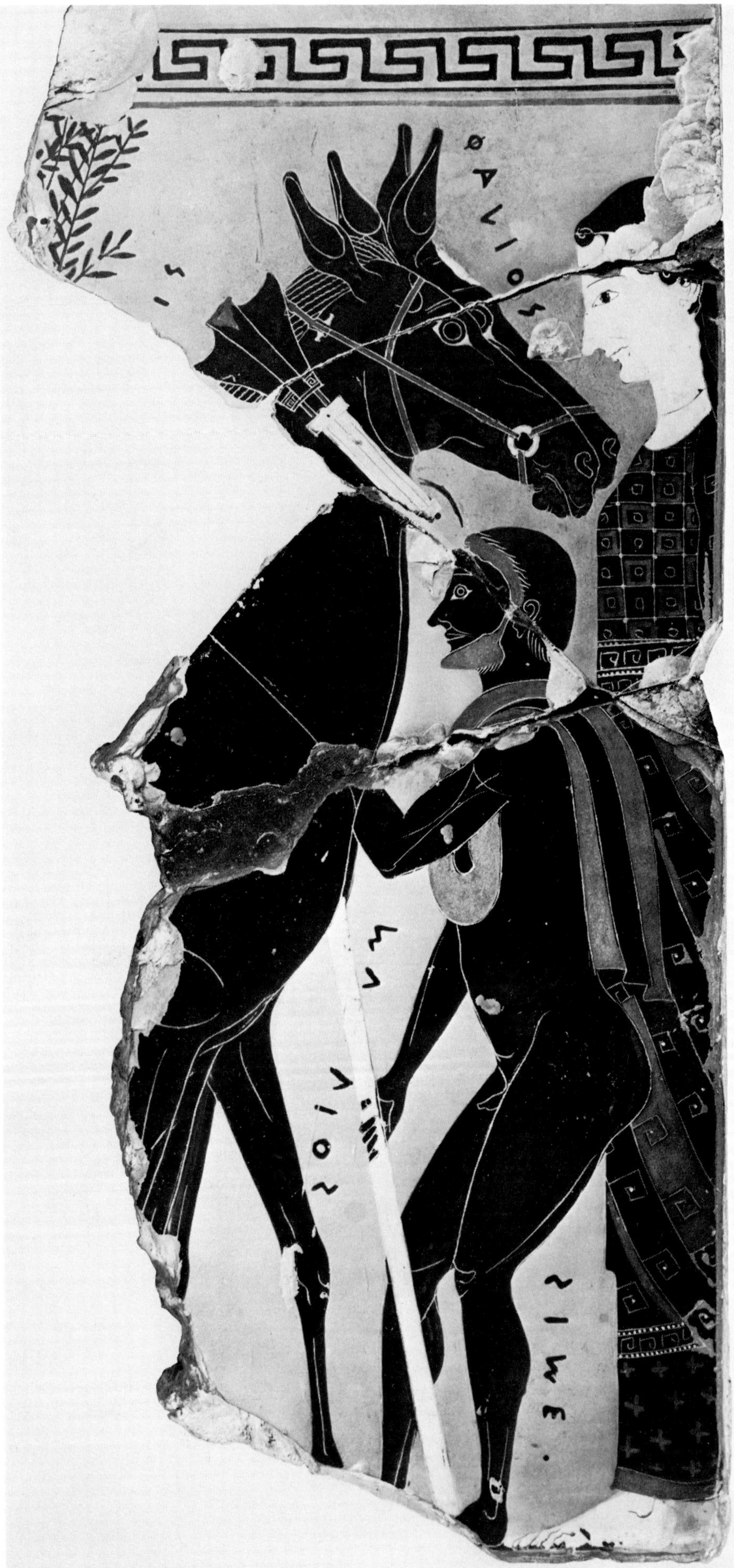

100 Exekias. Bemalte Tontafel (Pinax), von einem Grabmal, Fragment. Herrin und Stallknecht vor Maultier-Zweigespann. Höhe etwa 37,0 cm. Um 540 v. Chr. – Berlin-Charlottenburg, Staatliche Museen Preußischer Kulturbesitz

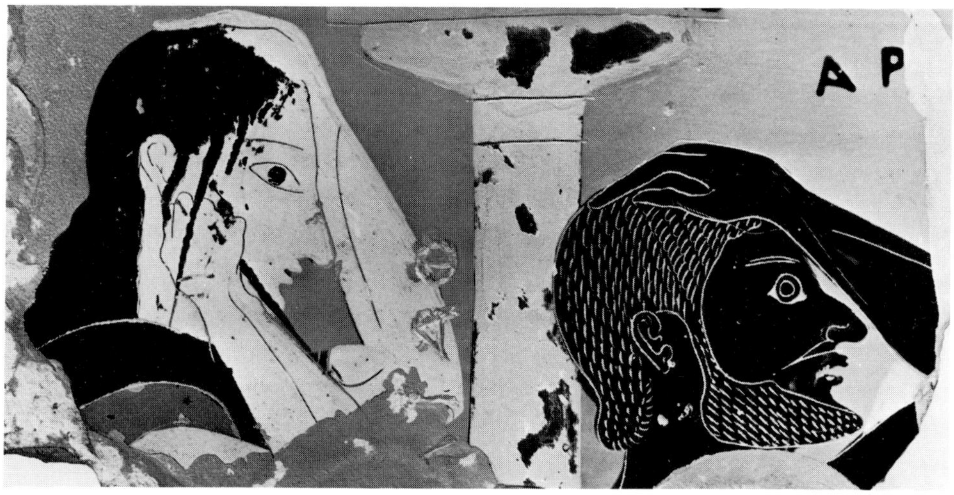

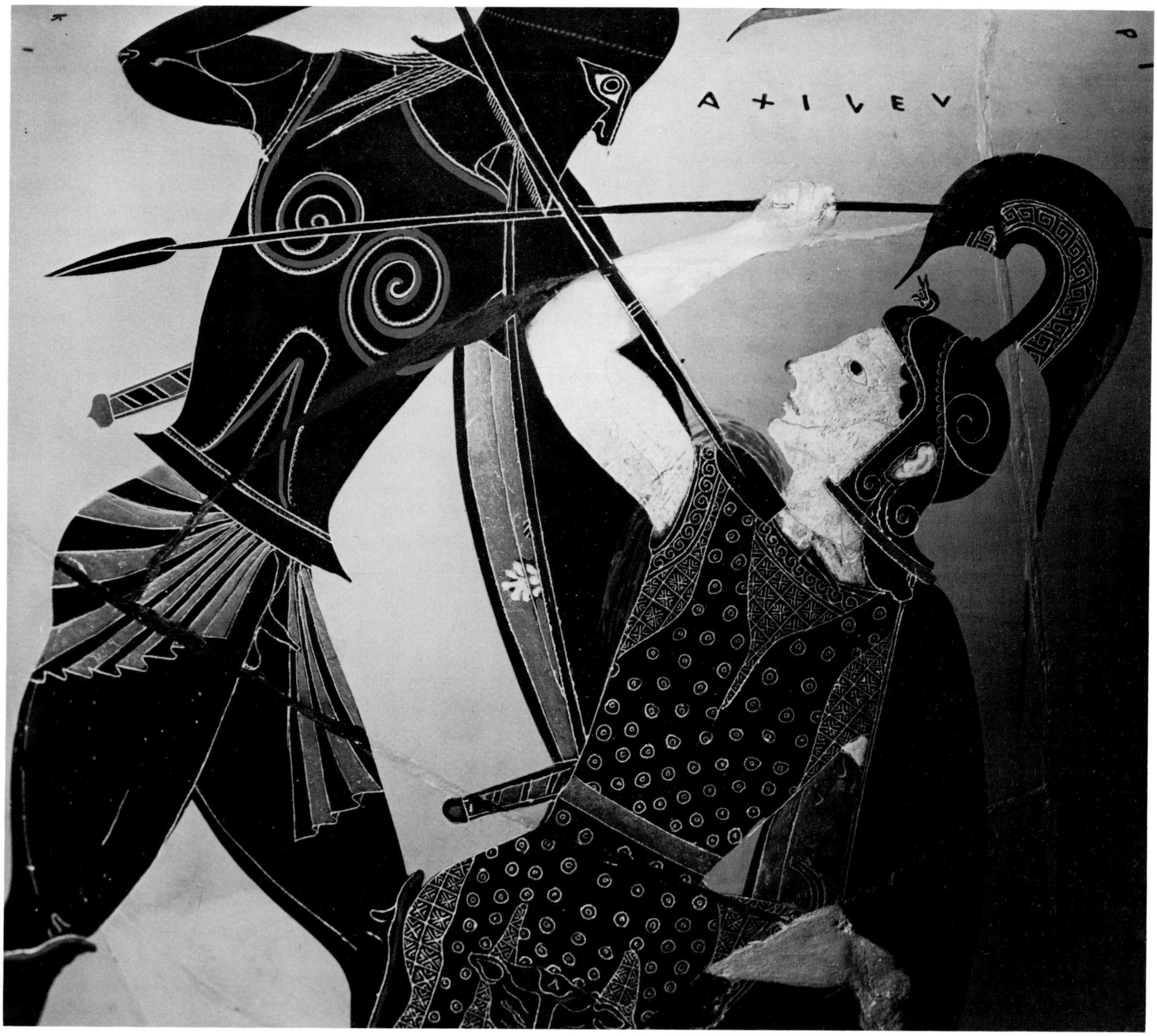

101 Exekias. Oben: Bemalte Tontafel (Pinax), von einem Grabmal, Fragment. Zwei Trauernde. Um 540 v. Chr.
Berlin-Charlottenburg, Staatliche Museen Preußischer Kulturbesitz
Unten: Von der Halsamphora B 210. Vgl. Taf. XV. Achilleus und Penthesilea. Gesamthöhe der Amphora 41,3 cm. Um 525 v. Chr. – London, British Museum

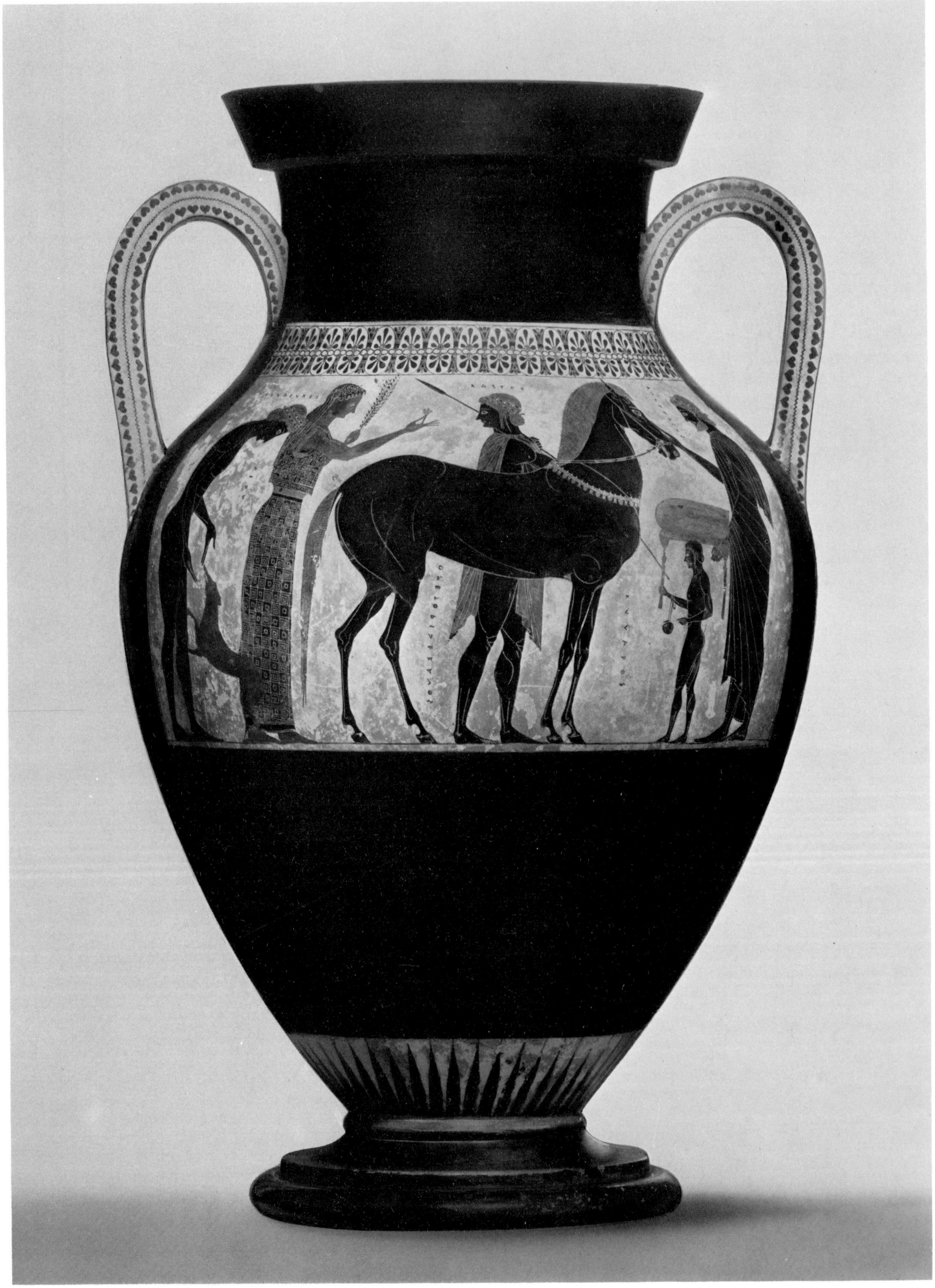

102 Exekias. Amphora 344, Rückseite. Vgl. Taf. XVII. Heimkehr der Dioskuren, Kastor und Polydeukes, zu ihren Eltern, Tyndareos und Leda.
Höhe 61,0 cm. Um 540/530 v. Chr. – Vatikan

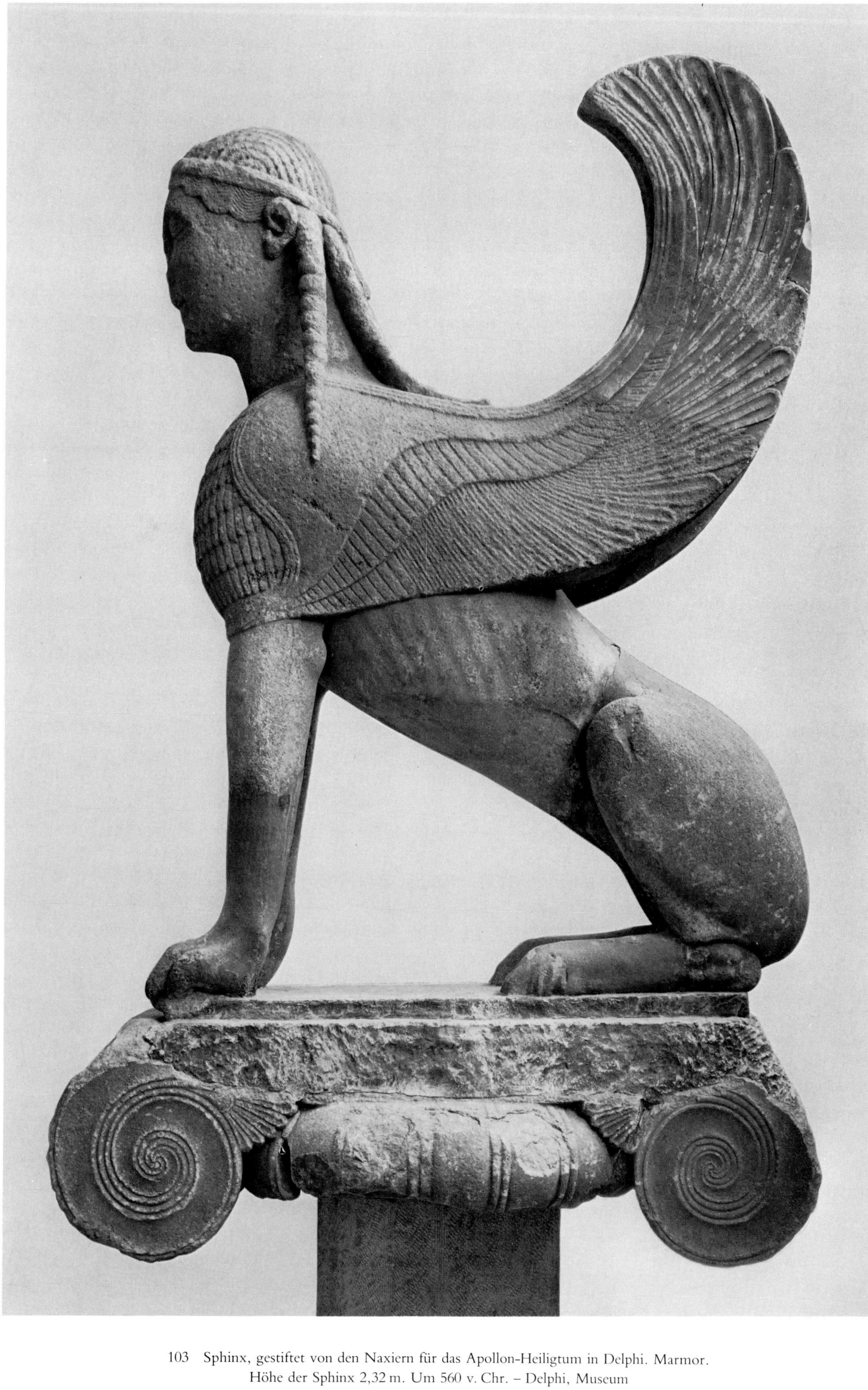

103 Sphinx, gestiftet von den Naxiern für das Apollon-Heiligtum in Delphi. Marmor.
Höhe der Sphinx 2,32 m. Um 560 v. Chr. – Delphi, Museum

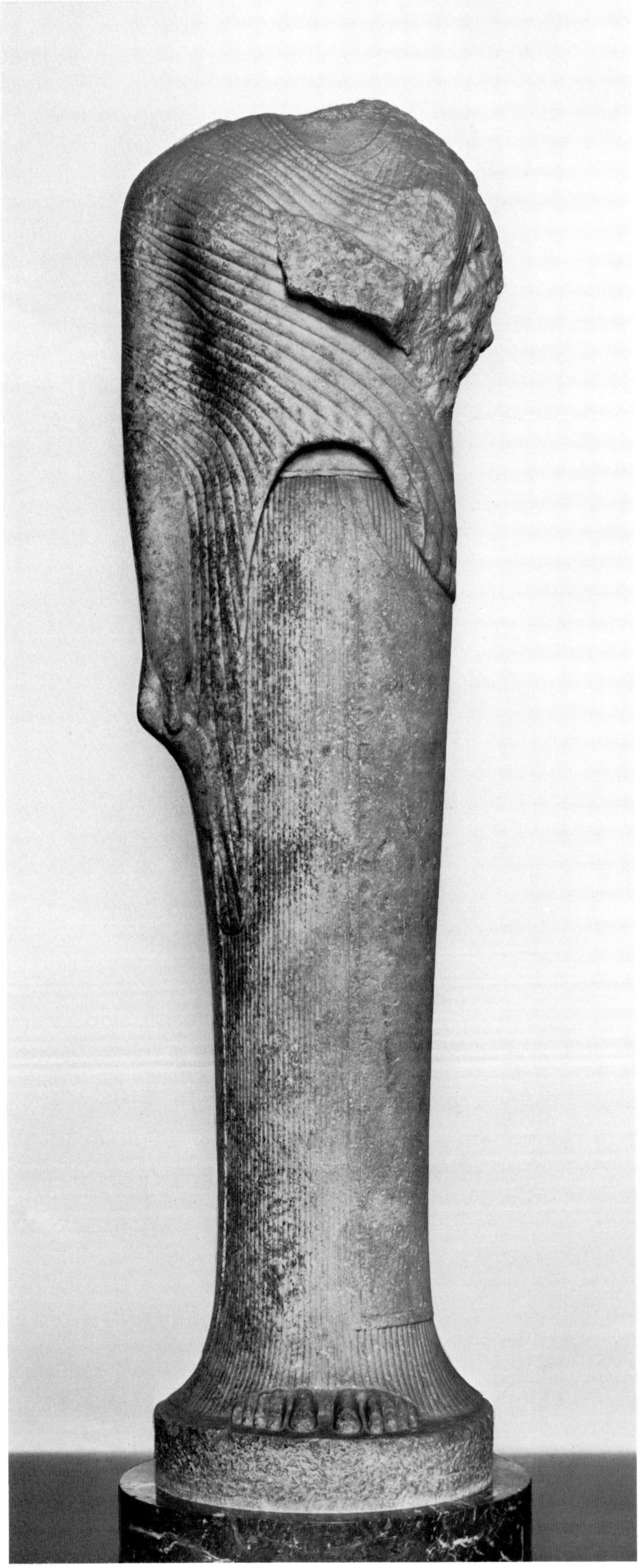

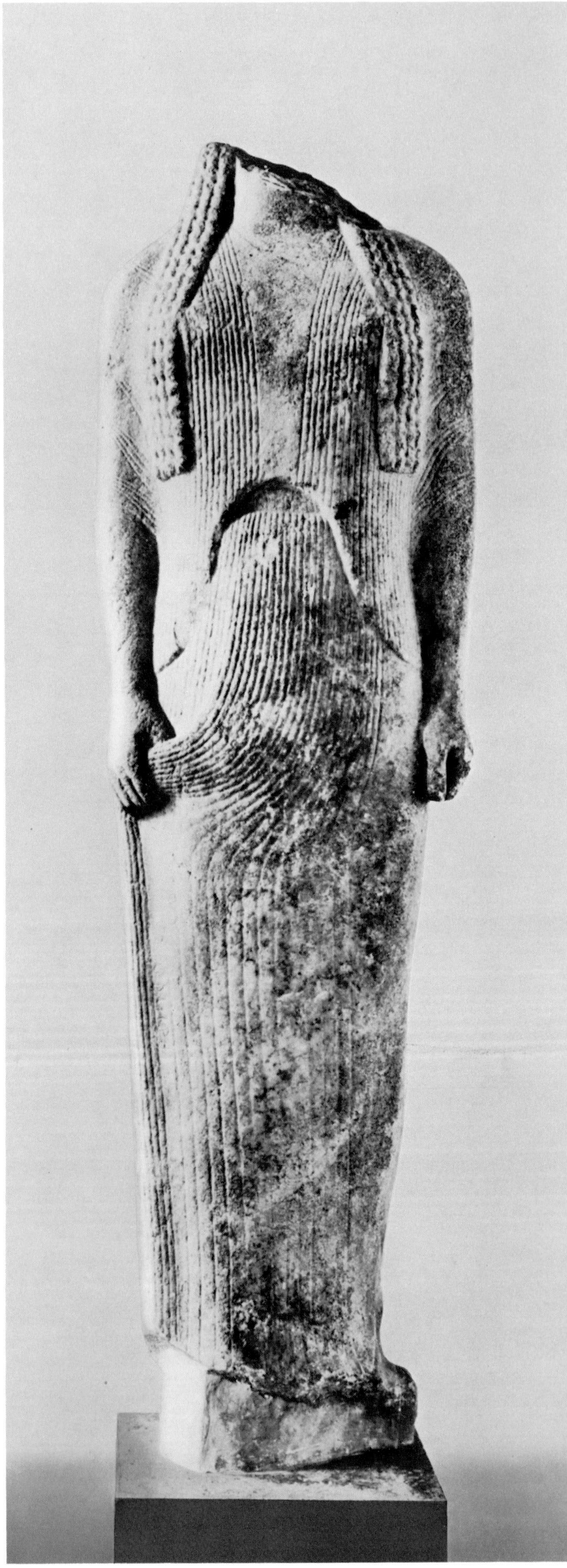

104 Links: Hera-Statue. Weihgeschenk des Cheramyes, aus dem Heraion von Samos. Marmor. Höhe 1,92 m. Gegen 560 v. Chr. – Paris, Louvre 686
Rechts: Ornithe, aus einem vielfigurigen Familienbild im Heraion von Samos. Gefertigt von Geneleos. Marmor. Höhe 1,60 m.
Mitte 6. Jahrhundert v. Chr. – Berlin, Staatliche Museen

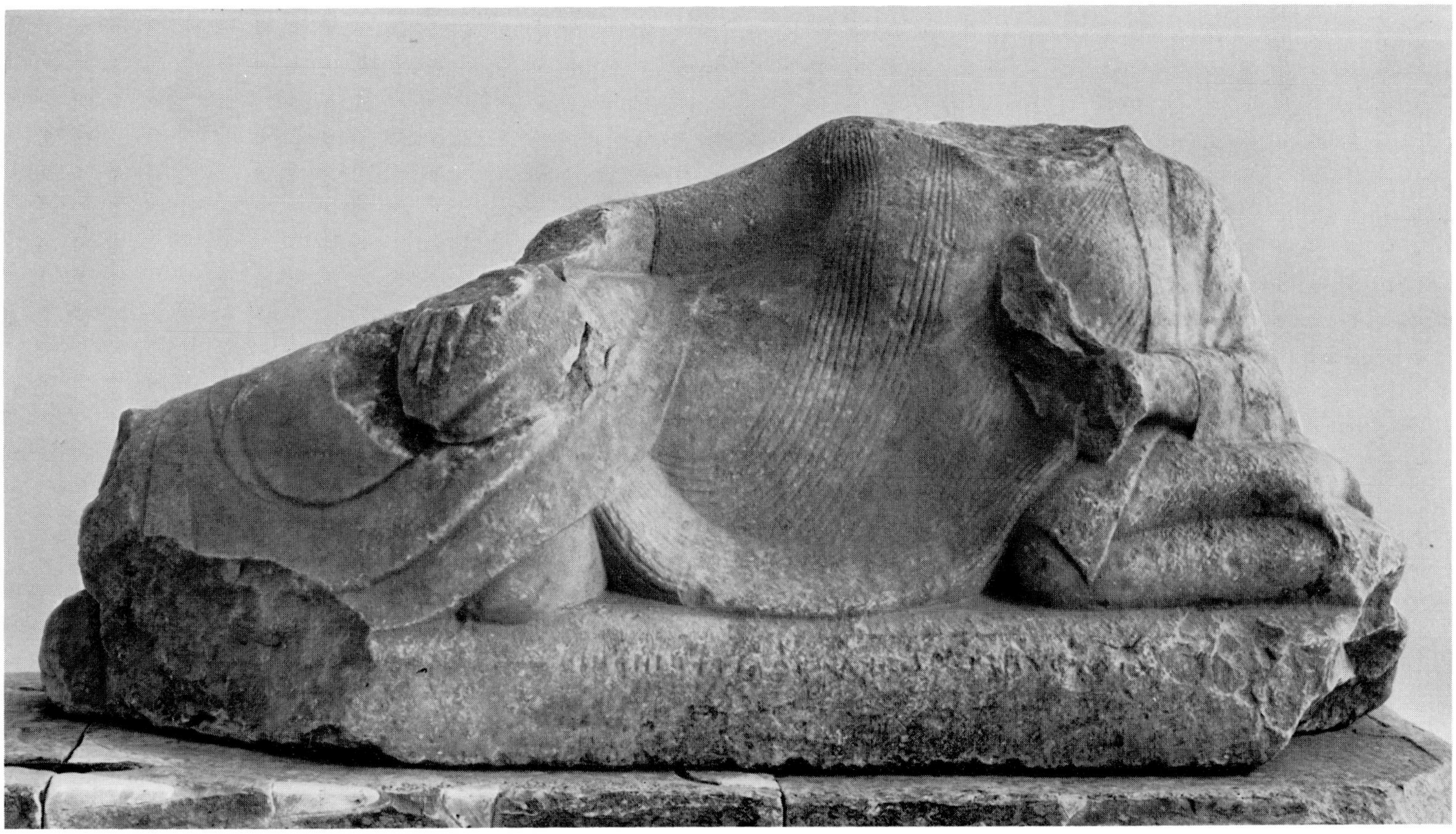

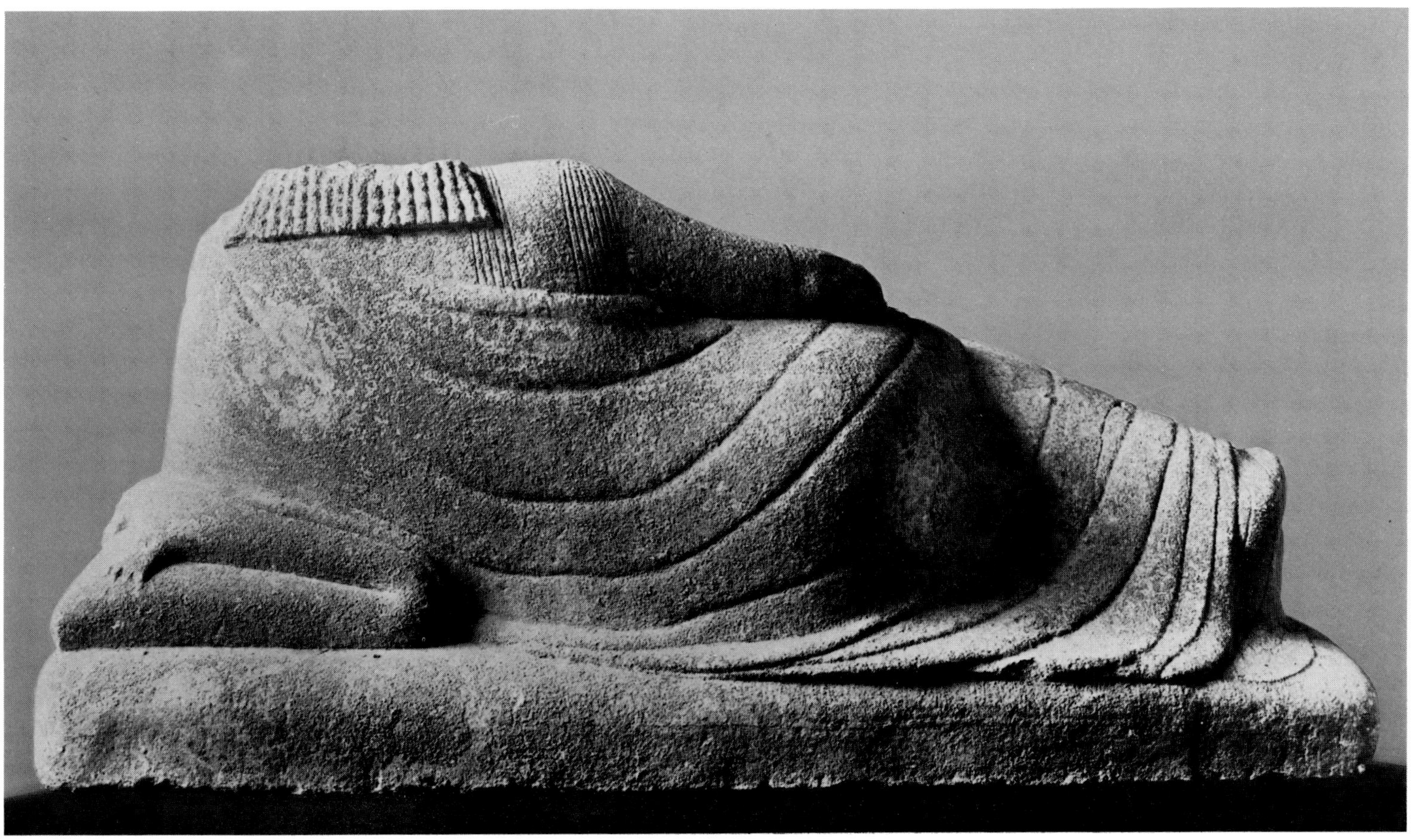

105 Gestalt des Vaters, aus dem vielfigurigen Familienbild, dem Werk des Geneleos, im Heraion von Samos. Vgl. Taf. 104 rechts

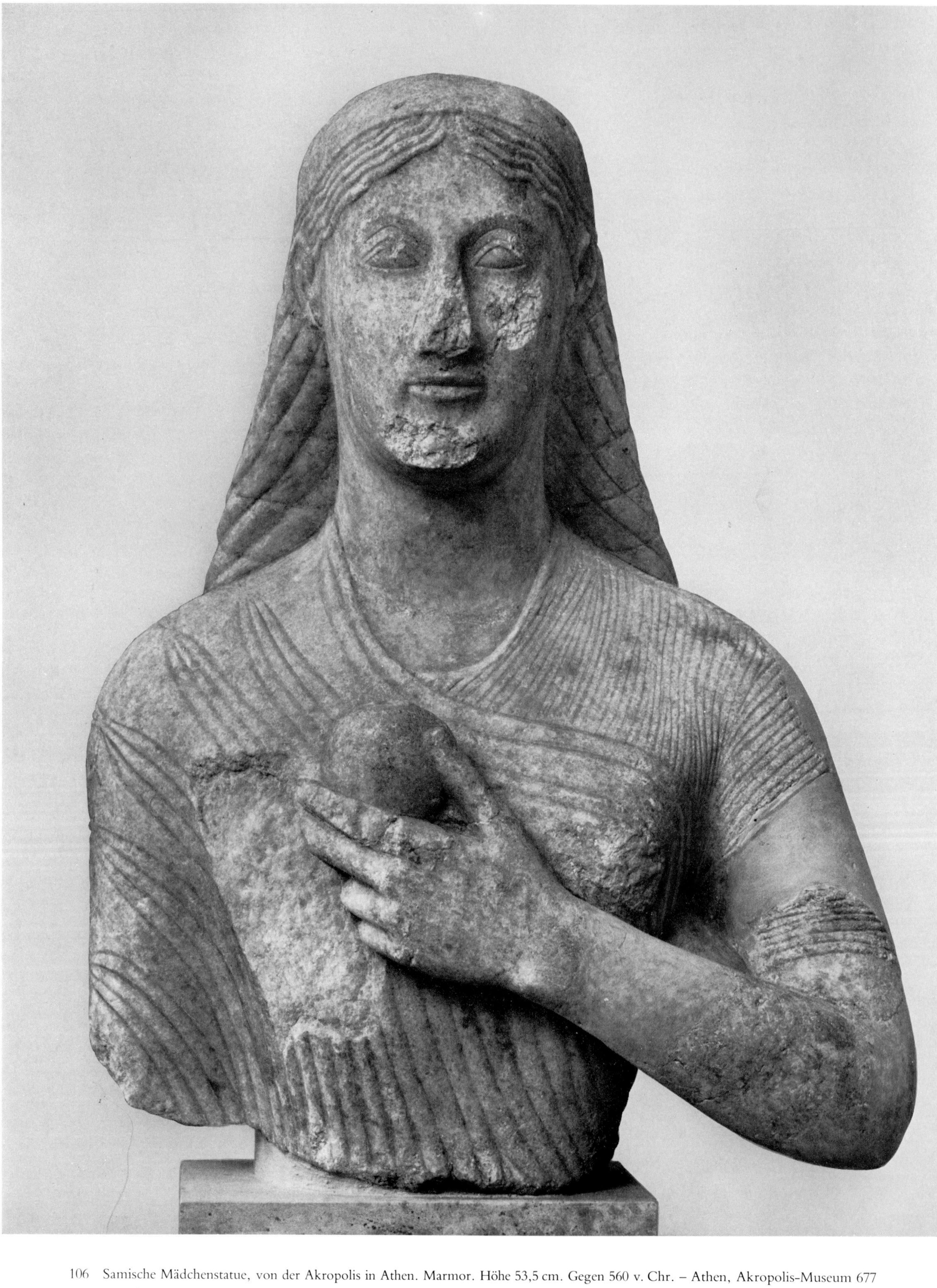

106 Samische Mädchenstatue, von der Akropolis in Athen. Marmor. Höhe 53,5 cm. Gegen 560 v. Chr. – Athen, Akropolis-Museum 677

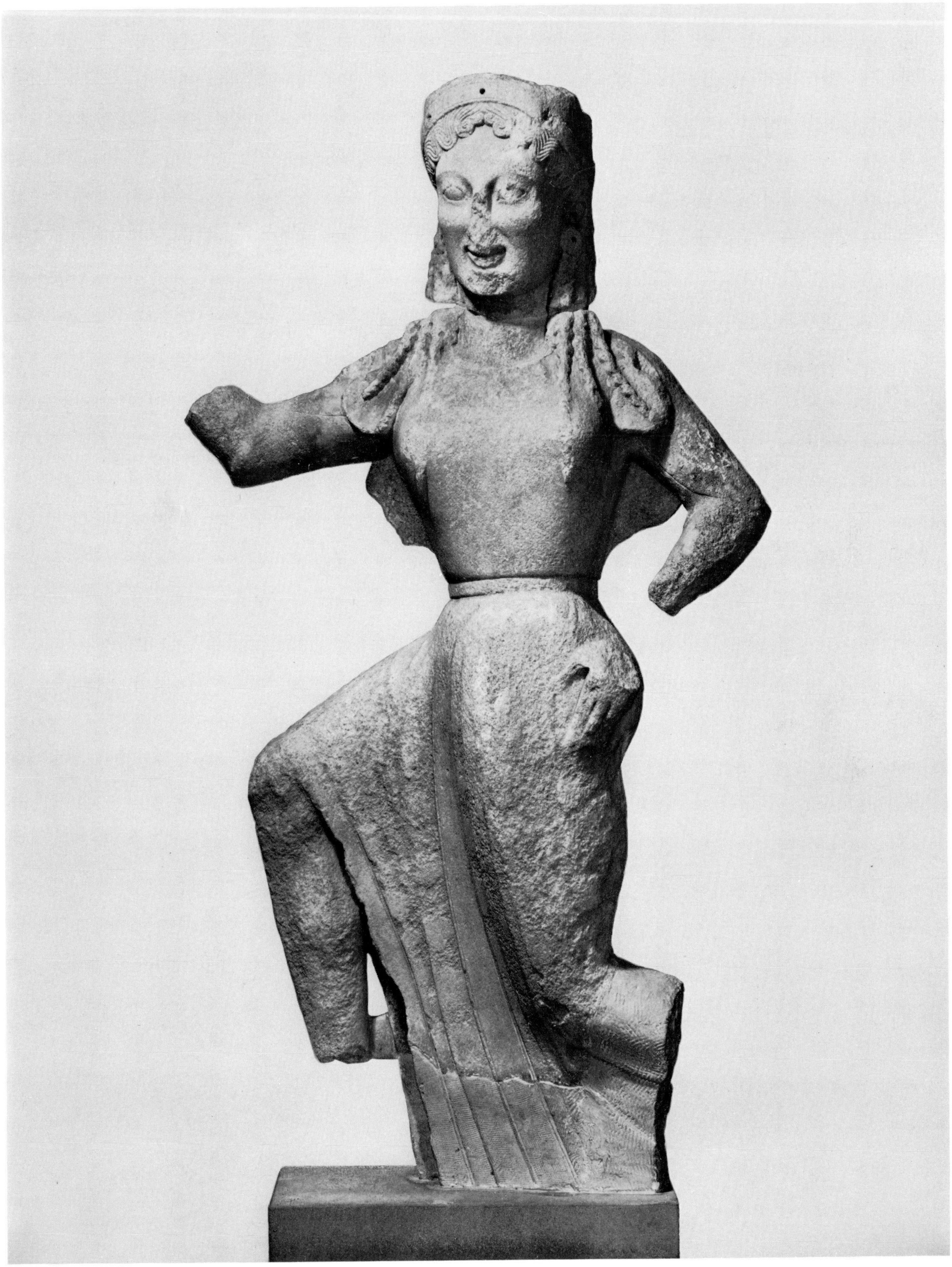

107 Geflügelte Göttin, von Delos. Werk des Archermos von Chios. Marmor. Höhe 90,0 cm. Gegen Mitte 6. Jahrhundert v. Chr. Athen, Nationalmuseum 21

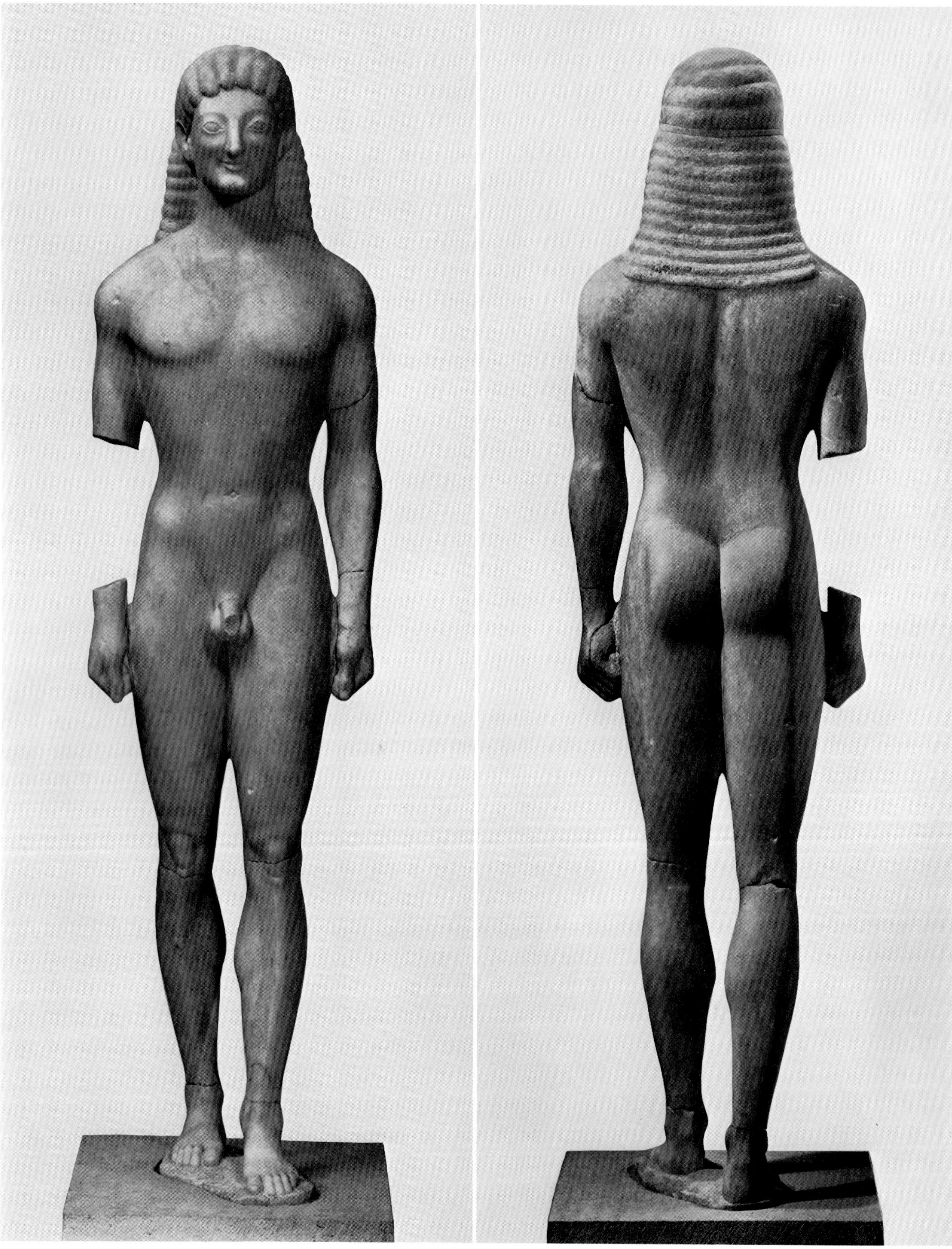

108 Kuros, von Tenea nahe Korinth. Marmor. Höhe 1,53 m. Mitte 6. Jahrhundert v. Chr. – München, Glyptothek 168

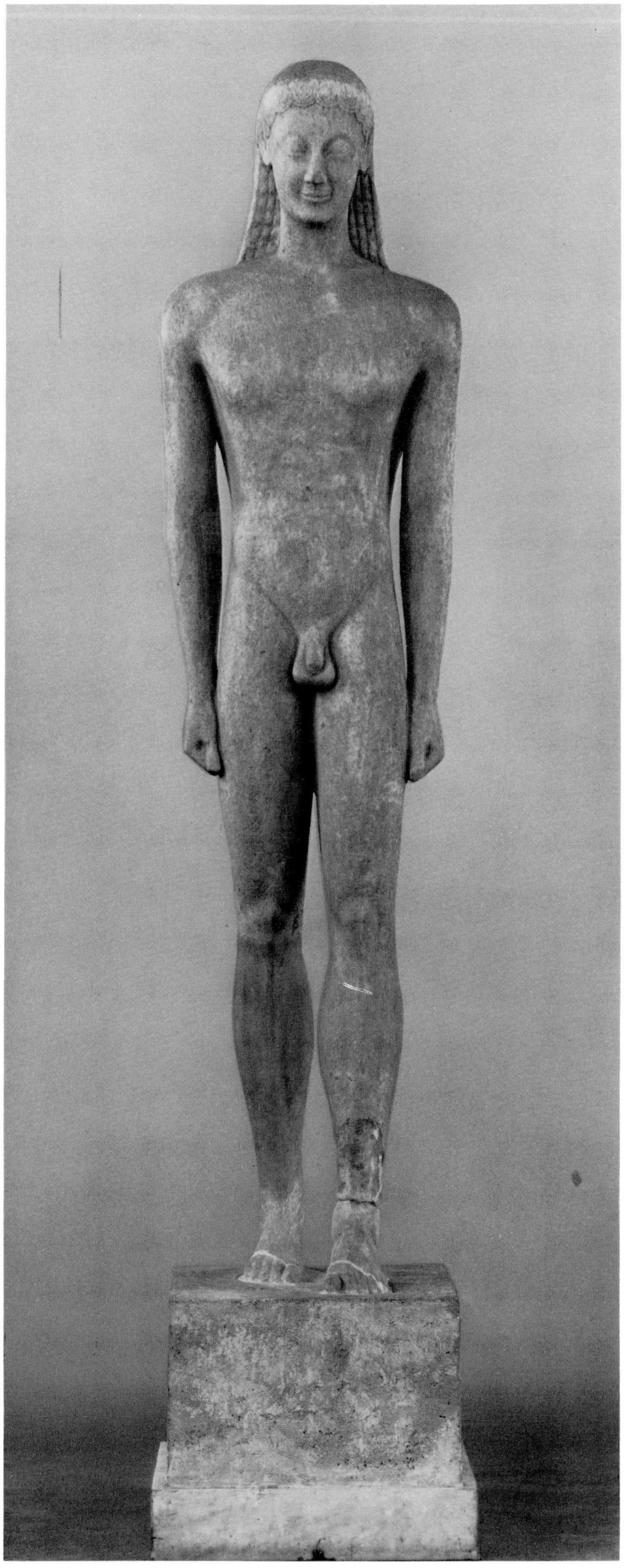

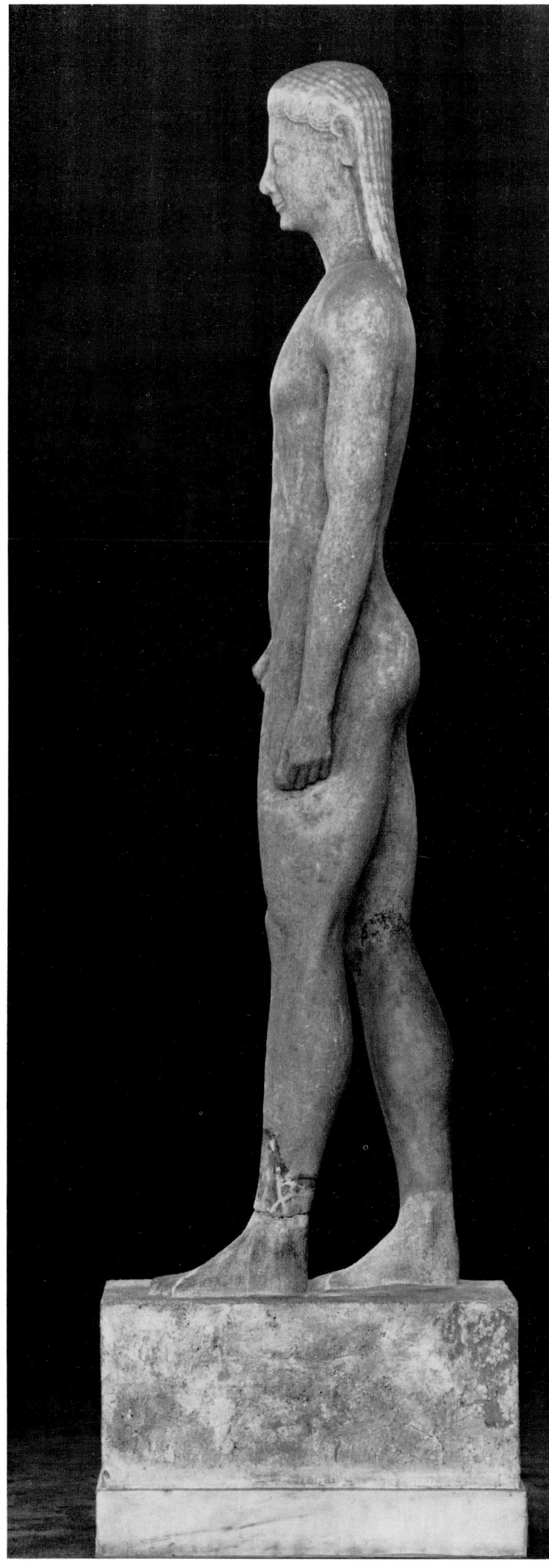

109 Kuros, von Melos. Marmor. Höhe 2,14 m. 560/550 v. Chr. – Athen, Nationalmuseum 1558

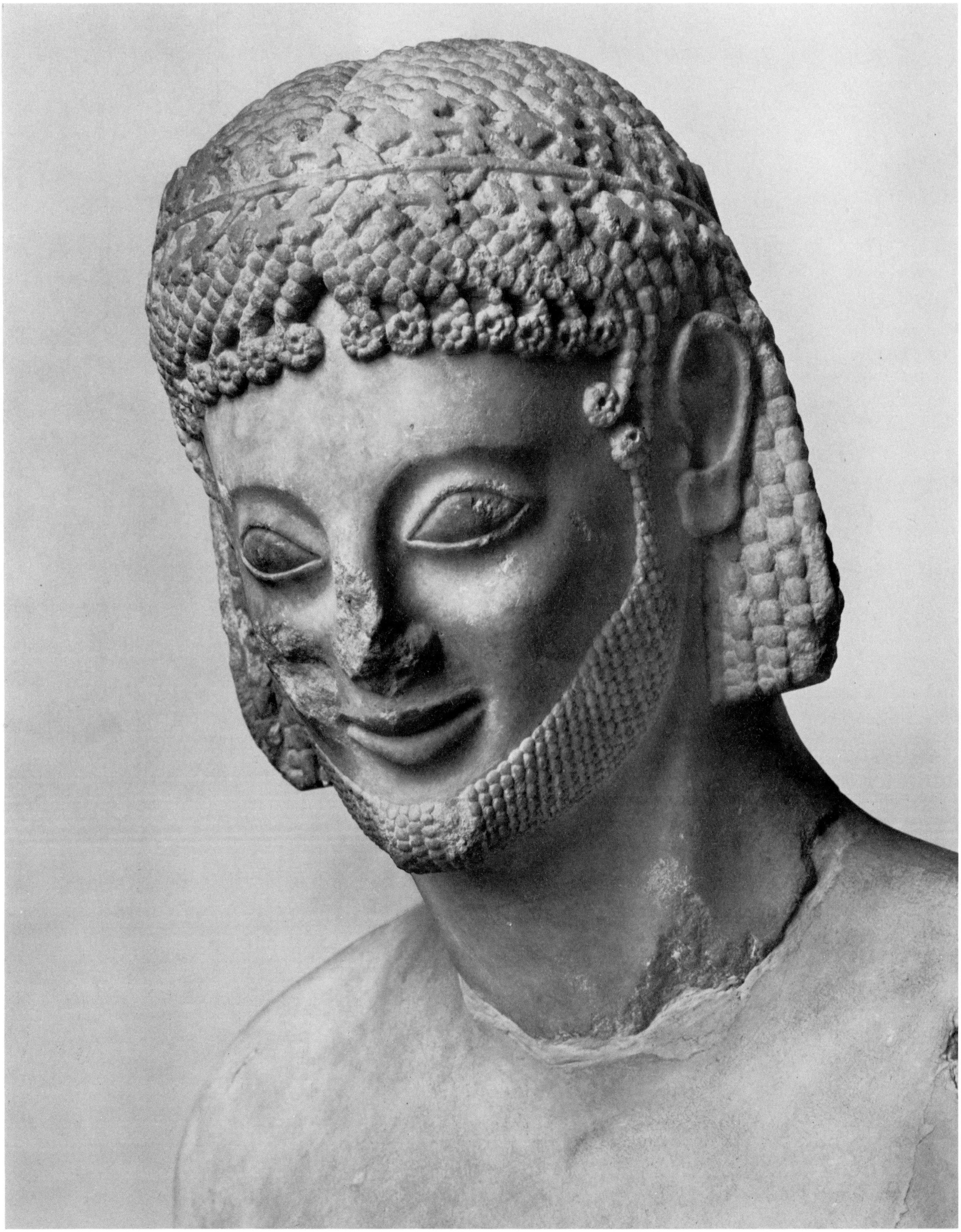

110 Kopf eines Reiters, sog. Kopf Rampin. Marmor. Höhe 29,0 cm. Kurz vor Mitte 6. Jahrhundert v. Chr. – Paris, Louvre 3104

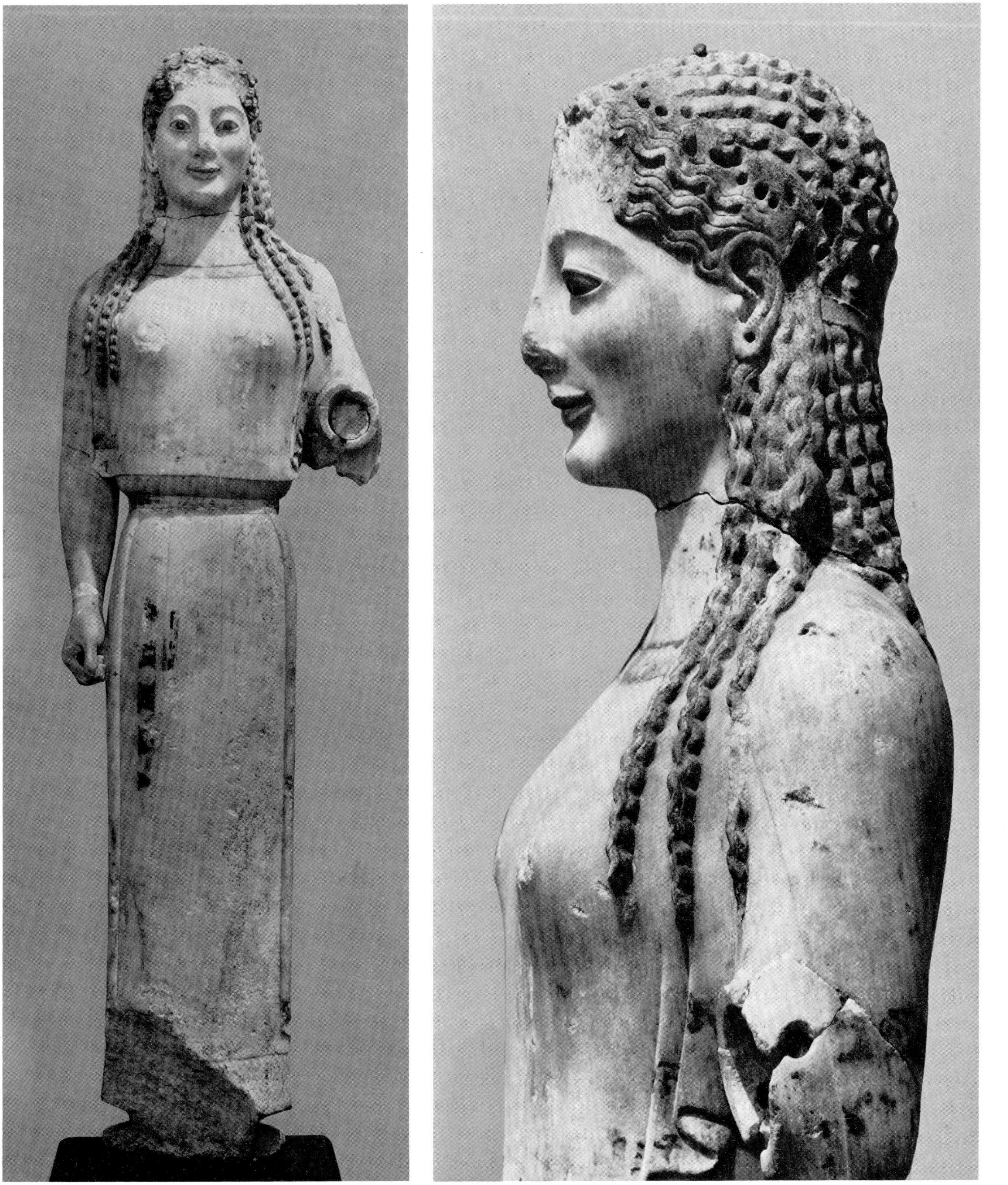

111 Kore in Chiton und Peplos. Marmor. Höhe 1,21 m. Um 530 v. Chr. – Athen, Akropolis-Museum 679

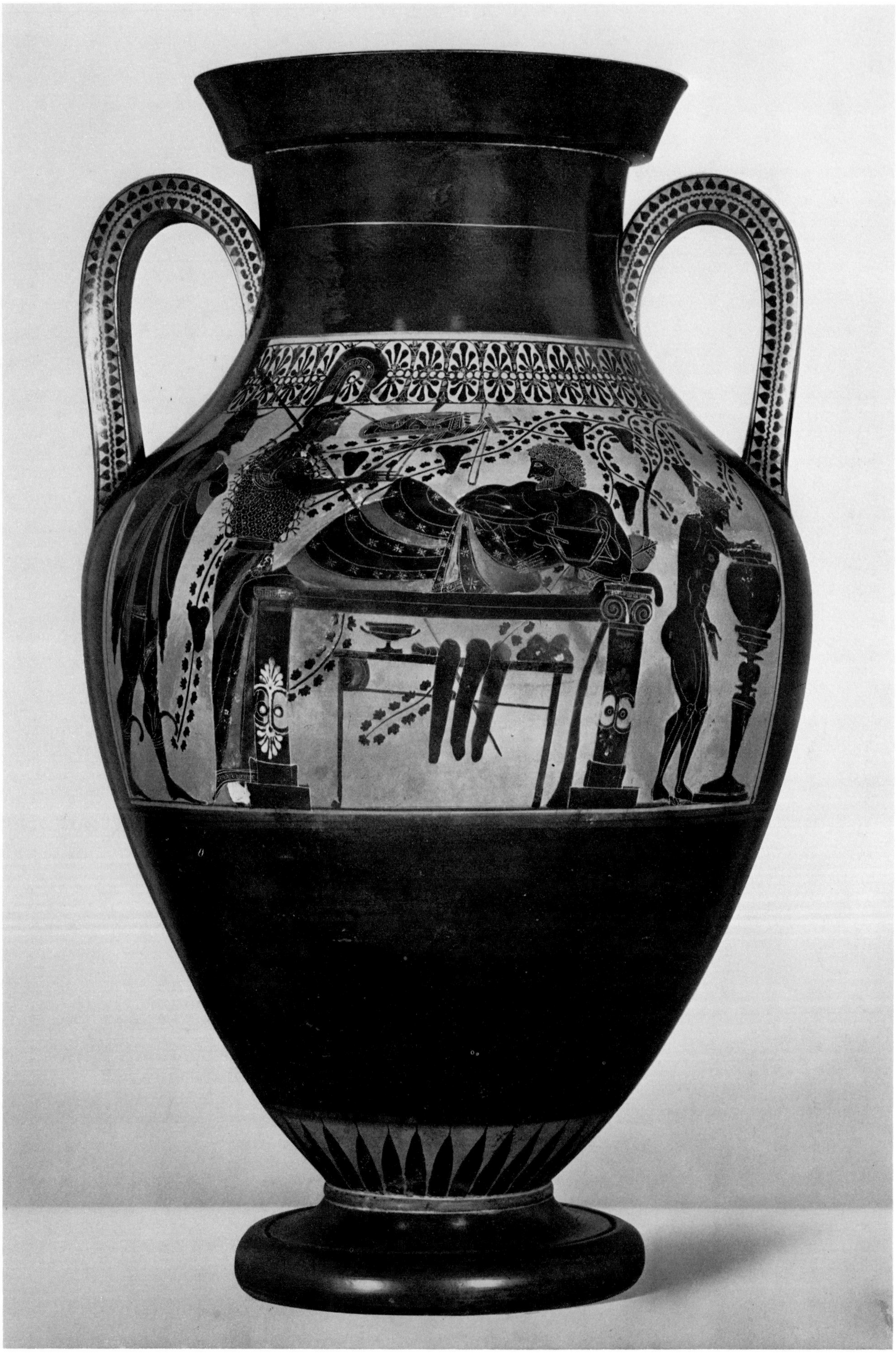

112 Andokides-Maler. Bauchamphora 2301. Schwarzfigurige Seite. Herakles im Olymp beim Mahl, vor ihm Athena und Hermes. Höhe 53,5 cm. Um 510 v. Chr. – München, Staatliche Antikensammlungen

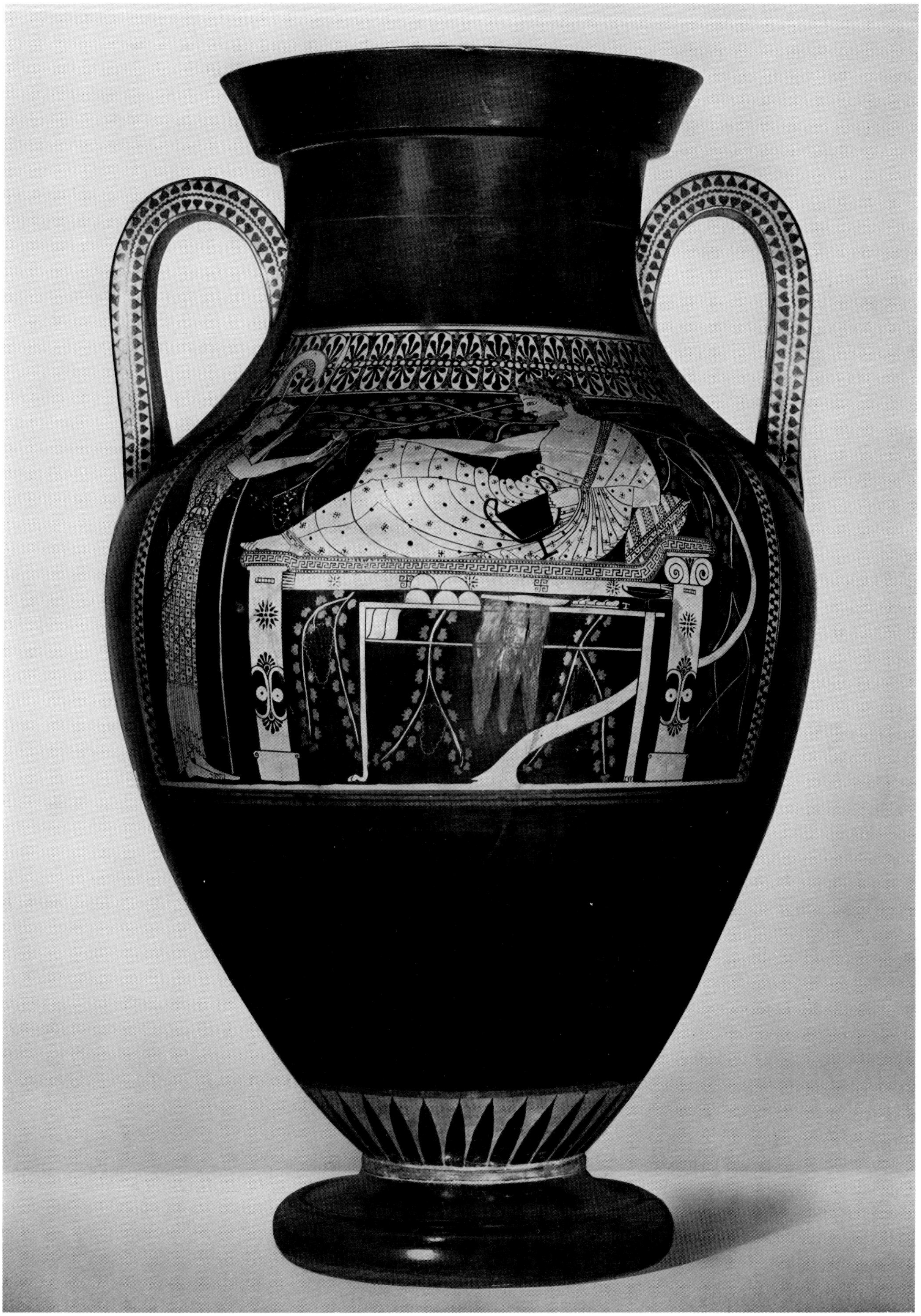

113 Andokides-Maler. Bauchamphora 2301. Rotfigurige Seite. Herakles im Olymp beim Mahl, vor ihm Athena. Vgl. Taf. 112

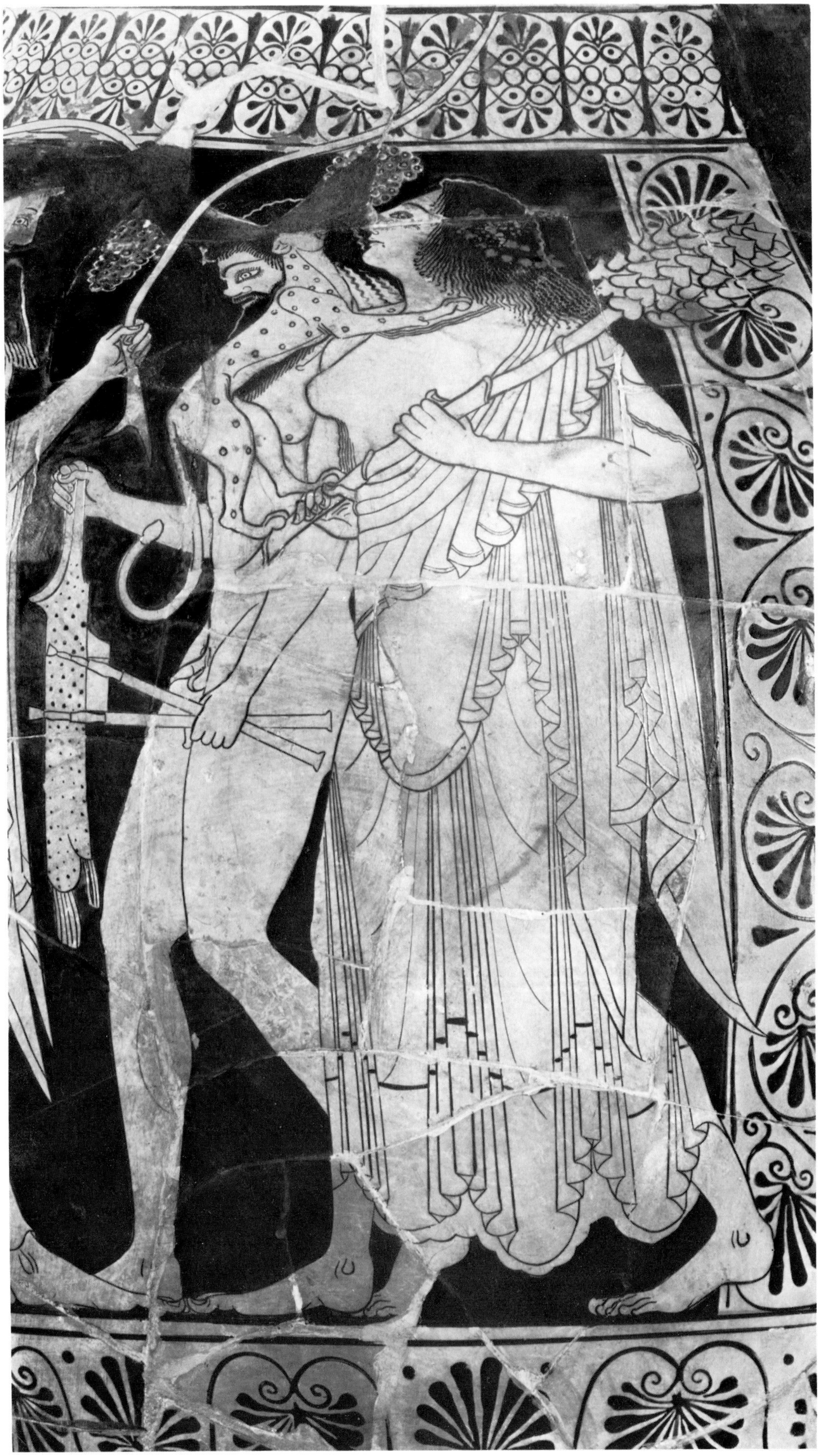

114 Phintias. Von der Bauchamphora RC 6843. Mänade und Satyr.
Gesamthöhe der Amphora 66,0 cm. Um 520/515 v. Chr. – Tarquinia, Museum

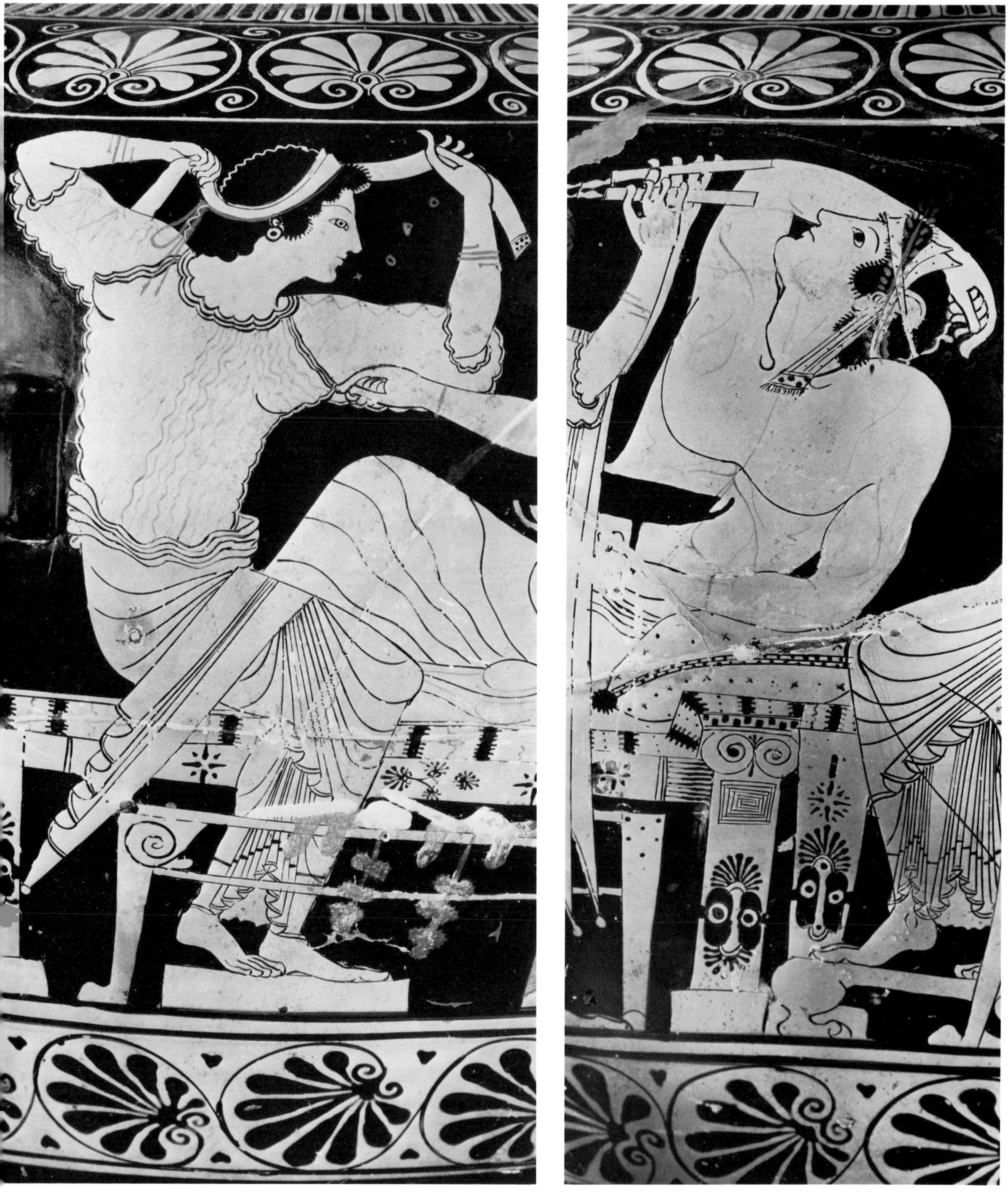

115 Smikros. Vom Stamnos A 717. Gelageszenen.
Gesamthöhe des Stamnos 38,5 cm. Um 510 v. Chr. – Brüssel, Musées Royaux d'Art et d'Histoire

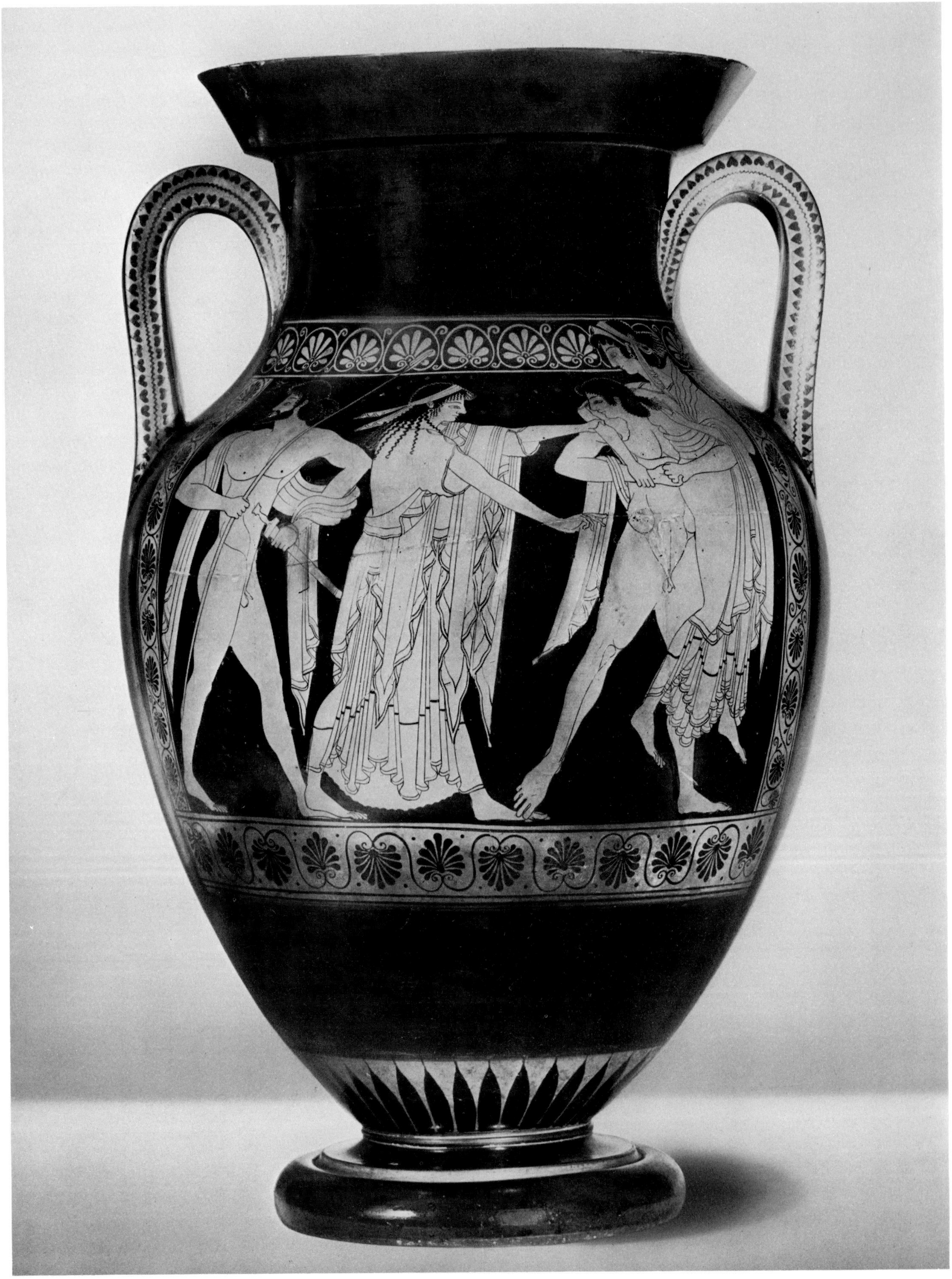

116 Euthymides. Vorderseite der Bauchamphora 2309. Theseus raubt Korone.
Höhe 57,5 cm. Um 510 v. Chr. – München, Staatliche Antikensammlungen

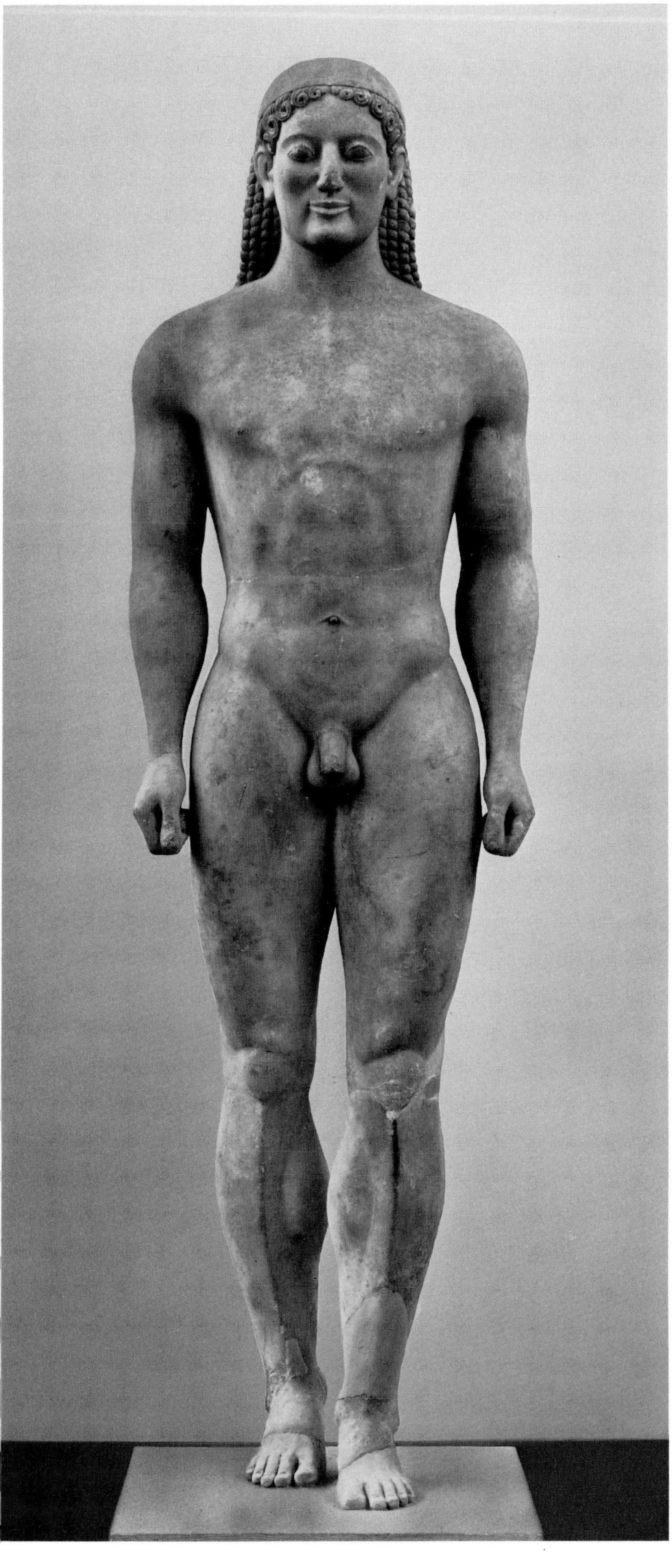
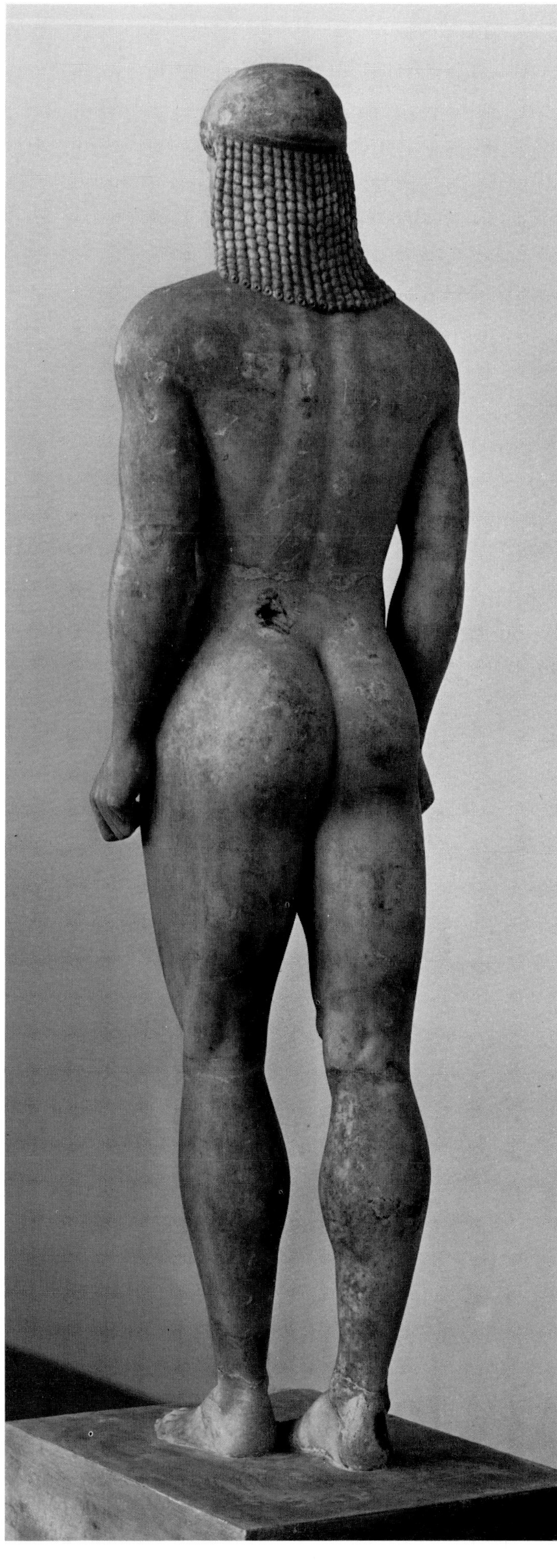

117 Grabstatue des Kroisos, aus Anavyssos in Attika. Marmor. Höhe 1,94 m. Gegen 520 v. Chr. – Athen, Nationalmuseum 3851

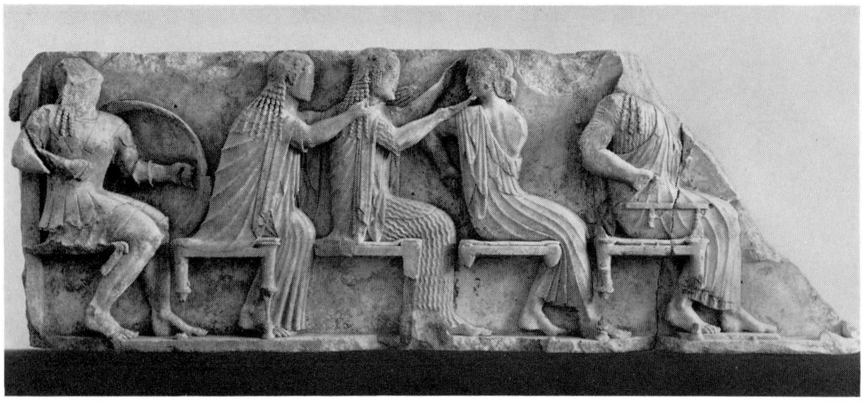
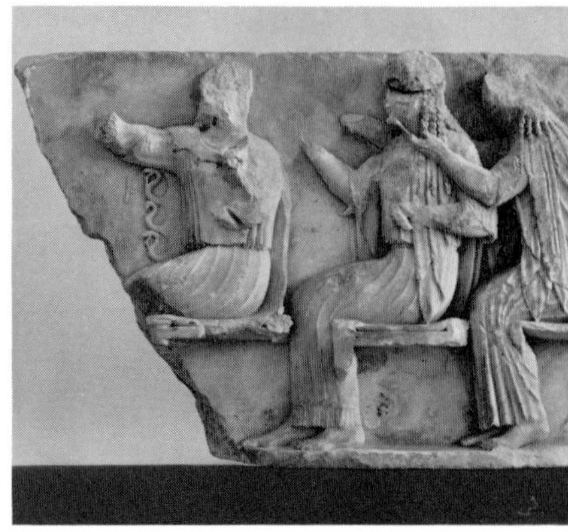
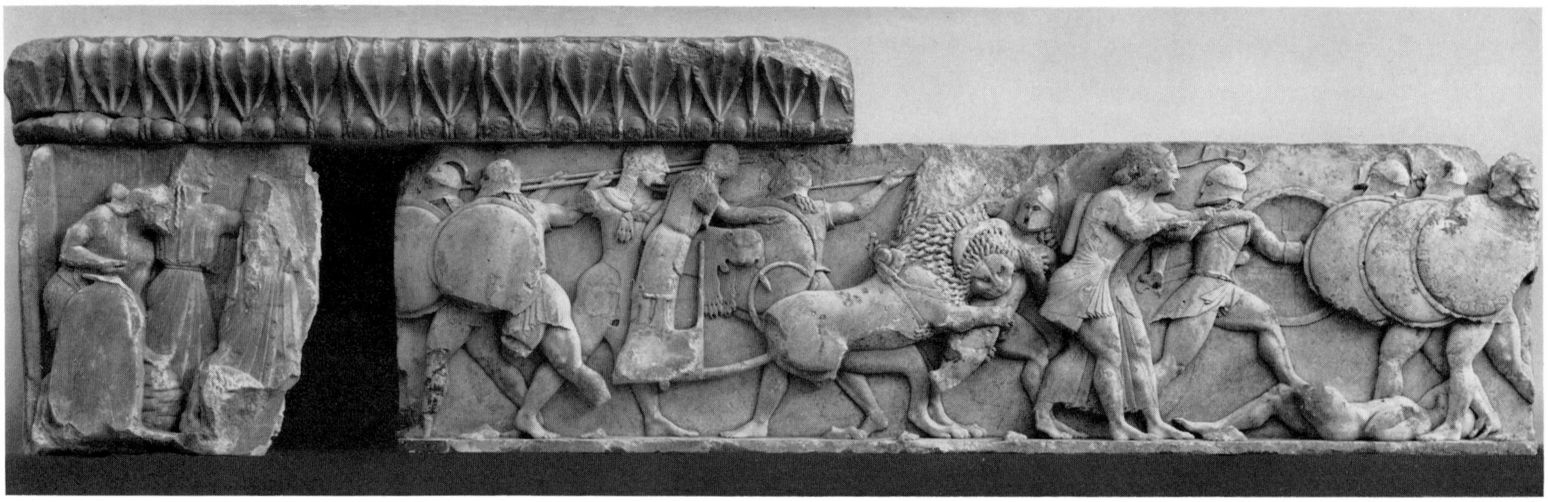
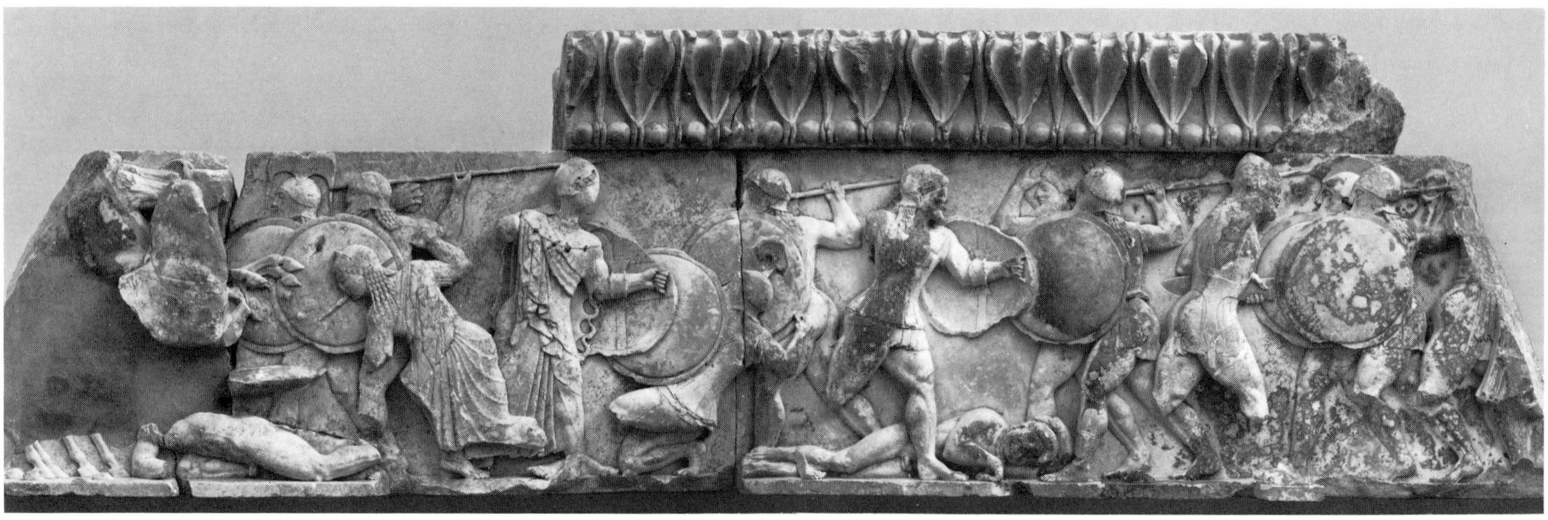
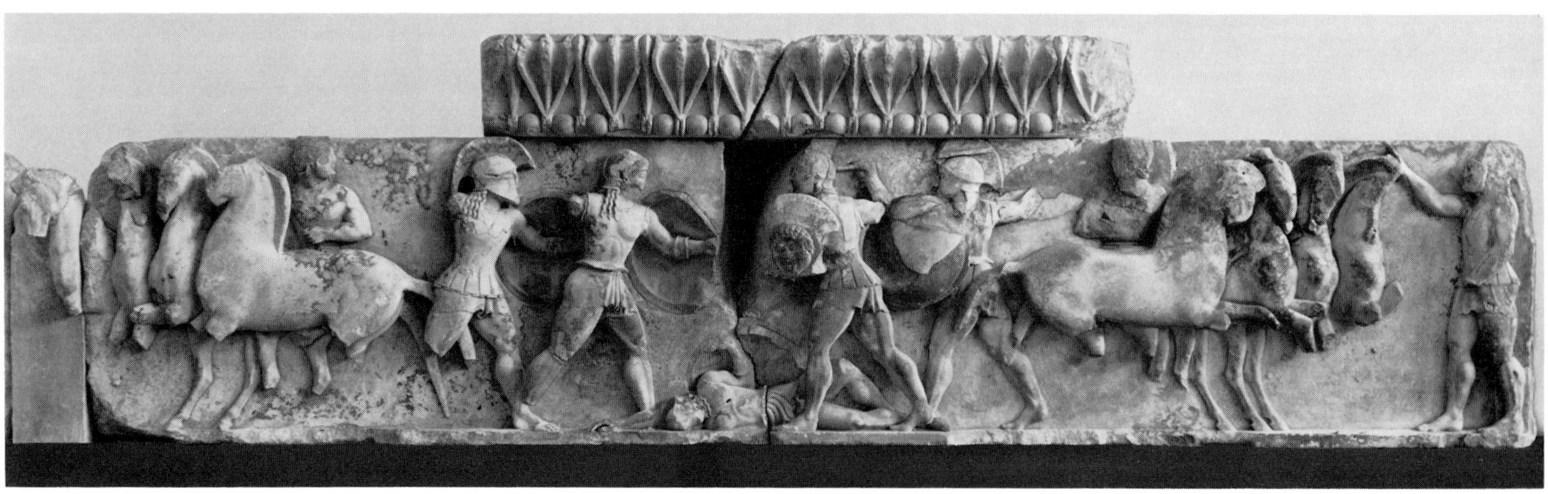

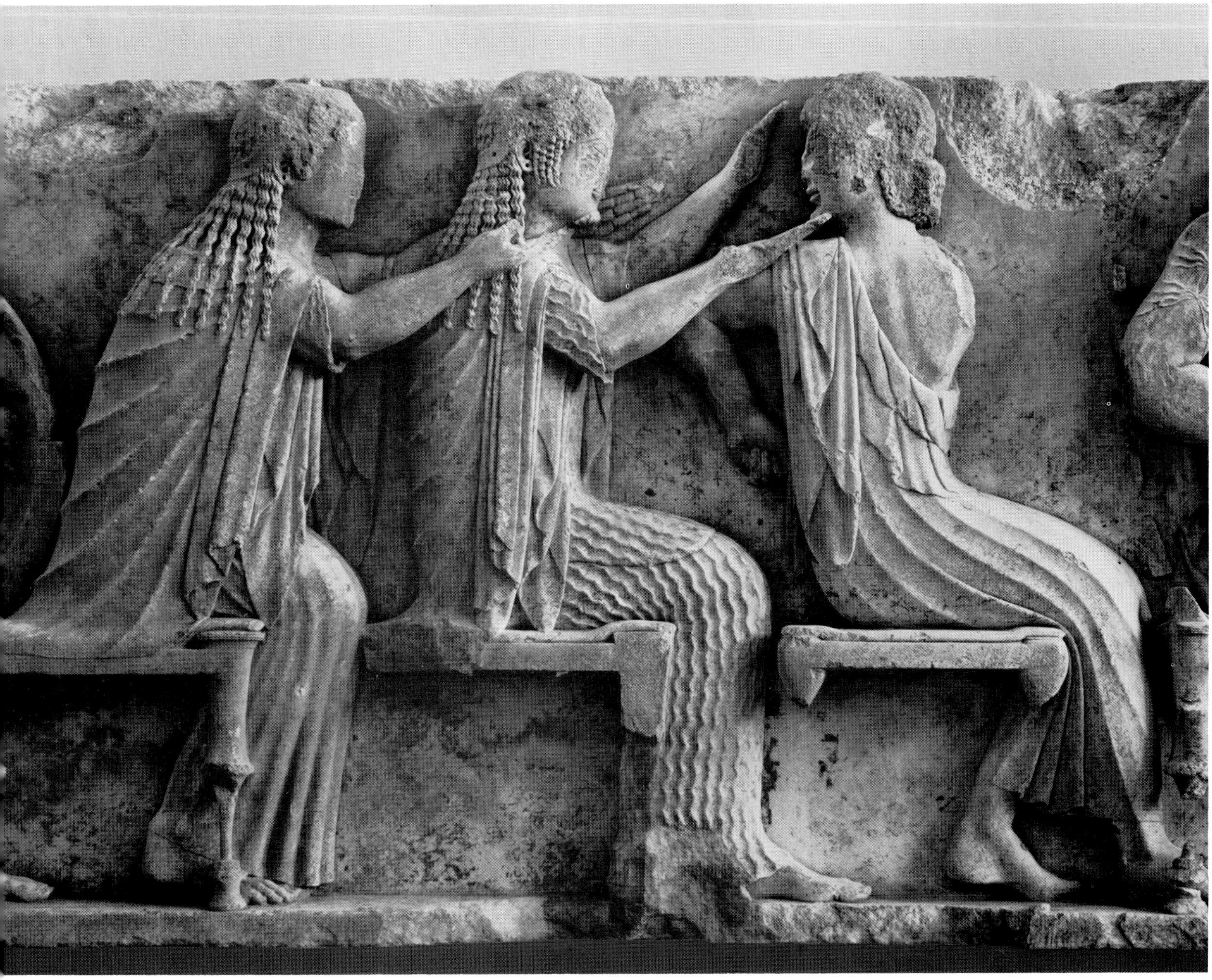

119 Aphrodite, Artemis und Apollon.
Aus der Götterversammlung im Ostfries des Siphnier-Schatzhauses des Apollon-Heiligtums in Delphi. Vgl. Taf. 118

118 Aus dem Fries vom Siphnier-Schatzhaus des Apollon-Heiligtums in Delphi.
Oberster Streifen: Götterversammlung, vom Ostfries. Vgl. Taf. 119; zweiter und dritter Streifen: Kampf der Griechen gegen die Giganten, vom Nordfries; vierter Streifen: Kampf der Götter und Trojaner, vom Ostfries.
Marmor. Frieshöhe 63–68 cm. Kurz vor 525 v. Chr. – Delphi, Museum

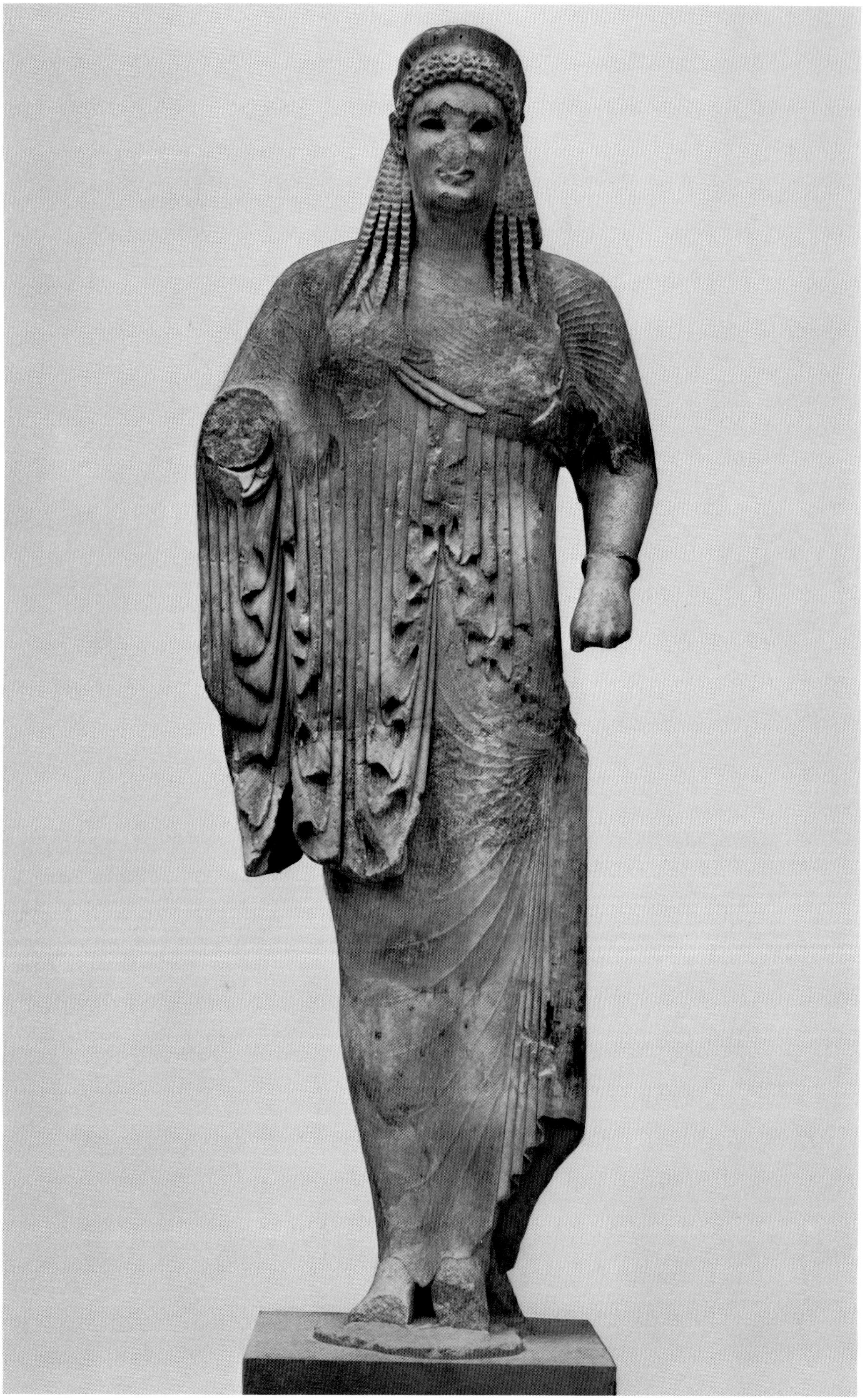

120 Antenor. Kore, geschaffen für den Töpfer Nearchos. Marmor. Höhe 2,55 m. Um 525/520 v. Chr. – Athen, Akropolis-Museum 861

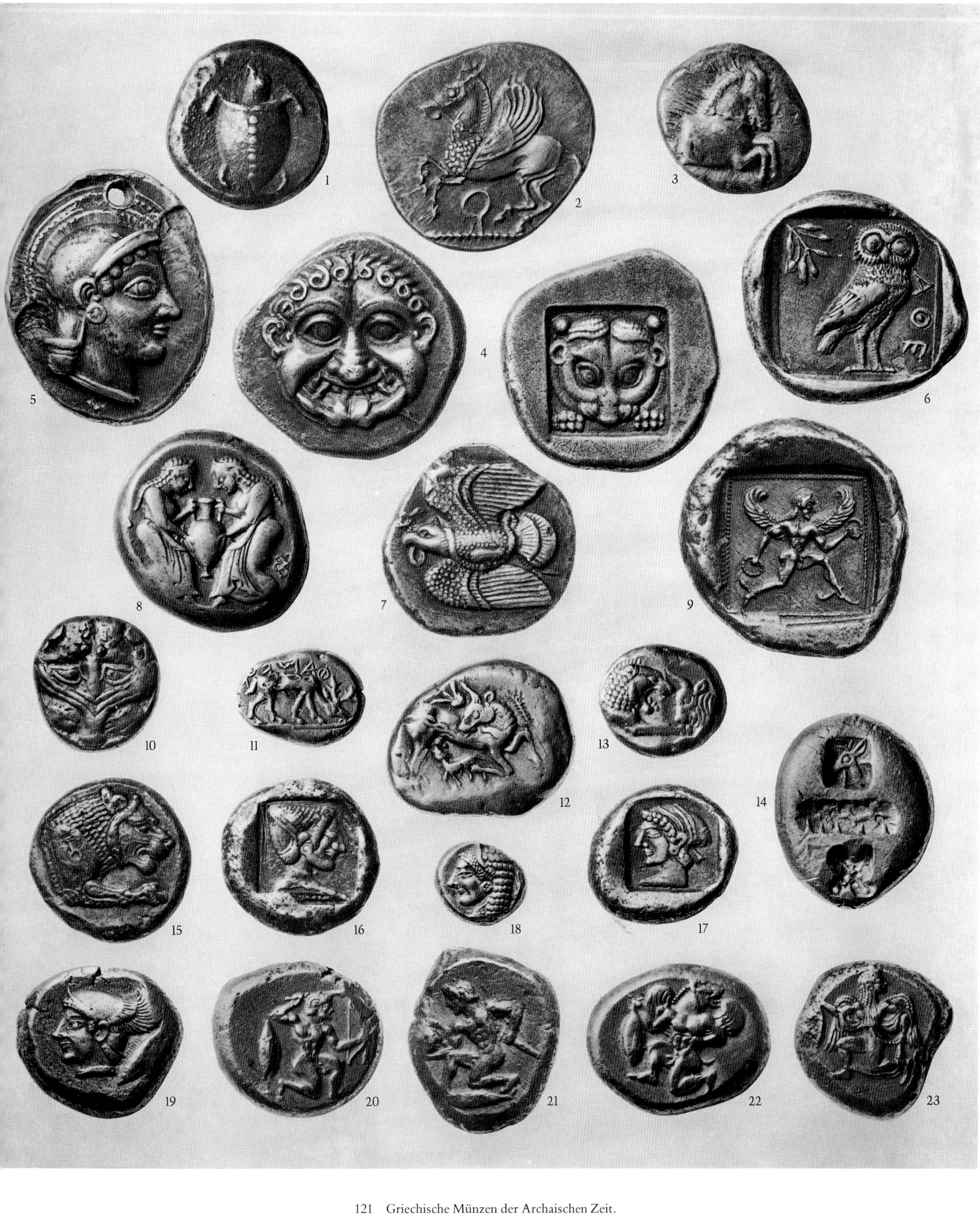

121 Griechische Münzen der Archaischen Zeit.
Griechisches Mutterland. 1 Aigina, um 560 v. Chr.; 2 Korinth, um 550; 3–6 Athen. 3 um 550/540, 4 um 530/520, 5/6 um 520/510; 7 Elis, um 510; 8 Pangaion-Gebiet (?), um 525; 9 Peparethos, um 500. – Kleinasien. 10 Samos, um 600; 11 Ephesos, um 600; 12 Miletos (?), um 575; 13 Lydien, 561–546; 14 Miletos, um 575; 15 Mylasa, um 500; 16/17 Knidos. 16 um 520, 17 um 510; 18 Phokaia, um 520; 19–23 Kyzikos. 19–21 um 520, 22/23 um 500. – Alle 2:1

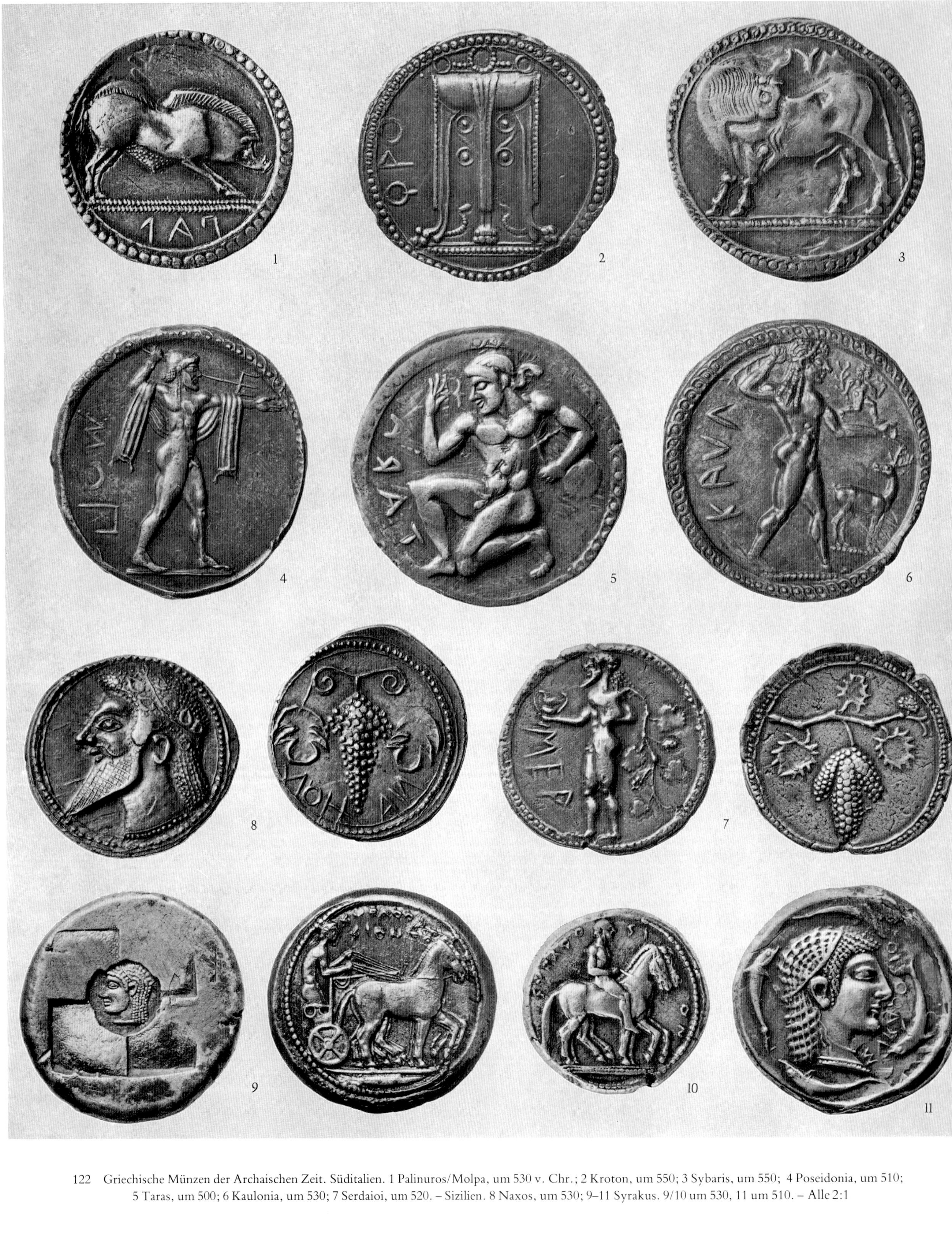

122 Griechische Münzen der Archaischen Zeit. Süditalien. 1 Palinuros/Molpa, um 530 v. Chr.; 2 Kroton, um 550; 3 Sybaris, um 550; 4 Poseidonia, um 510; 5 Taras, um 500; 6 Kaulonia, um 530; 7 Serdaioi, um 520. – Sizilien. 8 Naxos, um 530; 9–11 Syrakus. 9/10 um 530, 11 um 510. – Alle 2:1

DIE FRÜHE KLASSIK: DER STRENGE STIL · 500–450 V. CHR.

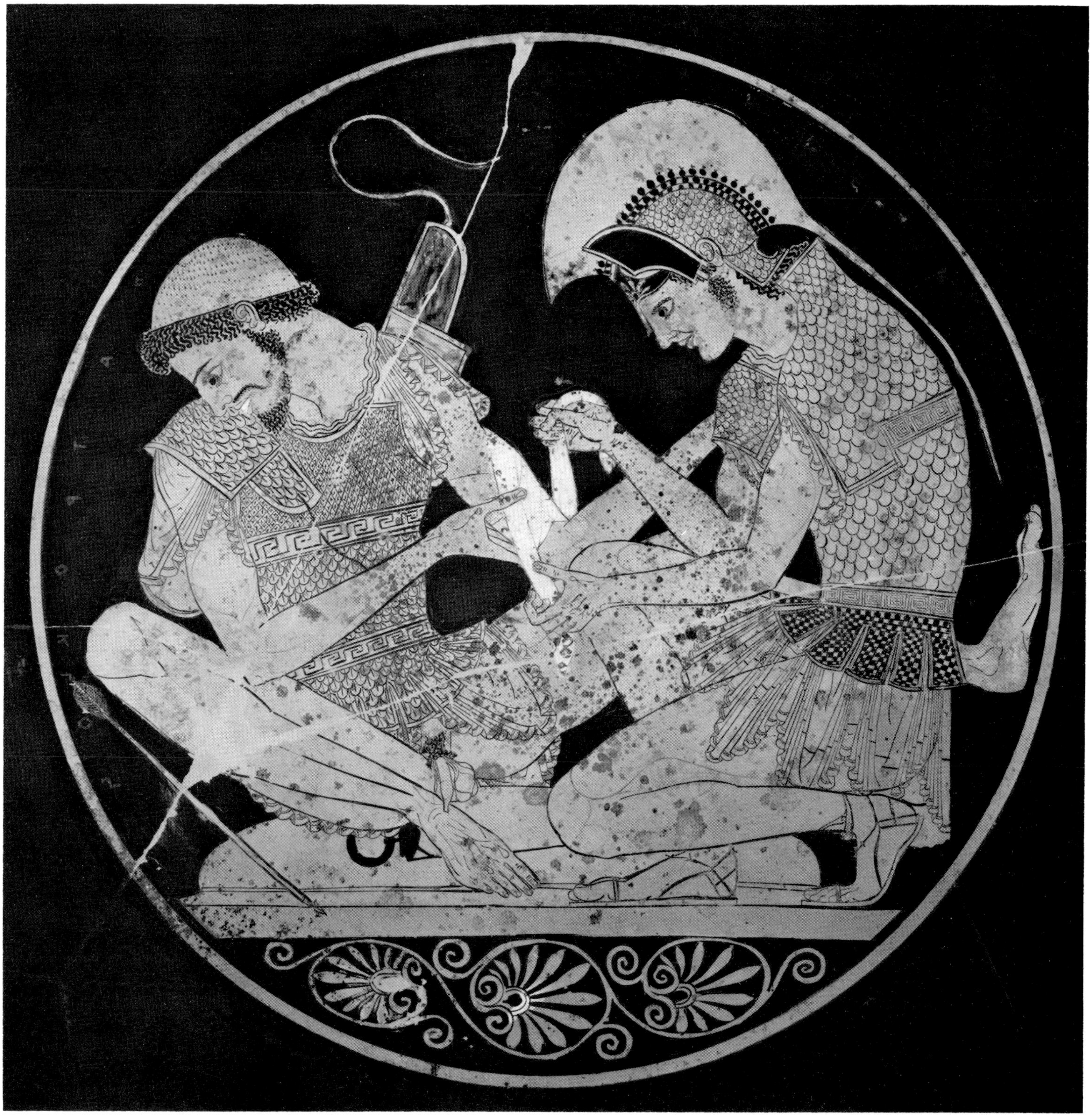

123 Sosias-Maler. Schale F 2278, Innenbild. Achilleus und Patroklos.
Schalendurchmesser 32,0 cm. Um 500 v. Chr. – Berlin-Charlottenburg, Staatliche Museen Preußischer Kulturbesitz

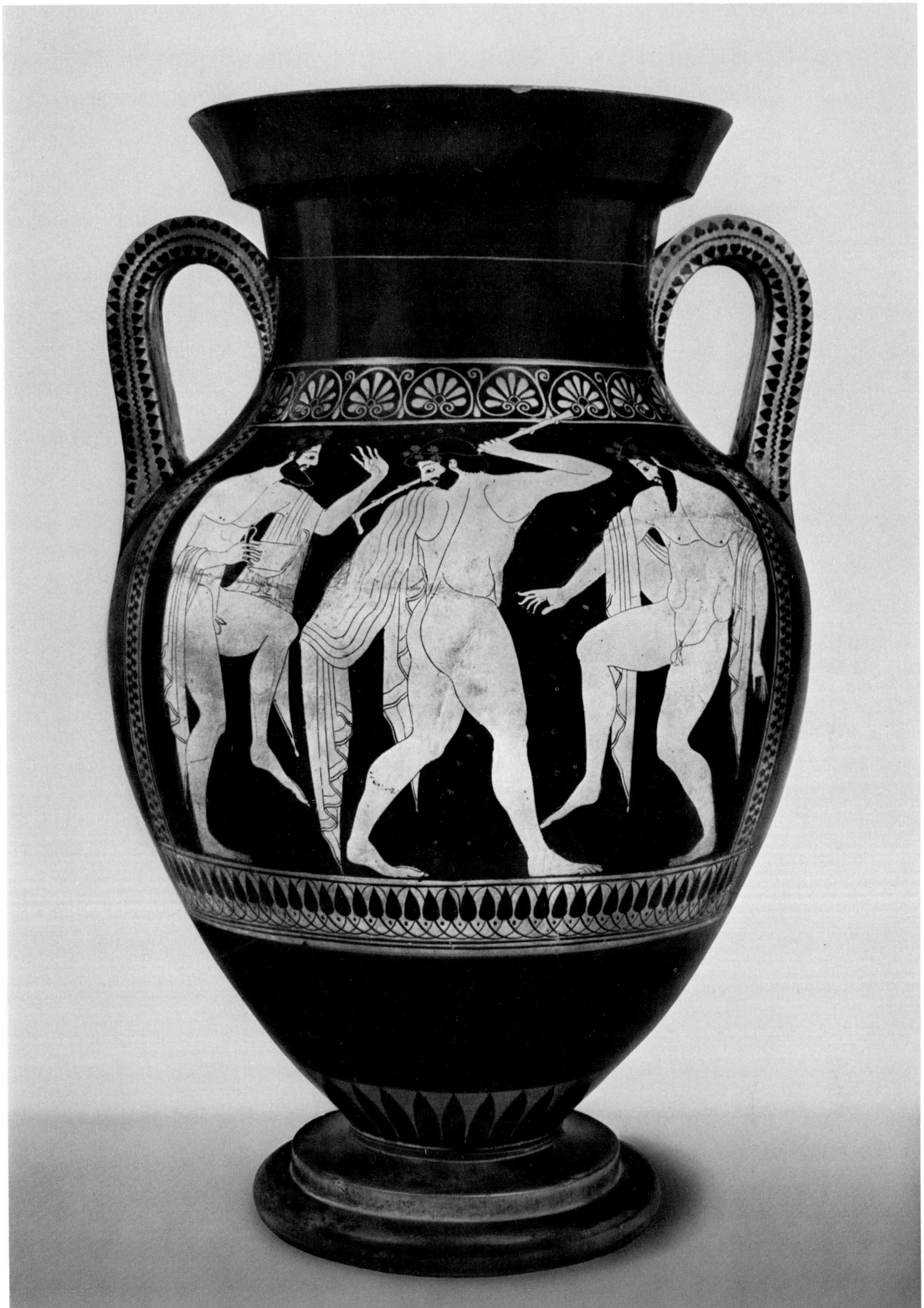

124 Euthymides. Amphora 2307, Rückseite. Tanzende Zecher.
Höhe 60,0 cm. Um 510/500 v. Chr. – München, Staatliche Antikensammlungen

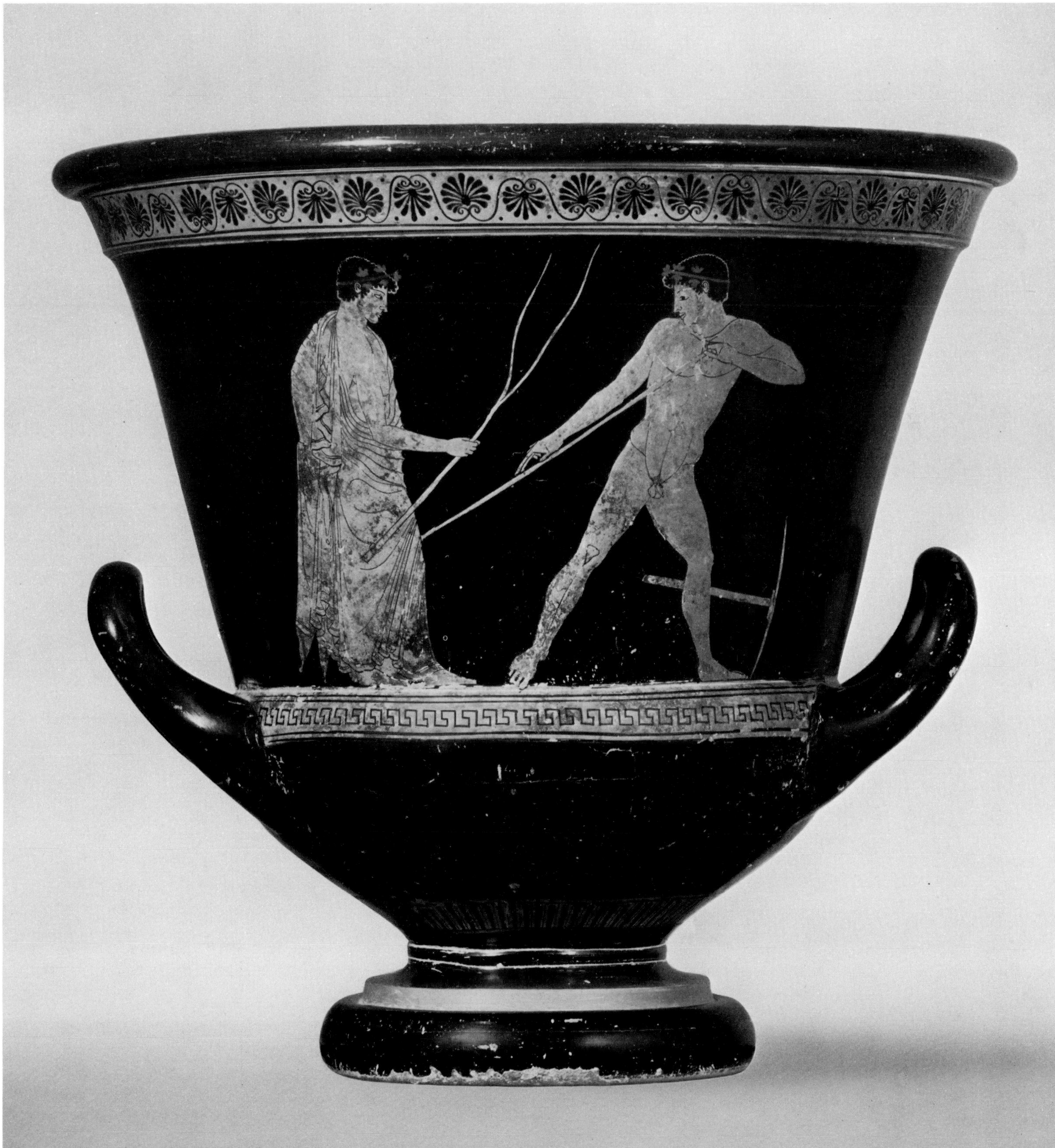

125 Kleophrades-Maler. Kelchkrater RC 4196. Wurfschütze und Trainer. Höhe 45,0 cm. Um 500/490 v. Chr. – Tarquinia, Museum

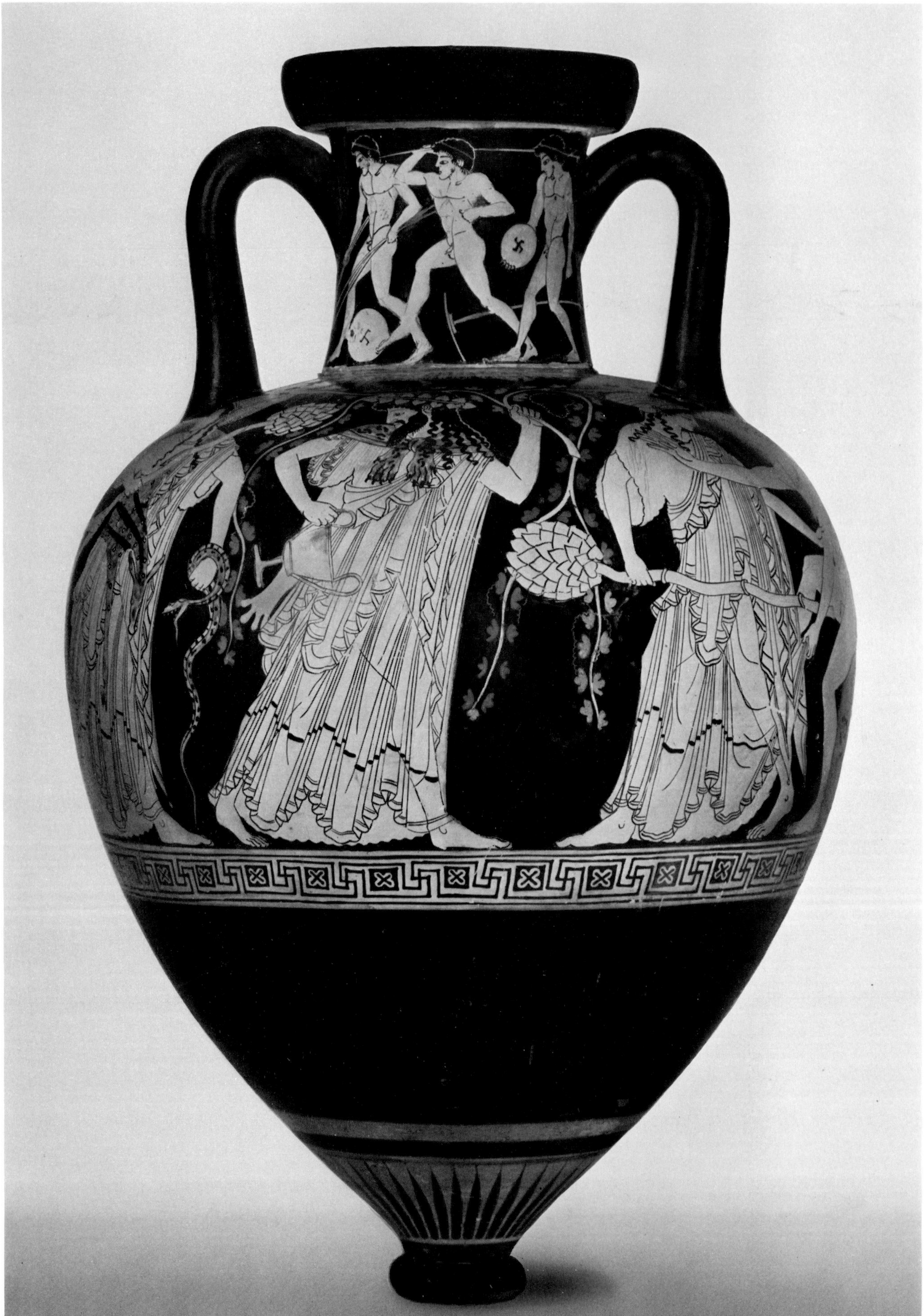

126 Kleophrades-Maler. Spitzamphora 2344, Vorderseite. Vgl. Taf. XXI. Dionysos mit Mänaden und Satyrn. Am Hals: Athleten. Höhe 56,0 cm. Um 500/490 v. Chr. – München, Staatliche Antikensammlungen

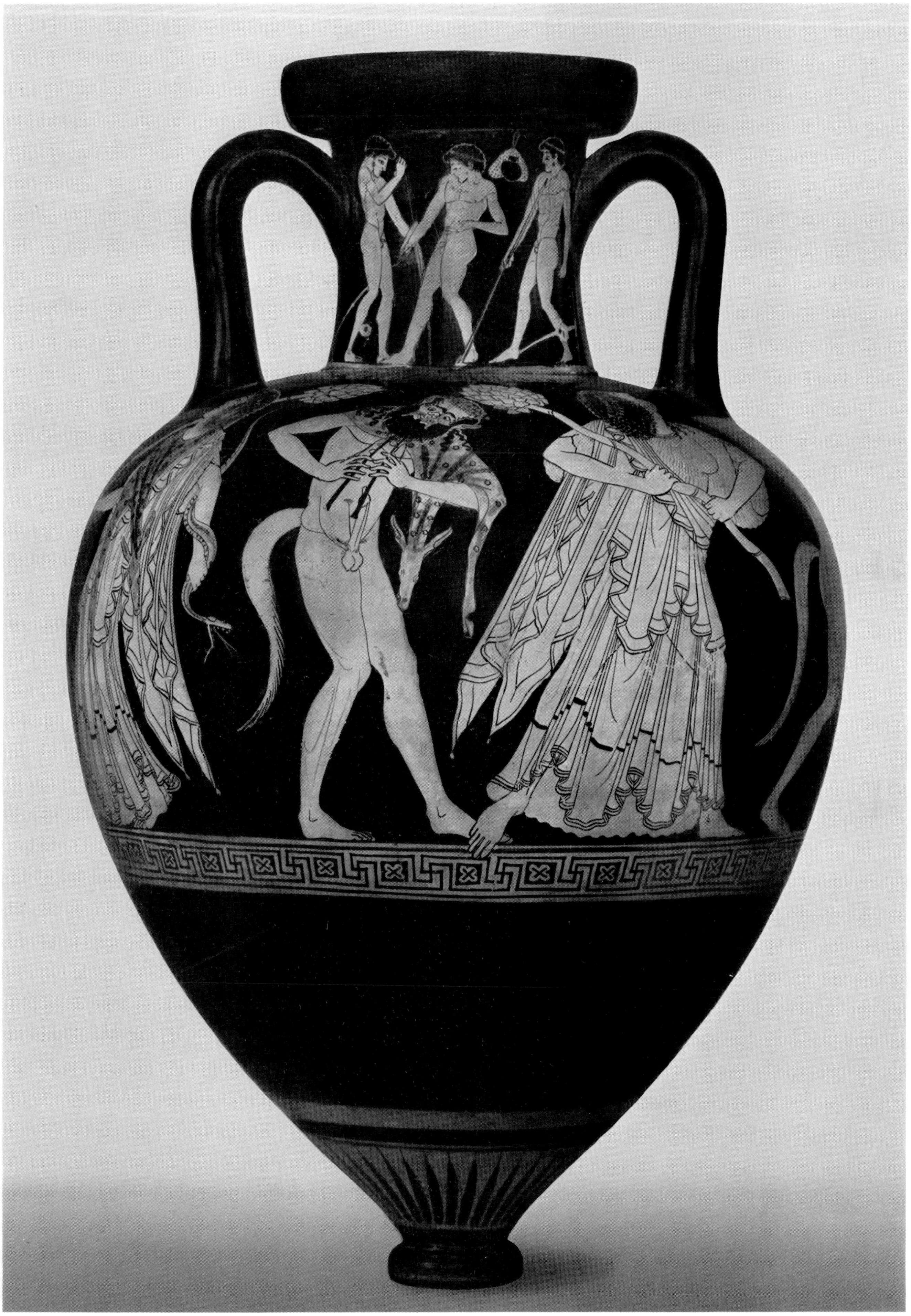

127 Kleophrades-Maler. Spitzamphora 2344, Rückseite. Satyrn und Mänaden. Am Hals: Athleten. Vgl. Taf. 126, XXII

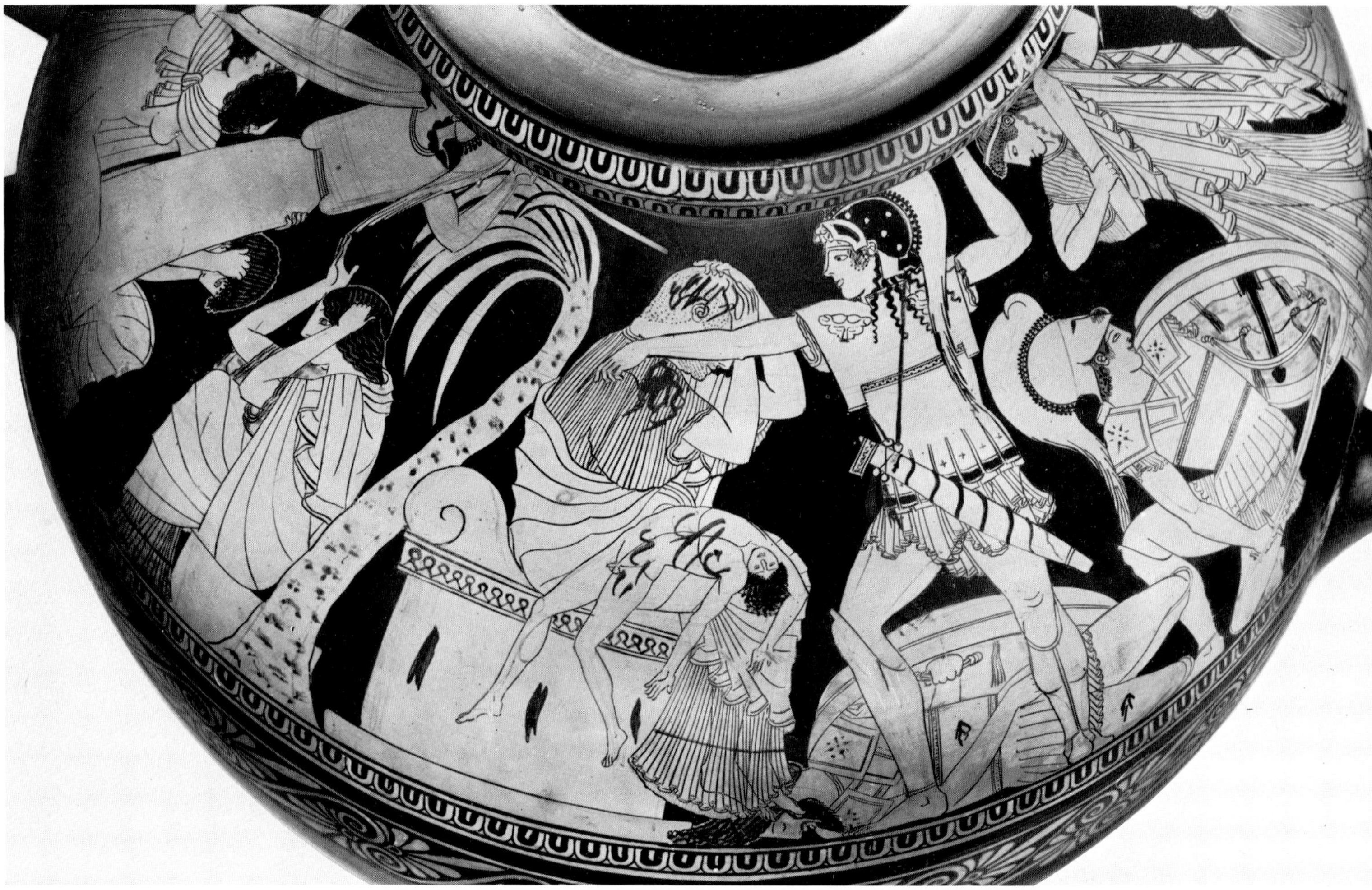

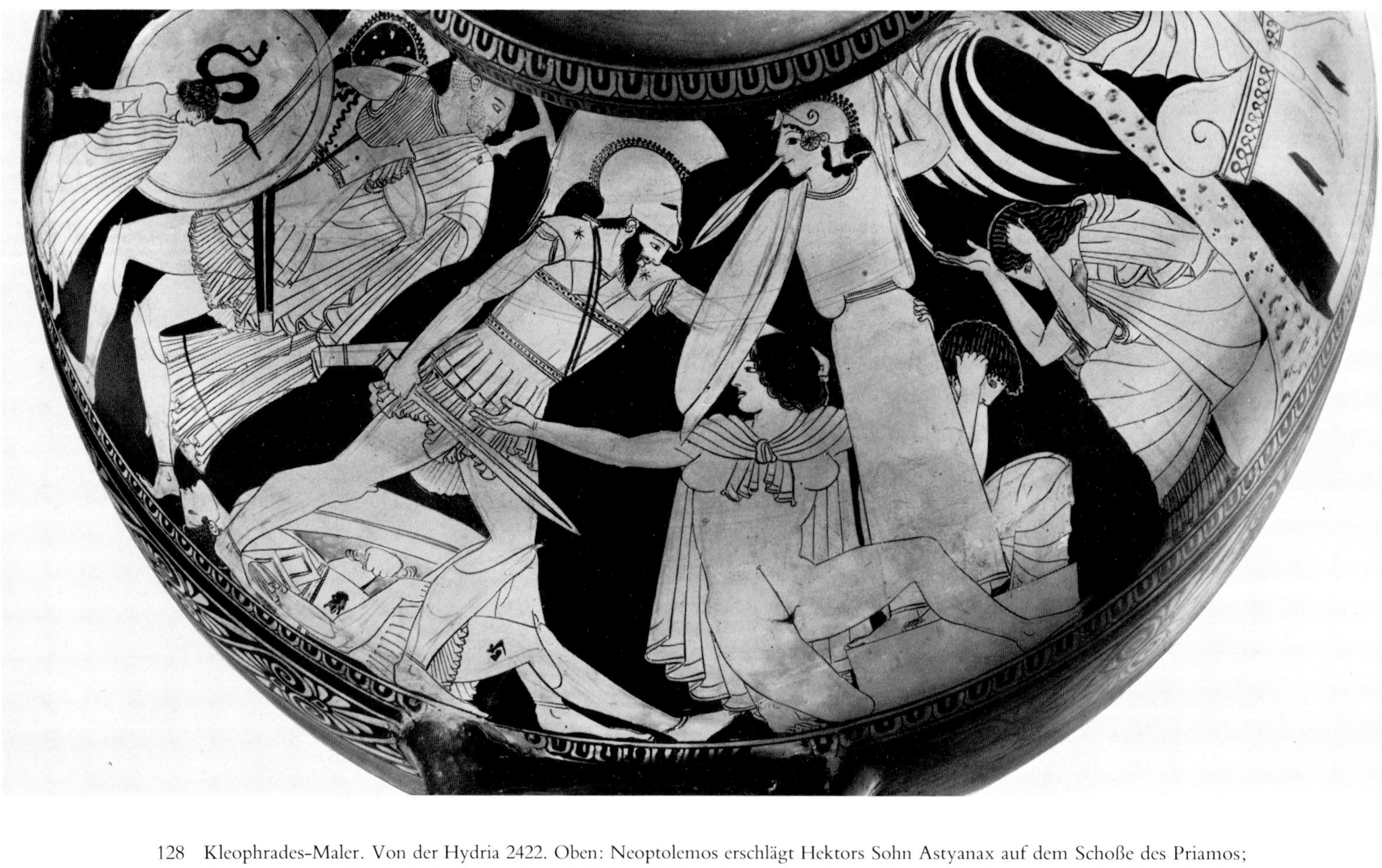

128 Kleophrades-Maler. Von der Hydria 2422. Oben: Neoptolemos erschlägt Hektors Sohn Astyanax auf dem Schoße des Priamos; unten: Helena, von Menelaos bedroht, umgreift das Palladium. Höhe 42,0 cm. Um 480 v. Chr. – Neapel, Museo Nazionale Archeologico

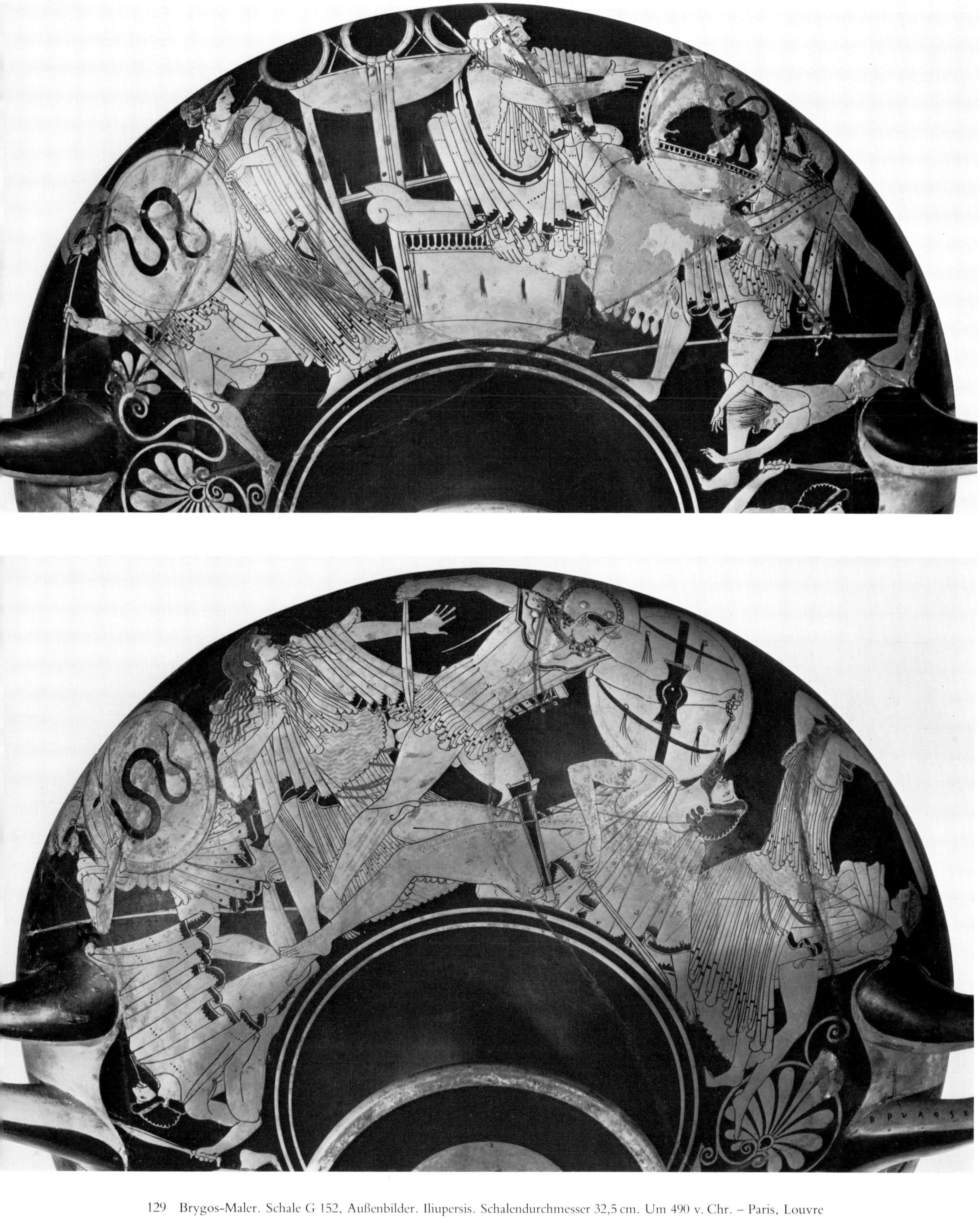

129 Brygos-Maler. Schale G 152, Außenbilder. Iliupersis. Schalendurchmesser 32,5 cm. Um 490 v. Chr. – Paris, Louvre

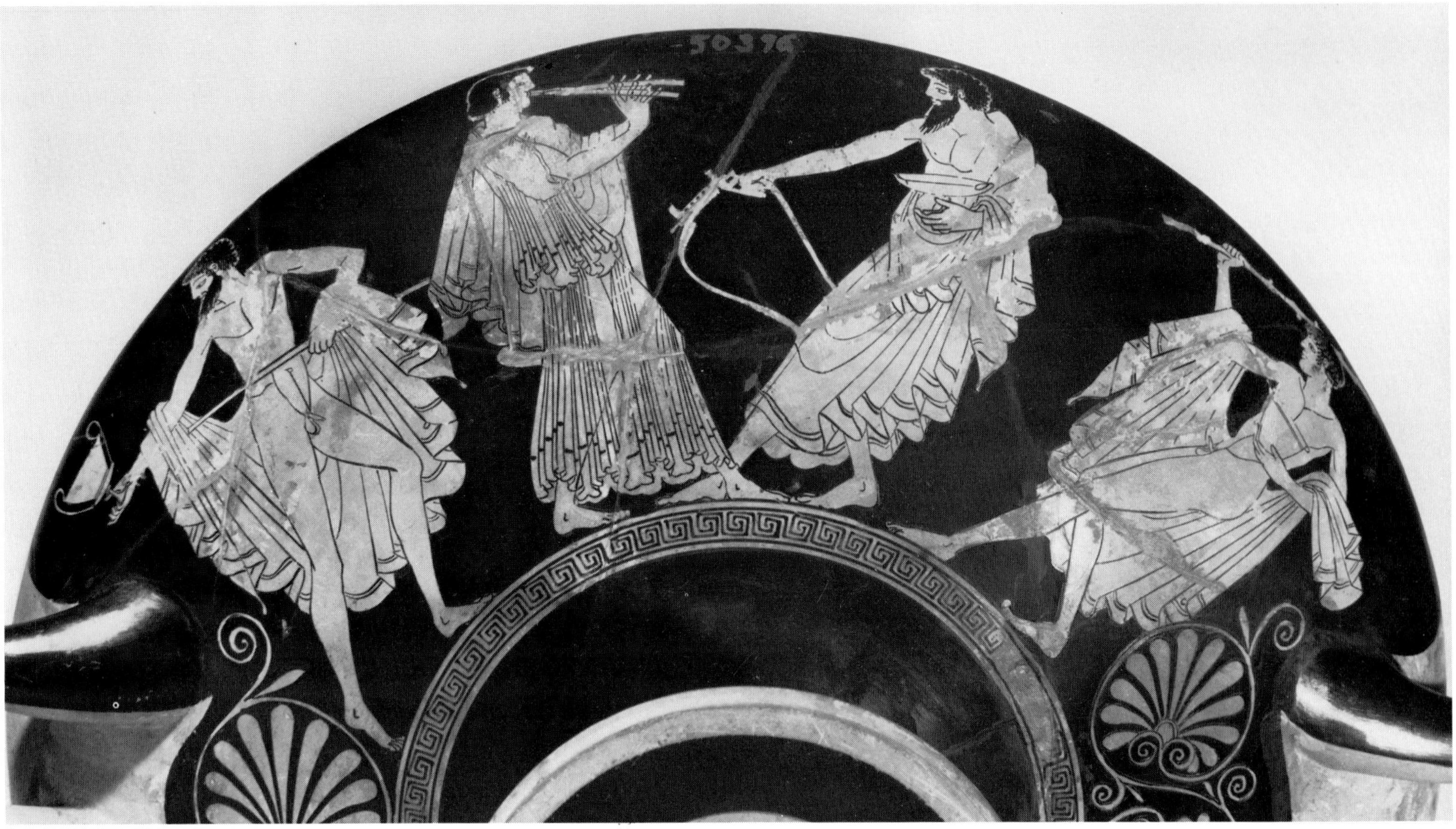

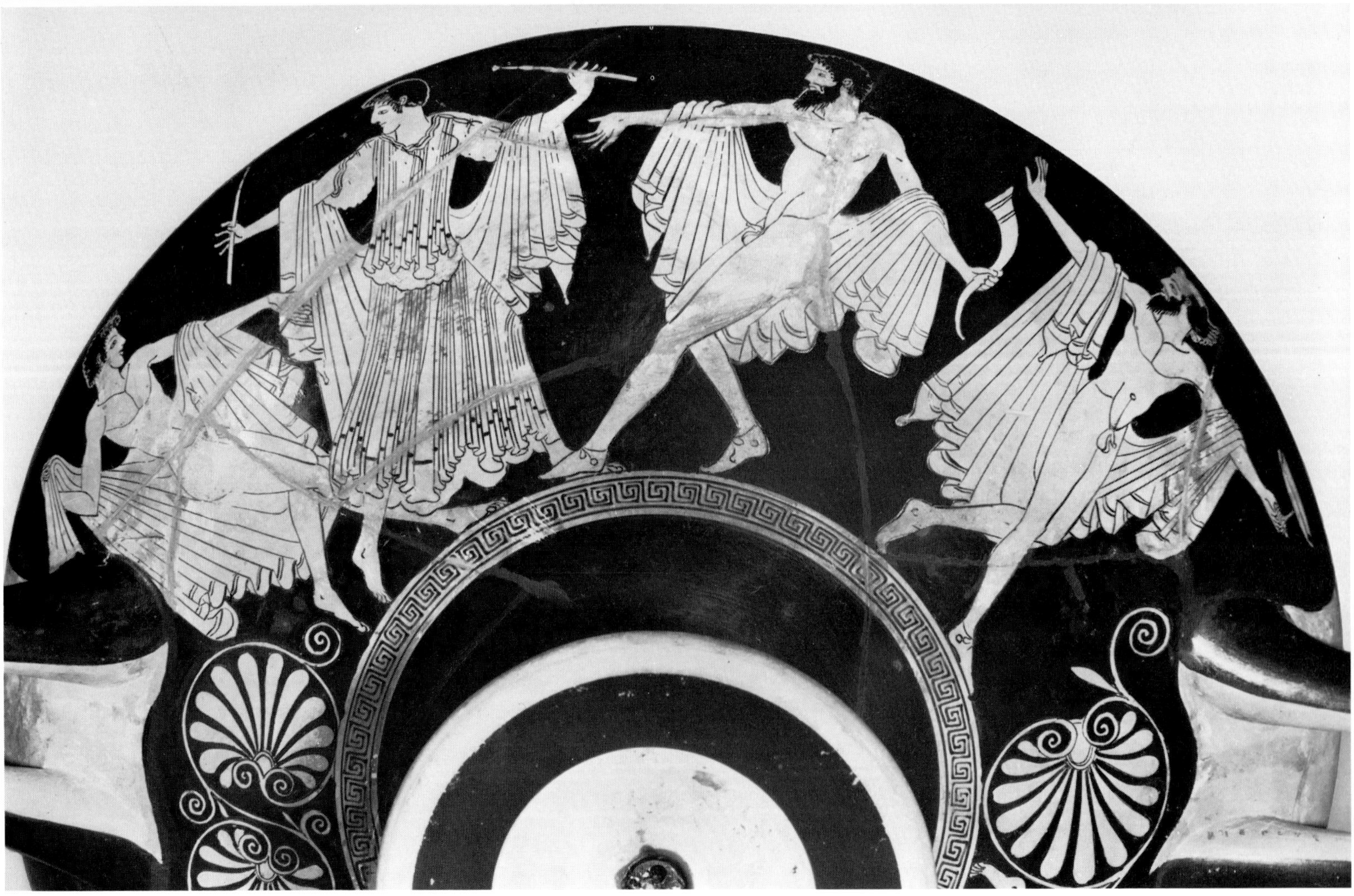

130 Makron. Schale 50369, Außenbilder. Komos. Schalendurchmesser 32,5 cm. Um 490 v. Chr. – Rom, Villa Giulia

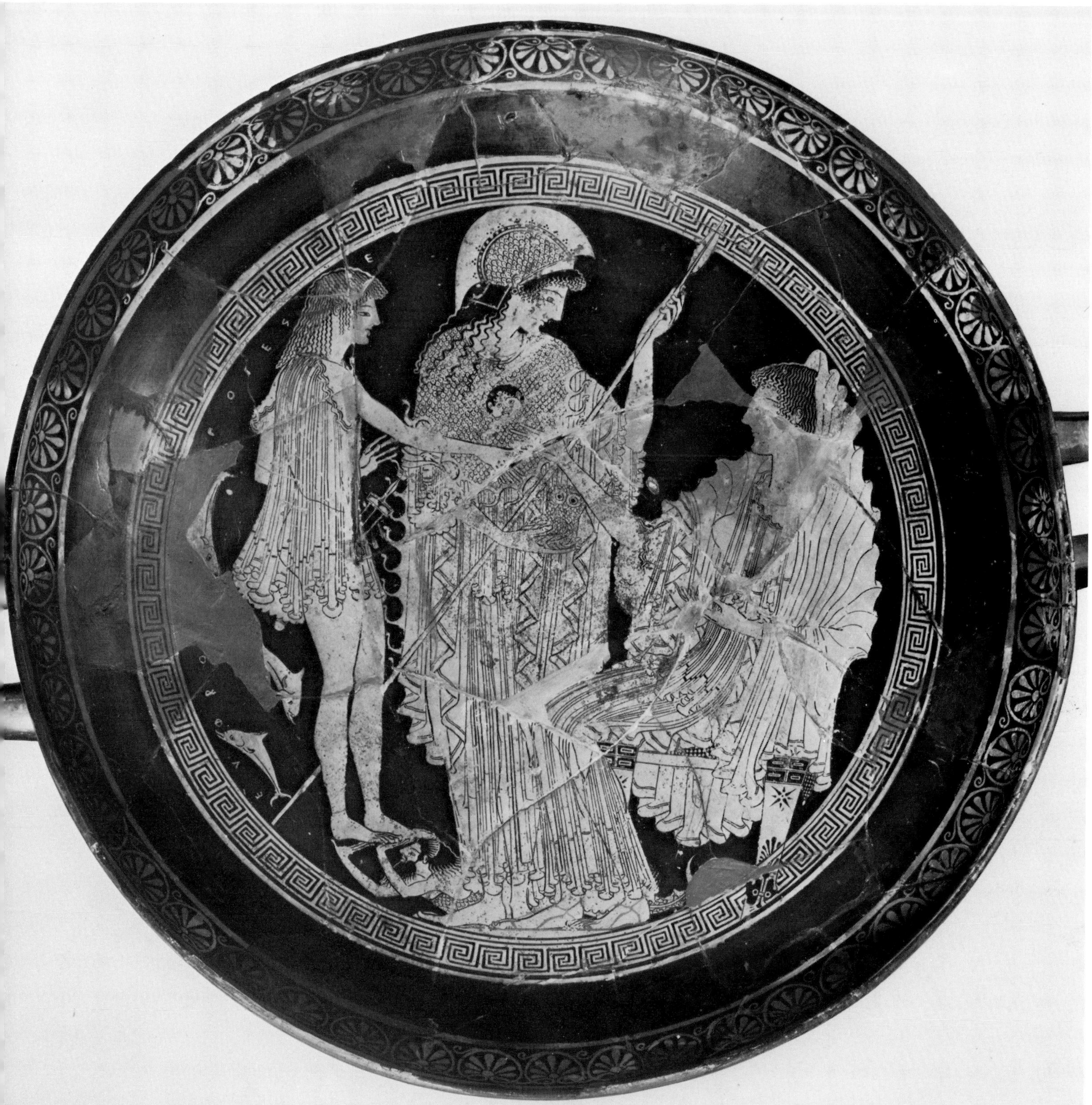

131 Panaitios-Maler. Schale G 104, Innenbild. Theseus und Amphitrite. Schalendurchmesser 40,0 cm. Um 500/490 v. Chr. – Paris, Louvre

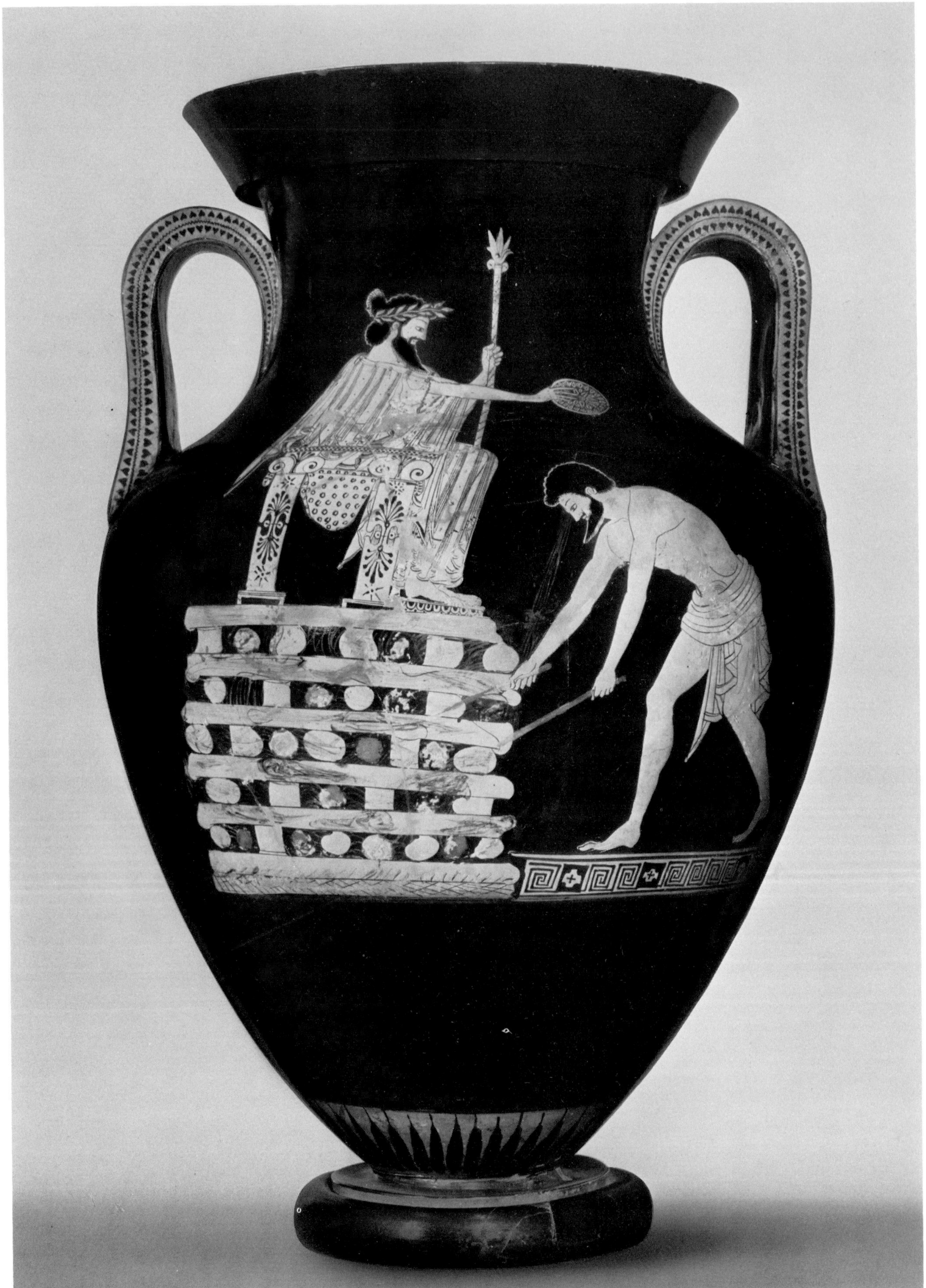

132 Myson. Amphora G 197. Kroisos auf dem Scheiterhaufen. Höhe 58,5 cm. Um 500 v. Chr. – Paris, Louvre

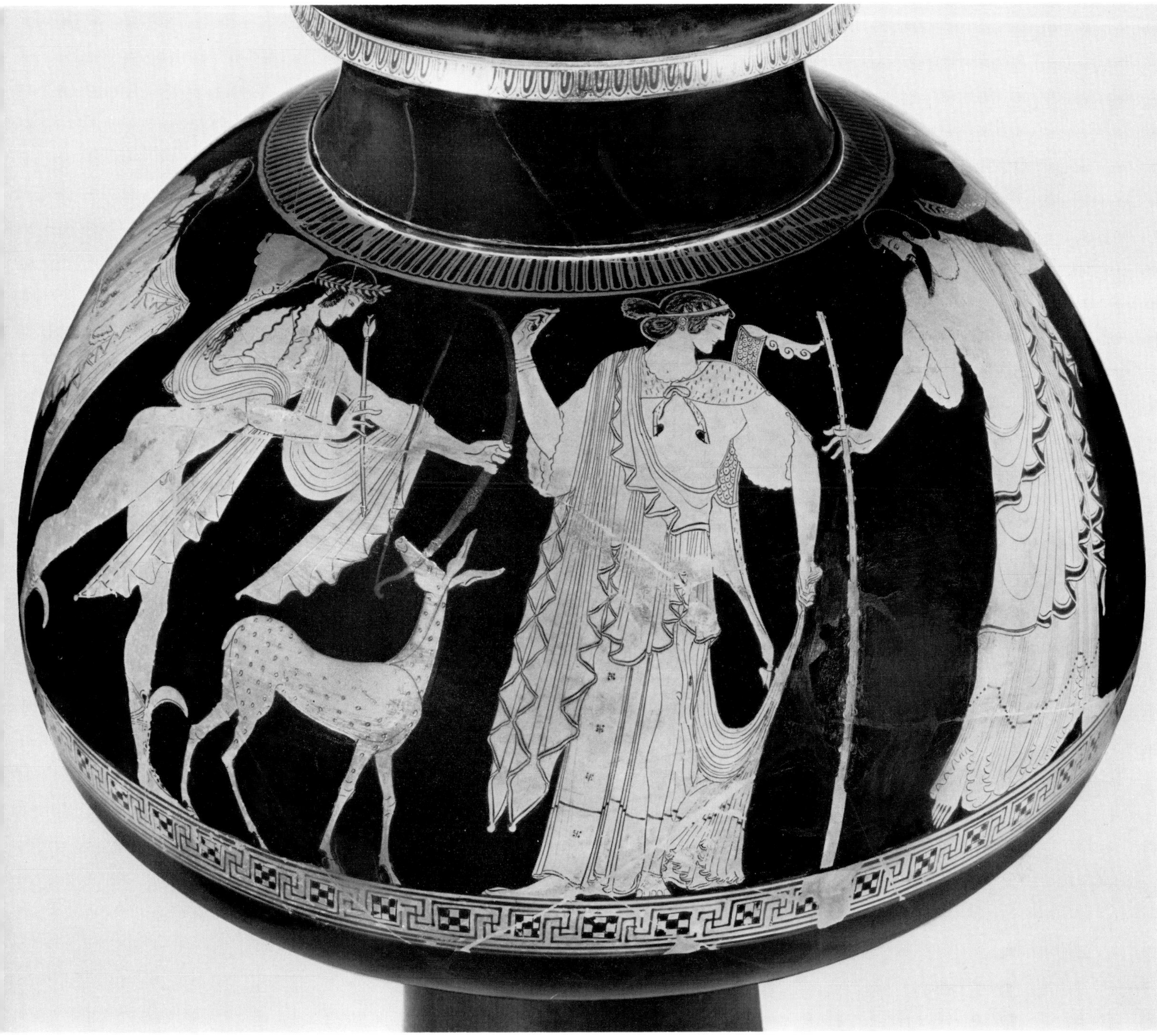

133 Pan-Maler. Vom Psykter 2417. Apollon und Artemis. Gesamthöhe 34,5 cm. Um 490 v. Chr. – München, Staatliche Antikensammlungen

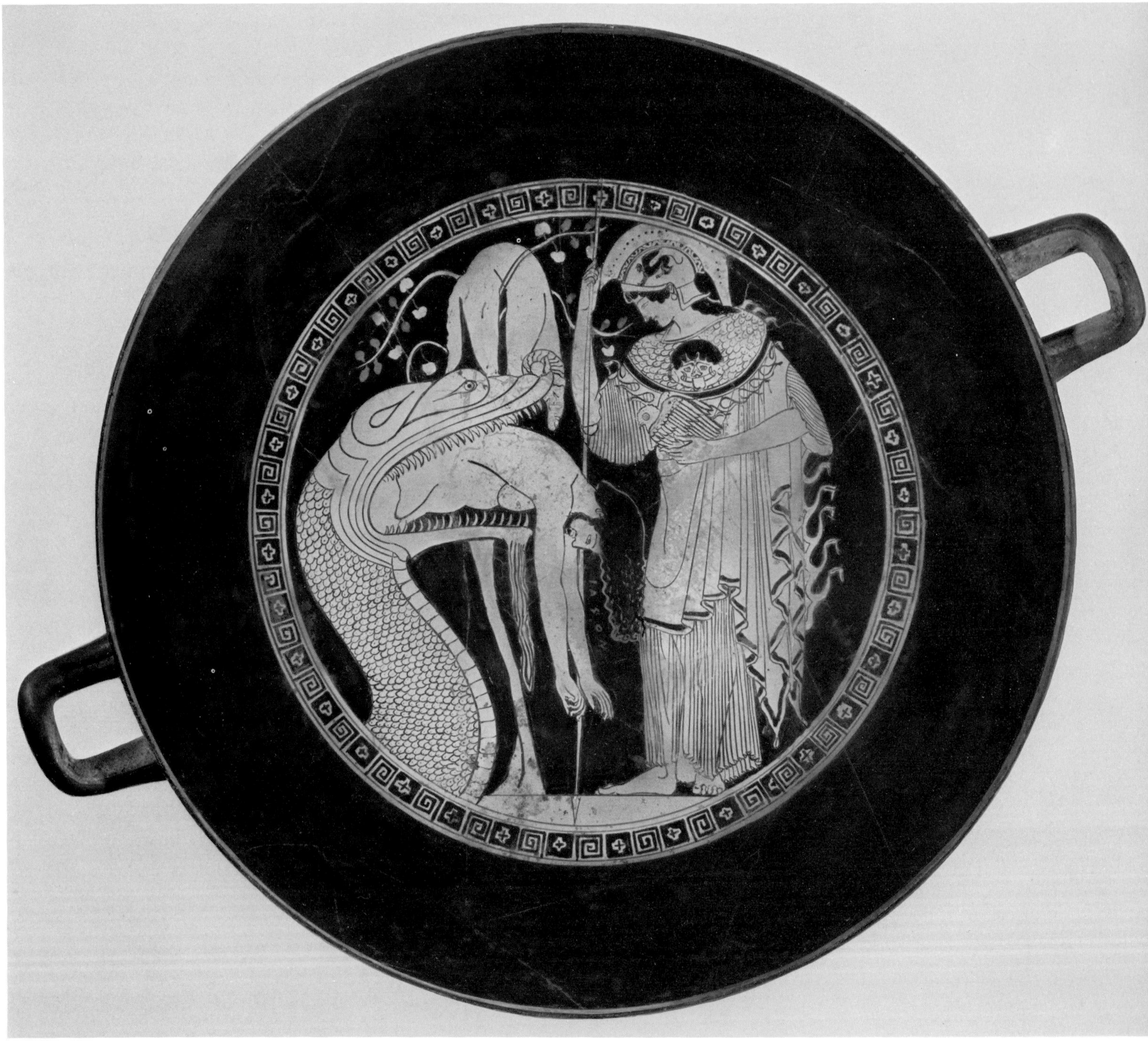

134 Duris, Schale, Innenbild. Athena, Jason und der Drache. Schalendurchmesser 30,0 cm. Um 480/470 v. Chr. – Vatikan

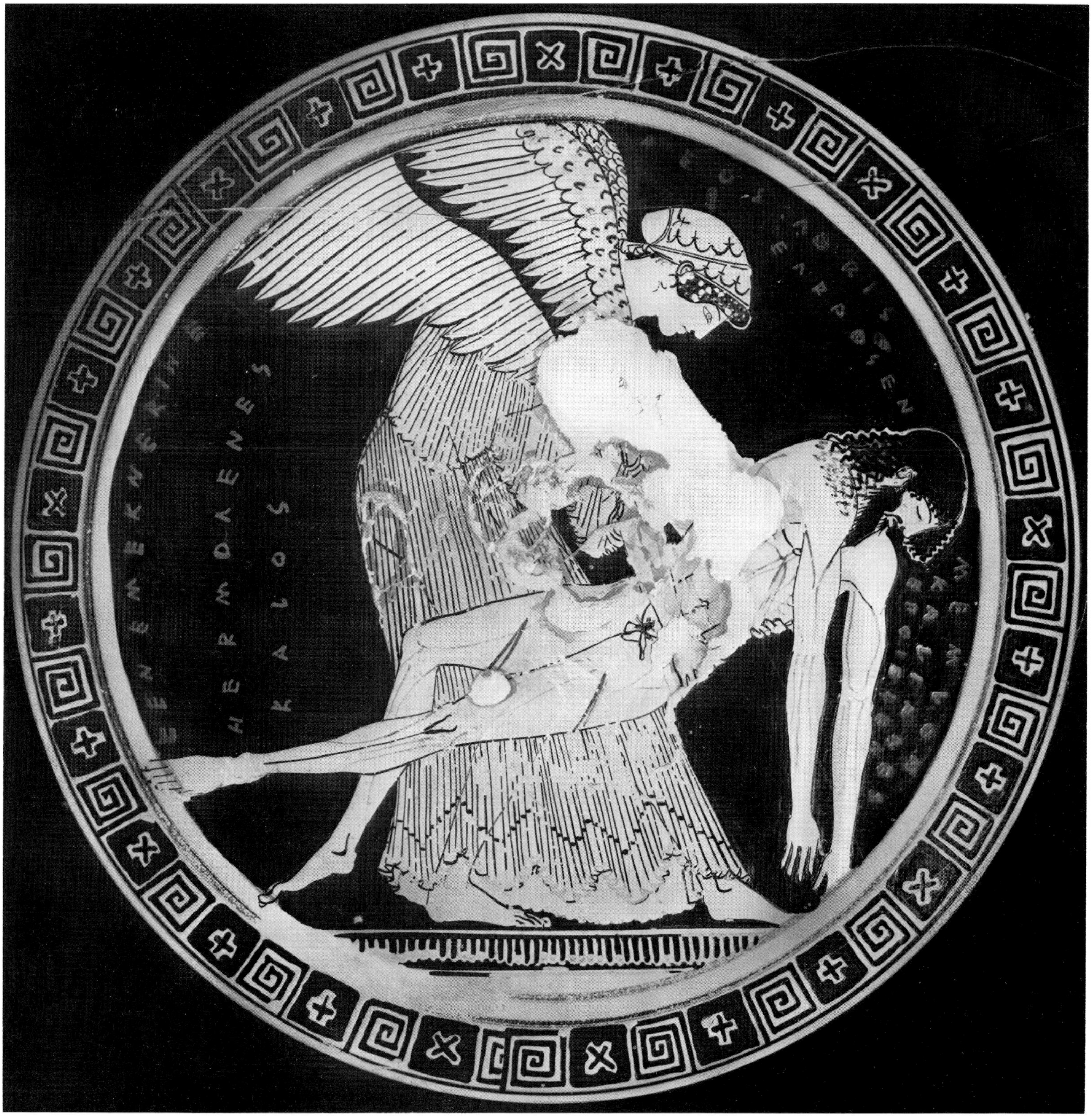

135 Duris, Schale G 115, Innenbild. Eos und Memnon. Schalendurchmesser 26,0 cm. Um 490 v. Chr. – Paris, Louvre

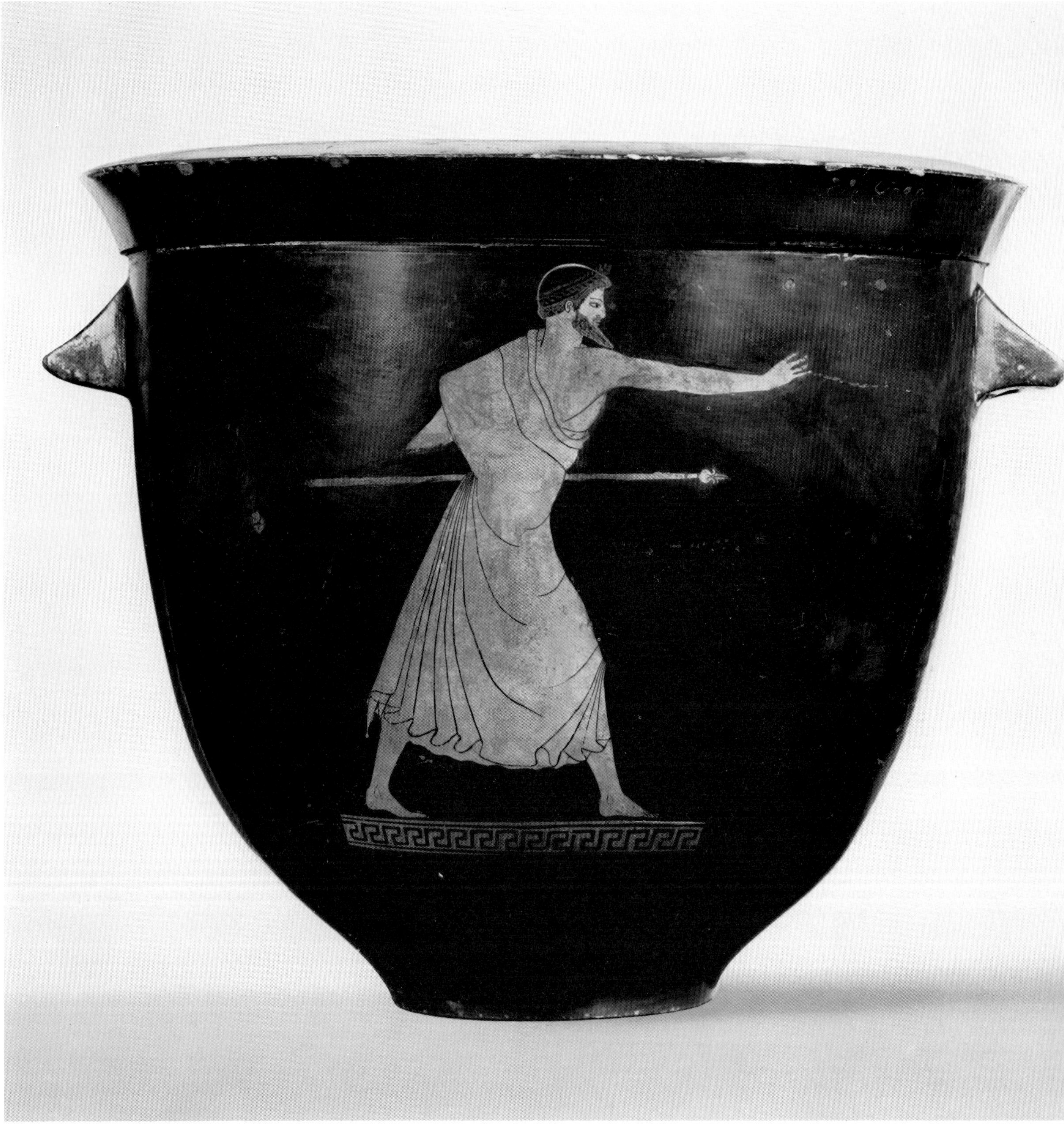

136 Berliner Maler. Glockenkrater G 175, Vorderseite. Zeus. Höhe 33,0 cm. Um 490/480 v. Chr. – Paris, Louvre

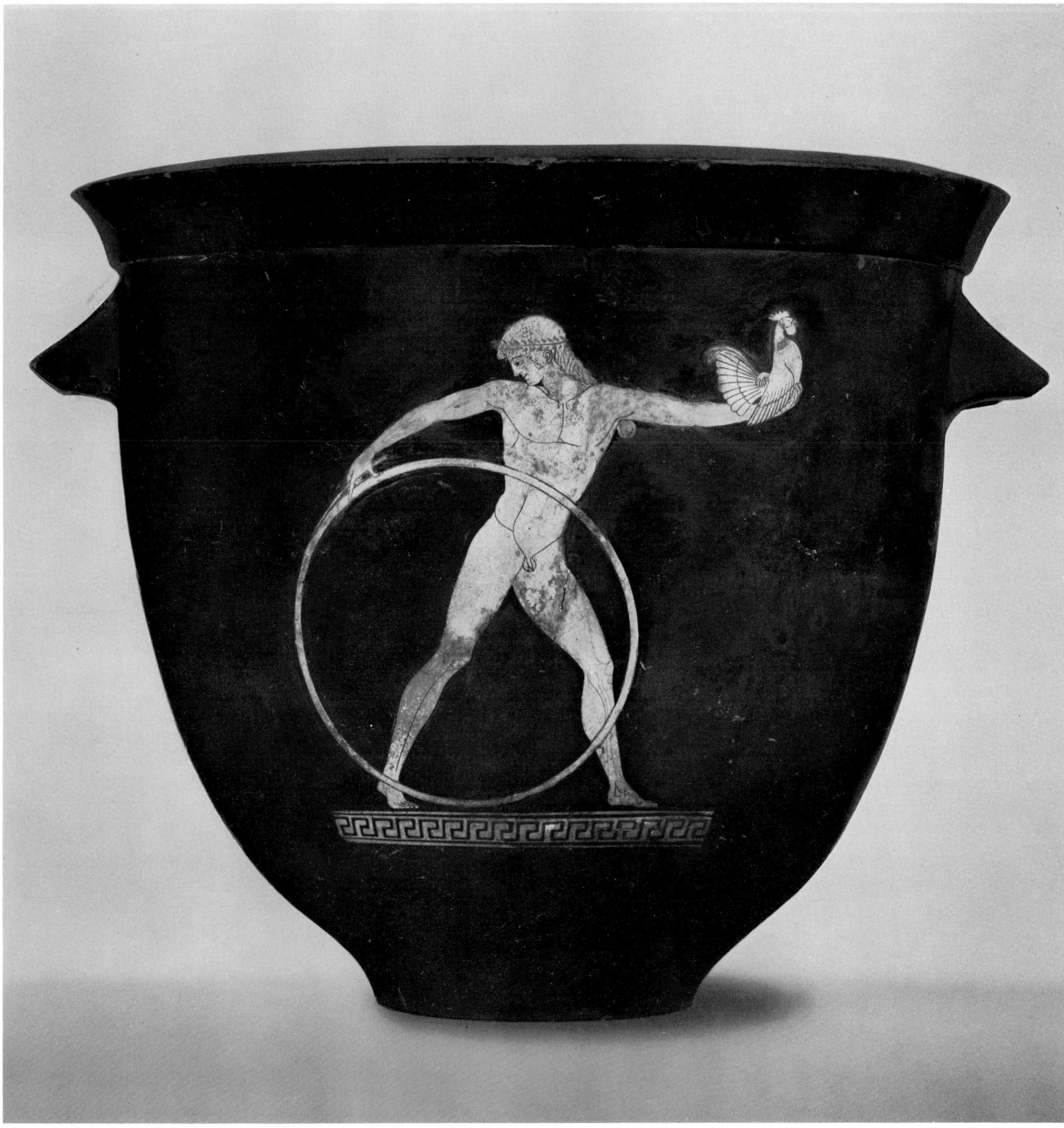

137 Berliner Maler. Glockenkrater G 175, Rückseite. Ganymed. Vgl. Taf. 136

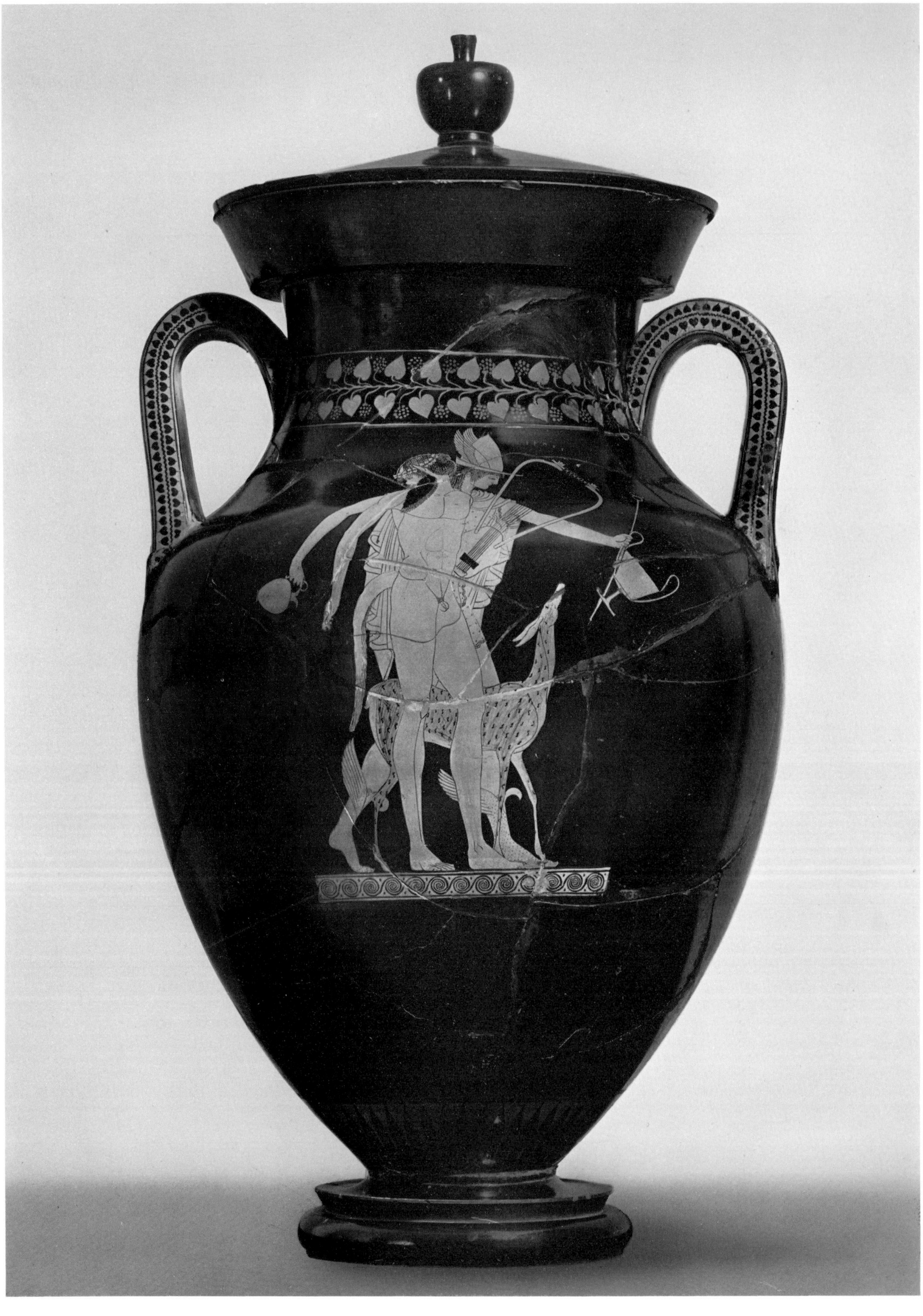

138 Berliner Maler. Amphora F 2160, Vorderseite. Hermes und der Satyr Oreimachos.
Höhe 69,0 cm. Um 490 v. Chr. – Berlin-Charlottenburg, Staatliche Museen Preußischer Kulturbesitz

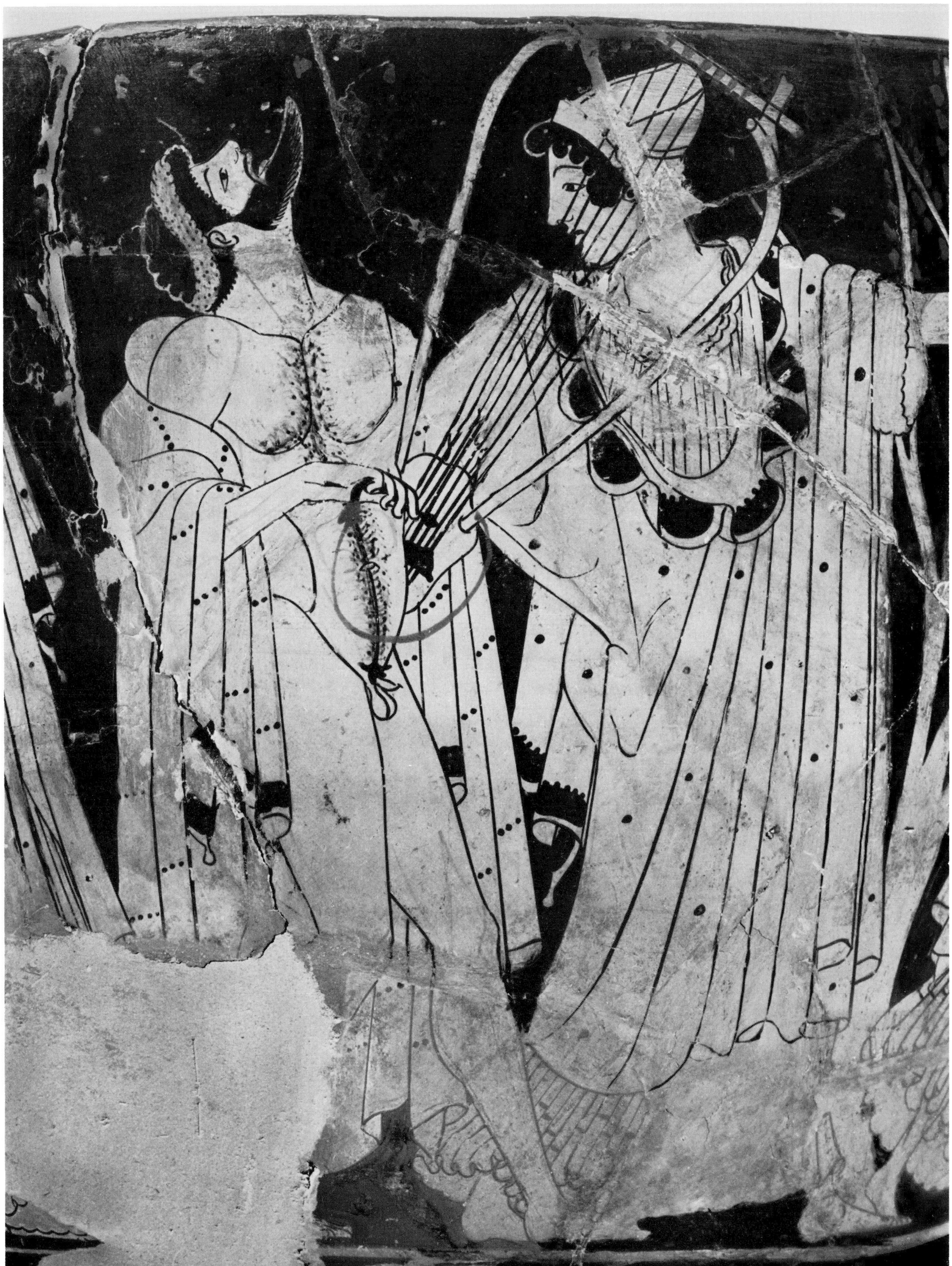

139 Brygos-Maler. Skyphos G 156. Von der Rückseite. Zecher und Hetäre. Gesamthöhe 19,5 cm. Um 490 v. Chr. – Paris, Louvre

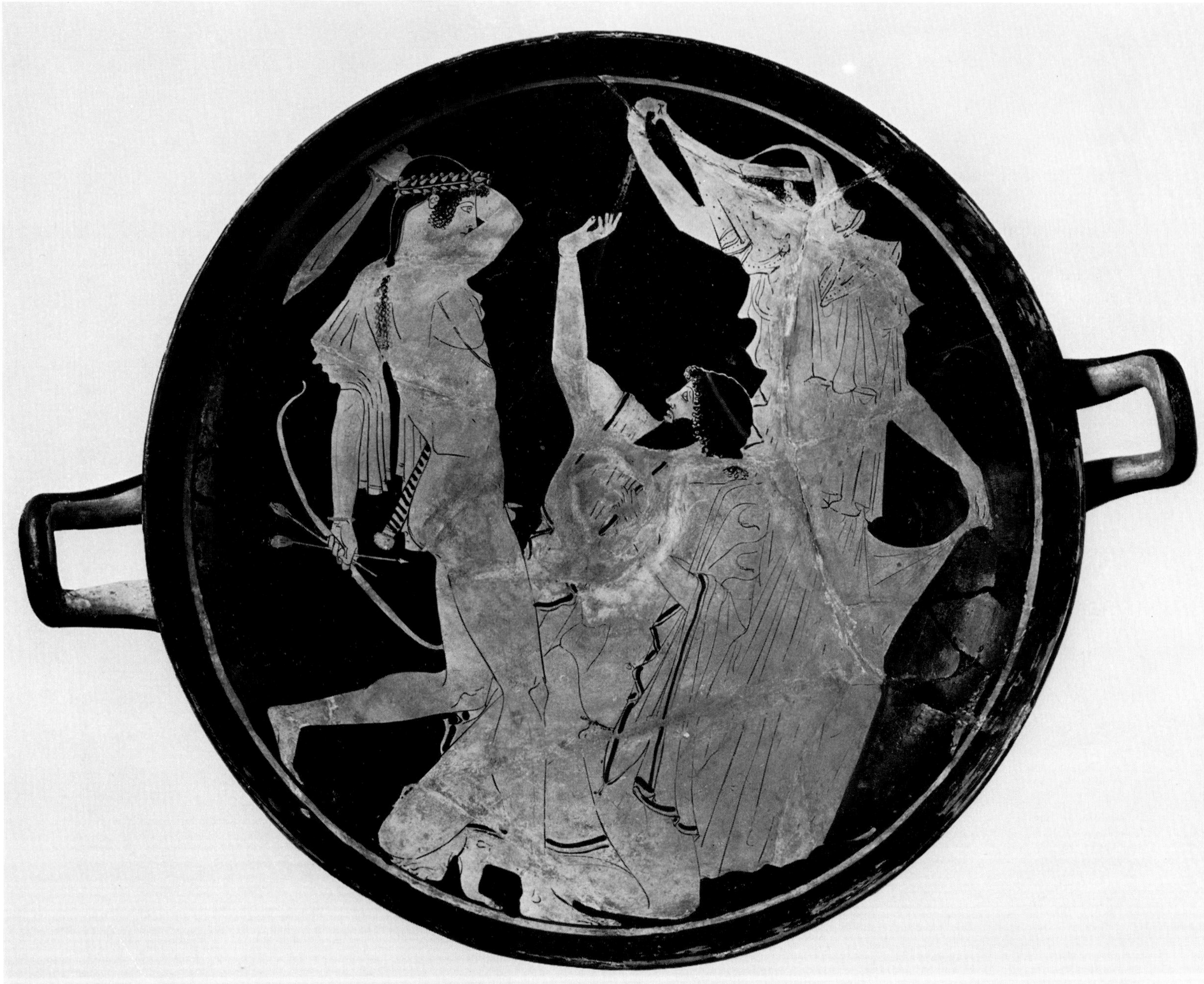

140 Penthesilea-Maler. Schale 2689, Innenbild. Apollon, Tityos und Leto.
Schalendurchmesser 40,0 cm. Um 455 v. Chr. – München, Staatliche Antikensammlungen

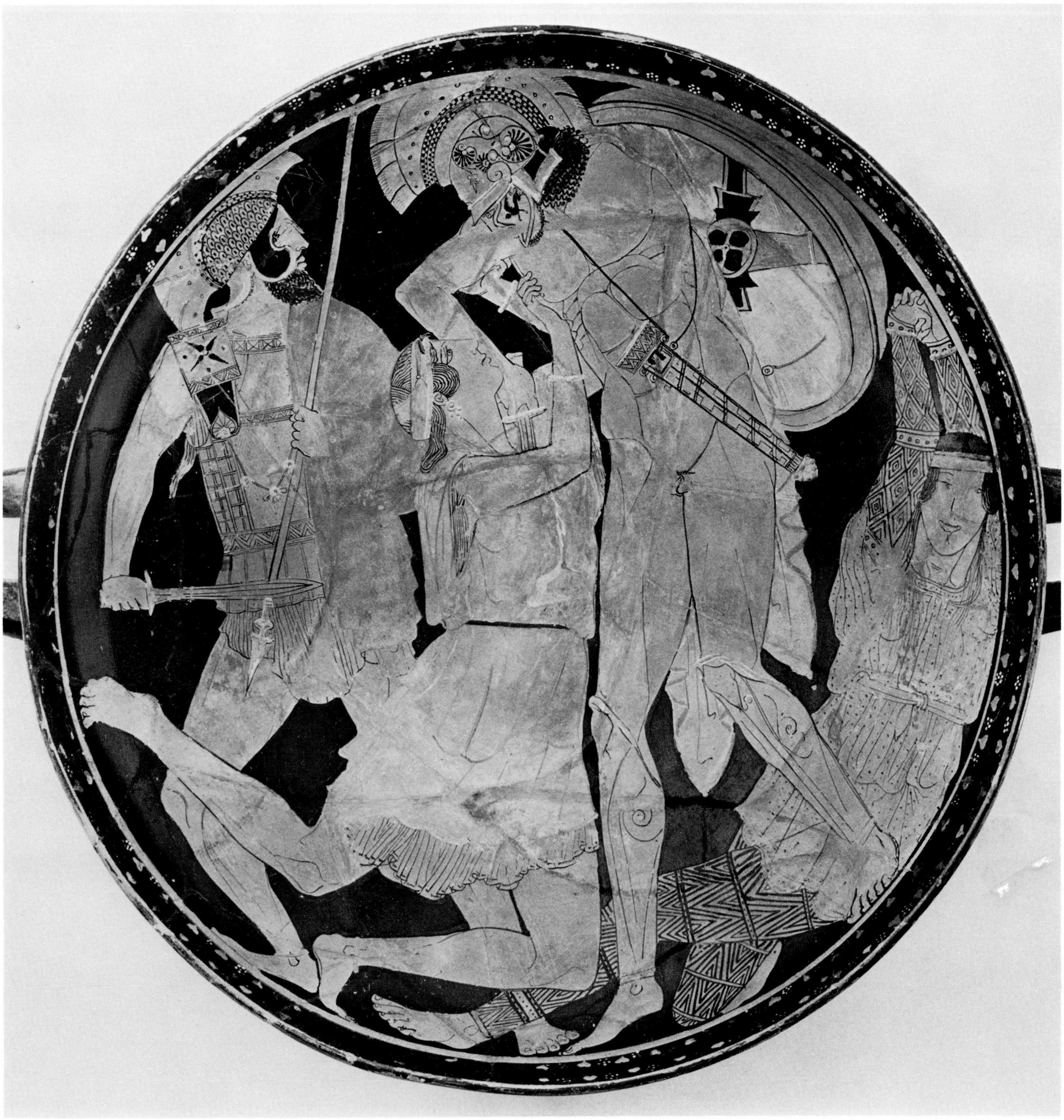

141 Penthesilea-Maler. Schale 2688, Innenbild. Achilleus und Penthesilea.
Schalendurchmesser 43,0 cm. Um 455 v. Chr. – München, Staatliche Antikensammlungen

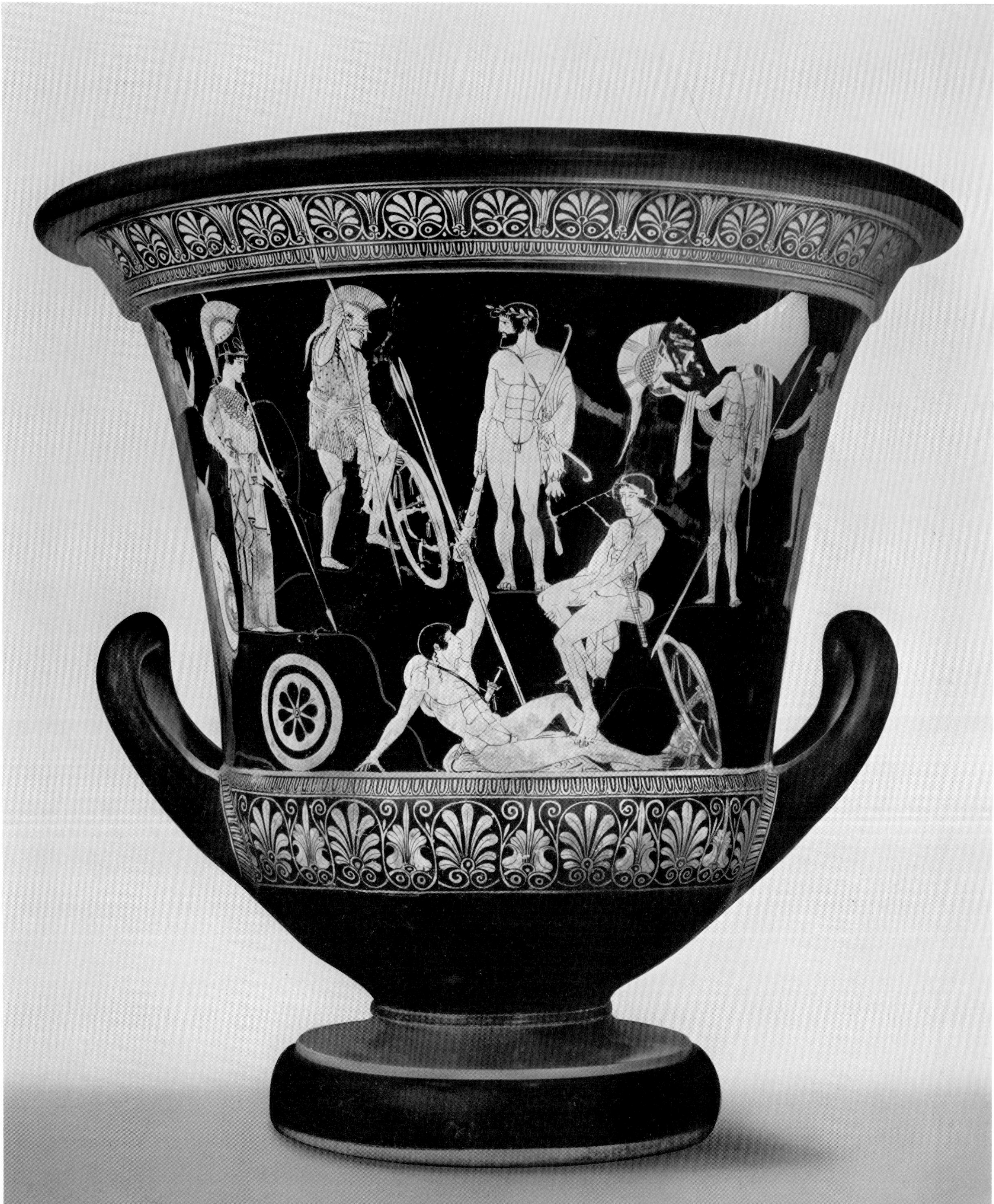

142 Niobiden-Maler. Kelchkrater G 341, Vorderseite. Herakles inmitten anderer Helden.
Höhe 54,0 cm. Um 455/450 v. Chr. – Paris, Louvre

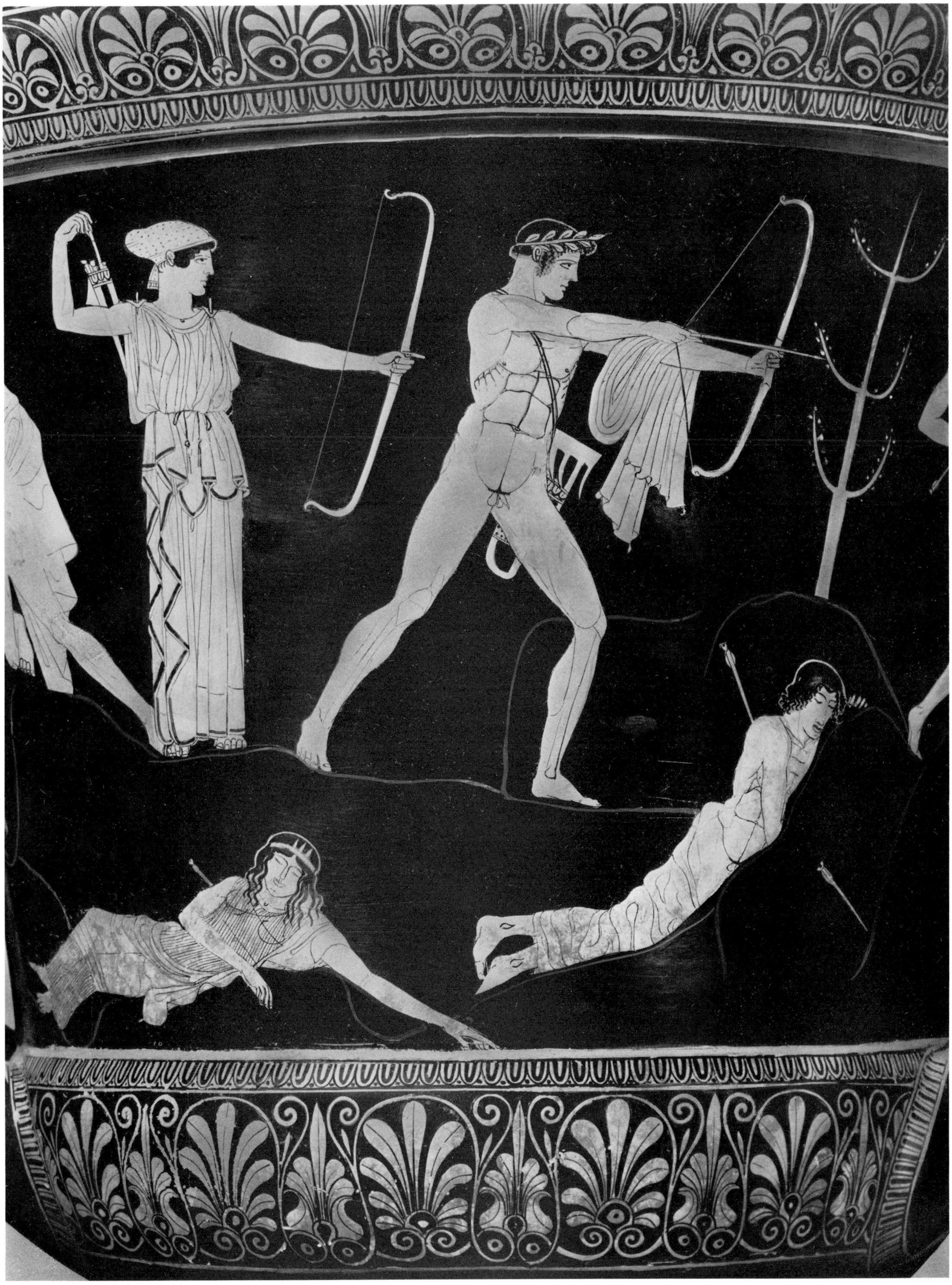

143 Niobiden-Maler. Kelchkrater G 341. Von der Rückseite. Tötung der Niobiden durch Apollon und Artemis. Vgl. Taf. 142

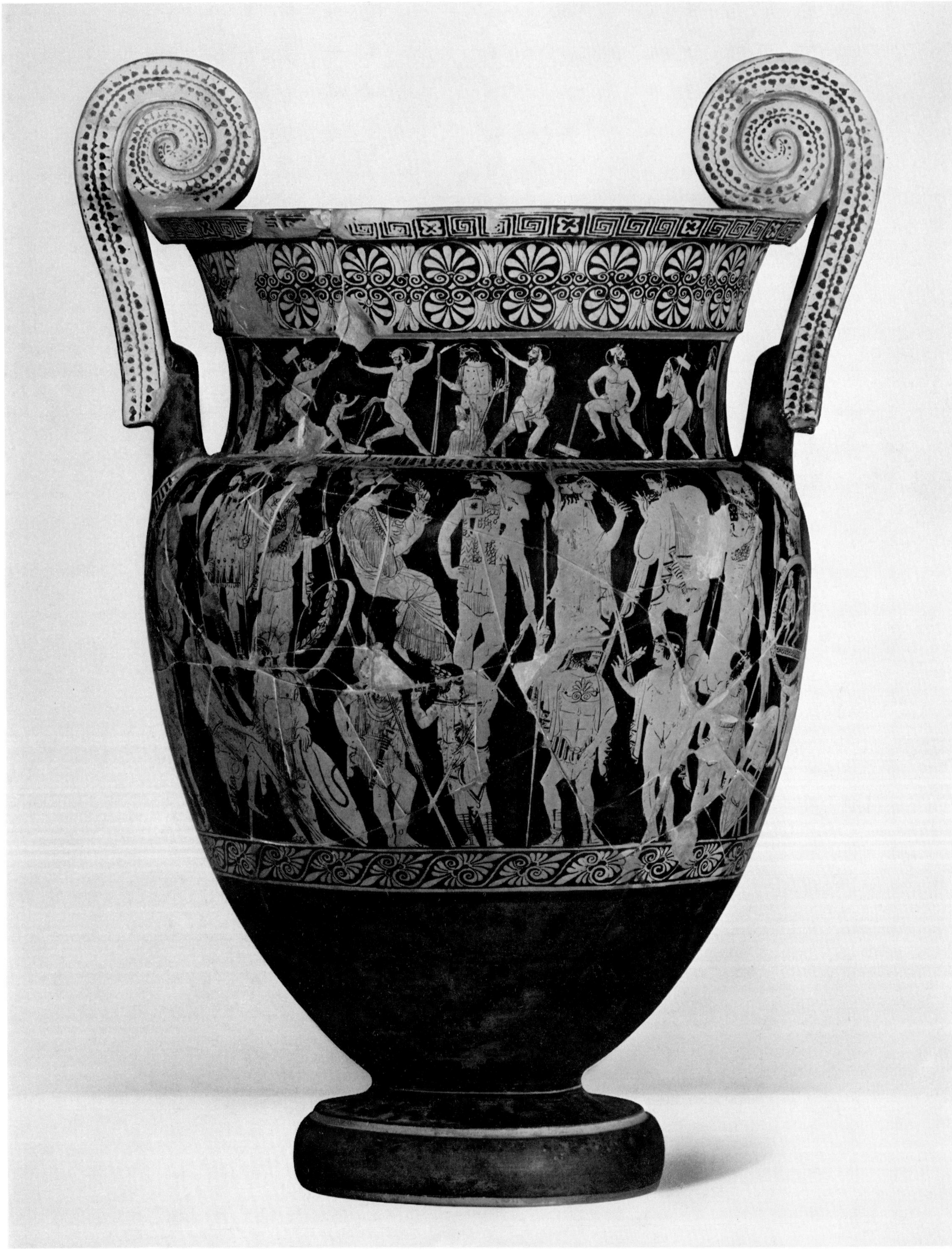

144 Niobiden-Maler. Volutenkrater 579, Rückseite. Gerichtsverhandlung über den Kassandraschänder Ajas (?)
Am Hals: Geburt der Pandora. Vgl. Taf. 145

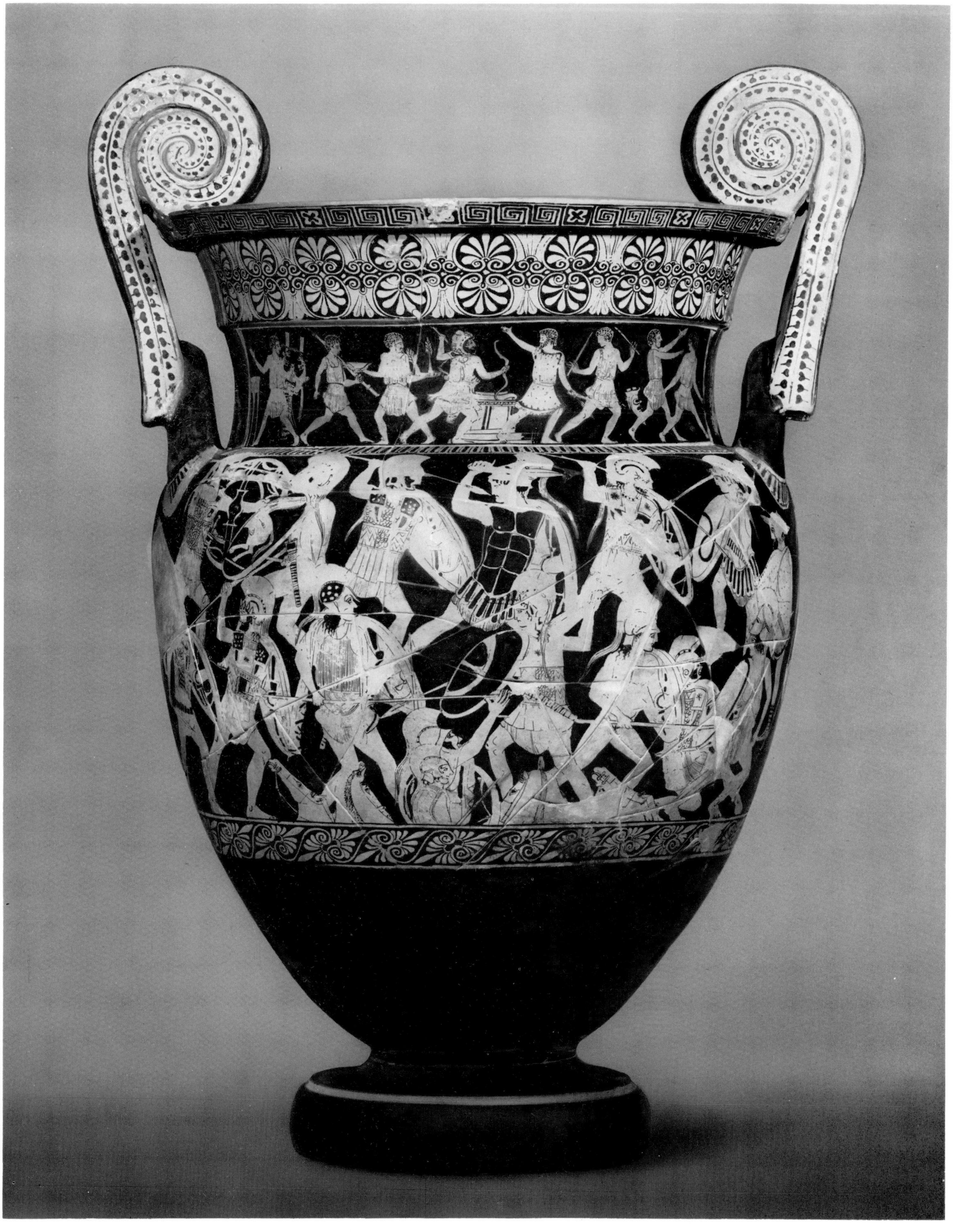

145 Niobiden-Maler. Volutenkrater 579, Vorderseite. Die Sieben vor Theben. Am Hals: Herakles und Busiris.
Höhe 62,5 cm. Um 440 v. Chr. – Ferrara, Museo Etrusco

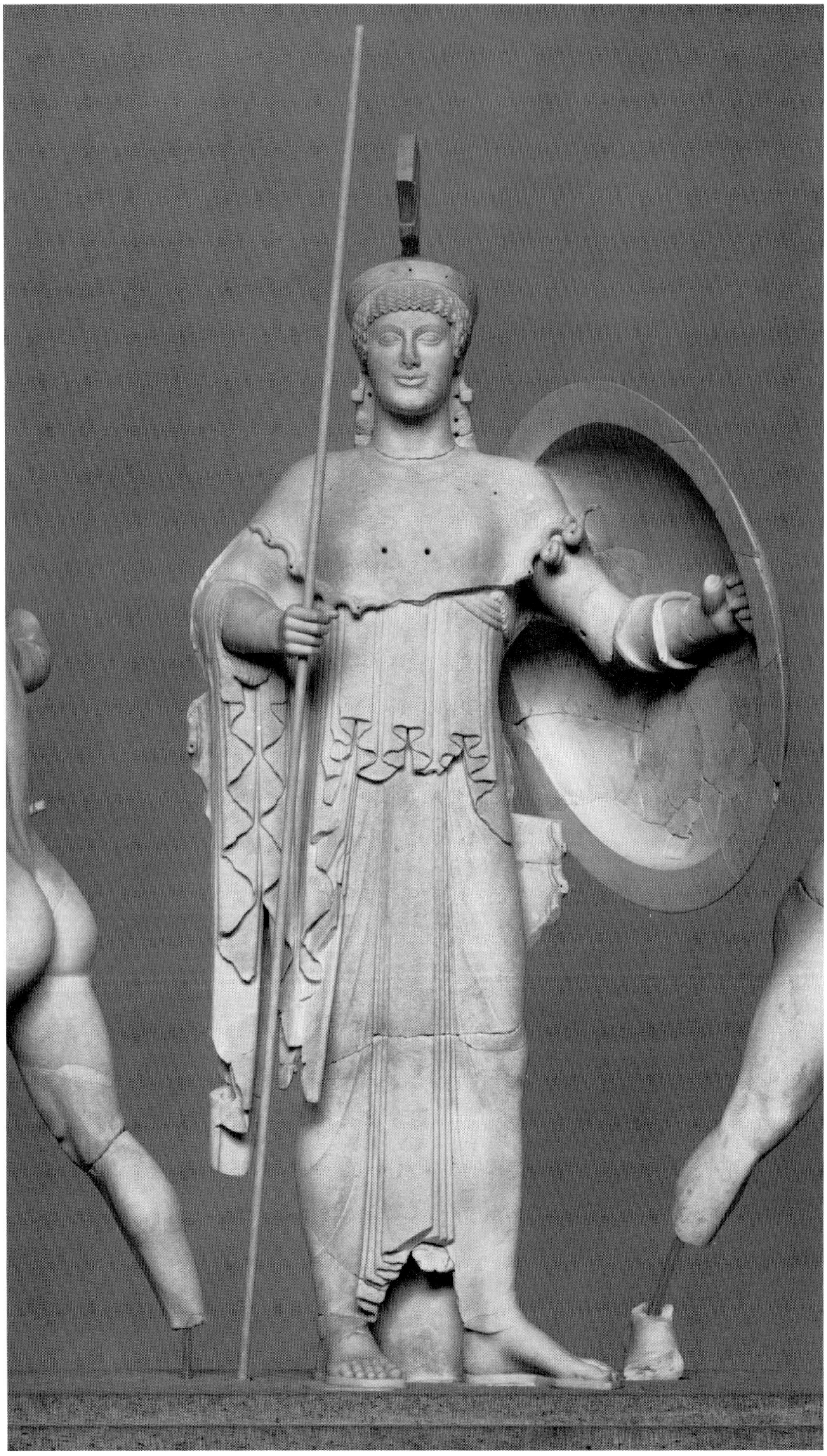

146 Vom Westgiebel des sog. Aphaia-Tempels auf Aigina. Athena. Marmor.
Höhe 1,68 m. Ende 6. Jahrhundert v. Chr. – München, Glyptothek 74

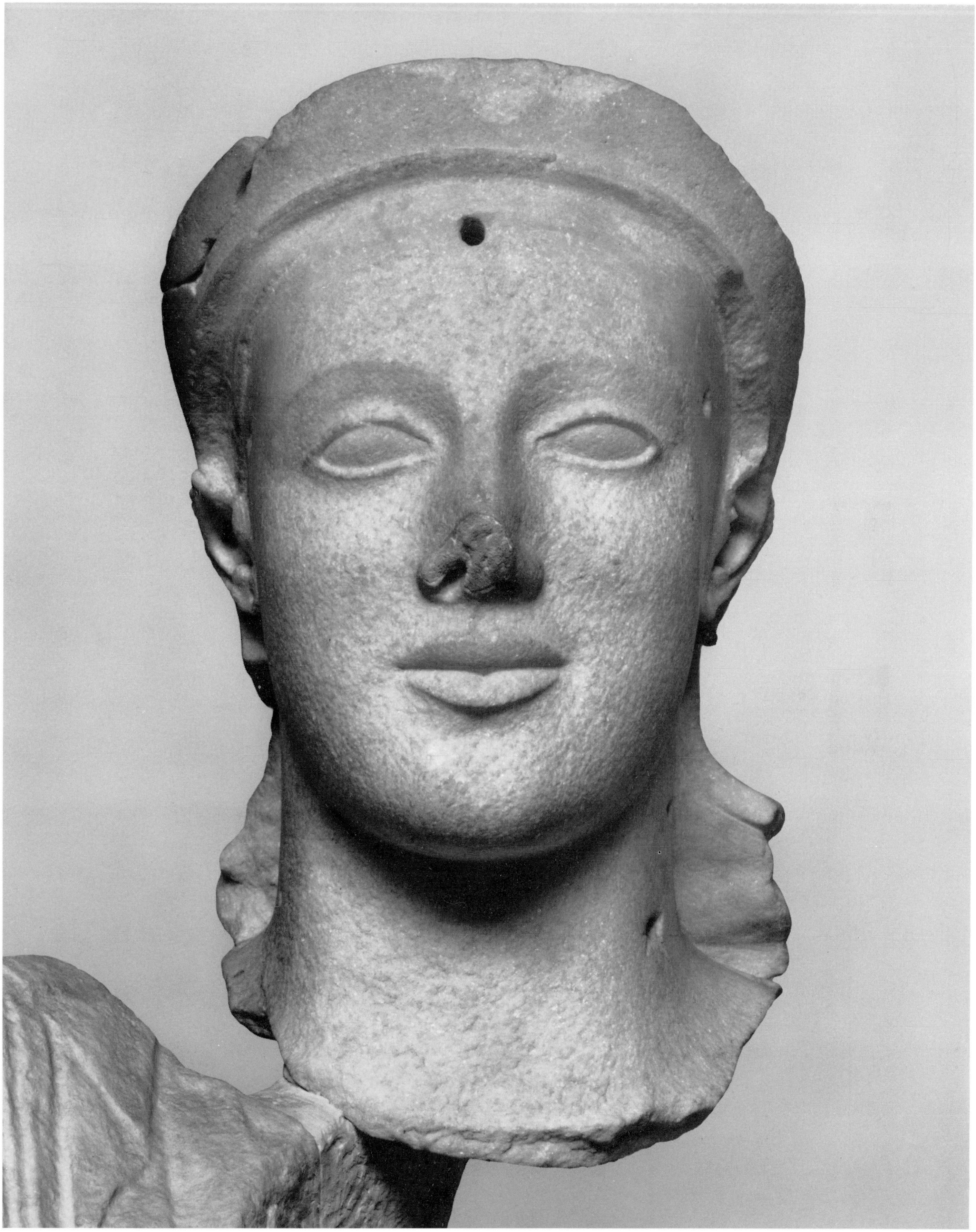

147 Vom Ostgiebel des sog. Aphaia-Tempels auf Aigina. Kopf der Athena. Marmor.
Höhe 31,0 cm. Um 490/480 v. Chr. – München, Glyptothek 89

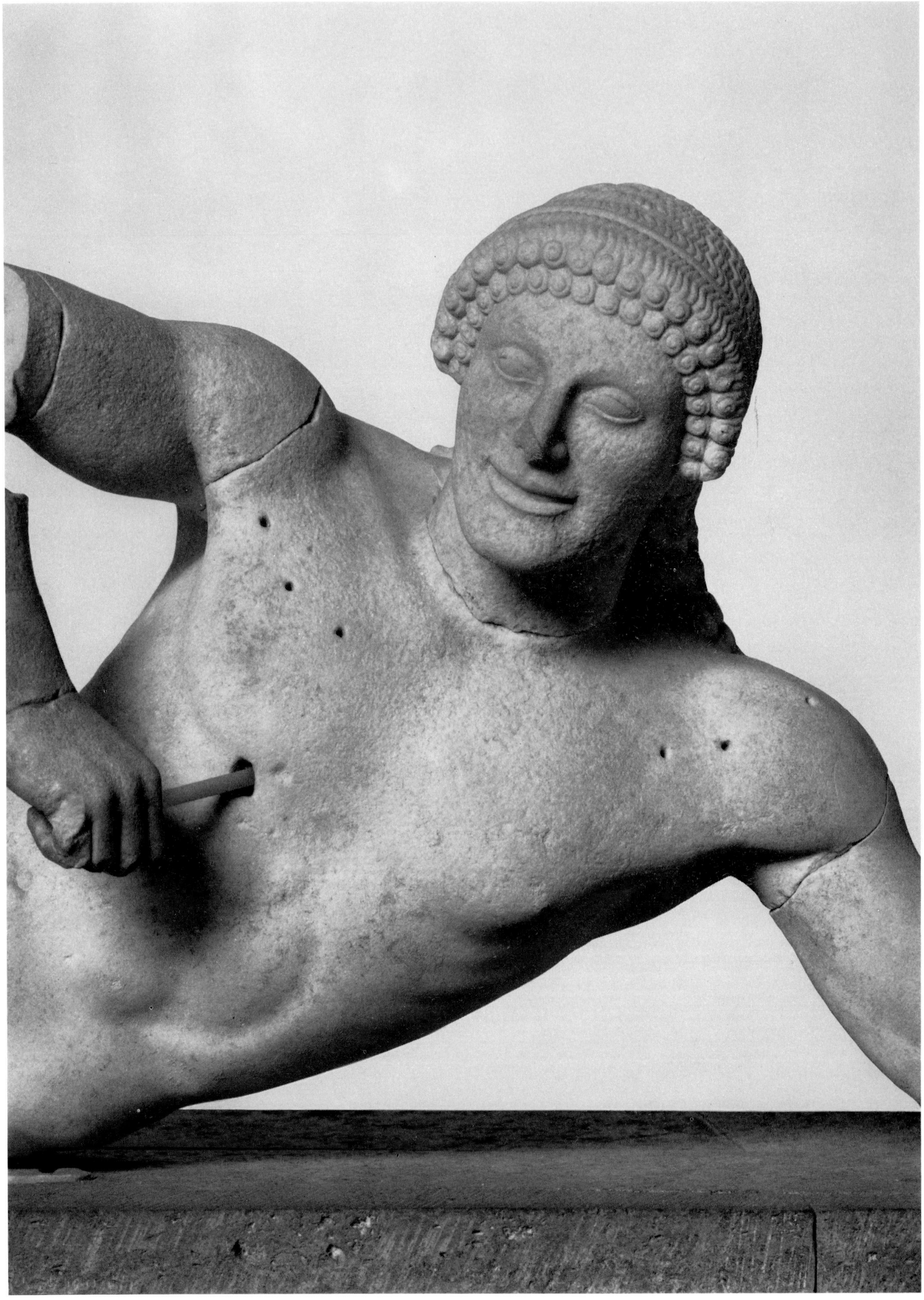

148 Vom Westgiebel des sog. Aphaia-Tempels auf Aigina. Sterbender Krieger. Marmor.
Länge 1,59 m. Ende 6. Jahrhundert v. Chr. – München, Glyptothek 79

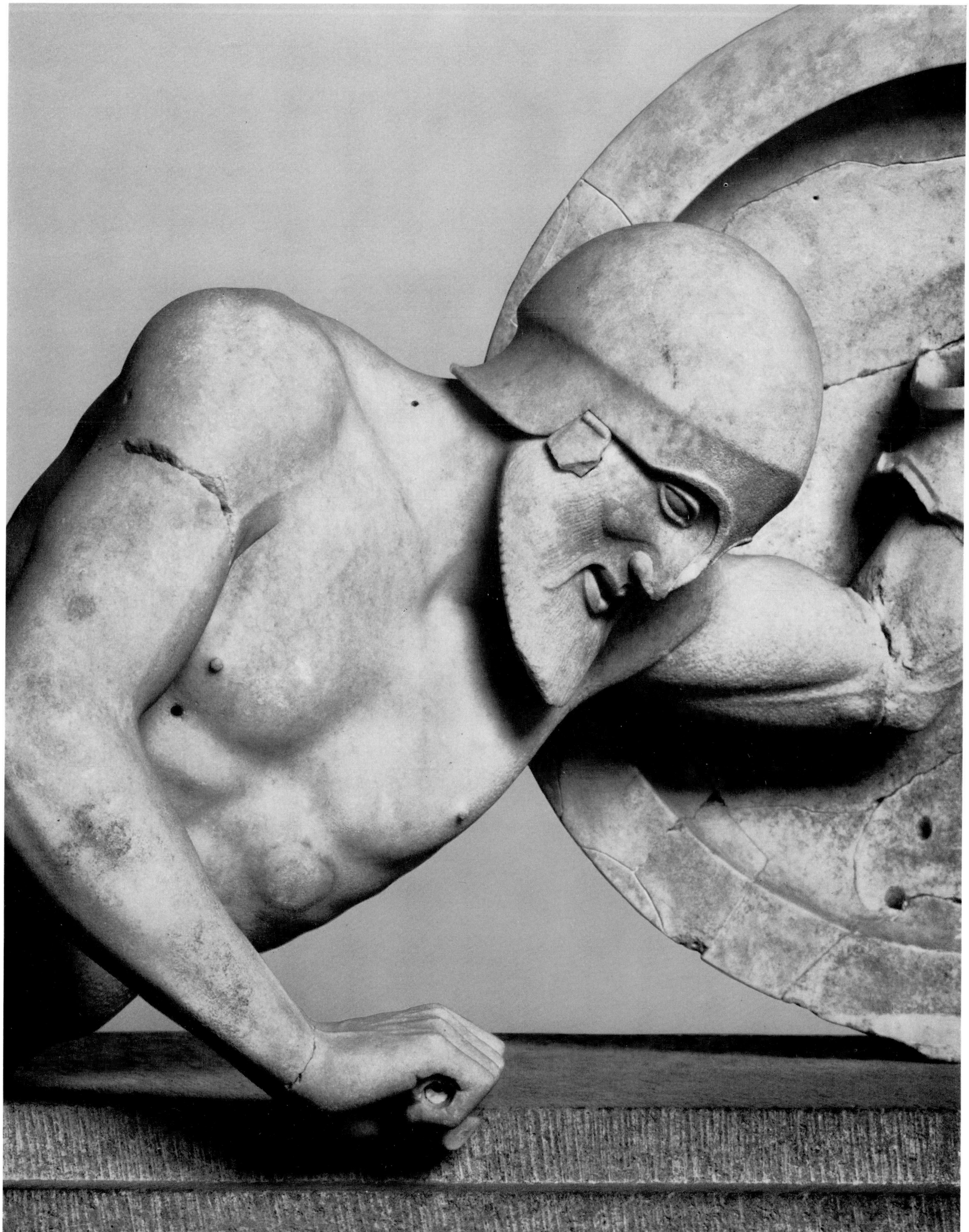

149 Vom Ostgiebel des sog. Aphaia-Tempels auf Aigina. Sterbender Krieger. Marmor. Länge 1,85 m. Um 490/480 v. Chr. – München, Glyptothek 85

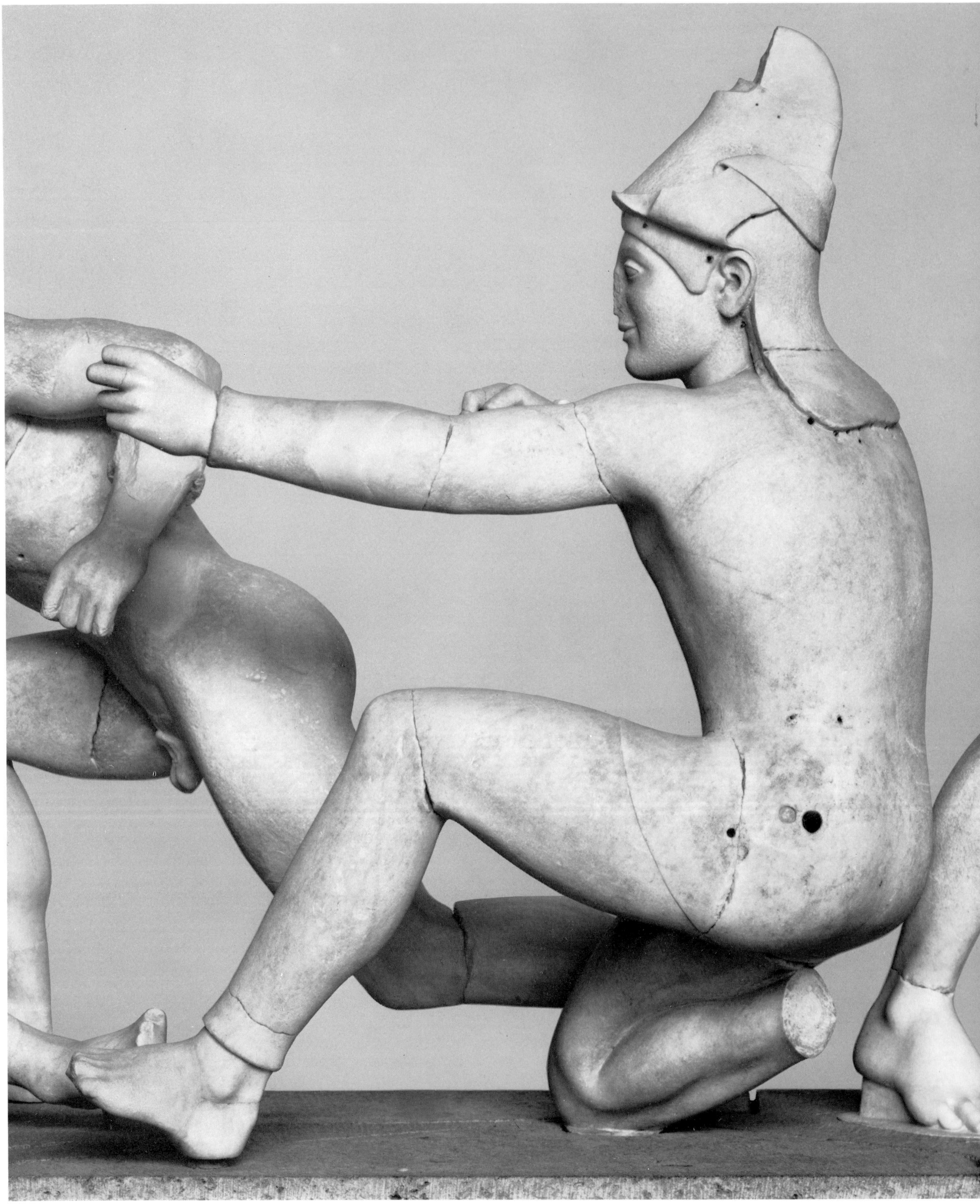

150 Vom Westgiebel des sog. Aphaia-Tempels auf Aigina. Bogenschütze. Marmor.
Höhe 1,04 m Ende 6. Jahrhundert v. Chr. – München, Glyptothek 81

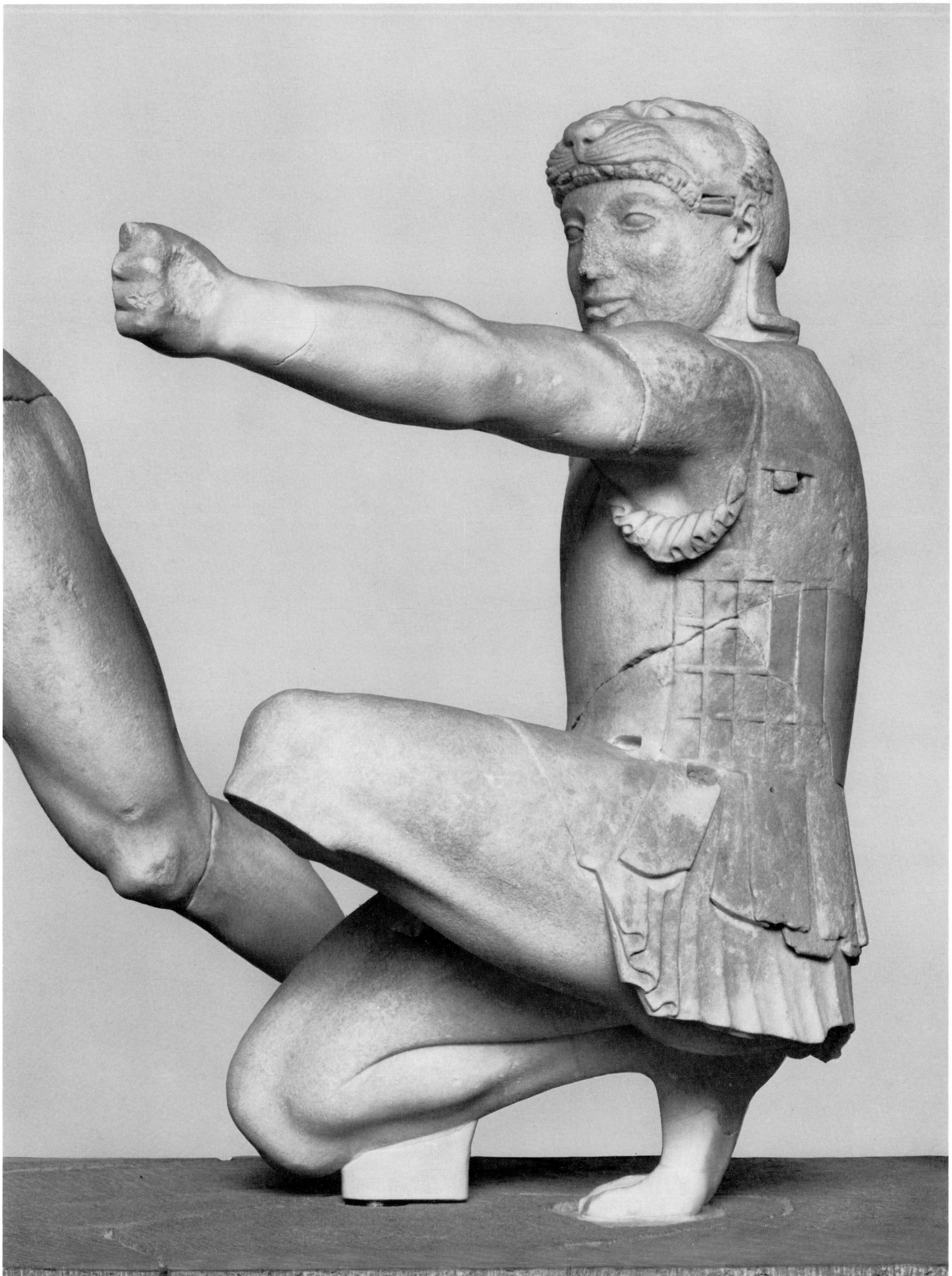

151 Vom Ostgiebel des sog. Aphaia-Tempels auf Aigina. Herakles als Bogenschütze. Marmor.
Höhe 79,0 cm. Um 490/480 v. Chr. – München, Glyptothek 84

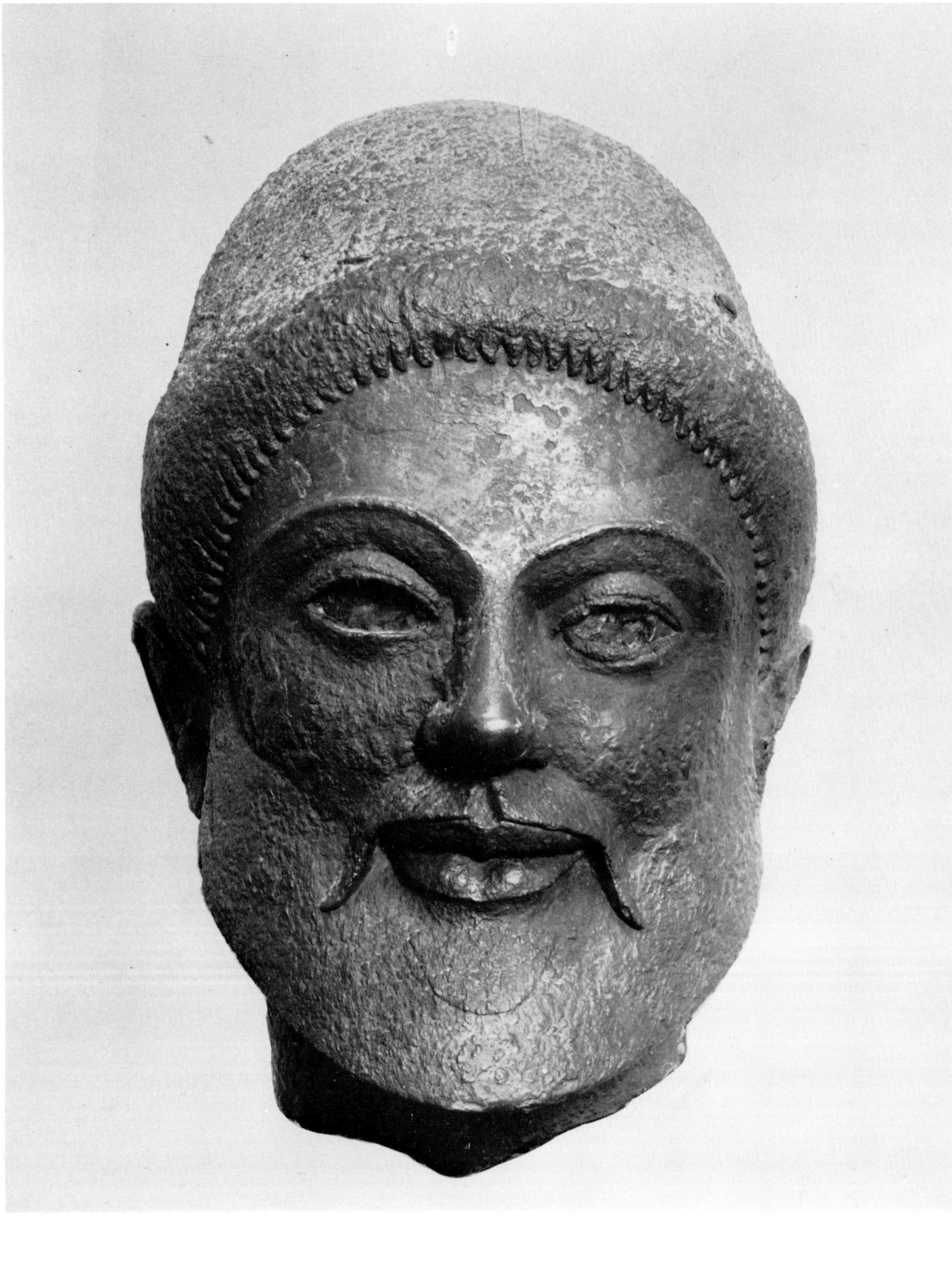

152 Bärtiger Kopf. Bronze. Höhe etwa 25,0 cm. Um 480 v. Chr. – Athen, Nationalmuseum 6446

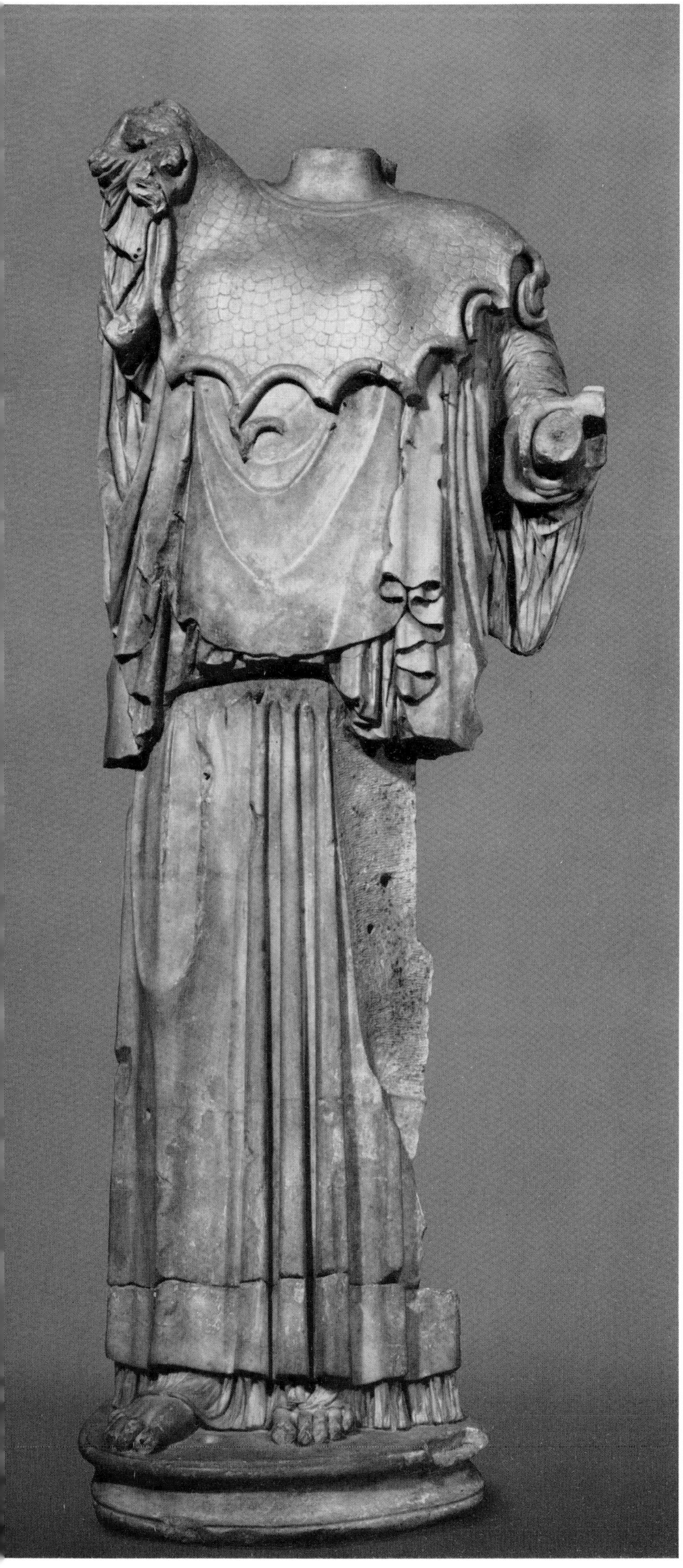

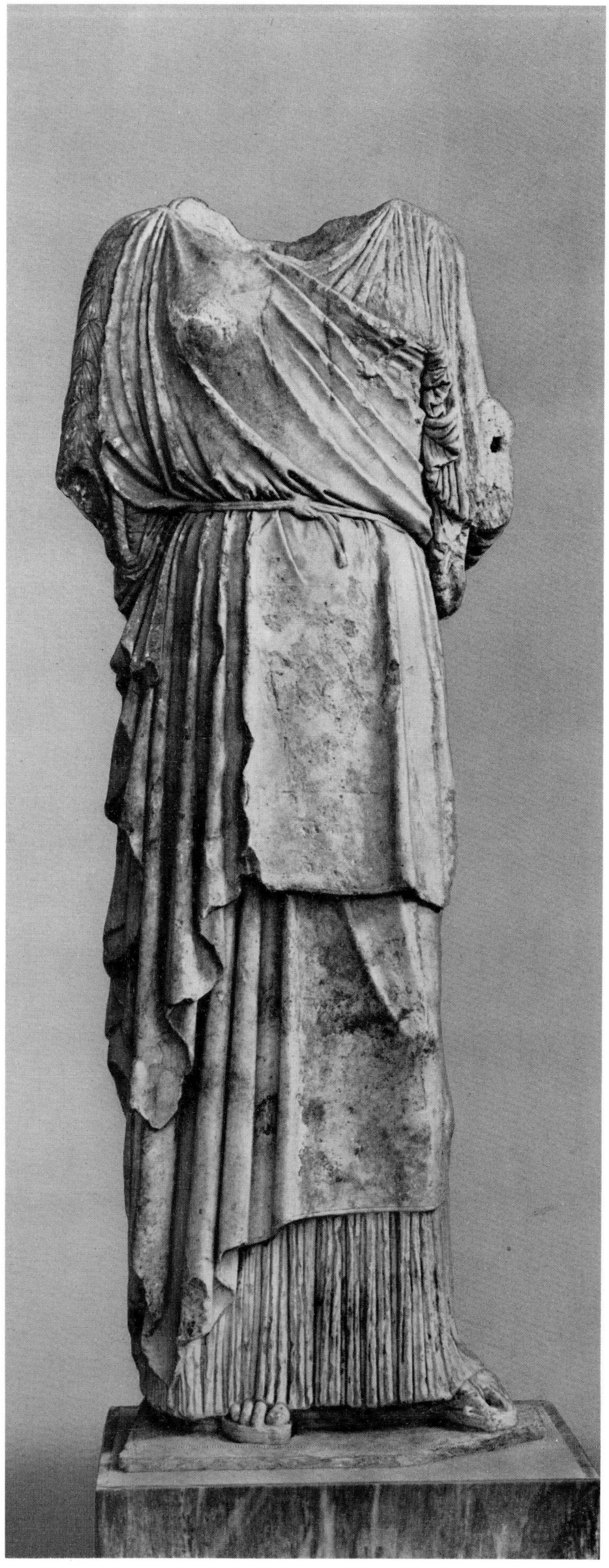

153 Links: Athena mit Chiton und Peplos und Aegis. Kopie des 2. Jahrhunderts n. Chr. nach einem Werk der äginetischen Schule von 470/460 v. Chr. Marmor. Höhe 1,86 m. – Madrid, Prado
Rechts: Kore oder Demeter, von Korinth. Wohl von Kalon von Aigina. Marmor. Höhe (ohne Kopf) 2,02 m. Um 460 v. Chr. – Korinth, Museum

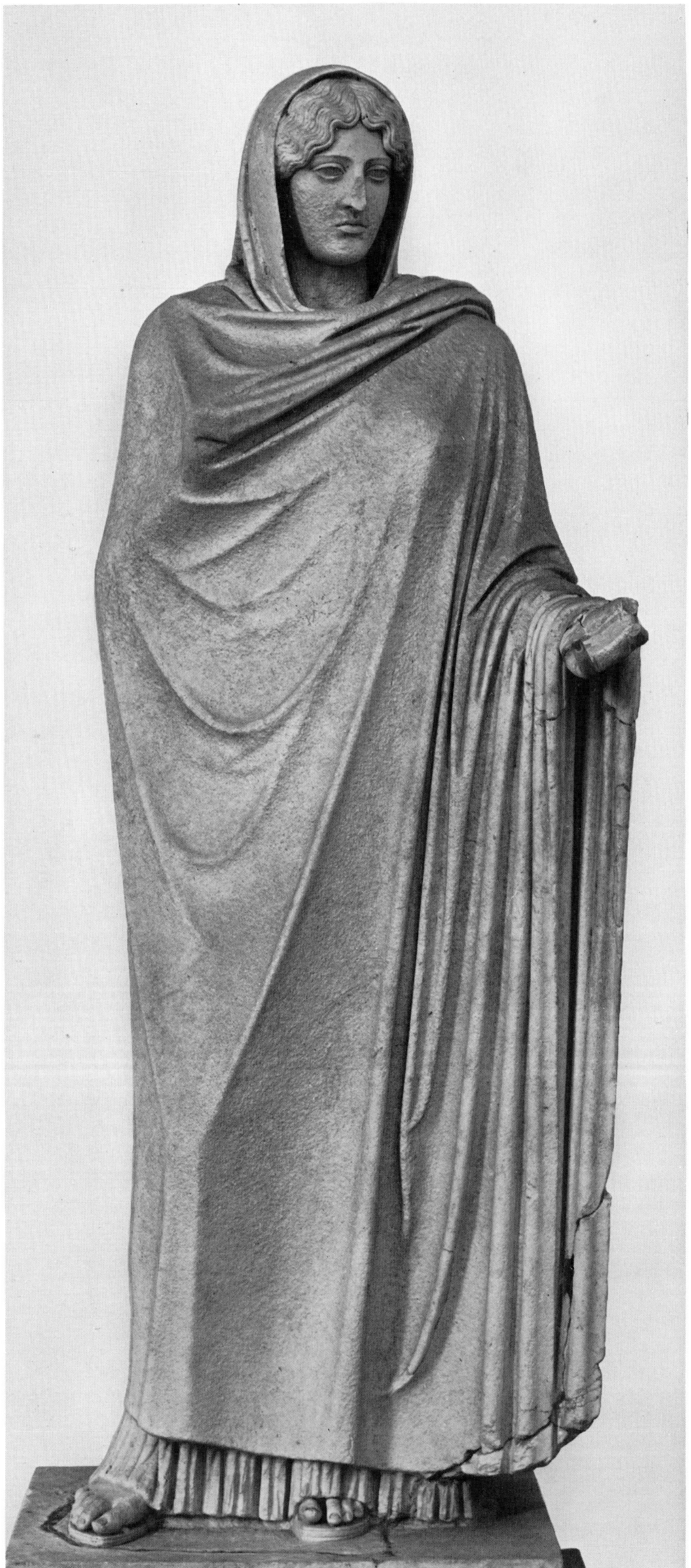

154 Sog. Aspasia. Nach einer Statue des Kalon von Aigina um 460 v. Chr. Replik aus Bajae. Marmor. Höhe 1,97 m

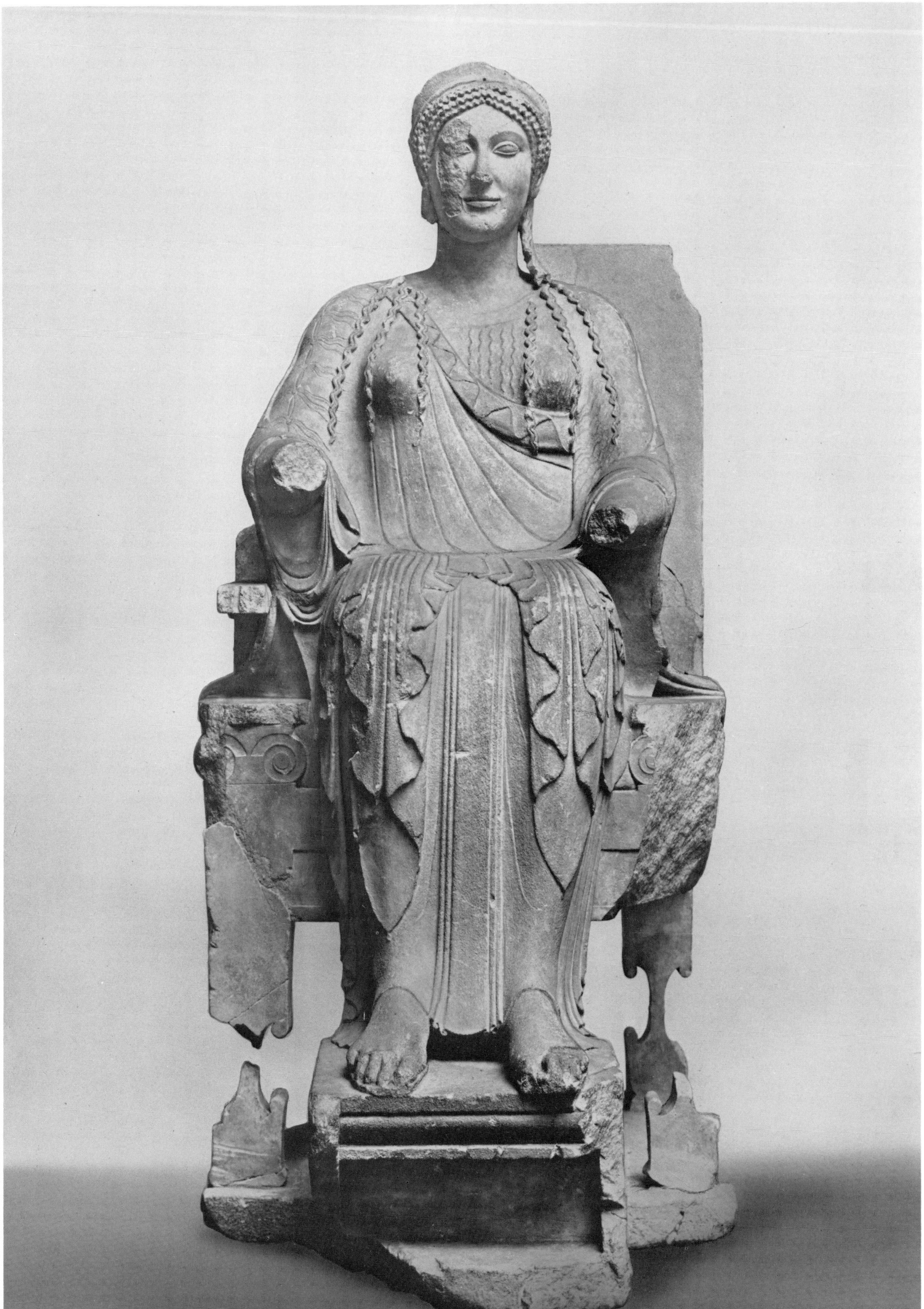

155 Thronende Göttin, aus Tarent. Marmor. Höhe 1,51 m. Um 470 v. Chr. – Berlin, Staatliche Museen A 17

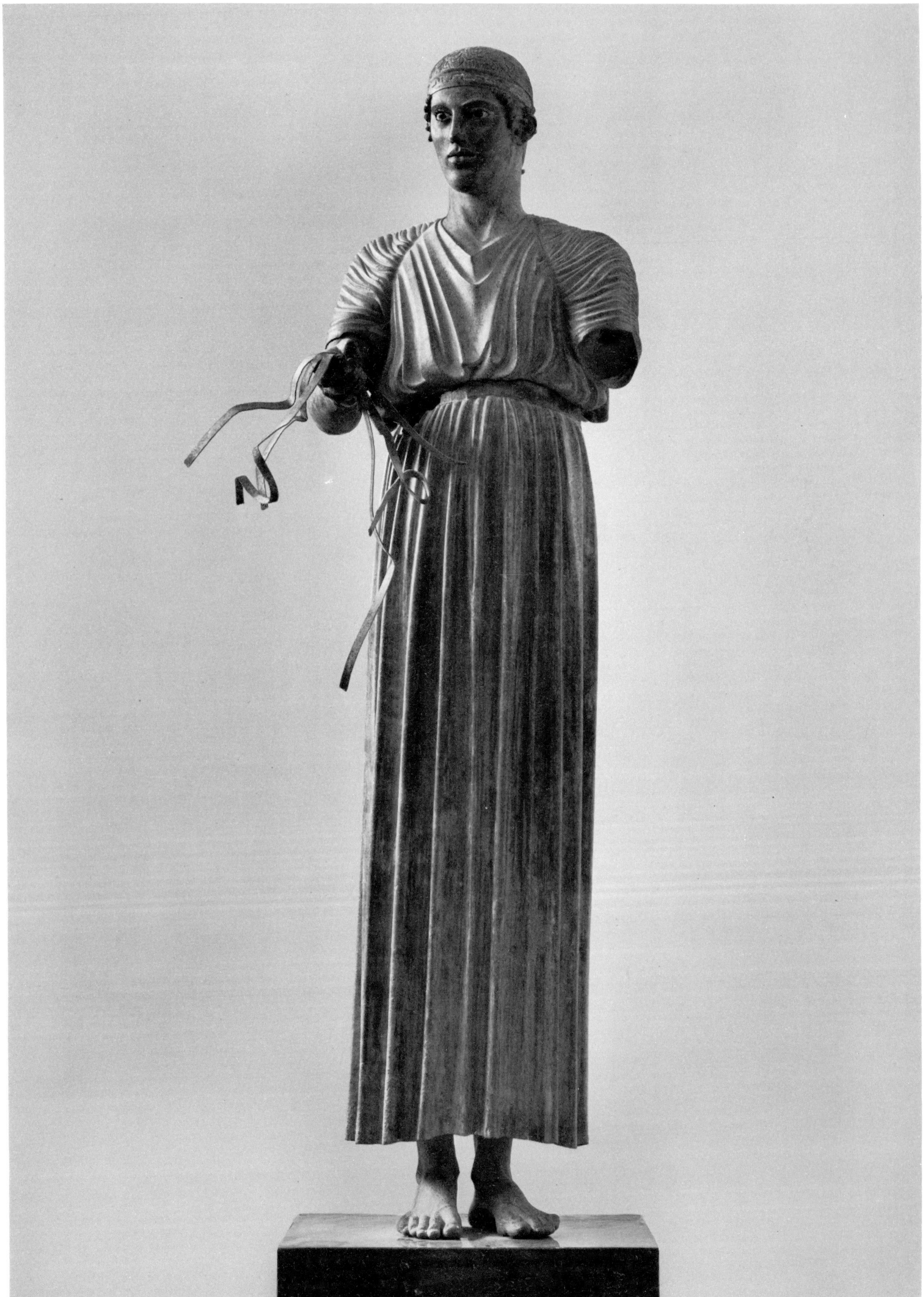

156 Wagenlenker. Von einem Weihgeschenk des Tyrannen Polyzalos von Gela in das Apollon-Heiligtum von Delphi. Vgl. Taf. XXVII. Bronze. Höhe 1,80 m. Um 470 v. Chr. – Delphi, Museum

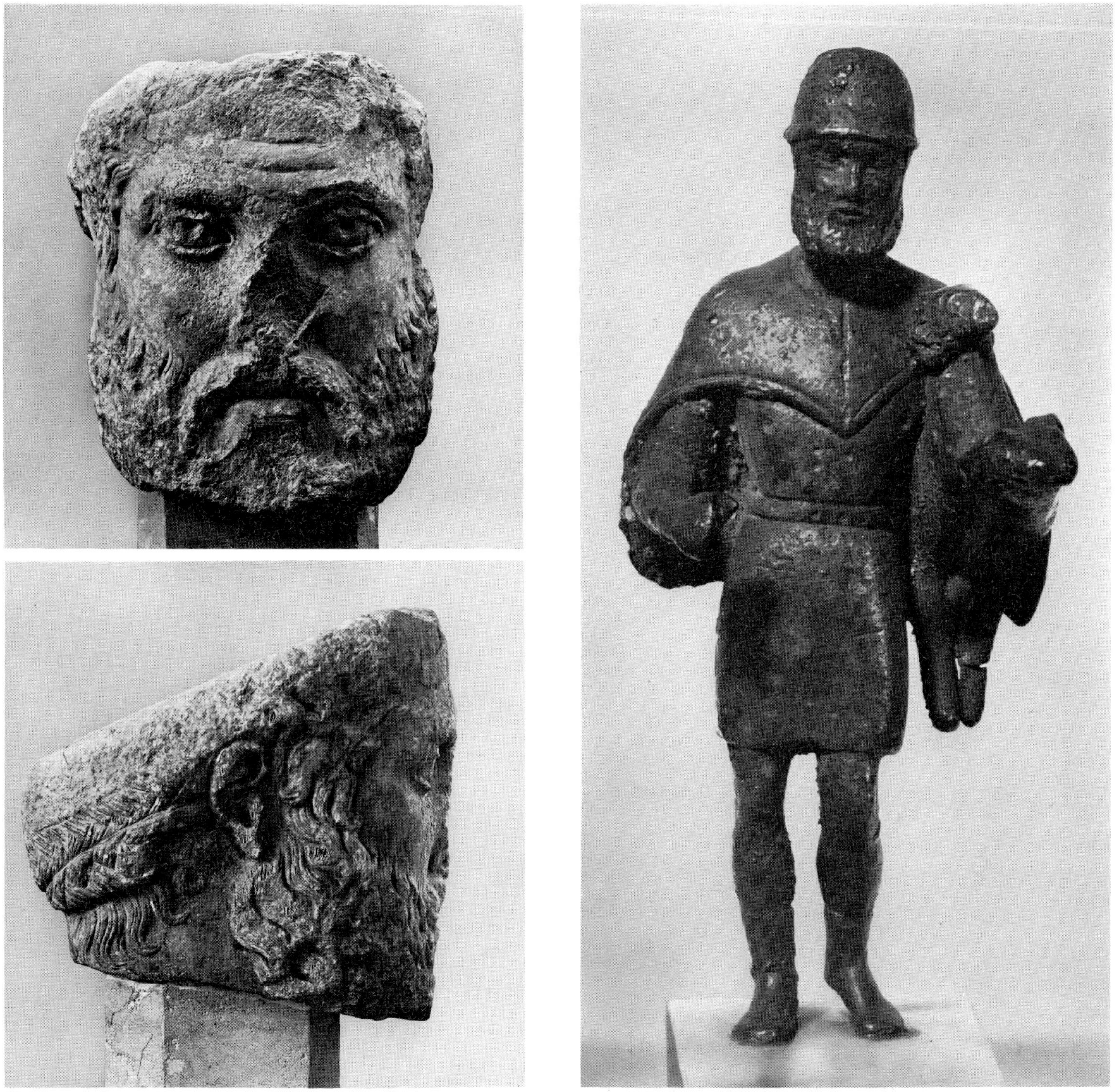

157 Rechts: Hermes Kriophoros. Bronzestatuette nach dem von Onatas von Aigina und Kalliteles für die Pheneaten geschaffenen Weihgeschenk für Olympia. Höhe 8,6 cm. Zweites Viertel 5. Jahrhundert v. Chr. – Paris, Cabinet des Médailles 313
Links: Römische Marmorkopie des Kopfes. – Athen, Akropolis-Museum 2344

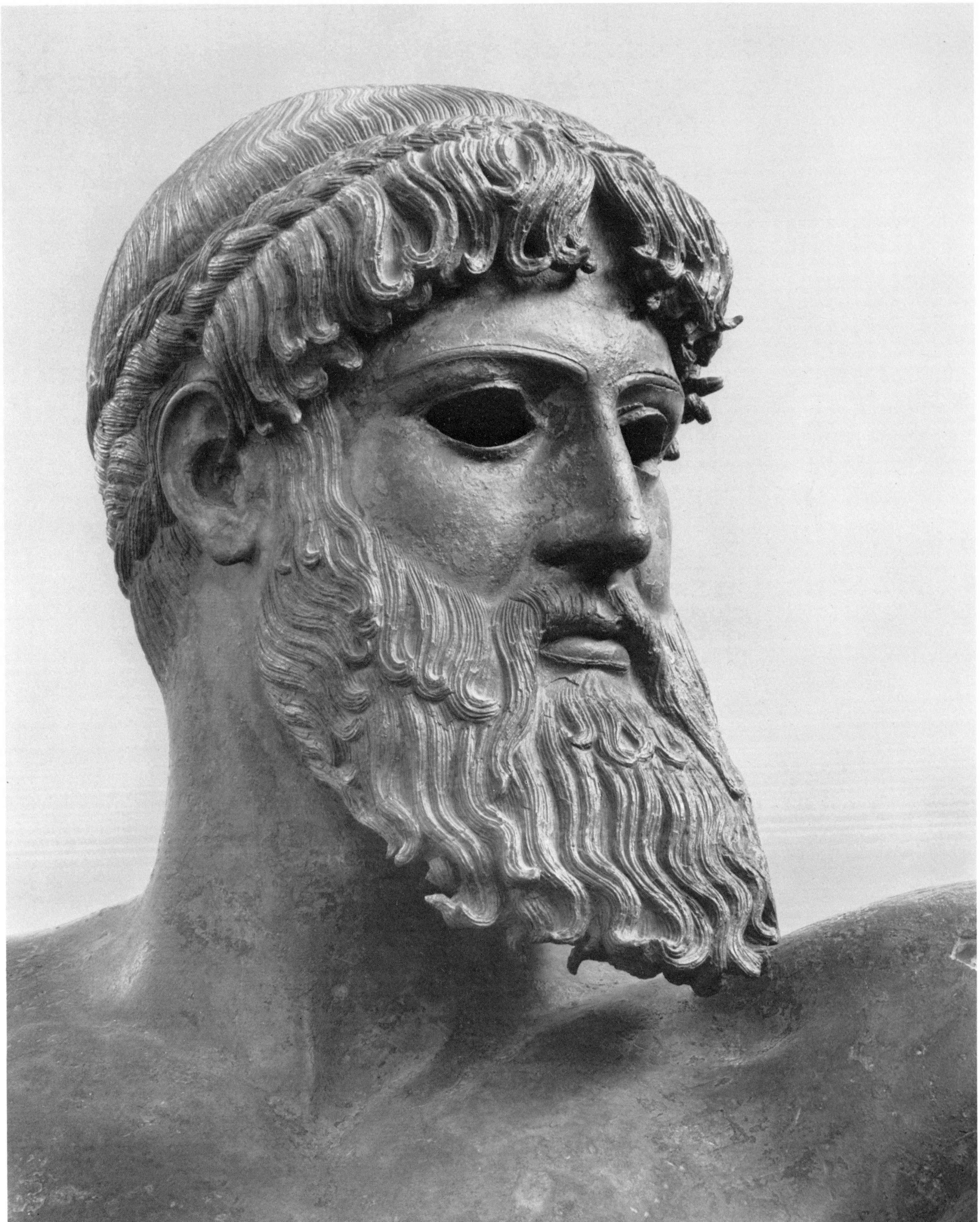

158 Poseidon. Kopf. Vgl. Taf. 159

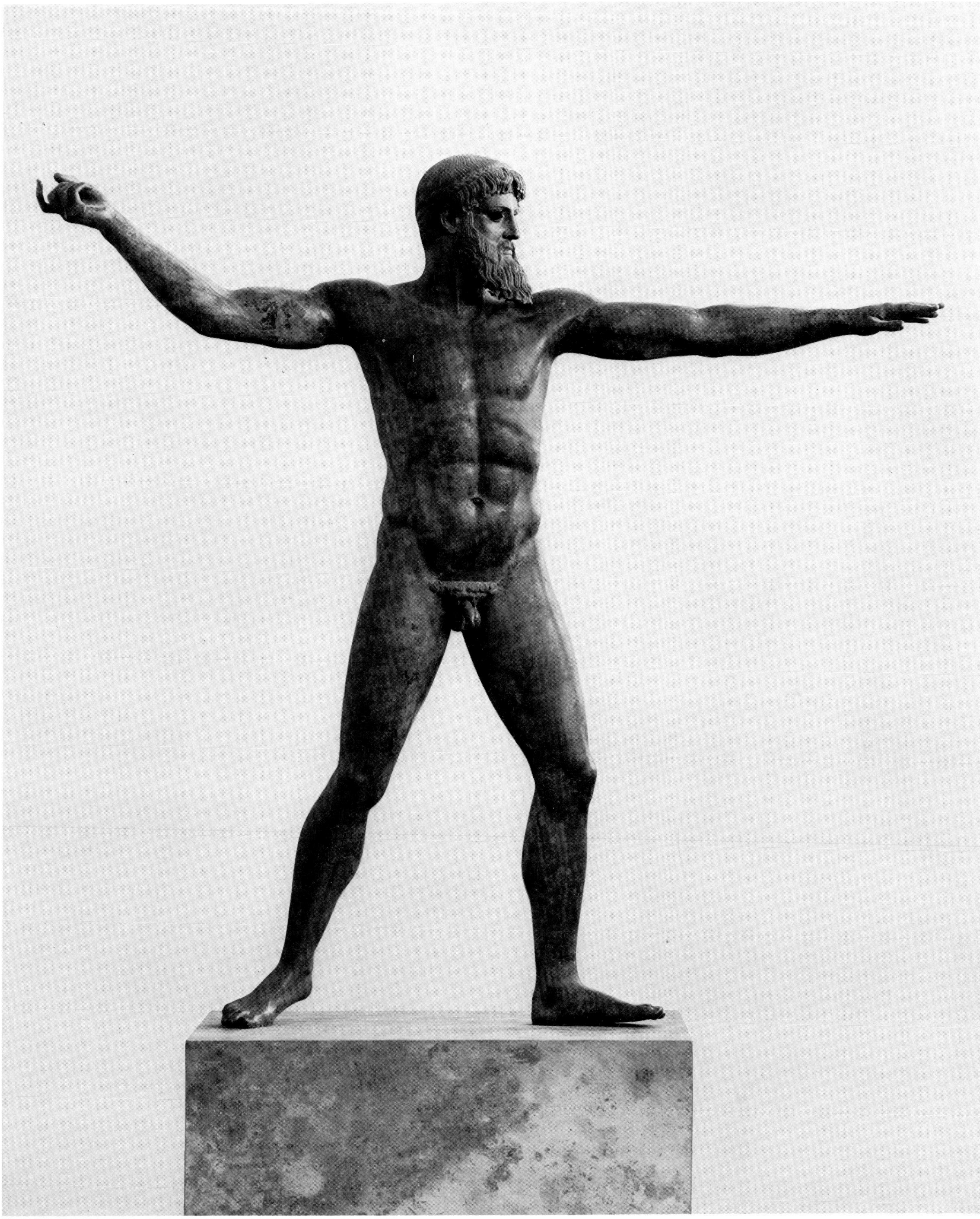

159 Poseidon. Wohl von Onatas von Aigina. Bronzeoriginal, gefunden im Meer bei Kap Artemision. Vgl. Taf. XXVIII. Höhe 2,09 m. Kurz vor 450 v. Chr. – Athen, Nationalmuseum 15161

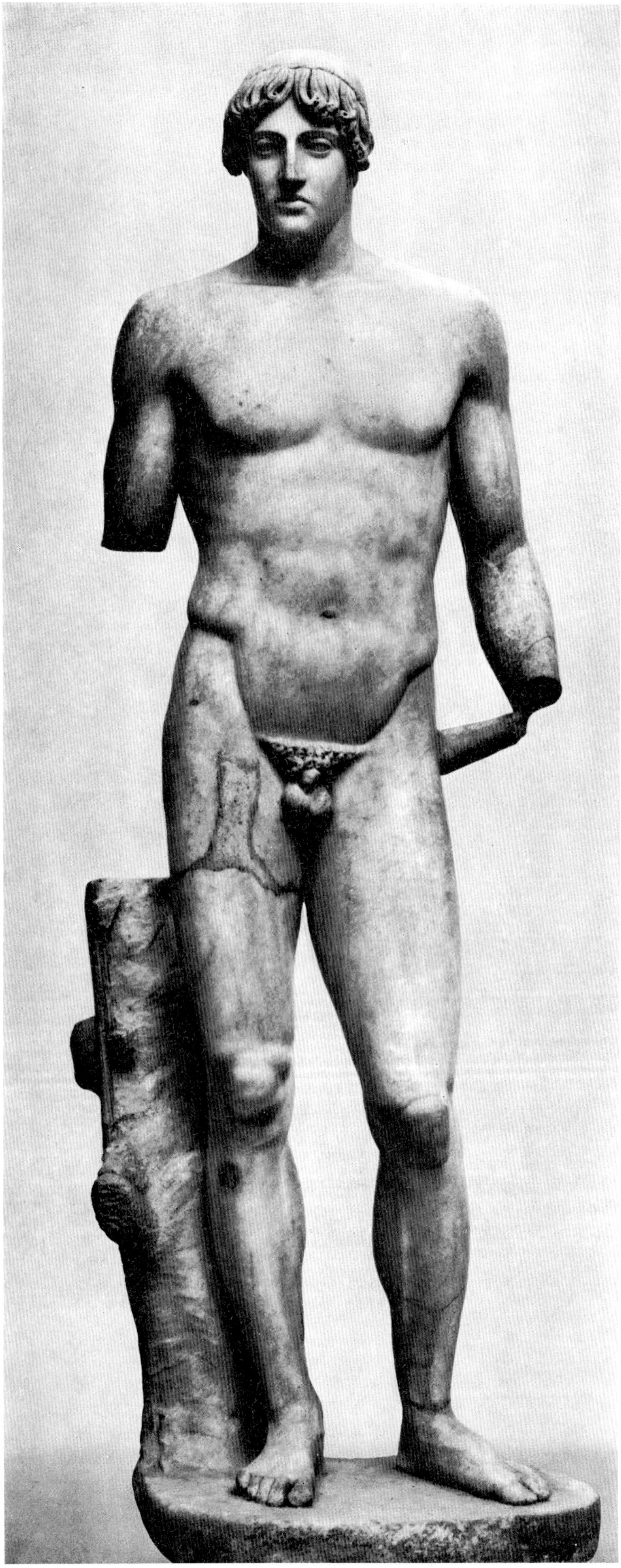

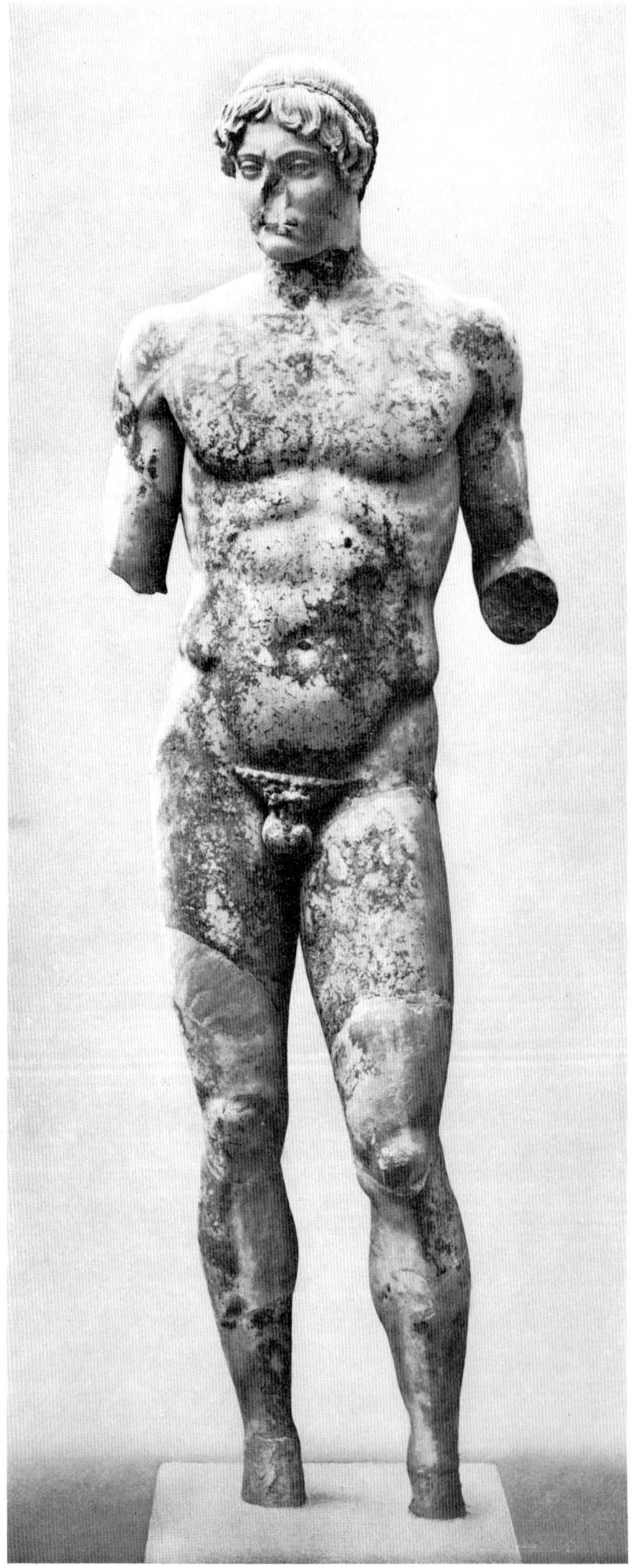

160 Links: Sog. Apollon Choiseul Gouffier. Marmorkopie nach einem Bronzewerk, wohl von Onatas von Aigina. Um 460 v. Chr. Höhe 1,78 m. – London, British Museum 209.
Rechts: Sog. Omphalos Apollon. Marmorkopie des 2. Jahrhunderts n. Chr. nach demselben Bronzeoriginal. Höhe 1,76 m. – Athen, Nationalmuseum 45

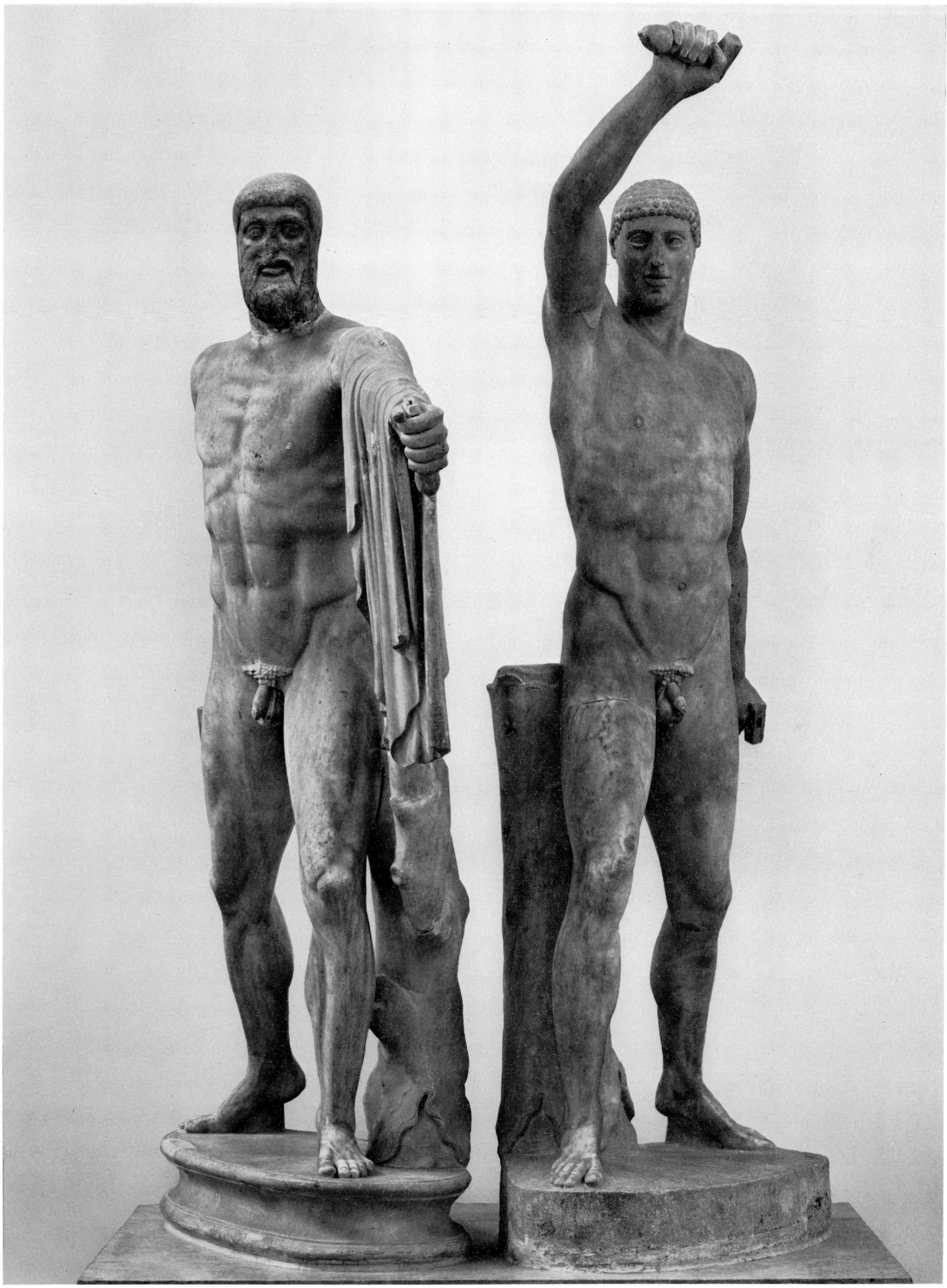

161 Die Tyrannenmörder. Marmorkopie der Bronzegruppe von Kritios und Nesiotes von 477/476 v. Chr. Höhe 1,95 m
Neapel, Museo Nazionale Archeologico G 103/104

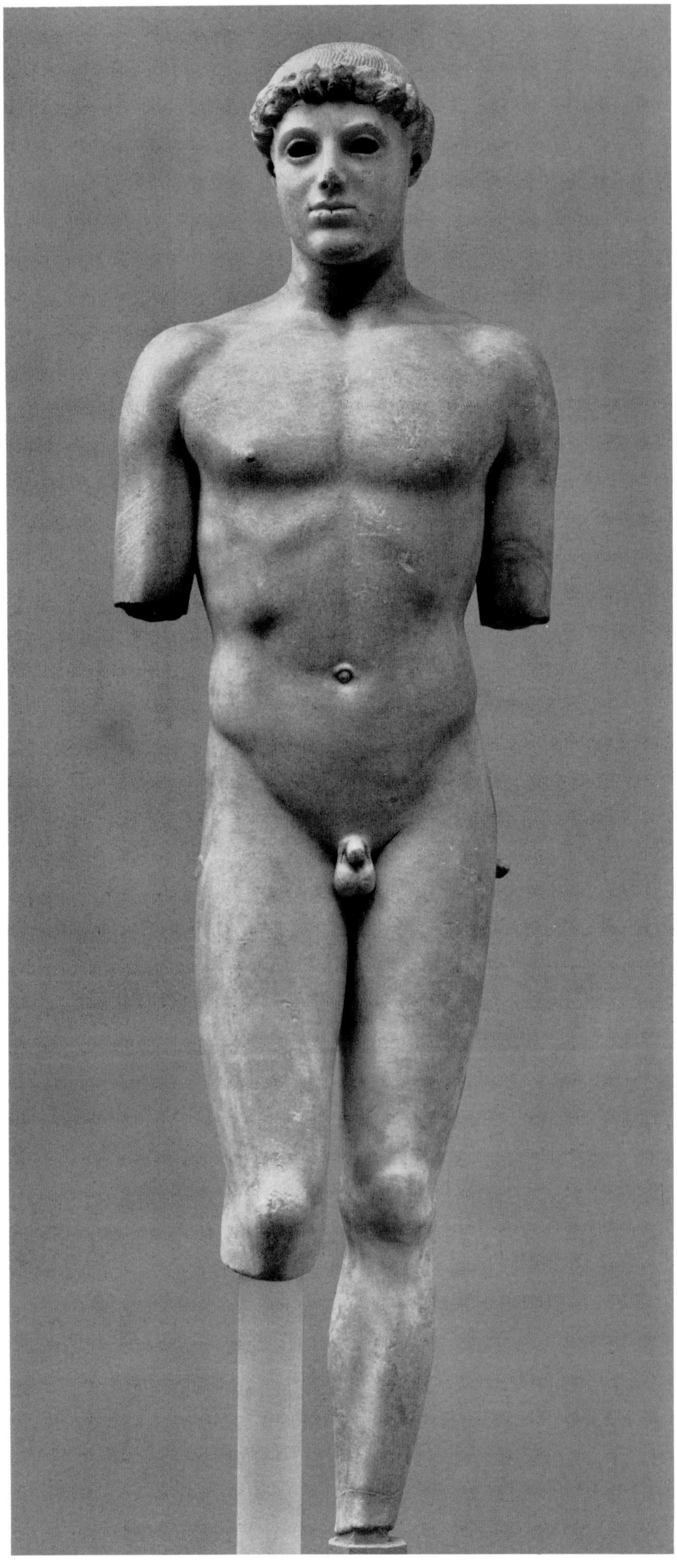

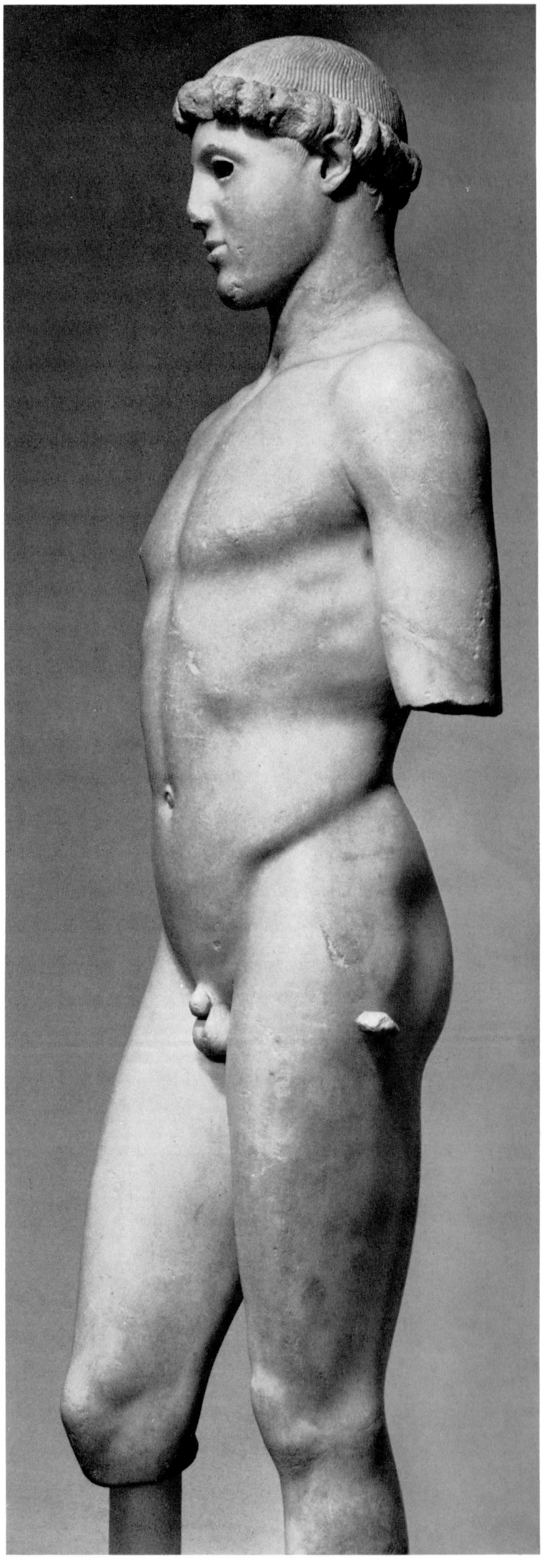

162 Sog. Kritios-Knabe. Statue eines Epheben. Marmor. Höhe 86,0 cm. Um 480 v. Chr. – Athen, Akropolis-Museum 698

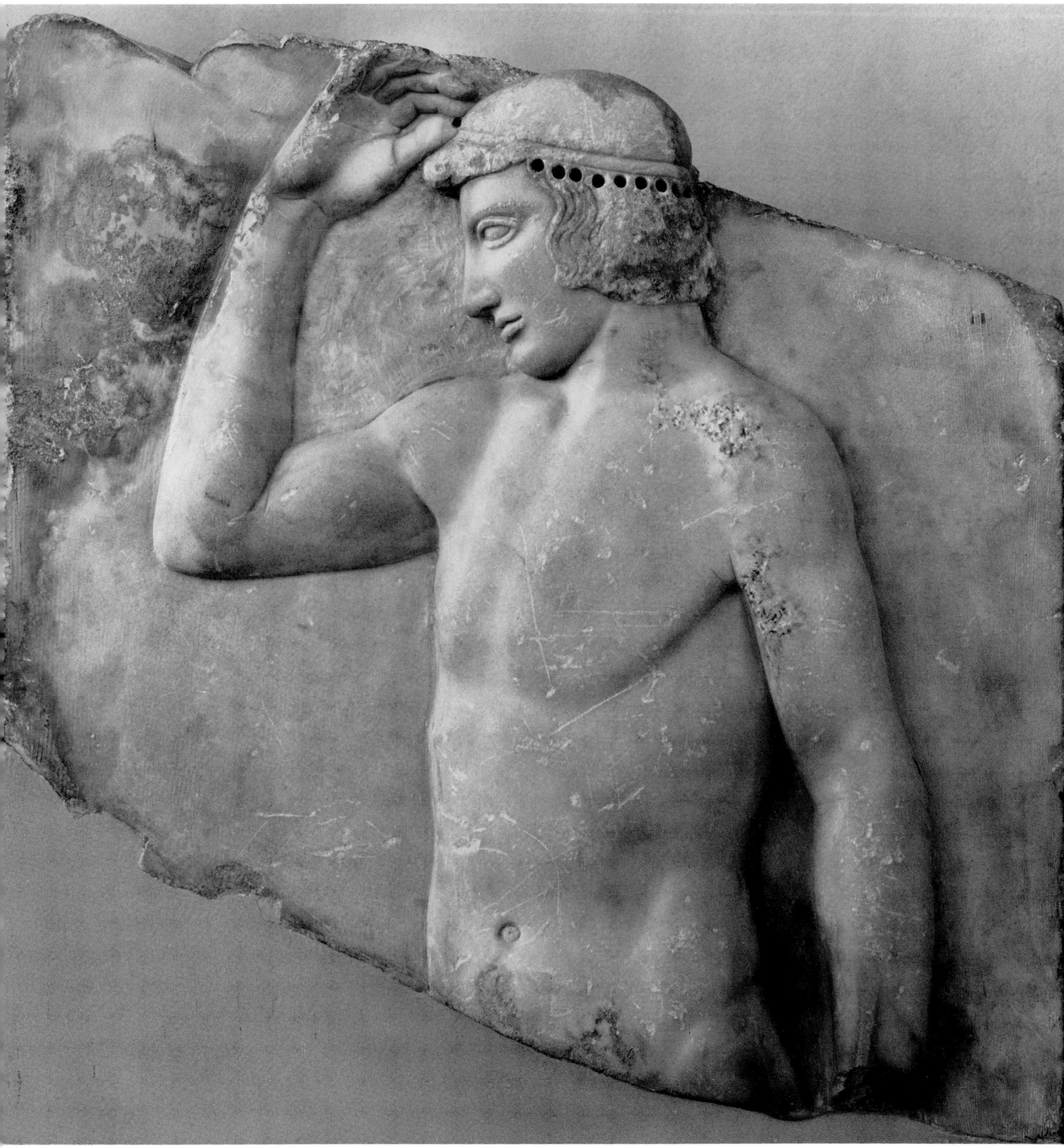

163 Weihrelief eines siegreichen, sich bekränzenden Knaben, vom Athena-Heiligtum in Sunion. Marmor. Höhe 61,0 cm. Bald nach 480 v. Chr. – Athen, Nationalmuseum 3344

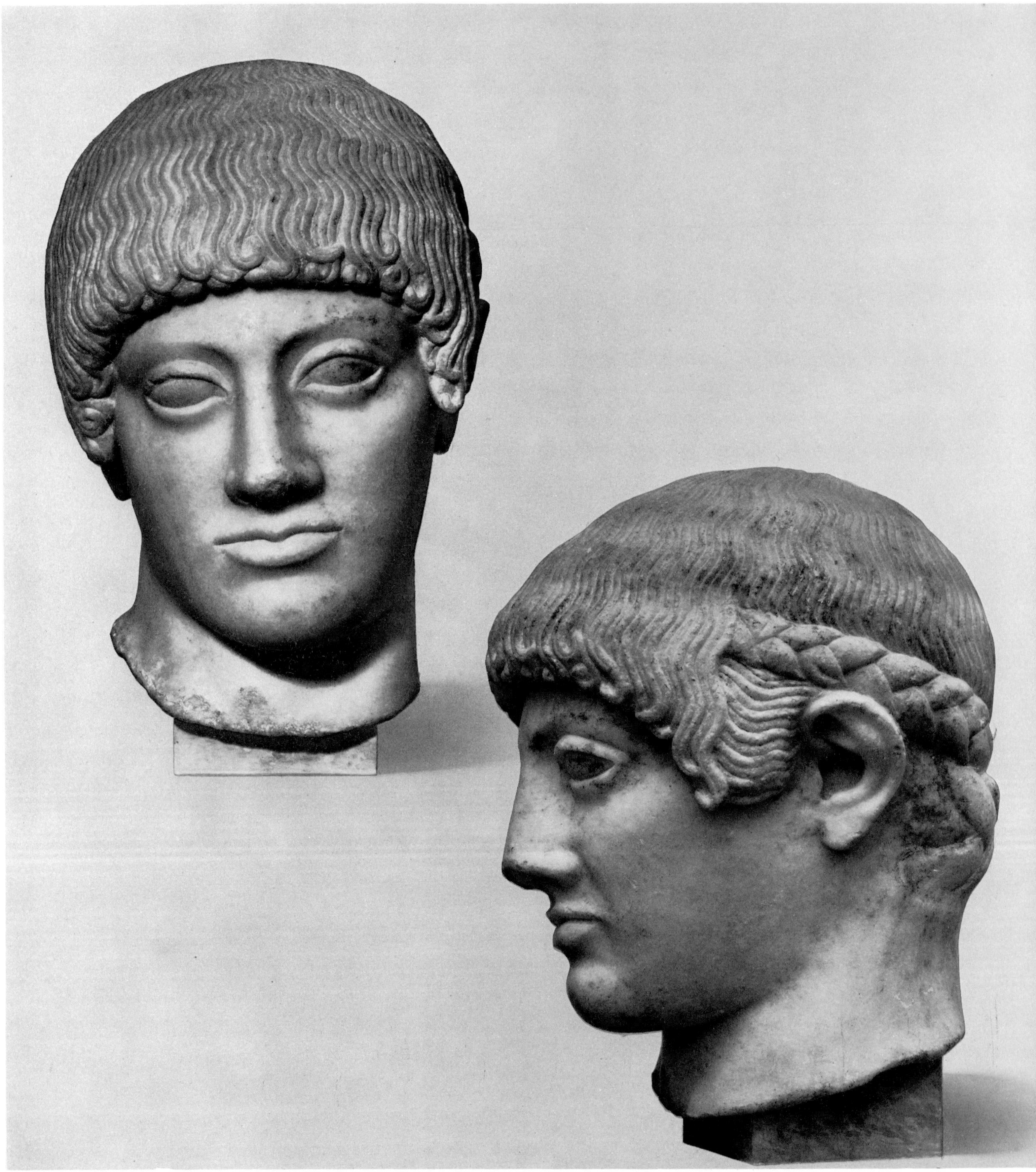

164 Sog. Blonder Kopf. Marmor. Höhe 25,0 cm. Um 490/480 v. Chr. – Athen, Akropolis-Museum 689

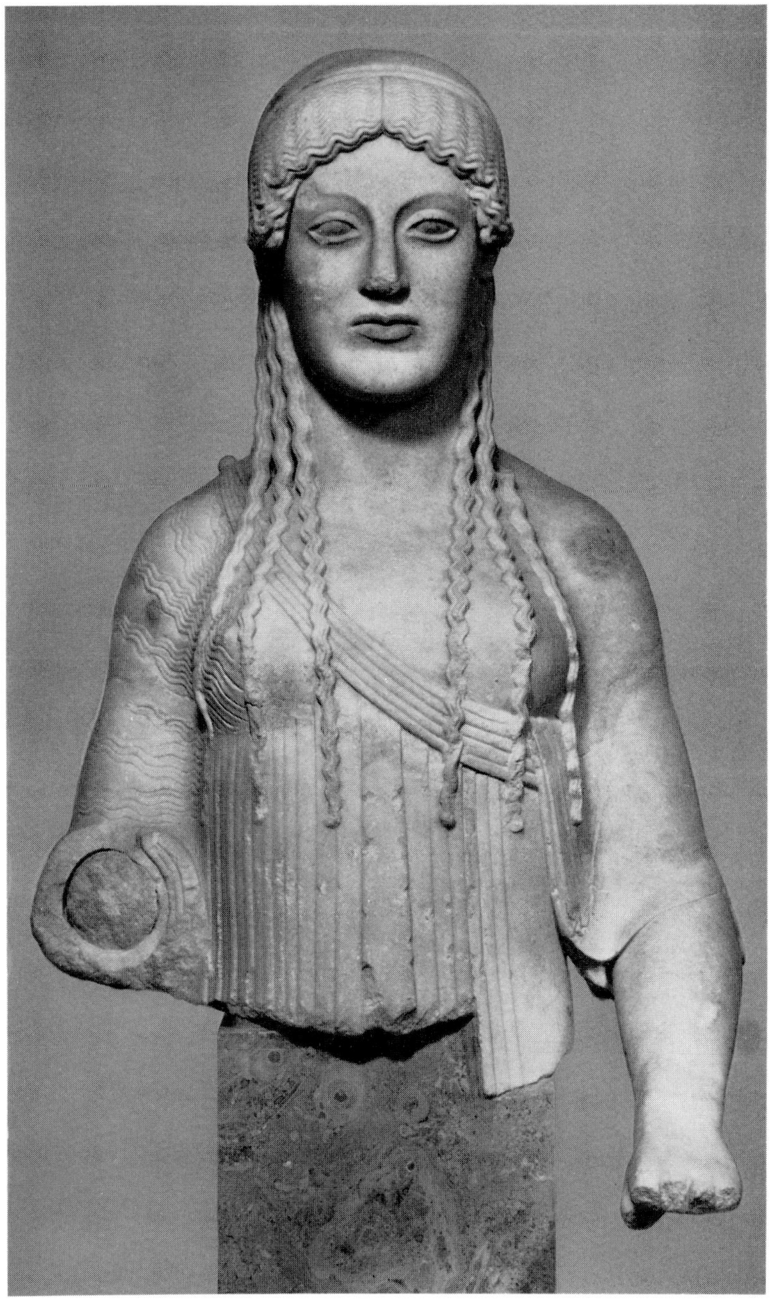

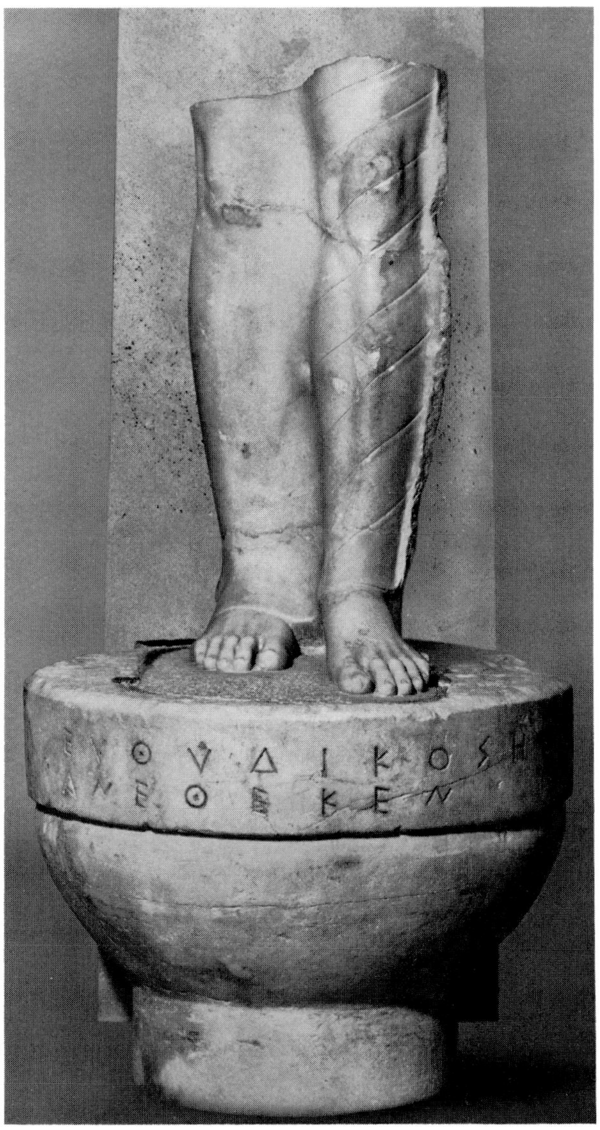

165 Kore. Weihgeschenk des Euthydikos. Marmor.
Höhe: Oberkörper mit Hand 58,0 cm, unterer erhaltener Teil 41,5 cm. Um 480 v. Chr. – Athen, Akropolis-Museum 686

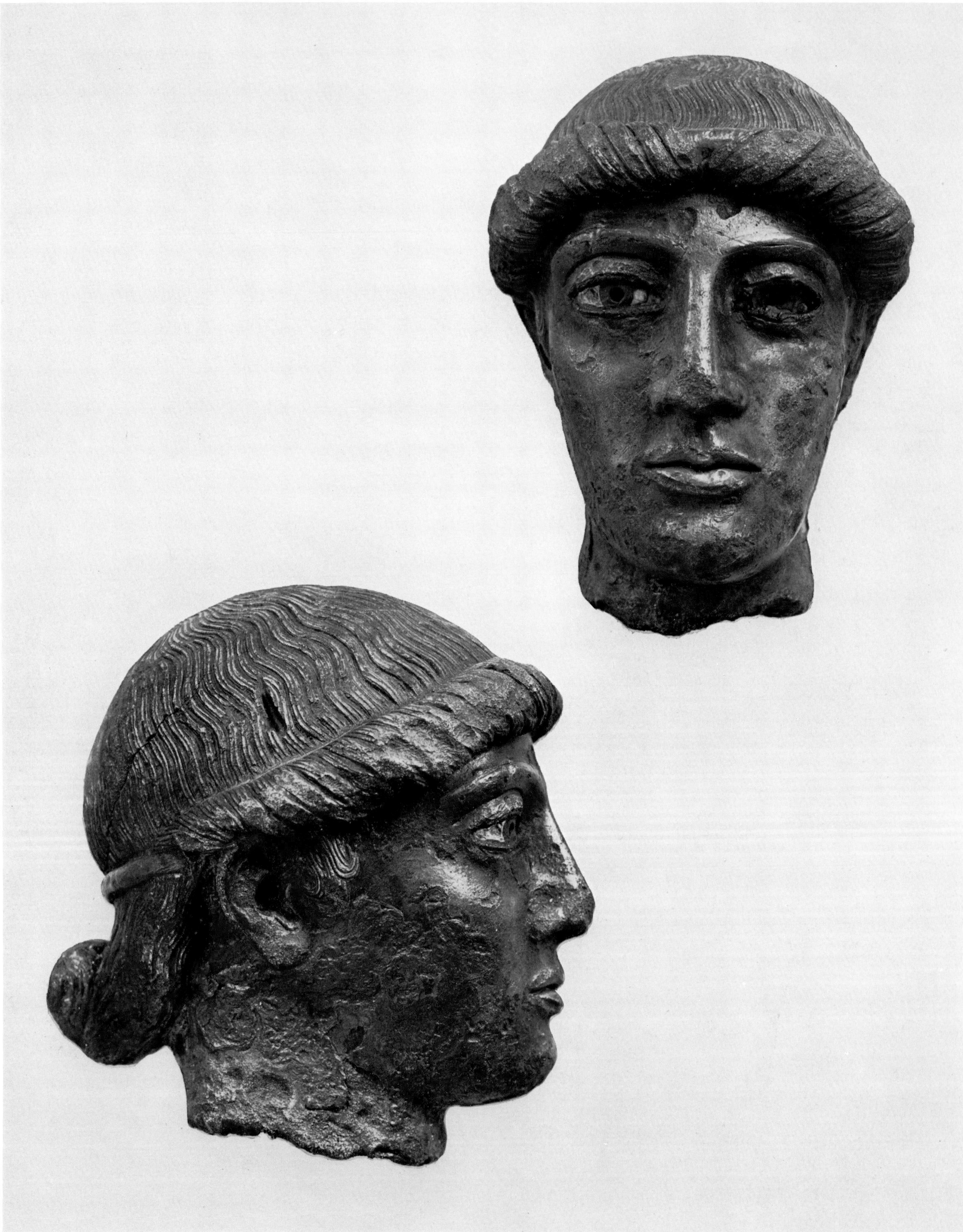

166 Kopf einer Bronzestatuette. Höhe 12,0 cm. Gegen 470 v. Chr. – Athen, Nationalmuseum 6590

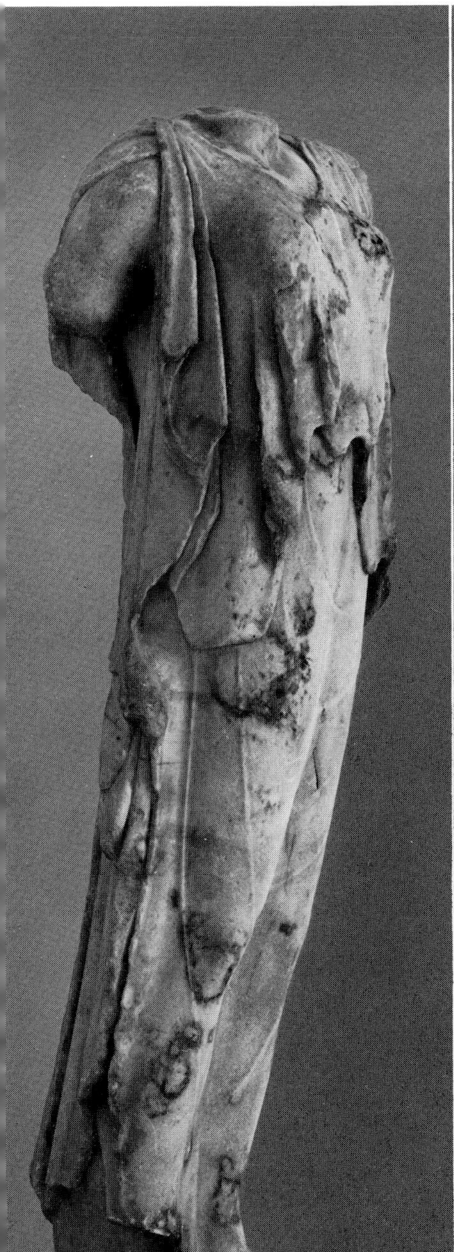
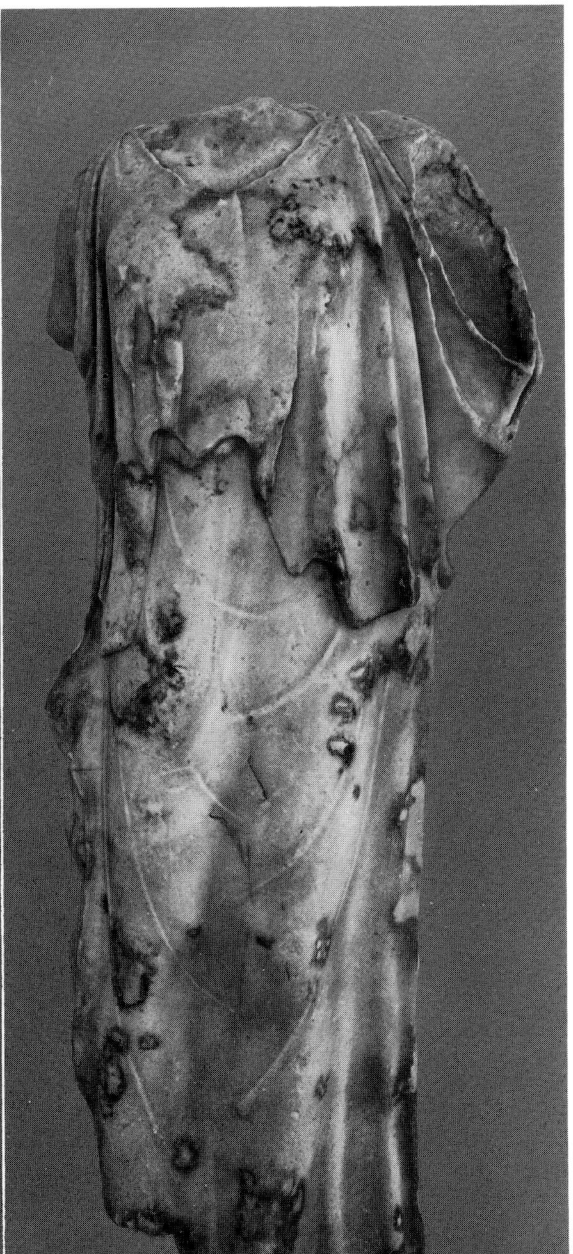
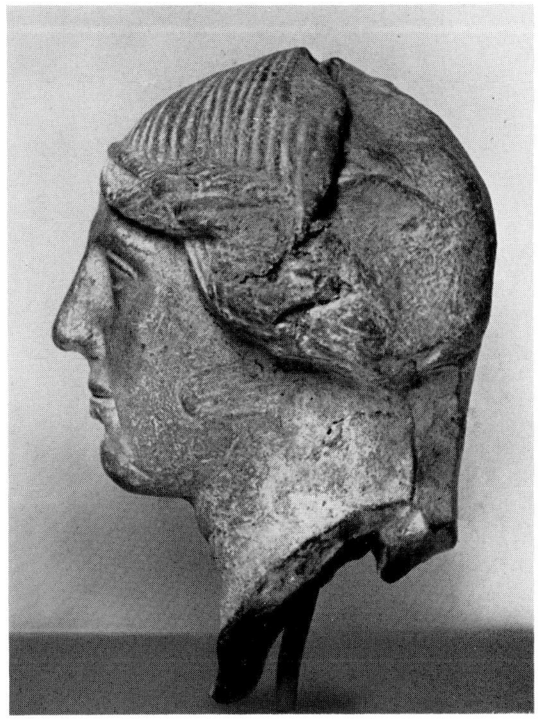
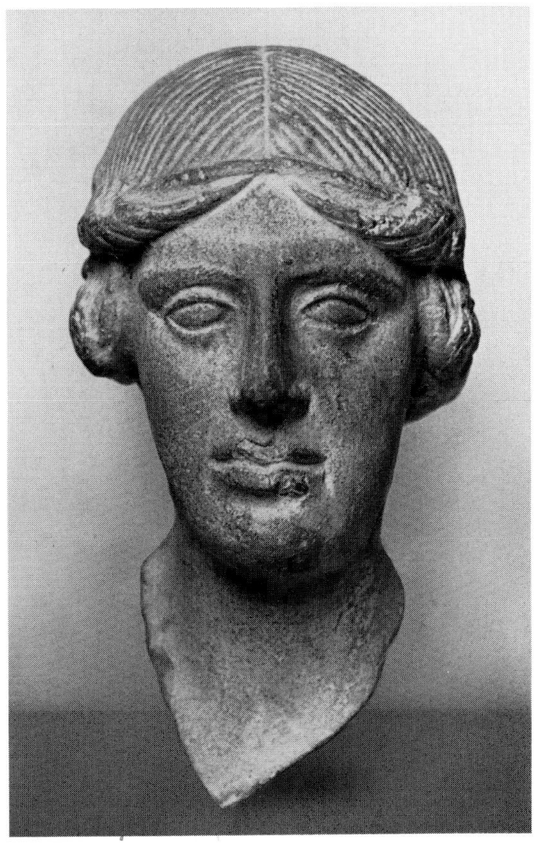

167 Links: Nike, von Paros. Marmor. Höhe 1,38 m. Um 470/460 v. Chr. – Paros, Museum
Rechts: Weiblicher Terrakottakopf. Zweites Viertel 5. Jahrhundert v. Chr. – Oxford, Ashmolean-Museum

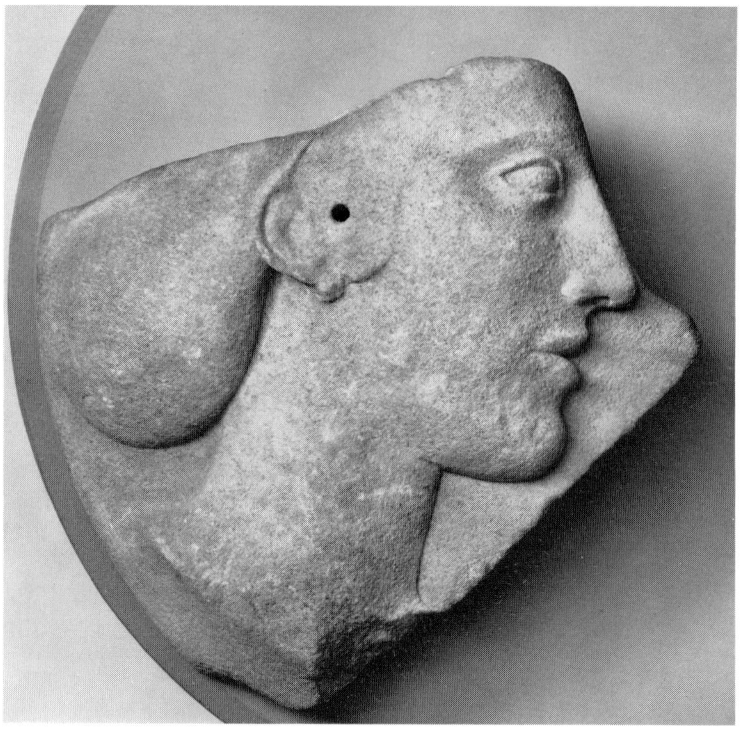

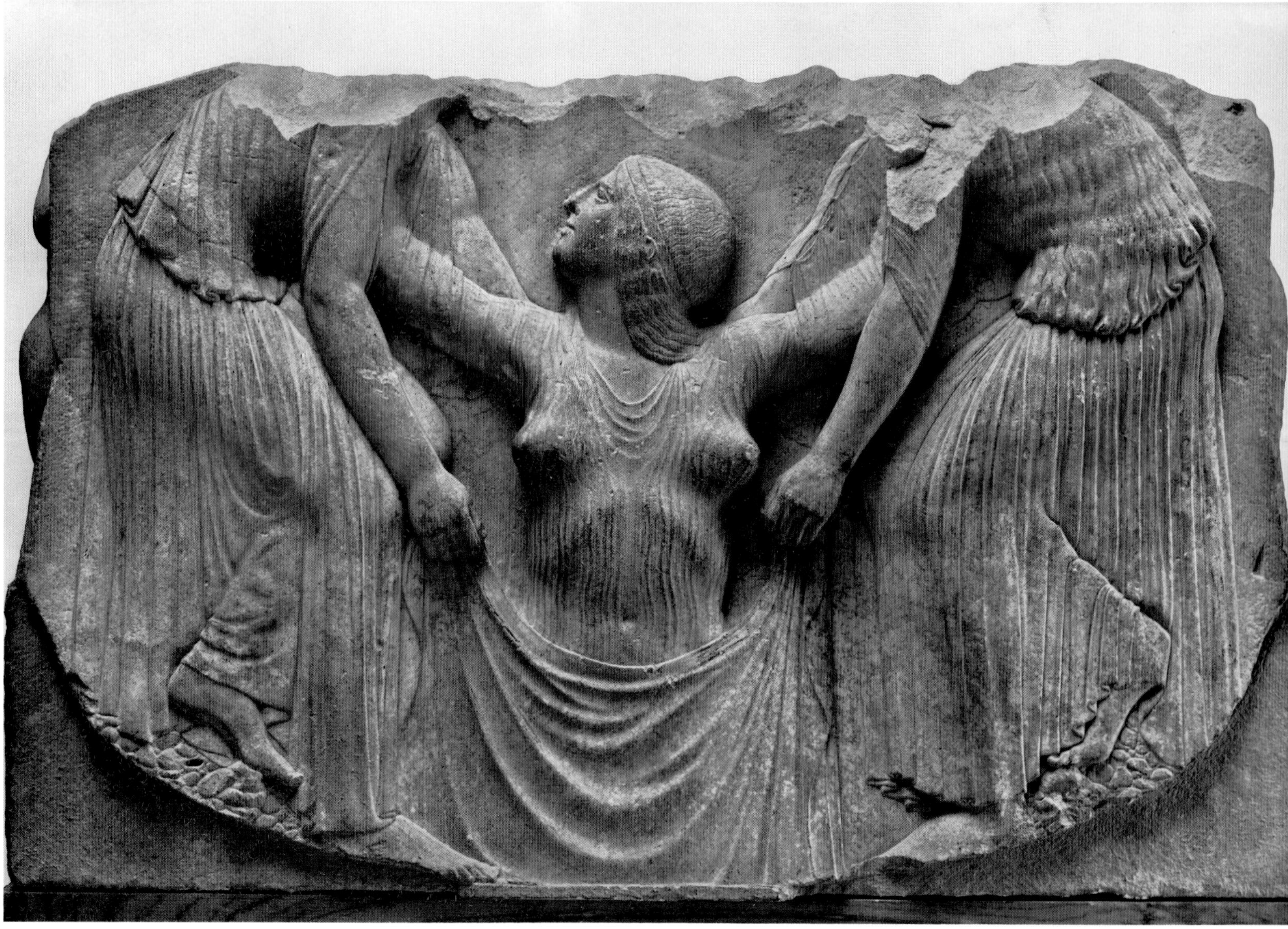

168 Oben: Weihrelief-Tondo, von Melos. Marmor. Höhe 32,5 cm. Gegen 460 v. Chr. – Athen, Nationalmuseum 3990
Unten: Sog. Ludovisischer Thron, Mittelplatte. Geburt der Aphrodite aus dem Meere. Marmor.
Höhe 87,0 cm. Gegen 460 v. Chr. – Rom, Thermenmuseum 152

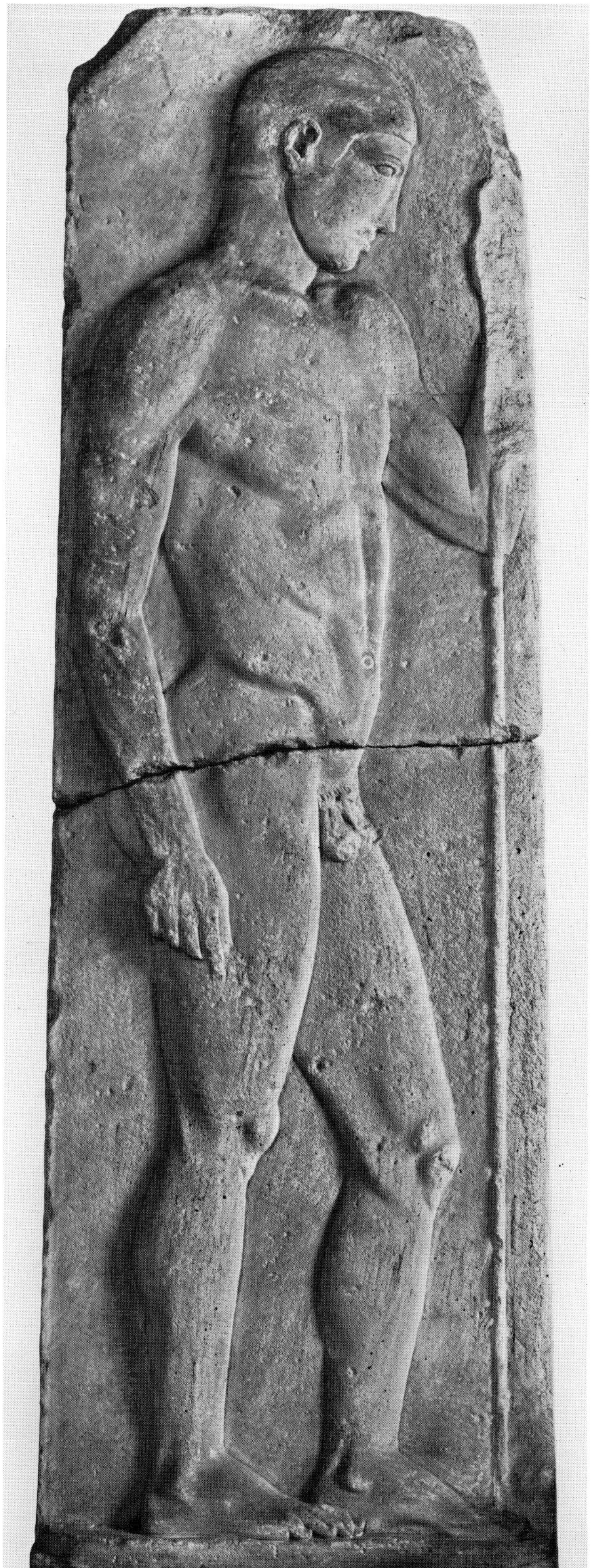

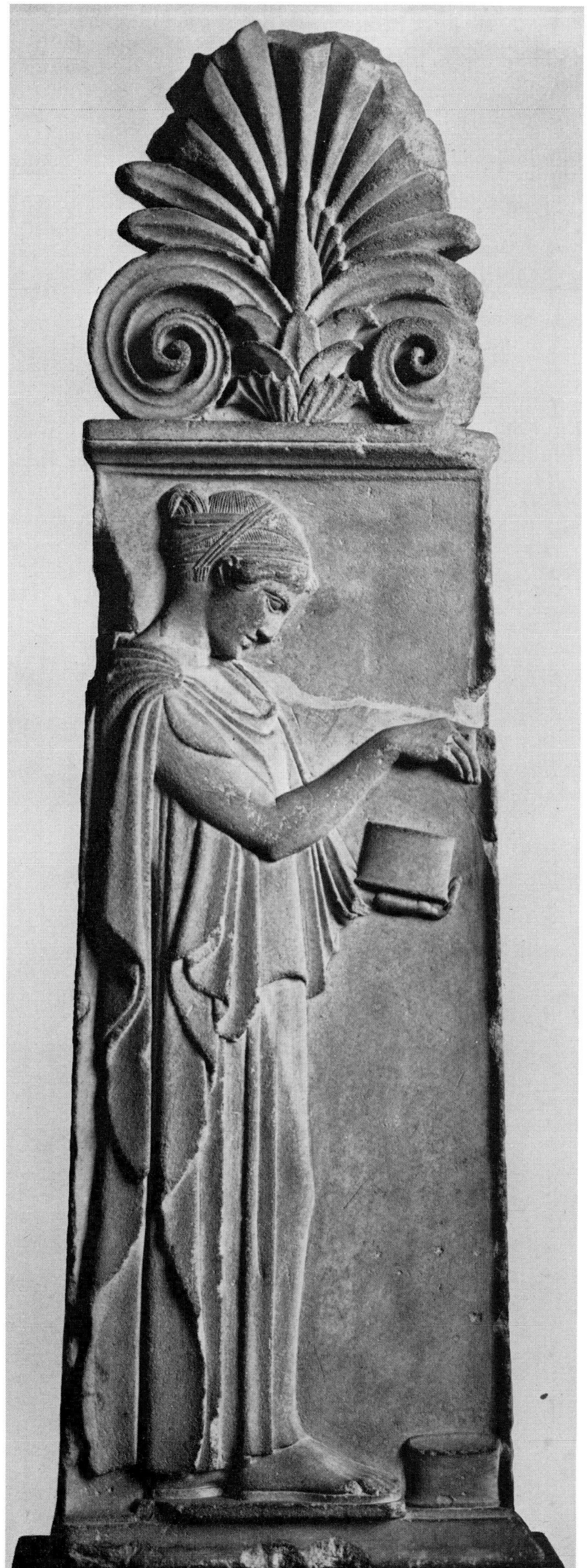

169 Links: Grabstele eines Jünglings, aus Nisyros. Marmor. Höhe 1,83 m. Um 460 v. Chr. – Istanbul, Archäologisches Museum 1142
Rechts: Grabstele eines Mädchens, sog. Stele Giustiniani. Marmor. Höhe 1,43 m. Um 450 v. Chr. – Berlin, Staatliche Museen K 19

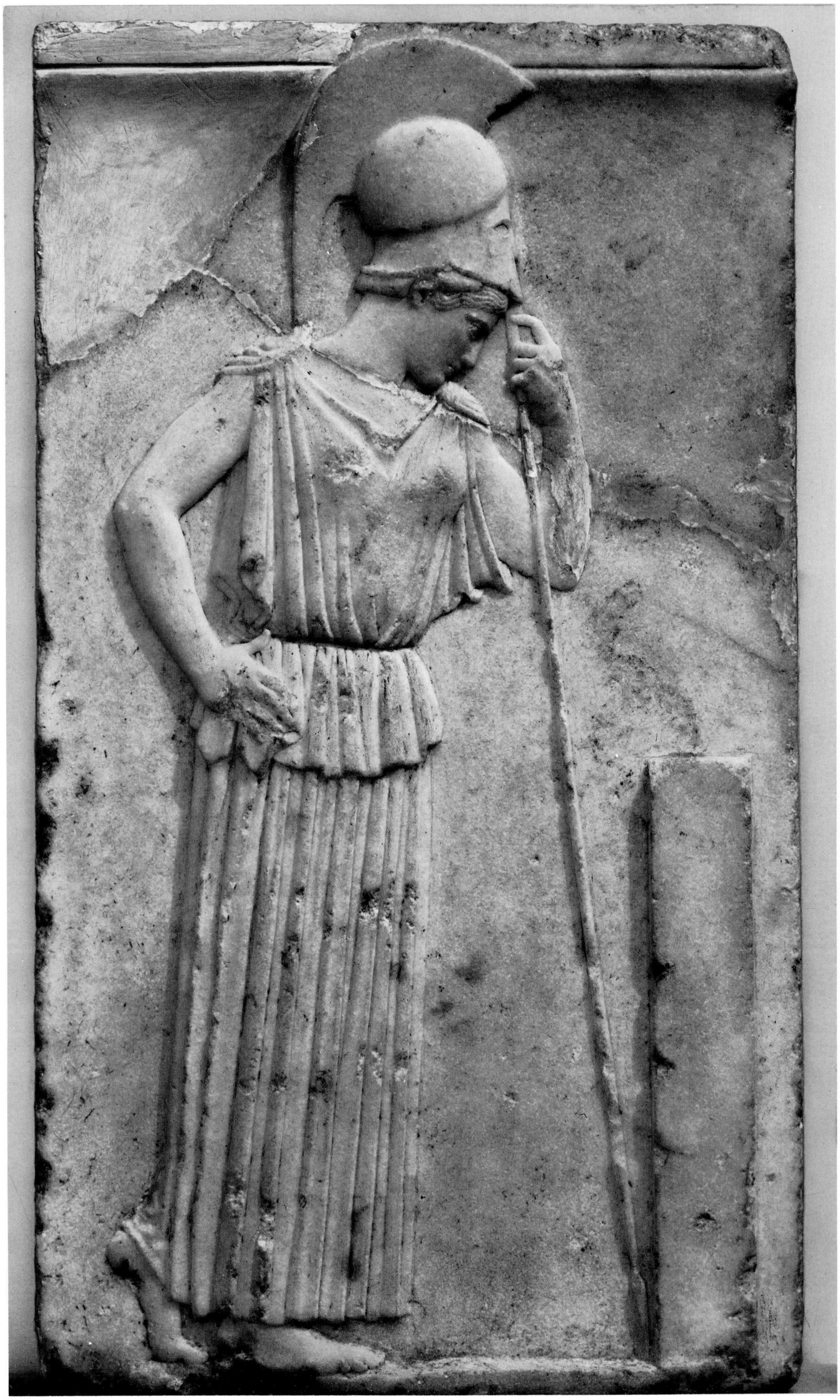

170 Weihrelief an Athena, von der Akropolis in Athen. Marmor.
Höhe 54,0 cm. Zweites Viertel 5. Jahrhundert v. Chr. – Athen, Akropolis-Museum 645

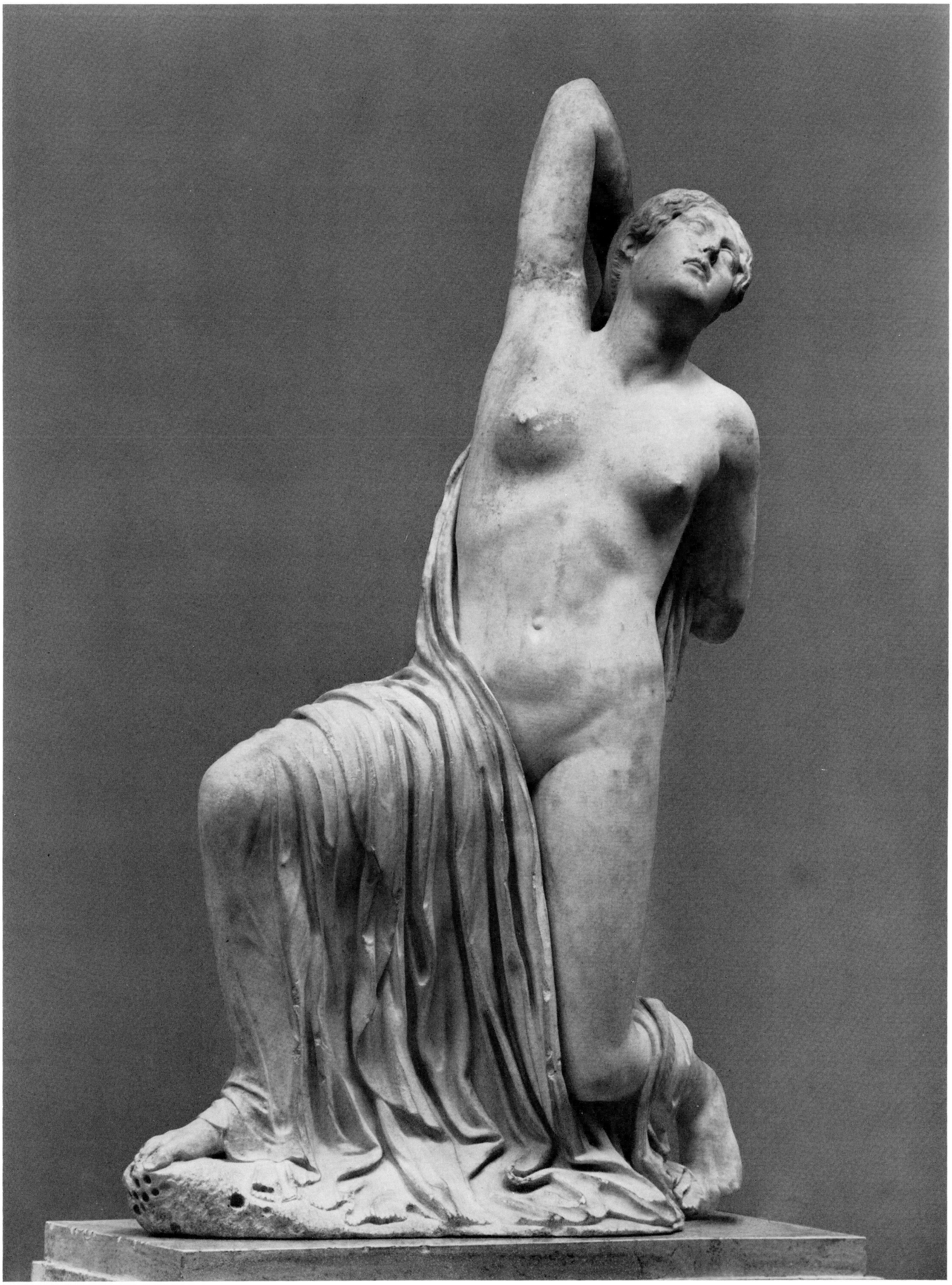

171 Sterbende Niobide. Originale Marmorskulptur. Peloponnesisch/inselionisch beeinflußt. Höhe 1,49 m. Um 450/445 v. Chr. – Rom, Thermenmuseum

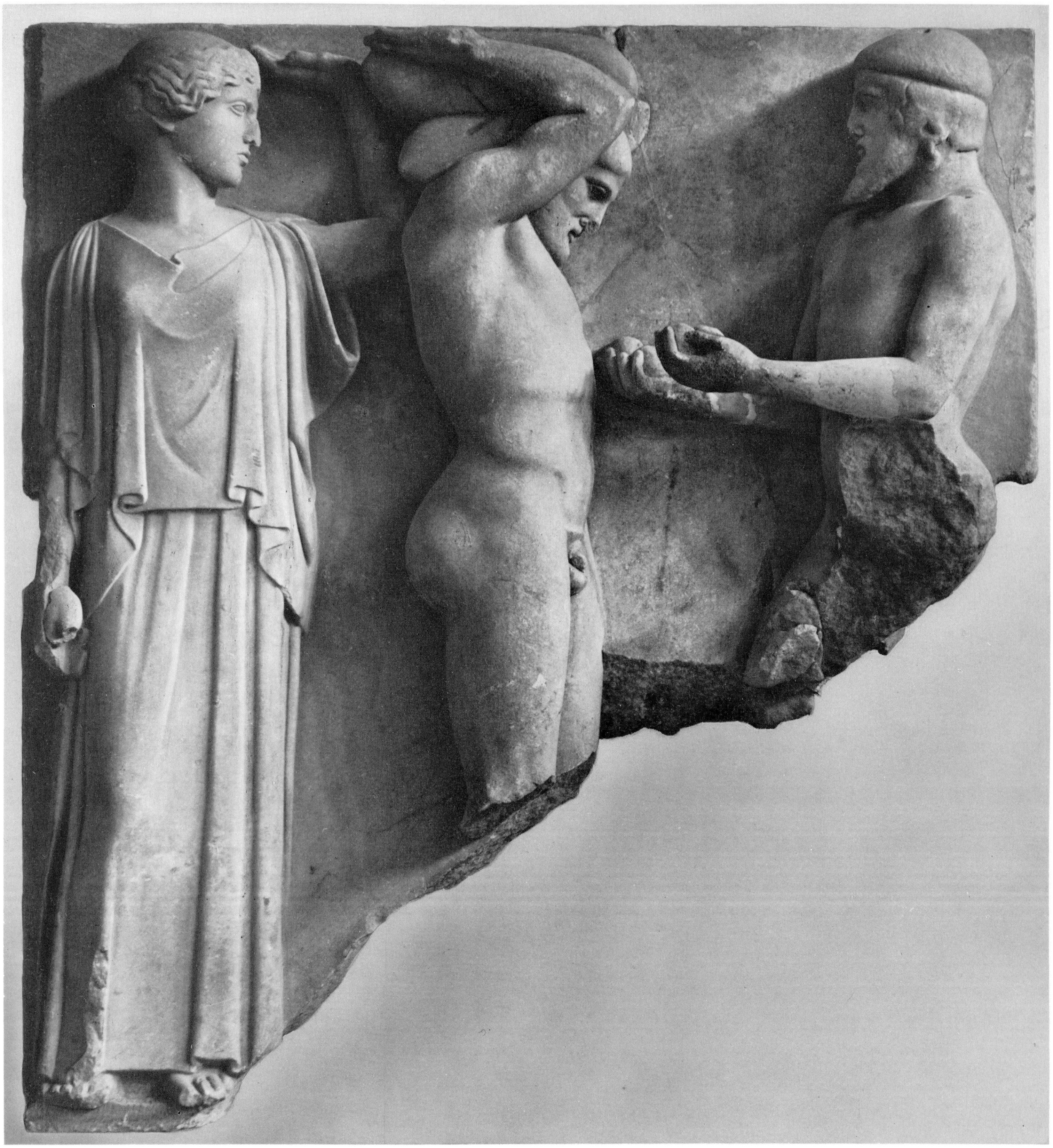

172 Metope von der Ostseite des Zeus-Tempels in Olympia. Atlas bringt Herakles im Beisein der Athena die Äpfel der Hesperiden. Marmor. Höhe 1,60 m. Um 460 v. Chr. – Olympia, Museum

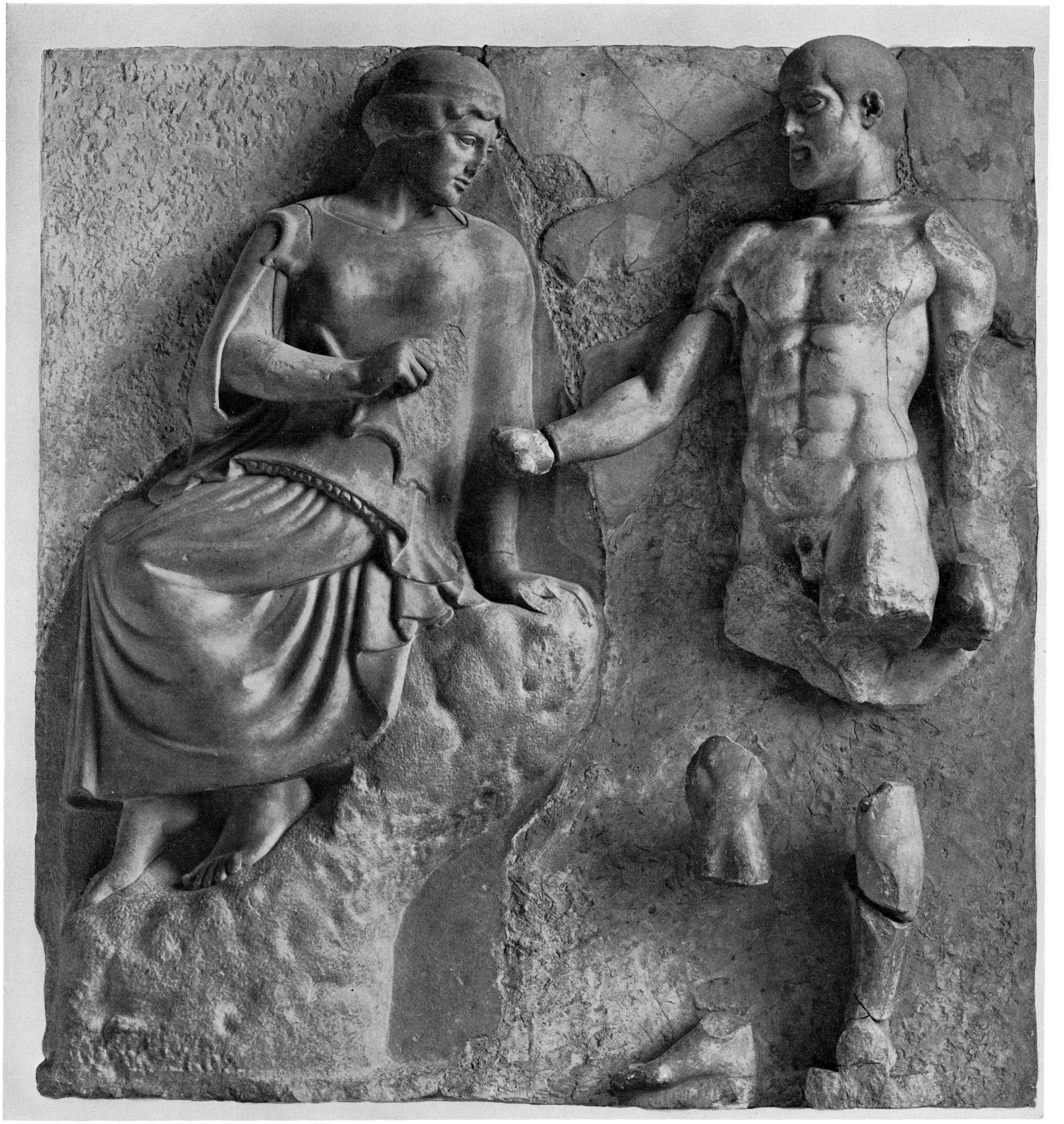

173 Metope von der Westseite des Zeus-Tempels in Olympia. Herakles bringt Athena die Stymphalischen Vögel. Marmor. Höhe 1,60 m. Um 460 v. Chr. – Paris, Louvre

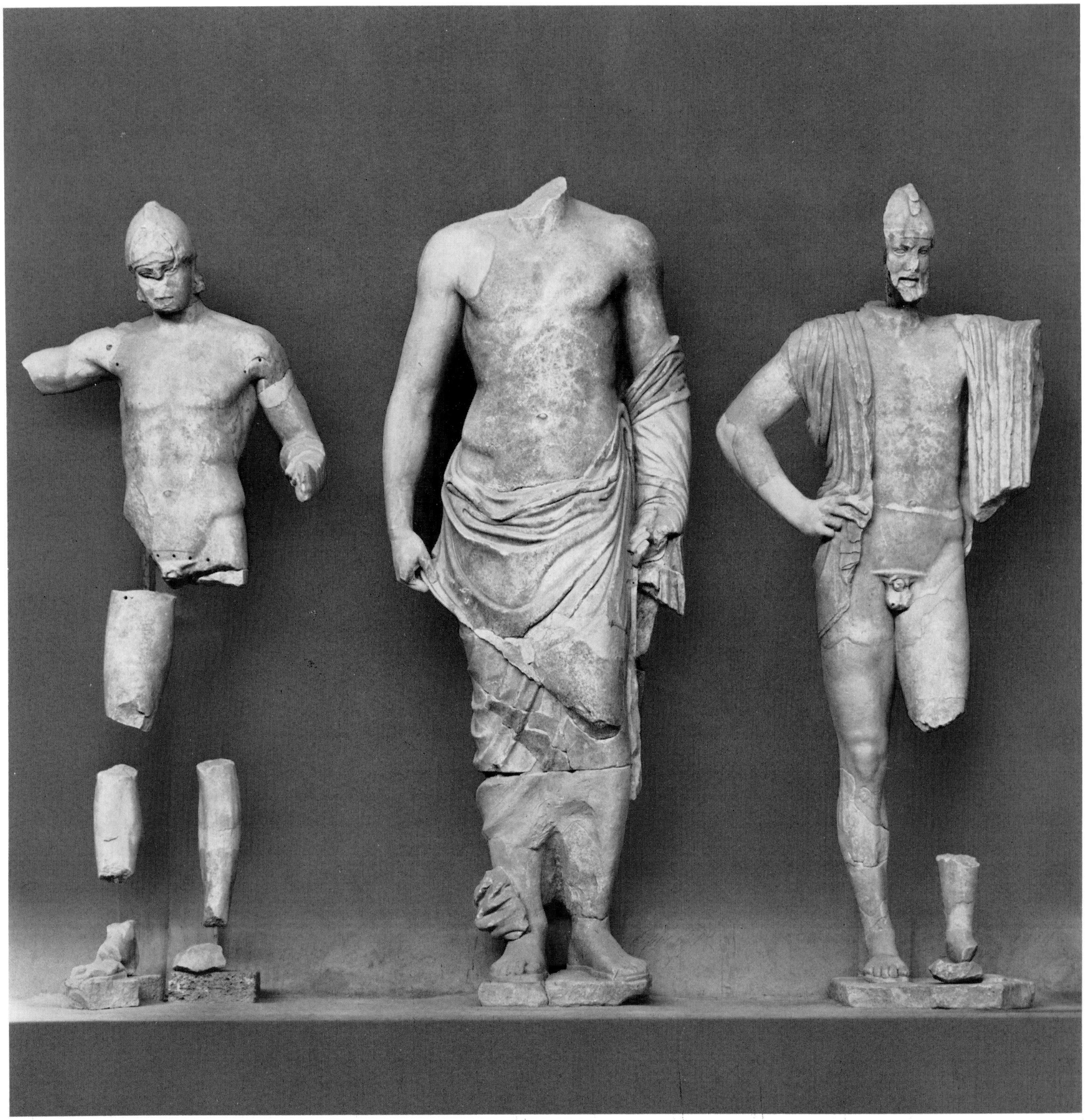

174 Vom Ostgiebel des Zeus-Tempels in Olympia, Mittelgruppe.
Zeus zwischen Oinomaos (irrtümlich rechts statt links aufgestellt) und Pelops (irrtümlich links statt rechts aufgestellt).
Marmor. Giebelhöhe 3,30 m. Um 460 v. Chr. – Olympia, Museum

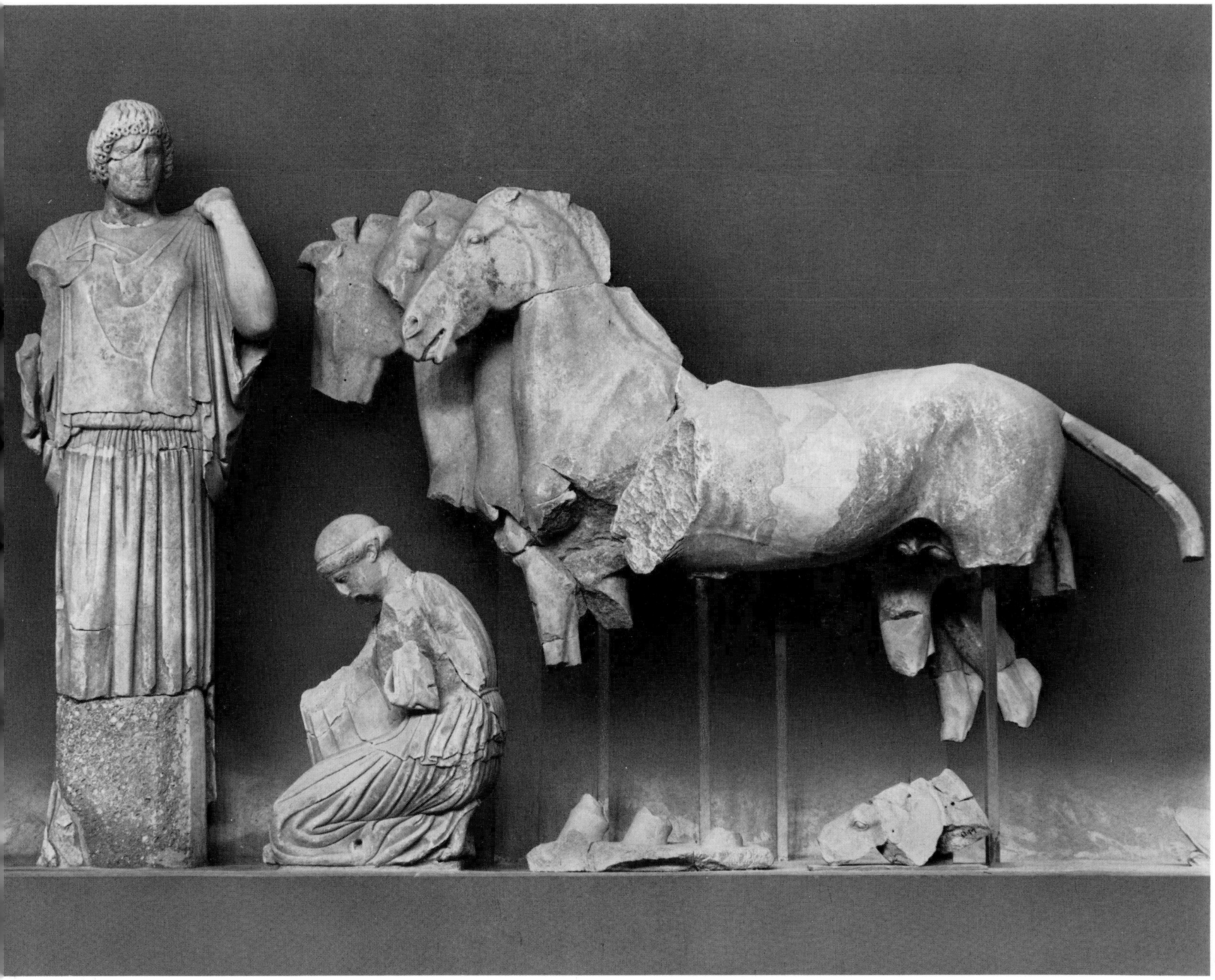

175 Vom Ostgiebel des Zeus-Tempels in Olympia. Fortsetzung der Mittelgruppe gegen Norden.
Links: Sterope anstelle der Hippodameia, die neben Pelops stehen sollte; rechts: Die Pferde vom Gespann des Pelops, davor kniendes Mädchen

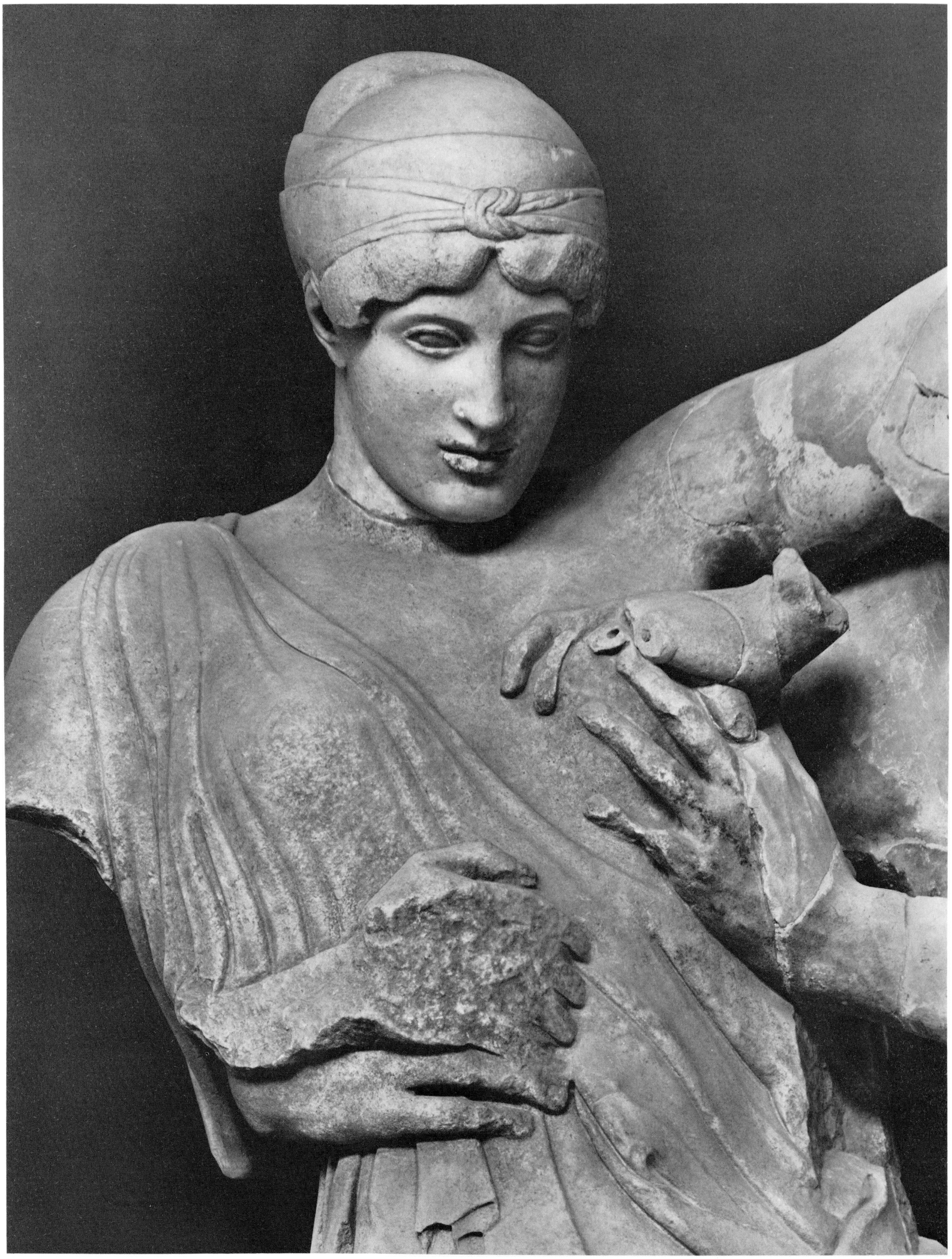

176 Vom Westgiebel des Zeus-Tempels in Olympia, aus der Nordhälfte. Die Braut des Peirithoos

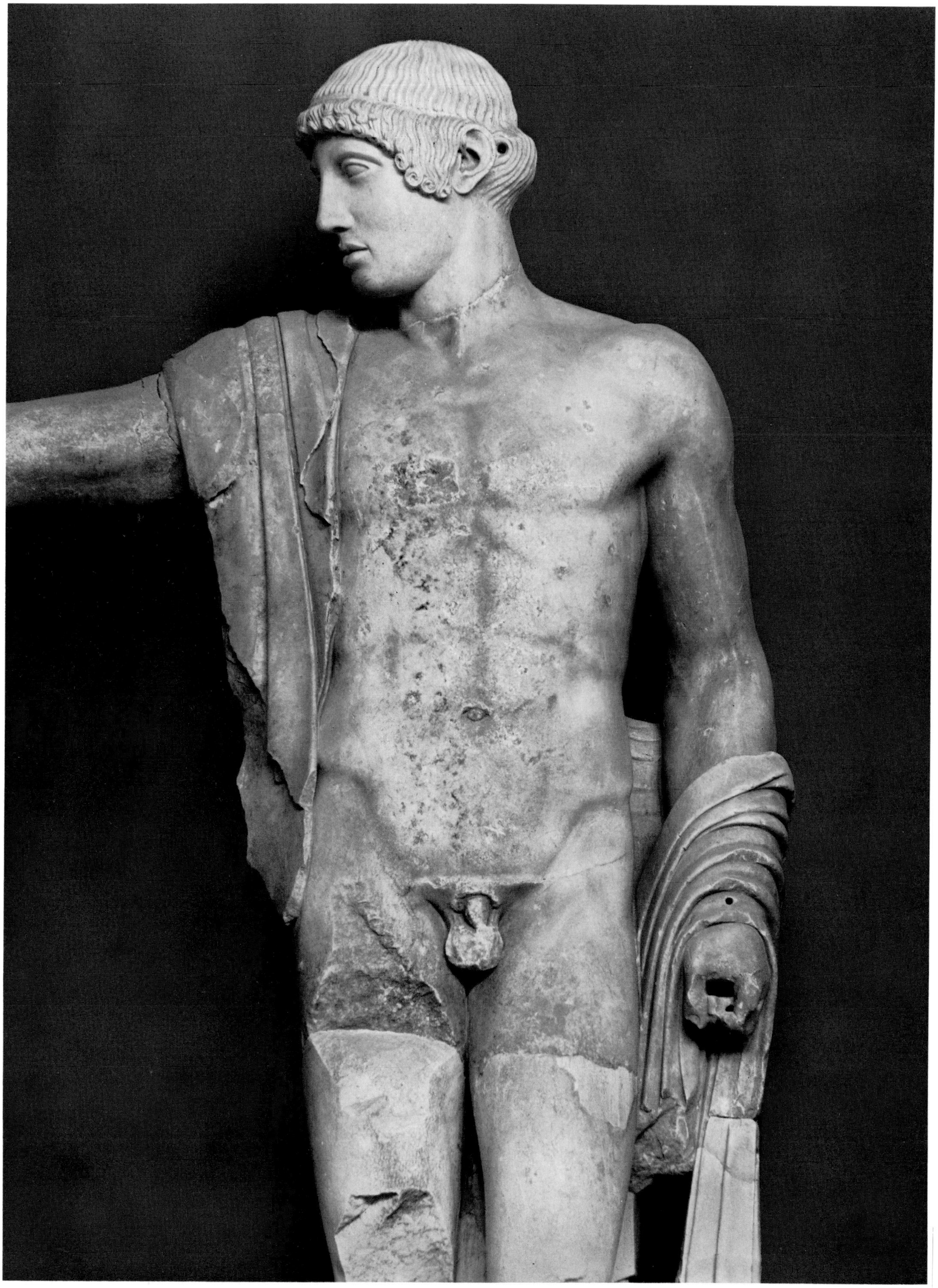

177 Vom Westgiebel des Zeus-Tempels in Olympia. Mitte: Apollon. Marmor. Giebelhöhe 3,30 m. Um 460 v. Chr. – Olympia, Museum

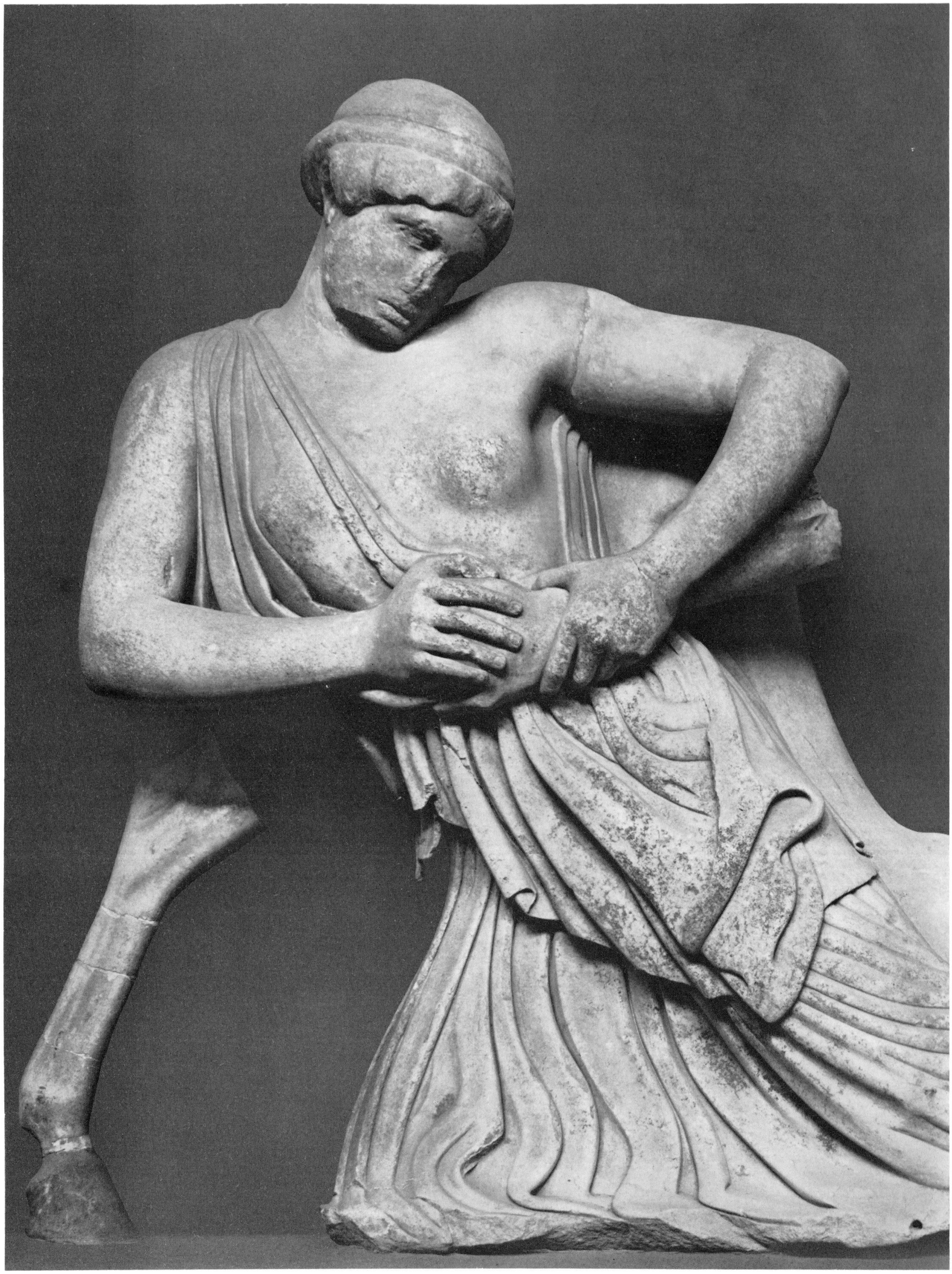

178 Vom Westgiebel des Zeus-Tempels in Olympia, aus der Südhälfte. Eine Lapithin. Vgl. Taf. 179 unten

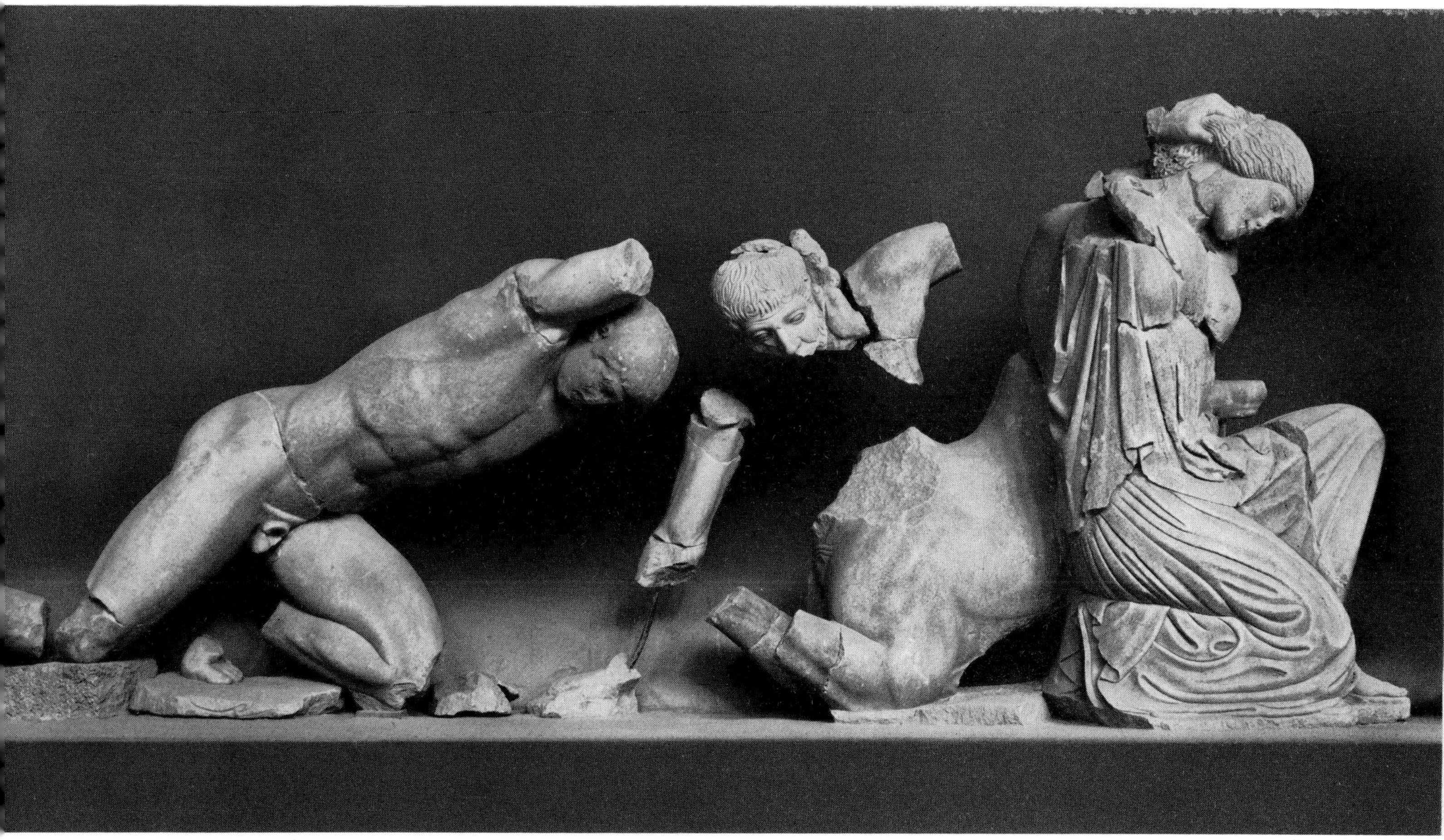

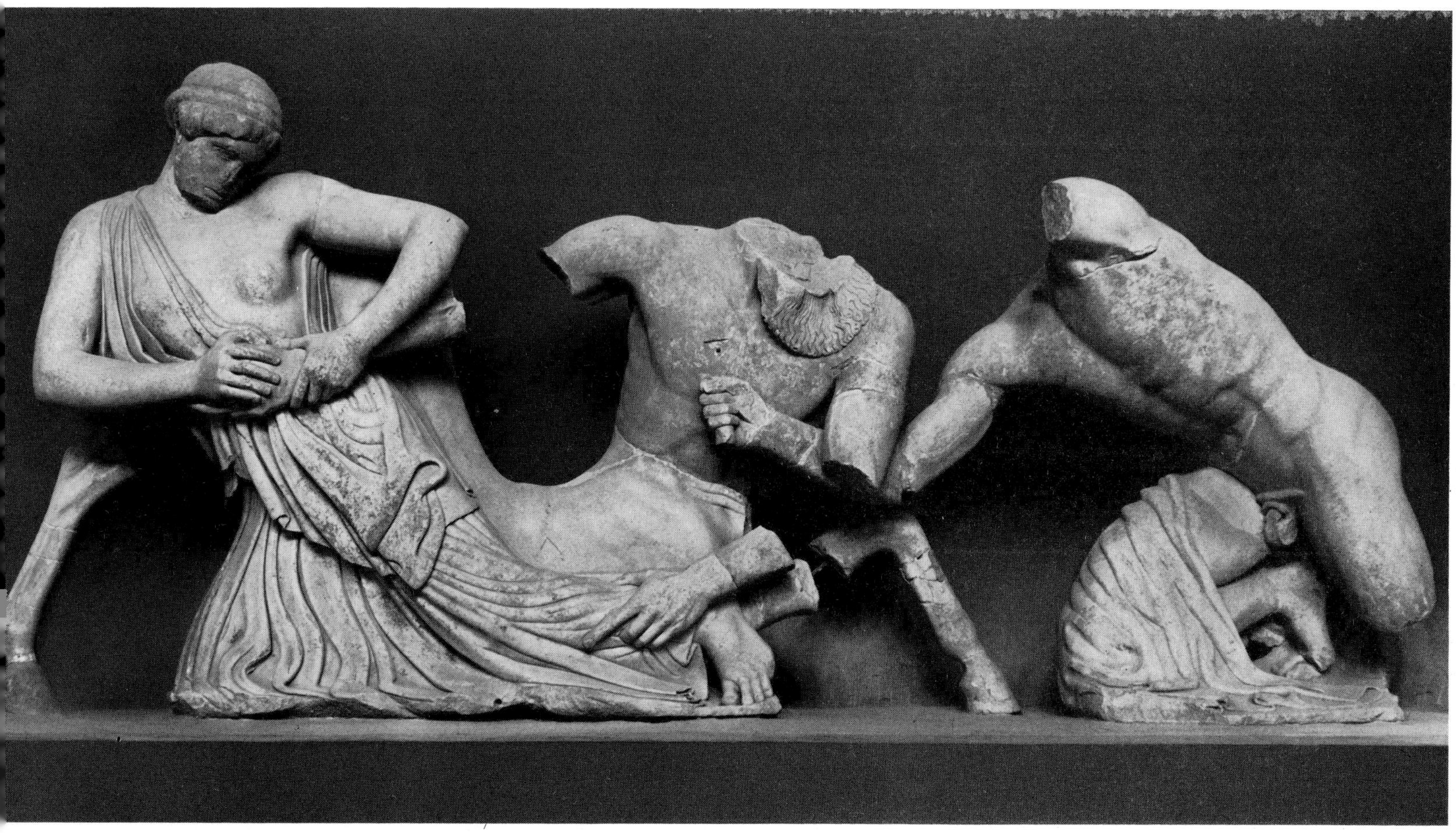

179 Vom Westgiebel des Zeus-Tempels in Olympia. Die beiden Drei-Figuren-Gruppen.
Oben: Von der Giebelnordhälfte, unten: von der Giebelsüdhälfte. Jeweils Lapith und Lapithin im Kampf gegen einen Kentauren

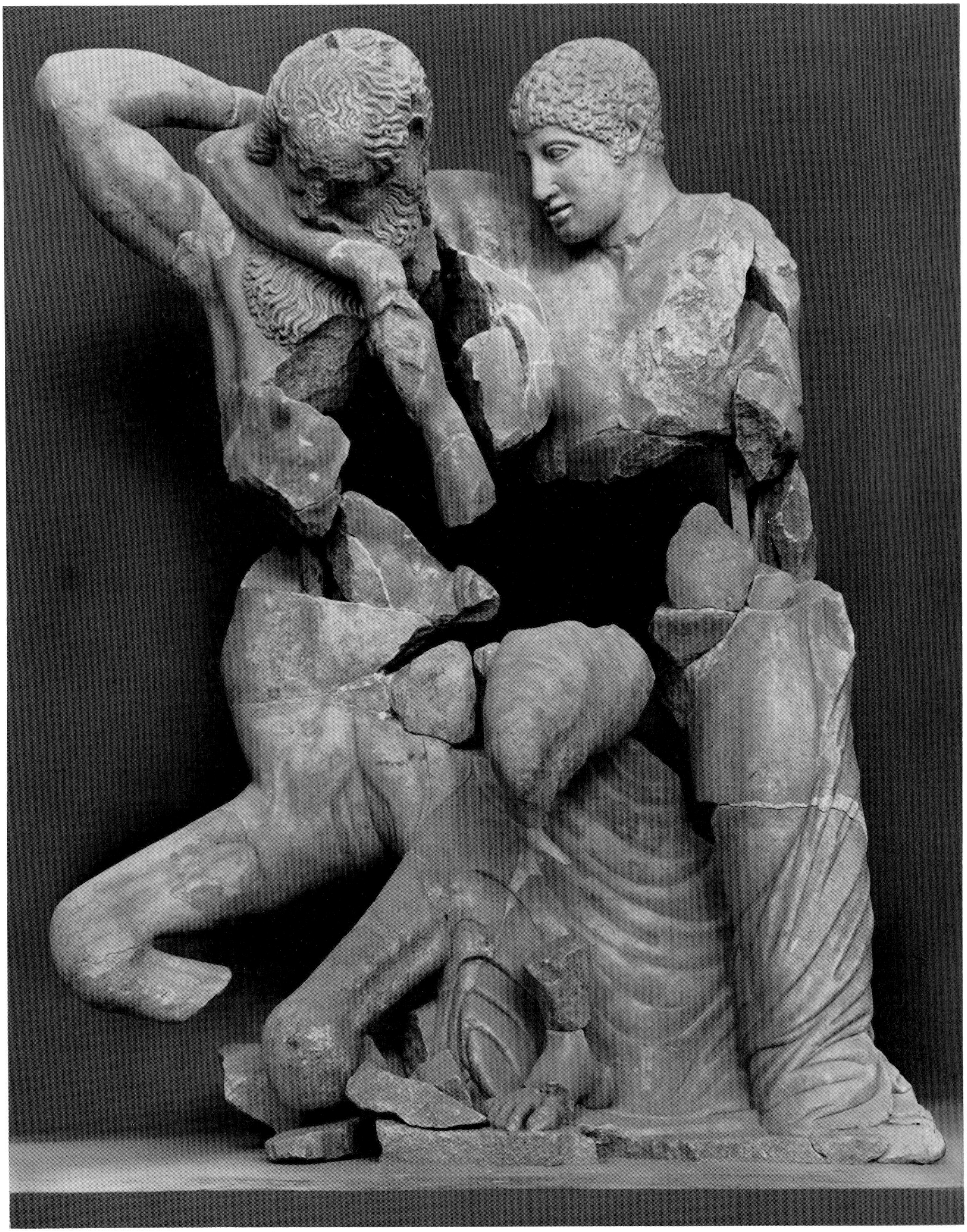

180 Vom Westgiebel des Zeus-Tempels in Olympia, von der Südhälfte. Lapith und beißender Kentaur

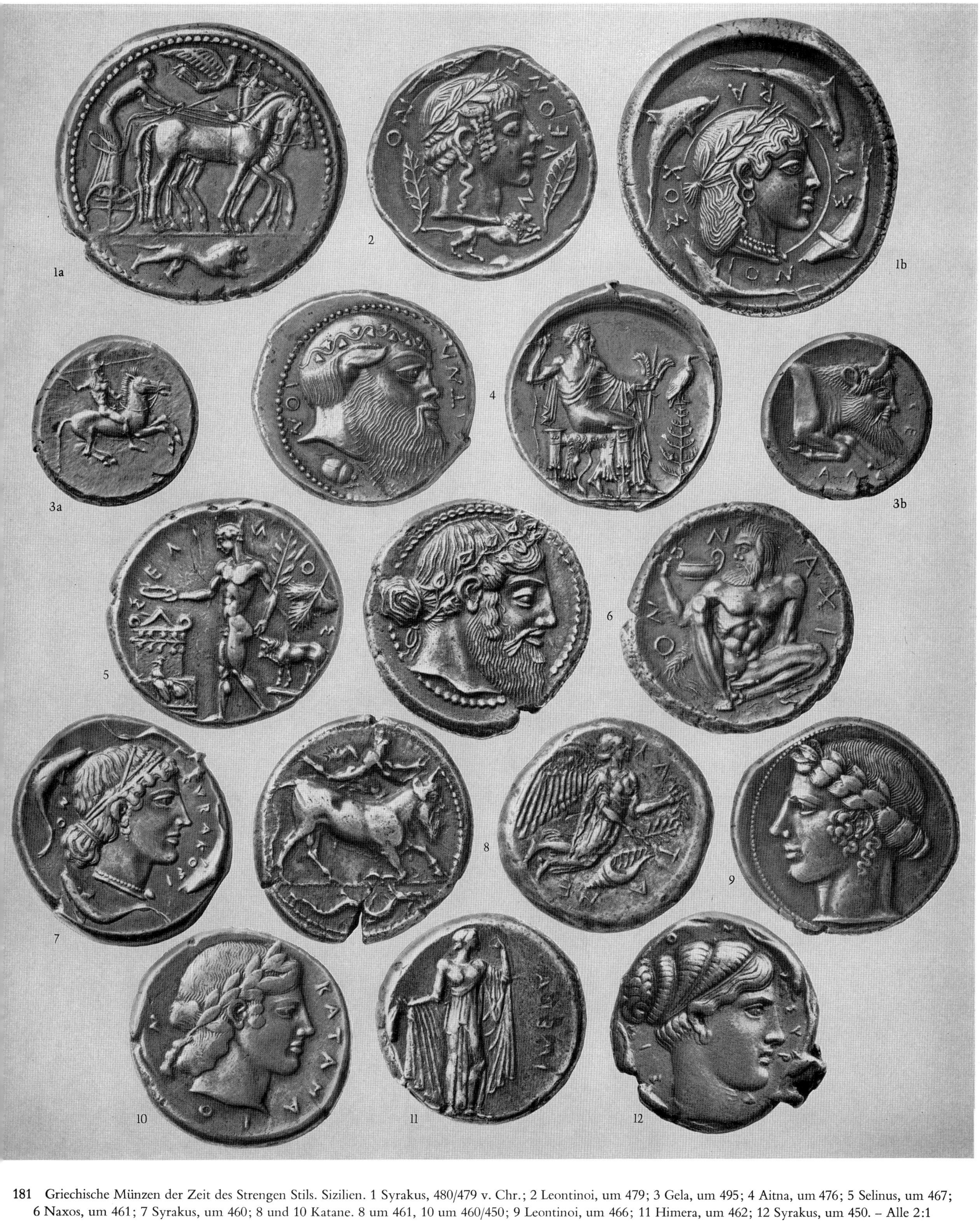

181 Griechische Münzen der Zeit des Strengen Stils. Sizilien. 1 Syrakus, 480/479 v. Chr.; 2 Leontinoi, um 479; 3 Gela, um 495; 4 Aitna, um 476; 5 Selinus, um 467; 6 Naxos, um 461; 7 Syrakus, um 460; 8 und 10 Katane. 8 um 461, 10 um 460/450; 9 Leontinoi, um 466; 11 Himera, um 462; 12 Syrakus, um 450. – Alle 2:1

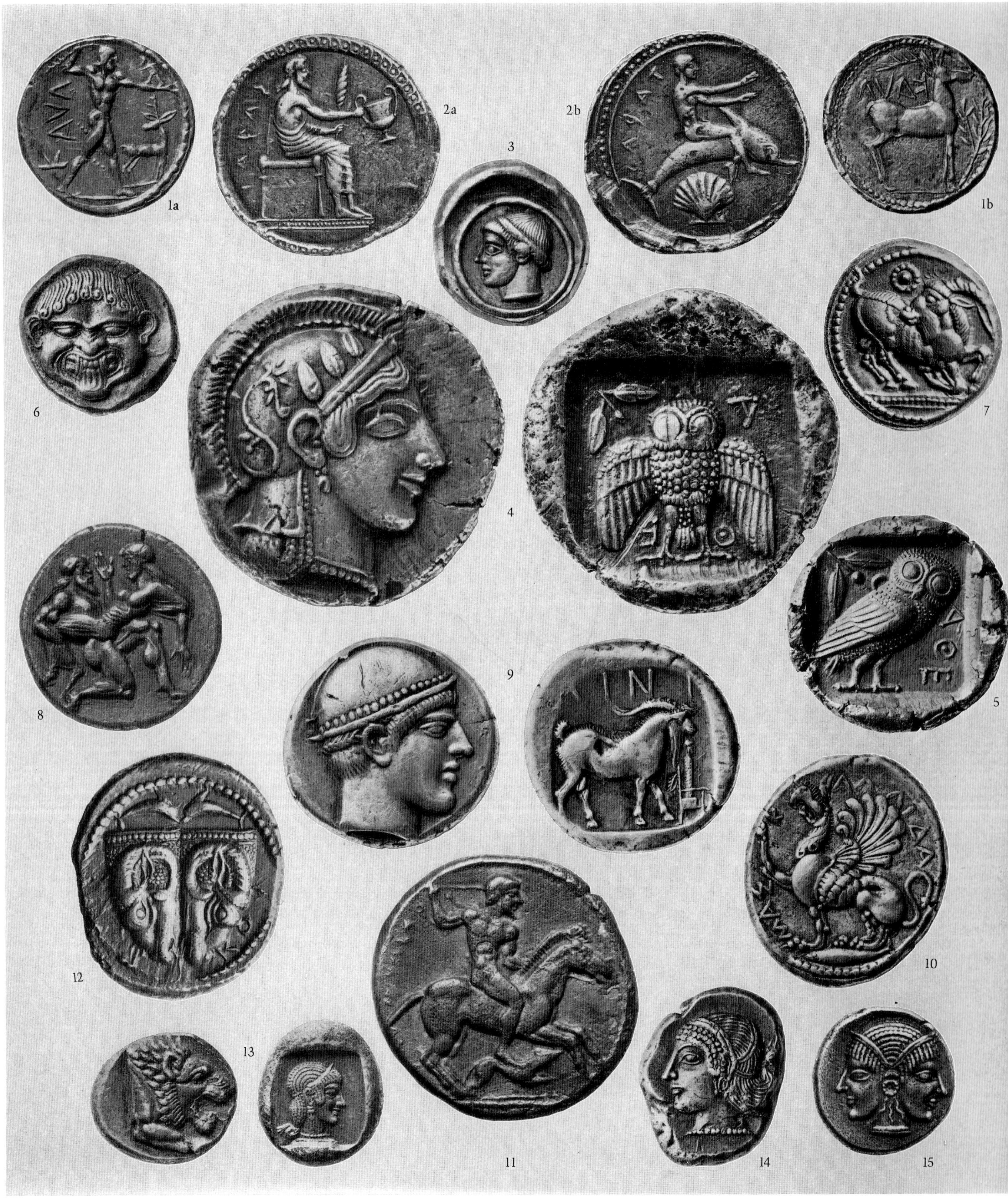

182 Griechische Münzen der Zeit des Strengen Stils. Süditalien. 1 Kaulonia, um 460/455 v. Chr.; 2/3 Taras, 2 um 485, 3 um 492/486. Griechisches Mutterland. 4/5 Athen. 4 um 490/480, 5 um 480/460; 6 Neapolis, um 500/480; 7 Aigai, um 500/480; 8 Thasos, um 465; 9 Ainos, um 455/453; 10 Abdera, um 473/470; 11 Sermyle, um 500/480; 12 Delphi, um 479. – Kleinasien. 13 Knidos, um 500/480; 14 Lykien, um 480/460; 15 Lampsakos, um 480. – Alle 2:1

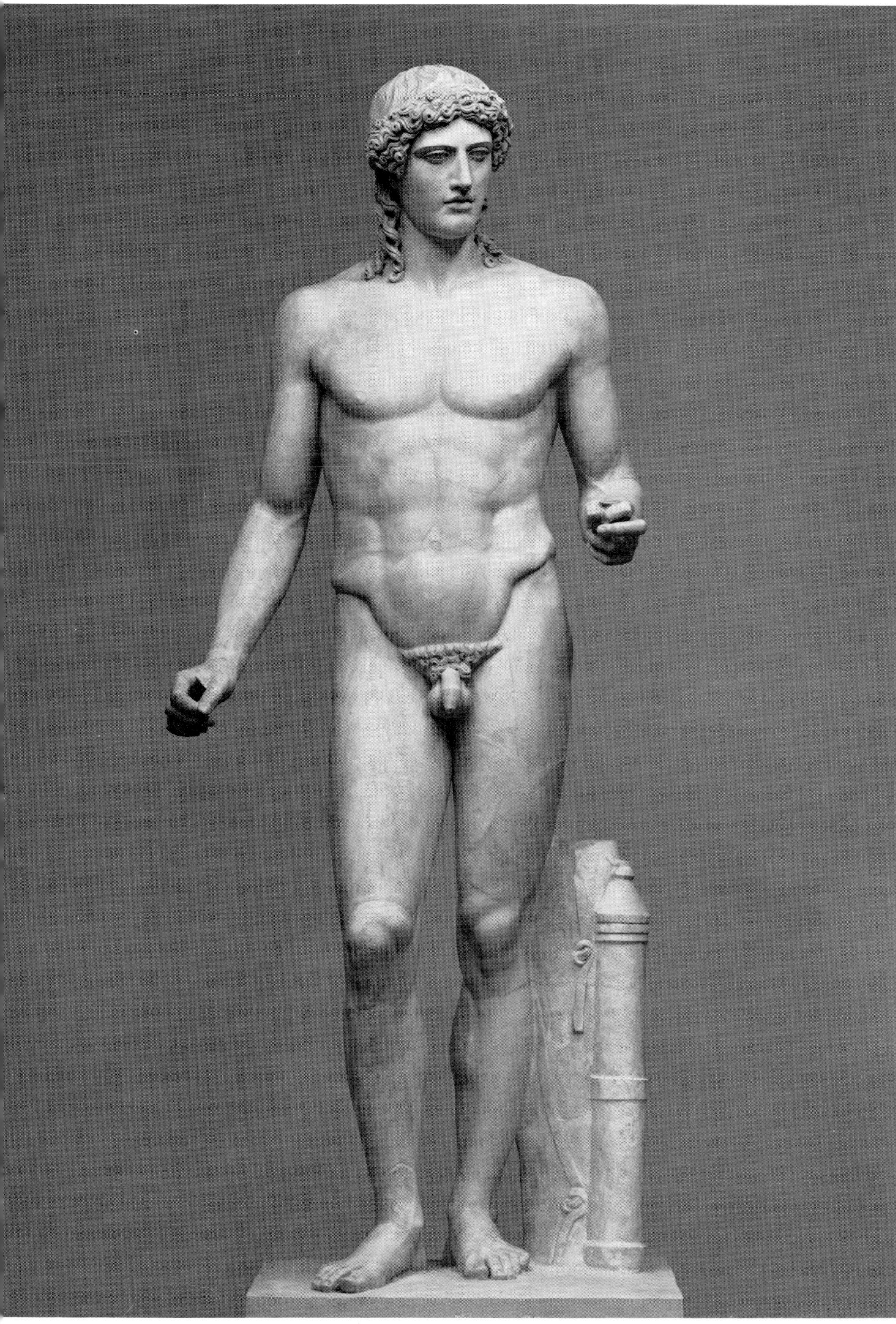

DIE HOHE KLASSIK 450–400 V. CHR.

183 Apollon. Marmorreplik eines Bronzewerkes des Pheidias gegen 450 v. Chr. Höhe 1,79 m. – Kassel

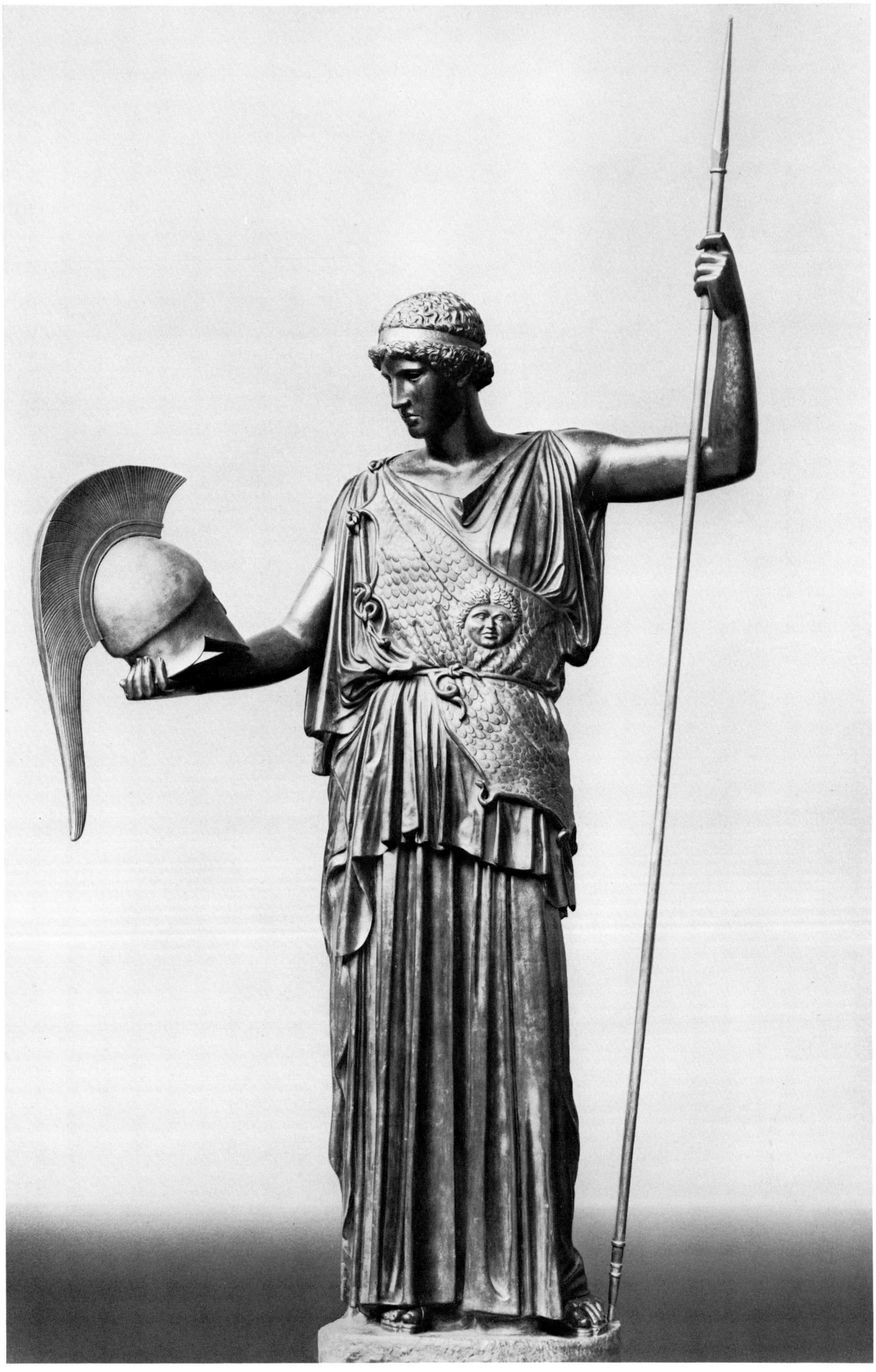

184 Athena Lemnia. Marmorreplik einer Bronzestatue des Pheidias von vor 450 v. Chr. Höhe 2,00 m.
Dresden, Staatliche Kunstsammlungen

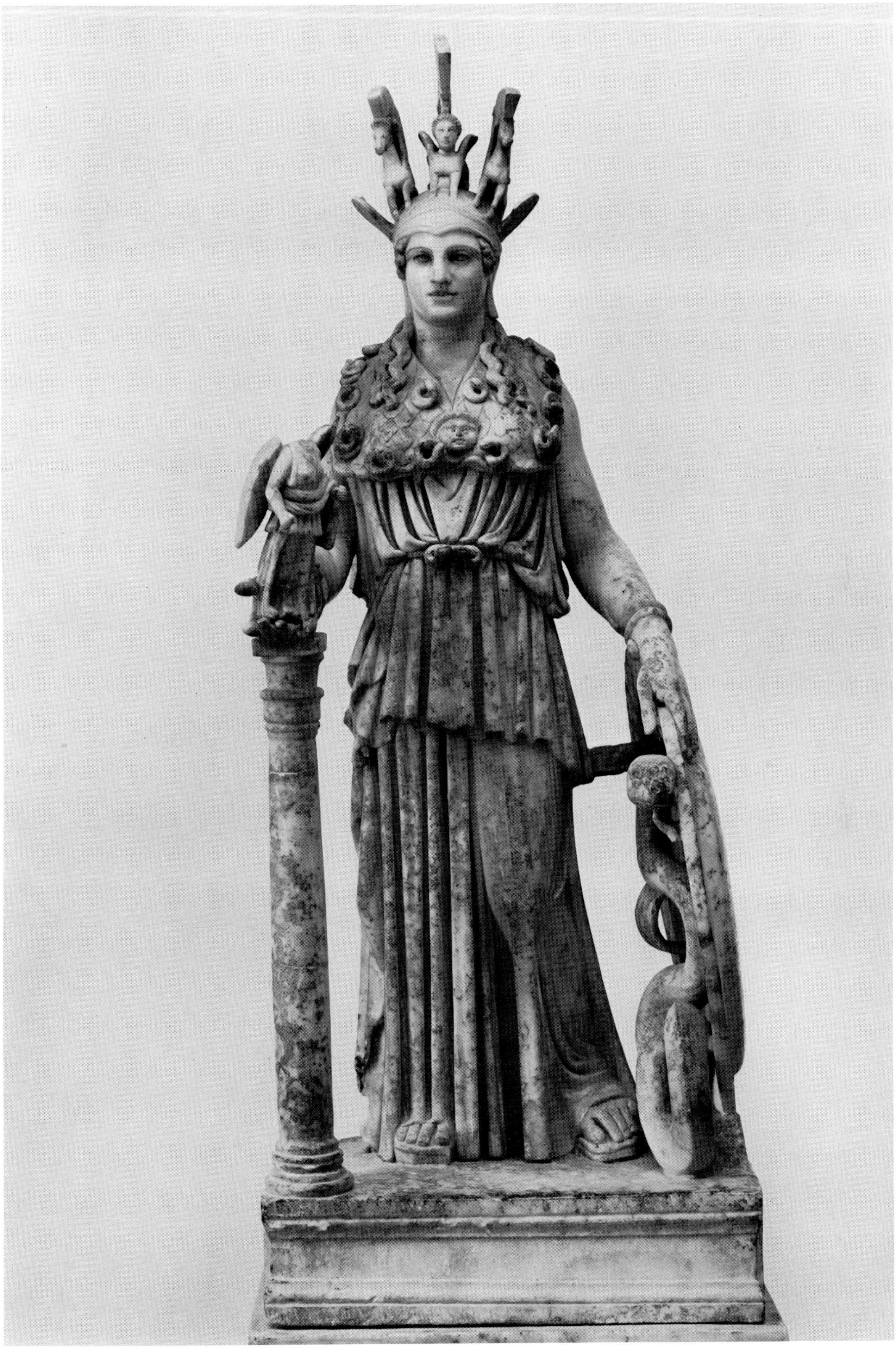

185 Athena Parthenos.
Stark verkleinerte Marmorreplik (sog. Athena Varvakion) nach dem Gold-Elfenbein-Standbild des Pheidias im Parthenon, vollendet 438 v. Chr. Höhe 1,05 m. – Athen, Nationalmuseum 129

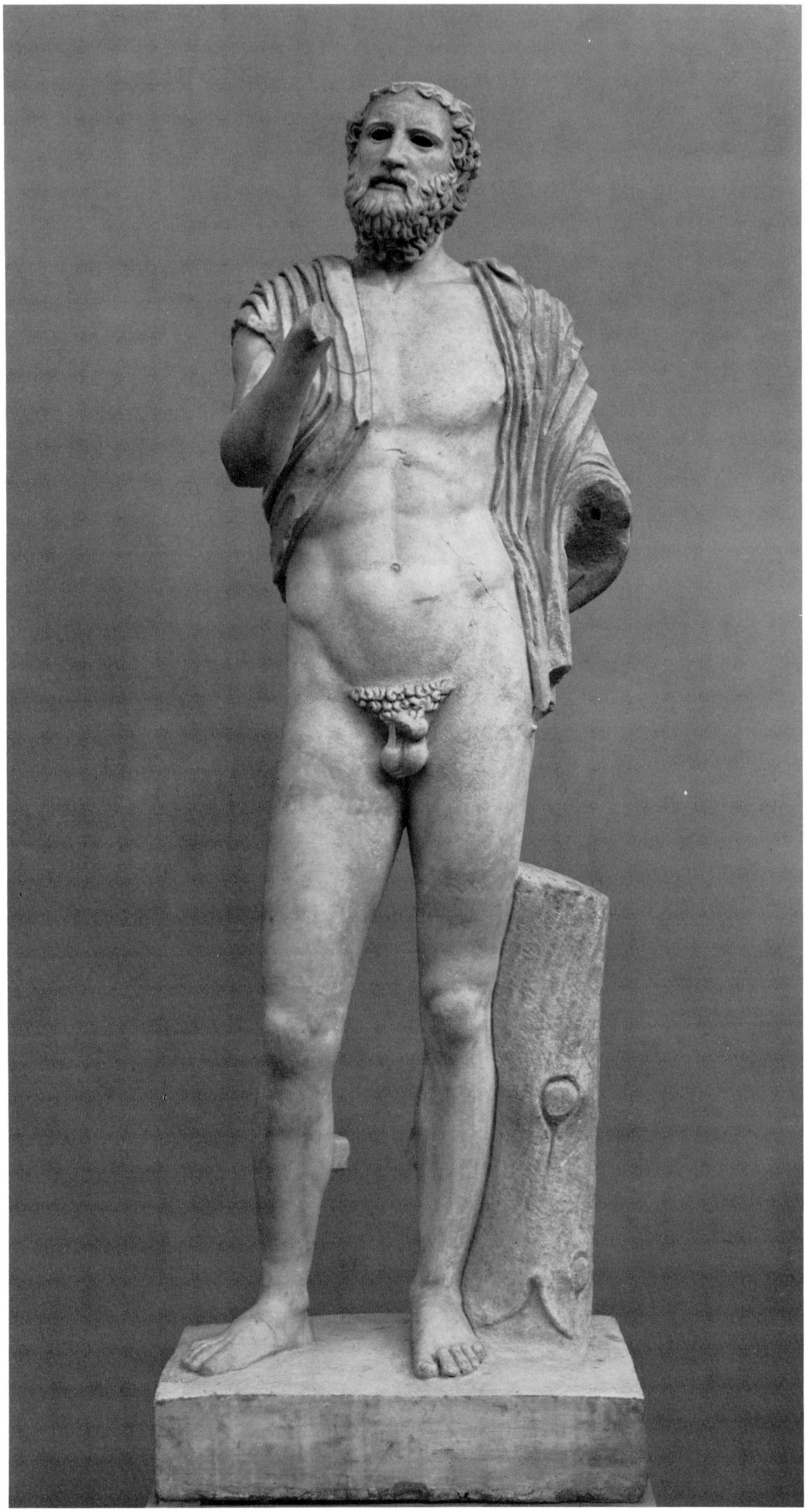

186 Anakreon. Marmorreplik nach einer Bronzestatue des Pheidias von kurz nach 450 v. Chr. Höhe (ohne Plinthe) 1,98 m. – Kopenhagen, Ny Carlsberg Glyptotek 409

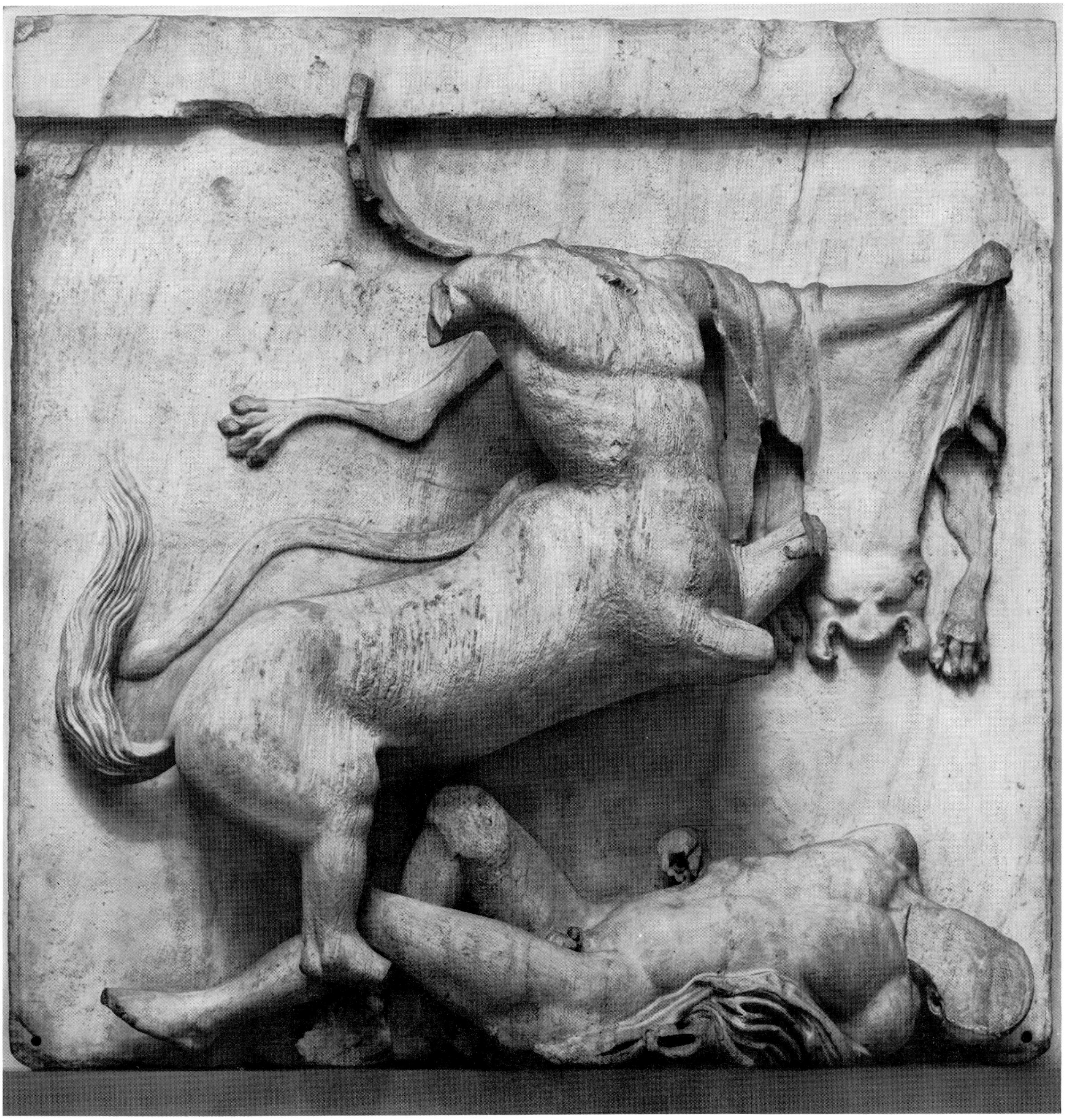

187 Metope XXVIII von der Südseite des Parthenon auf der Akropolis in Athen. Kentaur im Triumph über einem toten Lapithen. Marmor. Höhe 1,34 m. Um 448/442 v. Chr. – London, British Museum

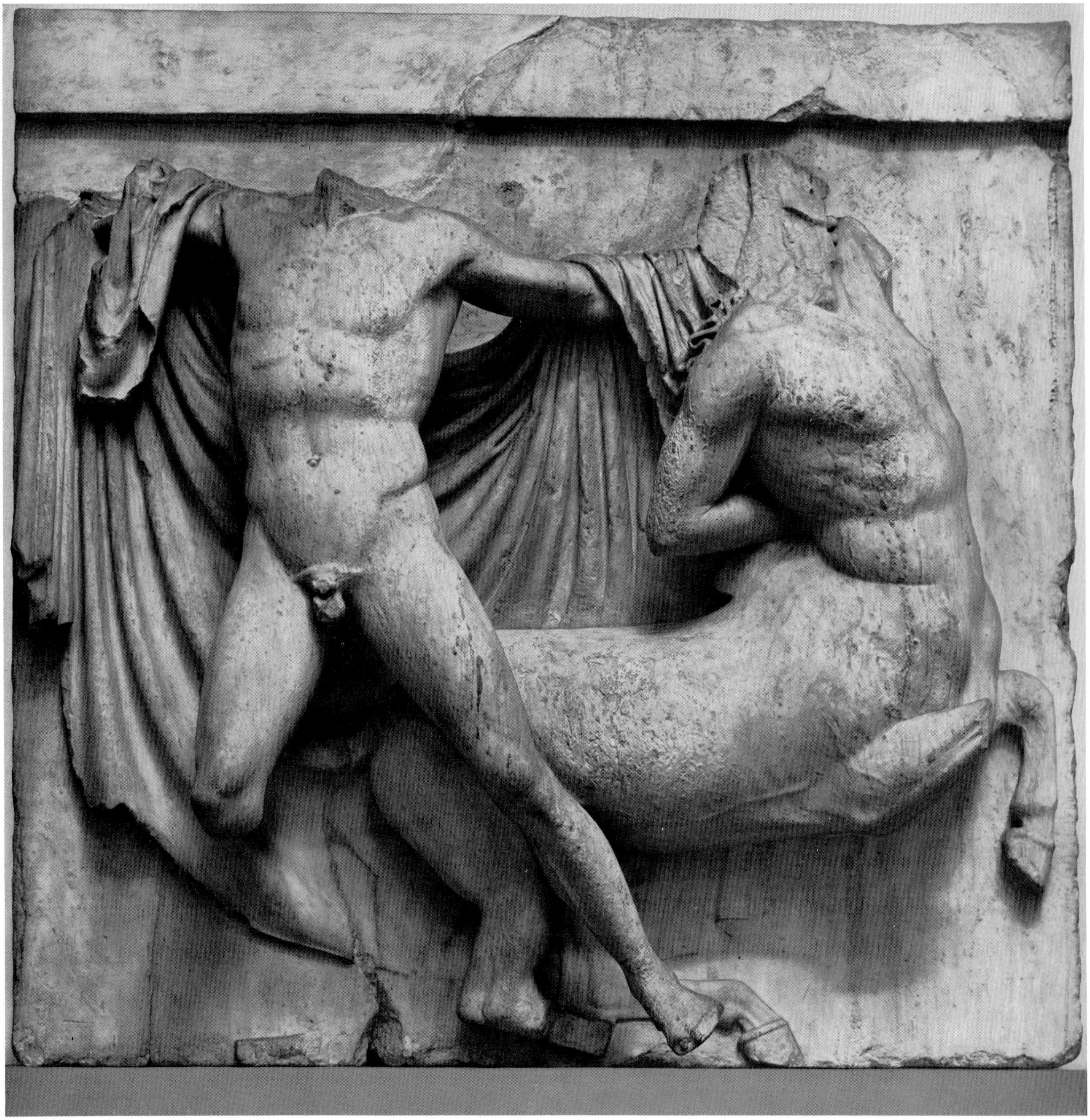

188 Metope XXVII von der Südseite des Parthenon auf der Akropolis in Athen. Lapith im Kampf mit einem Kentauren. Marmor. Höhe 1,34 m. Um 448/442 v. Chr. – London, British Museum

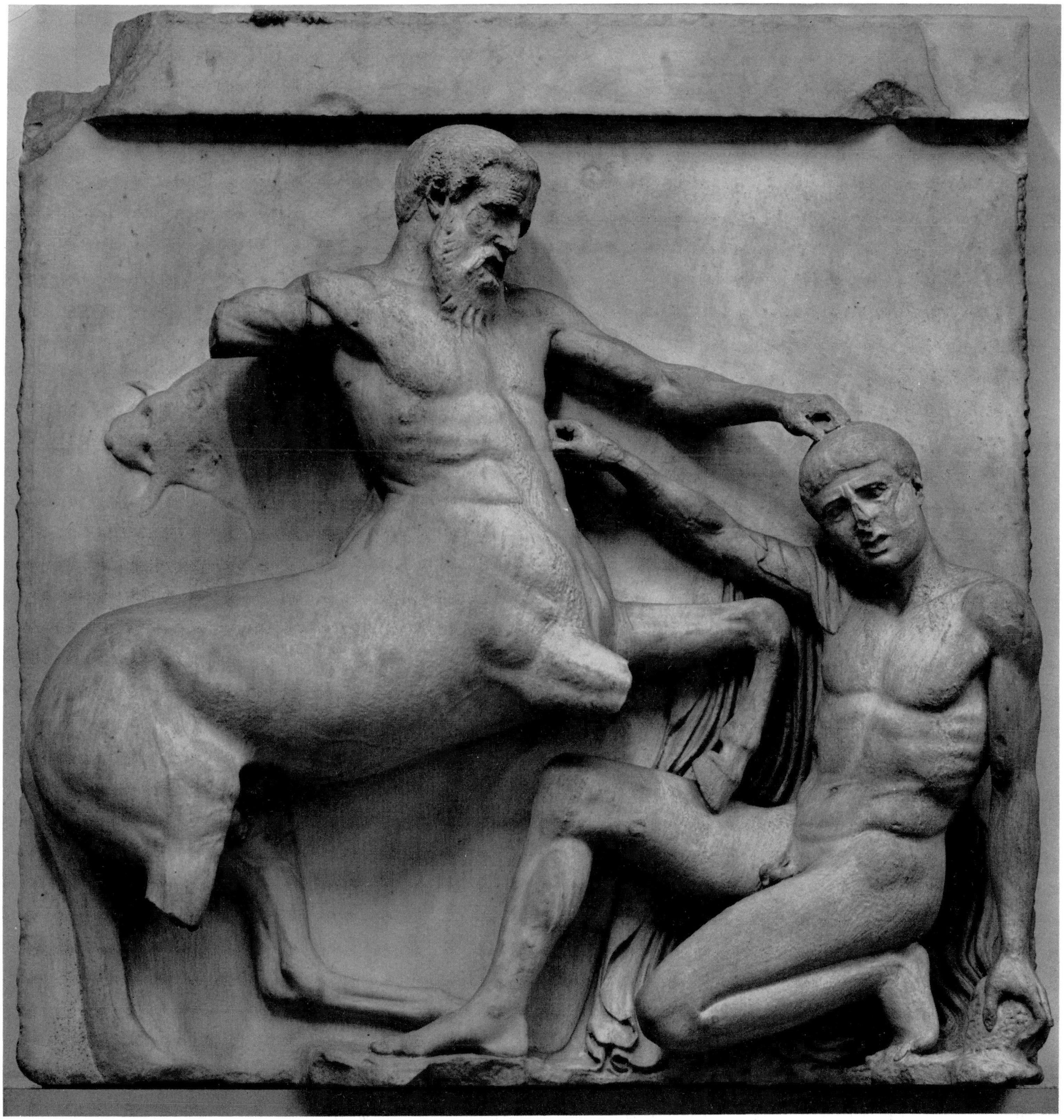

189 Metope XXX von der Südseite des Parthenon auf der Akropolis in Athen. Kentaur im Kampf gegen einen niedergestürzten Lapithen. Marmor. Höhe 1,34 m. Um 448/442 v. Chr. – London, British Museum

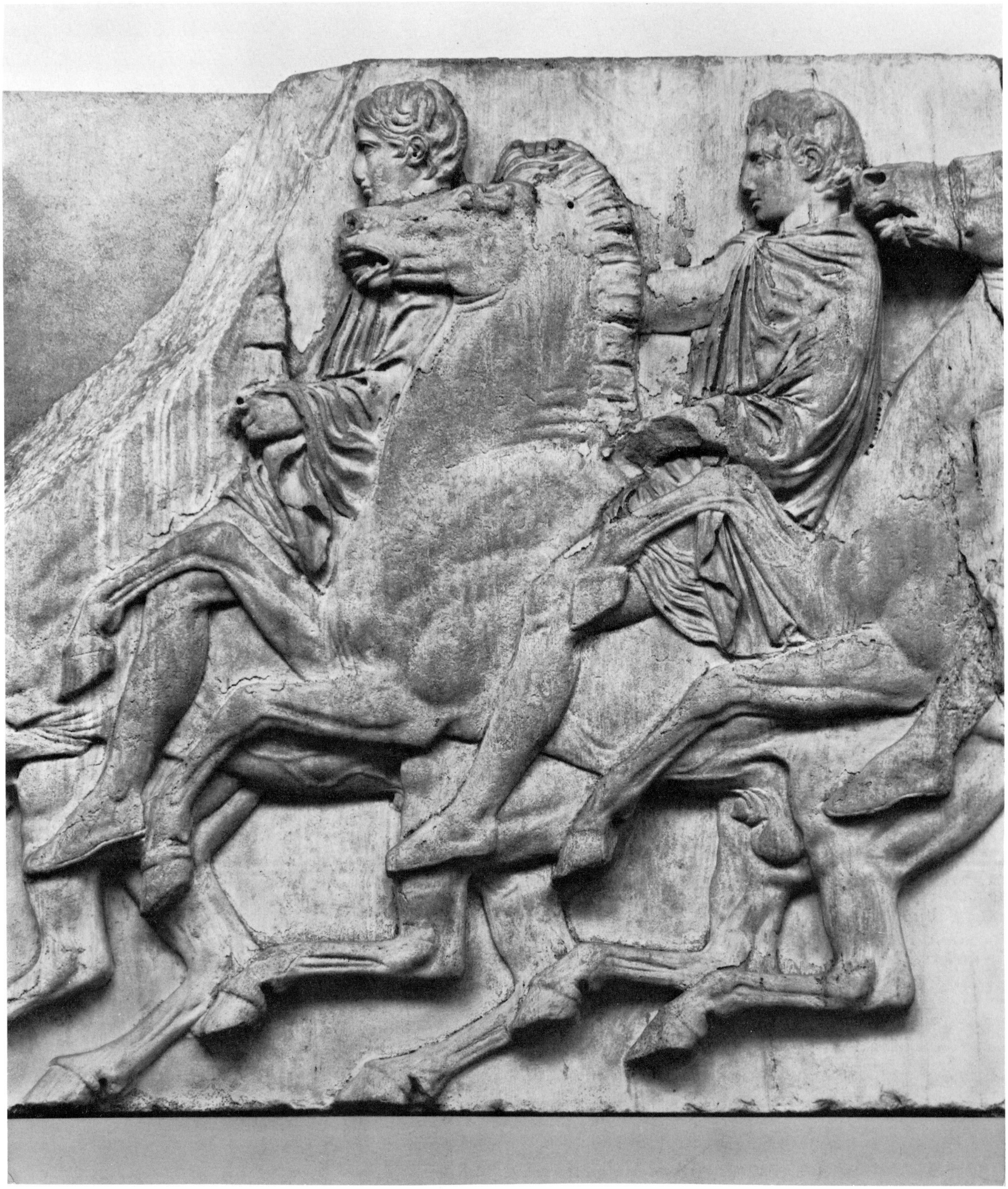

190 Aus dem Nordfries der Cella des Parthenon auf der Akropolis in Athen, Platte XXXVII/114–115. Reitergruppe. Marmor. Höhe 1,06 m. Um 442/438 v. Chr. – London, British Museum

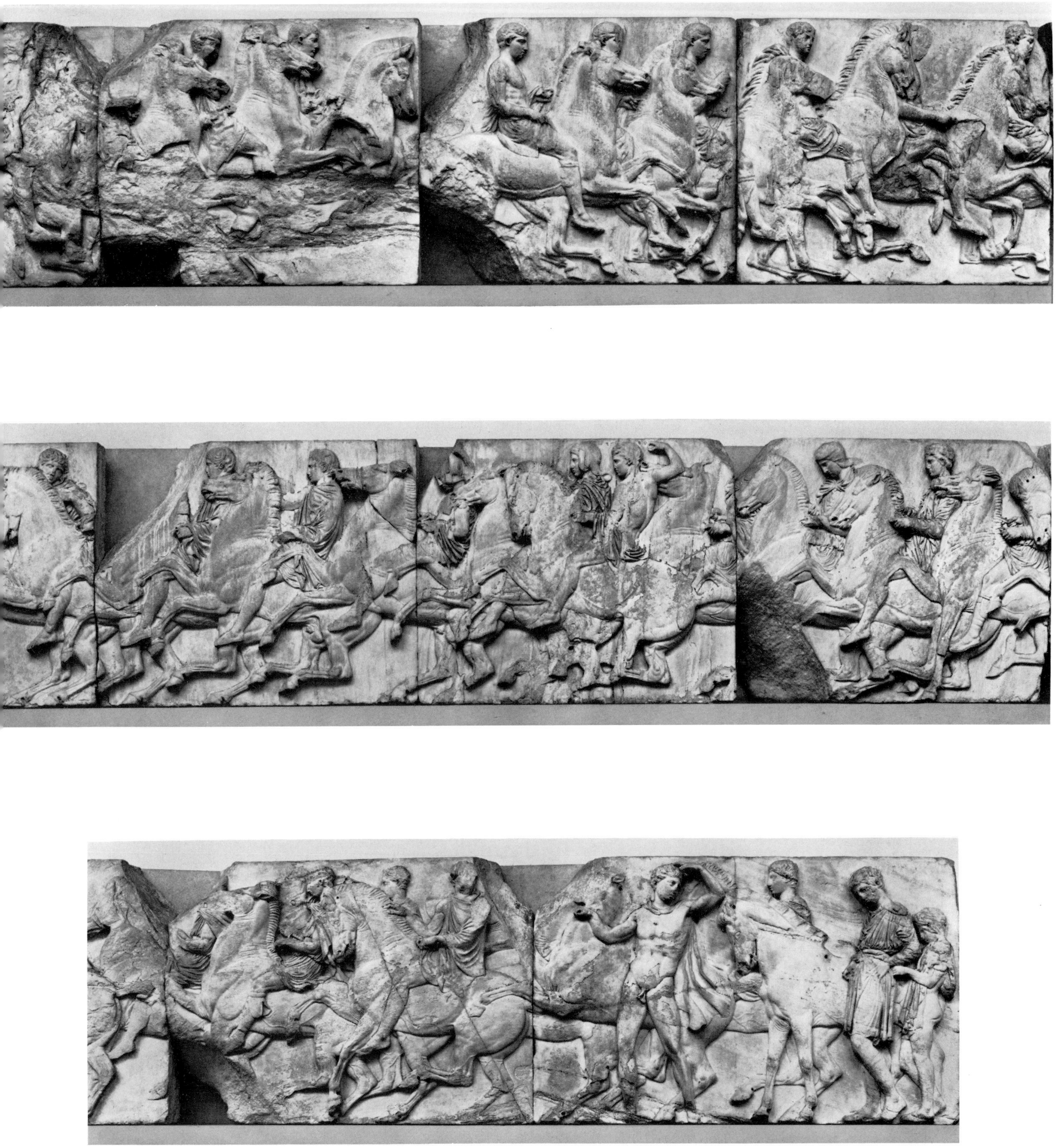

191 Aus den Friesen der Cella des Parthenon auf der Akropolis in Athen. Reitergruppen.
Oben: aus dem Südfries, Platten VIII–XI/22–31;
Mitte und unten: aus dem Nordfries, Platten XXVI–XXIX/112–122 und XLI–XLII/126–134. Marmor.
Höhe 1,06 m. Um 442/438 v. Chr. – London, British Museum

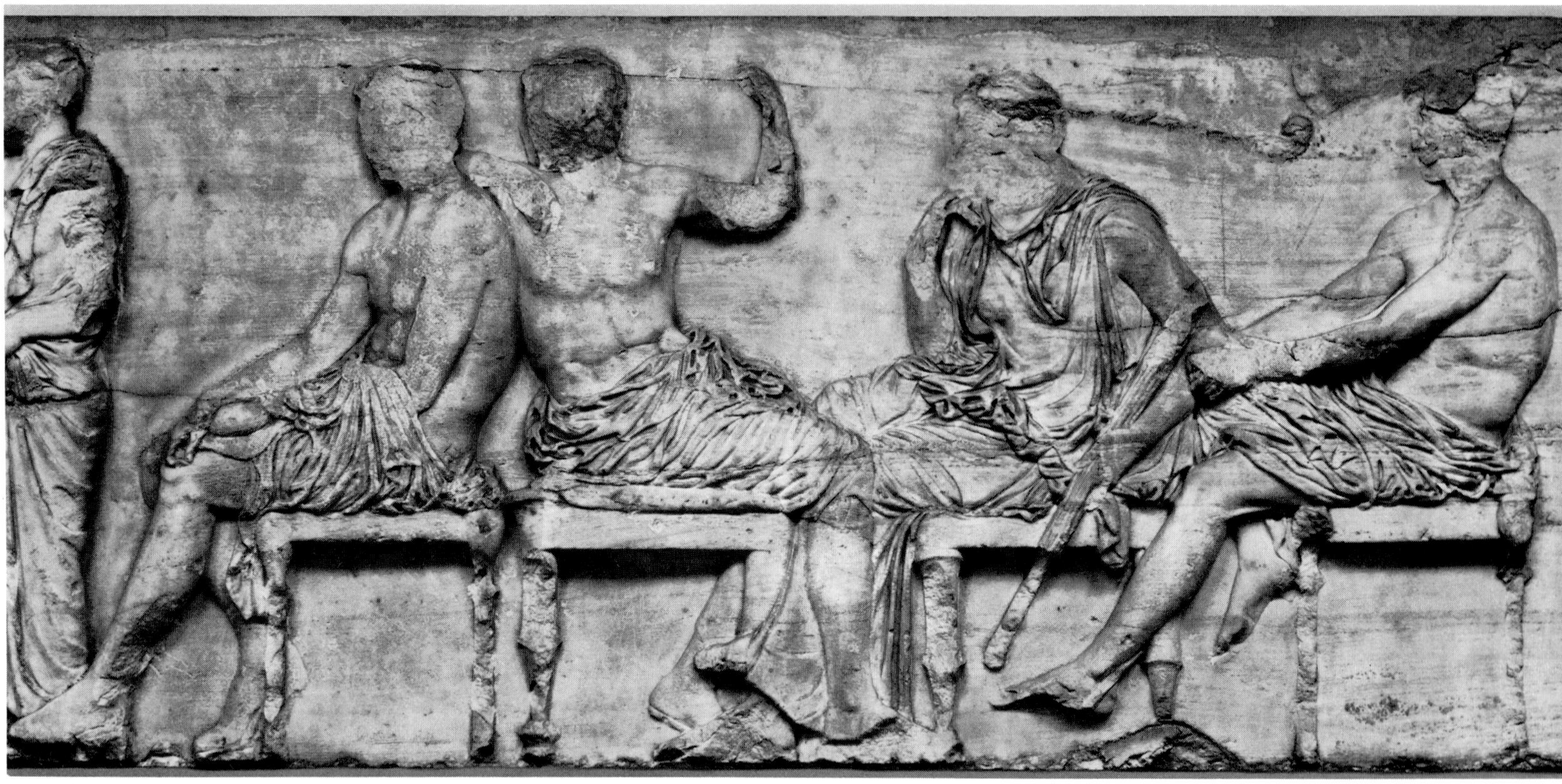

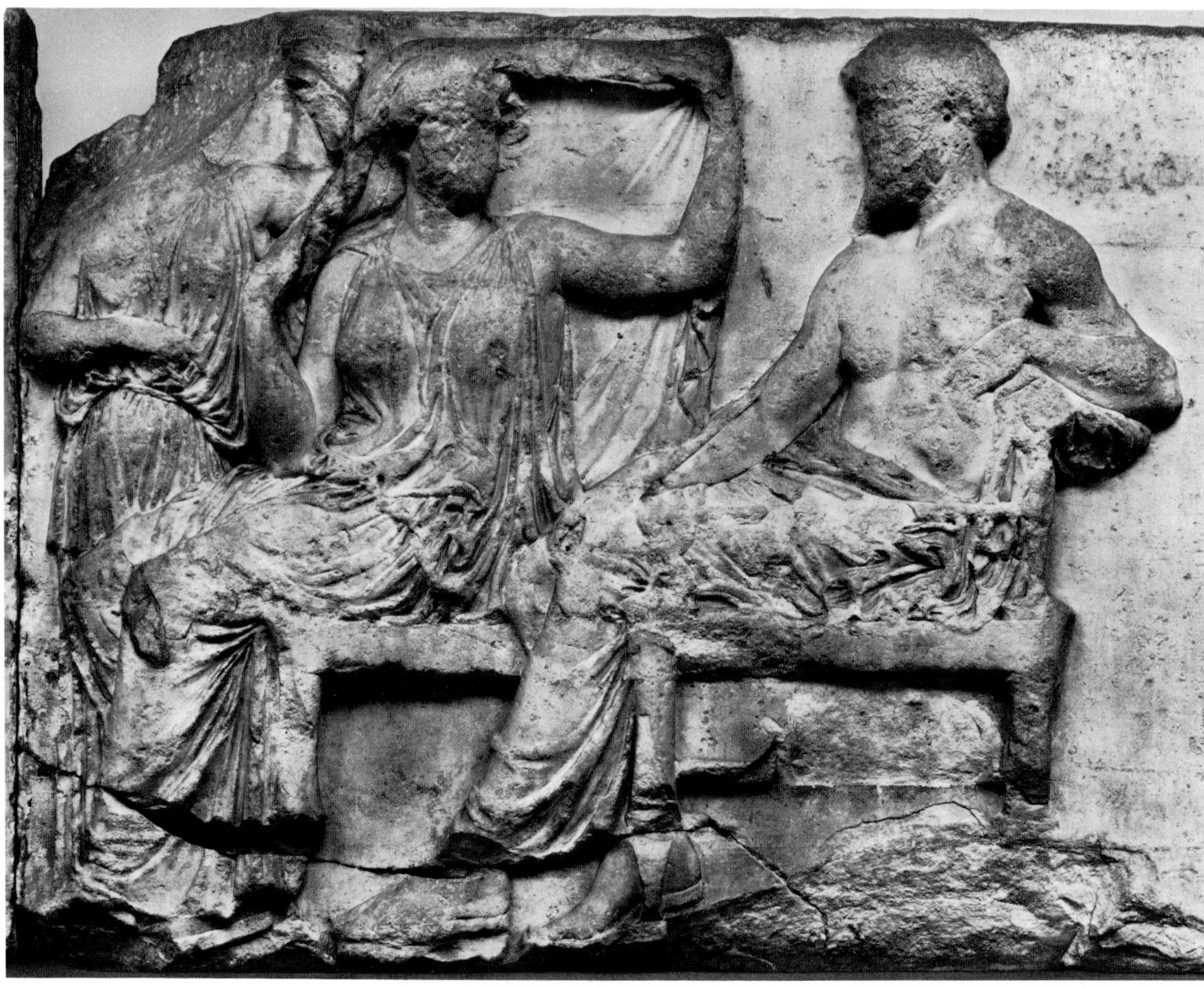

192 Aus dem Ostfries der Cella des Parthenon auf der Akropolis in Athen. Hauptteil des Panathenäen-Zuges.
Oben: Die Gottheiten Hermes, Dionysos, Demeter und Ares, Platte IV/24–27; unten: Hera und Iris mit Zeus, Platte V/28–30. Marmor.
Höhe 1,06 m. Um 442/438 v. Chr. – London, British Museum

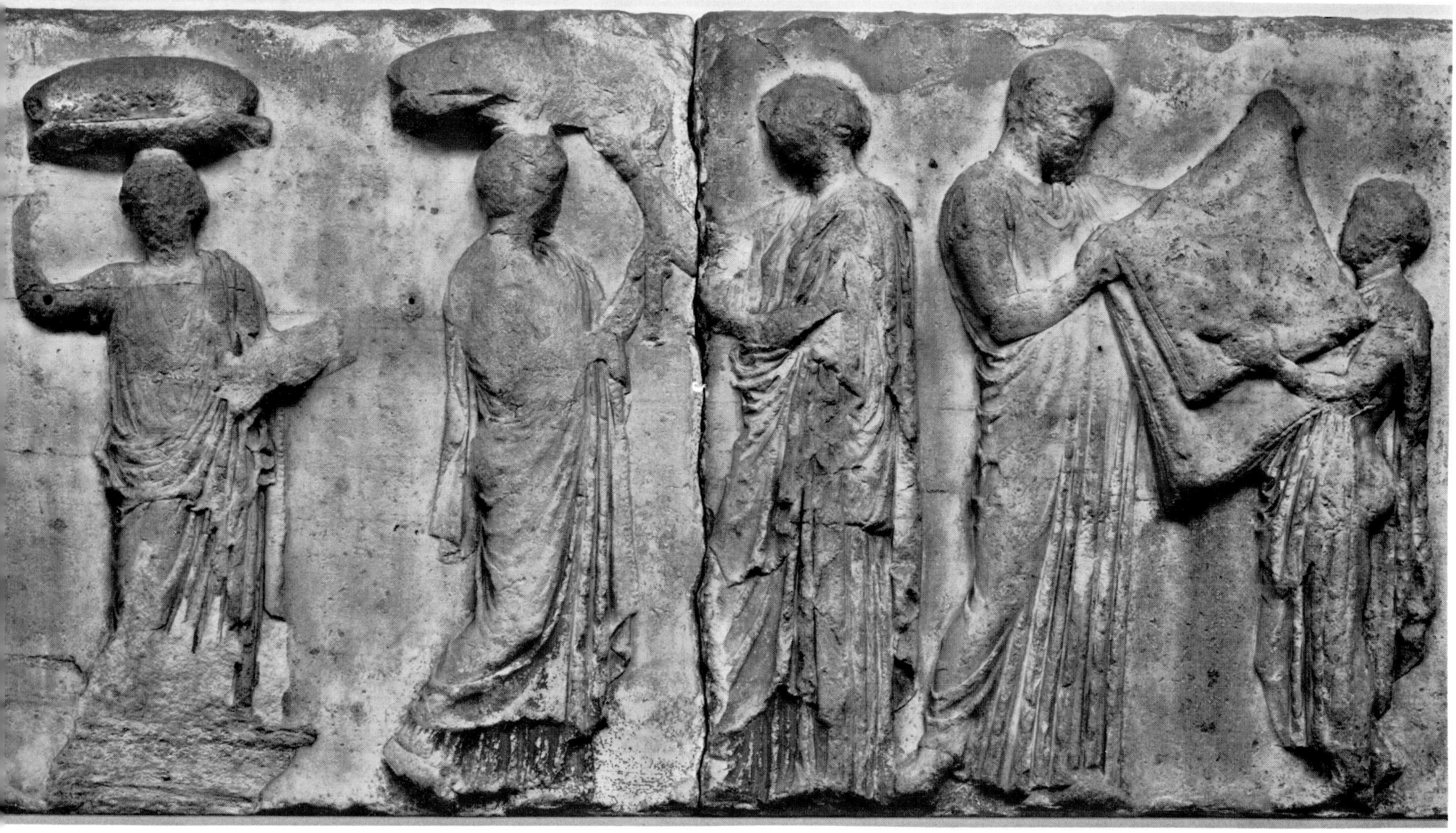

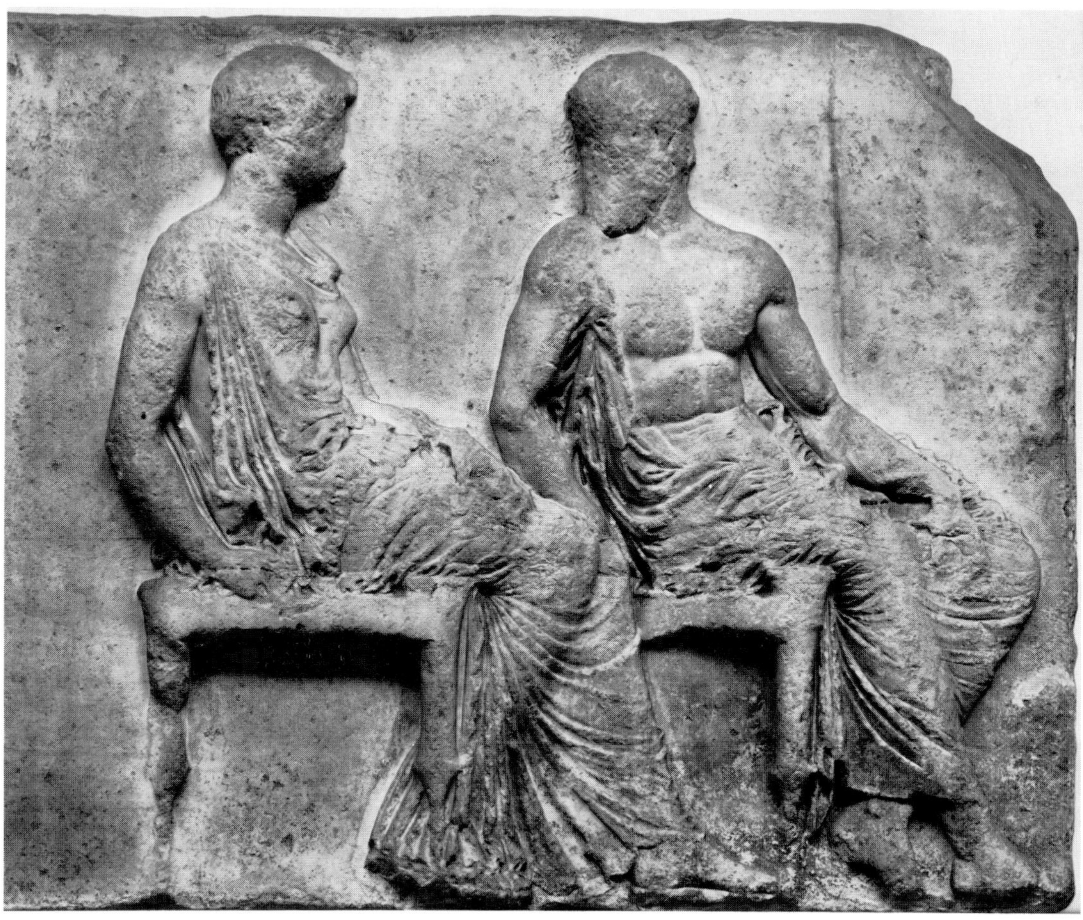

193 Aus dem Ostfries der Cella des Parthenon auf der Akropolis in Athen. Hauptteil des Panathenäen-Zuges, Fortsetzung. Oben: Priester und Ministrant mit dem zur Übergabe an Athena bereiteten Peplos, Platte V/31–35; unten: Athena und Hephaistos, Platte V/36–37. Marmor. Höhe 1,06 m. Um 442/438 v. Chr. – London, British Museum

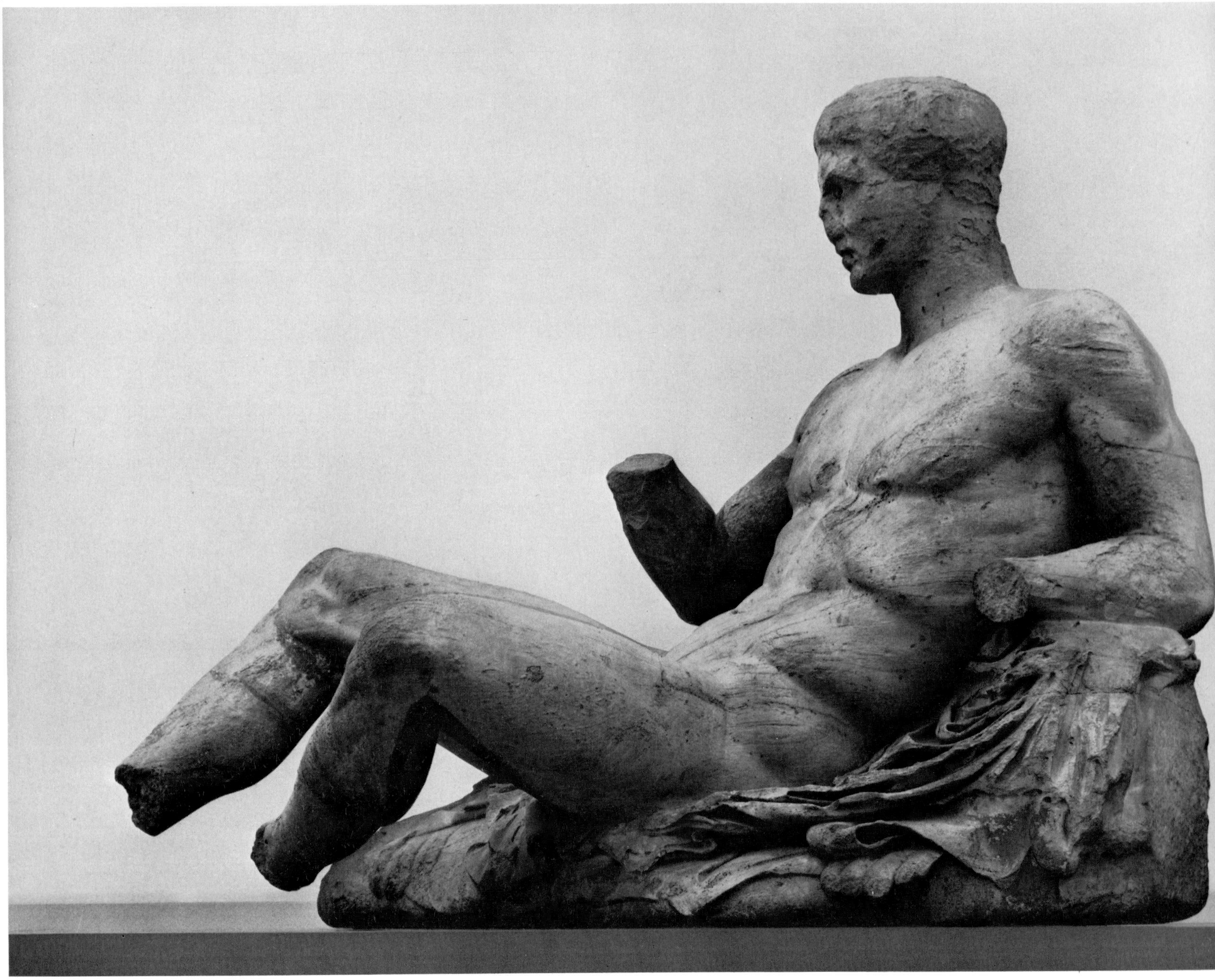

194 Aus dem Ostgiebel des Parthenon auf der Akropolis in Athen. Dionysos. Marmor.
Höhe 1,21 m. Um 437/432 v. Chr. – London, British Museum

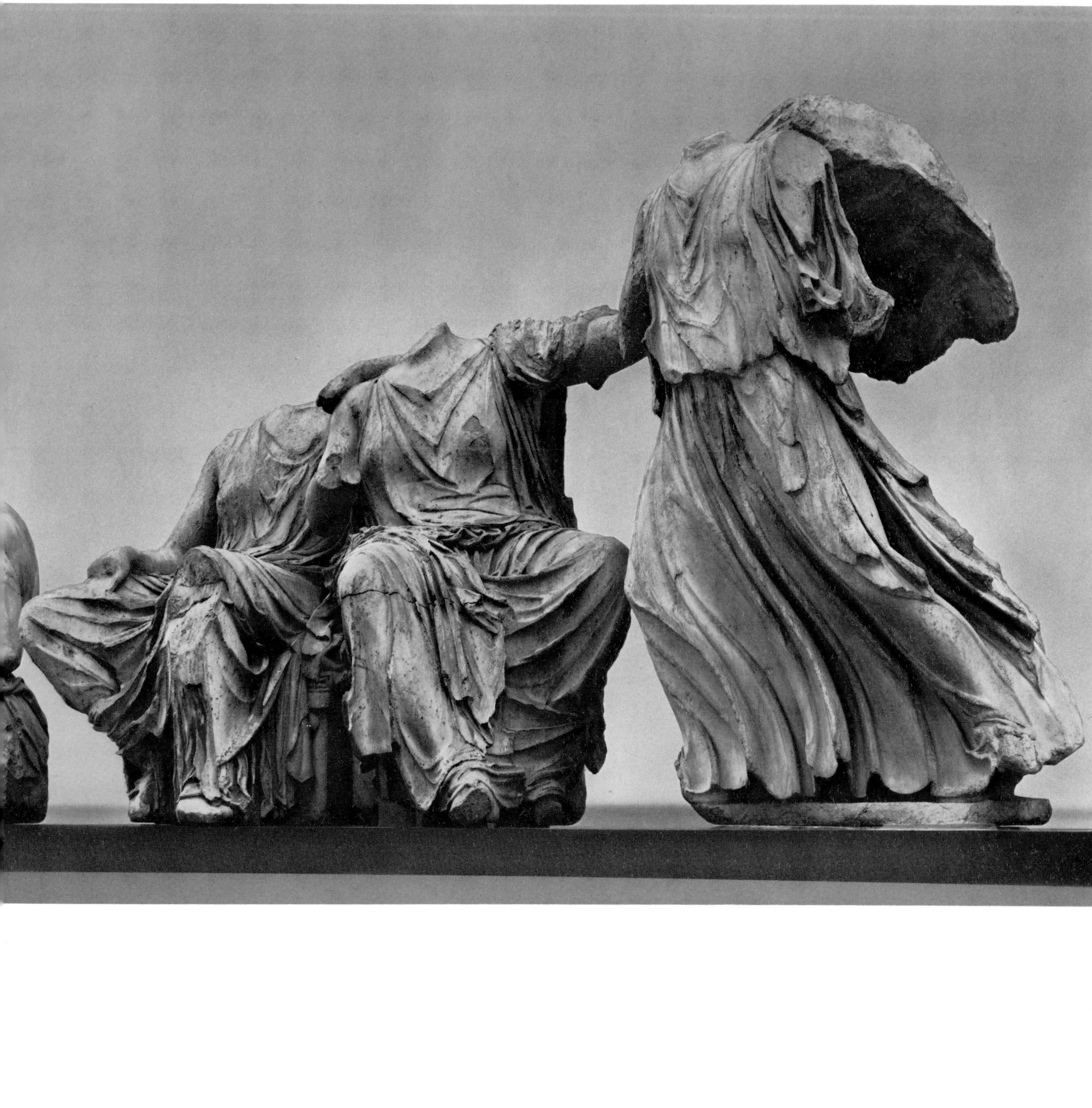

195 Aus dem Ostgiebel des Parthenon auf der Akropolis in Athen. Kore, Demeter und Hebe. Marmor.
Größte Höhe (mit Plinthe) 1,73 m. Um 437/432 v. Chr. – London, British Museum

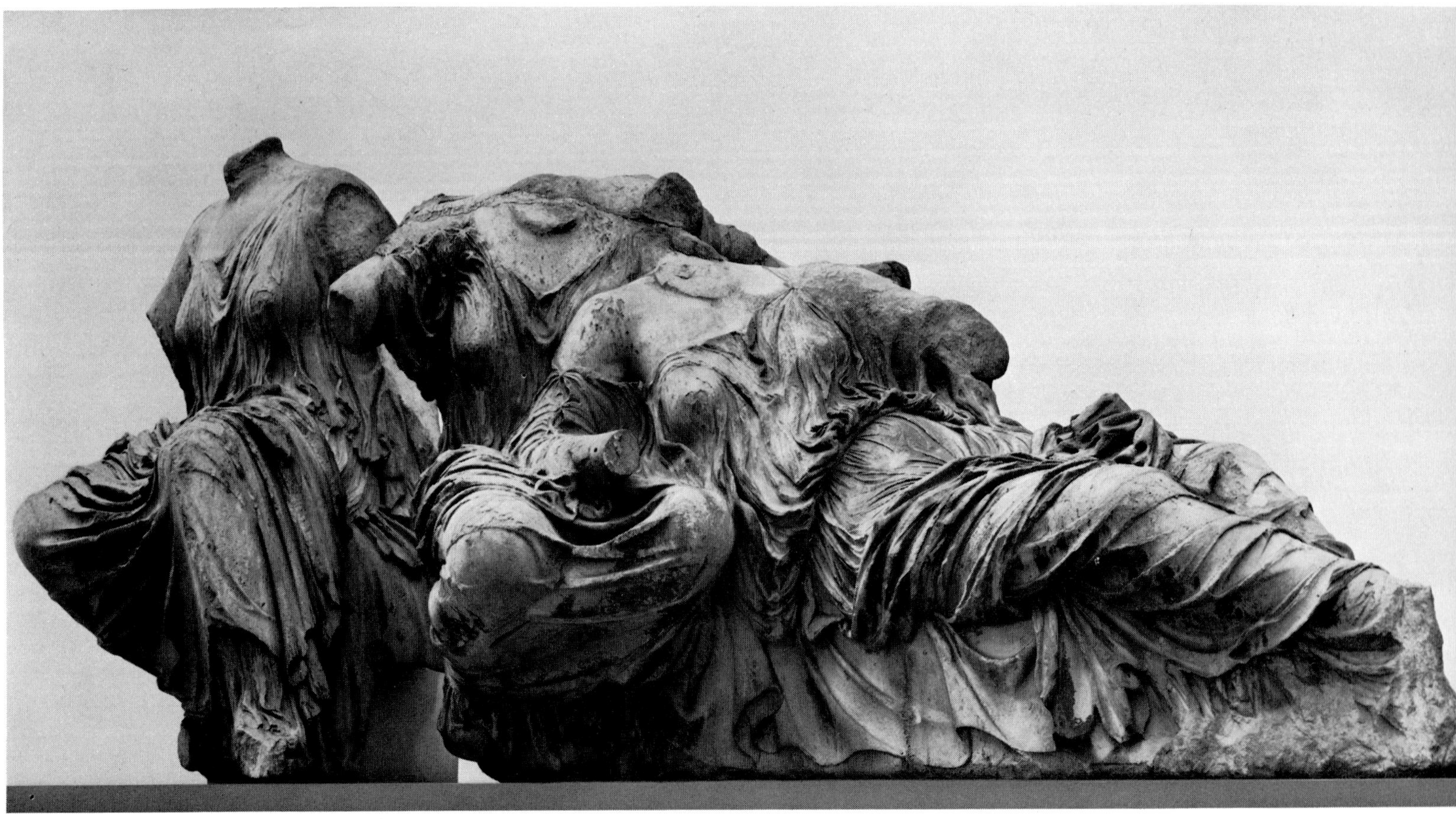

196 Aus dem Ostgiebel des Parthenon auf der Akropolis in Athen. Leto, Dione und Aphrodite, sog. Tauschwestern. Marmor.
Höhe 1,00 m. Um 437/432 v. Chr. – London, British Museum

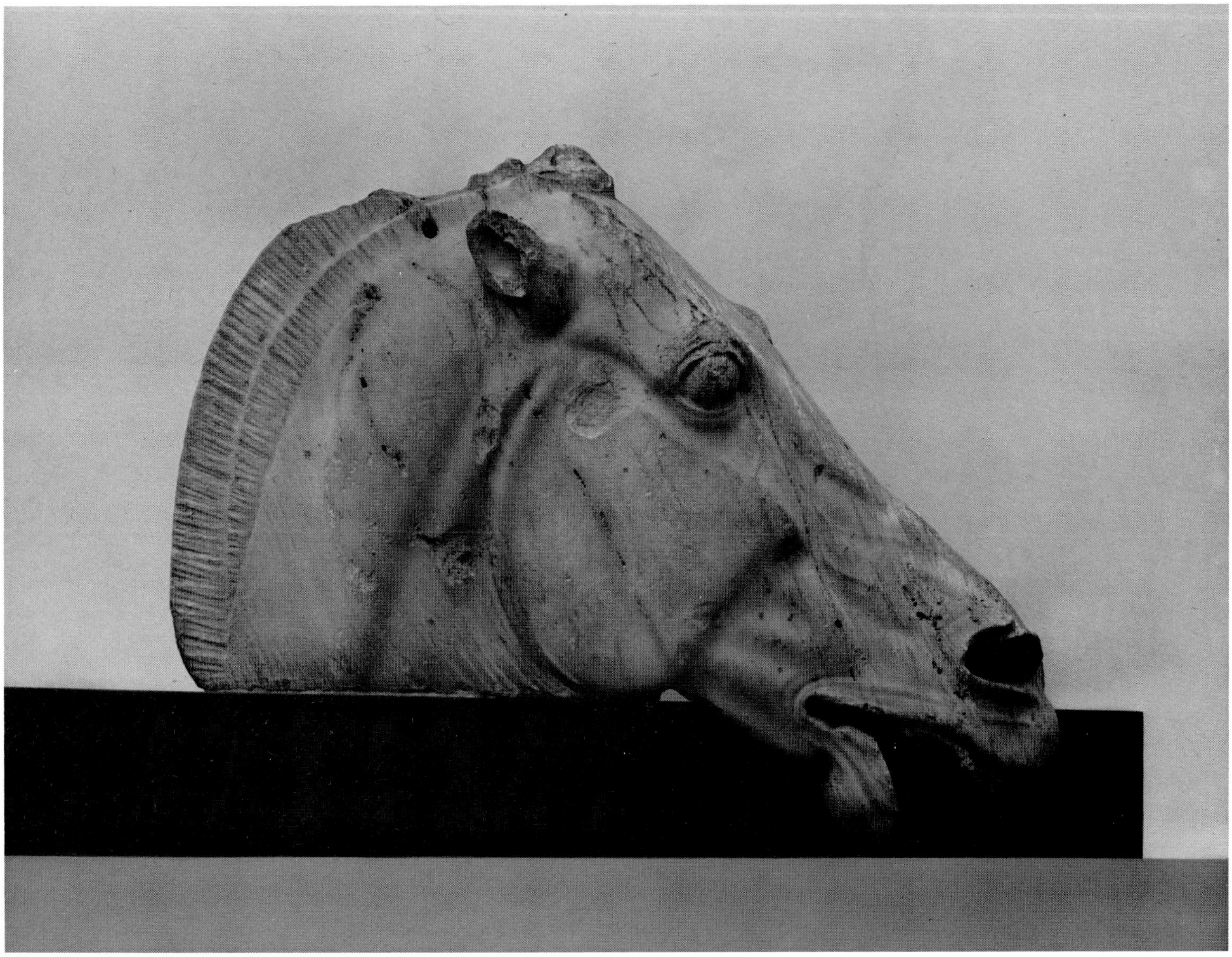

197 Aus dem Ostgiebel des Parthenon auf der Akropolis in Athen. Pferdekopf vom Viergespann der Selene. Marmor. Um 437/432 v. Chr. – London, British Museum

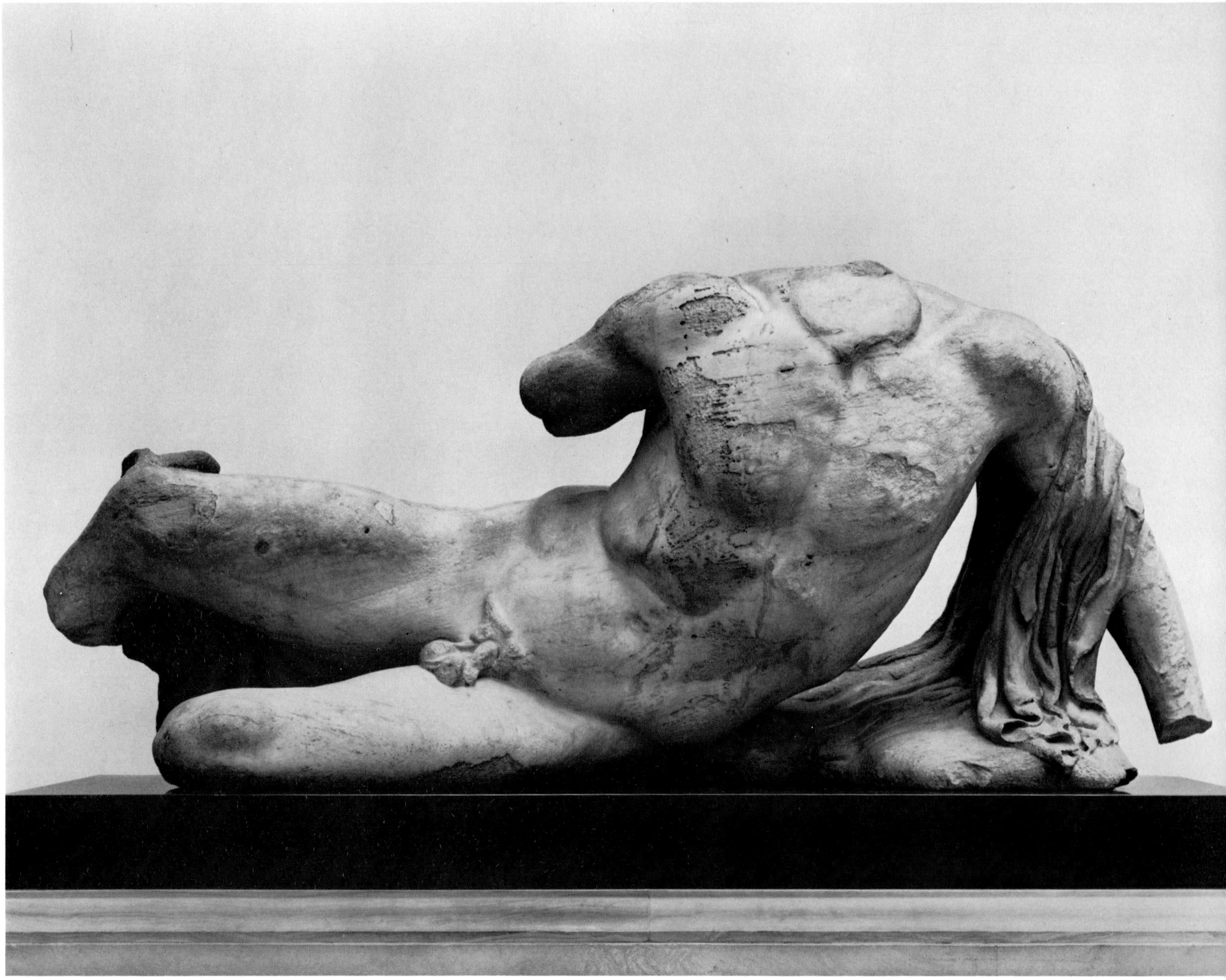

198 Aus dem Westgiebel des Parthenon auf der Akropolis in Athen. Sog. Ilissos. Marmor.
Höhe 0,82 m. Um 437/432 v. Chr. – London, British Museum

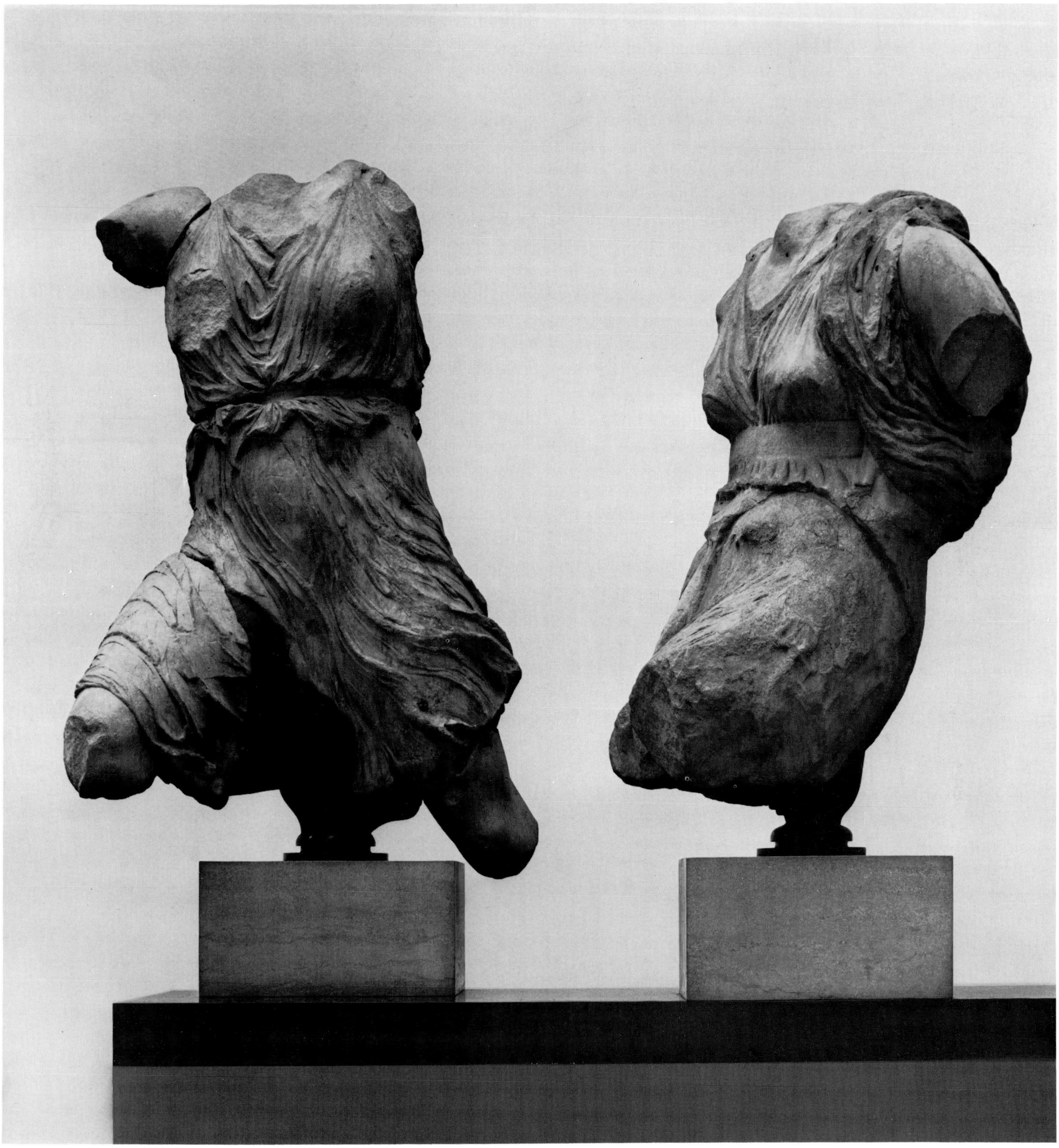

199 Aus dem Westgiebel des Parthenon auf der Akropolis in Athen. Iris (links) und Amphitrite (rechts). Marmor. Höhe 1,25 m. Um 437/432 v. Chr. – London, British Museum

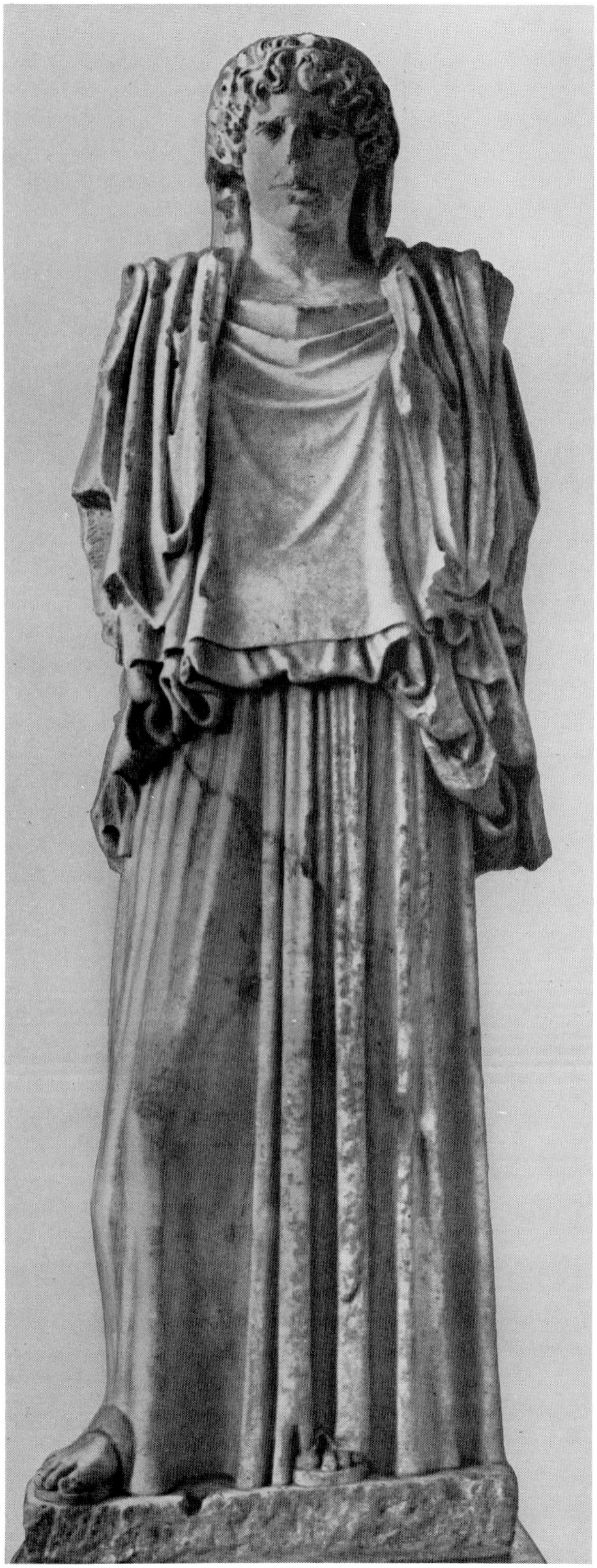

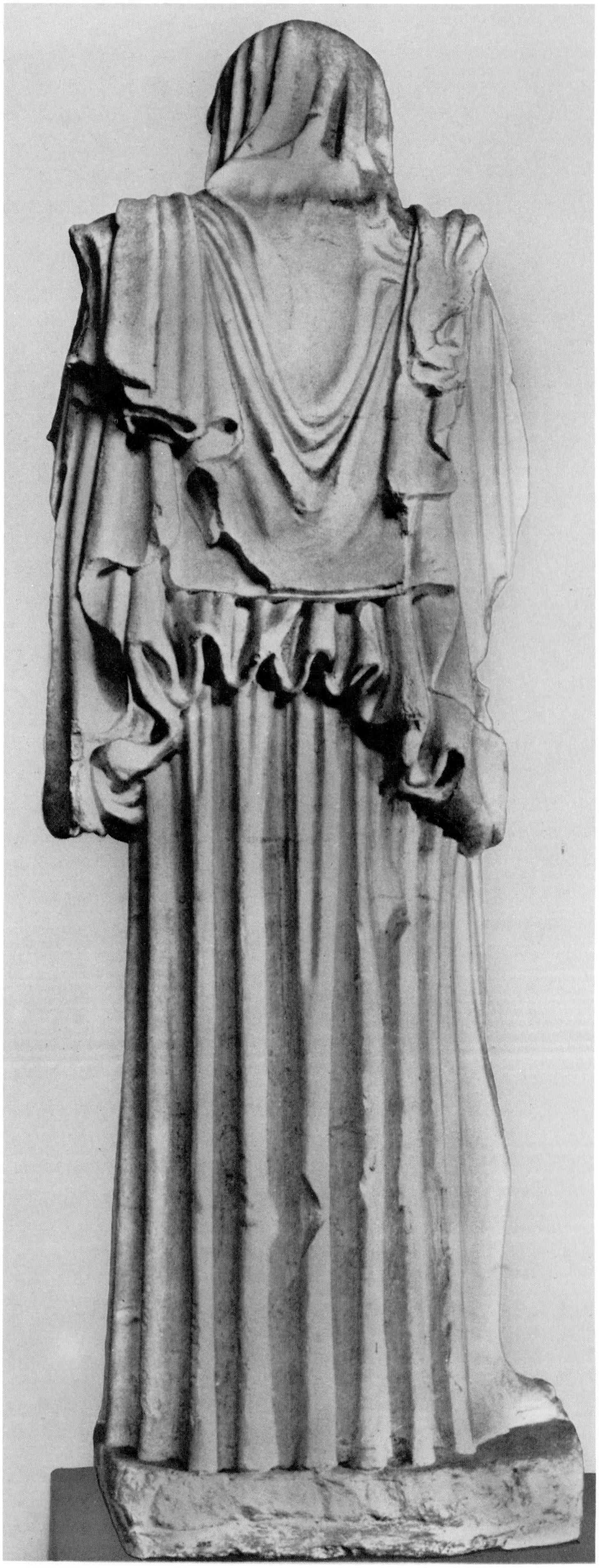

200 Aphrodite, sog. Demeter Cherchel. Marmorreplik nach der im Auftrag des Kallias um 445 v. Chr. geschaffenen, auf der Akropolis von Athen aufgestellten Bronzestatue des Kalamis. Höhe 2,10 m. – Cherchel (Algier), Museum

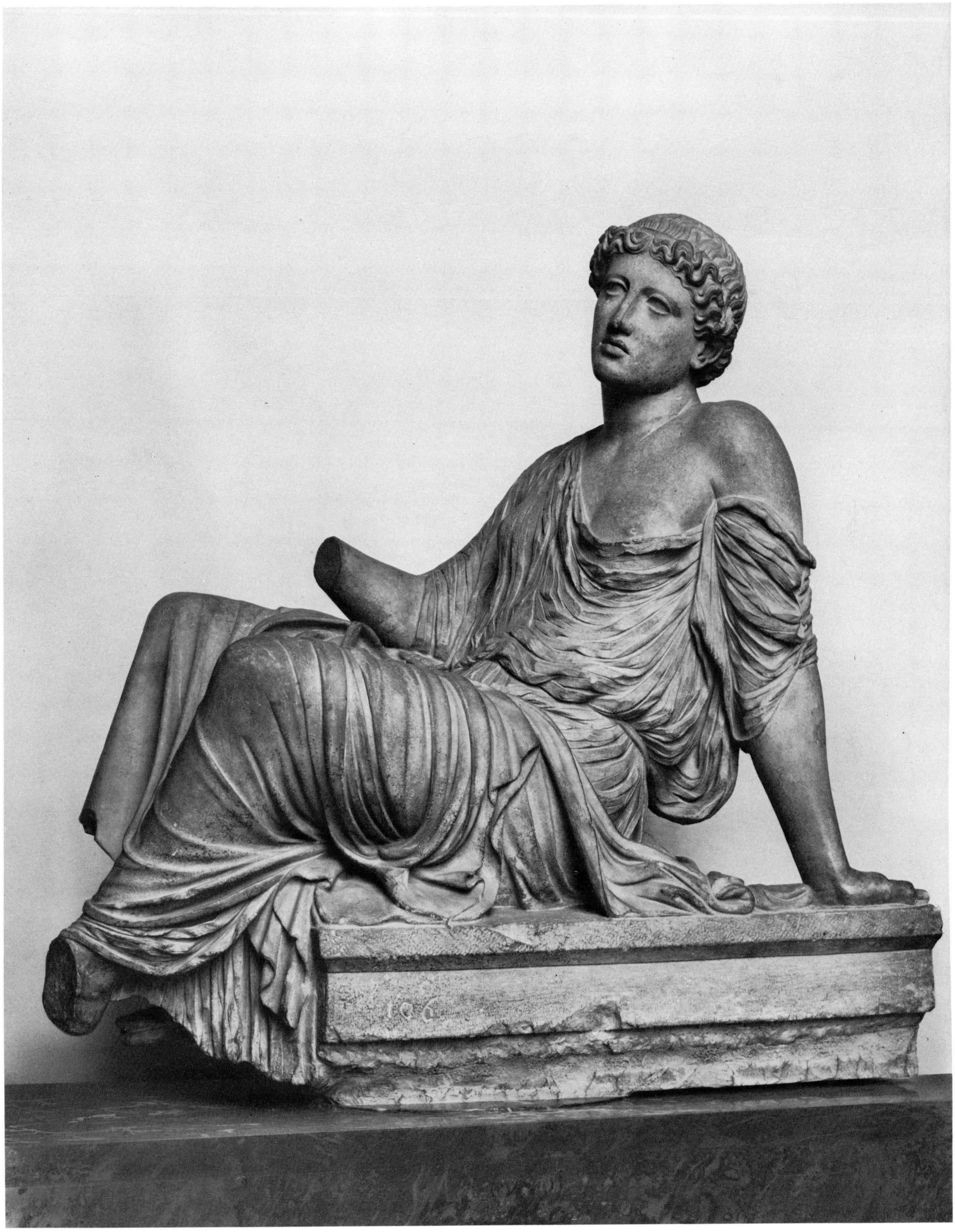

201 Alkmene, sog. Schutzflehende Barberini. Nach dem Bronzewerk des Kalamis um 440/435 v. Chr. Marmor. Höhe 0,98 m. – Paris, Louvre 3433

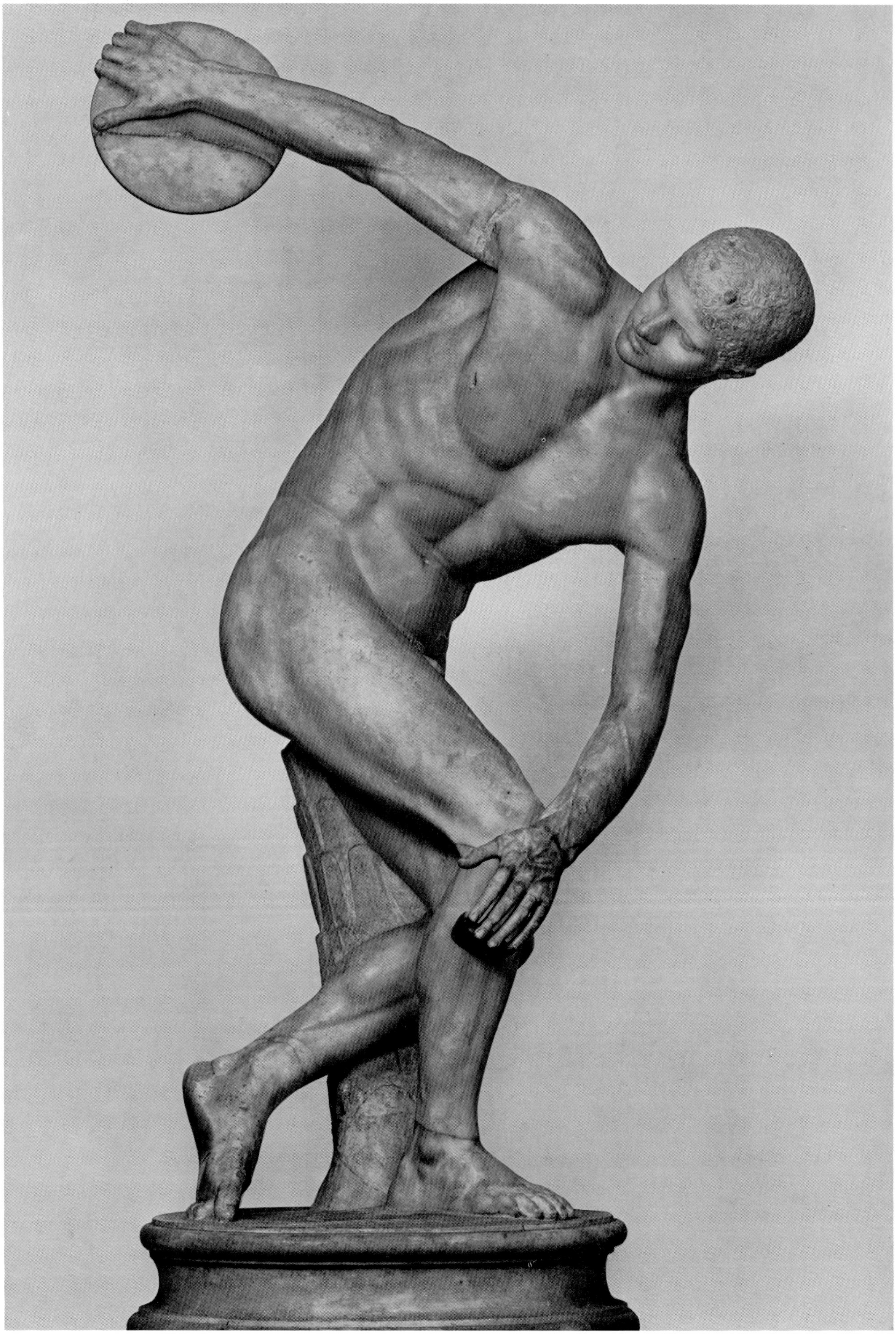

202 Sog. Diskobol Lancelotti. Marmorreplik nach einem Bronzeoriginal des Myron aus der Mitte des 5. Jahrhunderts v. Chr.
Höhe 1,53 m. – Rom, Thermenmuseum

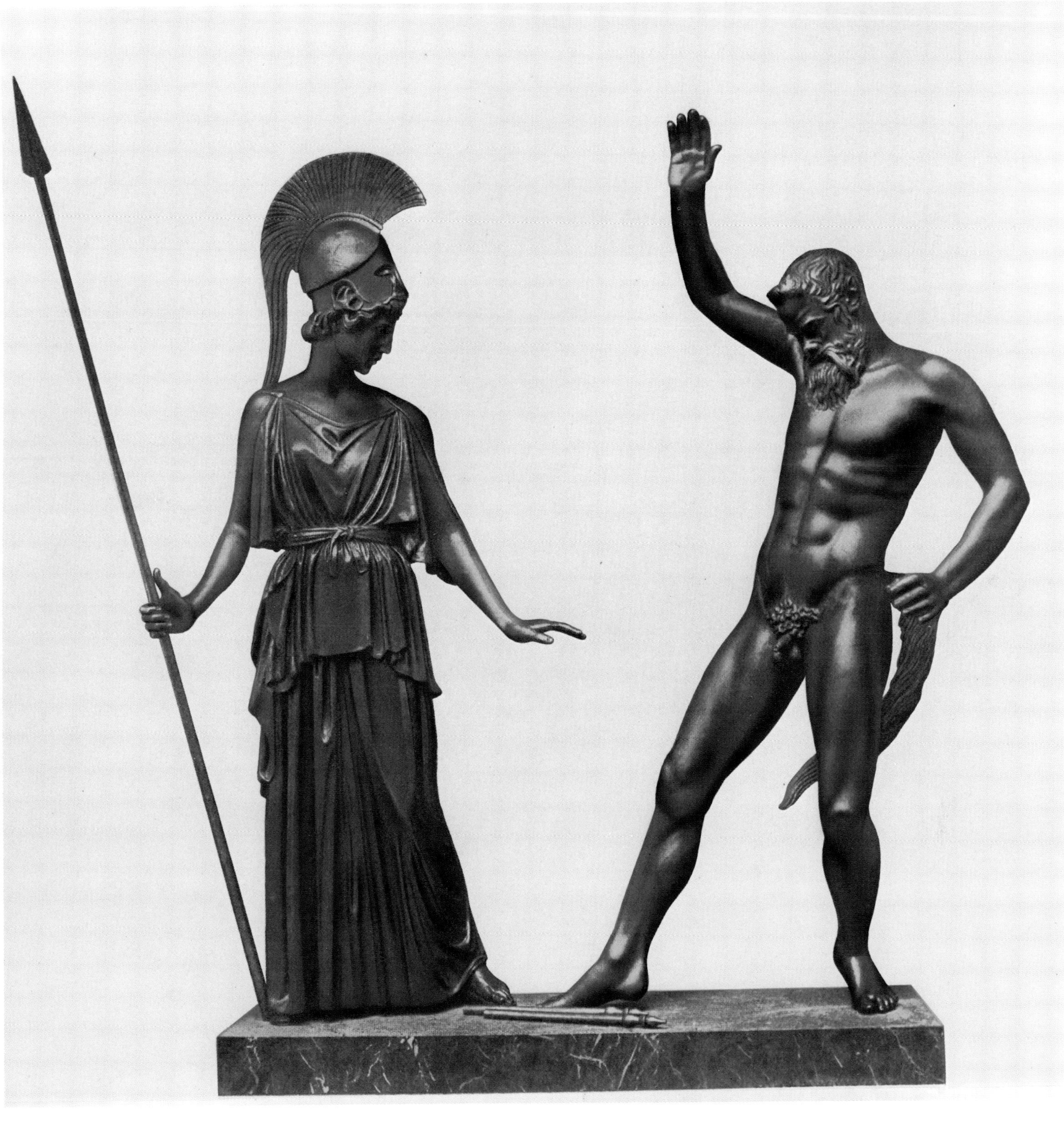

203 Athena und Marsyas. Bronzenachguß nach dem Bronzeoriginal des Myron auf der Akropolis in Athen aus der Zeit nach 450 v. Chr.
Höhe des Marsyas gegen 1,60 m. – Ehemals Stettin, Museum

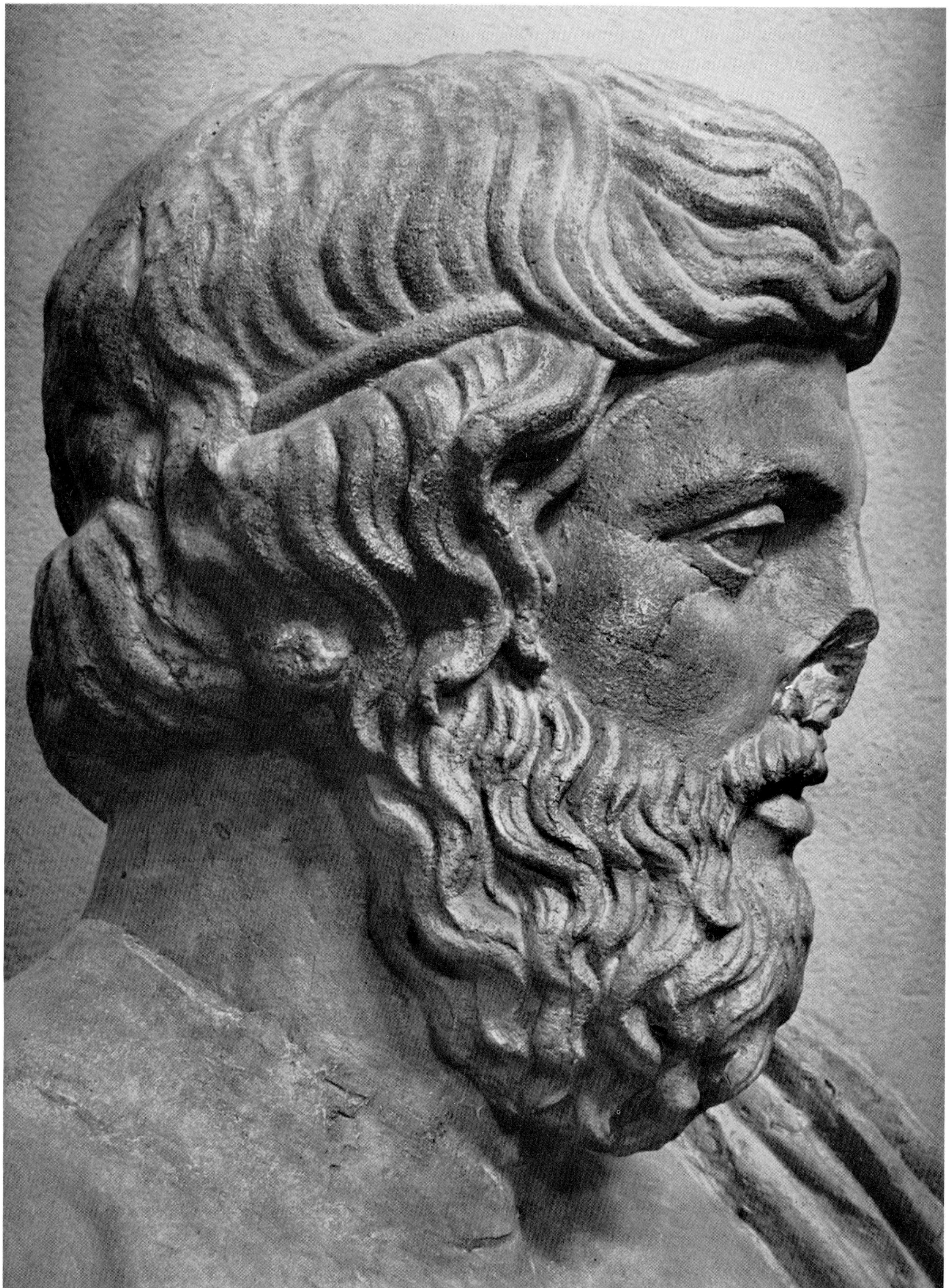

204 Kopf des Erechtheus. Marmorkopie nach der Bronzestatue des Myron, vermutlich von der Agora in Athen, um 450/440 v. Chr. Höhe 54 cm (Scheitel bis Halsbruch). – Florenz, Boboli-Garten

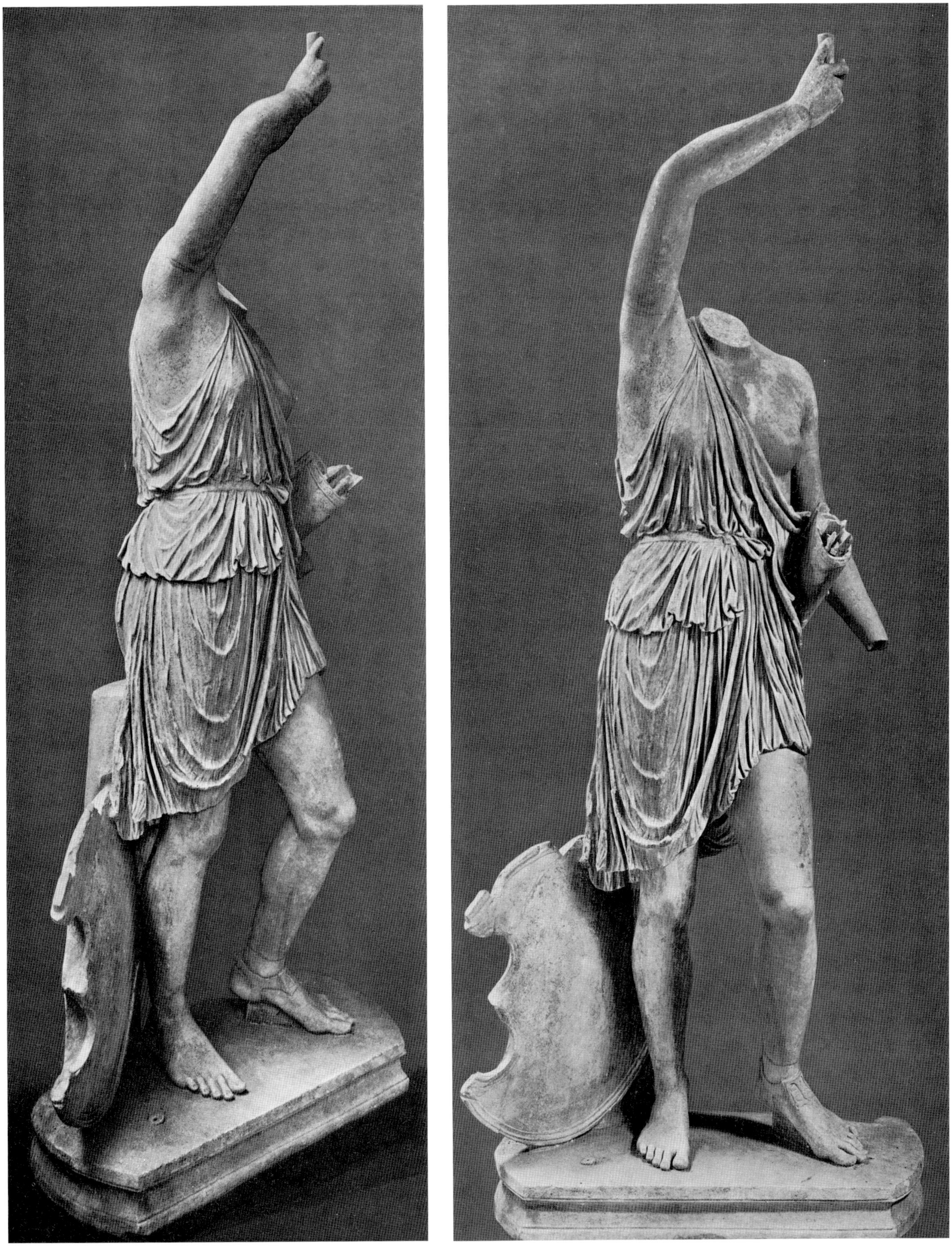

205 Sog. Amazone Mattei. Römische Marmorkopie nach einem um 440/430 v. Chr. im Artemision zu Ephesos aufgestellten Bronzeoriginal des Pheidias. Tivoli, Villa Hadriana

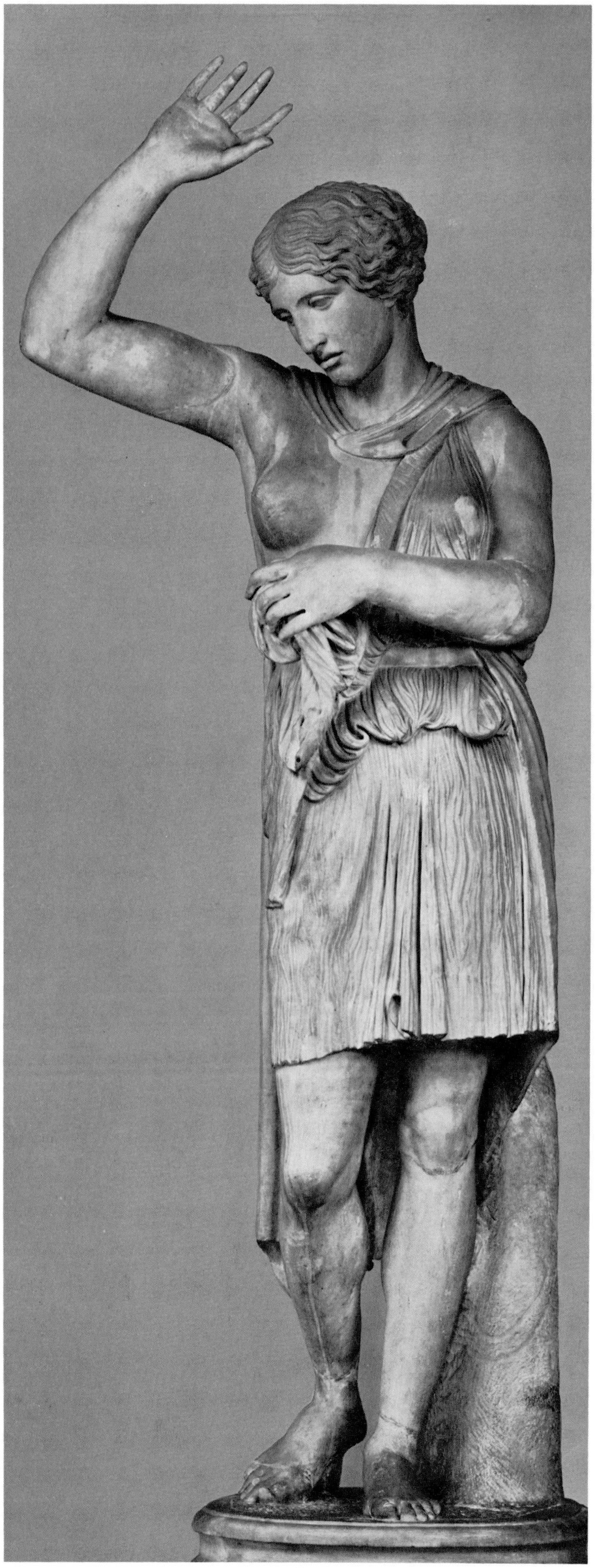

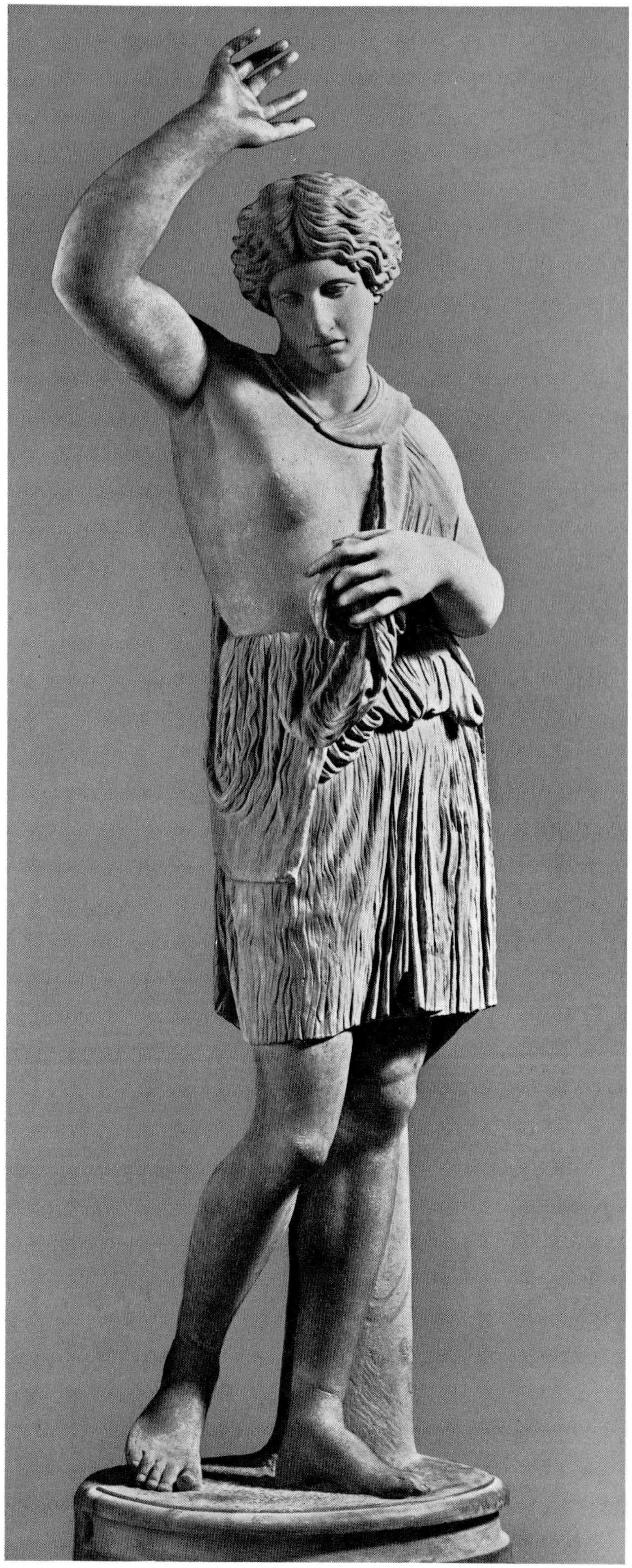

206 Sog. Kapitolinische Amazone. Marmorreplik nach einem um 430 v. Chr. im Artemision zu Ephesos aufgestellten Bronzestandbild des Polyklet. Höhe 2,02 m. – Rom, Kapitolinisches Museum

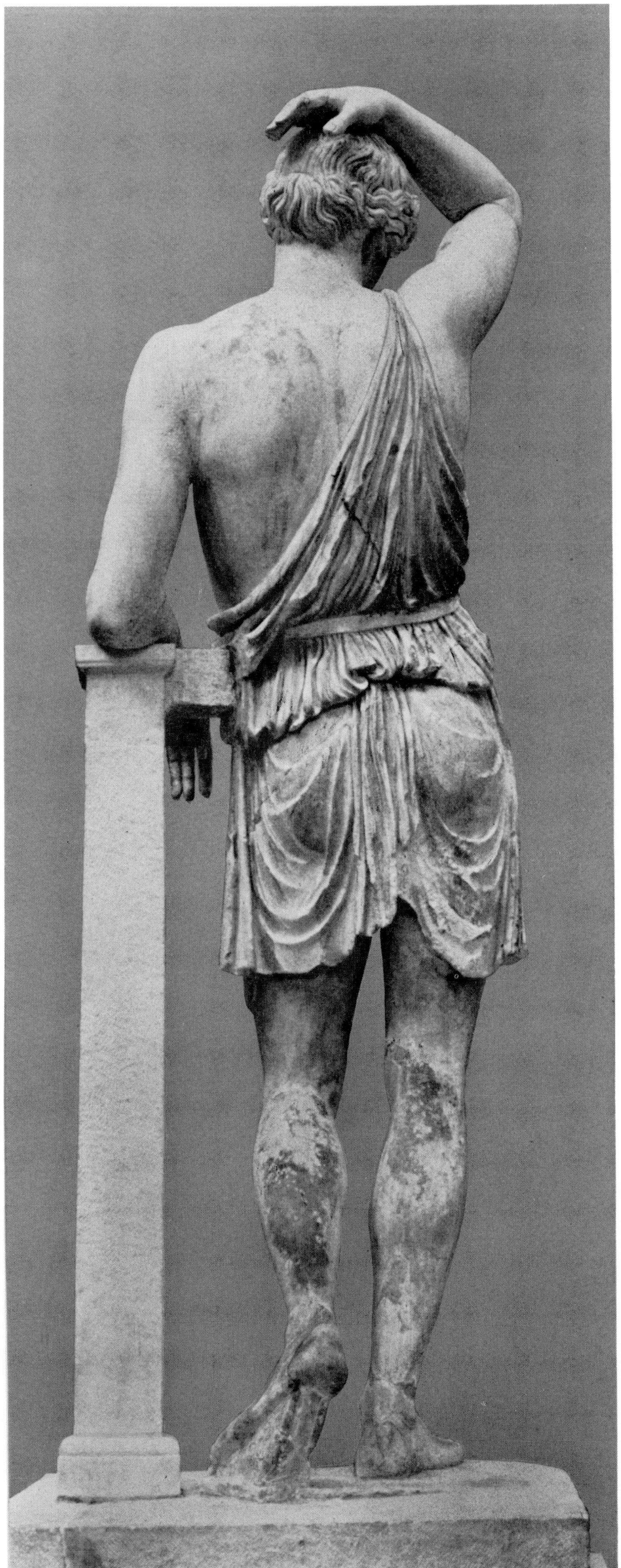

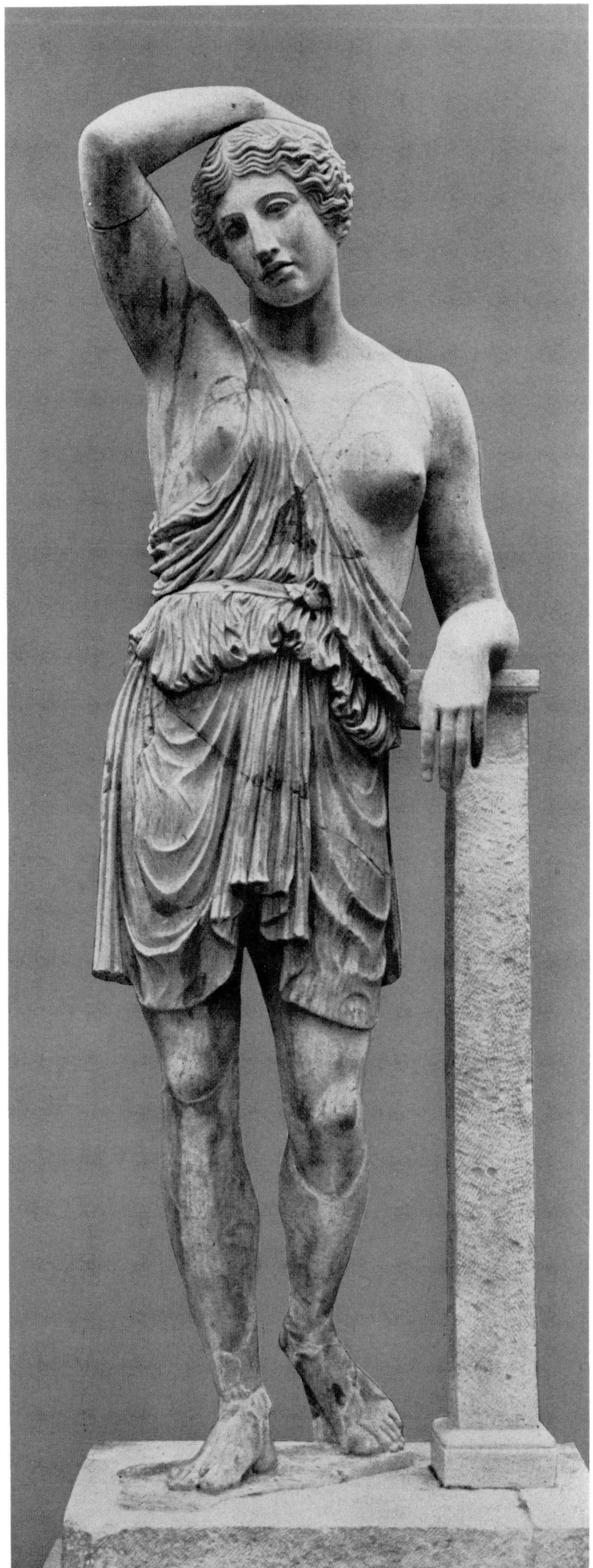

207 Sog. Amazone Sciarra. Marmorreplik nach einem um 430 v. Chr. im Artemision in Ephesos aufgestellten Bronzeoriginal des Kresilas. Höhe 1,83 m. – Kopenhagen, Ny Carlsberg Glyptotek

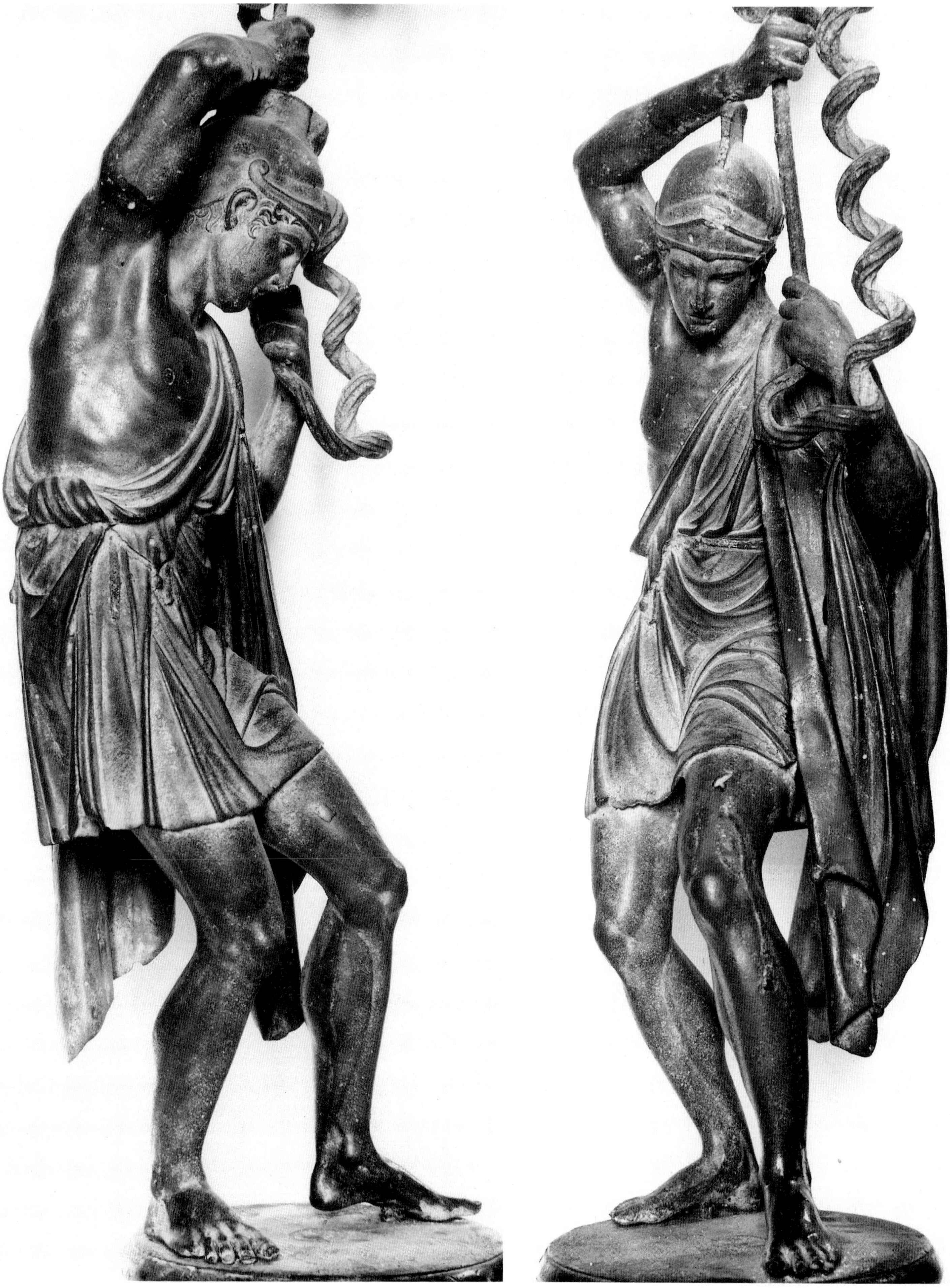

208 Verwundeter Krieger »von Bavai«. Bronzestatuette nach einer Bronzestatue des Kresilas auf der Akropolis in Athen von 430 v. Chr. Höhe 35,0 cm. – Saint-Germain-en-Laye

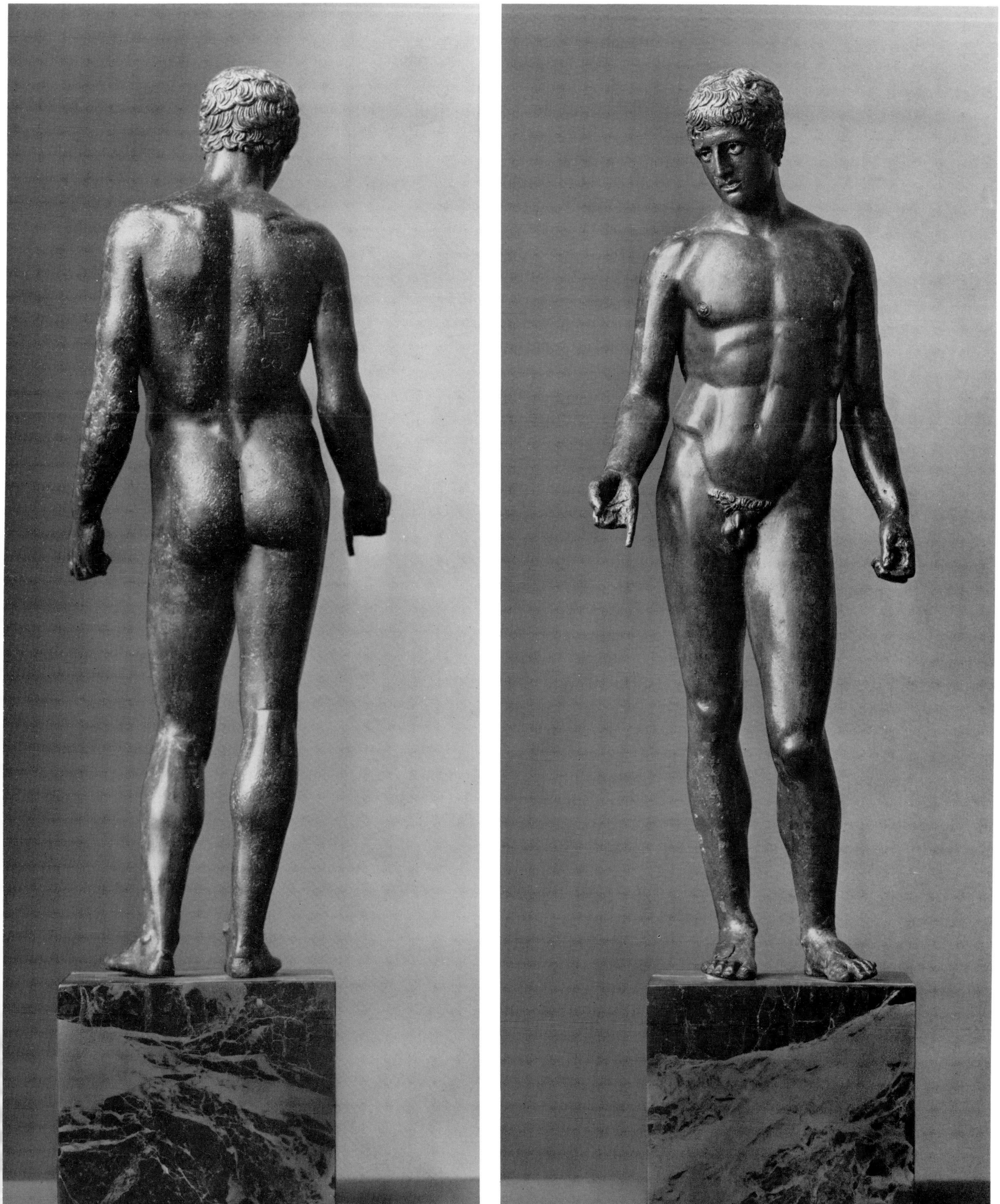

209 Diskophor. Bronzestatuette nach einer Bronzestatue des Polyklet um 440 v. Chr. Höhe 21,0 cm. – Paris, Louvre 183

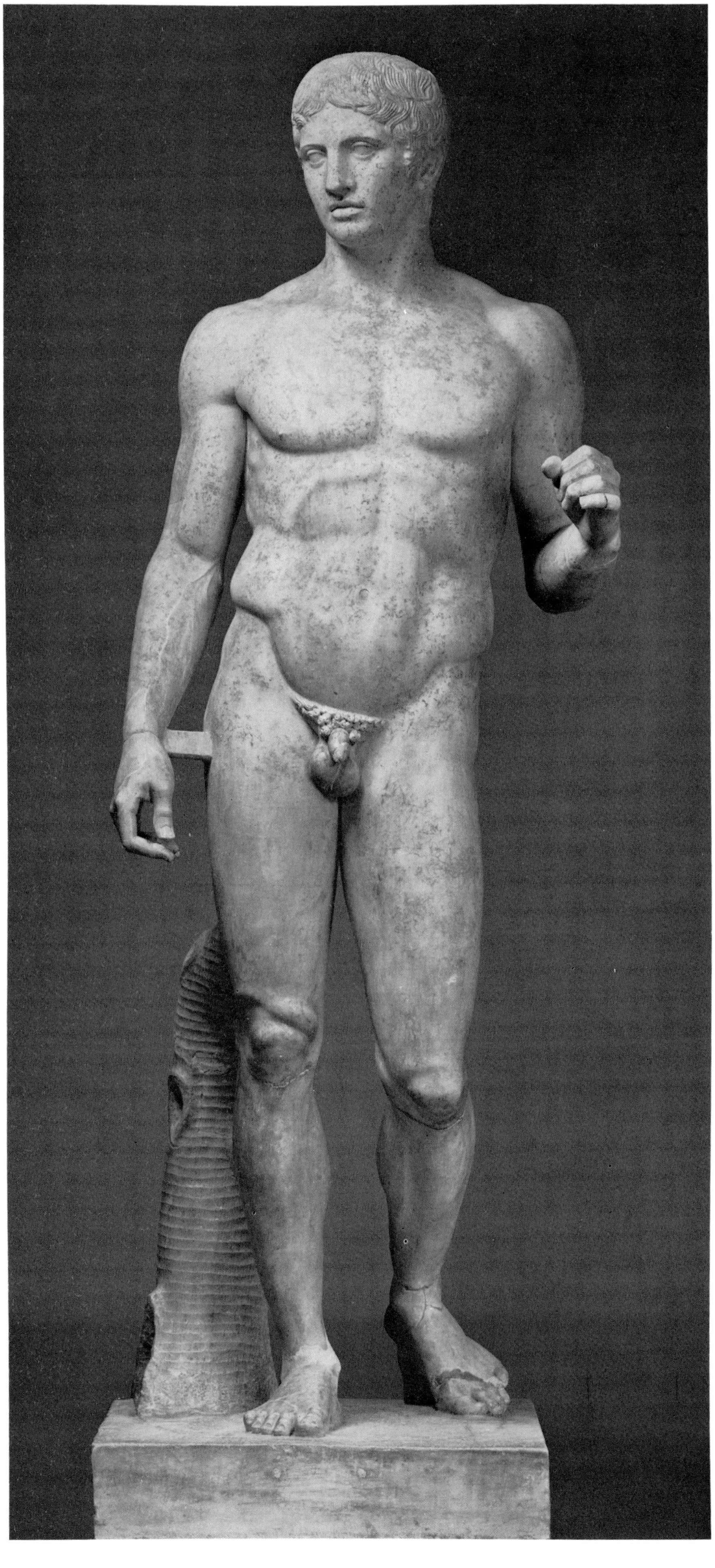

210 Doryphoros. Marmorkopie nach dem Bronzeoriginal des Polyklet von 440 v. Chr. Höhe 2,12 m.
Neapel, Museo Nazionale Archeologico 6146

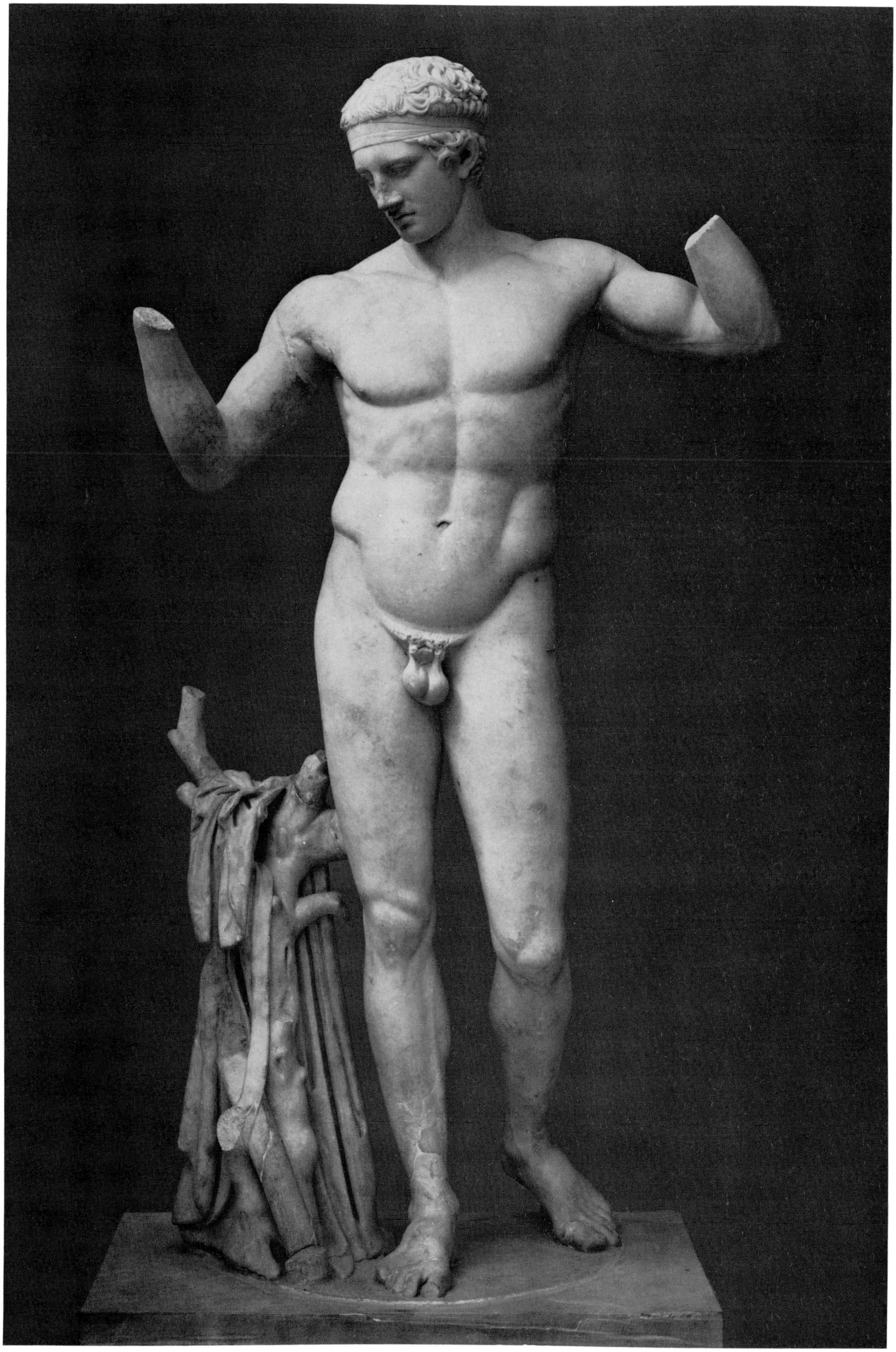

211 Diadumenos. Marmorkopie nach einem Bronzeoriginal des Polyklet, von Delos. Gegen 420 v. Chr. Höhe 1,86 m.
Athen, Nationalmuseum

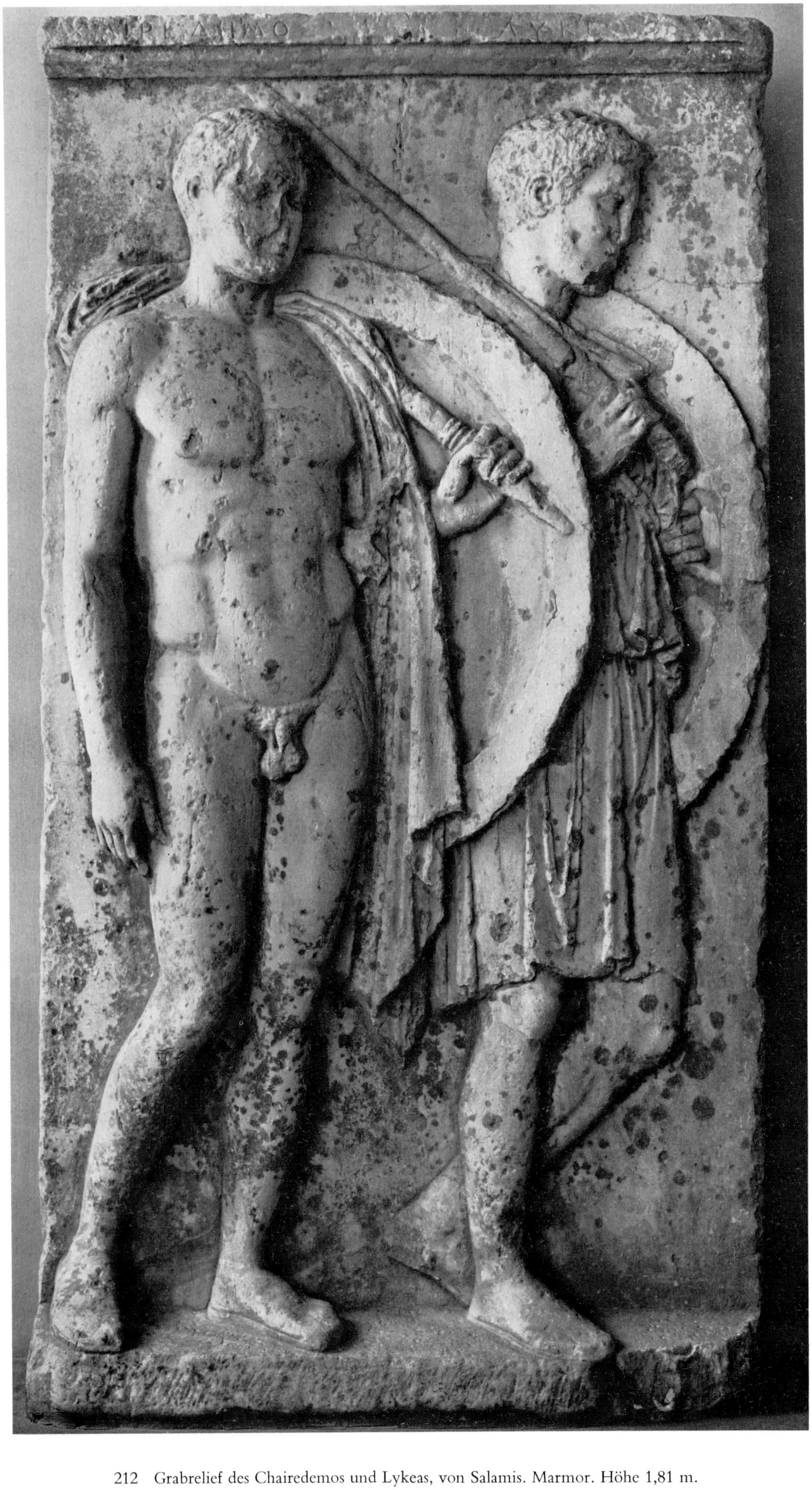

212 Grabrelief des Chairedemos und Lykeas, von Salamis. Marmor. Höhe 1,81 m.
Spätes 5. Jahrhundert v. Chr. – Piräus, Museum 229

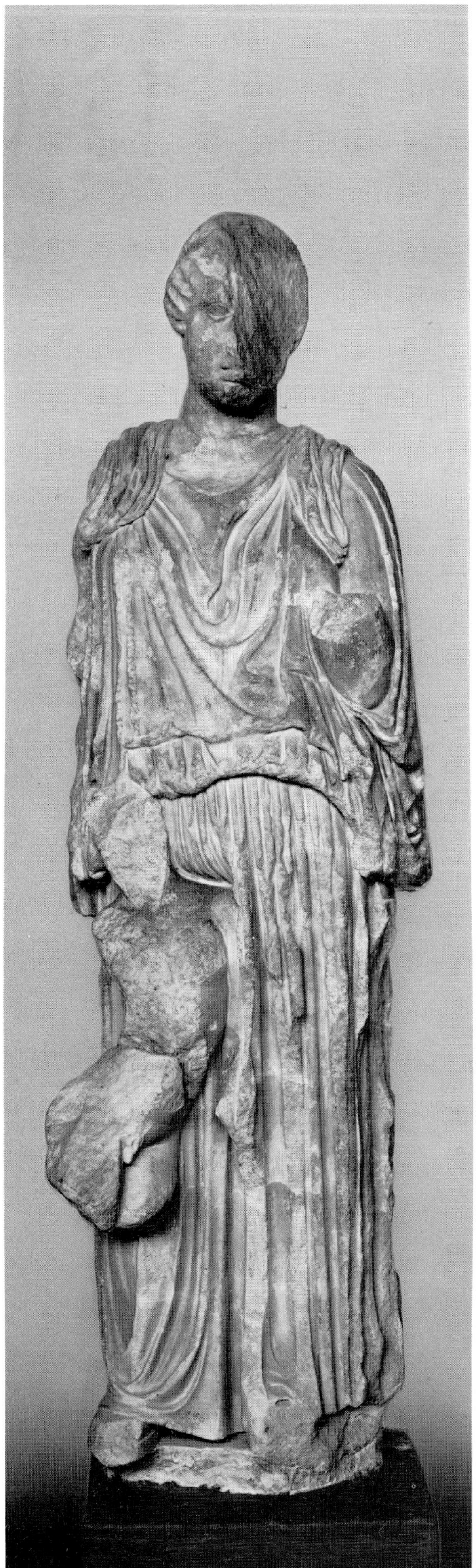

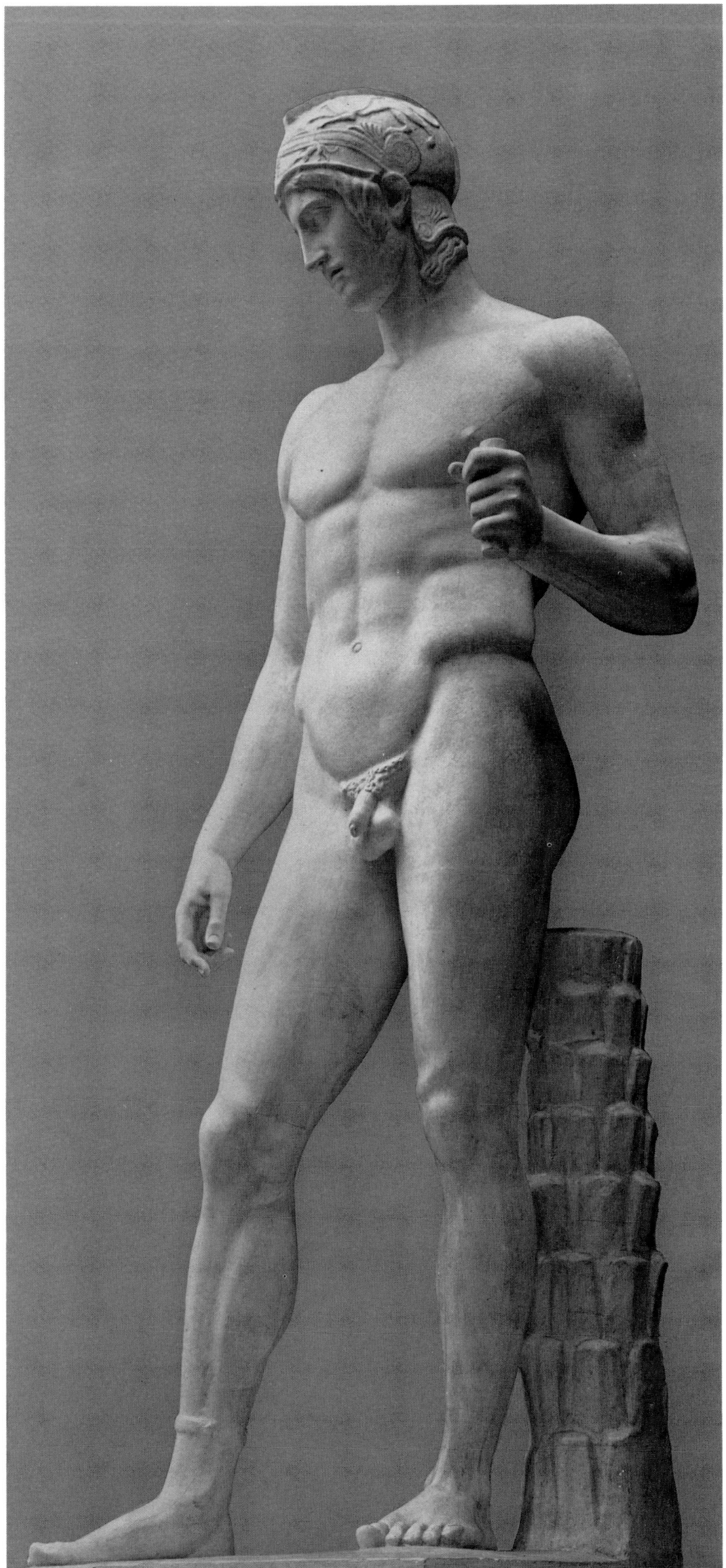

213 Links: Prokne mit Itys. Marmororiginal des Alkamenes und von ihm auf die Akropolis gestiftet. Höhe etwa 1,93 m. Gegen 430 v. Chr. Athen, Akropolis-Museum 1358 – Rechts: Sog. Ares Borghese. Römische Marmorkopie nach dem Bronzeoriginal des Alkamenes, um 420 v. Chr., im Ares-Tempel der Agora von Athen. Höhe 2,12 m. – Paris, Louvre 866

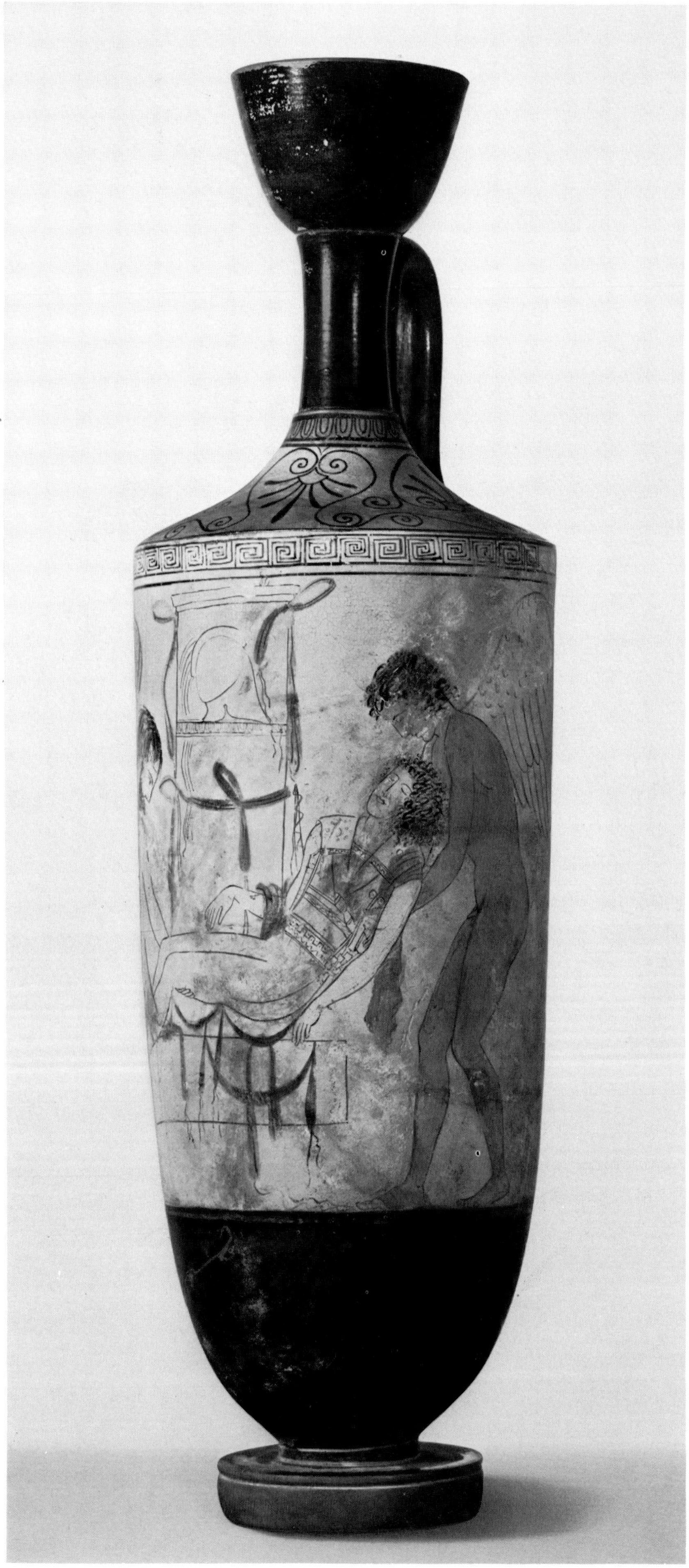

214 Thanatos-Maler. Weißgrundige Lekythos D 58. Schlaf und Tod.
Höhe 48,9 cm. Um 440/435 v. Chr. – London, British Museum

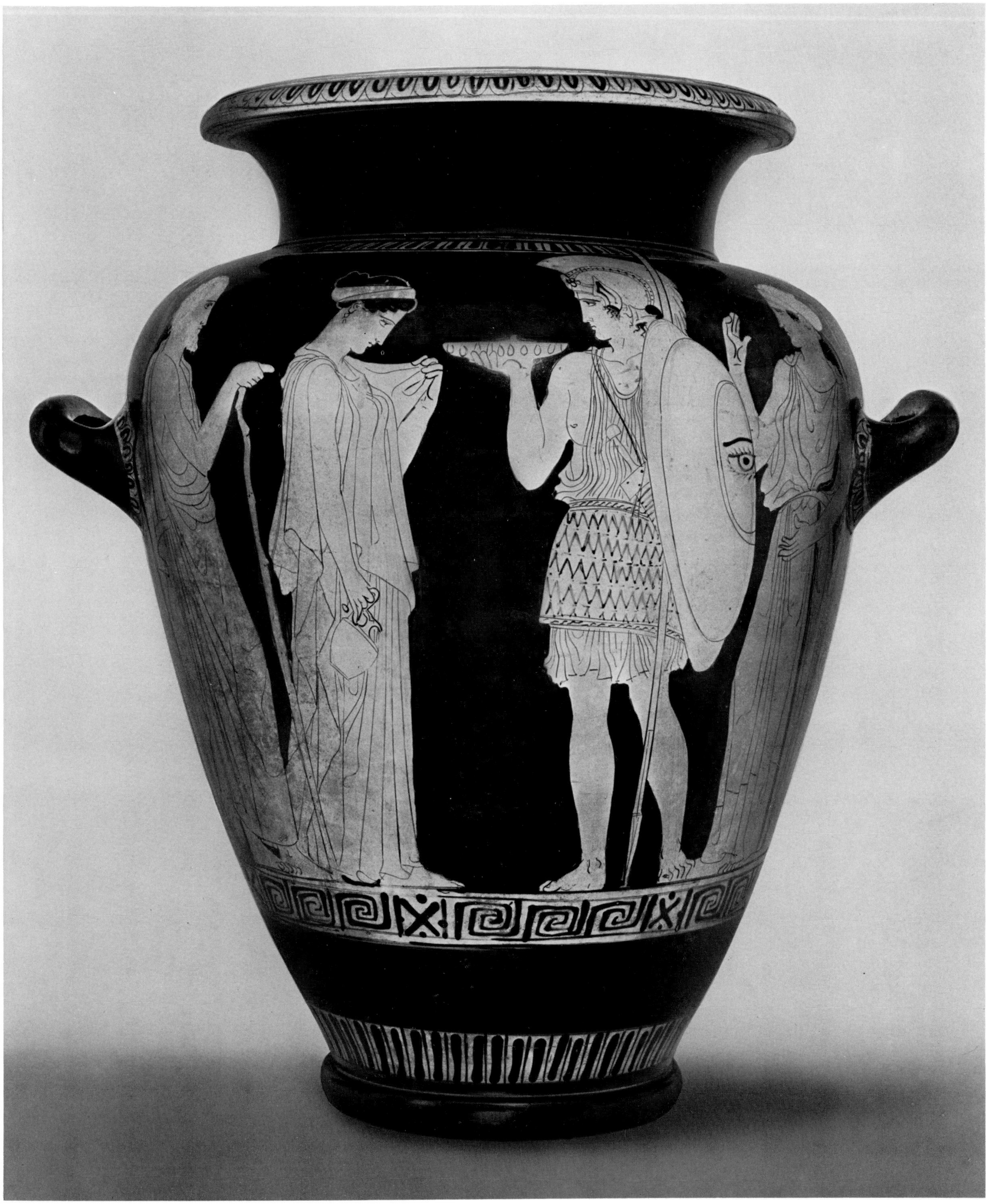

215 Kleophon-Maler. Stamnos 2415. Abschied eines Kriegers. Höhe 44,0 cm. Um 430 v. Chr. – München, Staatliche Antikensammlungen

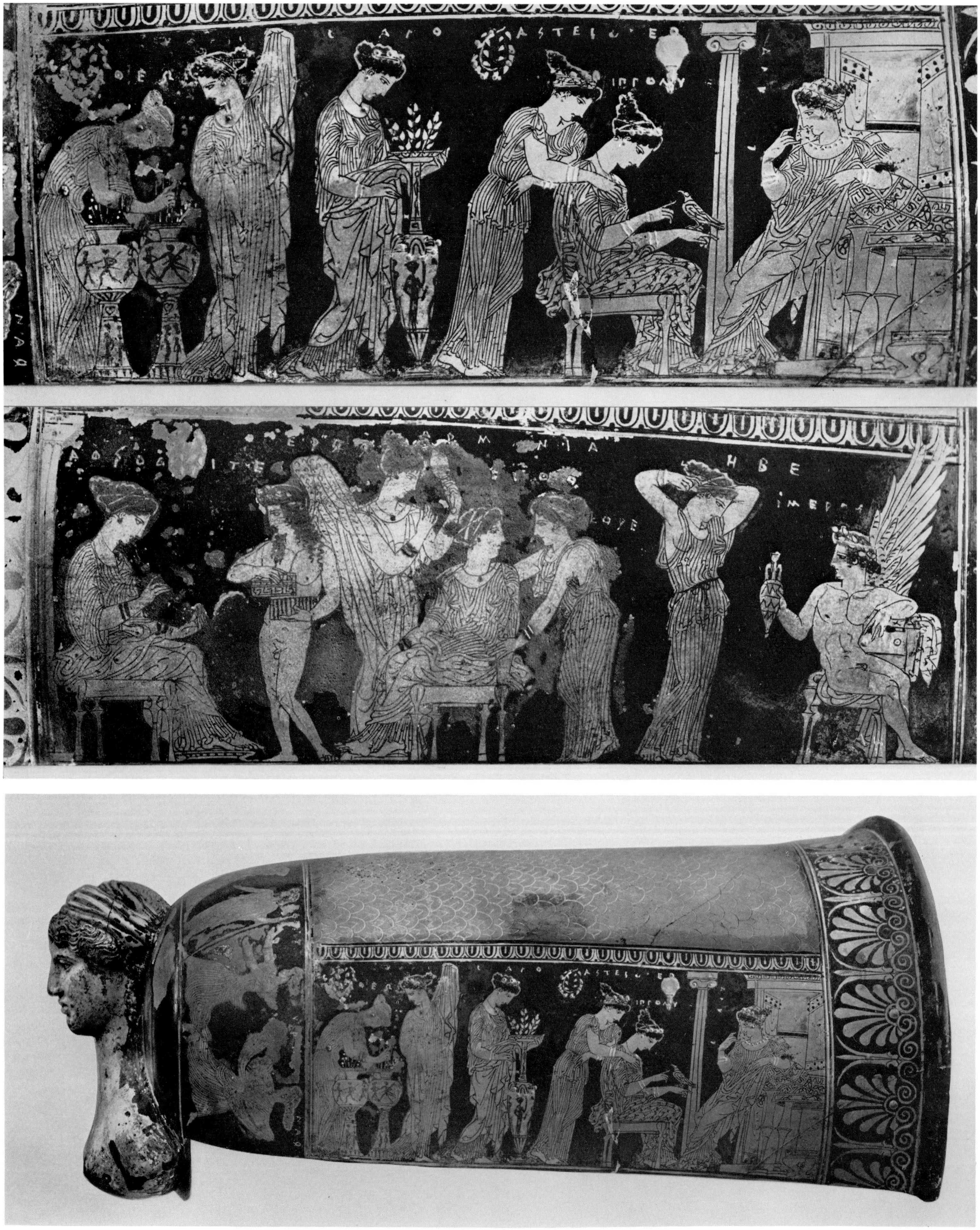

216 Eretria-Maler. Epinetron 1629. Szenen im Brautgemach der Alkestis. Länge 29,0 cm. Um 430/420 v. Chr. – Athen, Nationalmuseum

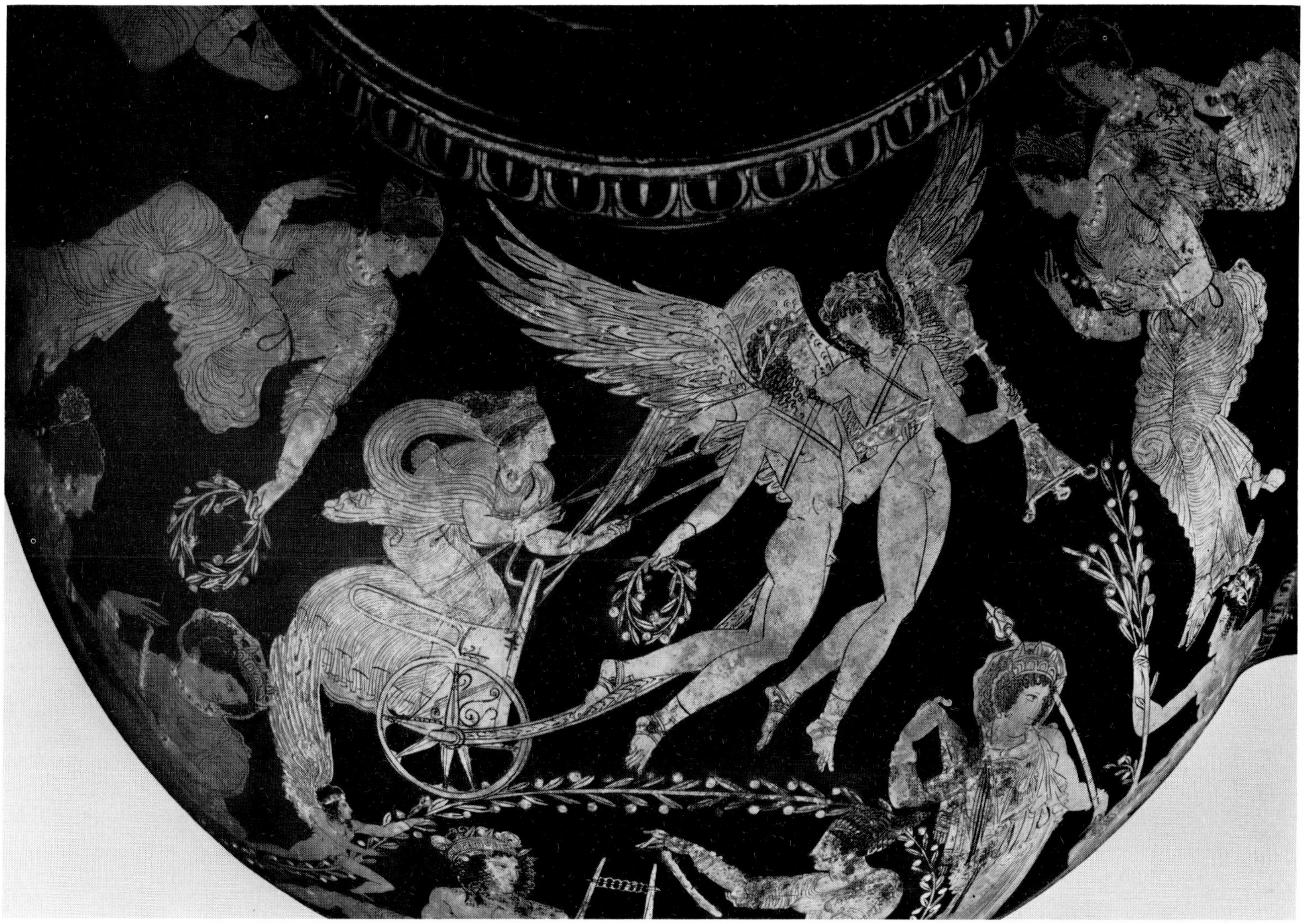

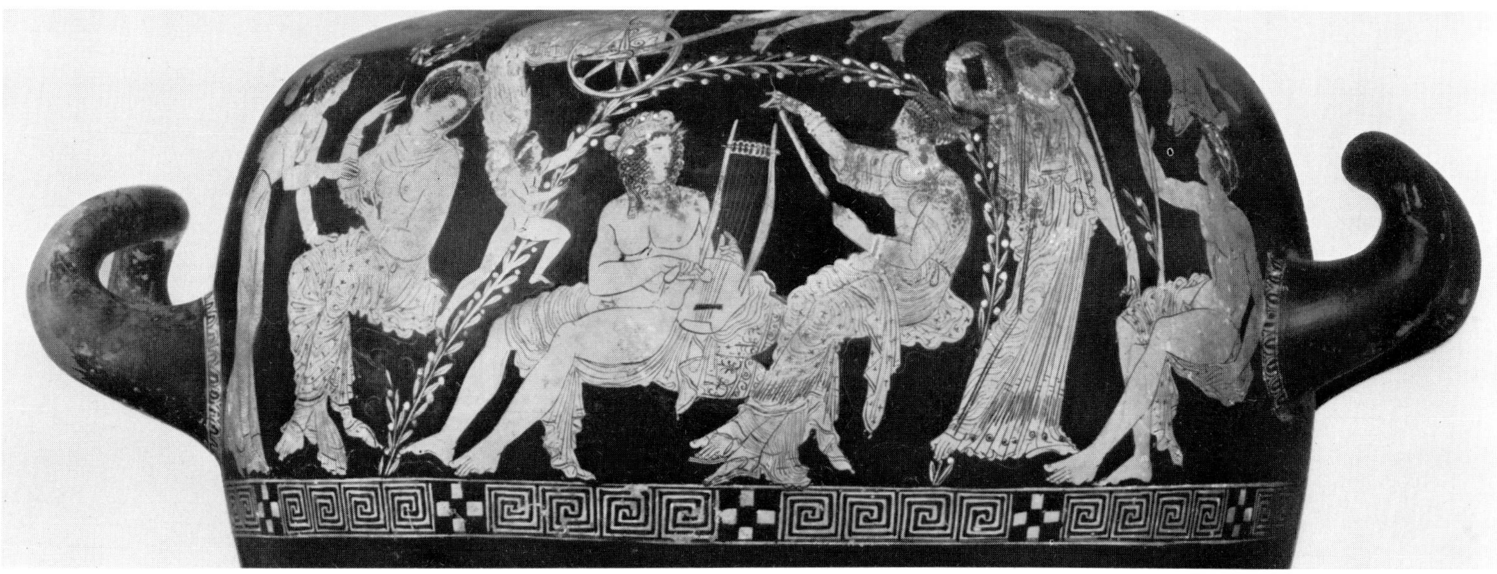

217 Meidias-Maler. Hydria 81947. Geschichte des Phaon. Vgl. Taf. XXXVII.
Oben: Von der Schulter der Hydria: Aphrodite auf dem von Himeros und Pothos gezogenen Wagen;
unten: Vom Körper der Hydria: Mitte: Phaon zu Demonassa gewandt; rechts: Leto und Apollon; links: Himeros, dahinter zwei Nymphen.
Gesamthöhe 47,0 cm. Um 410 v. Chr. – Florenz, Museo Archeologico

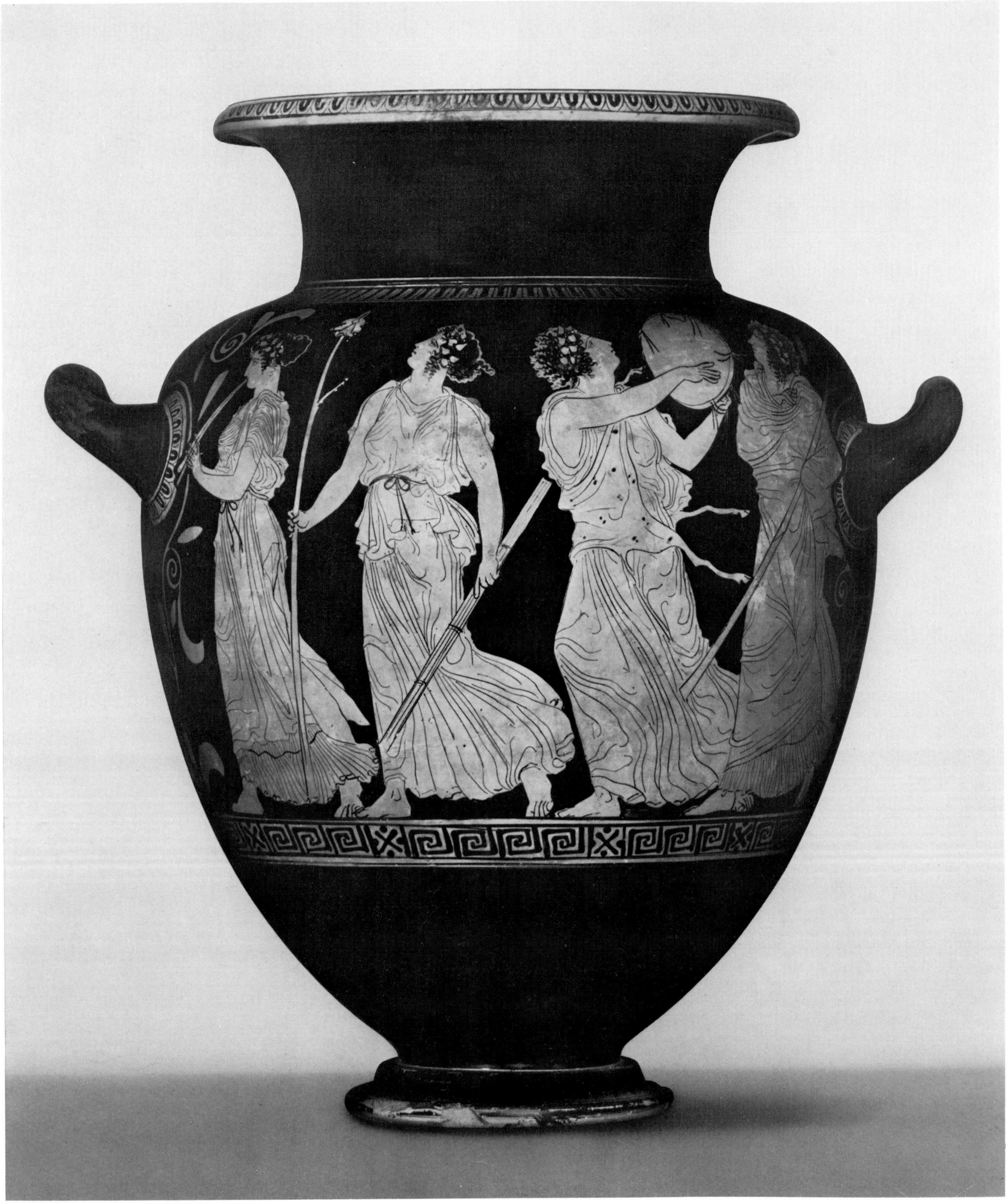

218 Dinos-Maler. Stamnos 2419. Mänaden am Dionysosfest. Höhe 49,0 cm. Um 420 v. Chr. – Neapel, Museo Nazionale Archeologico

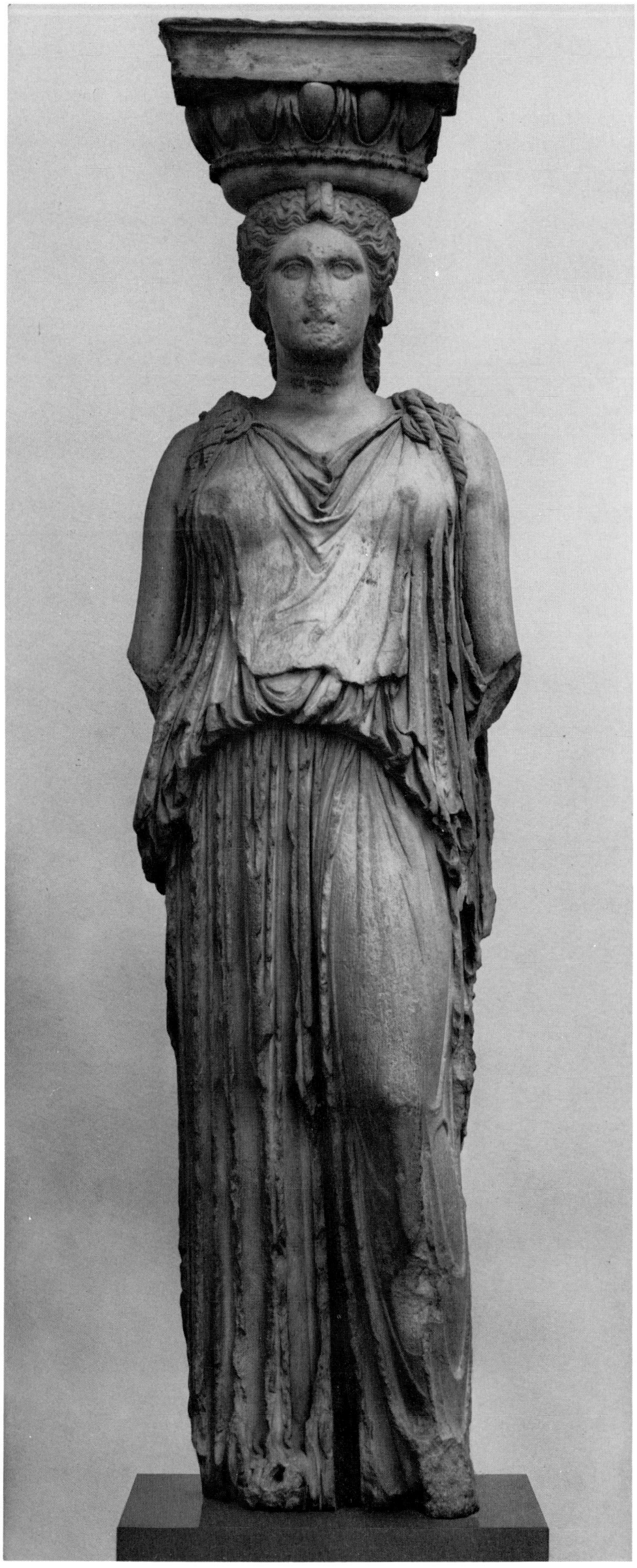

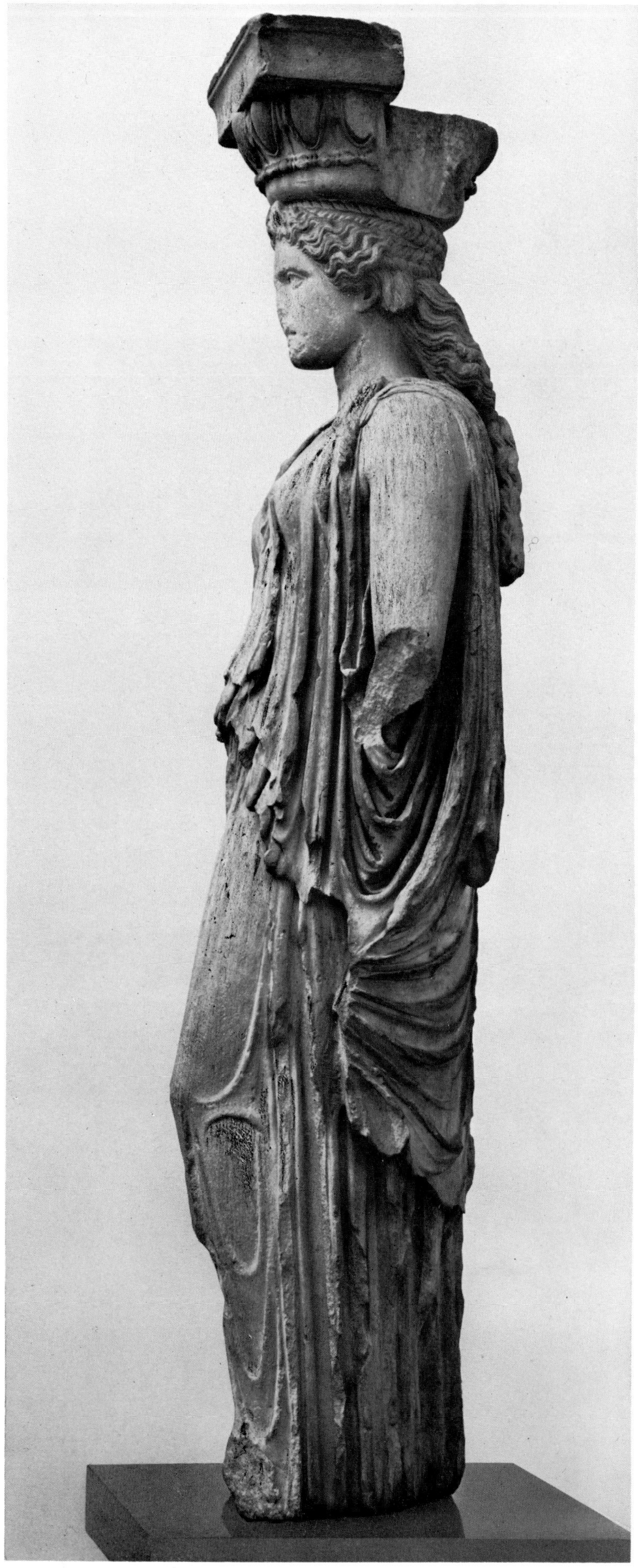

219 Original der zweiten Kore von der Front der Korenhalle des Erechtheion auf der Akropolis in Athen. Marmor. Höhe 2,31 m. Vorletztes Jahrzehnt des 5. Jahrhunderts v. Chr. – London, British Museum

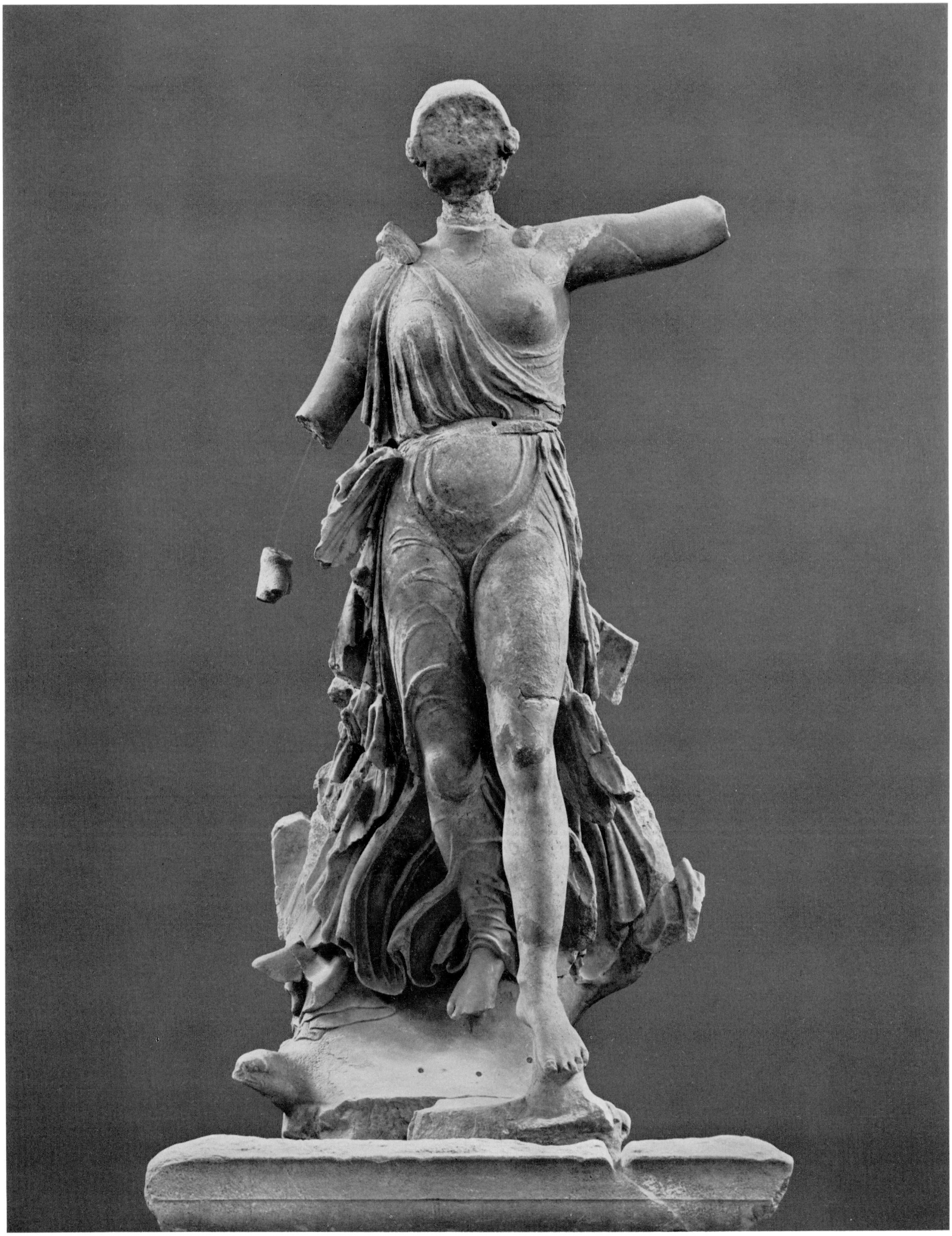

220 Nike des Paionios. Marmor. Höhe 2,16 m. Kurz nach 421 v. Chr. – Olympia, Museum

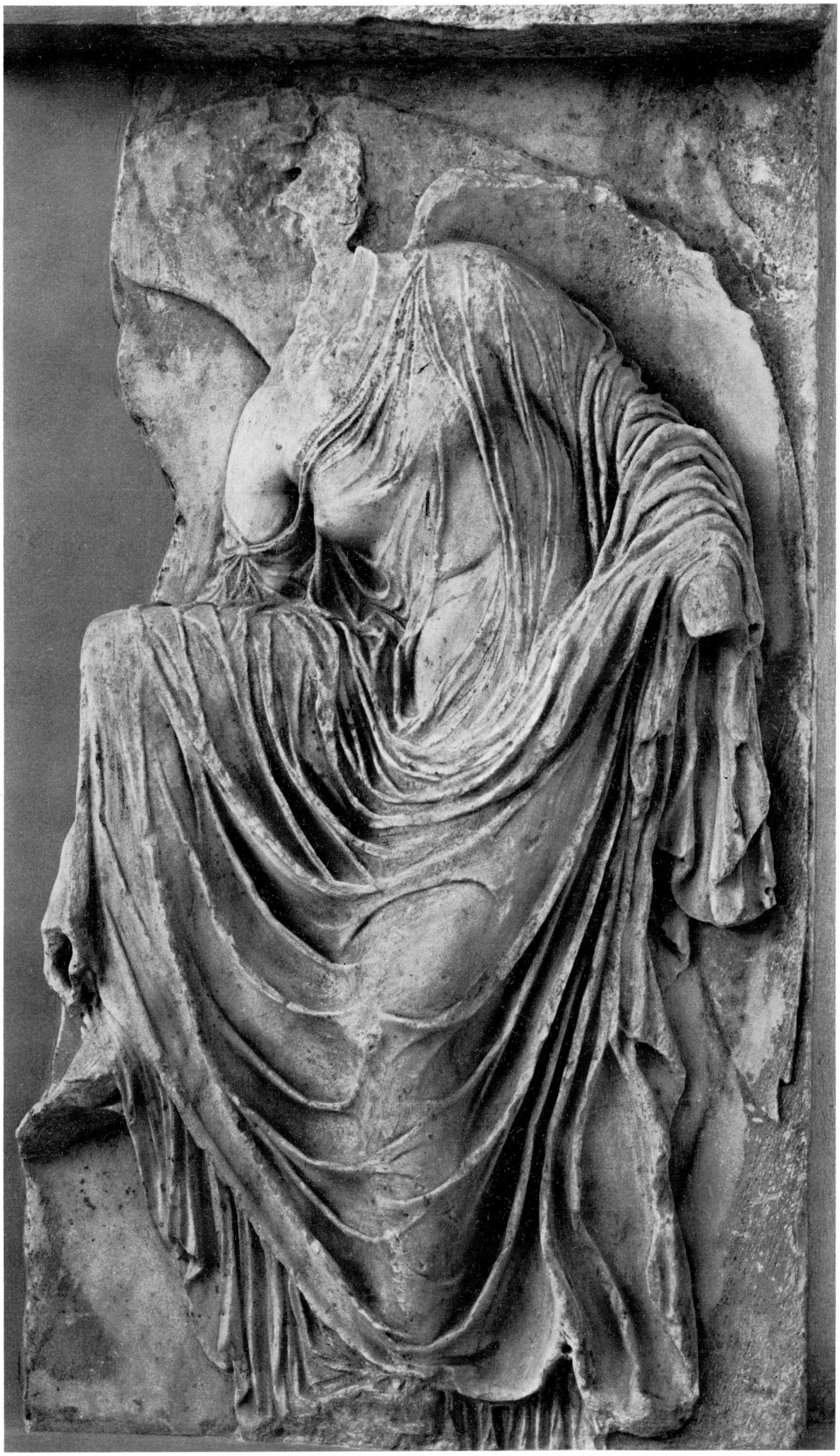

221 Nike, eine Sandale ordnend. Von der Balustrade um den Athena Nike-Tempel auf der Akropolis in Athen. Marmor. Höhe 1,06 m. Kurz nach 410/409 v. Chr. – Athen, Akropolis-Museum

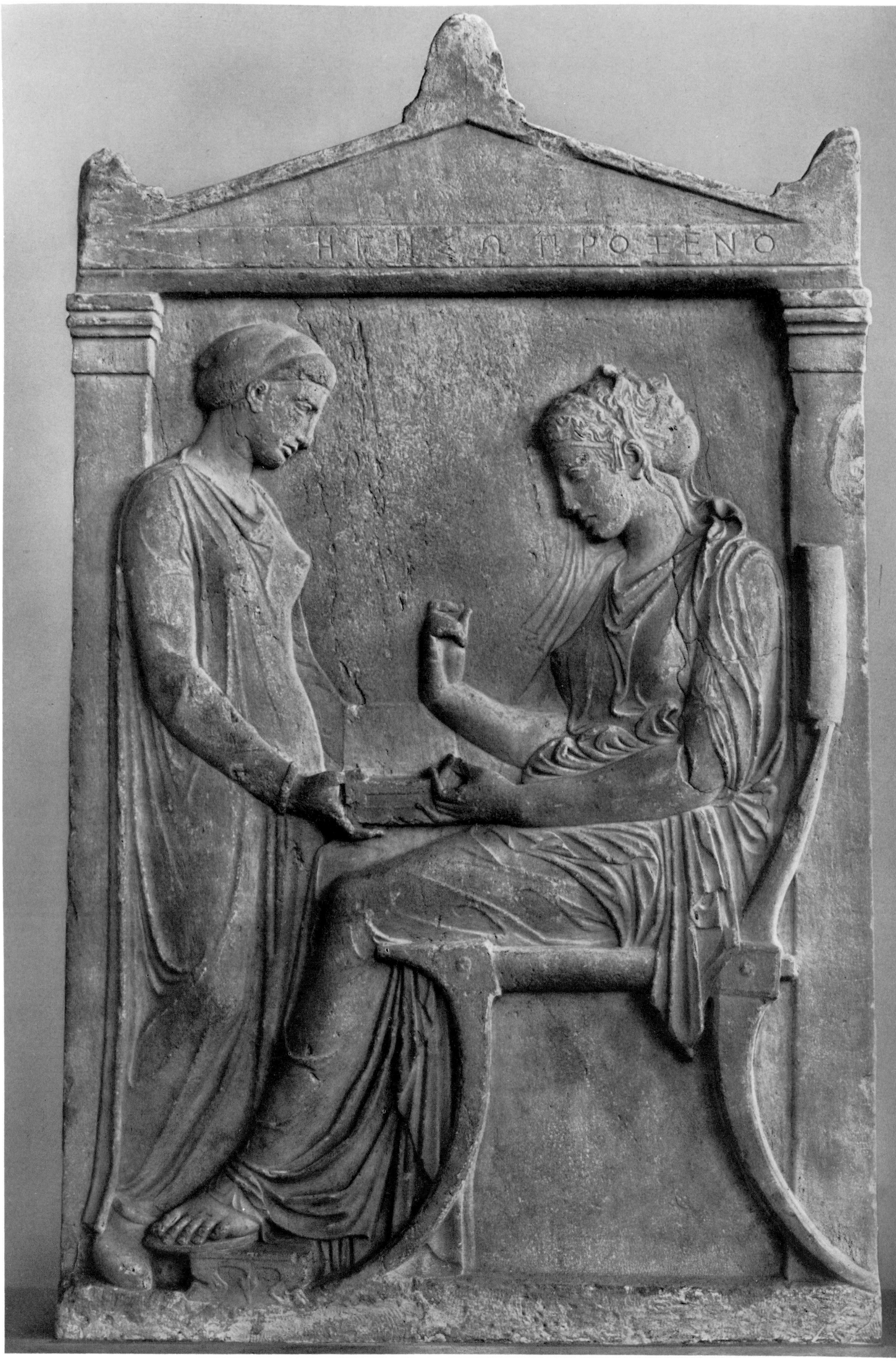

222 Grabmal der Hegeso. Marmor. Höhe 1,49 m. Kurz vor 400 v. Chr. – Athen, Nationalmuseum 3624

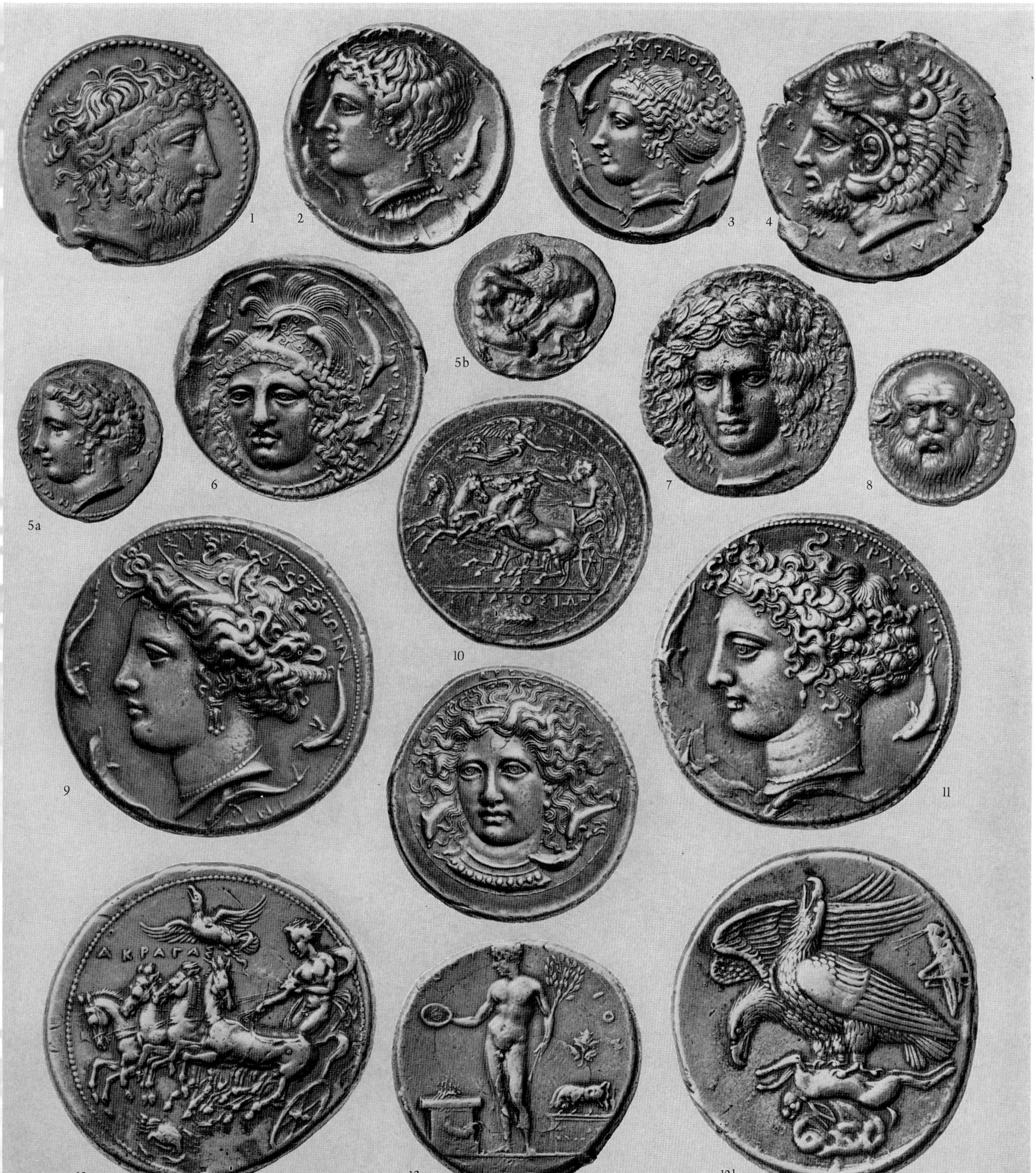

223 Griechische Münzen der Zeit der Hohen Klassik. Sizilien. 1 Naxos, um 430/420 v. Chr.; 2/3 Syrakus. 2 um 435/425 (Eumenes), 3 425/415 (Euainetos); **4 Kamarina**, um 415; 5/6 Syrakus. 5 um 413/406 (Euainetos), 6 412/410 (Eukleidas); 7/8 Katane. 7 410/403 (Herakleidas), 8 420/410; 9–11 Syrakus. 9 422/412 (Euainetos), 10 um 412 (Kimon), 11 um 411 (Kimon); 12 Akragas, 412/411; 13 Selinus, 417/409. – Alle 2:1

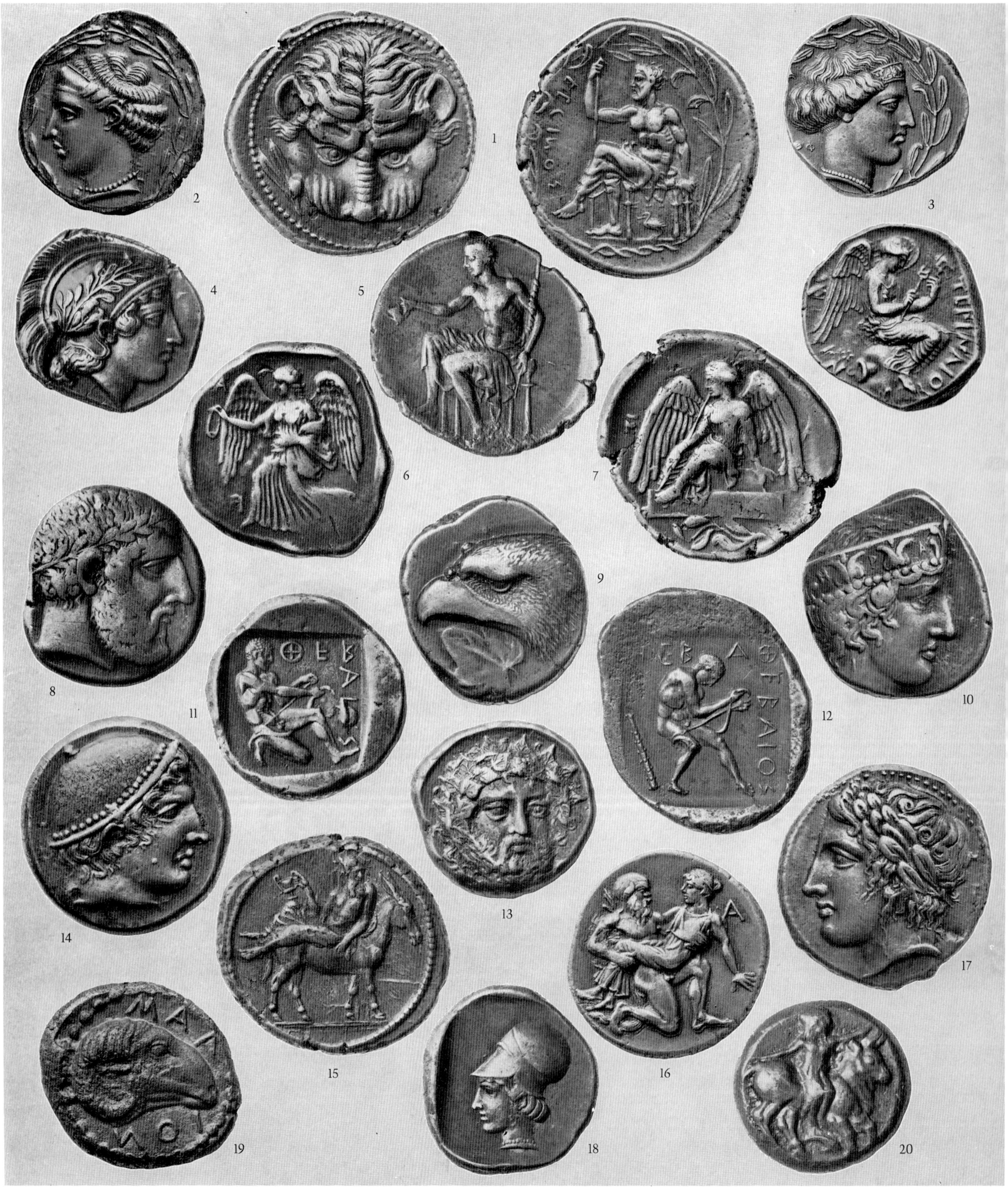

224 Griechische Münzen der Zeit der Hohen Klassik. Süditalien. 1 Rhegion, 435/425 v. Chr.; 2/3 Terina. 2 445/440, 3 425/420; 4 Thurioi, 420/415; 5 Taras, um 446/443. Griechisches Mutterland. 6–10 Elis. 6 um 450/430, 7 432/421, 8 um 421, 9 nach 421, 10 um 421; 11–13 Theben. 11/12 446/426, 13 410/400; 14 Ainos, 412/410; 15 Mende, um 425; 16 Thasos, um 420; 17 Chalkidische Liga, 412/410; 18 Korinth, 450/440; 19 Melos, um 420/416; 20 Gortyn, um 450. – Alle 2:1

DIE SPÄTE KLASSIK 400-323 V. CHR.

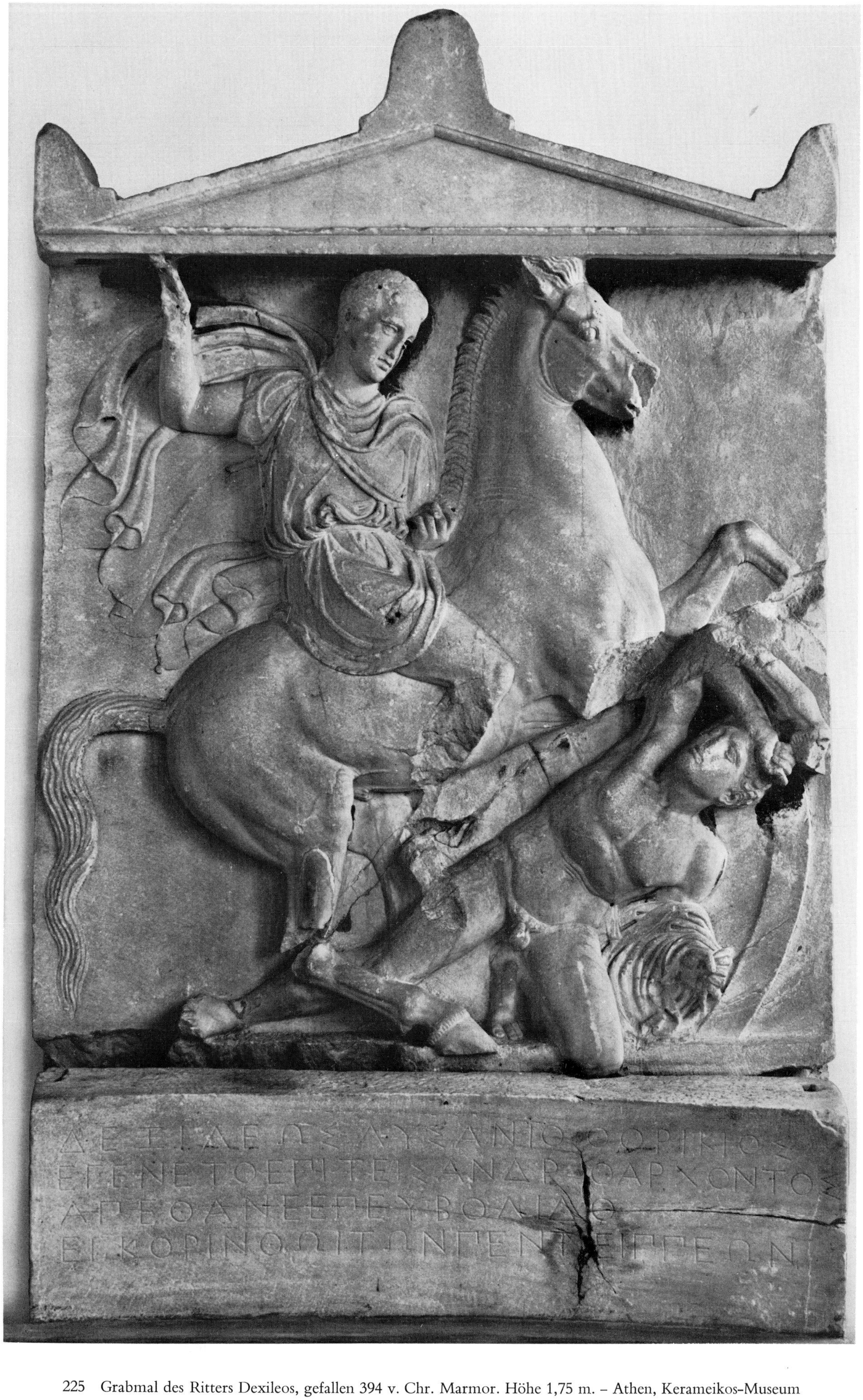

225 Grabmal des Ritters Dexileos, gefallen 394 v. Chr. Marmor. Höhe 1,75 m. – Athen, Kerameikos-Museum

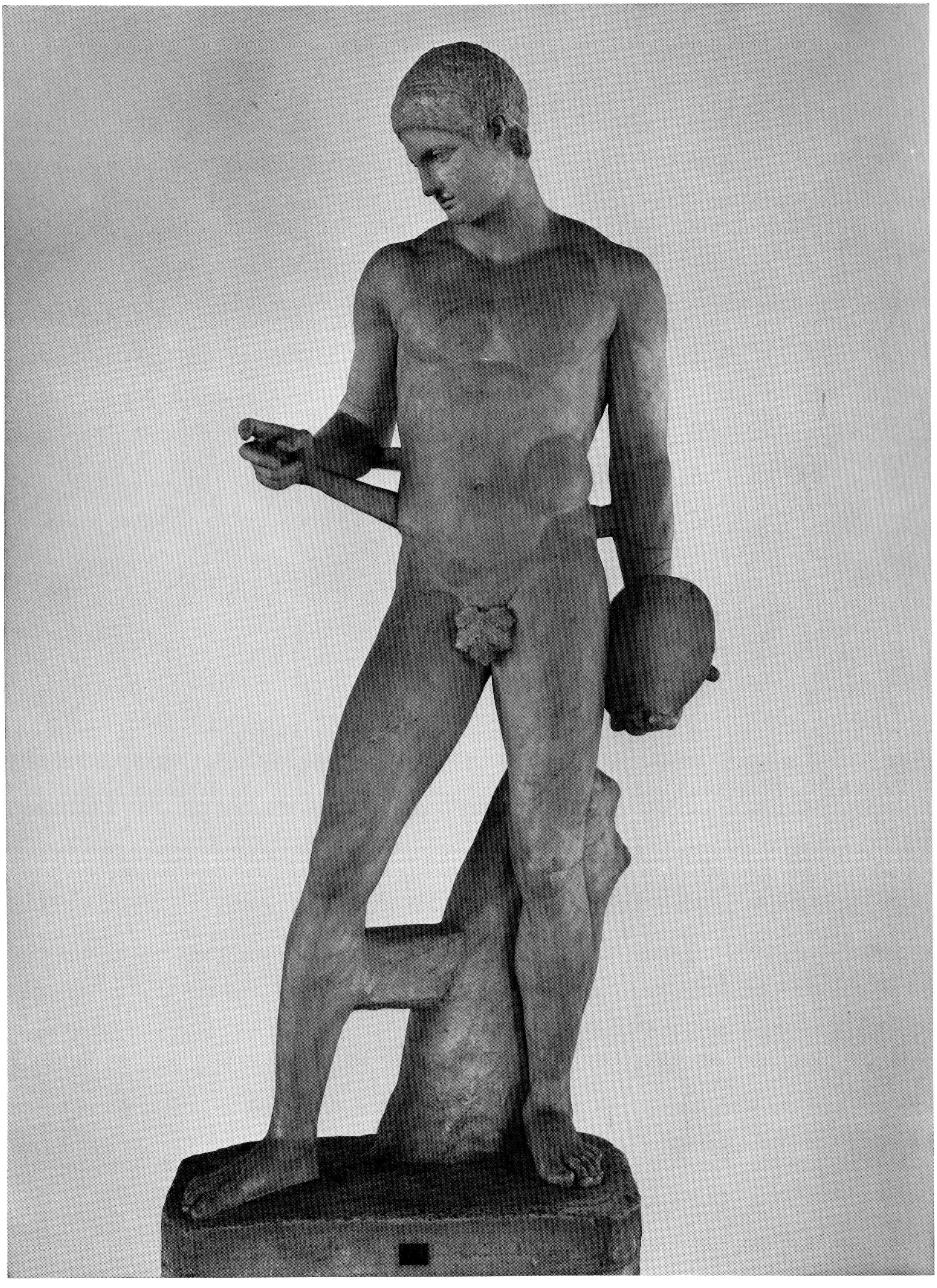

226 Antretender Diskobol. Marmorkopie nach einem Werk des Naukydes vom ausgehenden 5. Jahrhundert v. Chr.
Höhe ohne Plinthe 1,66 m. – Vatikan 615

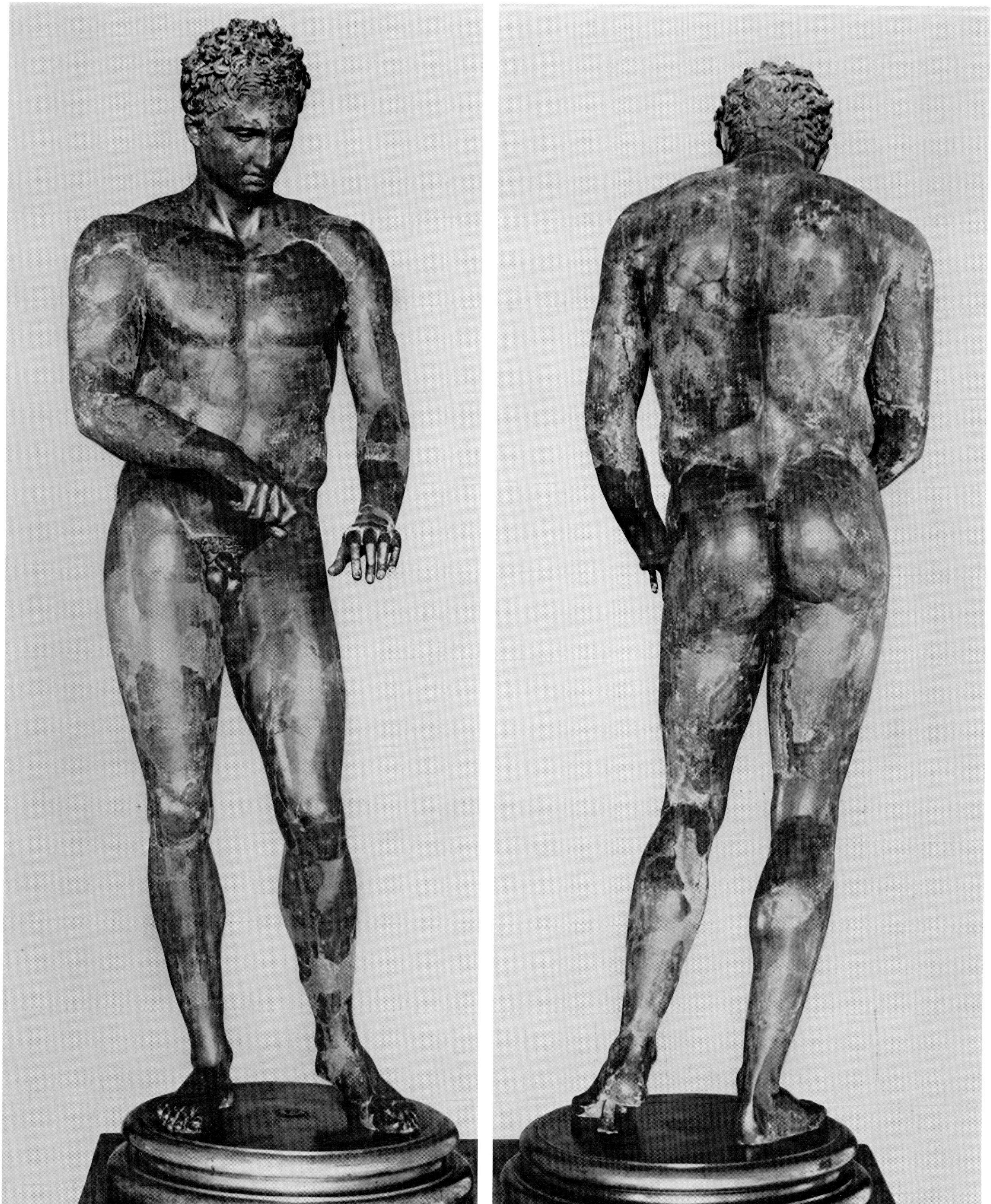

227 Schaber. Römische Bronzekopie nach einem Bronzewerk des Daidalos von Sikyon gegen 360 v. Chr. Höhe 1,92 m.
Wien, Kunsthistorisches Museum 3168

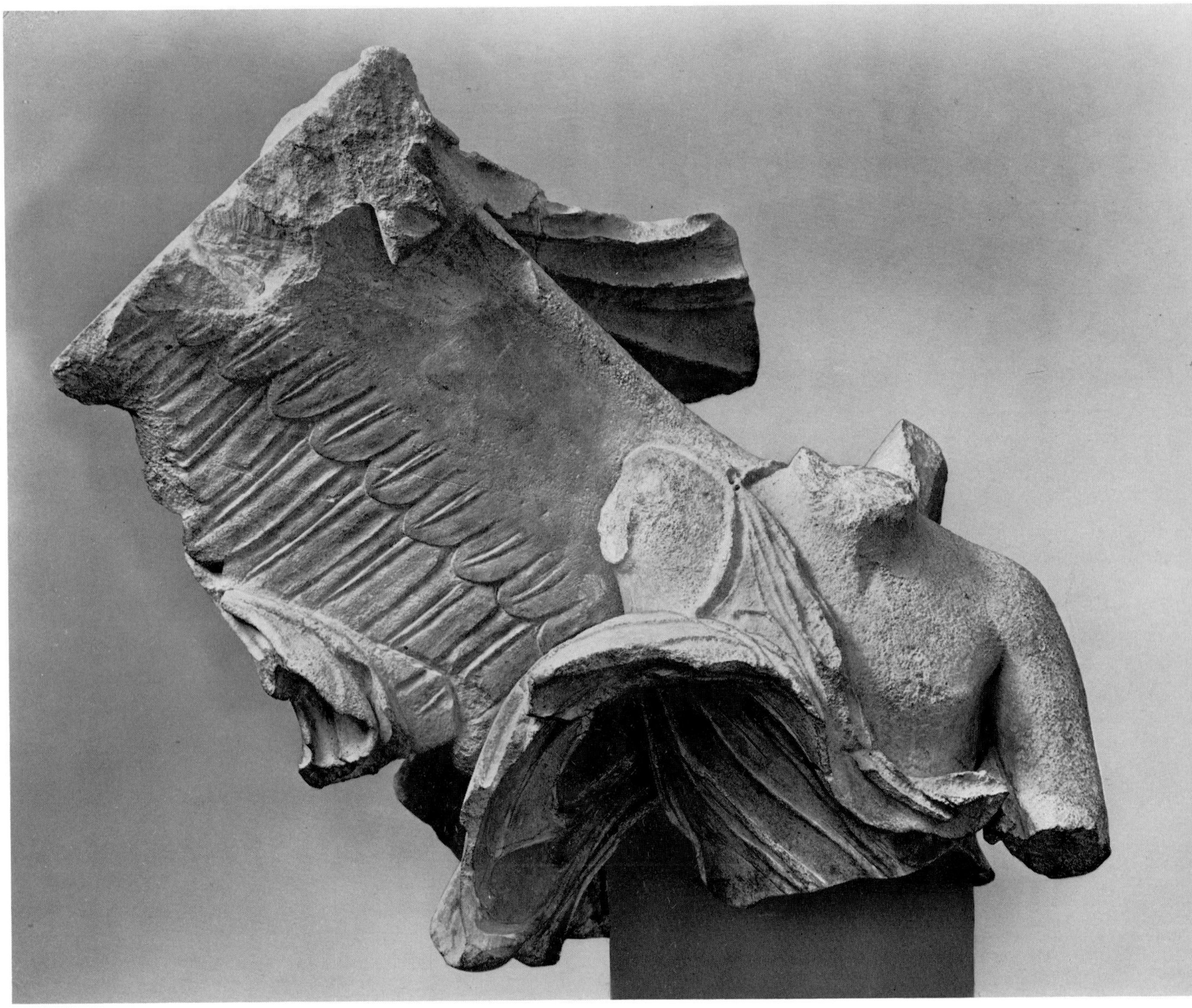

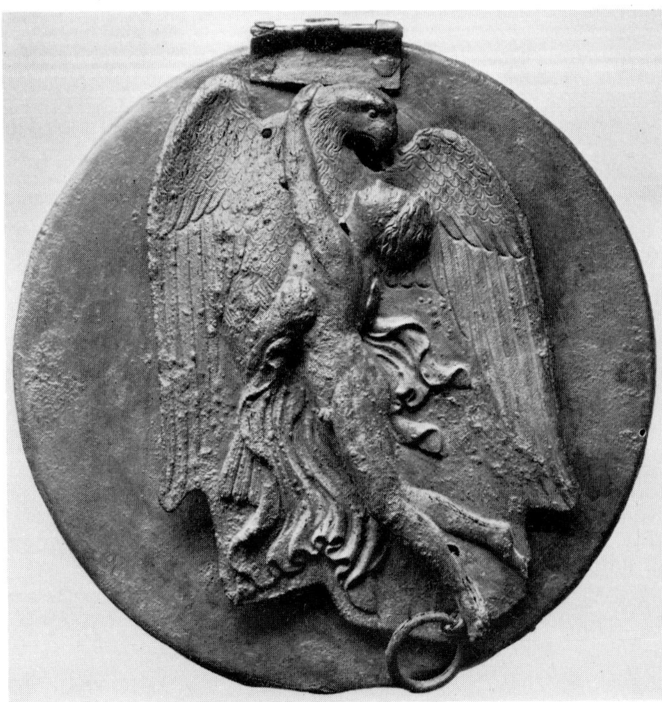

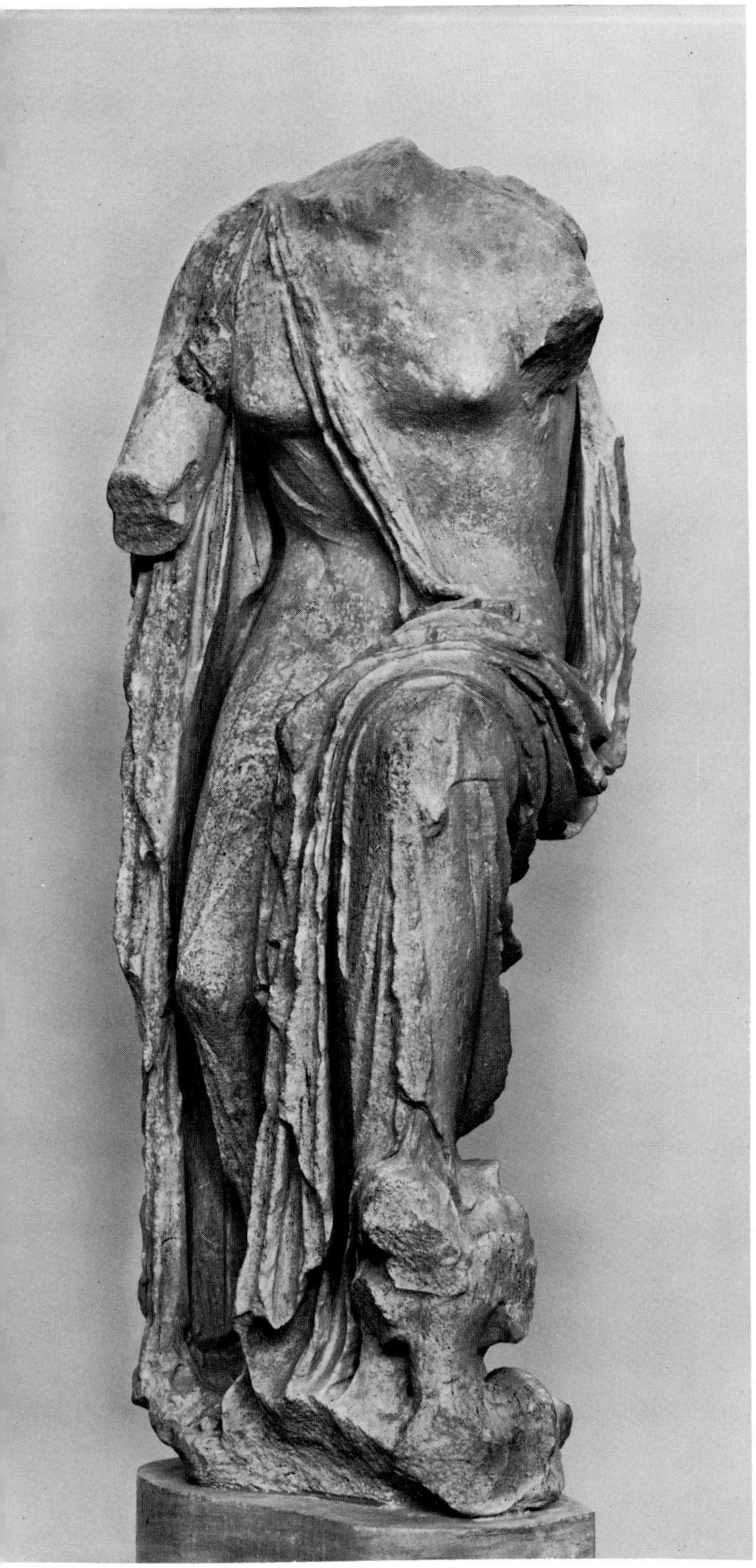

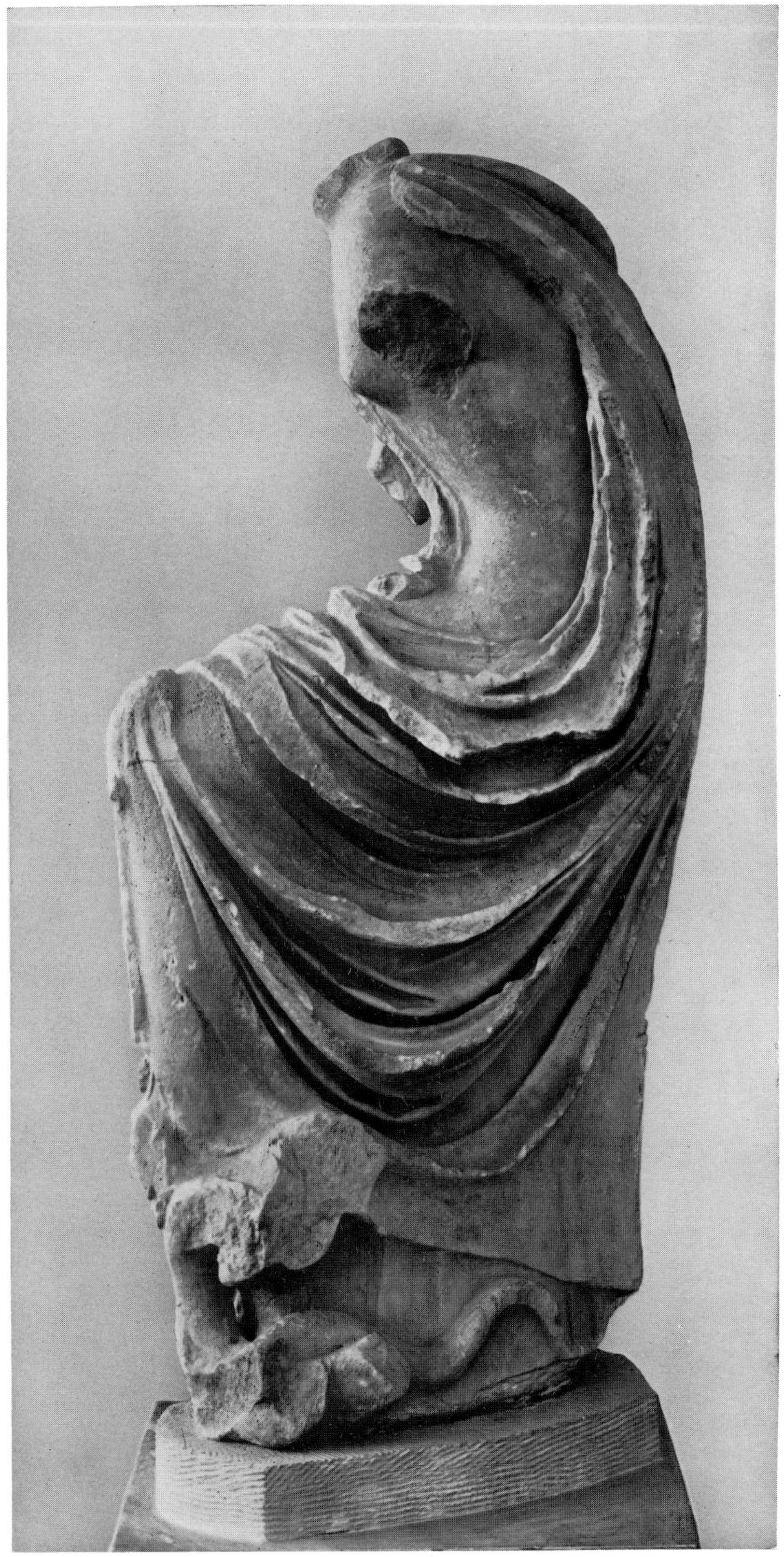

228 Oben: Nike des Timotheos. Akroter des Ostgiebels vom Asklepios-Tempel in Epidauros. Marmor. Höhe des Oberkörpers 25,0 cm. Um 390/380 v. Chr. – Athen, Nationalmuseum 162 – Unten: Ganymed, vom Adler entführt. Bronzerelief eines Klappspiegels. Entstanden offenbar unter dem Einfluß der Ganymed-Gruppe des Leochares. Durchmesser 15,5 cm. Um 370 v. Chr. – Berlin, Staatliche Museen 7928

229 Hygieia des Timotheos. Marmororiginal aus dem Asklepios-Tempel in Epidauros. Höhe 90,0 cm. Um 380 v. Chr. – Athen, Nationalmuseum 299

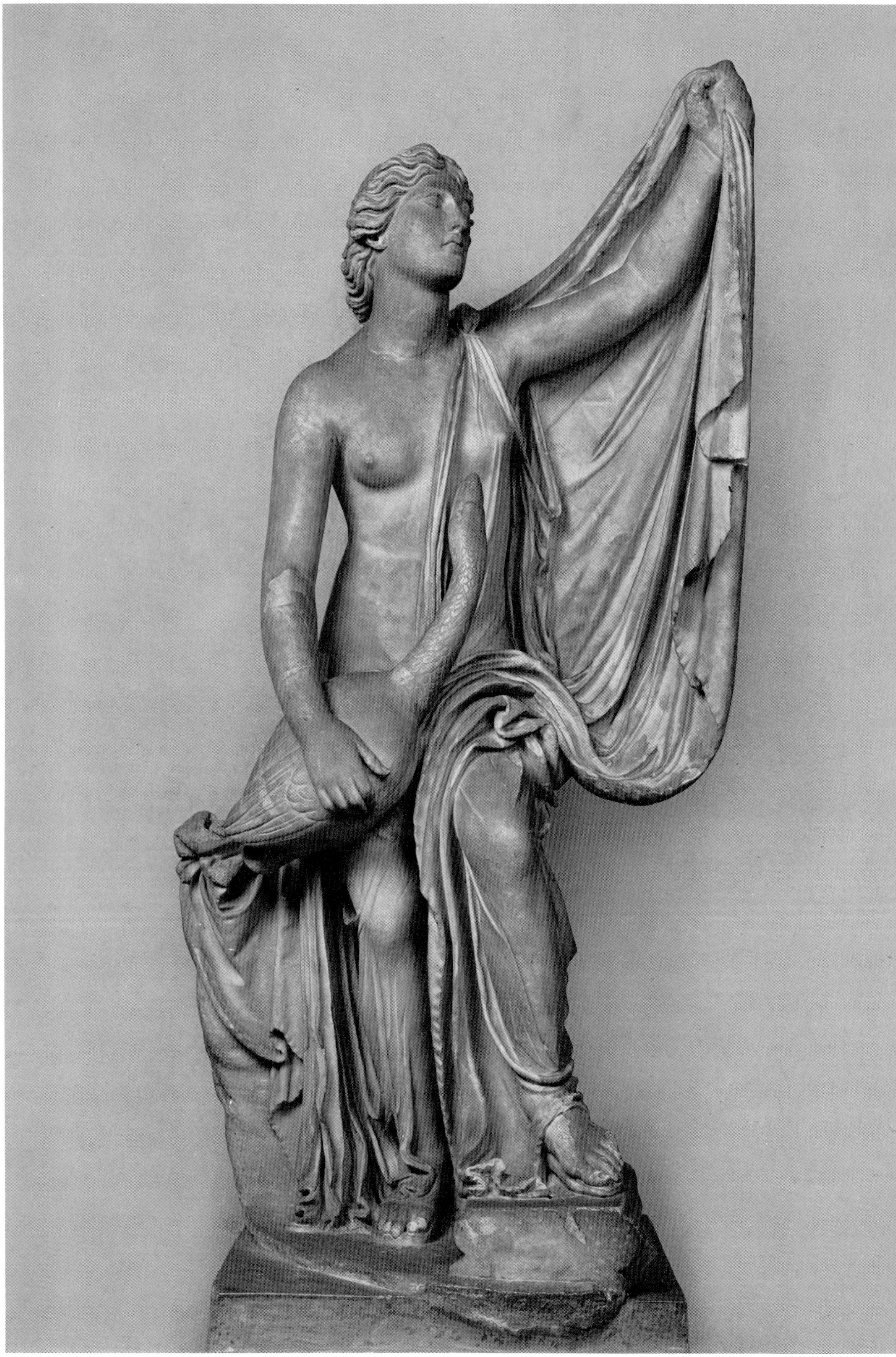

230 Leda. Römische Marmorkopie nach einem Werk des Timotheos von 370 v. Chr. Höhe 1,32 m. – Rom, Kapitolinisches Museum

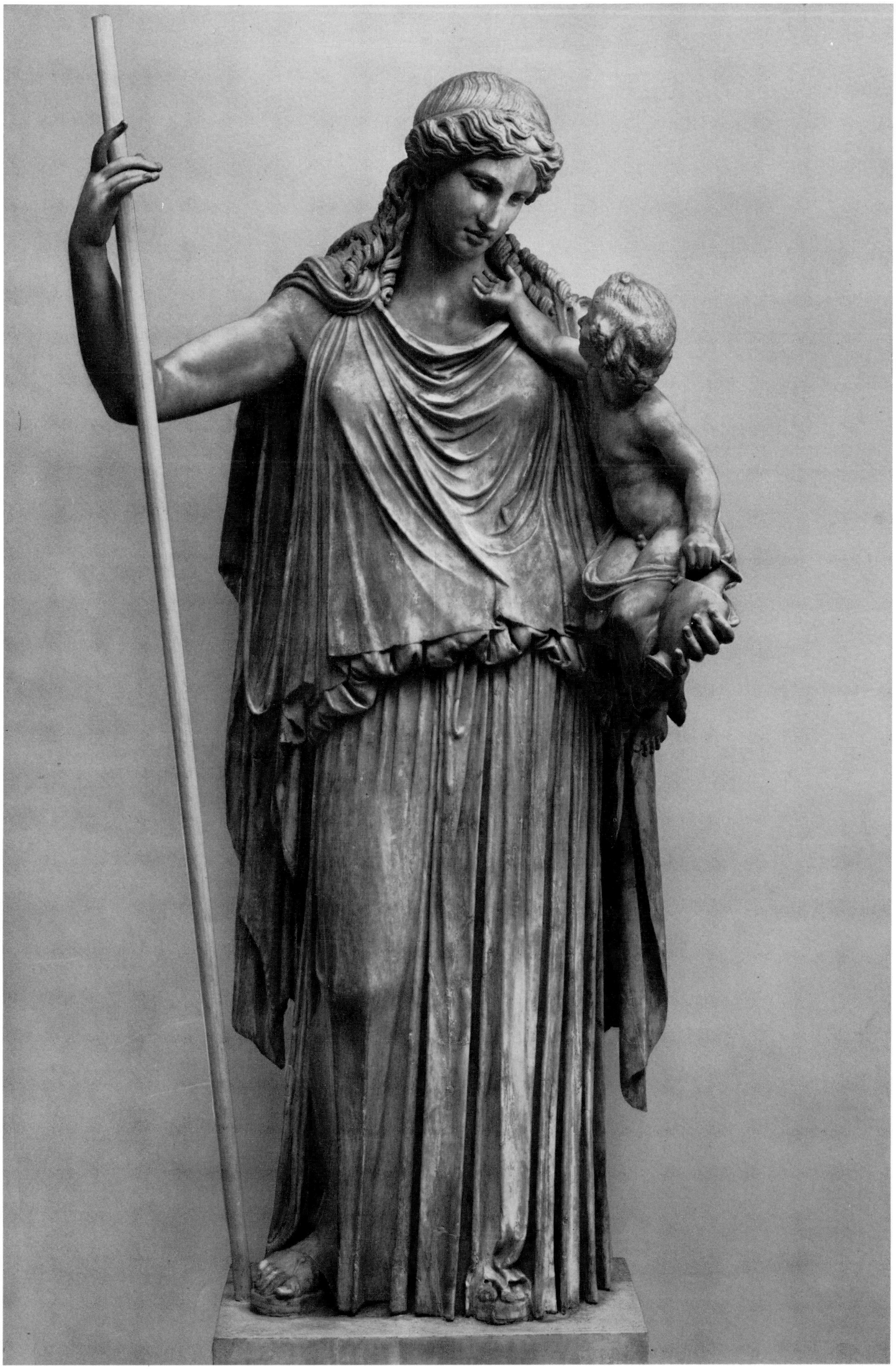

231 Eirene. Römische Marmorkopie nach einem auf der Agora in Athen aufgestellten Originalwerk des Kephisodot von 375/370 v. Chr. Höhe 1,99 m. – München, Glyptothek

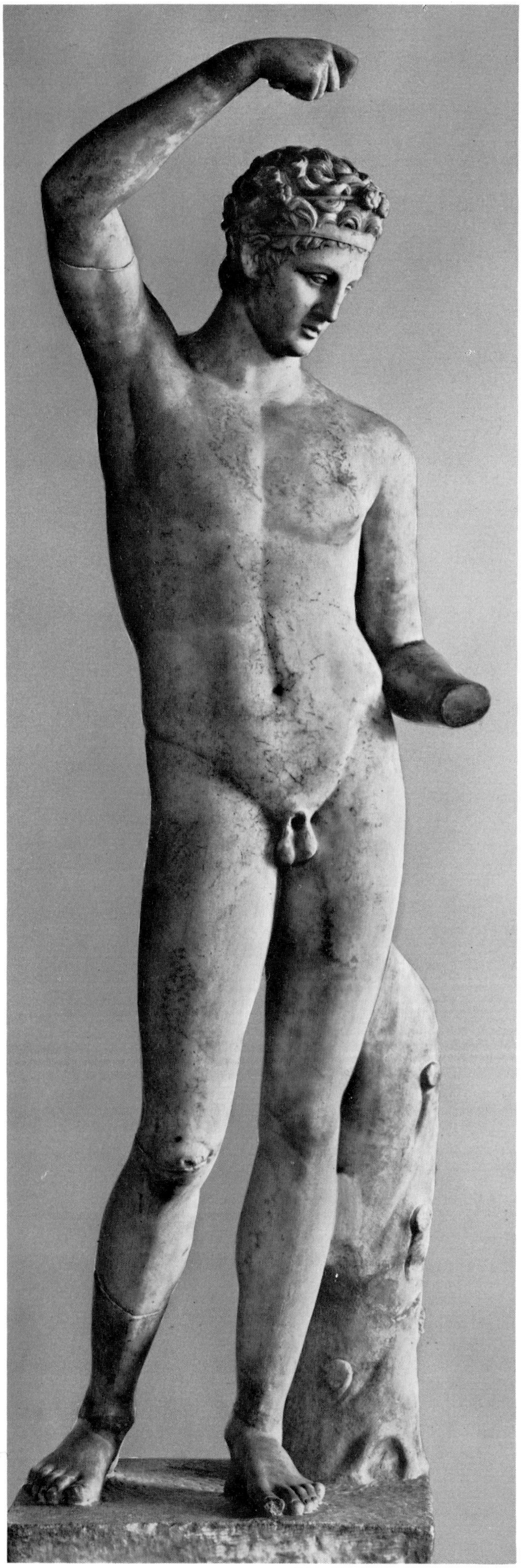

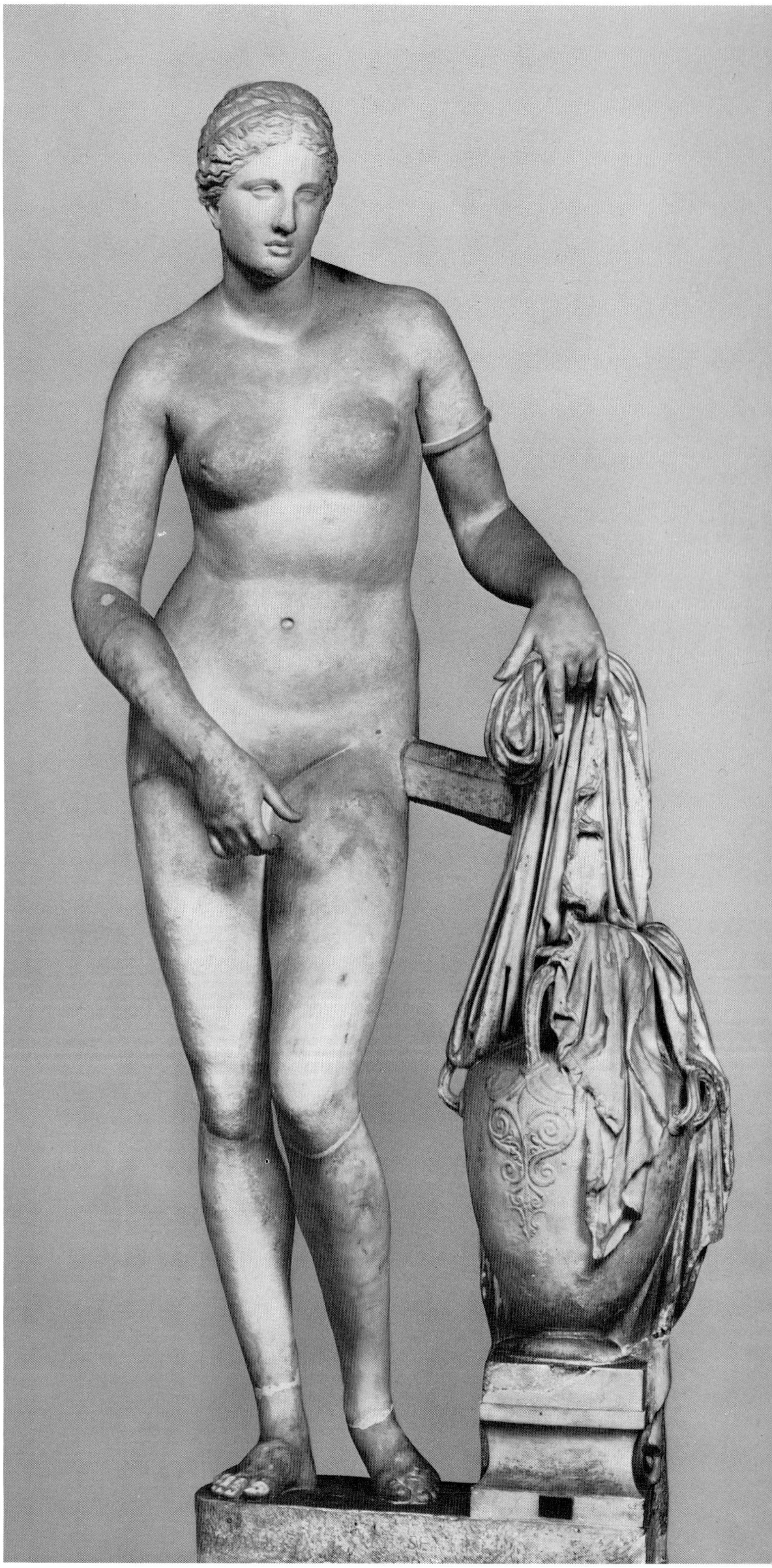

232 Links: Einschenkender Satyr. Marmorkopie nach dem Bronzeoriginal des Praxiteles von 375/370 v. Chr. Höhe 1,45 m.
Dresden, Staatliche Kunstsammlungen – Rechts: Aphrodite von Knidos.
Römische Marmorkopie nach einem von Praxiteles für die Stadt Knidos geschaffenen Marmorwerk von 350 v. Chr. Höhe 2,05 m. – Vatikan

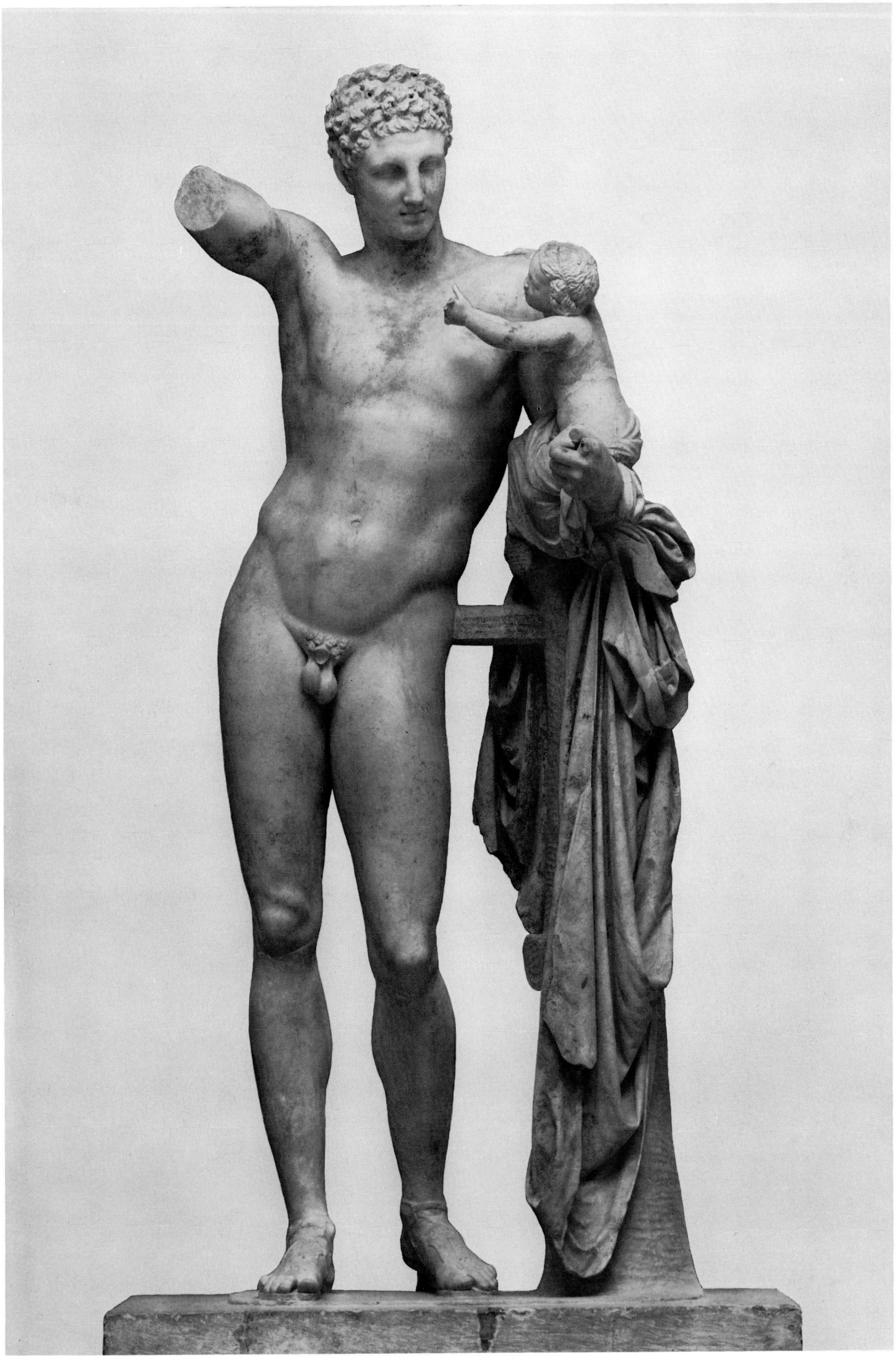

233 Hermes des Praxiteles. Marmororiginal. Höhe 2,15 m. Um 350/340 v. Chr. – Olympia, Museum

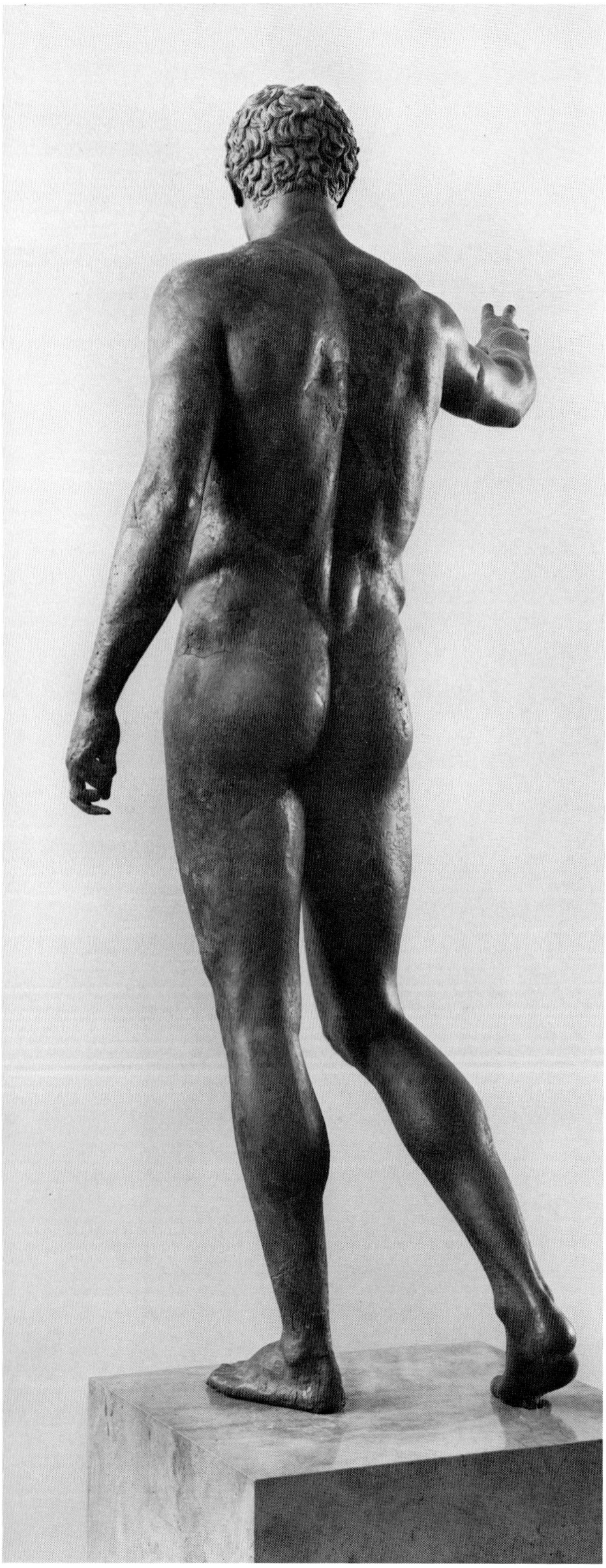
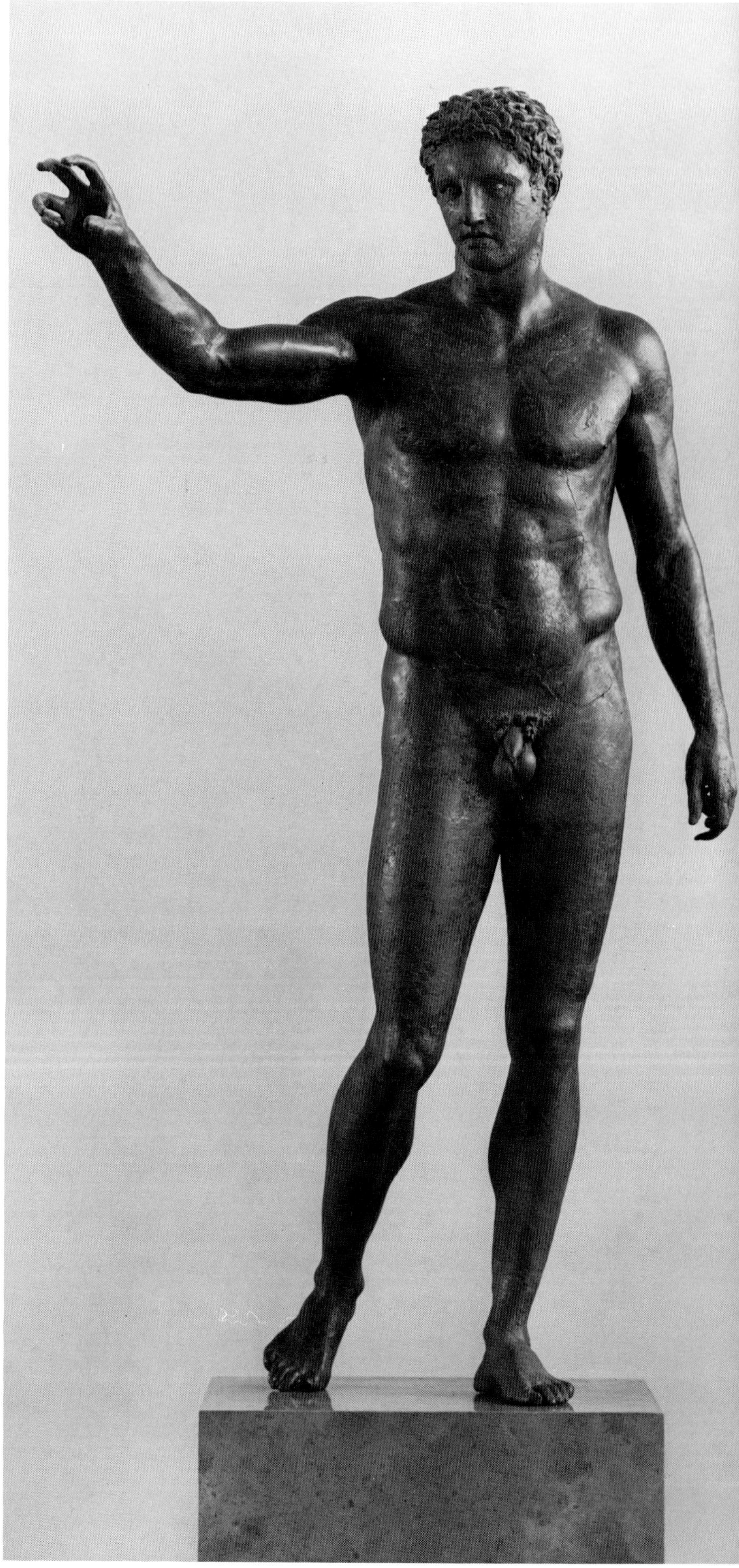

234 Bronzestatue eines Jünglings, gefunden im Meer bei Antikythera. Höhe 1,94 m. Um 340 v. Chr. – Athen, Nationalmuseum 13396

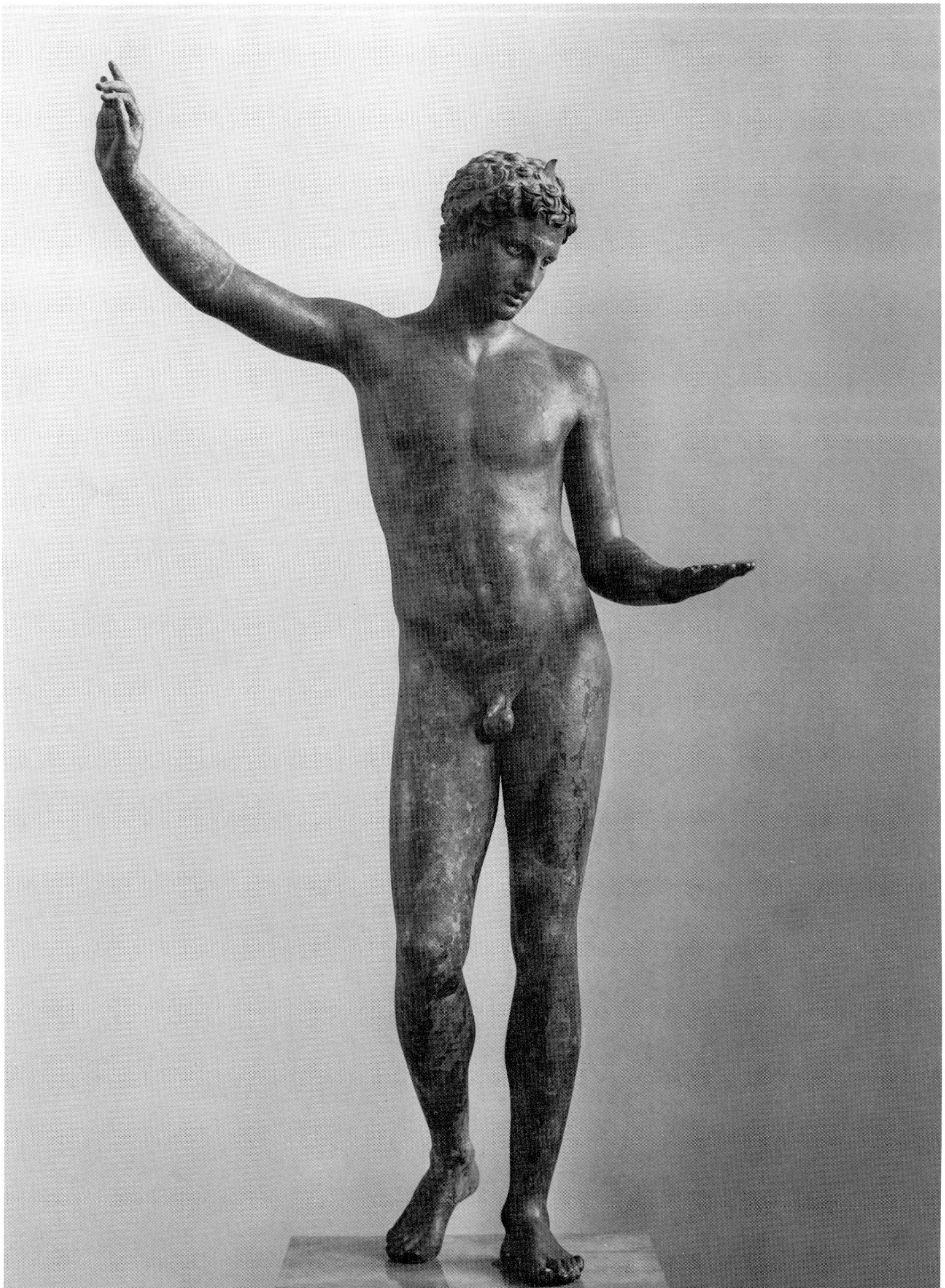

235 Bronzestatue eines Jünglings, gefunden im Meer bei Marathon. Vgl. Taf. XXXIX. Höhe 1,30 m. Um 330/325 v. Chr.
Athen, Nationalmuseum 15118

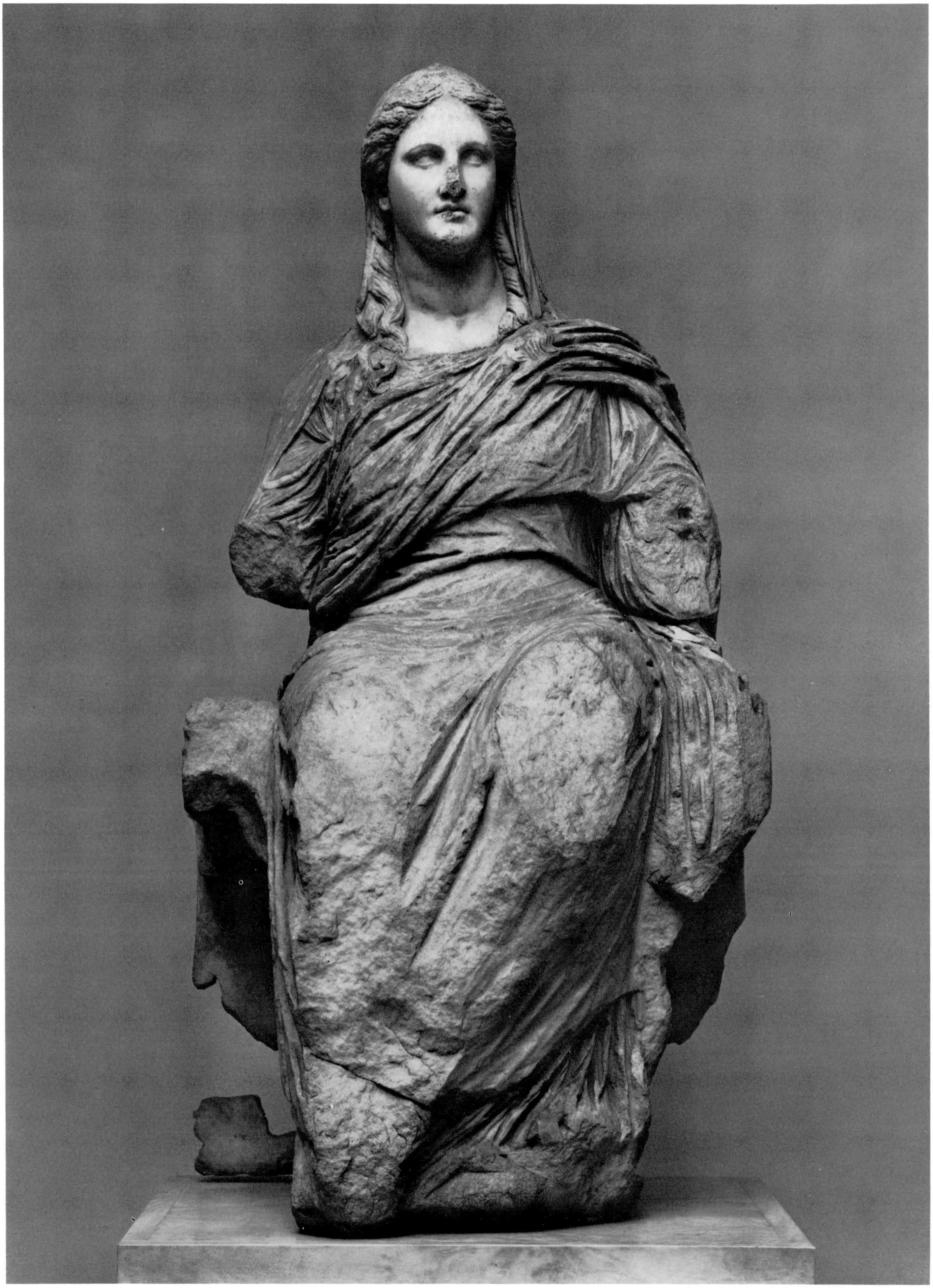

236 Demeter. Marmorstatue aus dem Demeter-Heiligtum von Knidos. Höhe 1,53 m. Um 350/340 v. Chr. – London, British Museum 1300

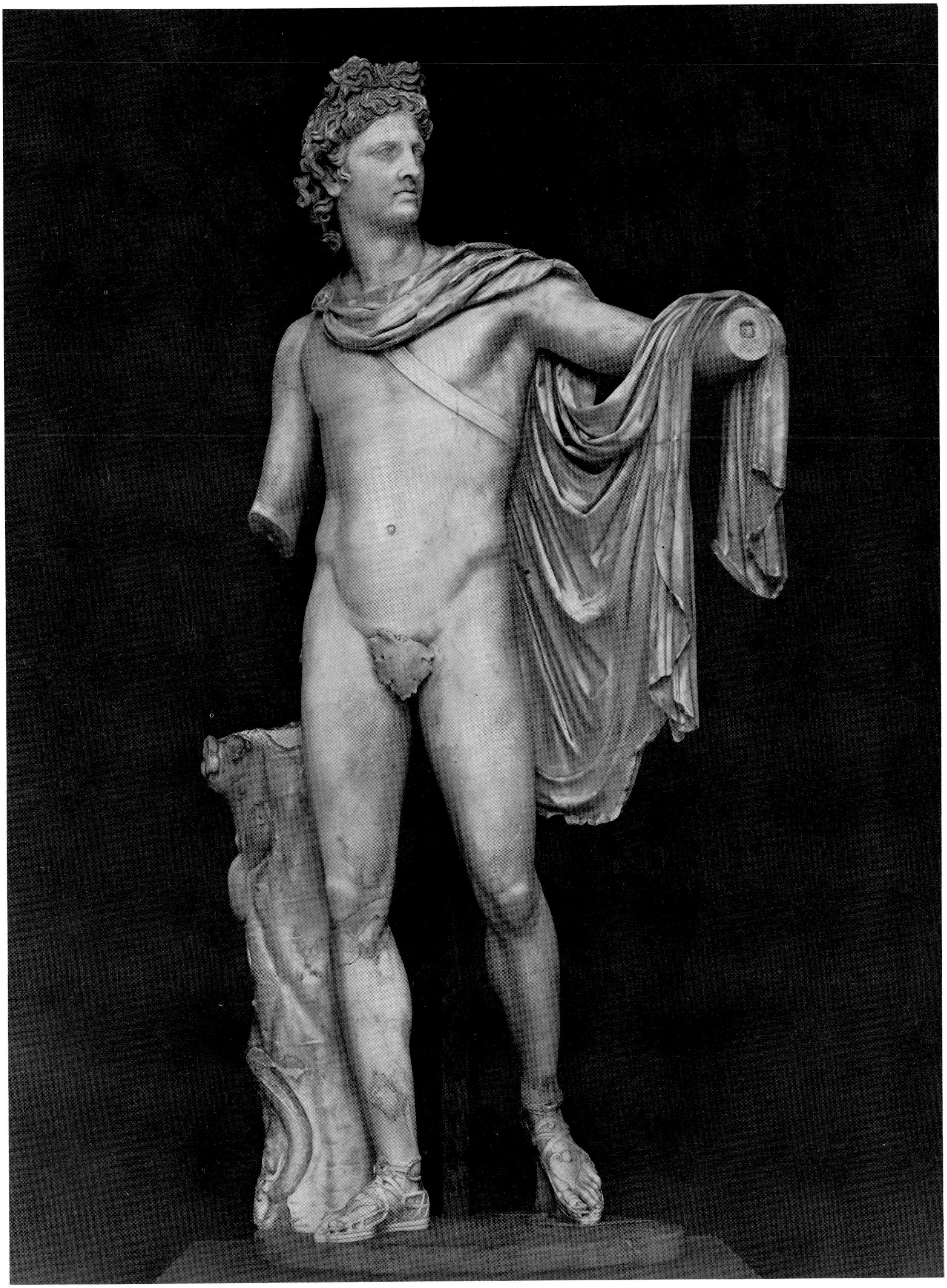

237 Apollon vom Belvedere. Marmorreplik nach der Bronzestatue des Leochares um 330 v. Chr. Höhe 2,24 m. – Vatikan

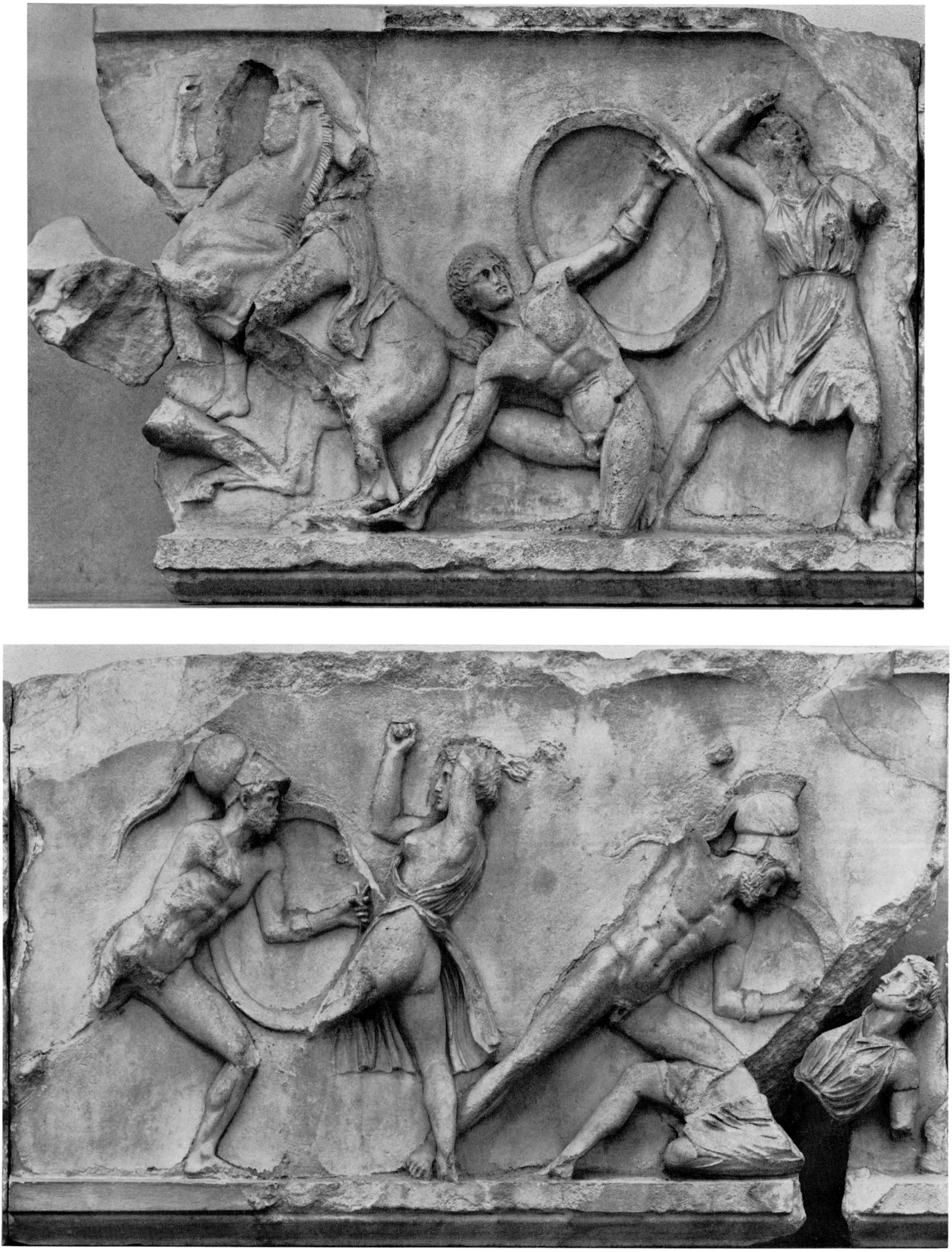

238 Kampf der Griechen gegen die Amazonen. Aus dem Ostfries des Unterbaues des Mausoleums in Halikarnass. Nach einem Entwurf des Skopas, 350 v. Chr. Marmor. Höhe 89,0 cm. – London, British Museum 1013, 1014

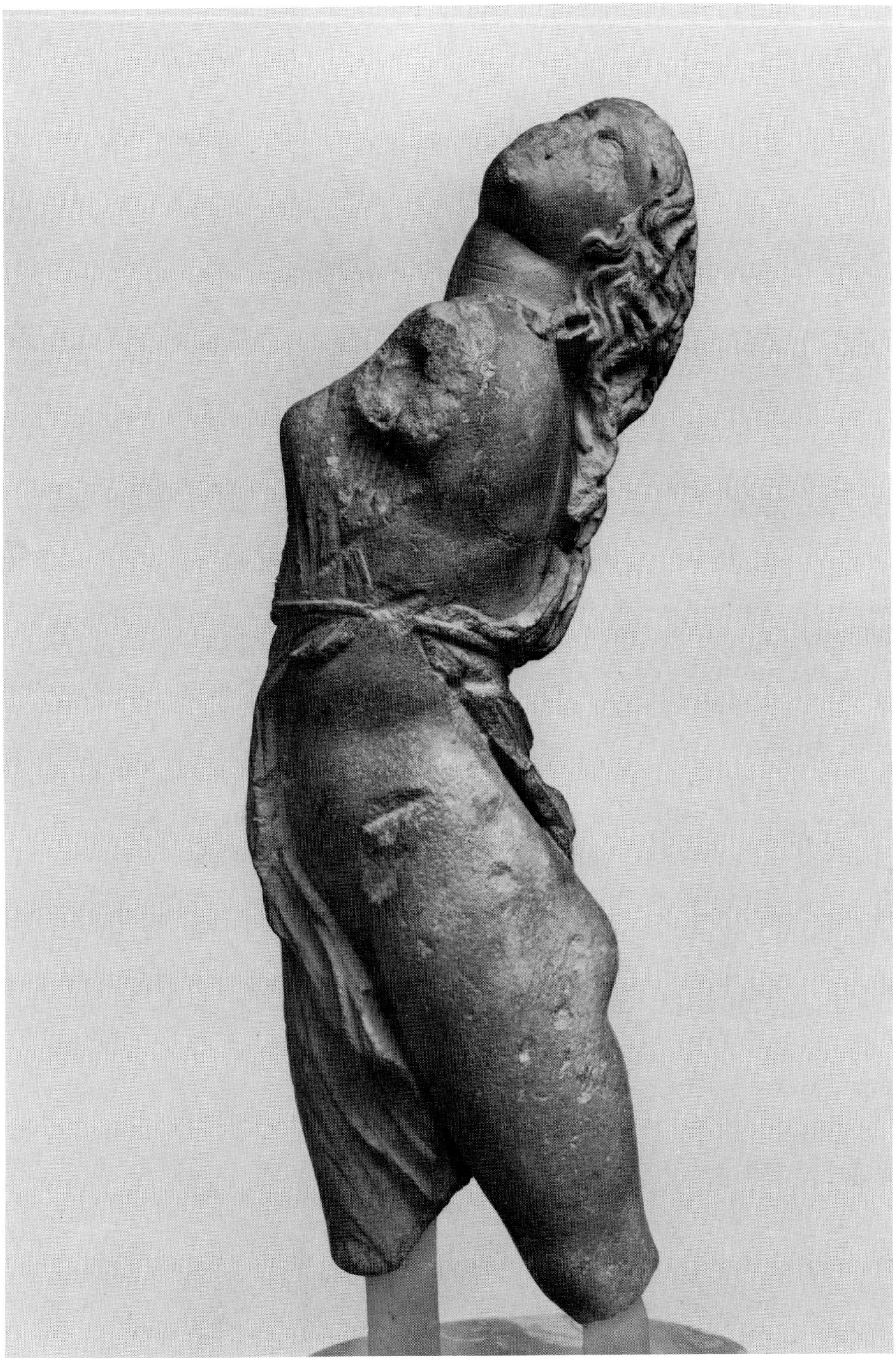

239 Rasende Mänade. Römische Marmorkopie nach einem Werk des Skopas von 340 v. Chr.
Höhe 45,0 cm. – Dresden, Staatliche Kunstsammlungen 133

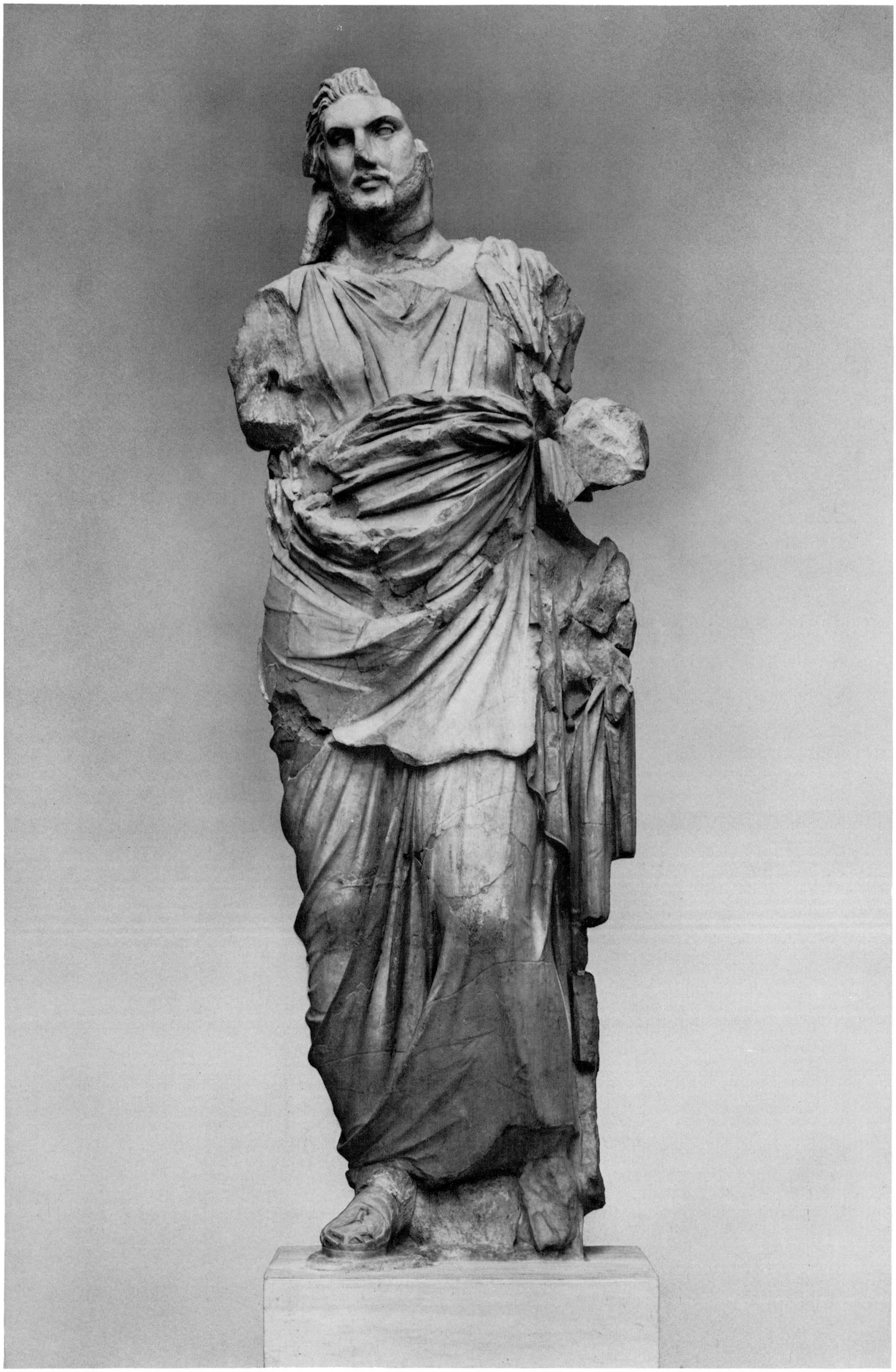

240 Maussollos. Kolossalstatue vom Mausoleum in Halikarnass. Werk des Bryaxis von der Mitte des 4. Jahrhunderts. Marmor. Höhe 3,00 m. – London, British Museum 1000

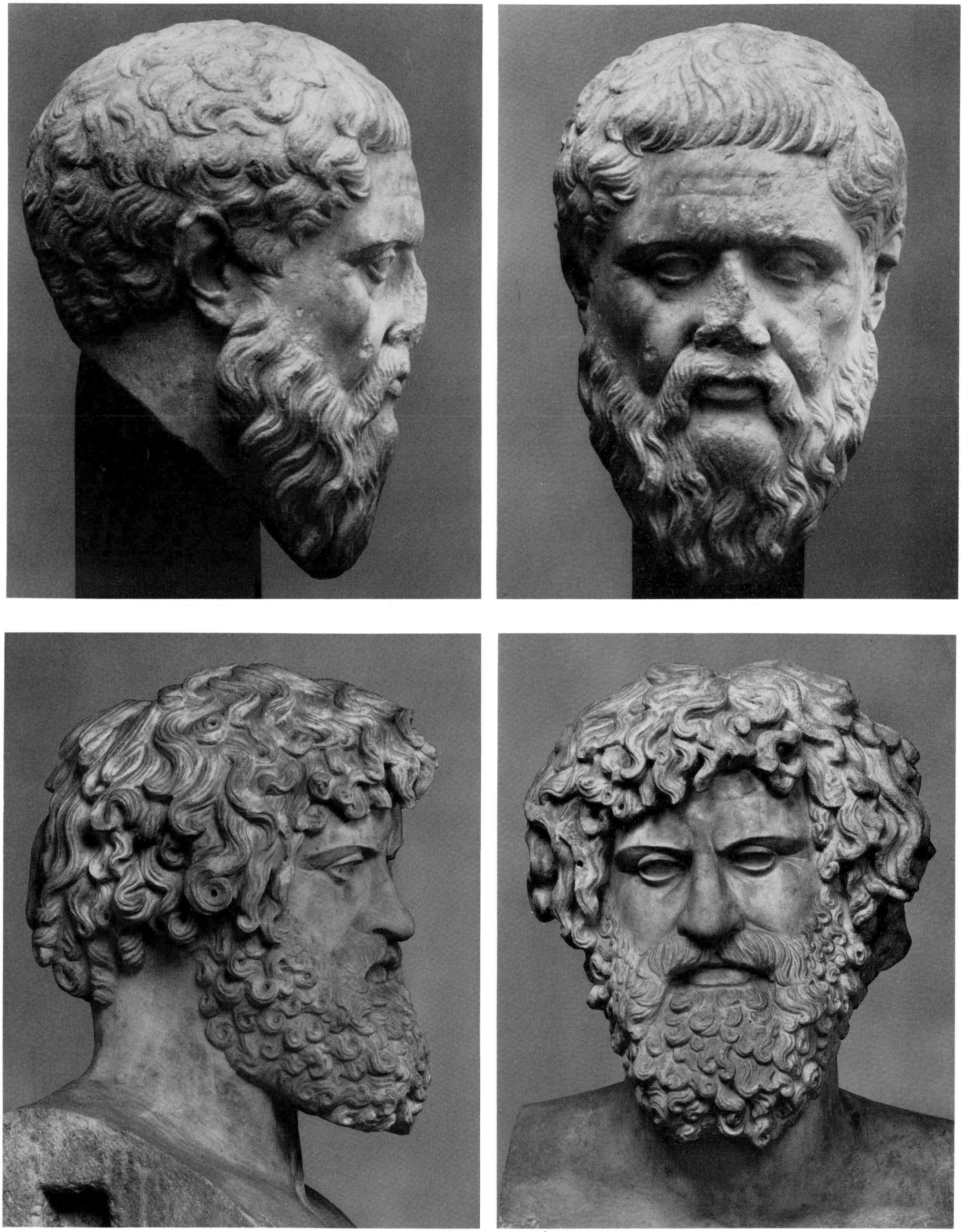

241 Oben: Platon. Marmorkopie der frühen Kaiserzeit nach dem Kopf der ehernen Bildnisstatue des Silanion von 370 v. Chr. Höhe 35,0 cm. – Schweizer Privatbesitz – Unten: Apollodor. Marmorherme aus Herkulaneum nach einer Bildstatue des Silanion um 350 v. Chr. Neapel, Museo Nazionale Archeologico 6154

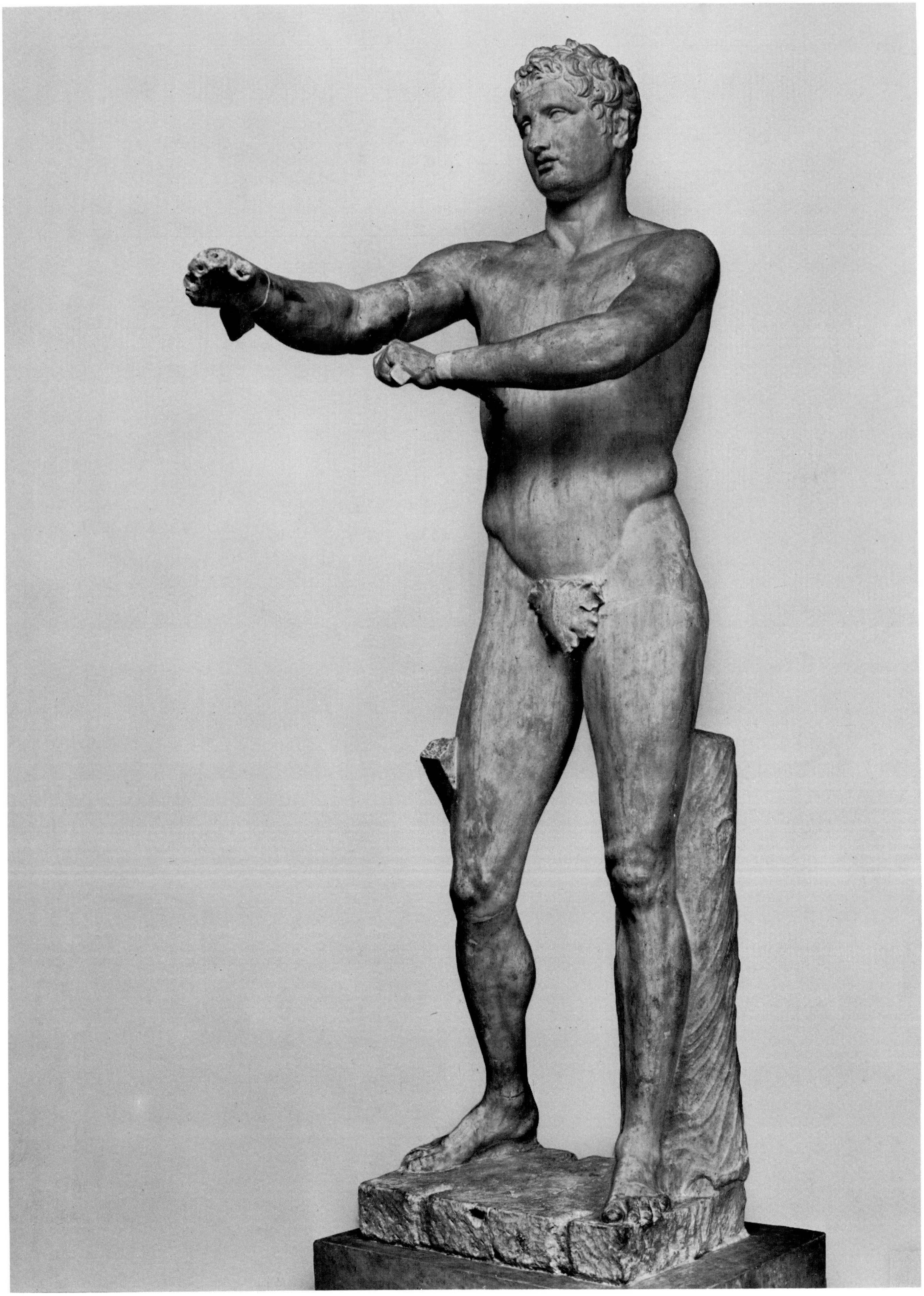

242 Schaber. Siegerstatue des Cheilon von Patras? Römische Marmorreplik nach der Bronzestatue des Lysippos von 320 v. Chr. Höhe 2,05 m. – Vatikan

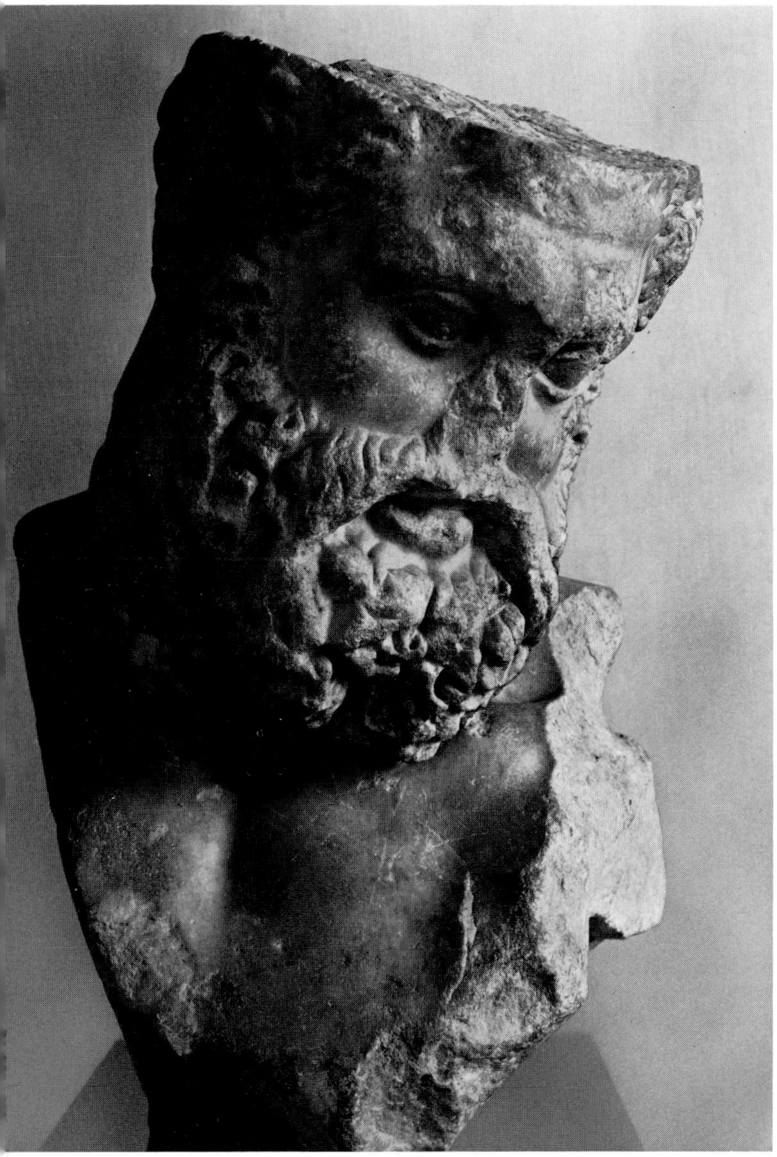

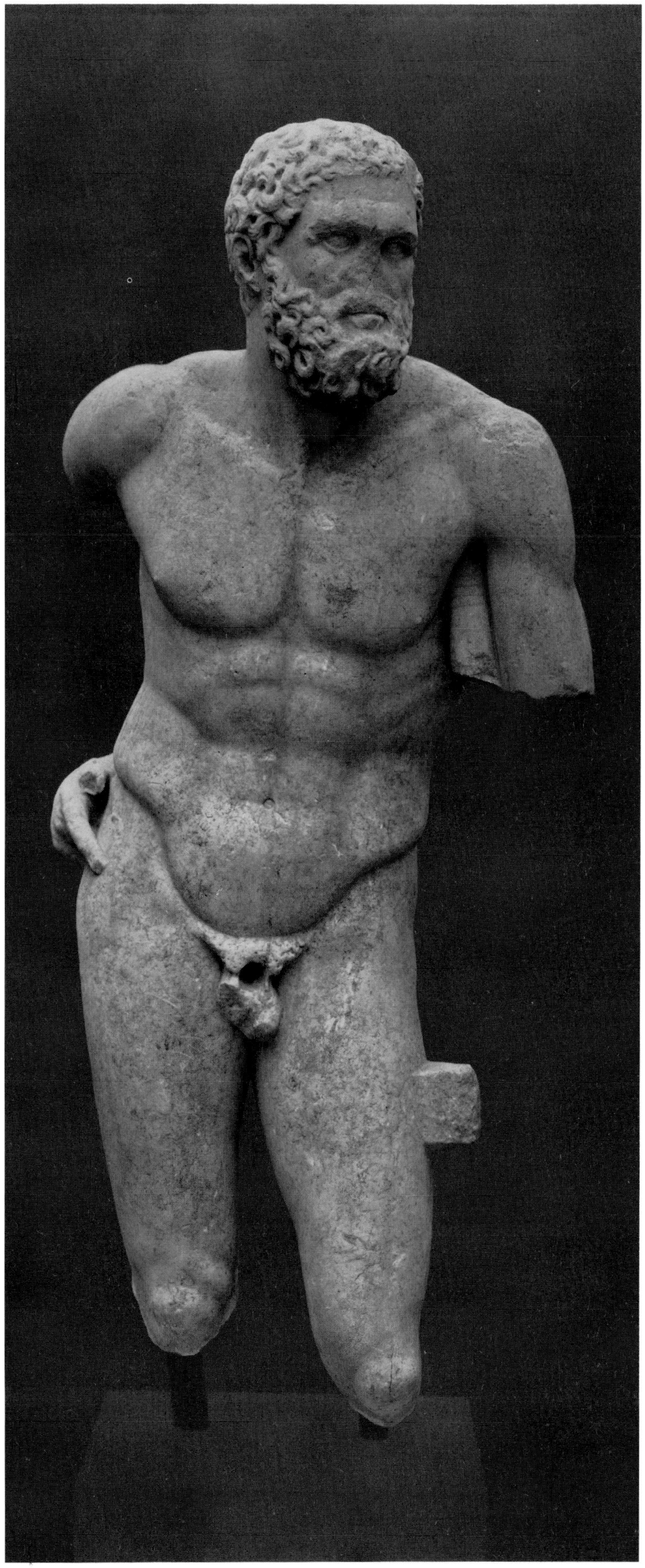

243 Links: Herakles Farnese. Büstenreplik der Bronzestatue von Sikyon von 320/310 v. Chr. Marmor. Höhe 63,0 cm. – Basel, Antikenmuseum
Rechts: Ausruhender Herakles.
Marmorreplik nach einem Bronzewerk des Lysippos von 350/340 v. Chr. Höhe 1,79 m. – Kopenhagen, Ny Carlsberg Glyptotek 250

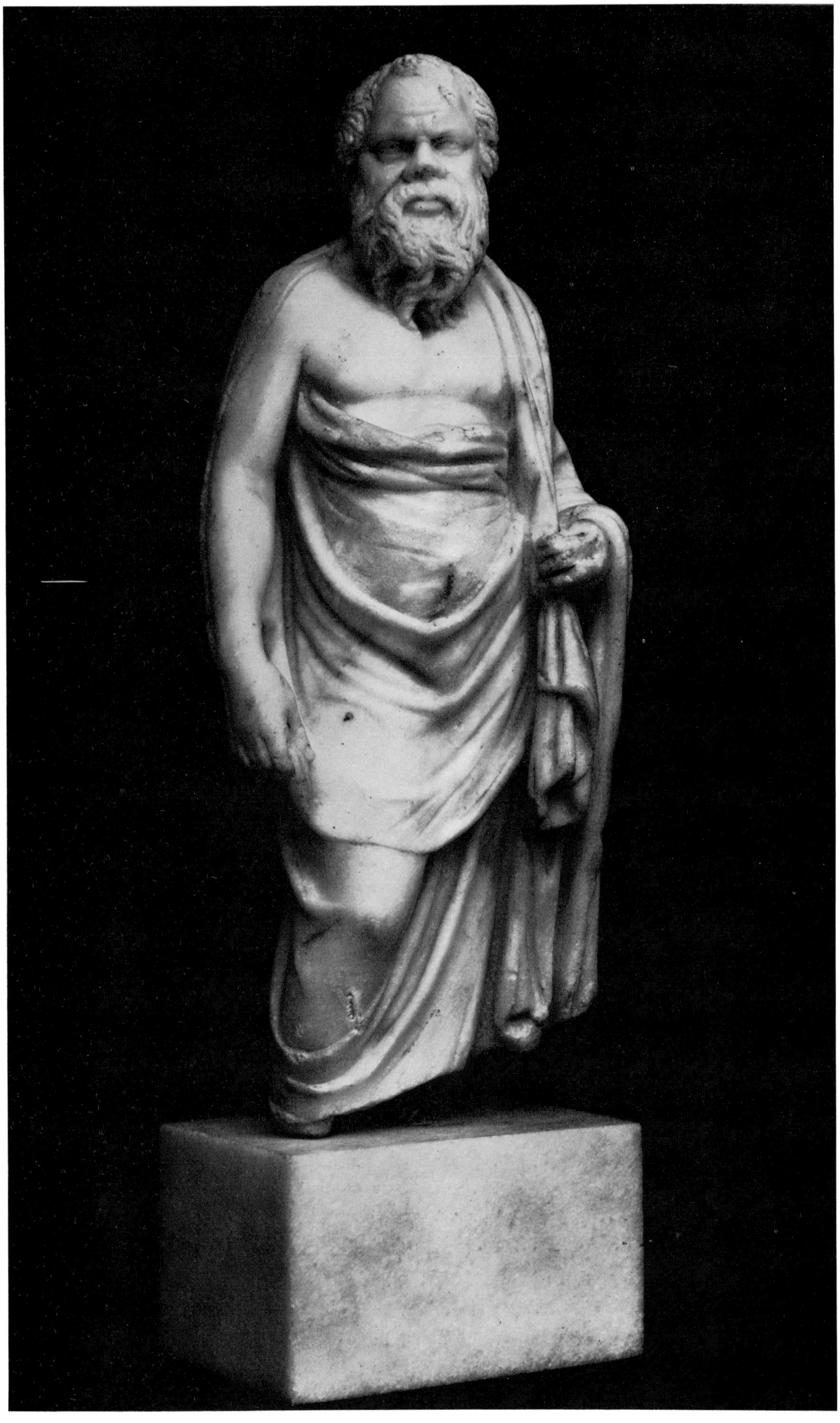

244 Sokrates. Marmorkopie antoninischer Zeit, wohl nach der Bronzestatue des Lysippos im Pompeion zu Athen. Höhe 27,5 cm. – London, British Museum

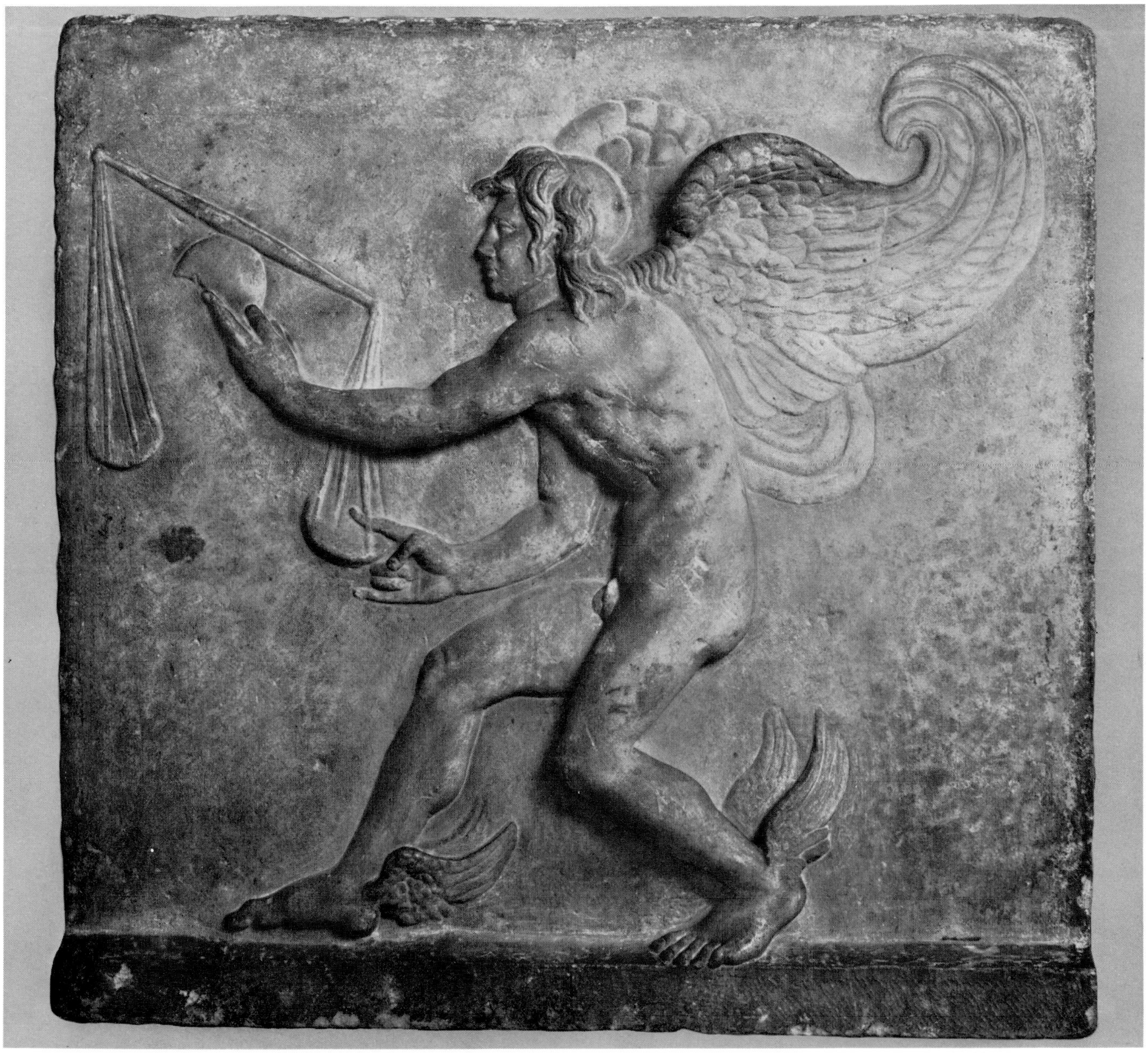

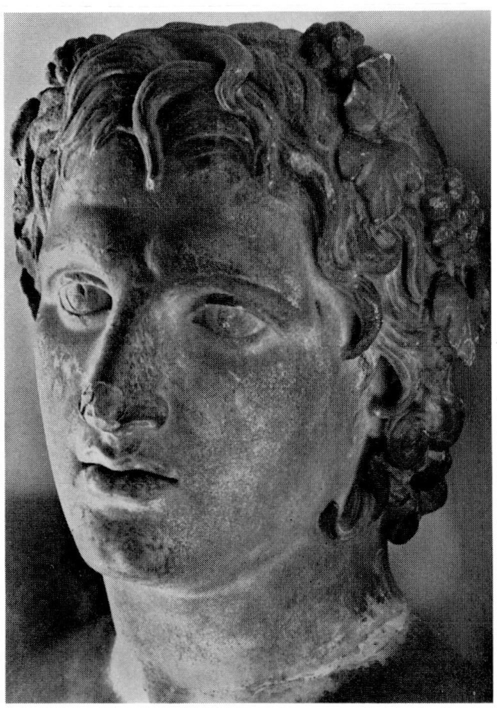

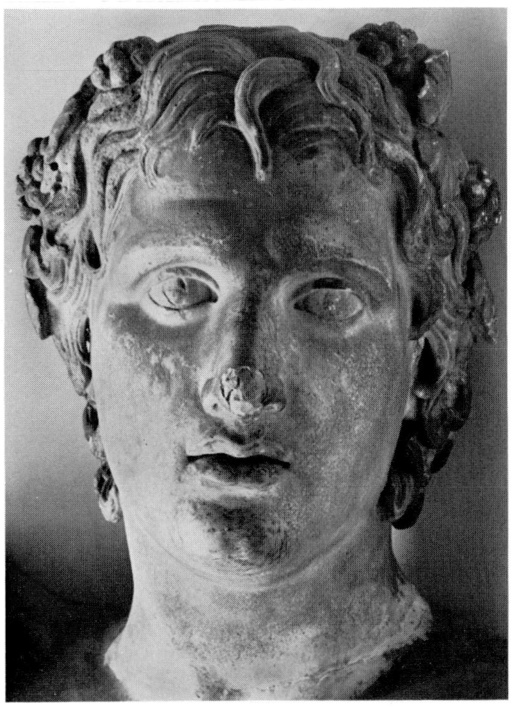

245 Oben: Kairos. Römische Reliefkopie nach einem vollplastischen Werk des Lysippos von 330 v. Chr. Höhe 60,0 cm. – Turin, Museum 317
Unten: Dionysos. Marmorkopie nach der Bronzestatue des Gottes auf dem Helikon, von Lysippos. Um 340/330 v. Chr. Höhe ca. 33,0 cm.
Venedig, Biblioteca Marciana

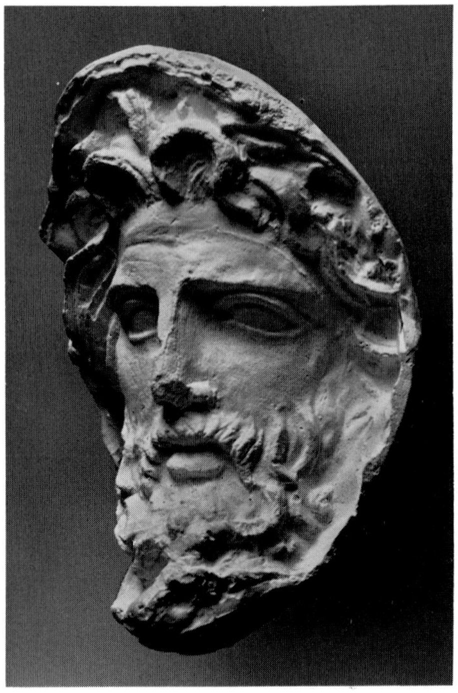

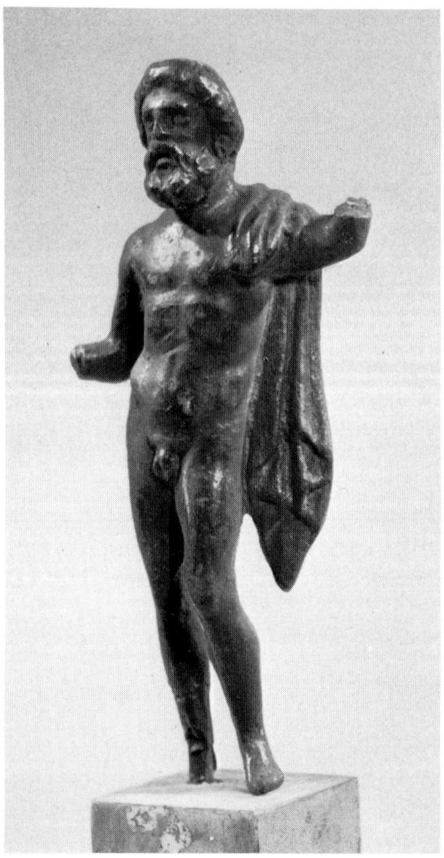

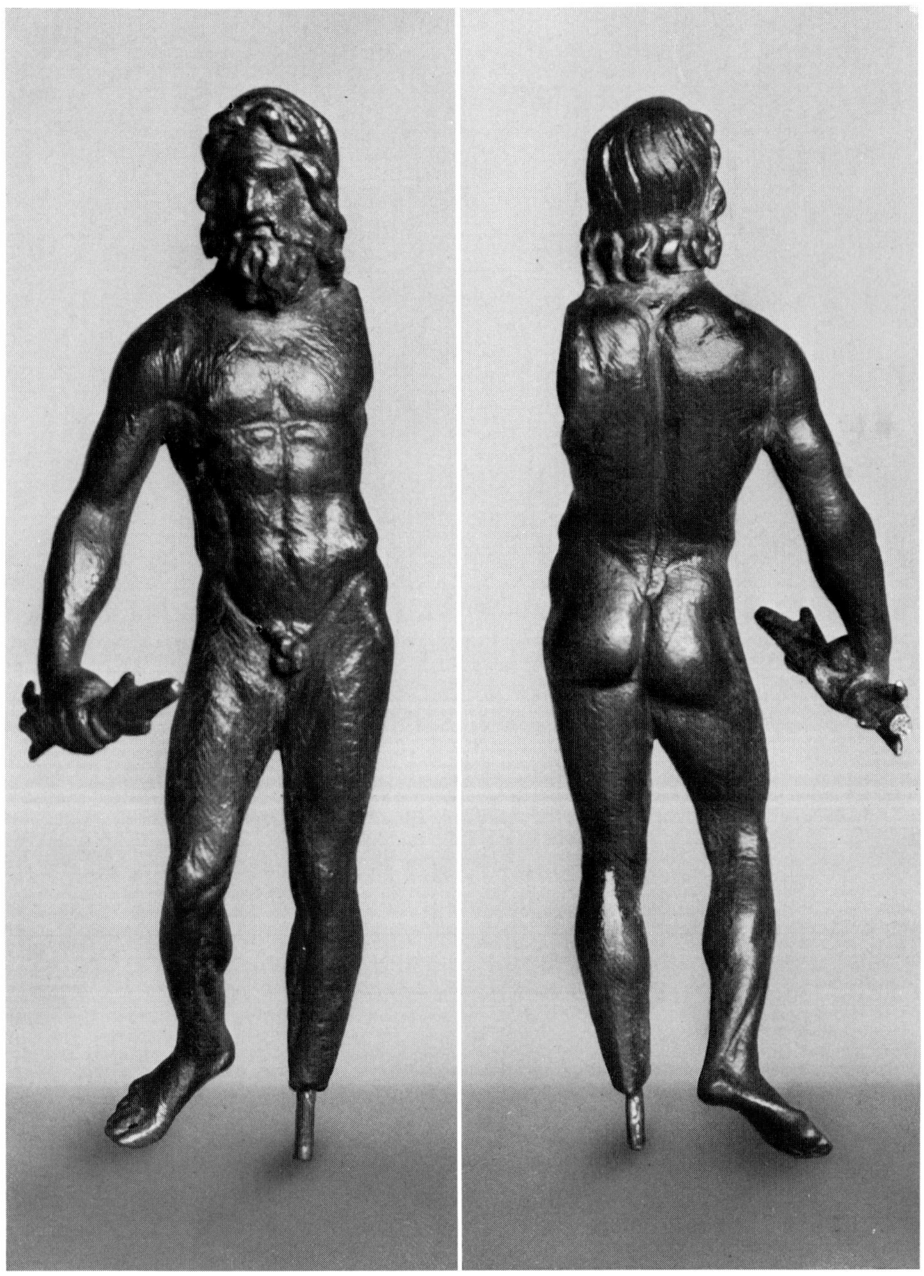

246 Links oben: Kopf des Zeus von Tarent des Lysippos. Ausguß nach der Tonform der Sammlung Vlastos
Links unten: Bronzestatuette nach dem Zeus von Sikyon des Lysippos. Höhe 6,4 cm. – Paris, Cabinet des Médailles 15
Rechts: Bronzestatuette nach dem Zeus von Tarent des Lysippos. Höhe 10,5 cm. – Frankfurt, Liebieg-Haus

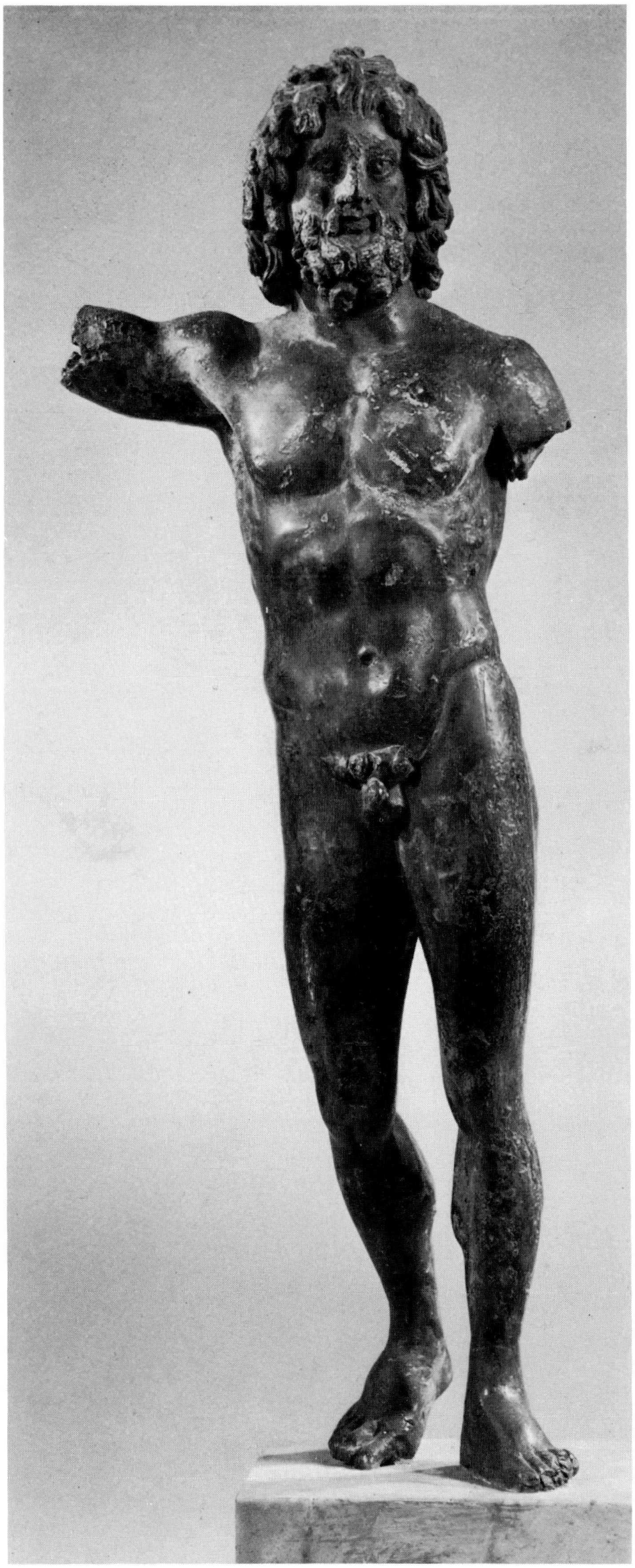

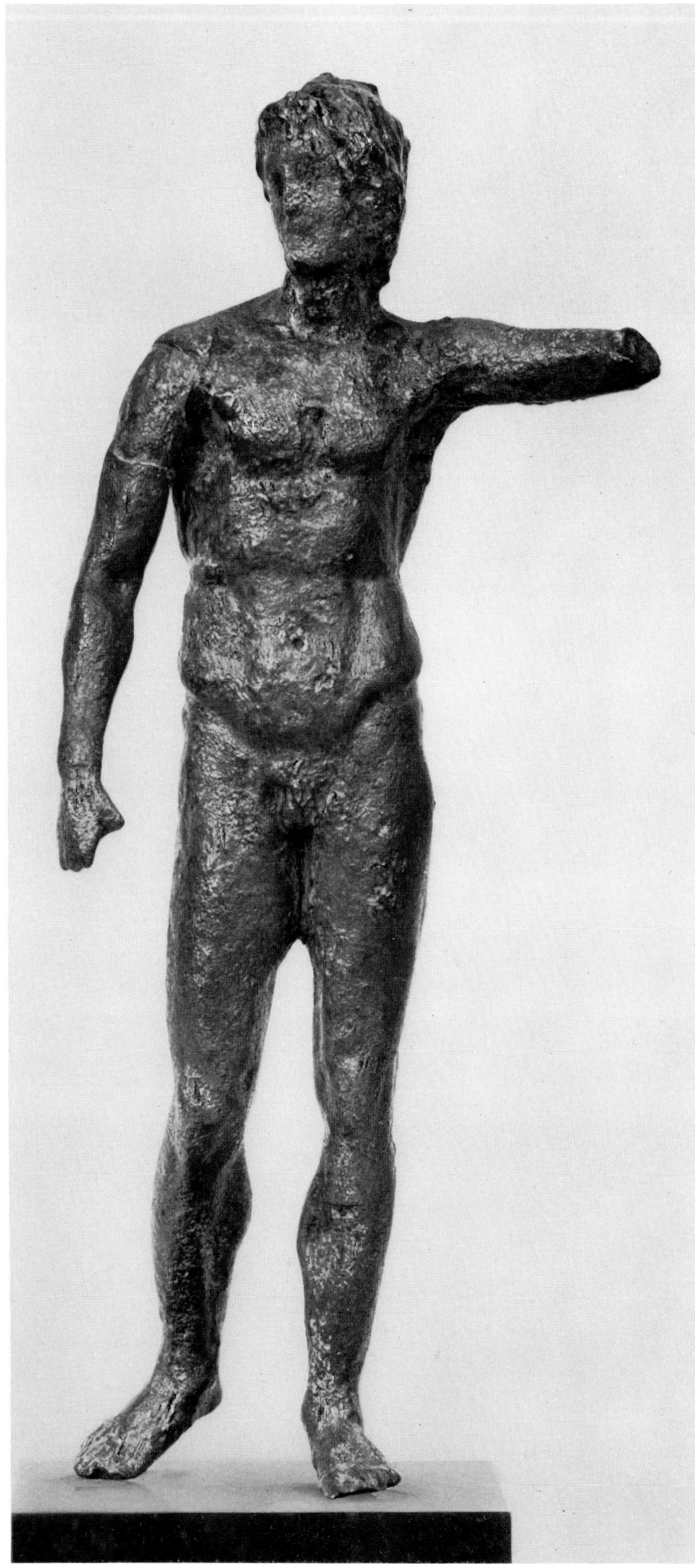

247 Links: Bronzestatuette nach dem Zeus von Megara des Lysippos. Höhe 31,0 cm. – Paris, Cabinet des Médailles 1
Rechts: Alexander der Große. Bronzestatuette nach einem Werk des Lysippos. Höhe 16,5 cm. – Paris, Louvre 370

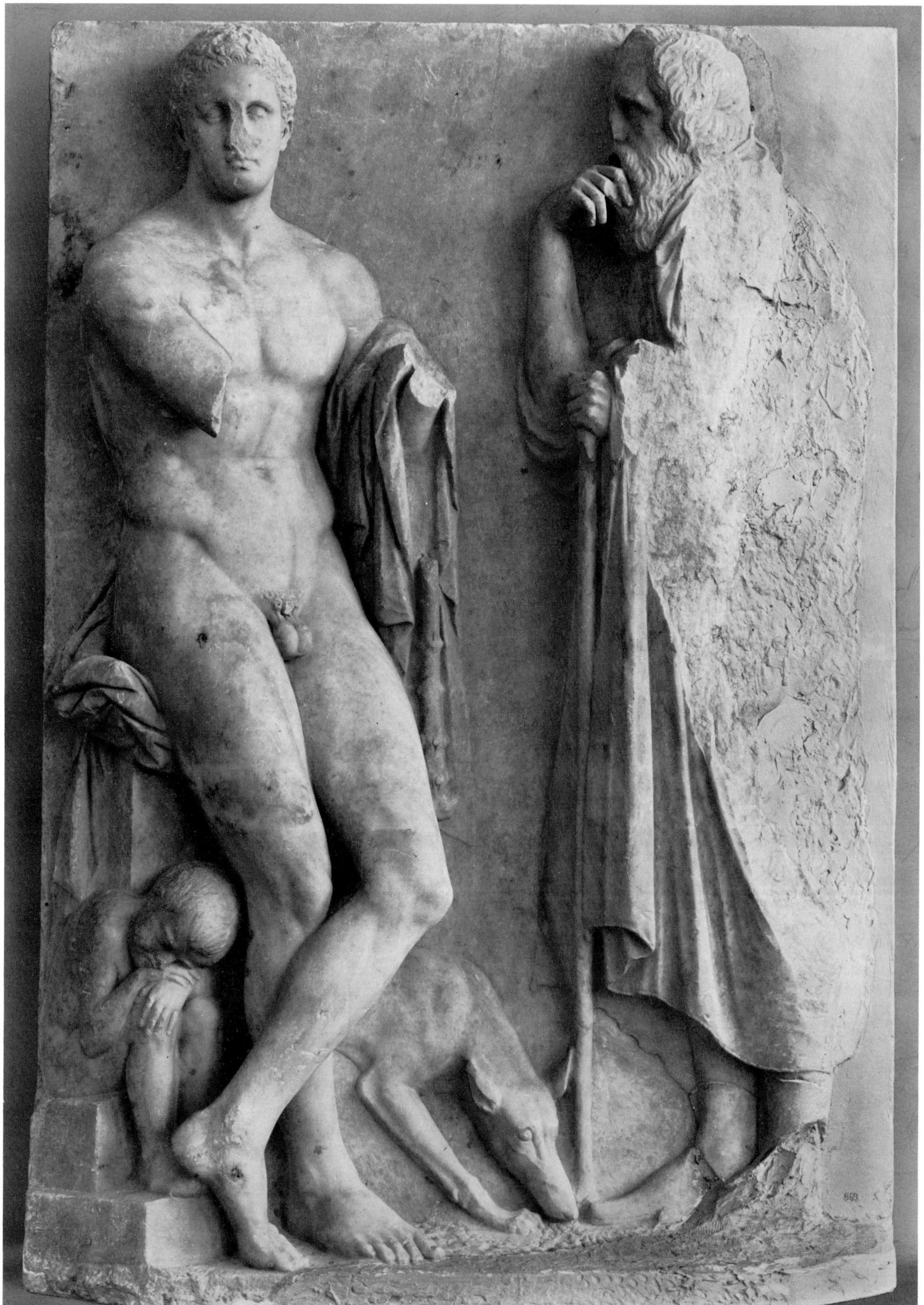

248 Attisches Grabrelief eines Jünglings aus dem Ilissos. Marmor. Höhe 1,68 m.
Um 340/330 v. Chr. – Athen, Nationalmuseum 869

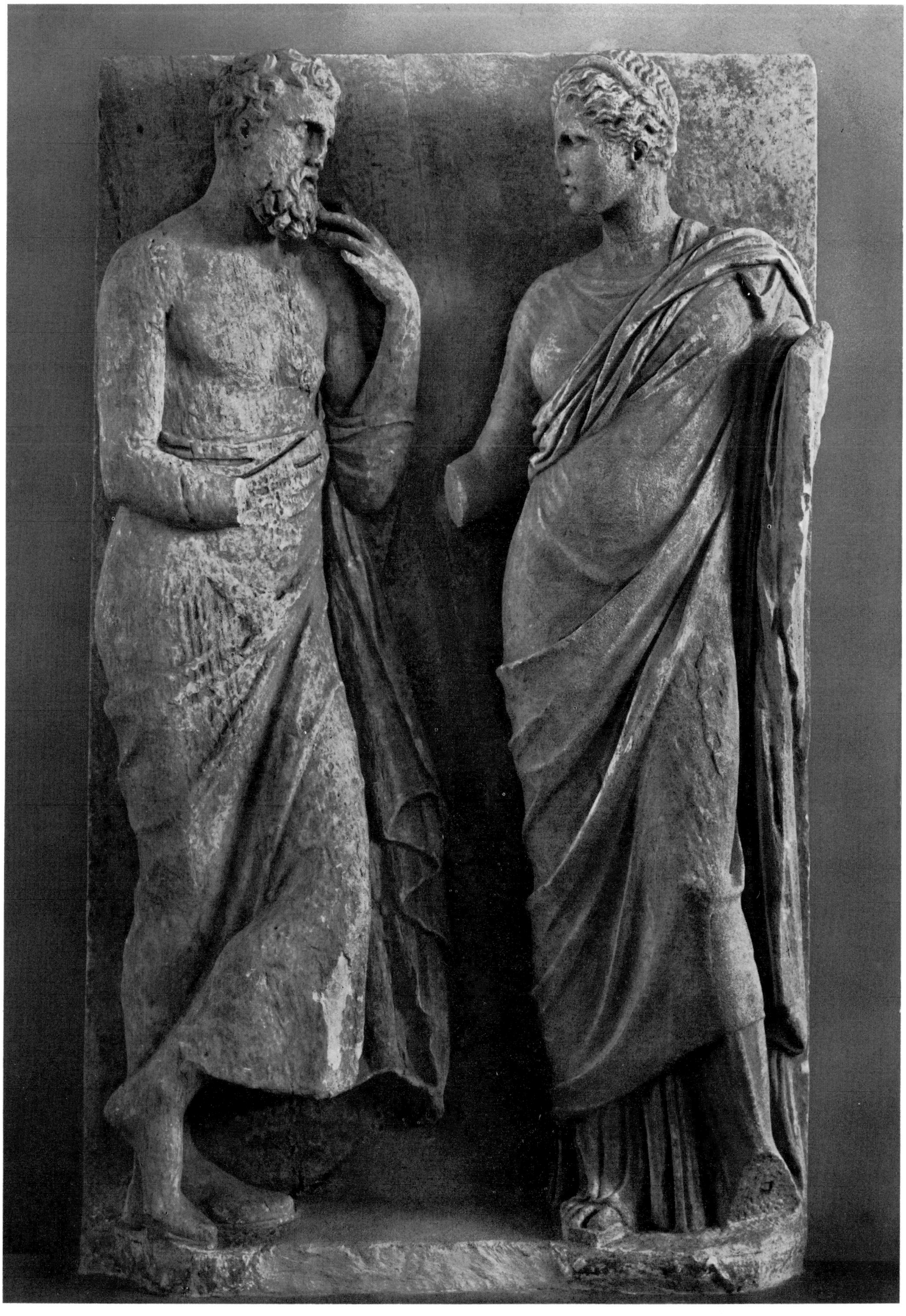

249 Attisches Grabrelief aus Rhamnus. Marmor. Höhe 1,75 m. Um 330/320 v. Chr. – Athen, Nationalmuseum 833

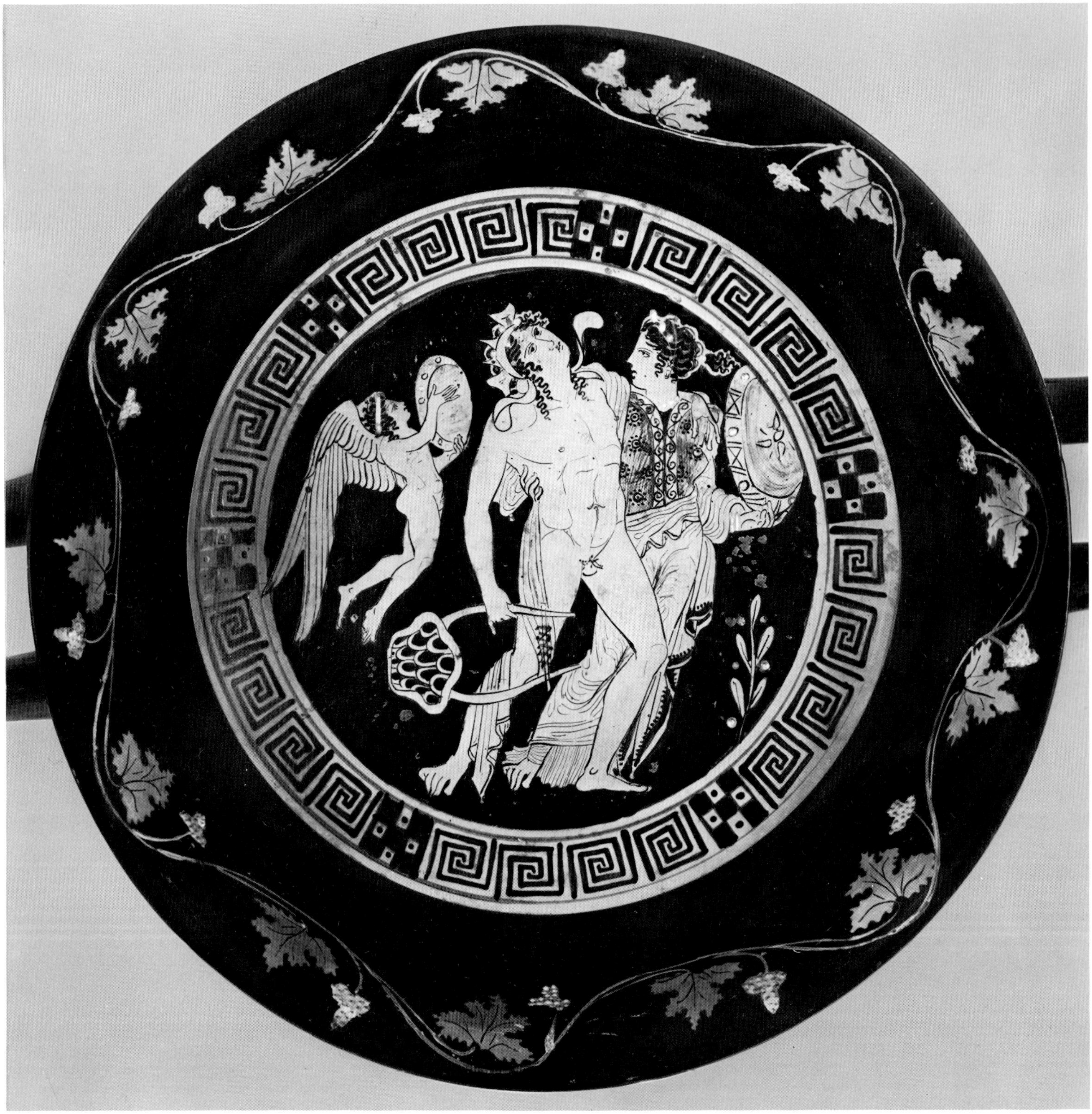

250 Meleager-Maler. Schale E 129, Innenbild. Dionysos und Ariadne. Durchmesser der Schale 24,4 cm.
Anfang 4. Jahrhundert v. Chr. – London, British Museum

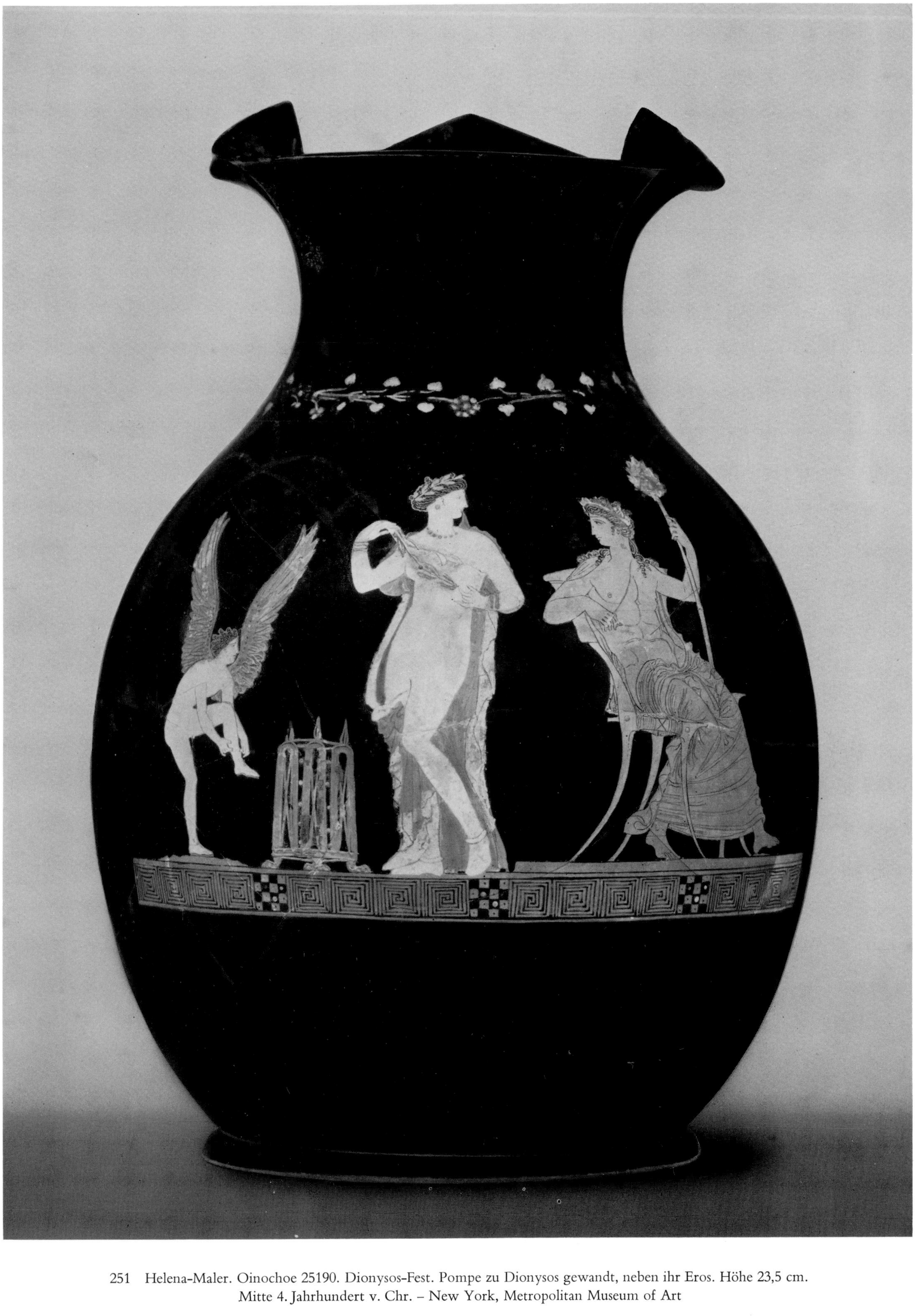

251 Helena-Maler. Oinochoe 25190. Dionysos-Fest. Pompe zu Dionysos gewandt, neben ihr Eros. Höhe 23,5 cm. Mitte 4. Jahrhundert v. Chr. – New York, Metropolitan Museum of Art

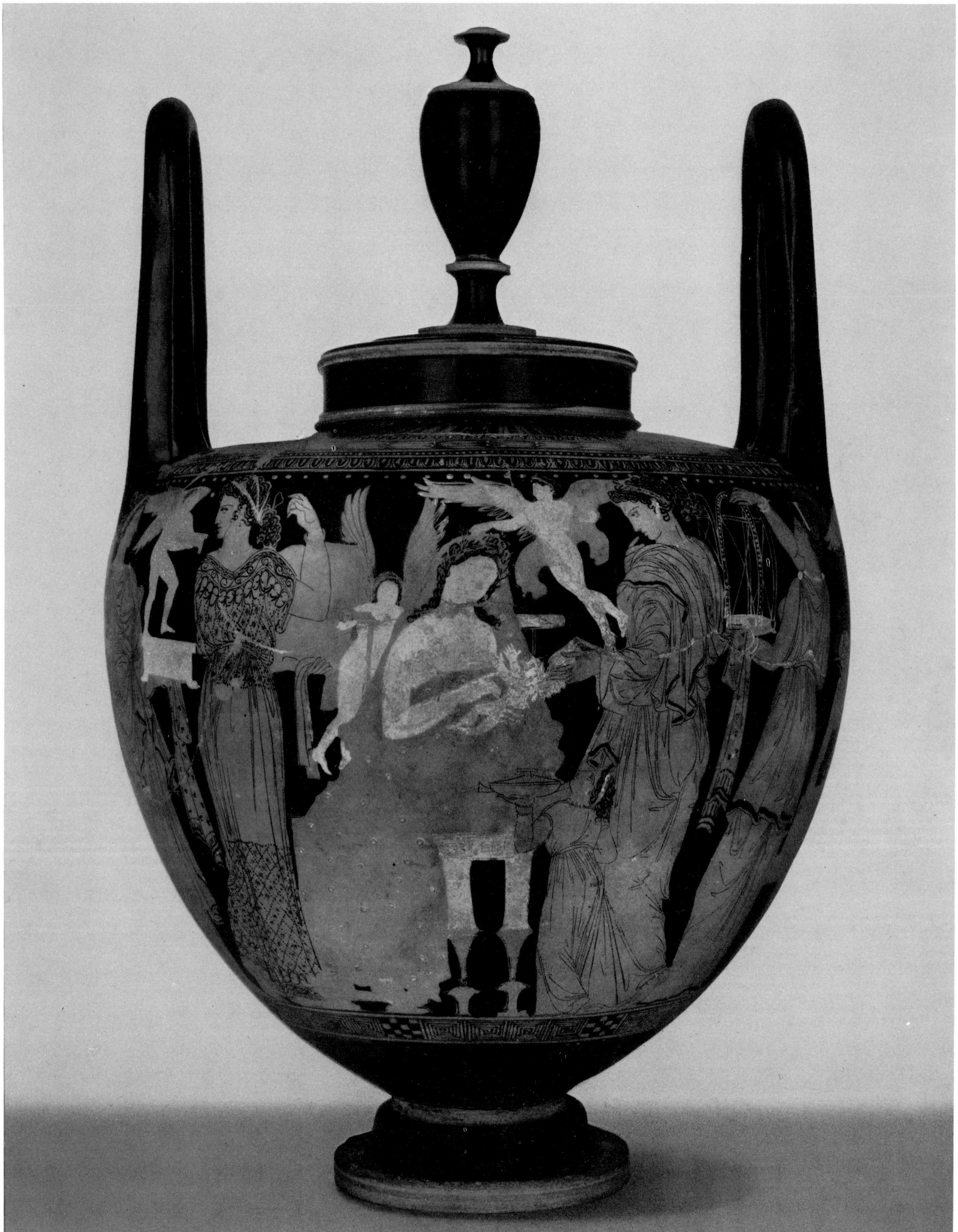

252 Marsyas-Maler. Lebes 15592. Epaulia: Beschenkung der Braut am Hochzeitsmorgen. Höhe 46,0 cm.
Mitte 4. Jahrhundert v. Chr. – Leningrad, Eremitage

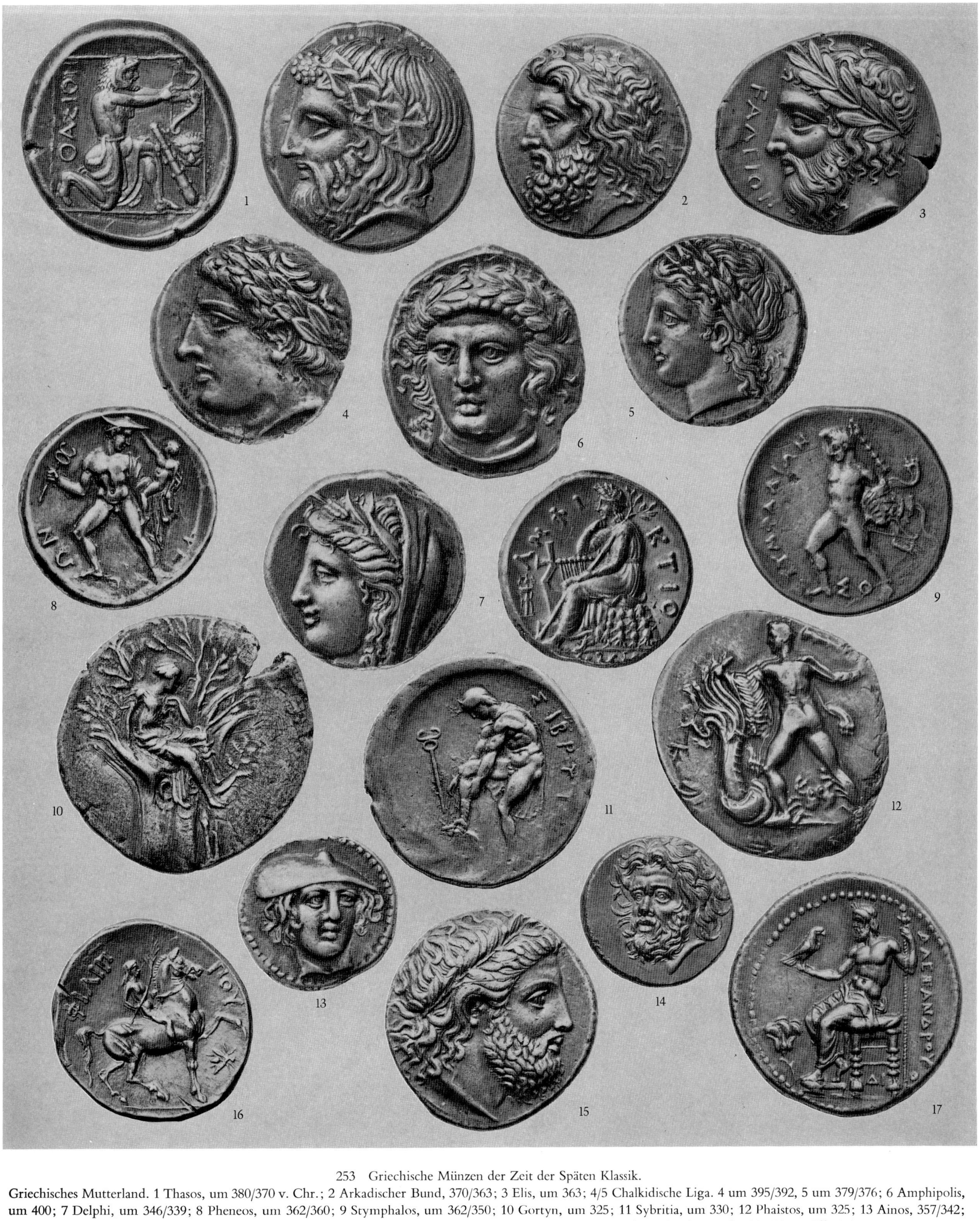

253 Griechische Münzen der Zeit der Späten Klassik.

Griechisches Mutterland. 1 Thasos, um 380/370 v. Chr.; 2 Arkadischer Bund, 370/363; 3 Elis, um 363; 4/5 Chalkidische Liga. 4 um 395/392, 5 um 379/376; 6 Amphipolis, um 400; 7 Delphi, um 346/339; 8 Pheneos, um 362/360; 9 Stymphalos, um 362/350; 10 Gortyn, um 325; 11 Sybritia, um 330; 12 Phaistos, um 325; 13 Ainos, 357/342; 14 Pantikapaion, um 350; 15–17 Königreich Makedonien. 15/16 Philipp II., 359/336, 17 Alexander der Große, 336/323. – Alle 2:1

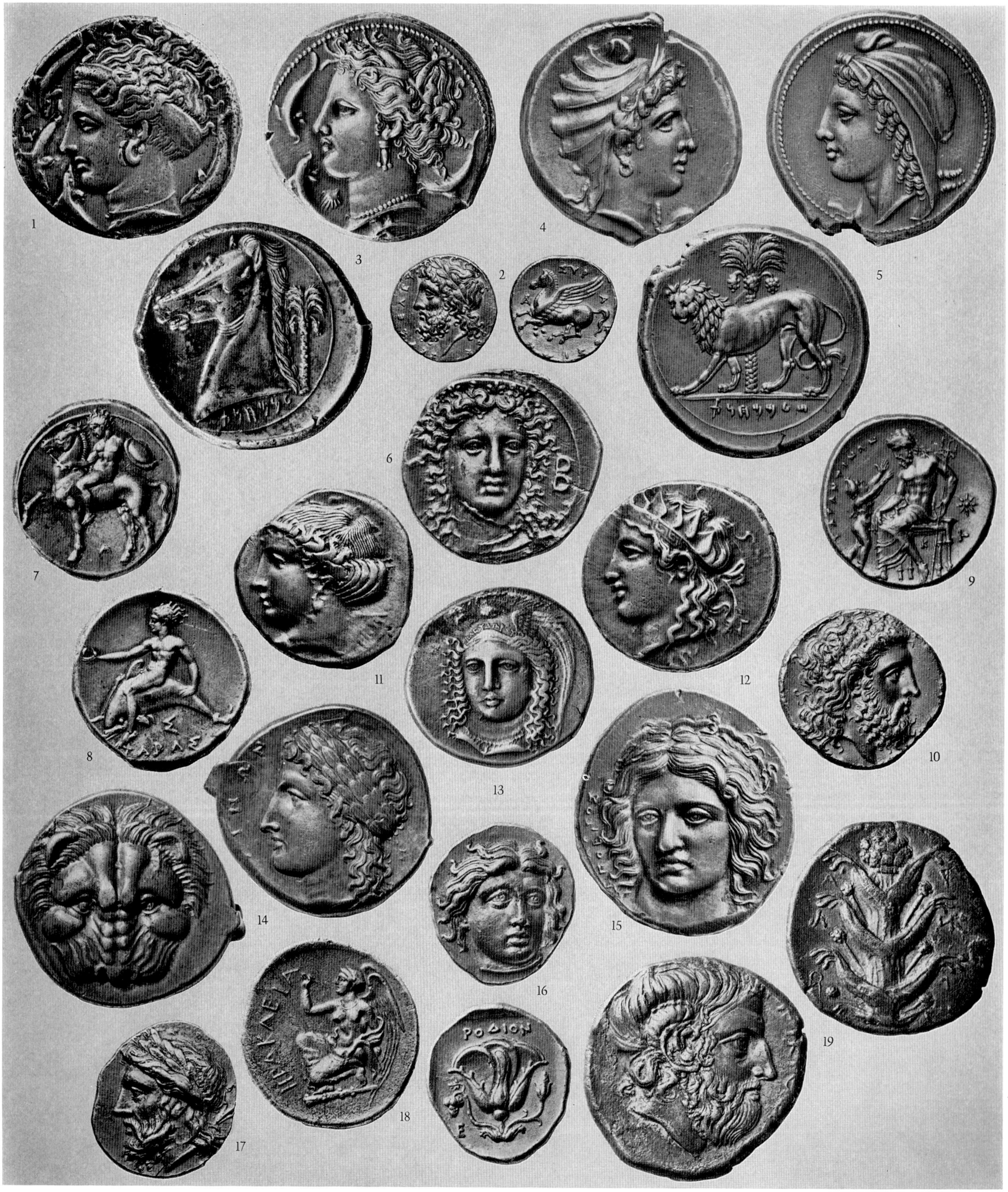

254 Griechische Münzen der Zeit der Späten Klassik. Sizilien. 1/2 Syrakus. 1 399 v. Chr. (Eukleidas), 2 um 354; 3–5 Zeugitana. 3 um 380/ 350, 4 um 340, 5 um 360. **Süditalien.** 6 Kroton, um 360; 7–10 Taras. 7/8 um 380/345, 9 um 344/334, 10 334/331; 11/12 Metapontion. 11 um 400/380 (Aristoxenos), 12 um 350; 13 Hyele, um 350 (Kleudoros); 14 Rhegion, 356/351. – Kleinasien. 15 Klazomenai, um 375 (Theodotos); 16 Rhodos, um 375; 17 Lampsakos, um 350/340; 18 Herakleia am Pontos, um 380/360. – Afrika/Kyrenaika. 19 Kyrene, um 400. – Alle 2:1

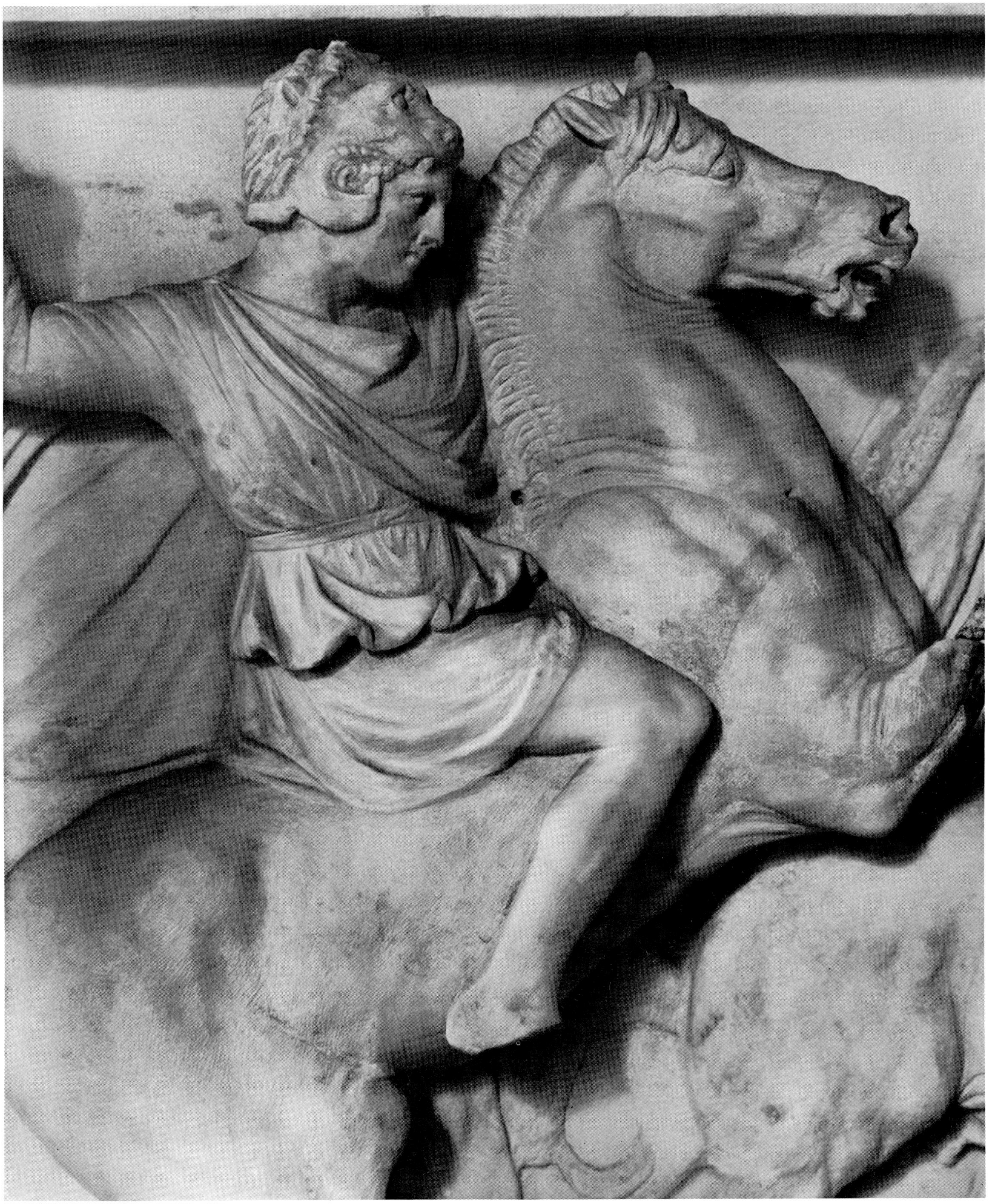

255 Alexander der Große. Aus der Perserschlacht des Alexandersarkophages aus Sidon. Vgl. XLVI.
Marmor. Frieshöhe gegen 70 cm. Um 310 v. Chr. – Istanbul, Archäologisches Museum 68

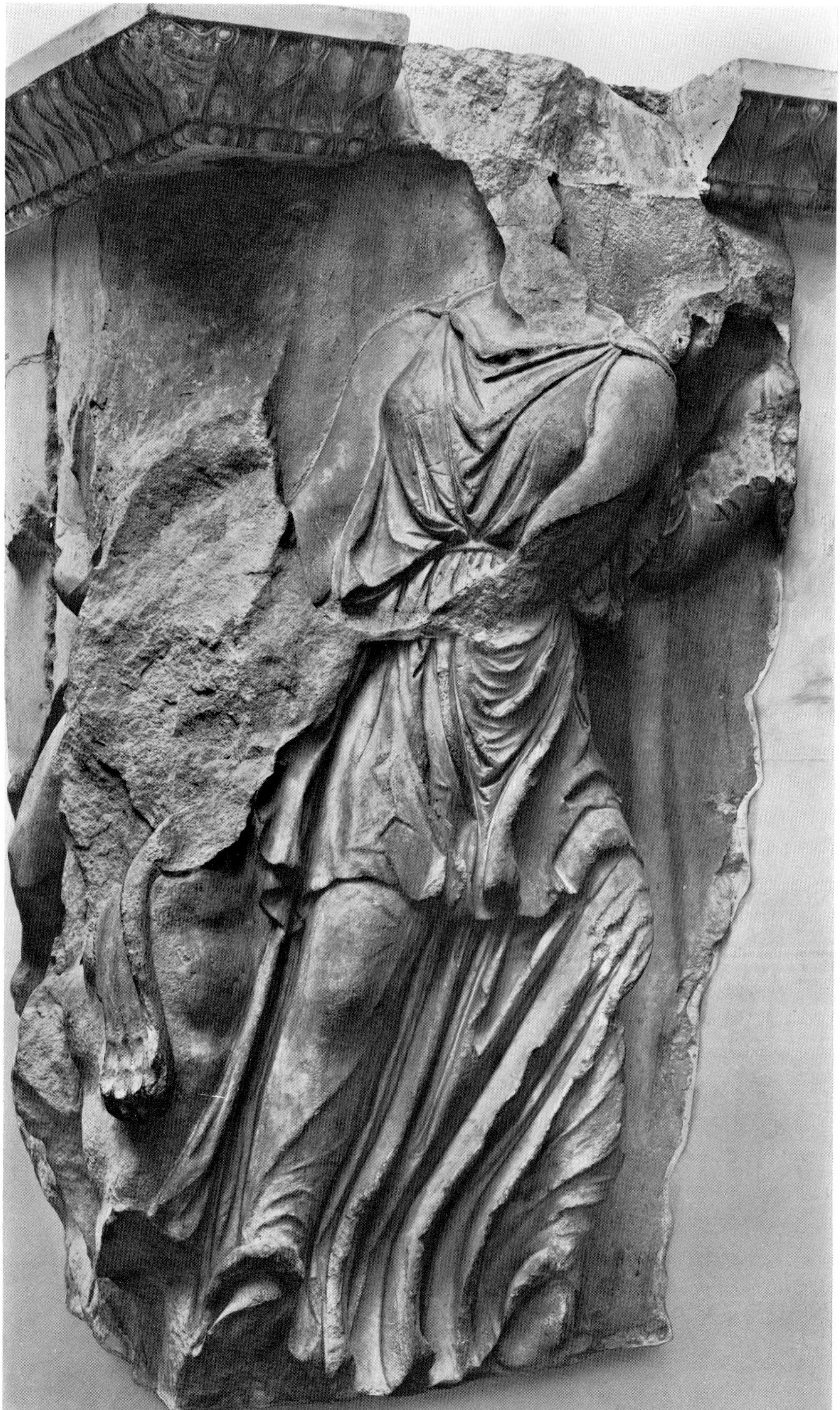

256 Von der Basis einer Ante des Jüngeren Artemision in Ephesos. Unerklärte Szene: Kniender Mann und wegstrebende Frau. Marmor. Höhe etwa 1,85 m. Um 330/320 v. Chr. – London, British Museum 1200

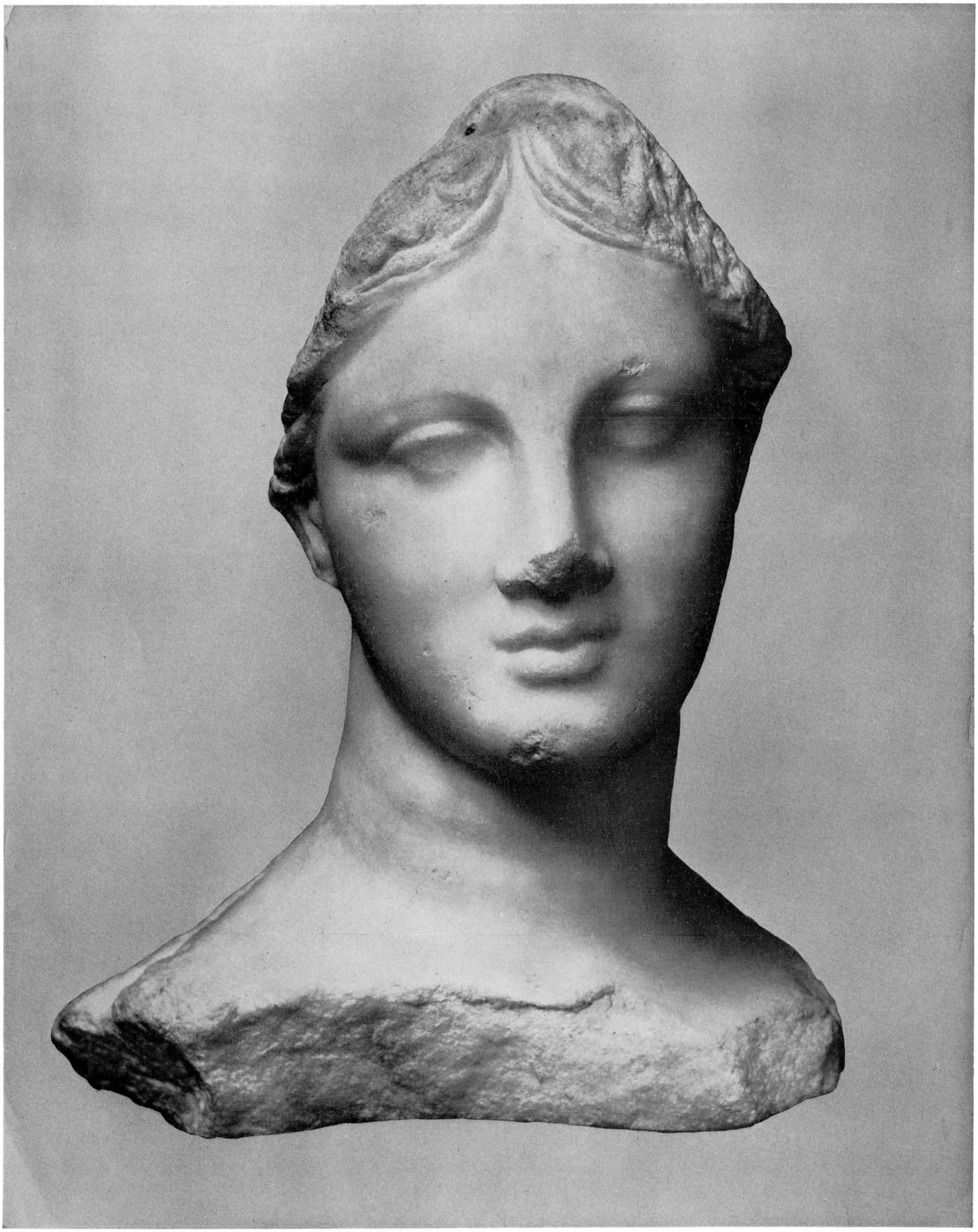

257 Mädchenkopf, von Chios. Marmor. Höhe 36,0 cm. Um 300 v. Chr. – Boston, Museum of Fine Arts 29

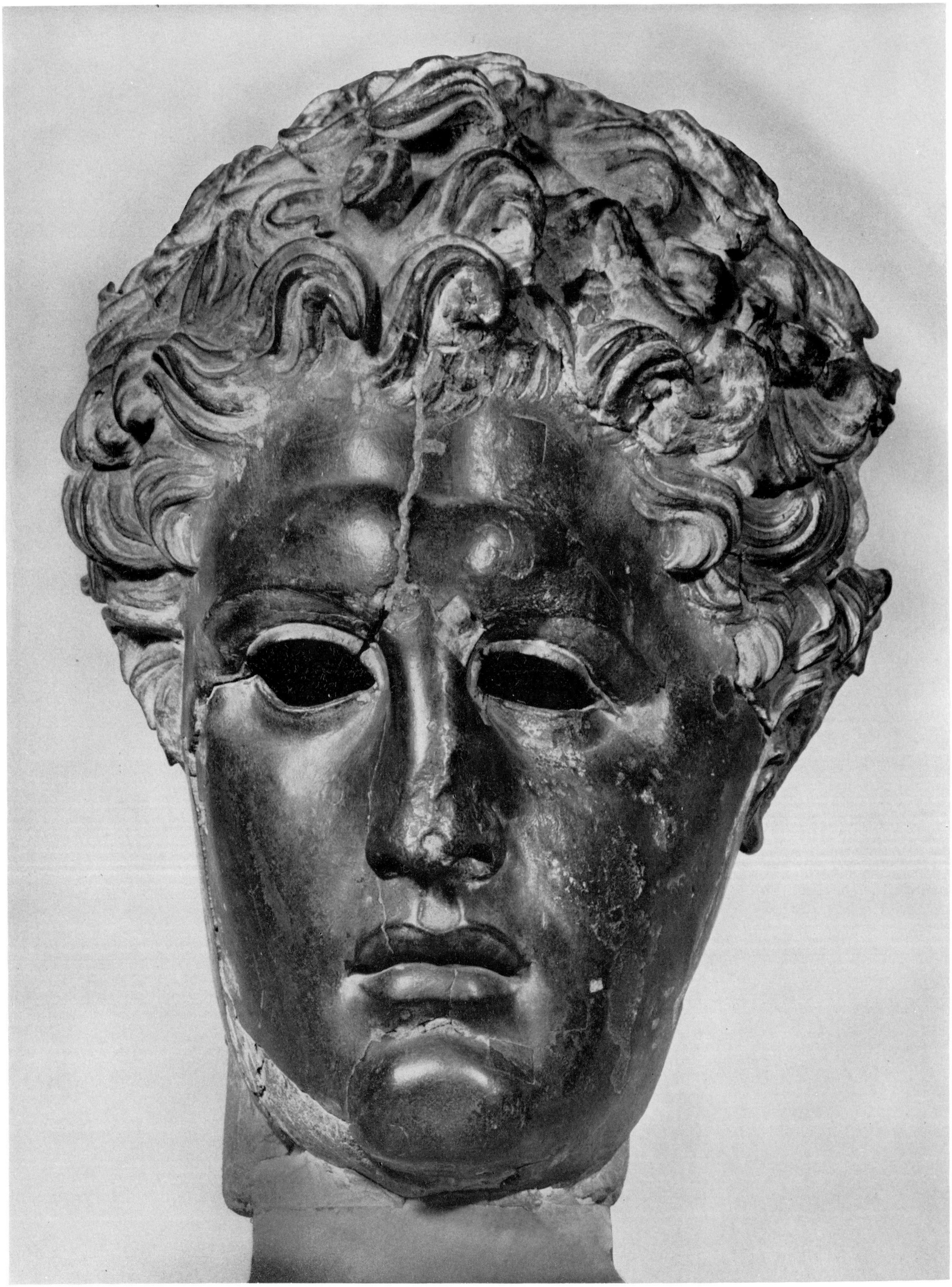

258 Bronzekopf eines jugendlichen Heros. Höhe 45,0 cm. Anfang 3. Jahrhundert v. Chr. – Madrid, Prado 99

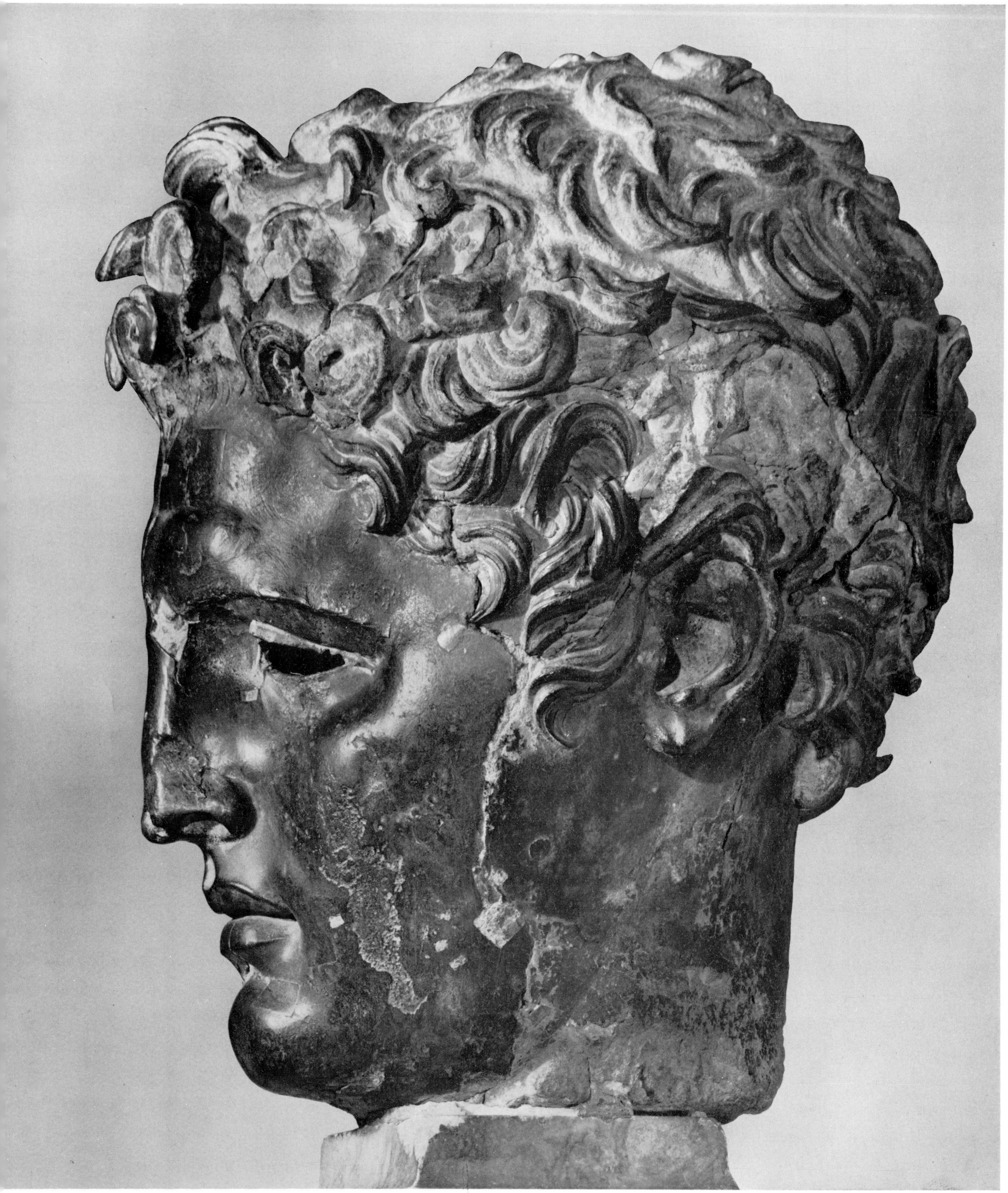

259 Bronzekopf eines jugendlichen Heros. Vgl. Taf. 258

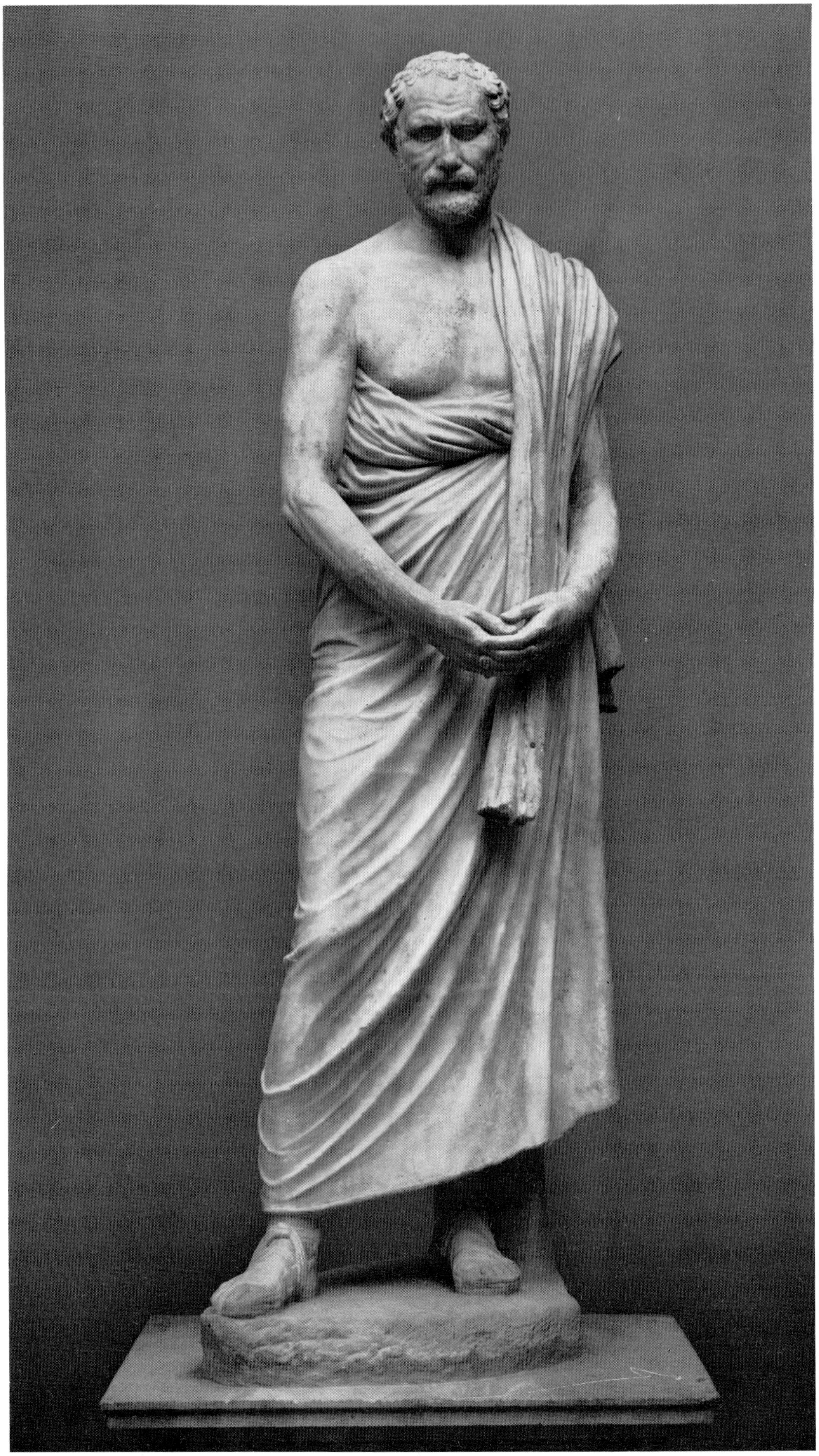

260 Demosthenes. Römische Marmorkopie nach einem Bronzeoriginal des Polyeuktos von 280 v. Chr.
Höhe (ohne Plinthe) 1,92 m. – Kopenhagen, Ny Carlsberg Glyptotek 436a

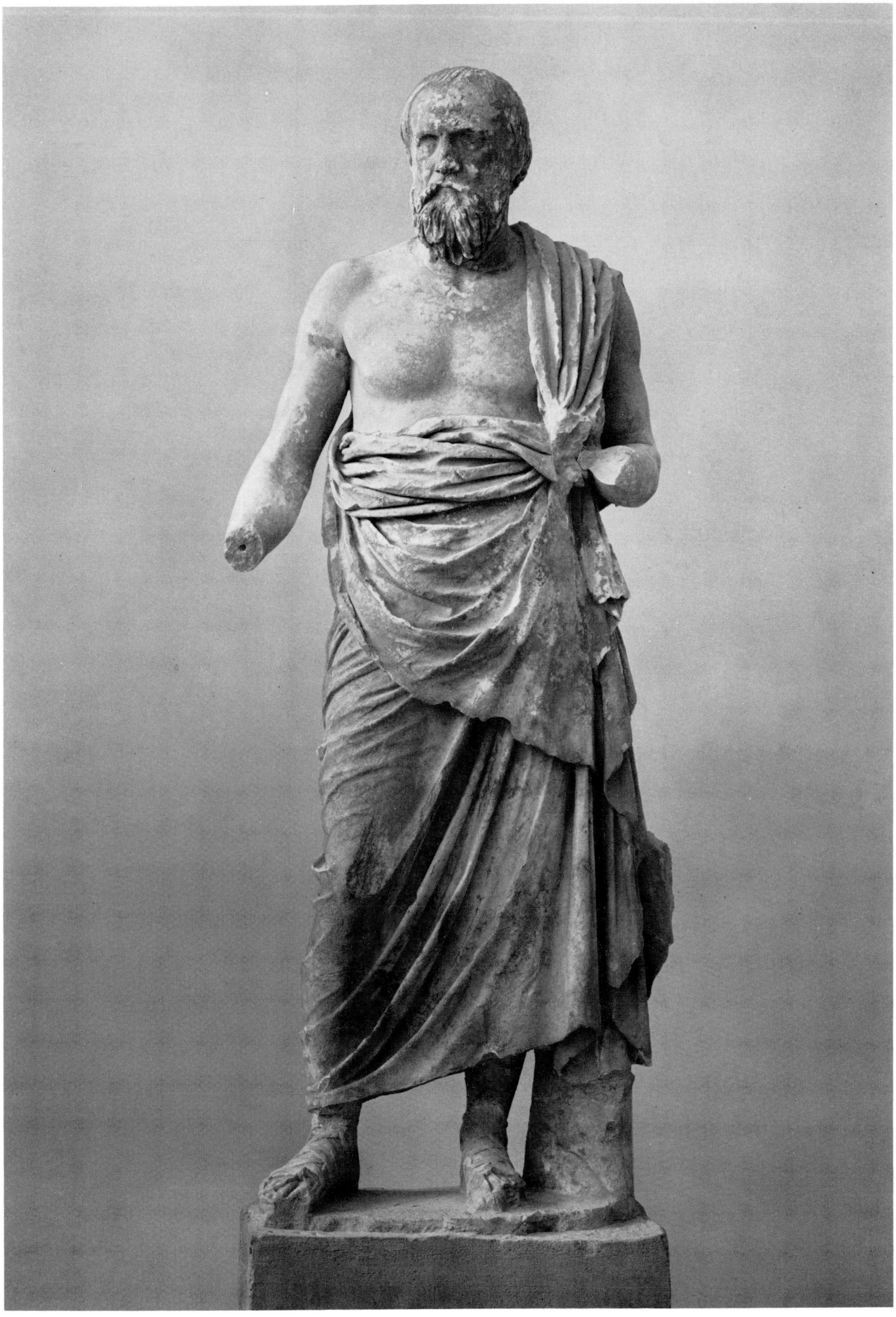

261 Philosoph. Marmor. Höhe 2,07 m. Mitte 3. Jahrhundert v. Chr. – Delphi, Museum

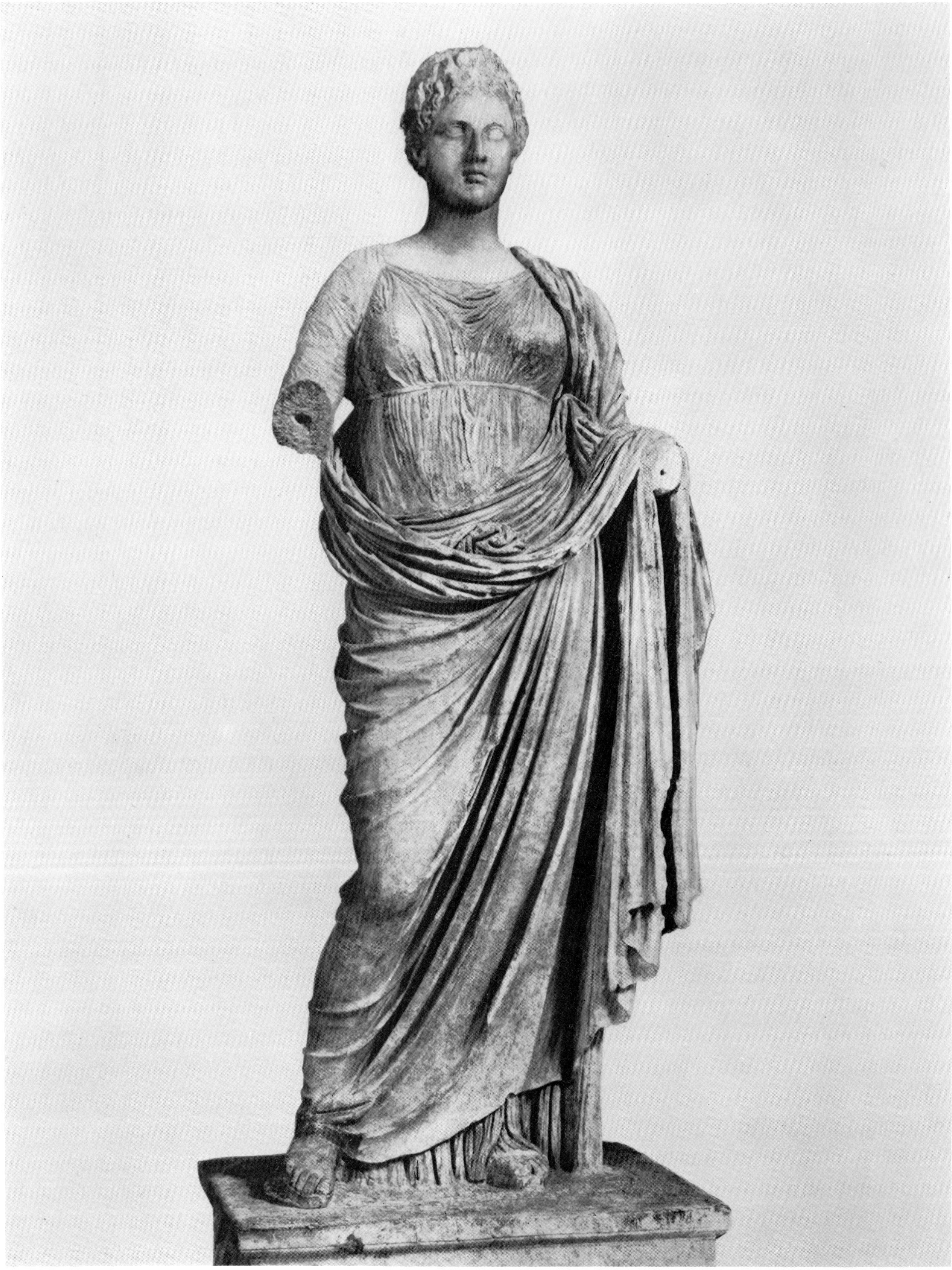

262 Themis von Rhamnus. Marmor. Höhe 2,22 m. Um 280 v. Chr. – Athen, Nationalmuseum 231

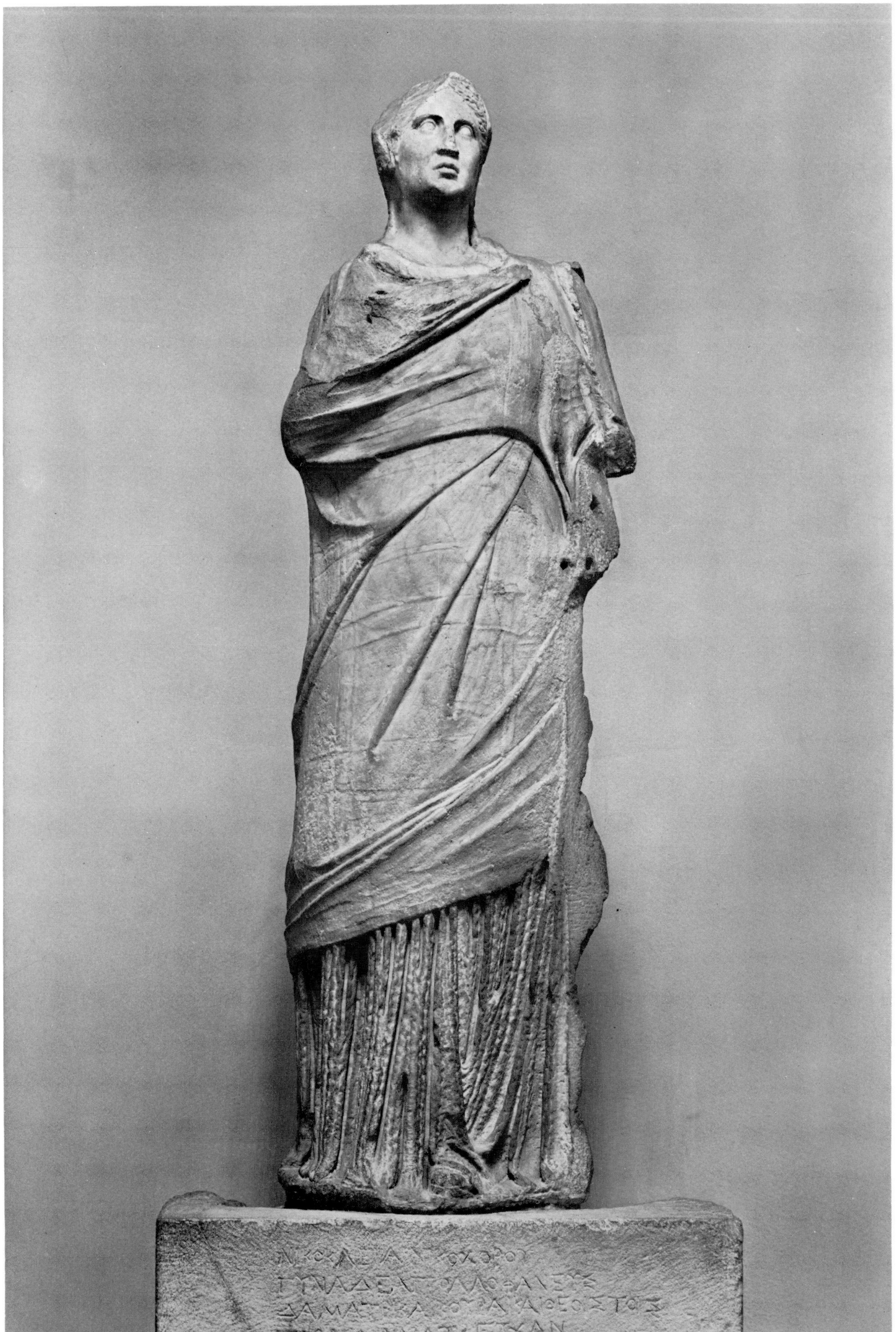

263 Demeter-Priesterin Nikokleia, von Knidos. Marmor. Höhe (ohne Basis) 1,57 m.
Drittes Viertel 3. Jahrhundert v. Chr. – London, British Museum 1301

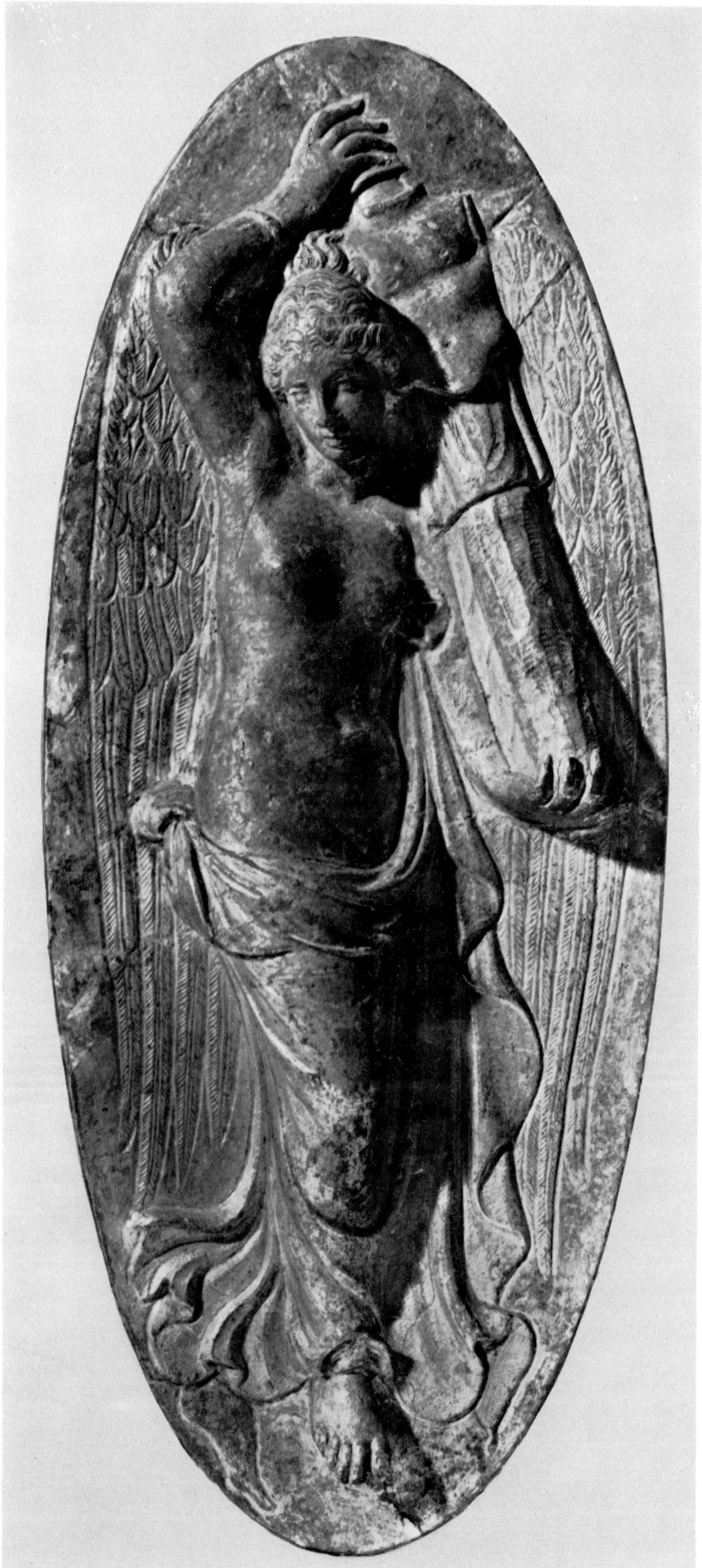

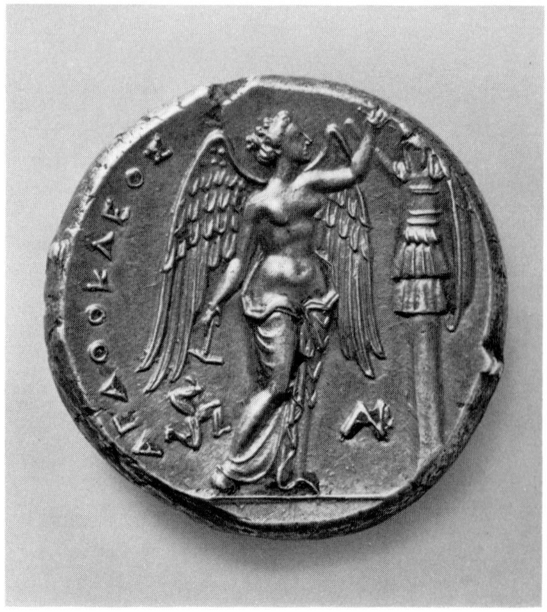

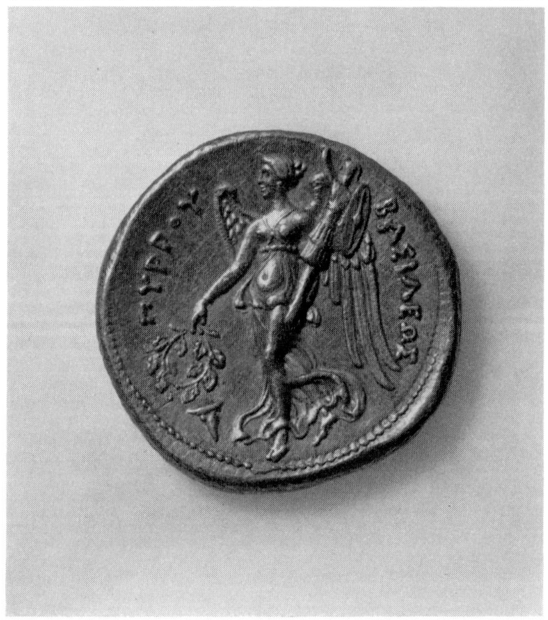

264 Links: Tanzende Nike mit Tropaion, aus Tarent. Silberrelief.
Höhe 19,0 cm. Mitte 2. Jahrhundert v. Chr. nach Vorbild vom Anfang des 3. Jahrhunderts v. Chr. – Basel, Antikenmuseum Inv.Nr. 520
Rechts oben: Tetradrachmon von Syrakus (310/304 v. Chr.). Nike, das Tropaion schmückend
Rechts unten: Goldstater des Pyrrhos von Epeiros (278/276 v. Chr.). Nike mit Tropaion. – Beide Privatbesitz

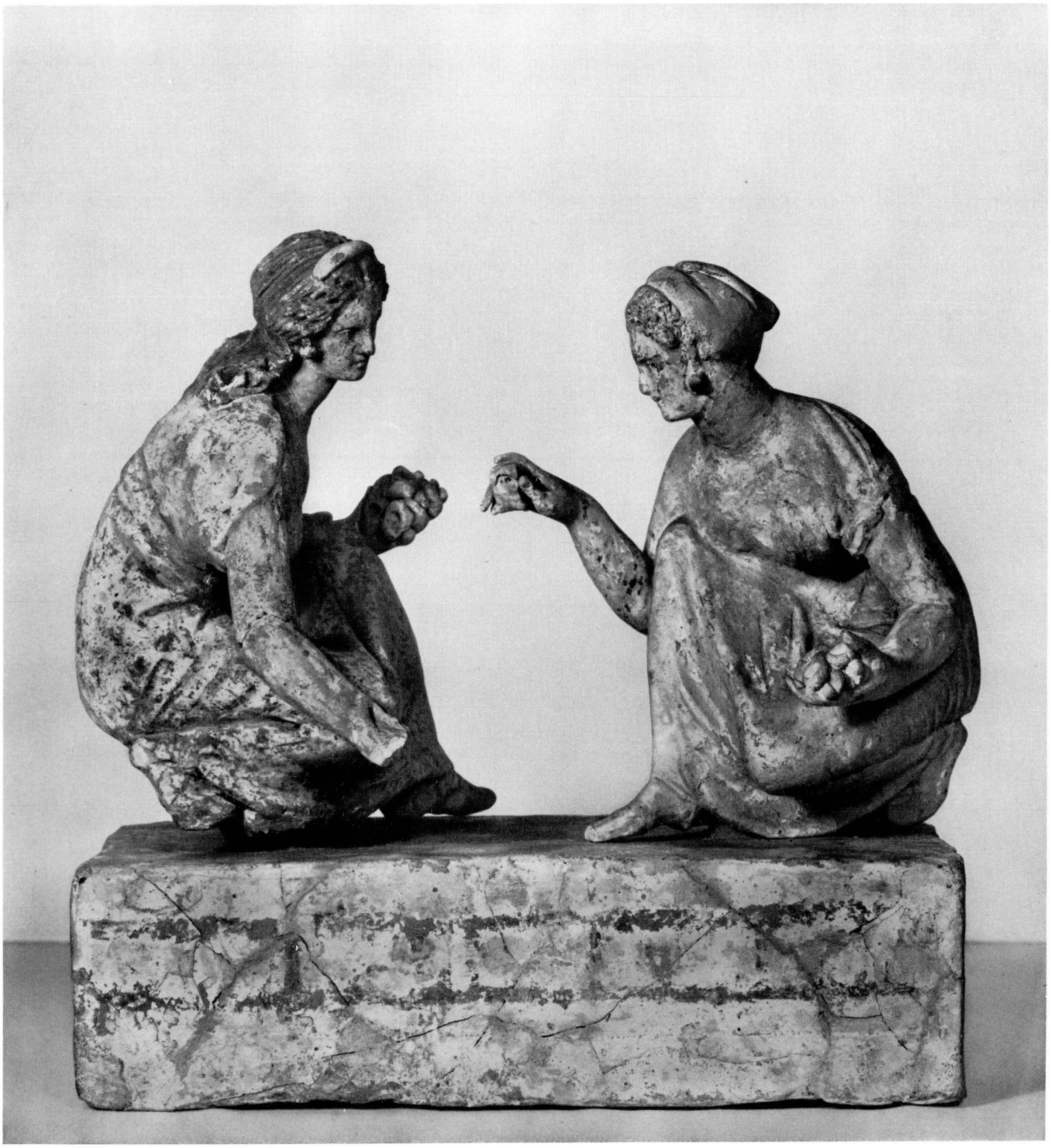

265 Terrakotta-Gruppe mit knöchelspielenden Mädchen, aus Capua. Höhe (mit Basis) 14,0 cm.
Um 300 v. Chr. – London, British Museum D 161

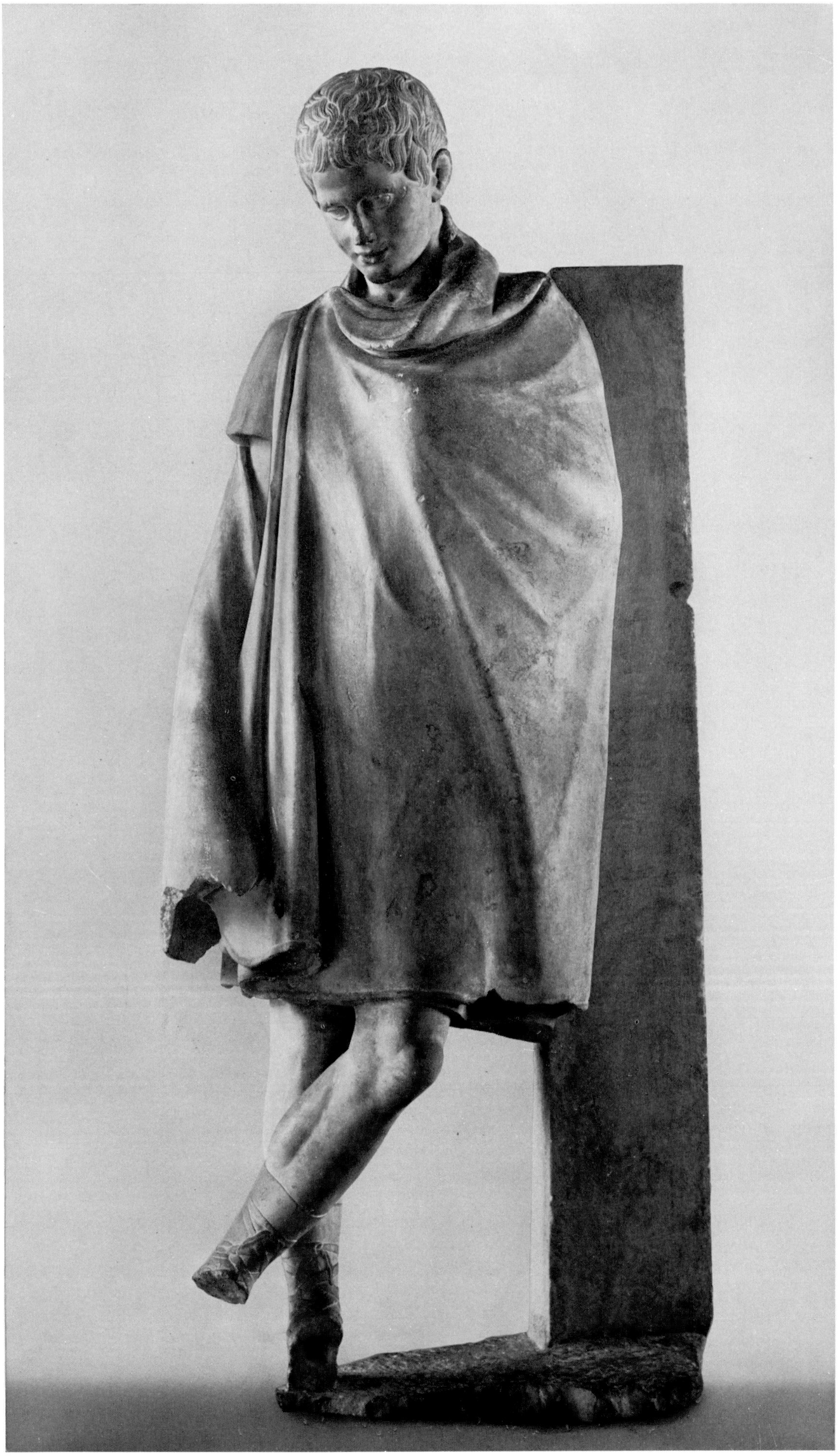

266 Knabe, aus Tralles in Karien. Marmor.
Höhe (mit Plinthe) 1,47 m. Nach Vorbild aus dem zweiten Viertel des 3. Jahrhunderts v. Chr. – Istanbul, Archäologisches Museum 542 (1191)

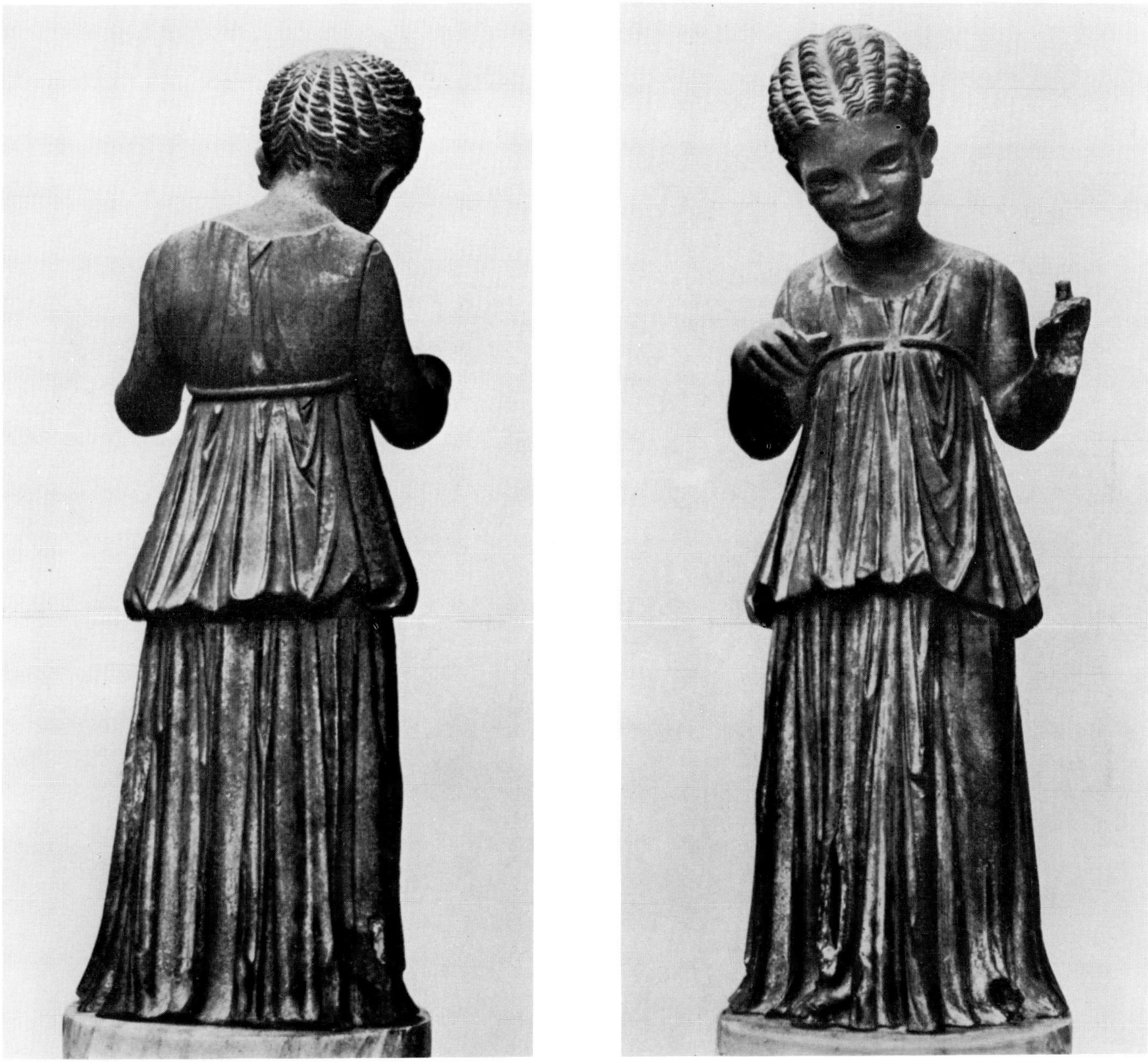

267 Statue eines Mädchens. Bronze. Höhe 76,0 cm. Um 230 v. Chr. – Rom, Palazzo Grazioli

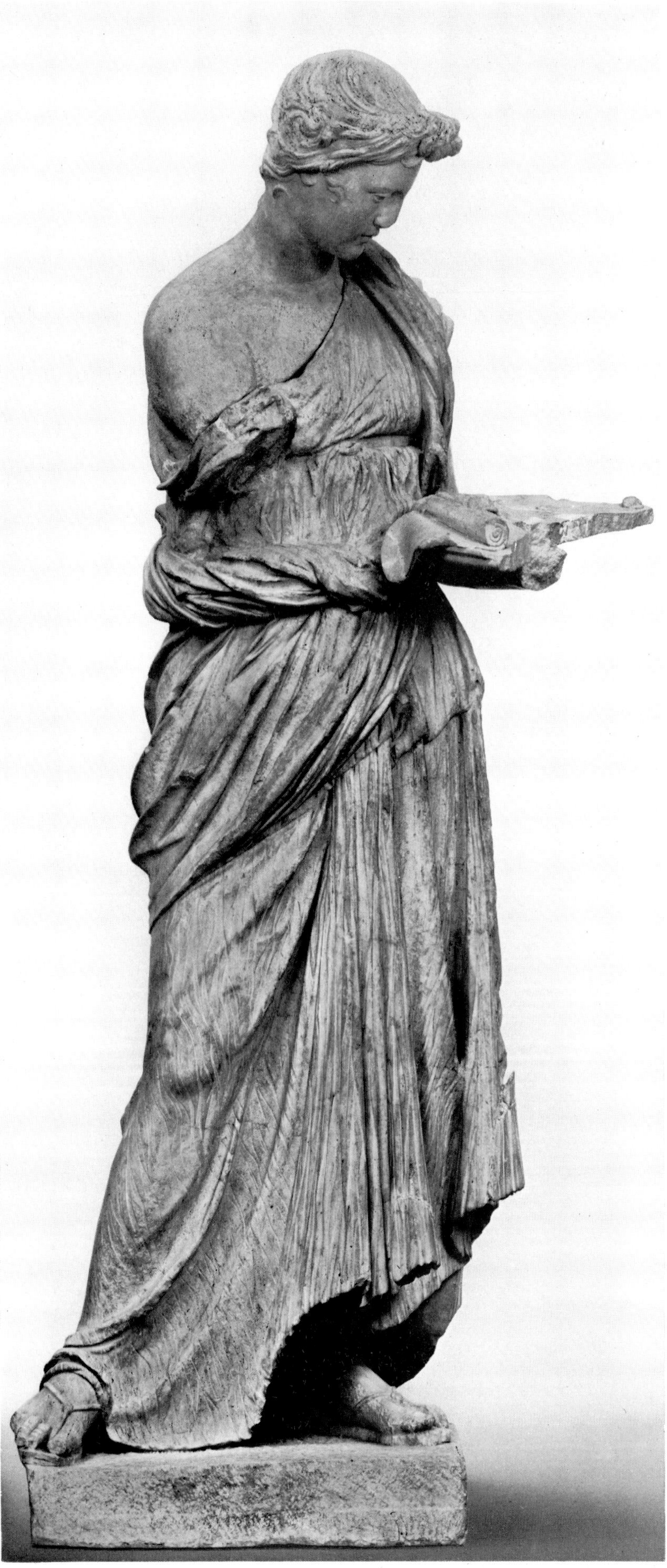
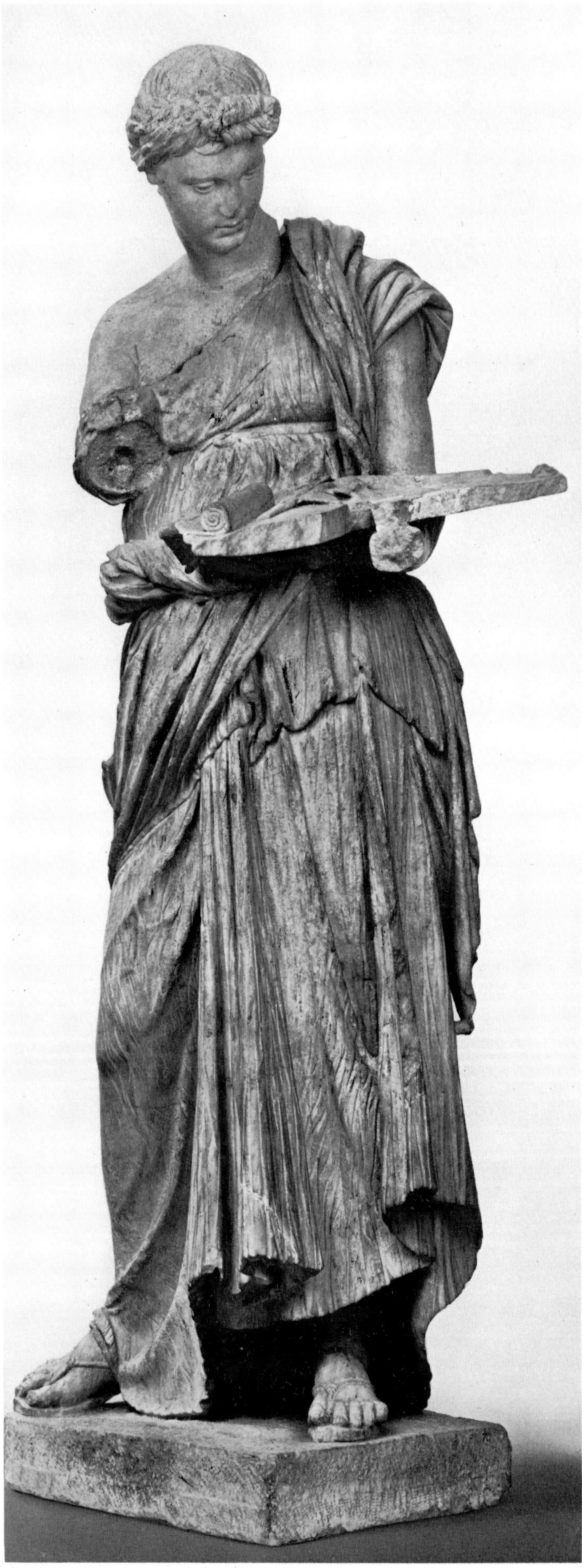

268 Sog. Mädchen von Antium. Marmor. Höhe 1,70 m. Um 240 v. Chr. – Rom, Thermenmuseum 596

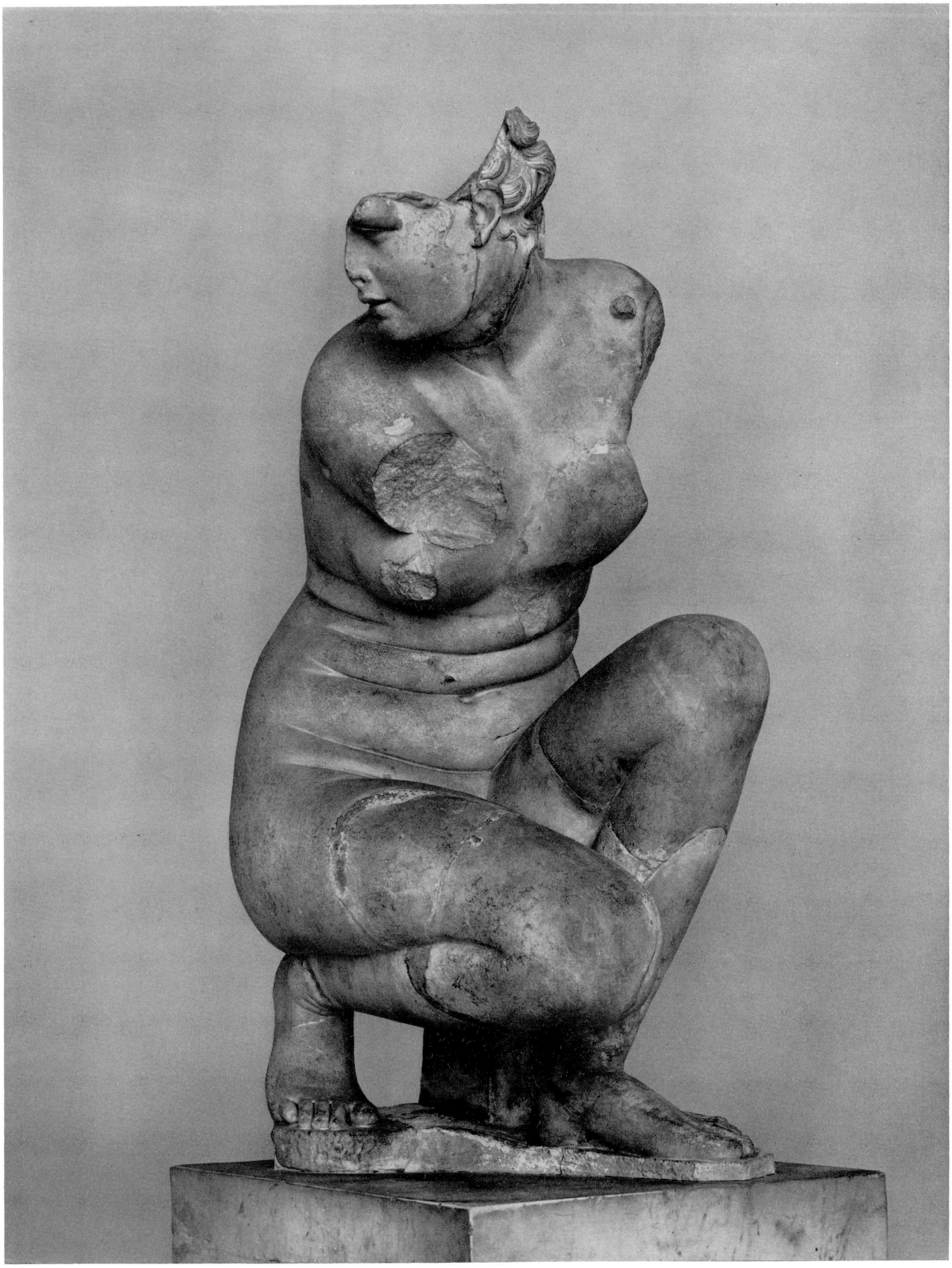

269 Kauernde Aphrodite. Marmorkopie hadrianischer Zeit nach einem Bronzeoriginal des Doidalsas von Bithynien aus der Mitte des 3. Jahrhunderts v. Chr. Aus der Villa Hadriana bei Tivoli. Höhe 1,02 m. – Rom, Thermenmuseum

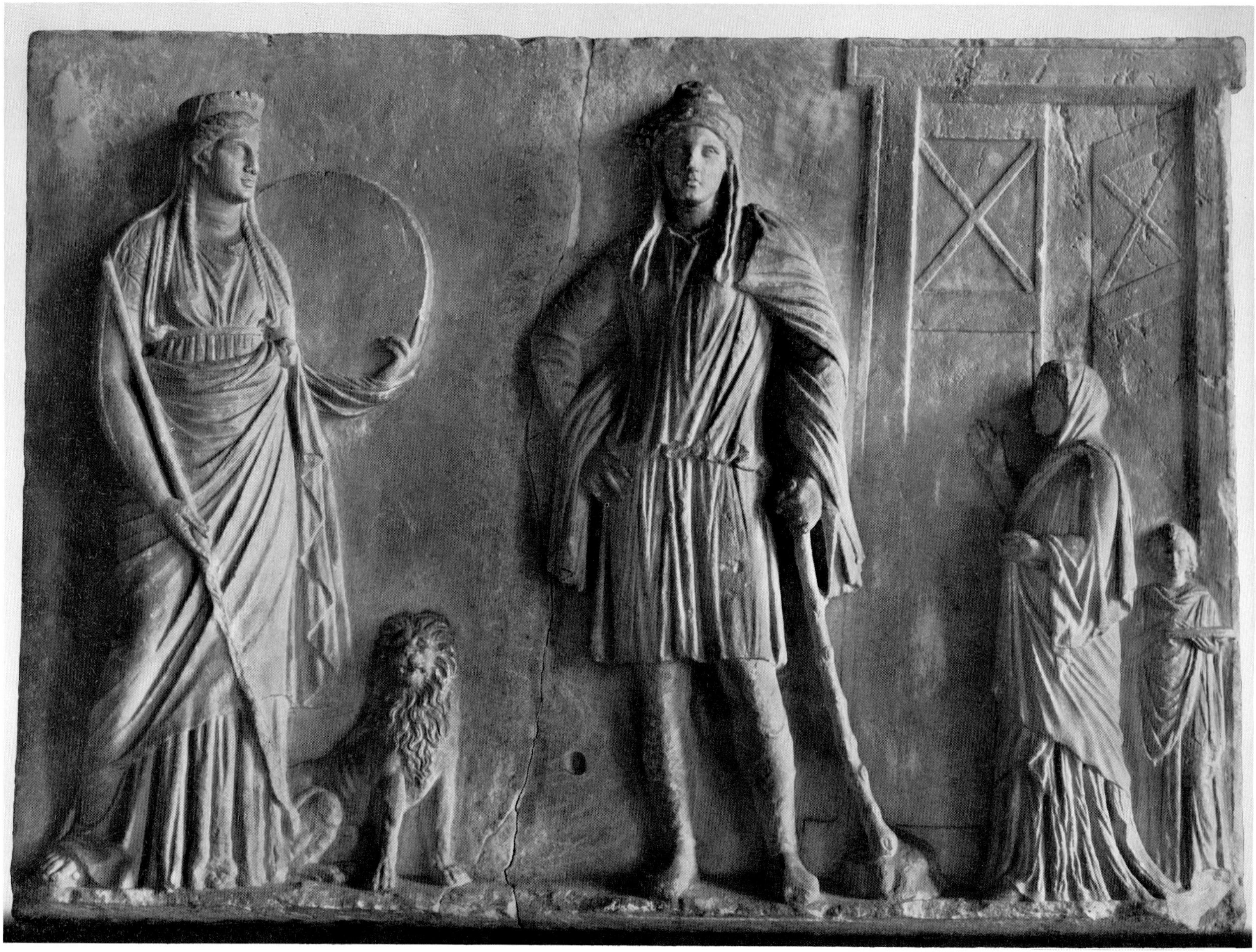

270 Weihrelief für Kybele und Attis. Marmor. Höhe 57,0 cm. Um 230 v. Chr. – Venedig, Museo Archeologico 17

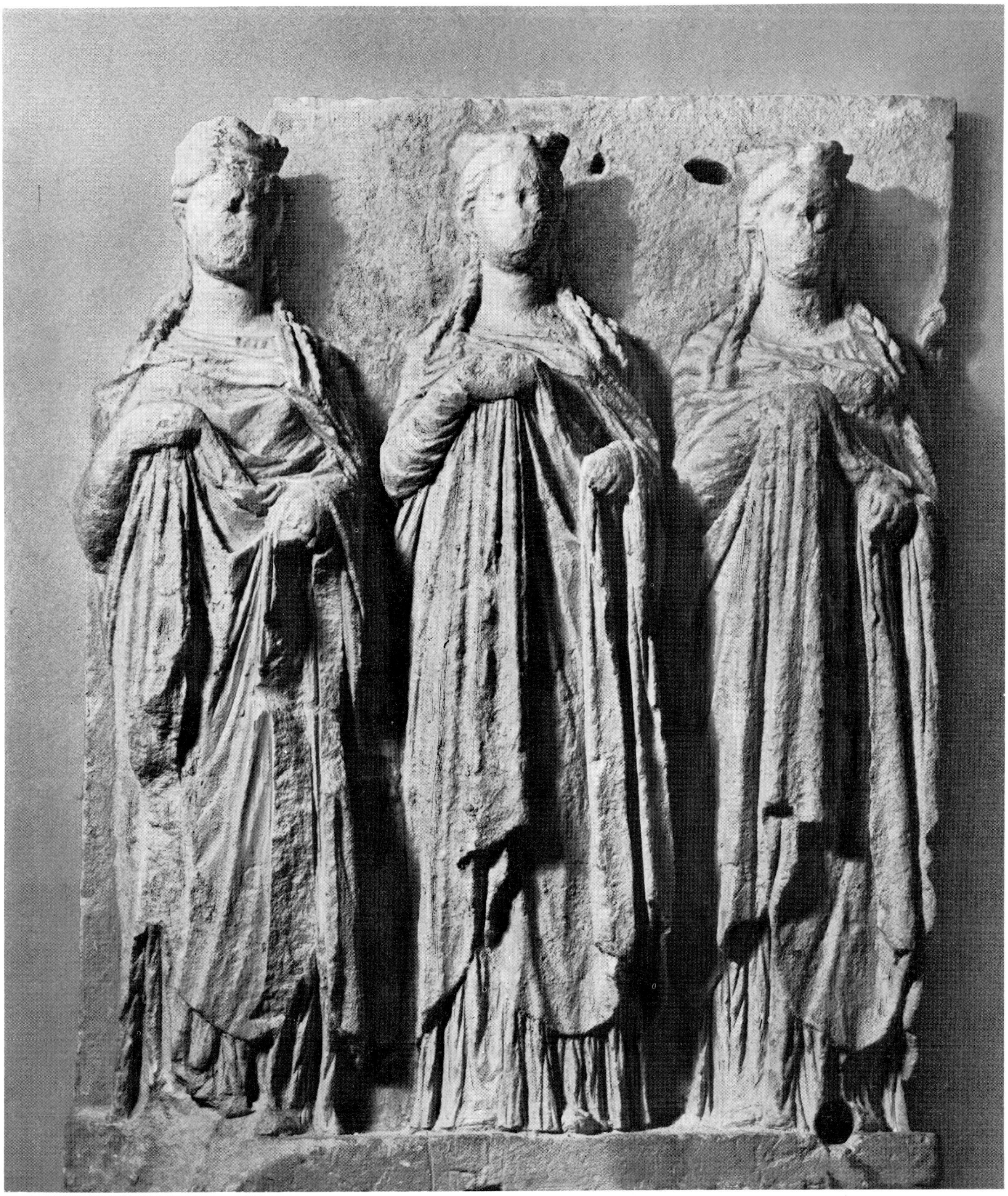

271 Weihrelief, aus Camaro bei Messina. Kalkstein. Höhe 52,3 cm. Um 230 v. Chr. – Syrakus, Museo Nazionale Archeologico 30576

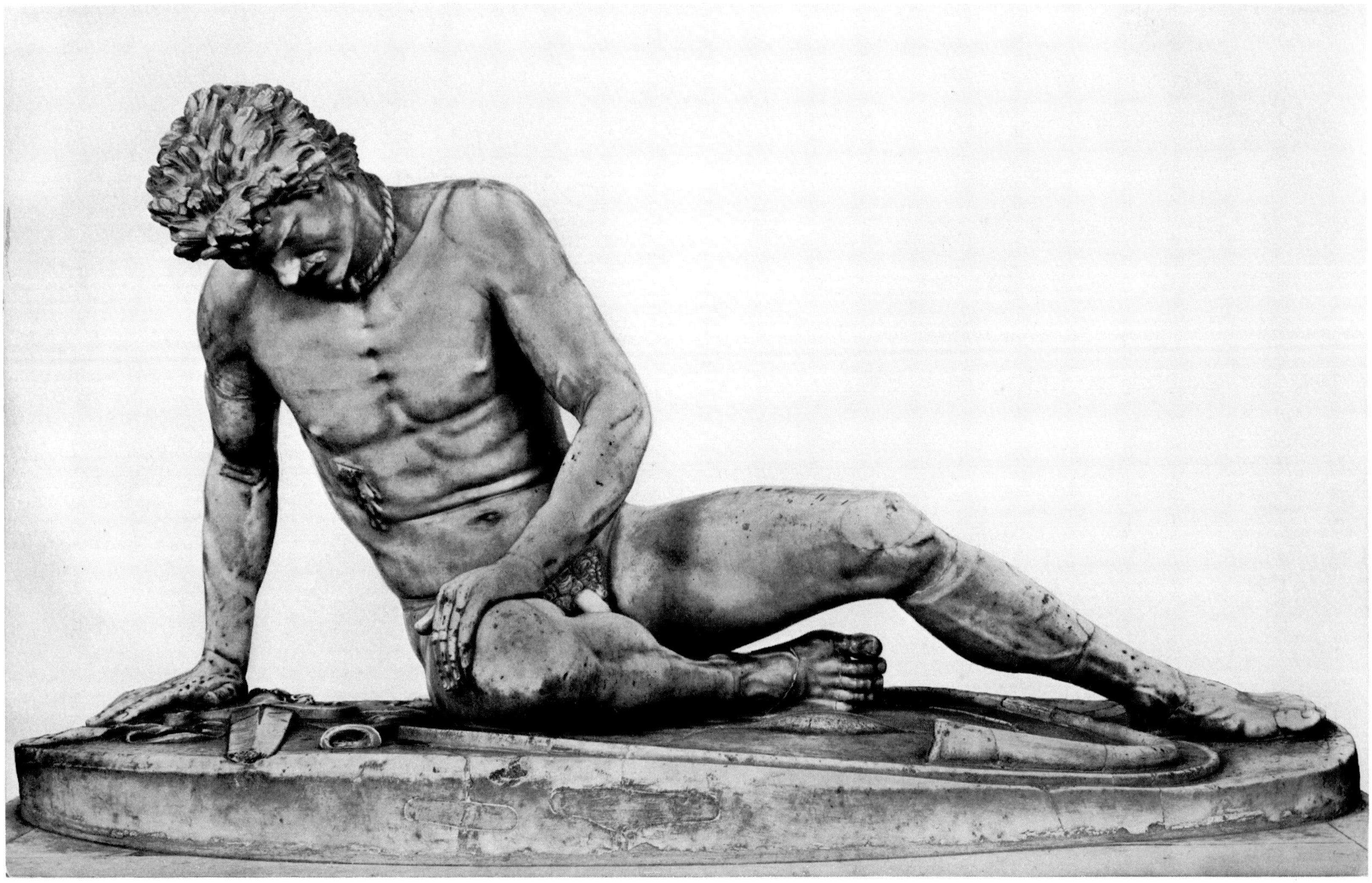

272 Sterbender Gallier. Marmorkopie. Höhe (mit Plinthe) 93,0 cm. Nach einem Bronzeoriginal von 220 v. Chr. – Rom, Kapitolinisches Museum

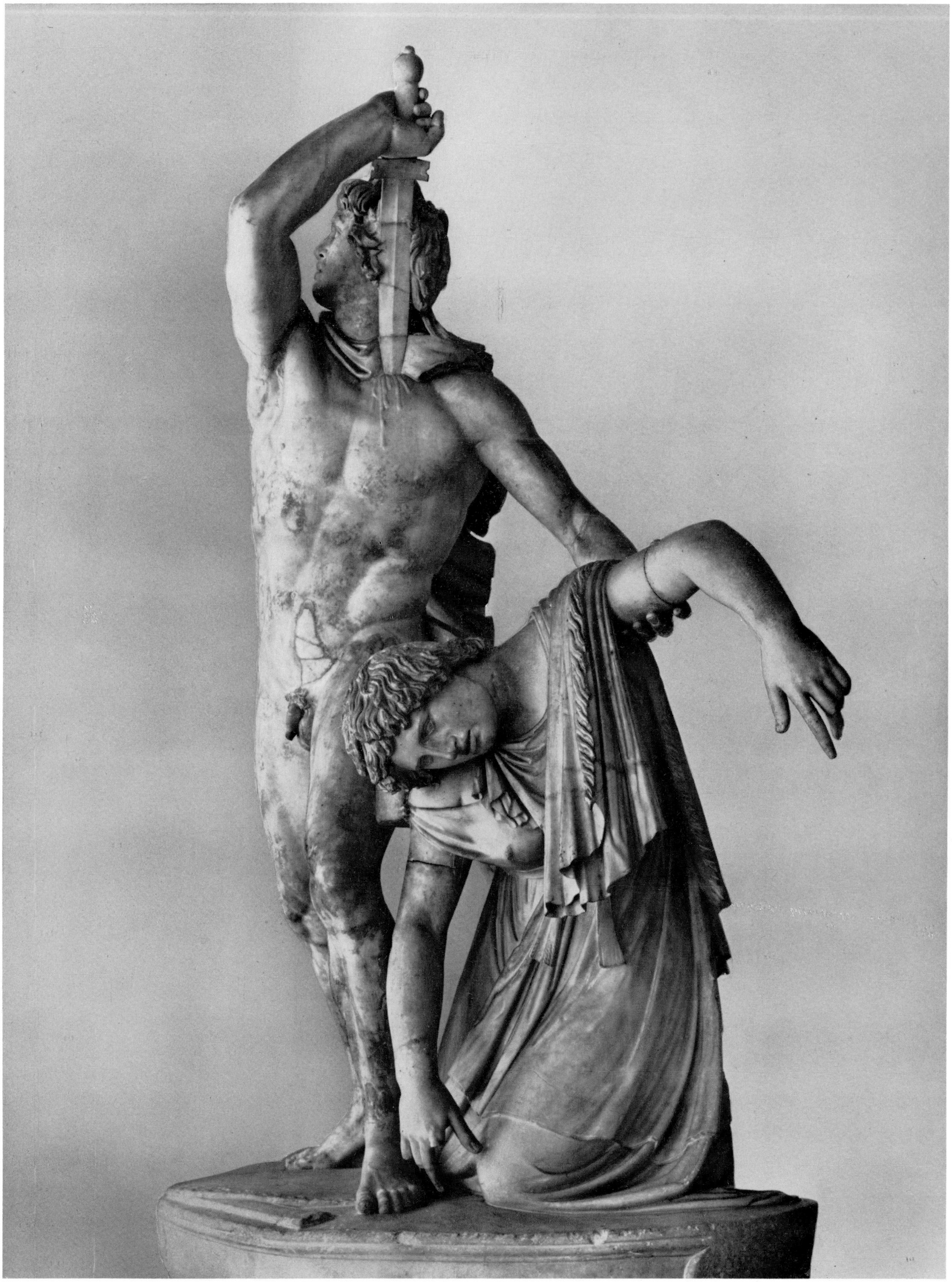

273 Gallierfürst, sein Weib und sich tötend. Marmorkopie.
Höhe 2,11 m. Nach einem Bronzeoriginal von 230/220 v. Chr. – Rom, Thermenmuseum 144

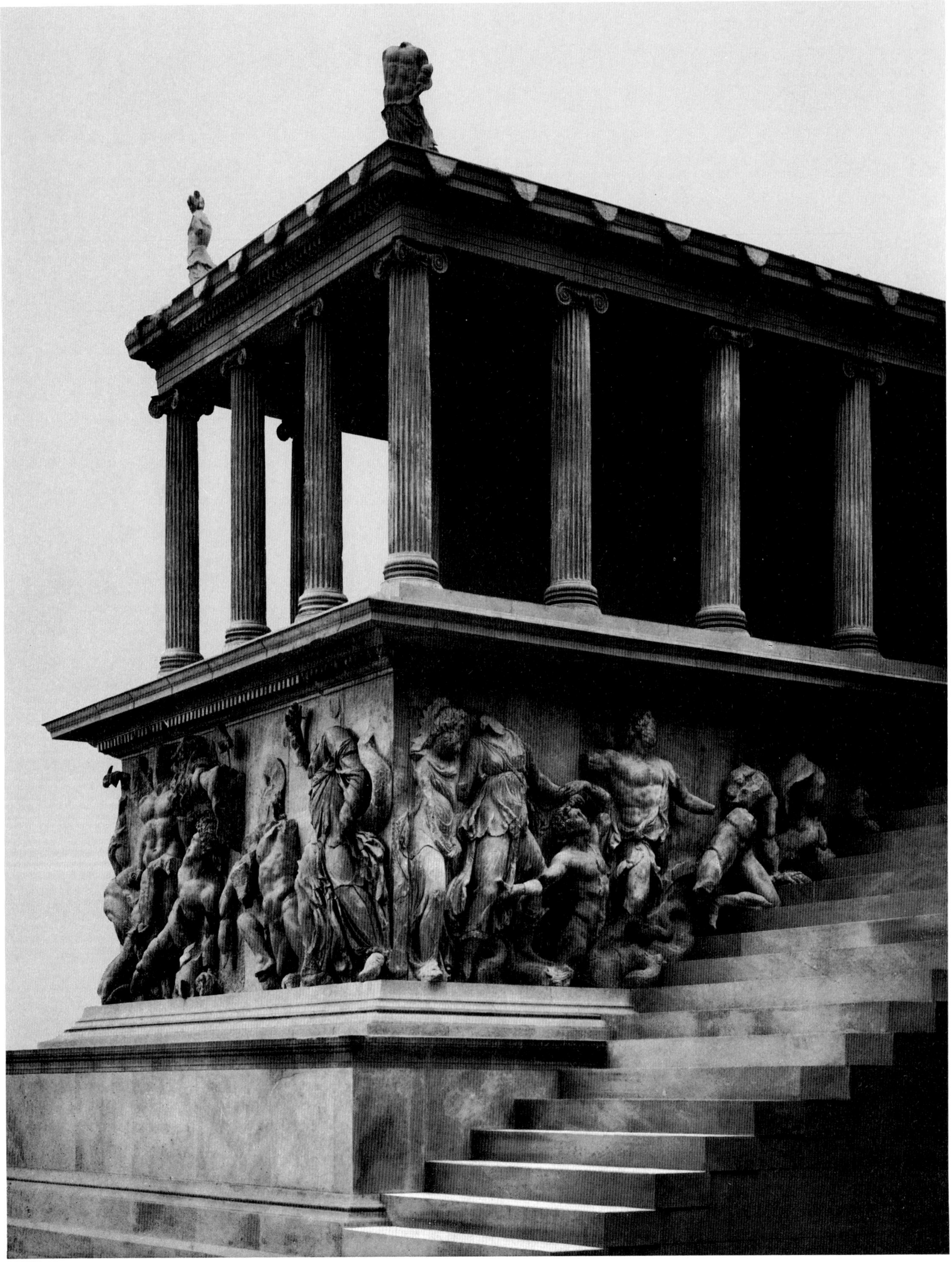

274 Nordrisalit des Altars von Pergamon. An der Stirnseite: Triton und Amphitrite; an der Treppenwange links: Nereus und Doris mit Gegnern.
Marmor. Höhe des Figurenfrieses 2,30 m. Um 180/160 v. Chr. – Berlin, Staatliche Museen, Pergamonmuseum

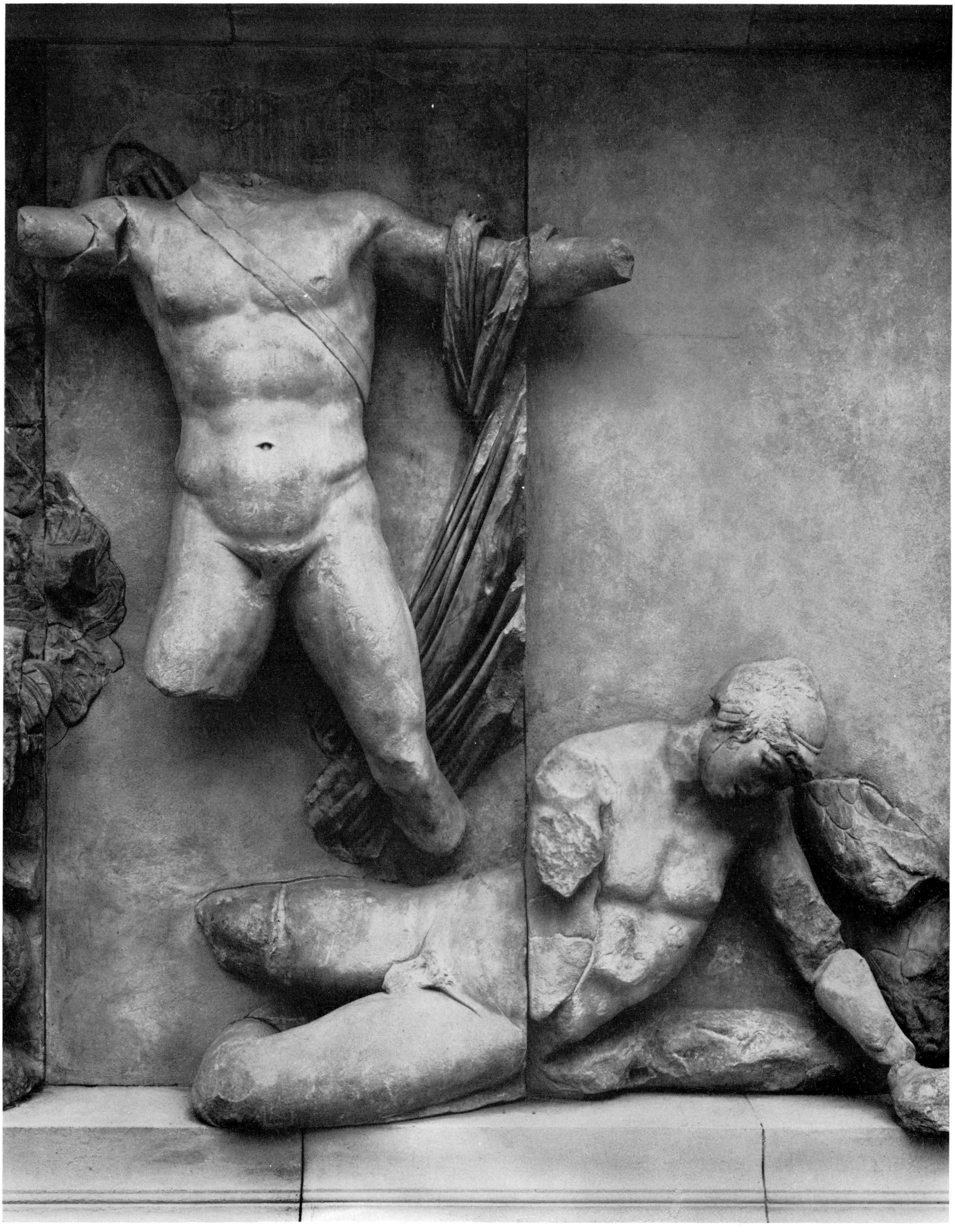

275 Aus dem Ostteil des Großen Frieses am Altar von Pergamon. Apollon und gefallener Gegner

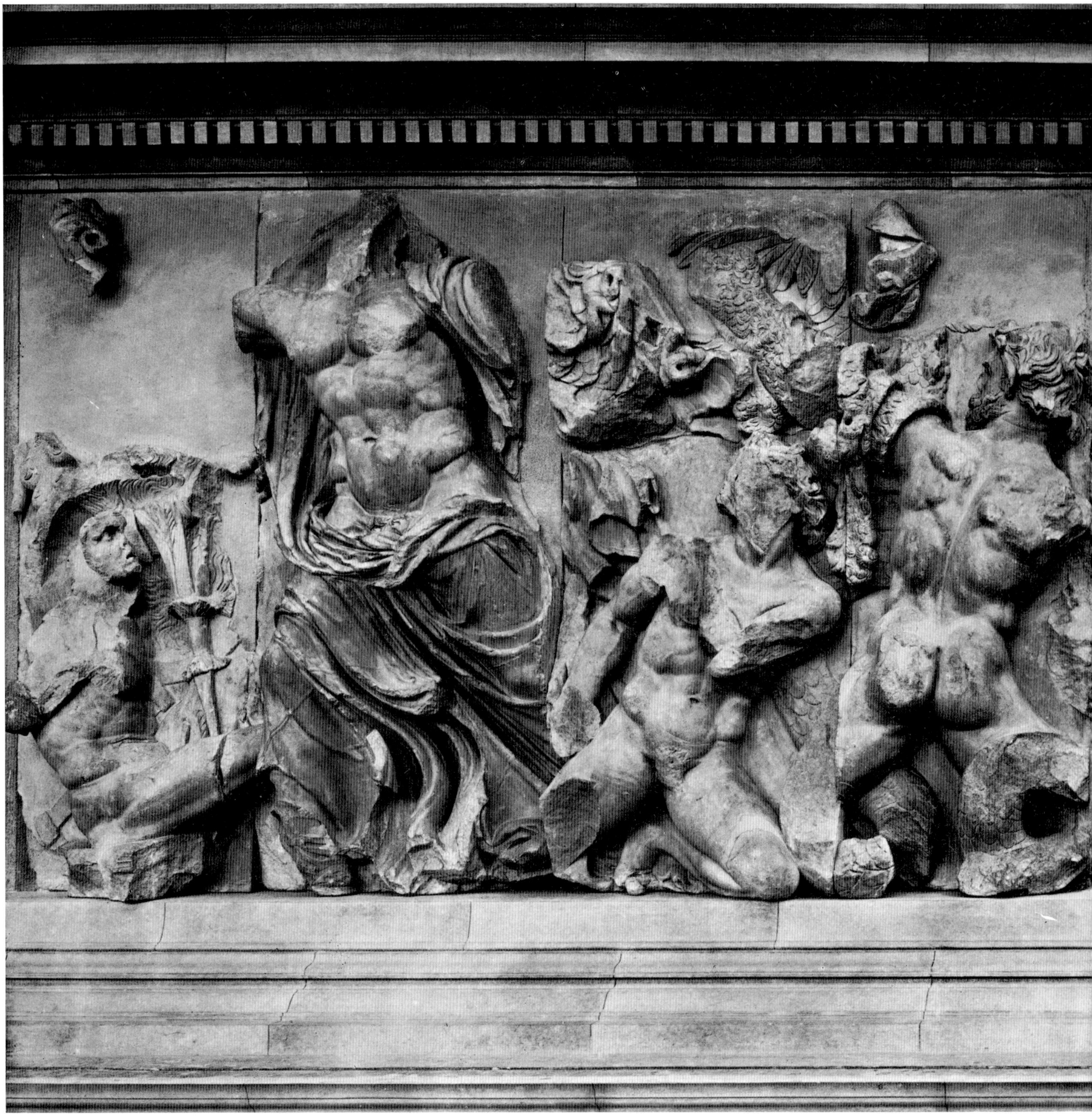

276 Aus dem Ostteil des Großen Frieses am Altar von Pergamon. Zeus im Kampf mit Porphyrion

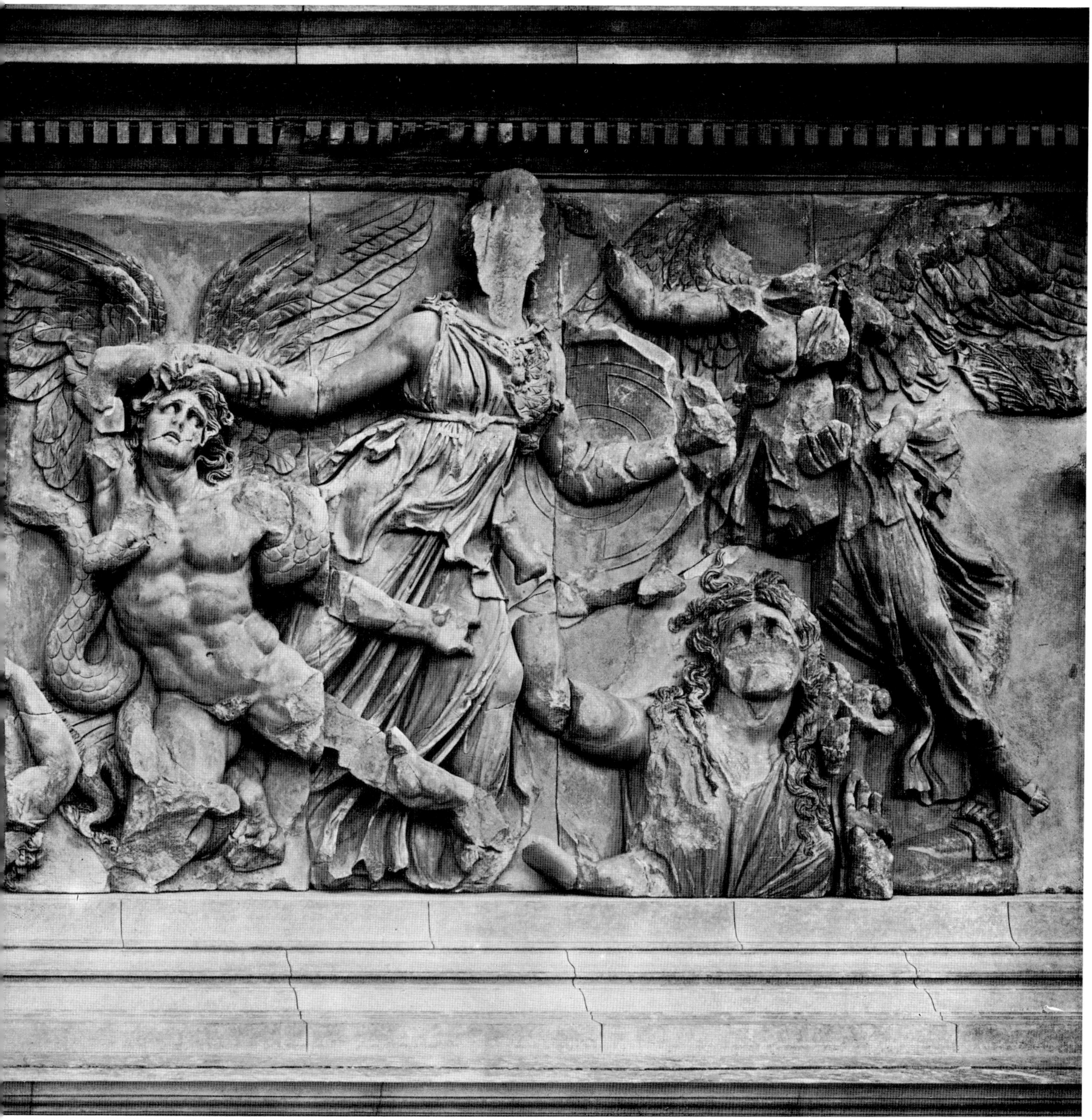

277 Aus dem Ostteil des Großen Frieses am Altar von Pergamon. Athena im Kampf mit Alkyoneus; rechts: auftauchende Gaia

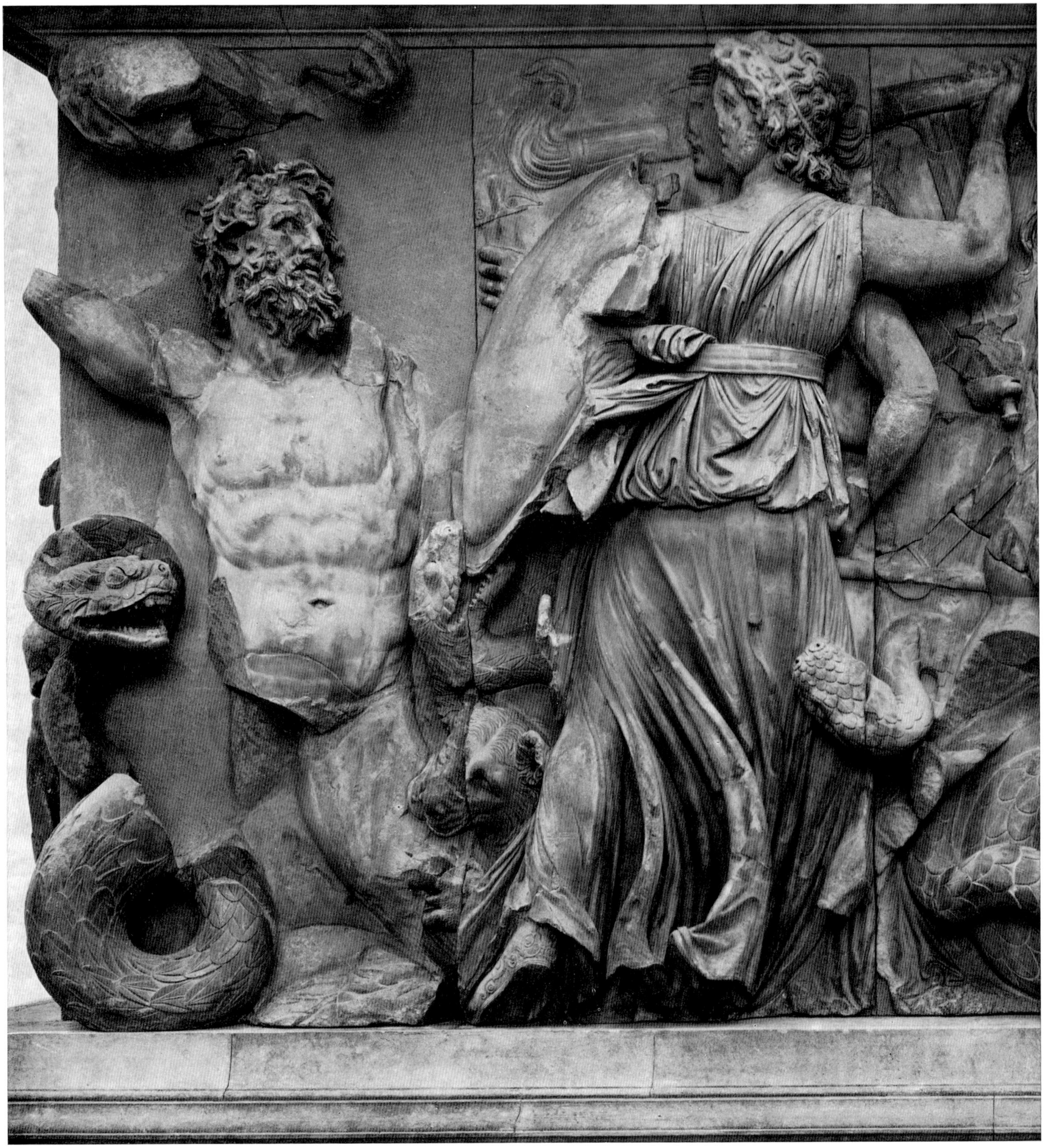

278 Aus dem Ostteil des Großen Frieses am Altar von Pergamon. Hekate und ihr Gegner

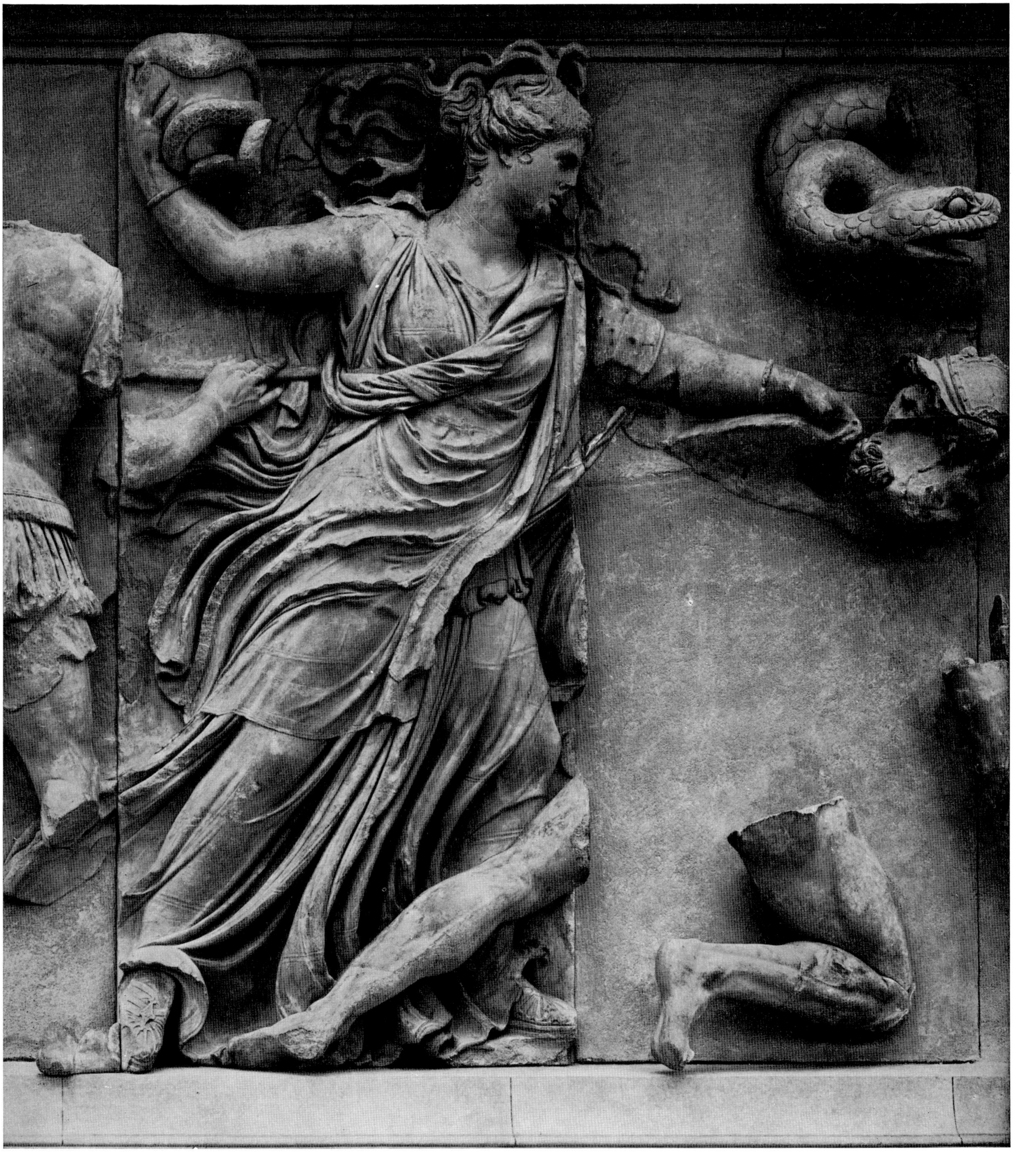

279 Aus dem Nordteil des Großen Frieses am Altar von Pergamon. Nyx

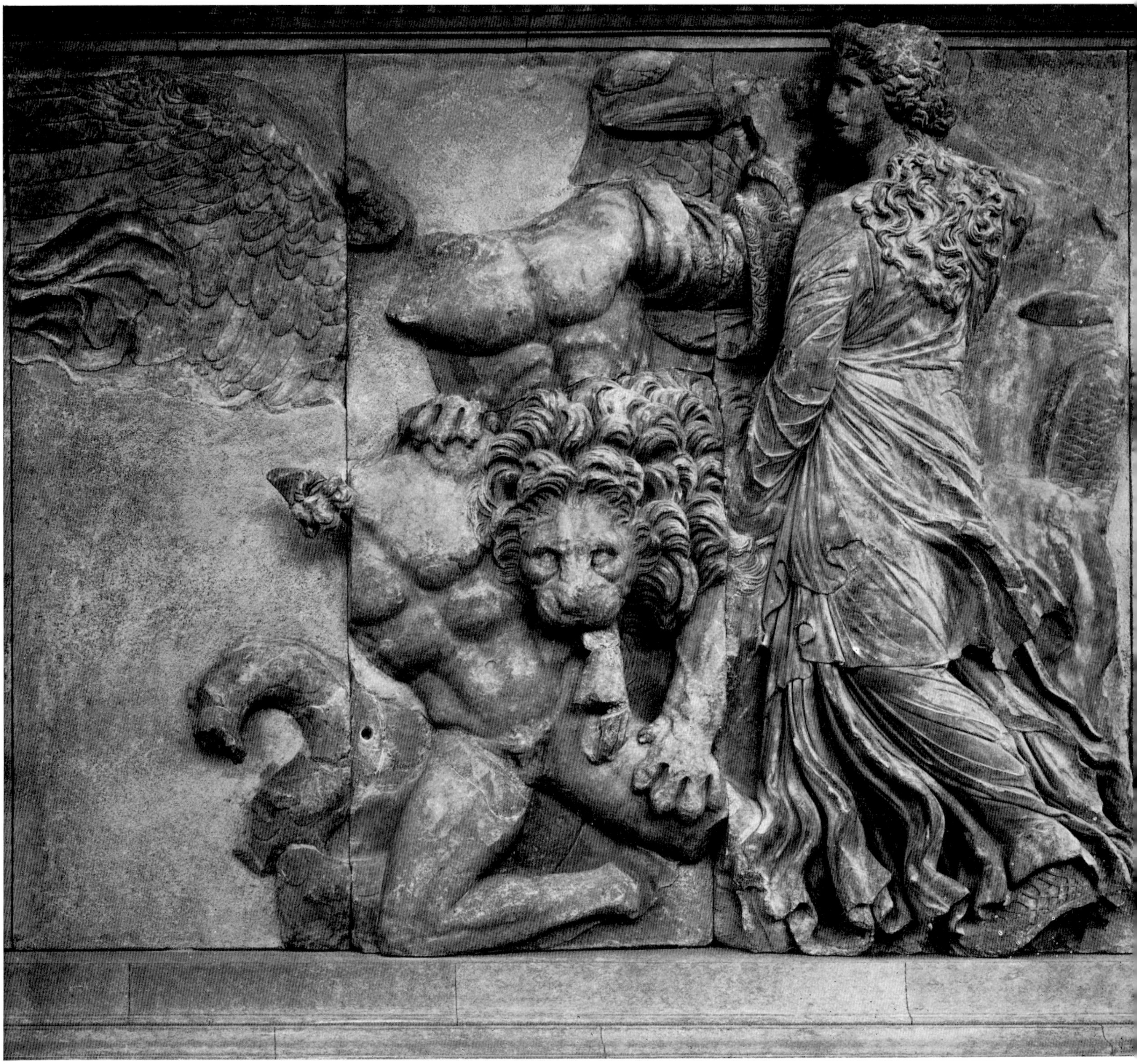

280 Aus dem Nordteil des Großen Frieses am Altar von Pergamon. Die Löwengöttin

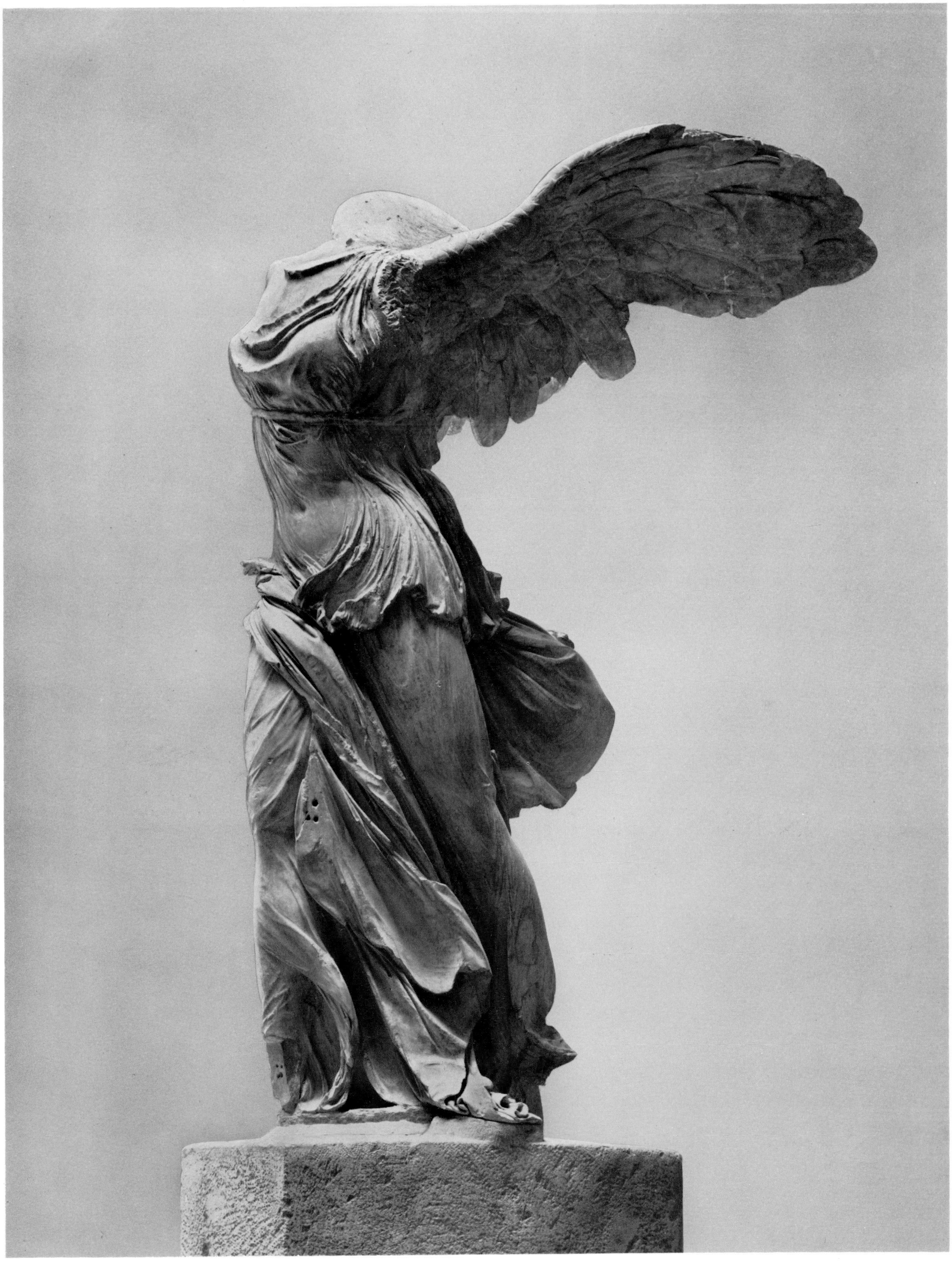

281 Nike von Samothrake. Marmor. Höhe 2,45 m. Um 190 v. Chr. – Paris, Louvre 2369

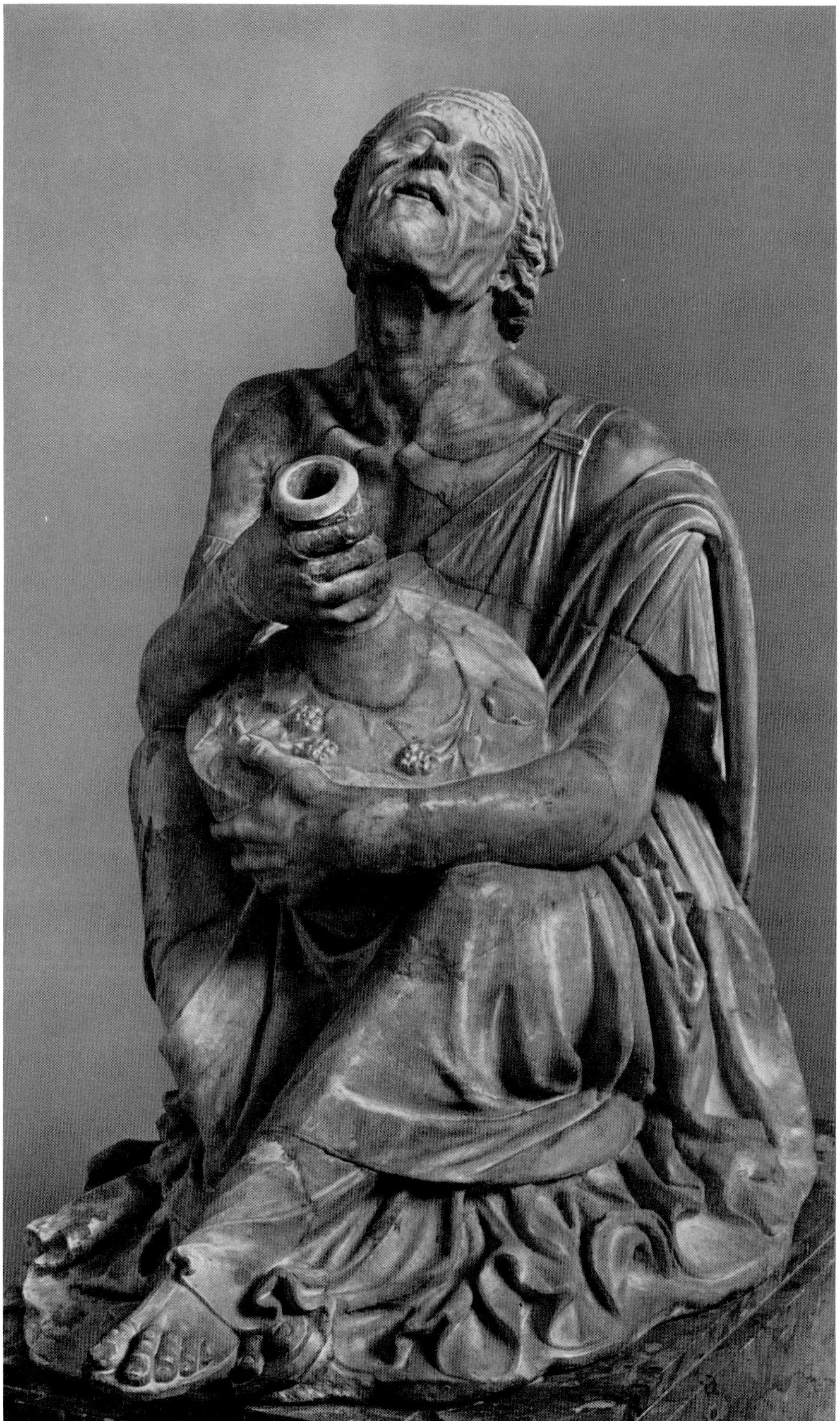

282 Trunkene Alte. Marmor. Höhe 92,0 cm. Römische Kopie nach einem Werk des Myron von Theben aus dem letzten Drittel des 3. Jahrhunderts v. Chr. – München, Glyptothek 467

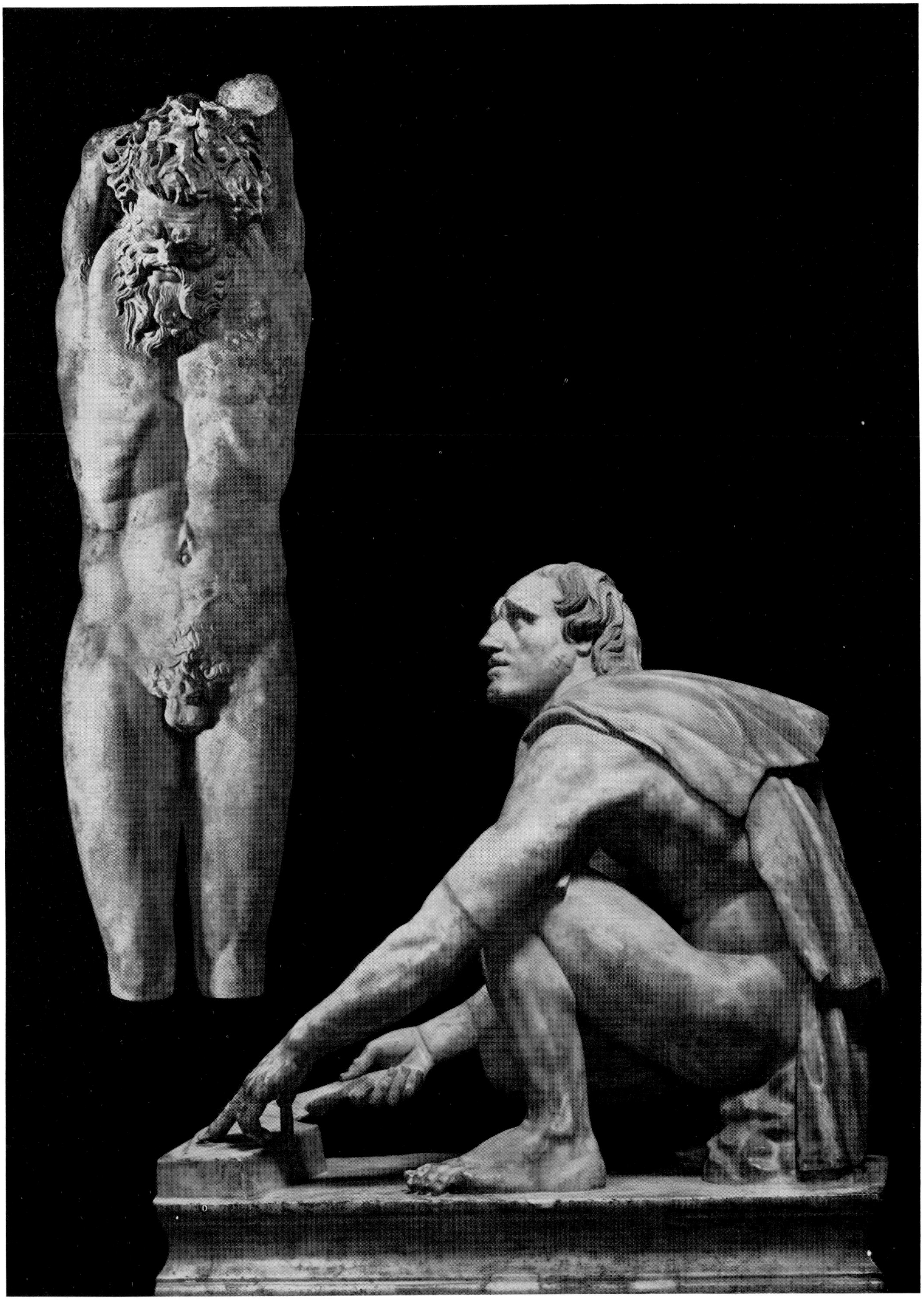

283 Marsyas und kauernder Skythe, sog. Schleifer. Nach dem Vorbild einer kleinasiatischen Gruppe um 200 v. Chr. Höhe: Marsyas 1,30 m, Skythe 1,06 m. – Istanbul, Archäologisches Museum 534 bzw. Florenz, Uffizien (Fotomontage)

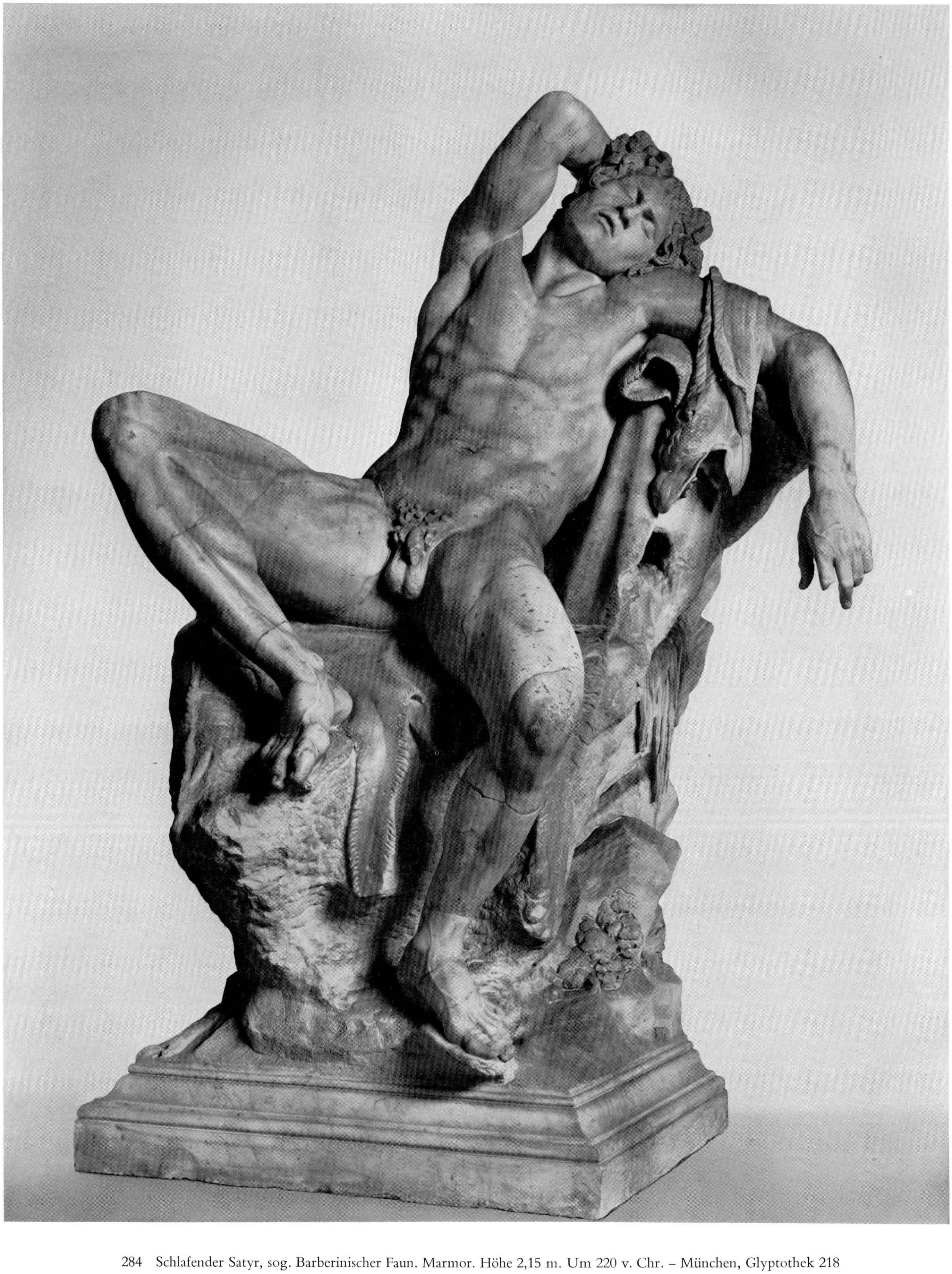

284 Schlafender Satyr, sog. Barberinischer Faun. Marmor. Höhe 2,15 m. Um 220 v. Chr. – München, Glyptothek 218

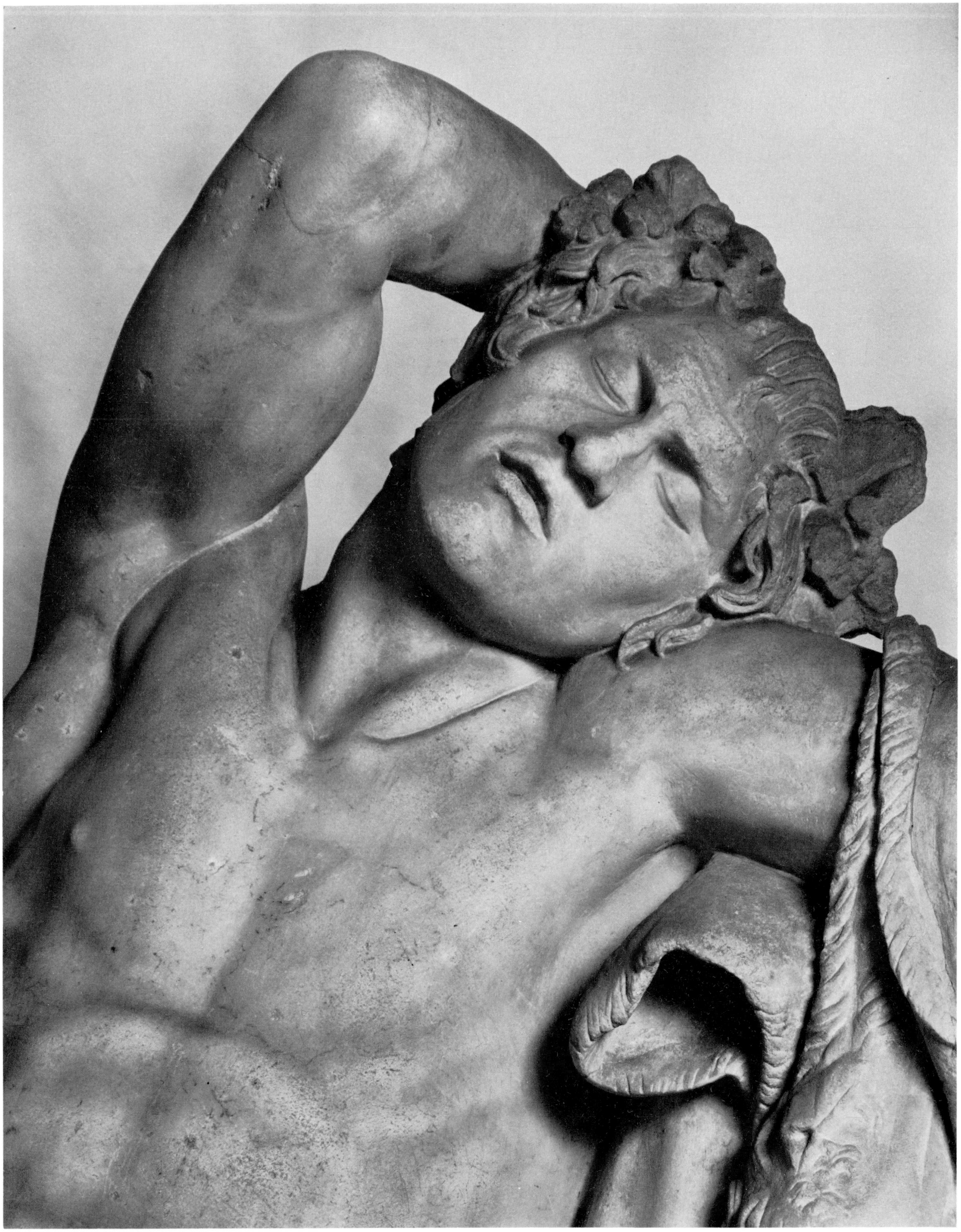

285 Schlafender Satyr, sog. Barberinischer Faun. Vgl. Taf. 284

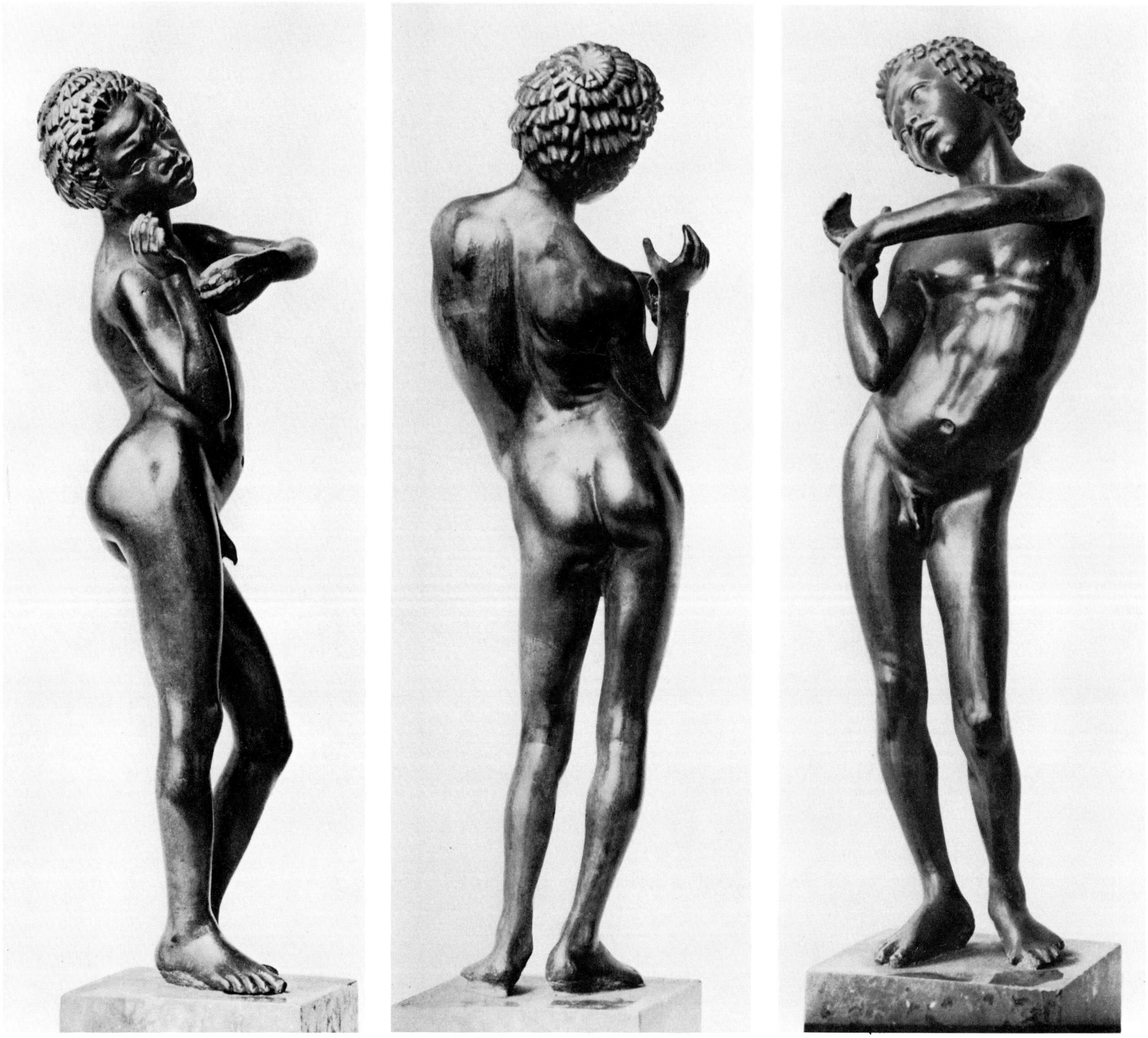

286 Lastentragender Negerknabe. Bronzestatuette. Höhe 20,0 cm. Mitte 2. Jahrhundert v. Chr. – Paris, Bibliothèque Nationale 1009

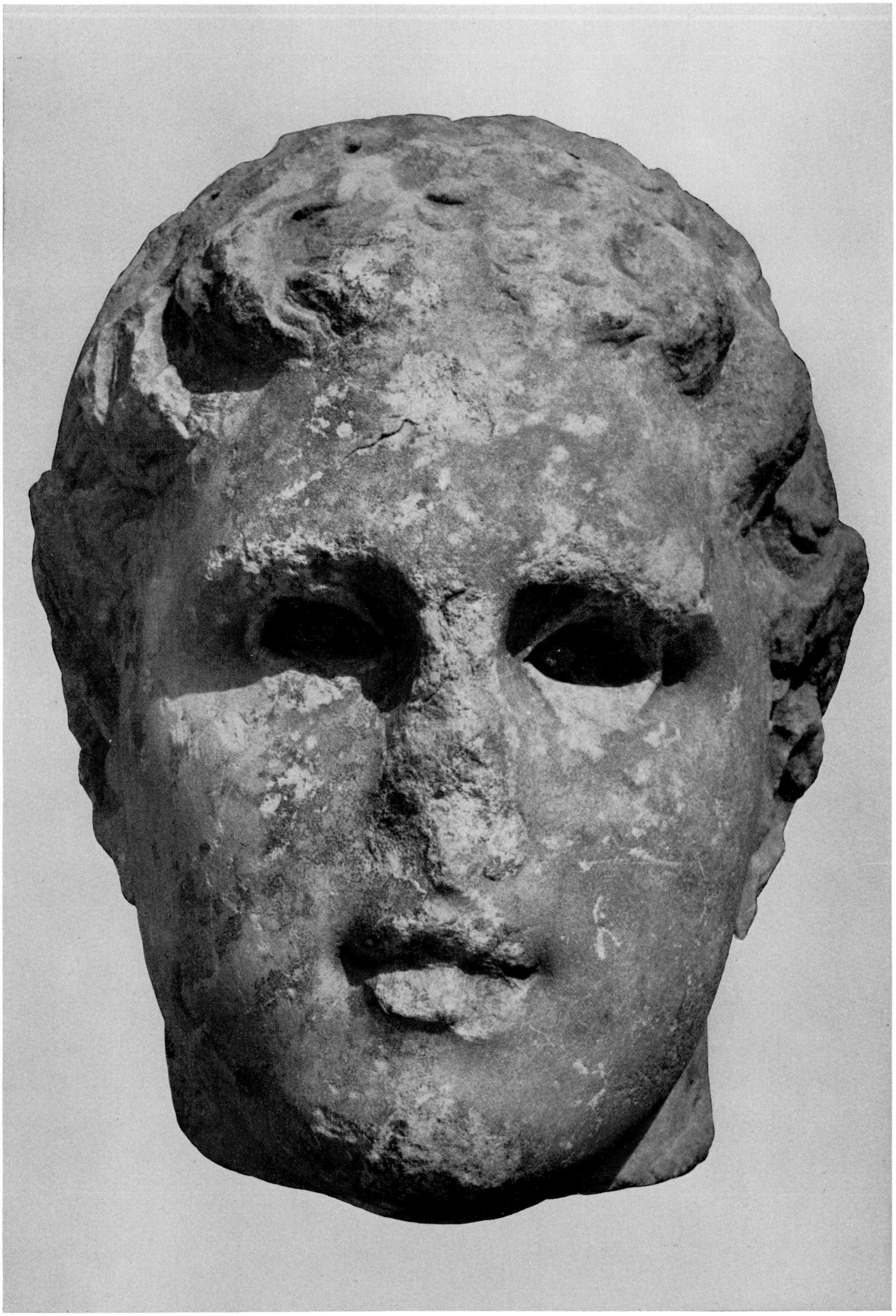

287 Marmorkopf. Werk des Damophon von Messene. Höhe 33,0 cm. Mitte 2. Jahrhundert v. Chr. – Mavromati (Messene)

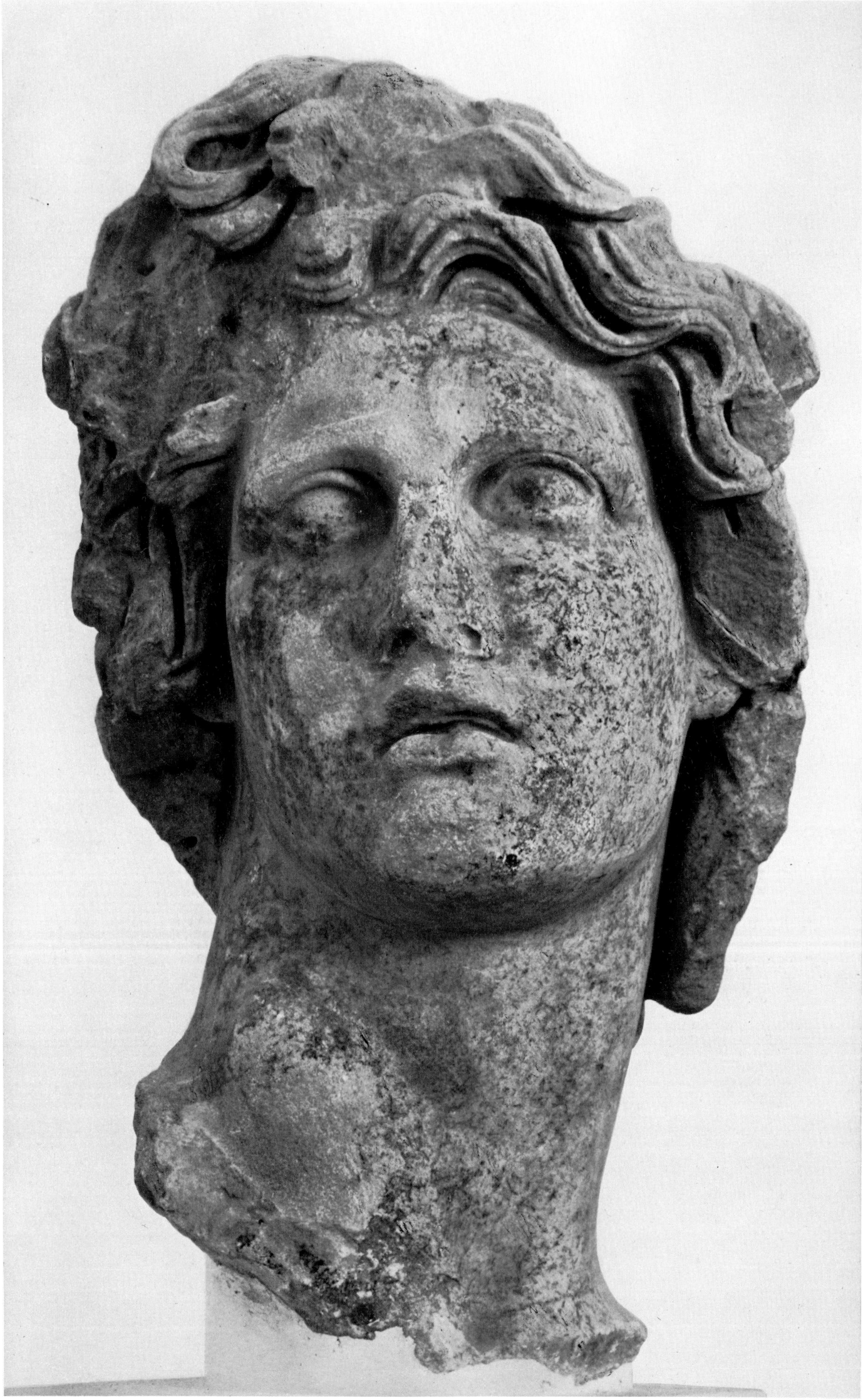

288 Kopf des Helios von Rhodos. Marmor. Höhe 55,0 cm. Mitte 2. Jahrhundert v. Chr. – Rhodos, Museum

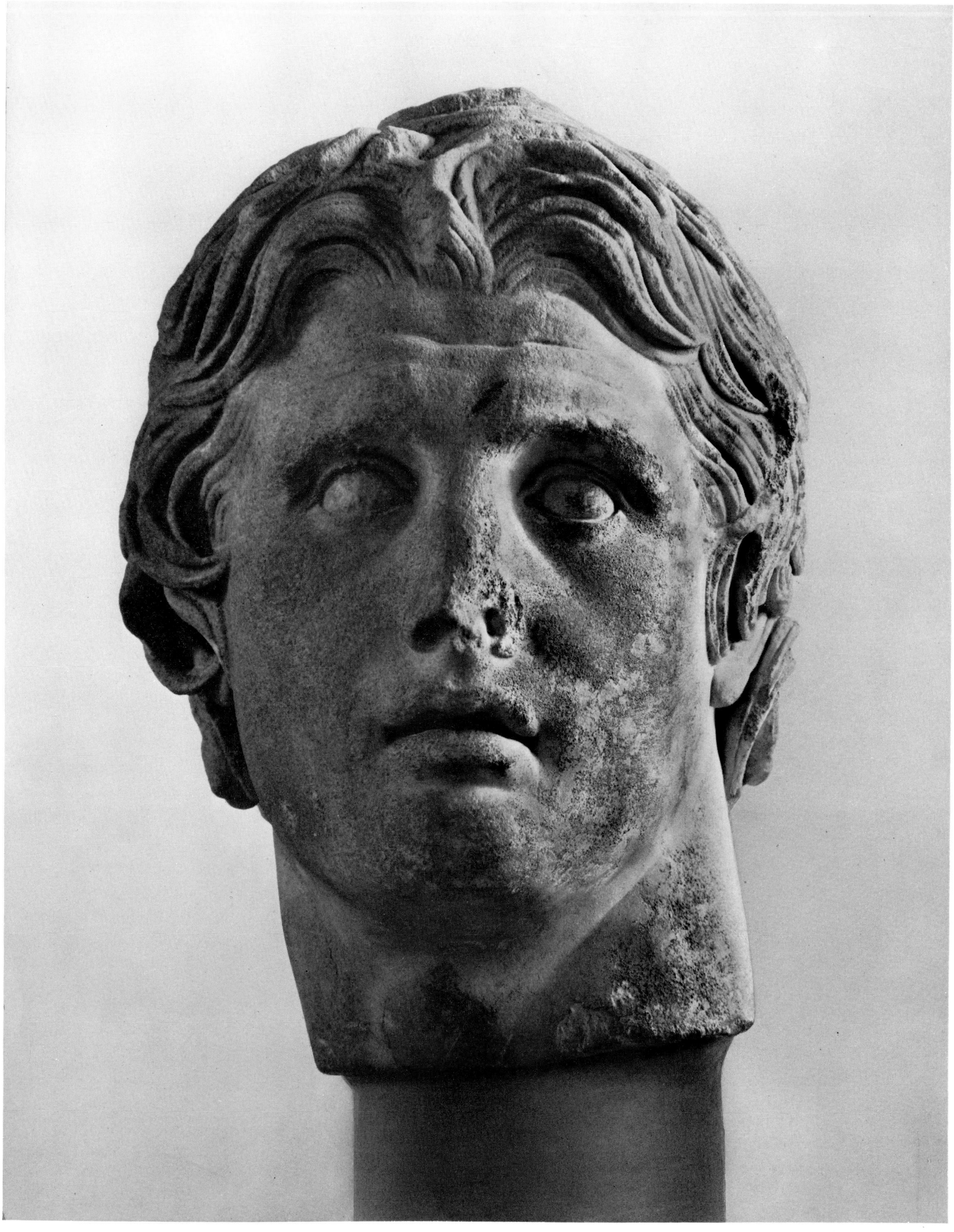

289 Kopf Alexanders des Großen, aus Pergamon. Marmor. Höhe 41,0 cm. Mitte 2. Jahrhundert v. Chr.
Istanbul, Archäologisches Museum 538

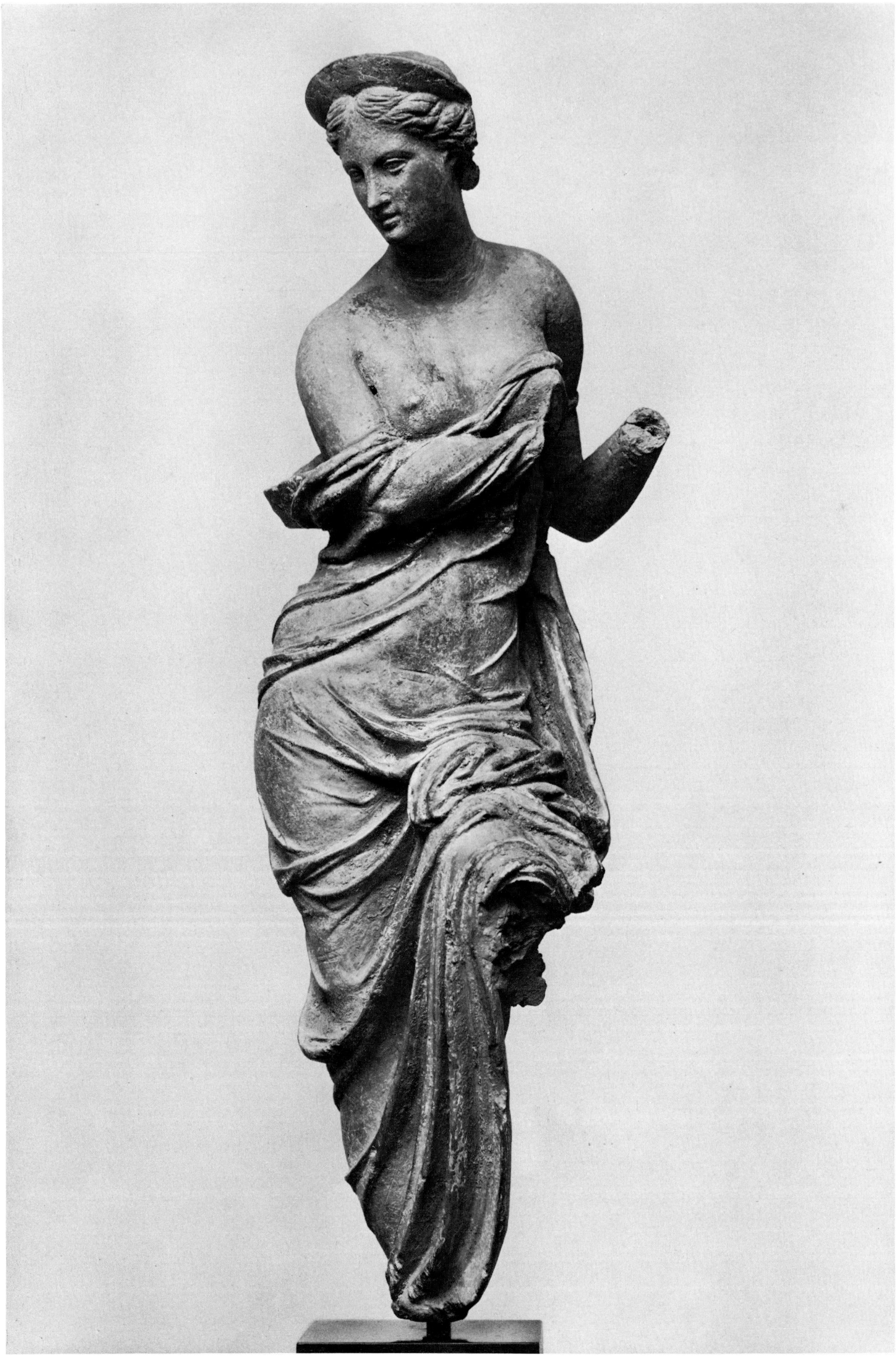

290 Aphrodite. Terrakottastatuette. Höhe 37,0 cm. Um 160/150 v. Chr. – Berlin, Staatliche Museen 31272

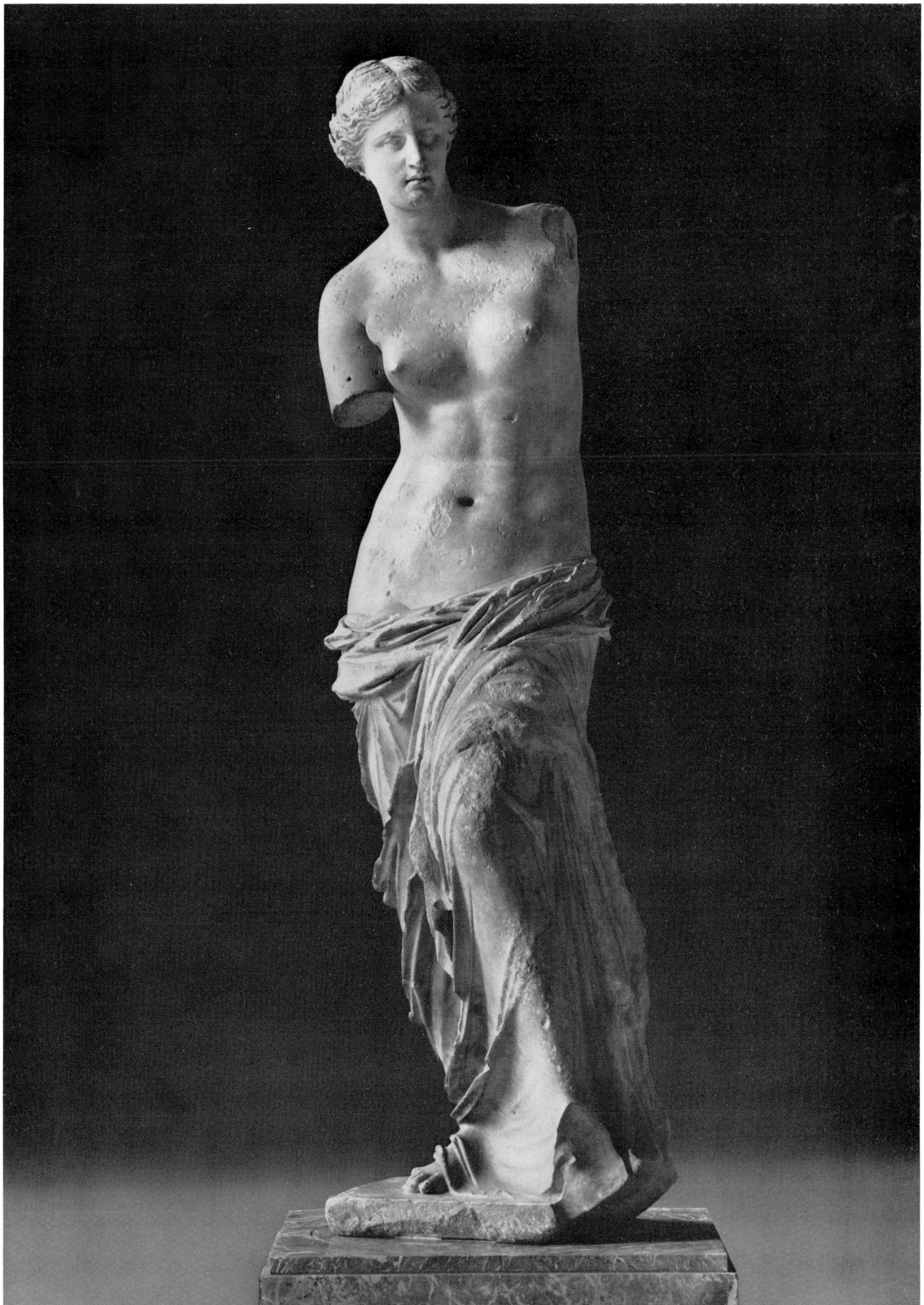

291 Aphrodite, von Melos. Marmor. Höhe 2,04 m. Um 160/150 v. Chr. – Paris, Louvre

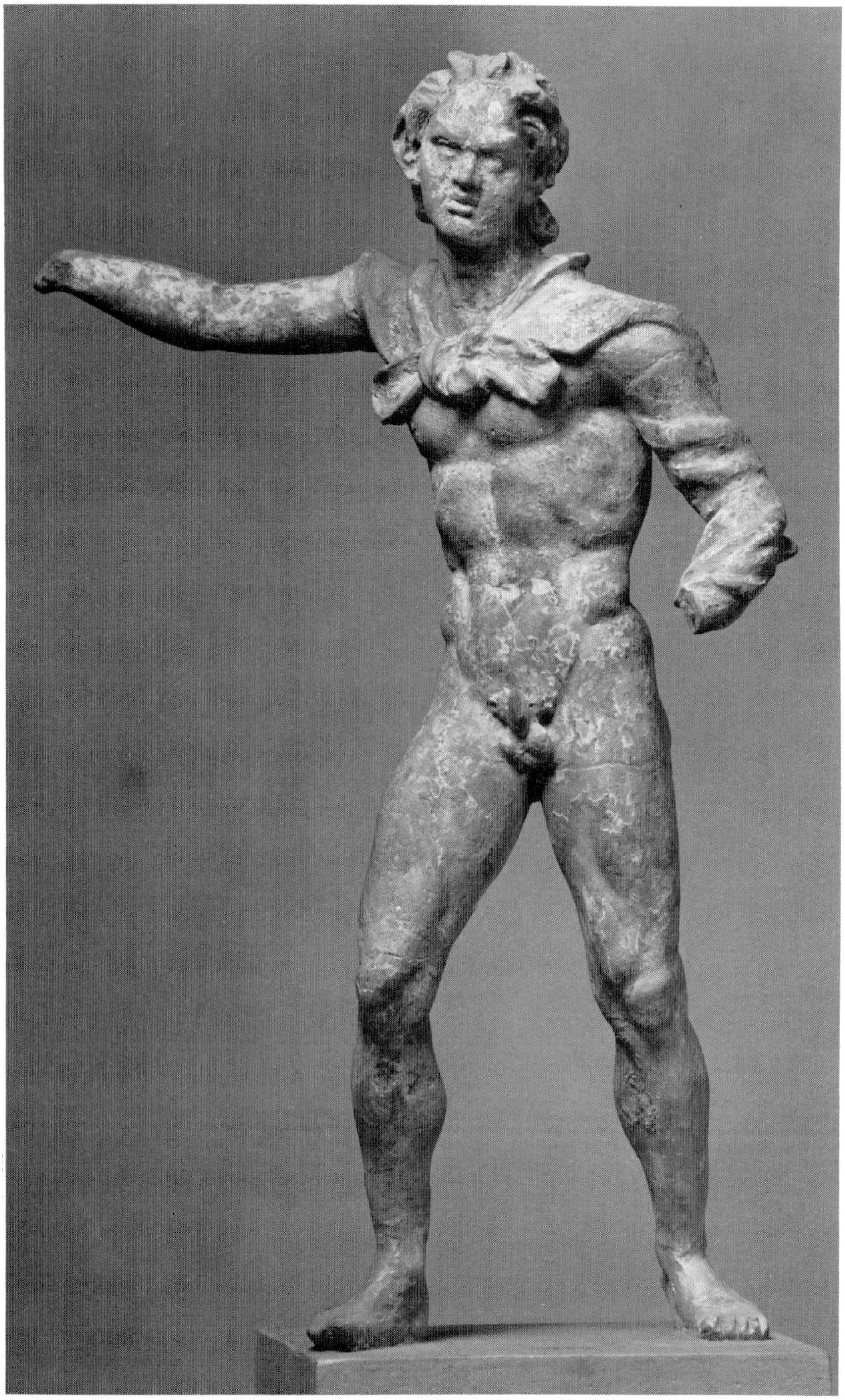
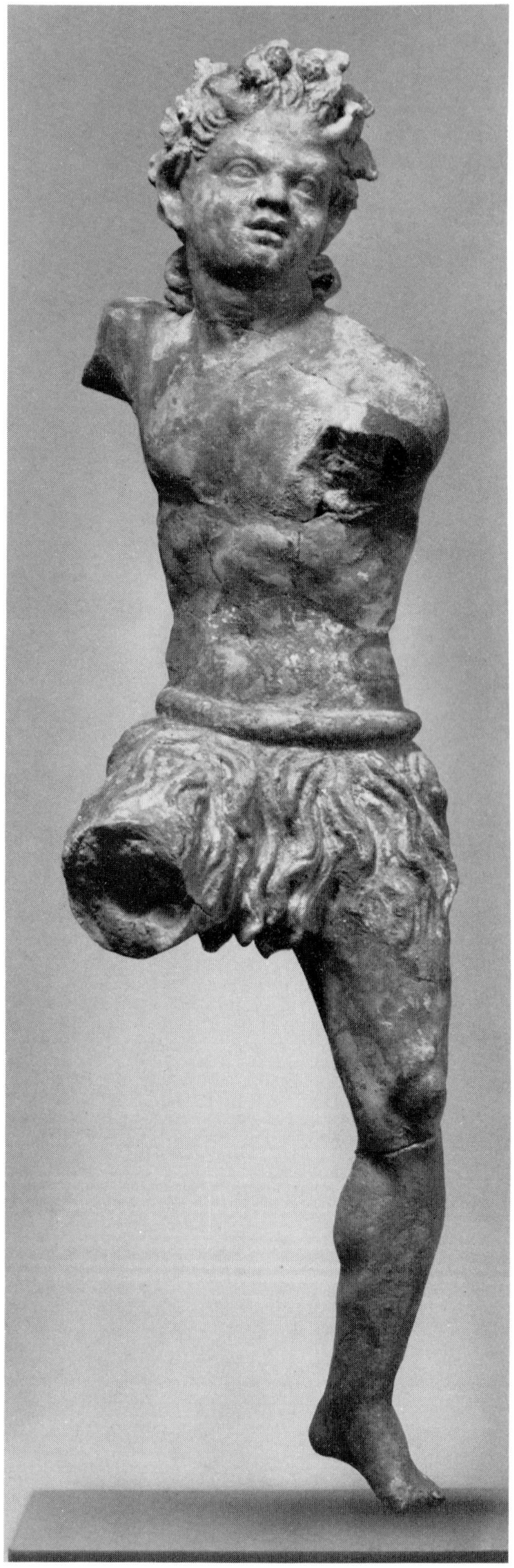

292 Links: Terrakottastatuette, aus einem Grab in Tarent. Höhe 32,1 cm. Mitte 2. Jahrhundert v. Chr. – Tarent, Museo Nazionale
Rechts: Terrakottastatuette, aus Centuripe. Höhe 34,0 cm. Ende 2. Jahrhundert v. Chr. – Syrakus, Museo Nazionale Archeologico

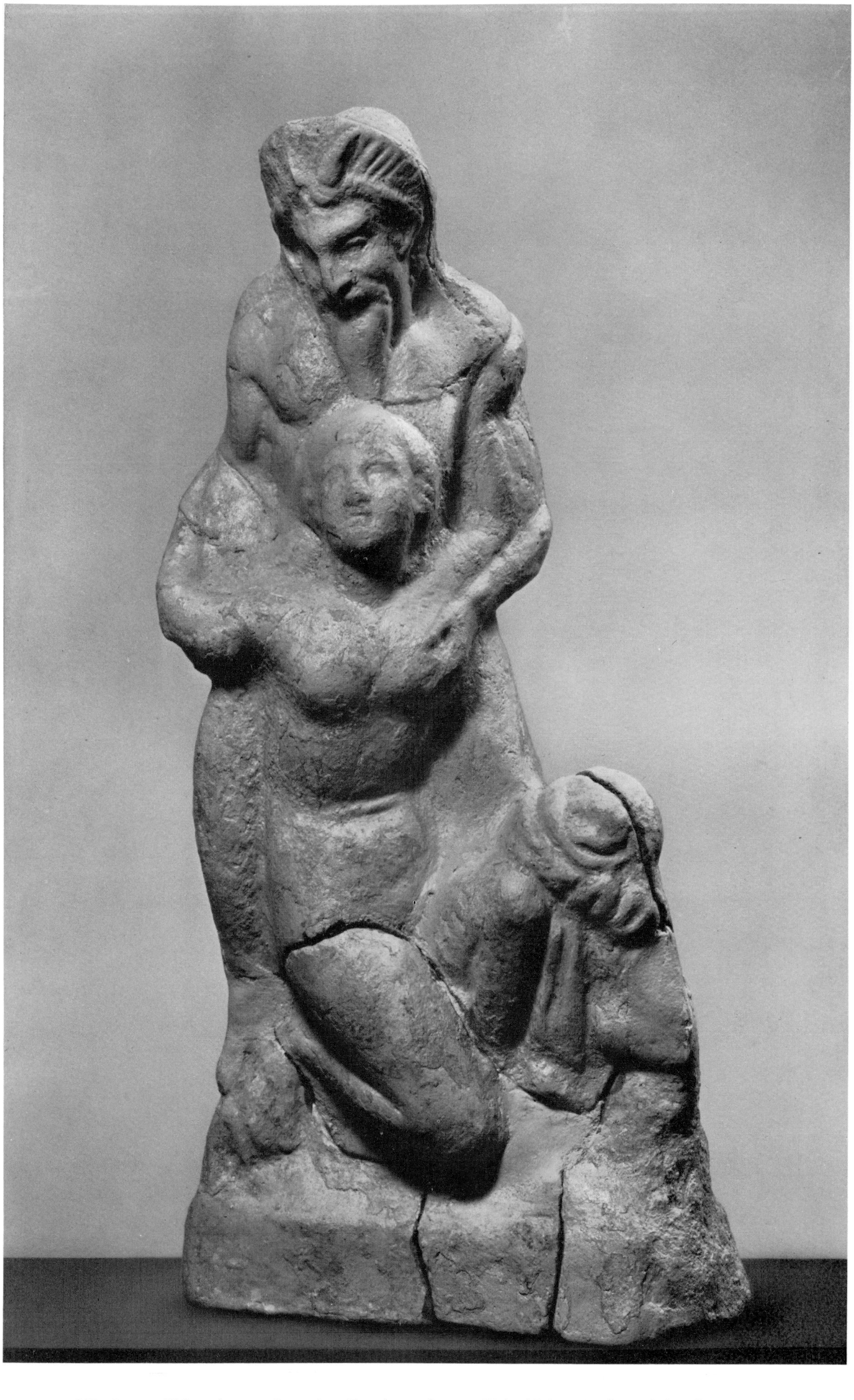

293 Pan und Nymphe, aus Centuripe. Terrakotta-Gruppe. Höhe 19,6 cm. Ende 2. Jahrhundert v. Chr.
Syrakus, Museo Nazionale Archeologico

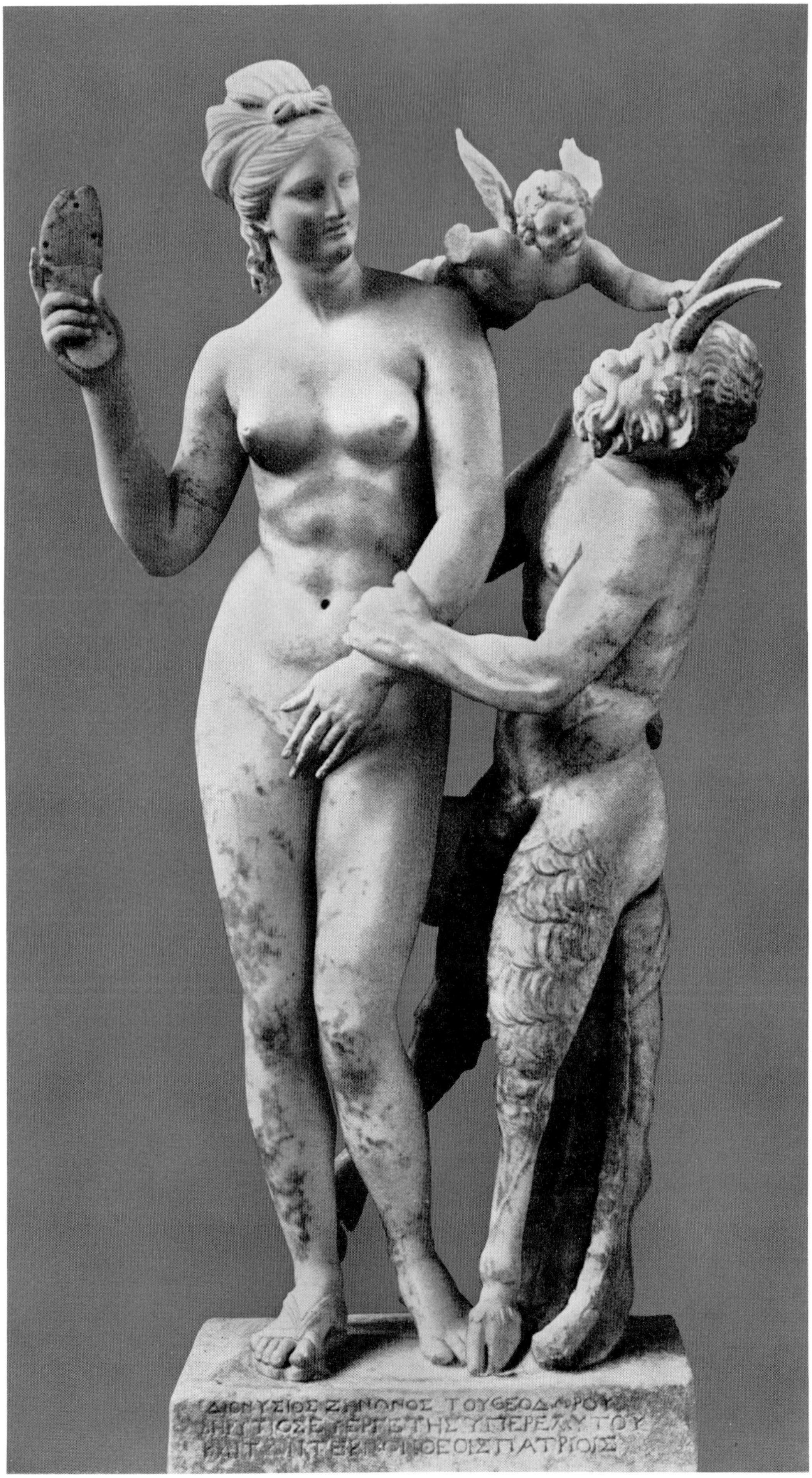

294 Aphrodite und Pan, aus Delos. Marmor. Höhe 1,32 m. Um 100 v. Chr. – Athen, Nationalmuseum 3335

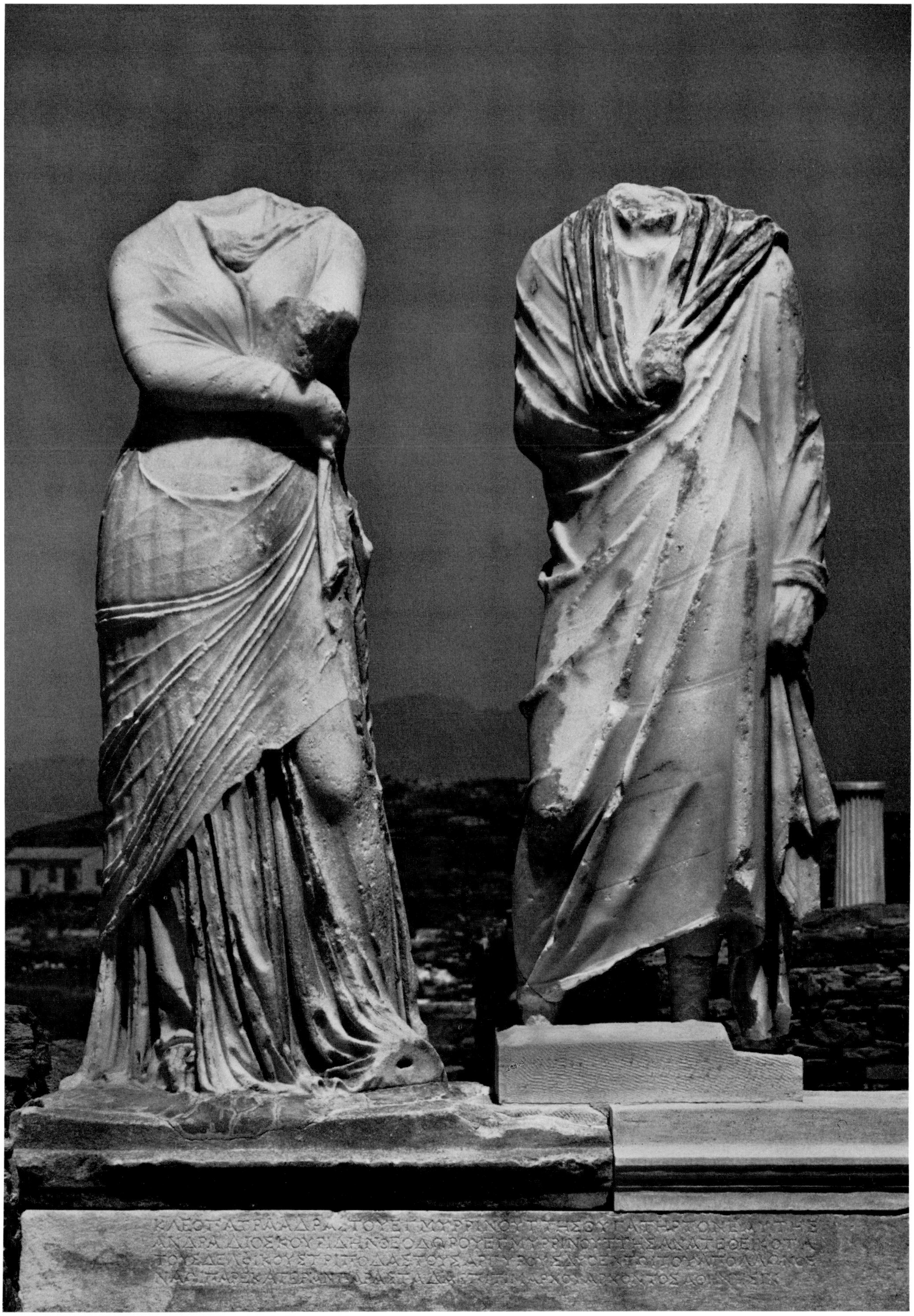

295 Kleopatra und Dioskurides, von Delos. Marmorstatuen-Gruppe. Höhe der Kleopatra (ohne Basis) 1,52 m. Um 130 v. Chr. – Delos

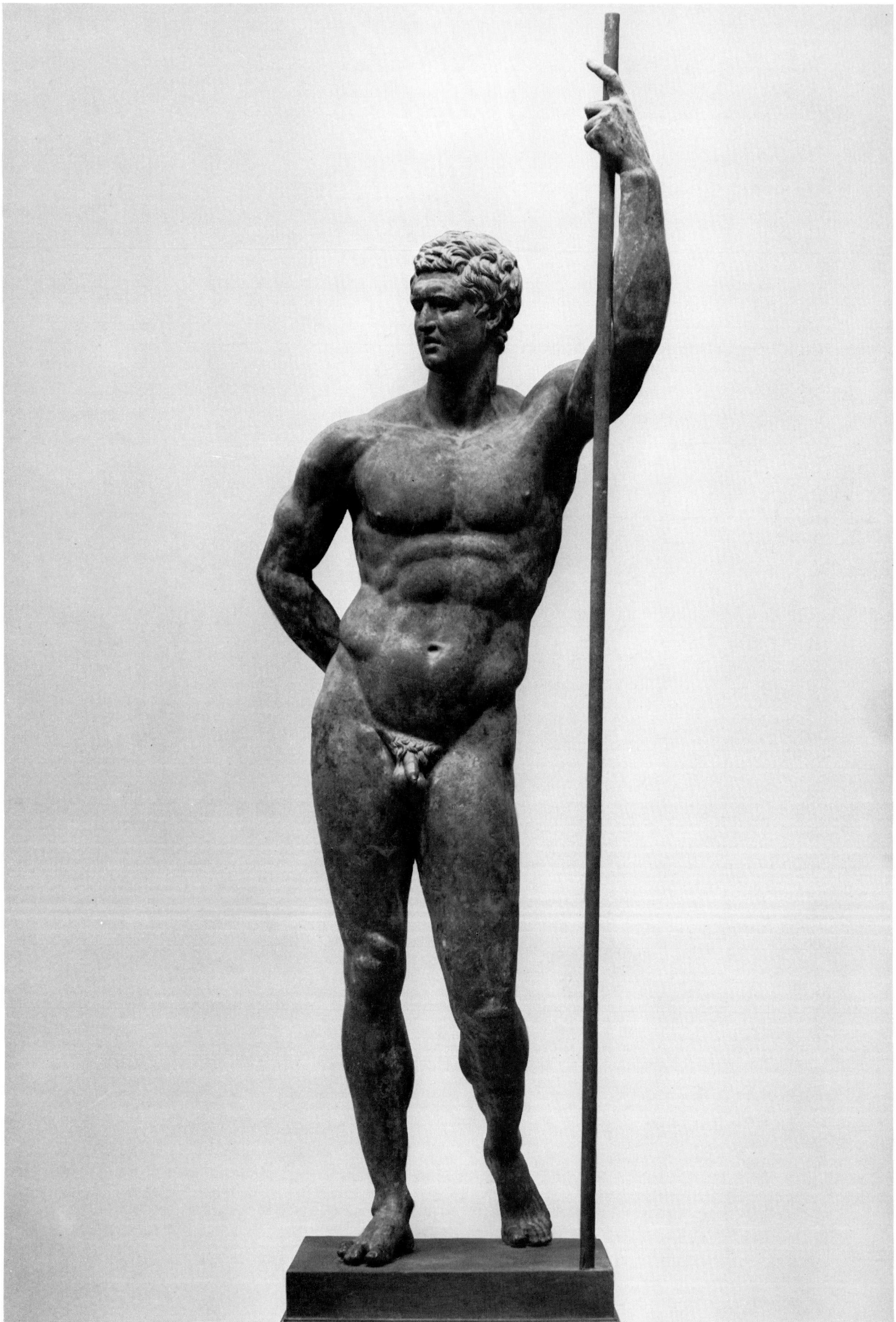

296 Bronzestatue eines Herrschers. Höhe 2,37 m. Ende 2. Jahrhundert v. Chr. – Rom, Thermenmuseum 544

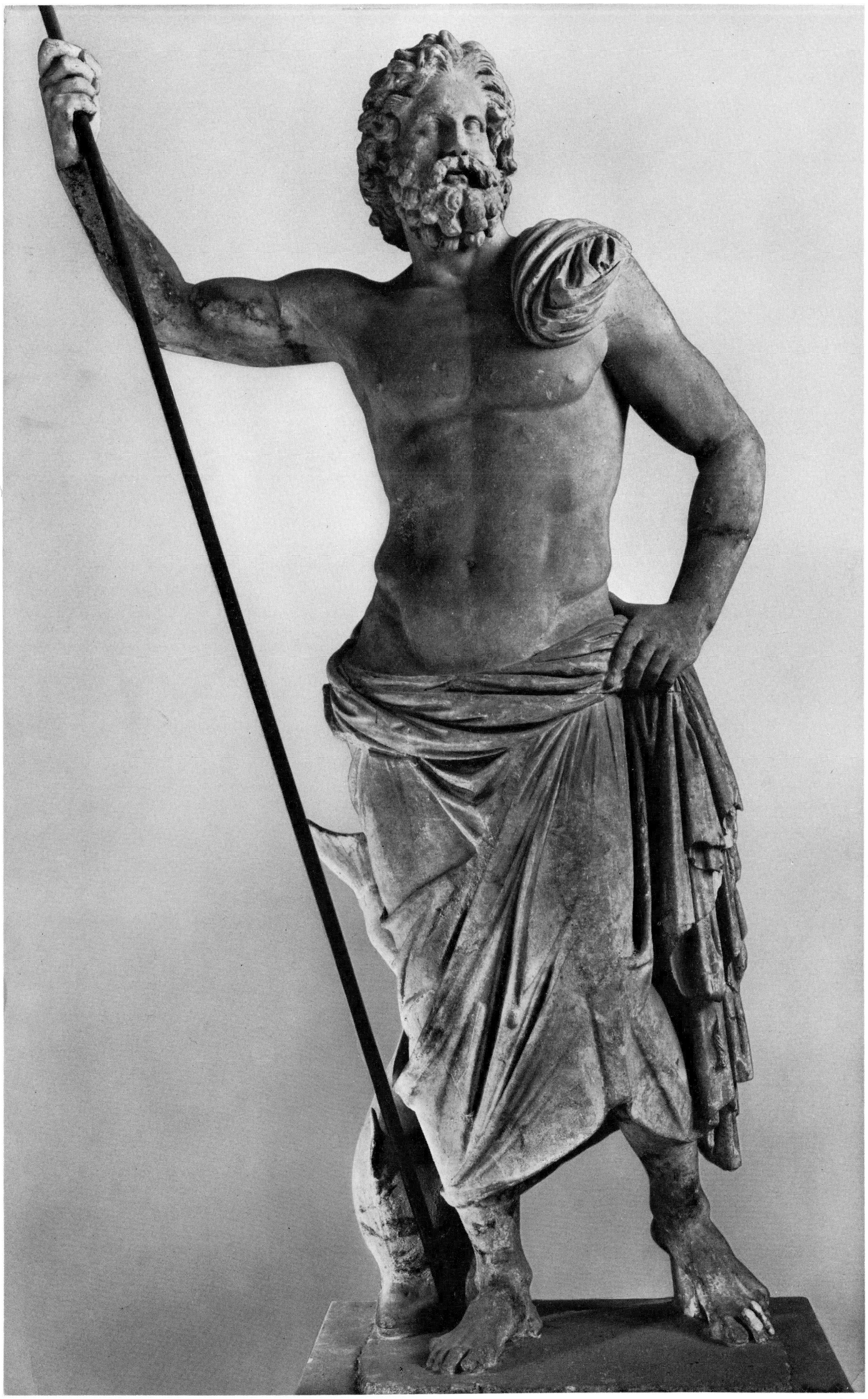

297 Poseidon, von Melos. Marmorstatue. Höhe 2,45 m. Ende 2. Jahrhundert v. Chr. – Athen, Nationalmuseum 235

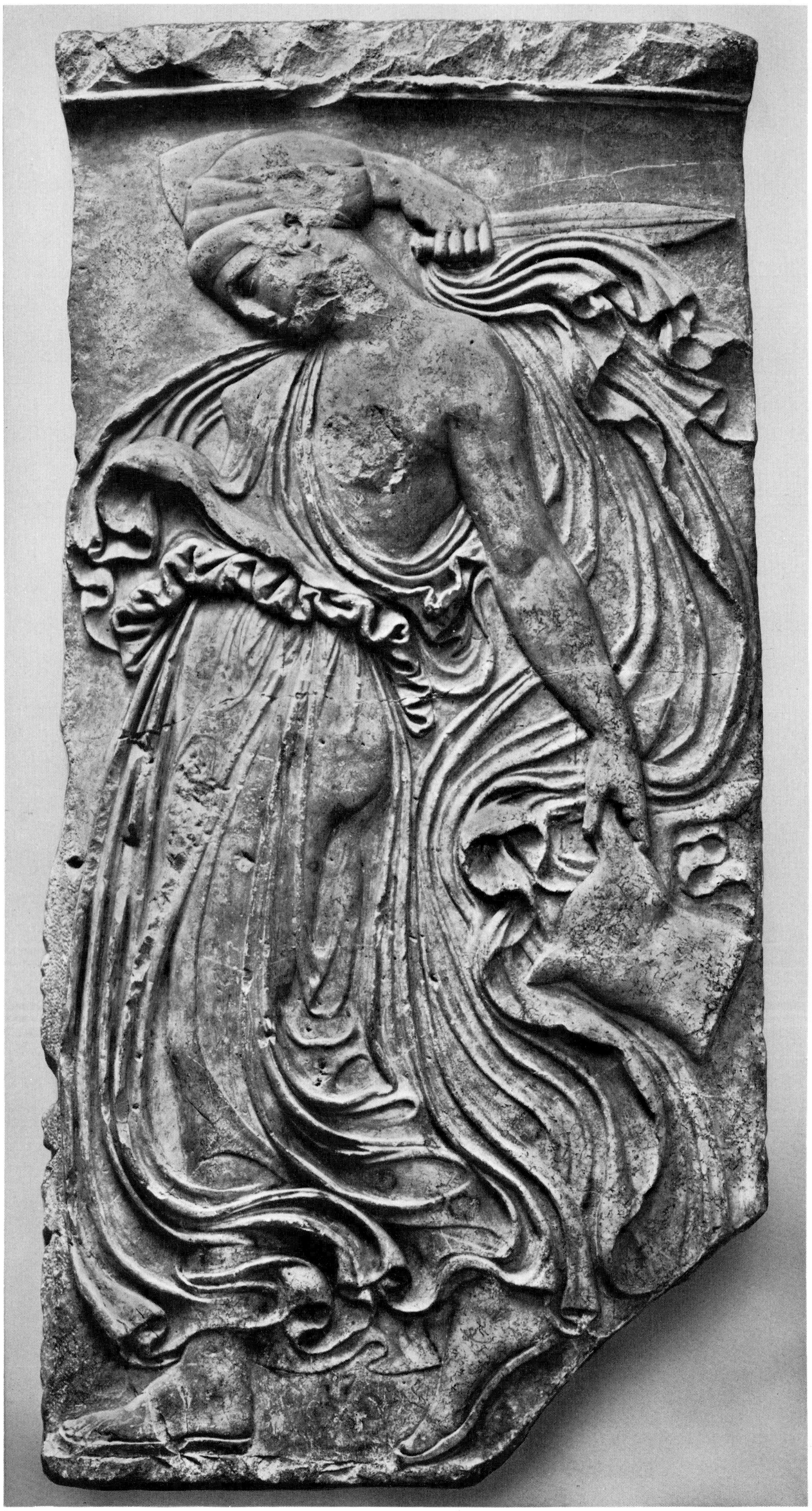

298 Mänade. Marmorrelief von einer Rundbasis, nach Vorbild des Kallimachos vom Ende des 5. Jahrhunderts v. Chr. Höhe 1,29 m. Neuattische Kopie, Ende 2. Jahrhundert v. Chr. – Rom, Konservatorenpalast

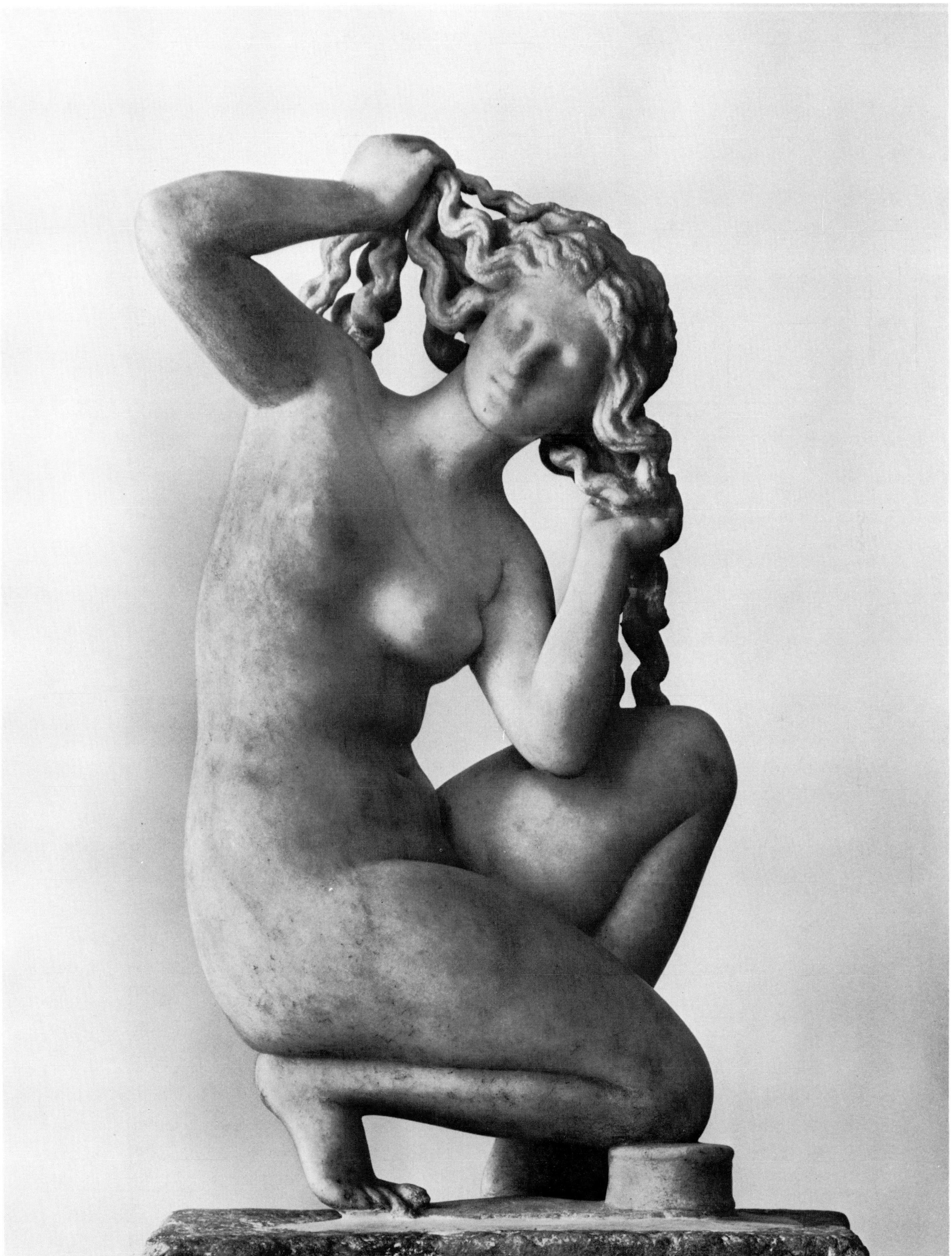

299 Kauernde Aphrodite, von Rhodos. Marmor. Höhe (ohne Basis) 49,0 cm. Um 100 v. Chr. – Rhodos, Museum

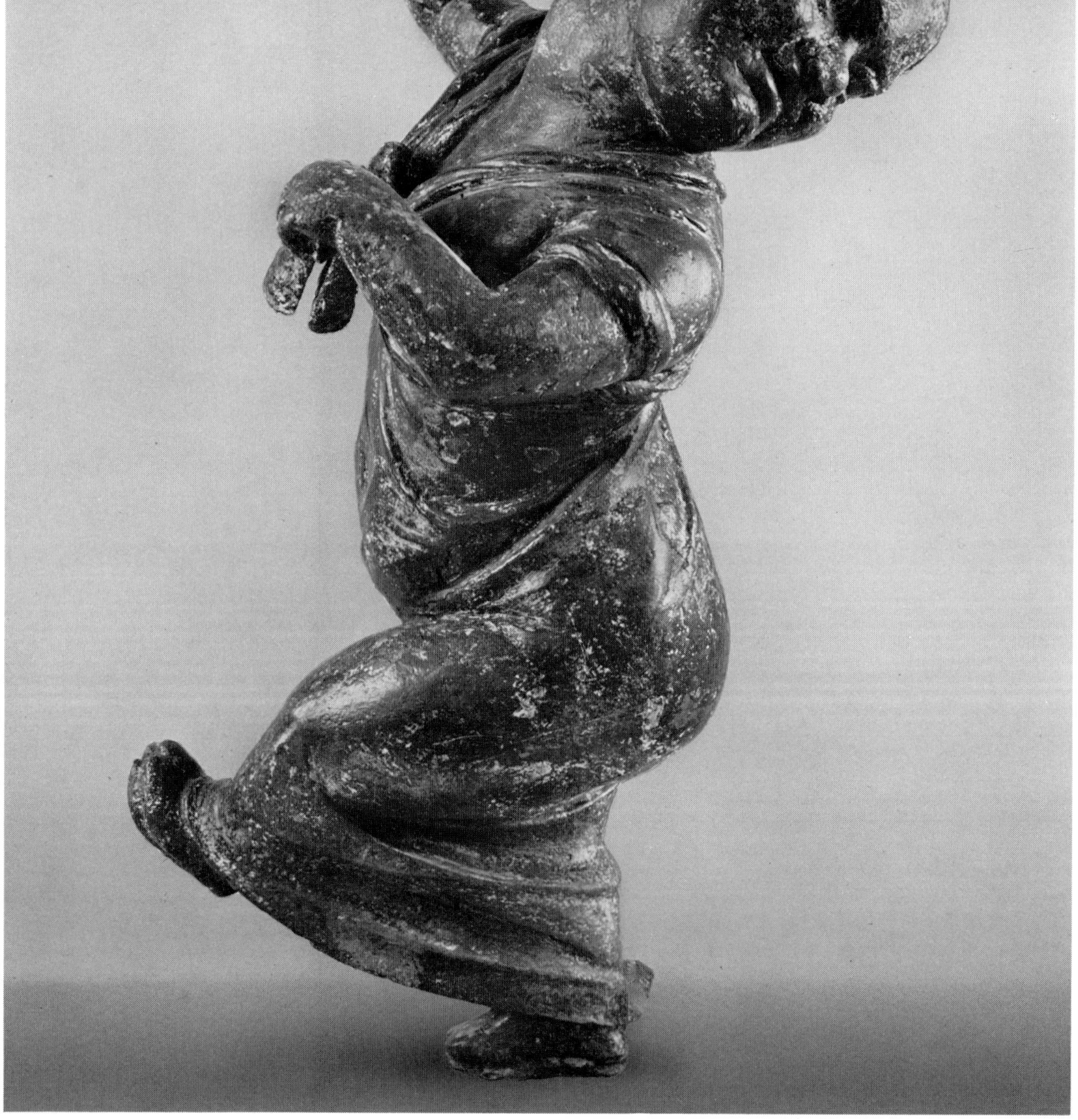

300 Groteskänzerin von Mahdia. Bronzestatuette. Höhe 30,0 cm. Um 130 v. Chr. – Tunis, Musée Alaoui

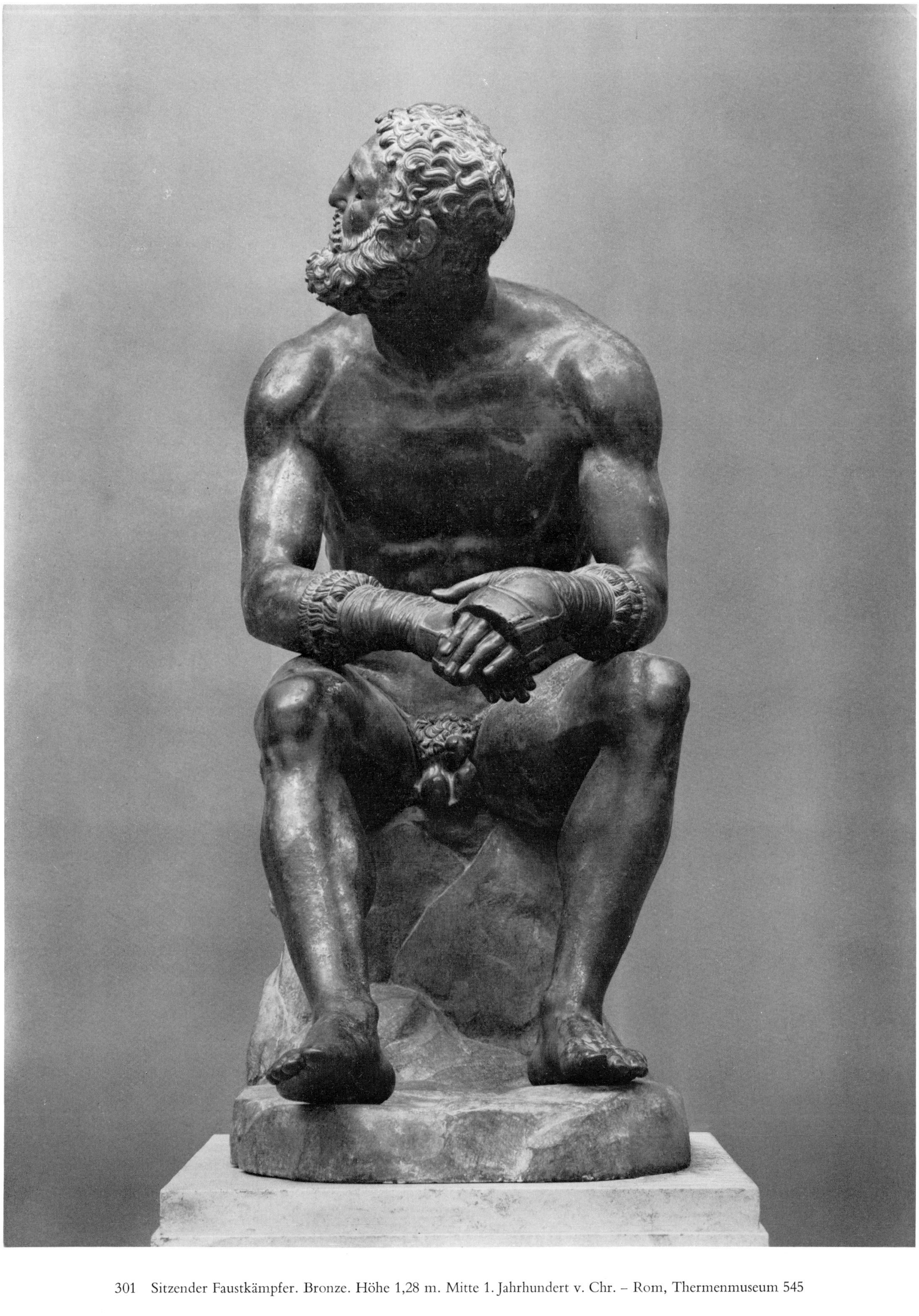

301 Sitzender Faustkämpfer. Bronze. Höhe 1,28 m. Mitte 1. Jahrhundert v. Chr. – Rom, Thermenmuseum 545

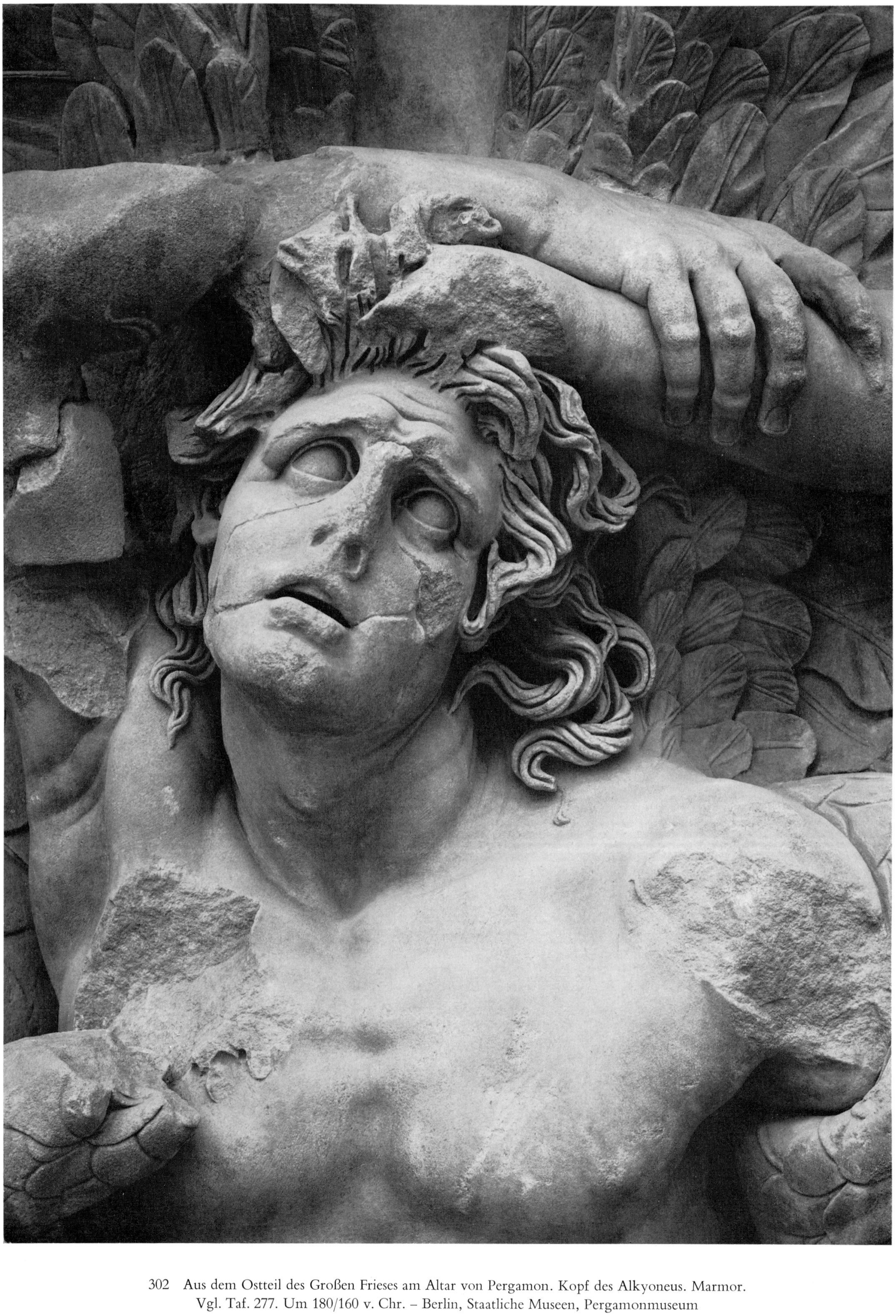

302 Aus dem Ostteil des Großen Frieses am Altar von Pergamon. Kopf des Alkyoneus. Marmor. Vgl. Taf. 277. Um 180/160 v. Chr. – Berlin, Staatliche Museen, Pergamonmuseum

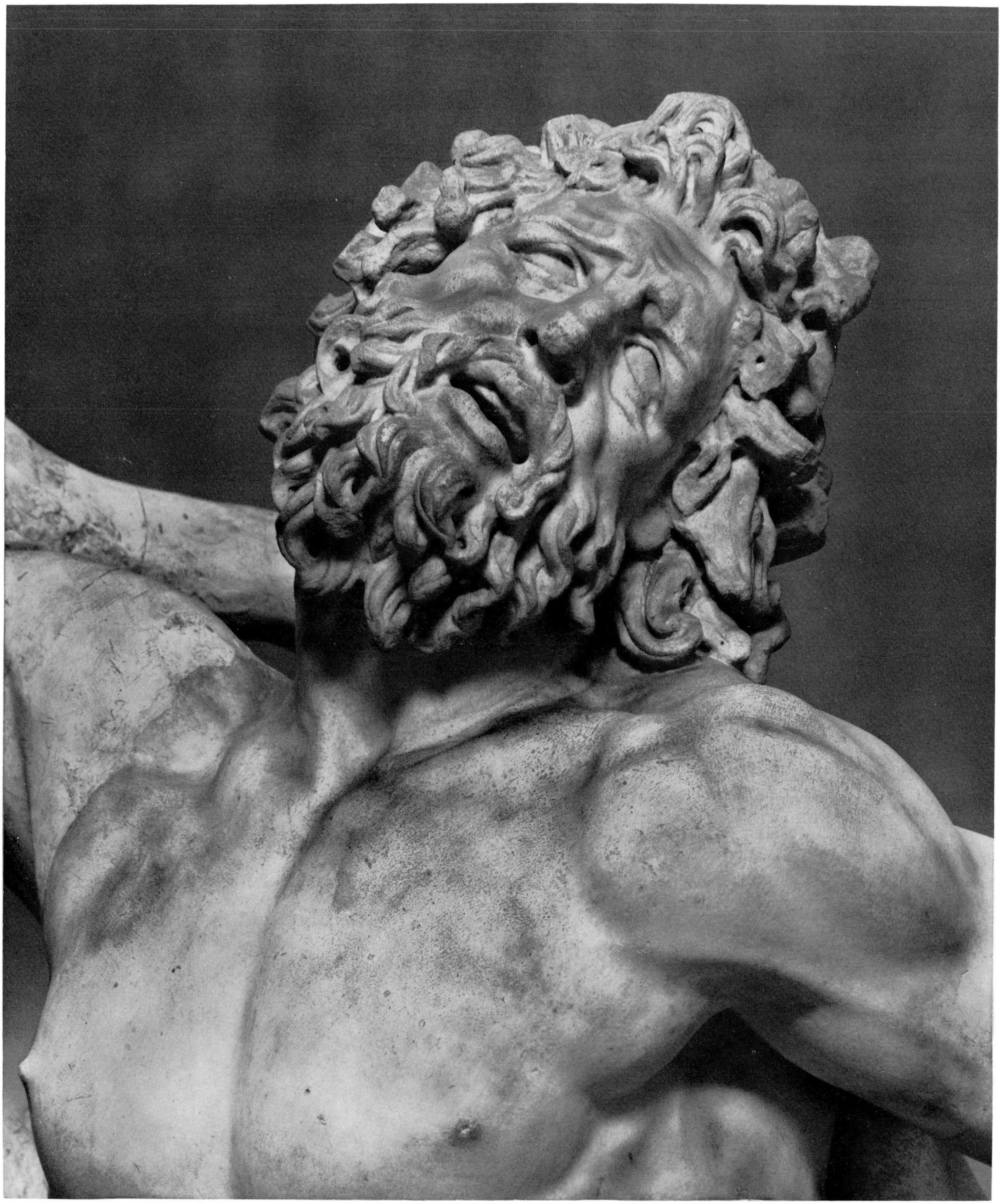

303 Kopf des Laokoon, aus der Laokoon-Gruppe. Marmor. Gesamthöhe 2,42 m. Mitte 1. Jahrhundert v. Chr. – Vatikan 74

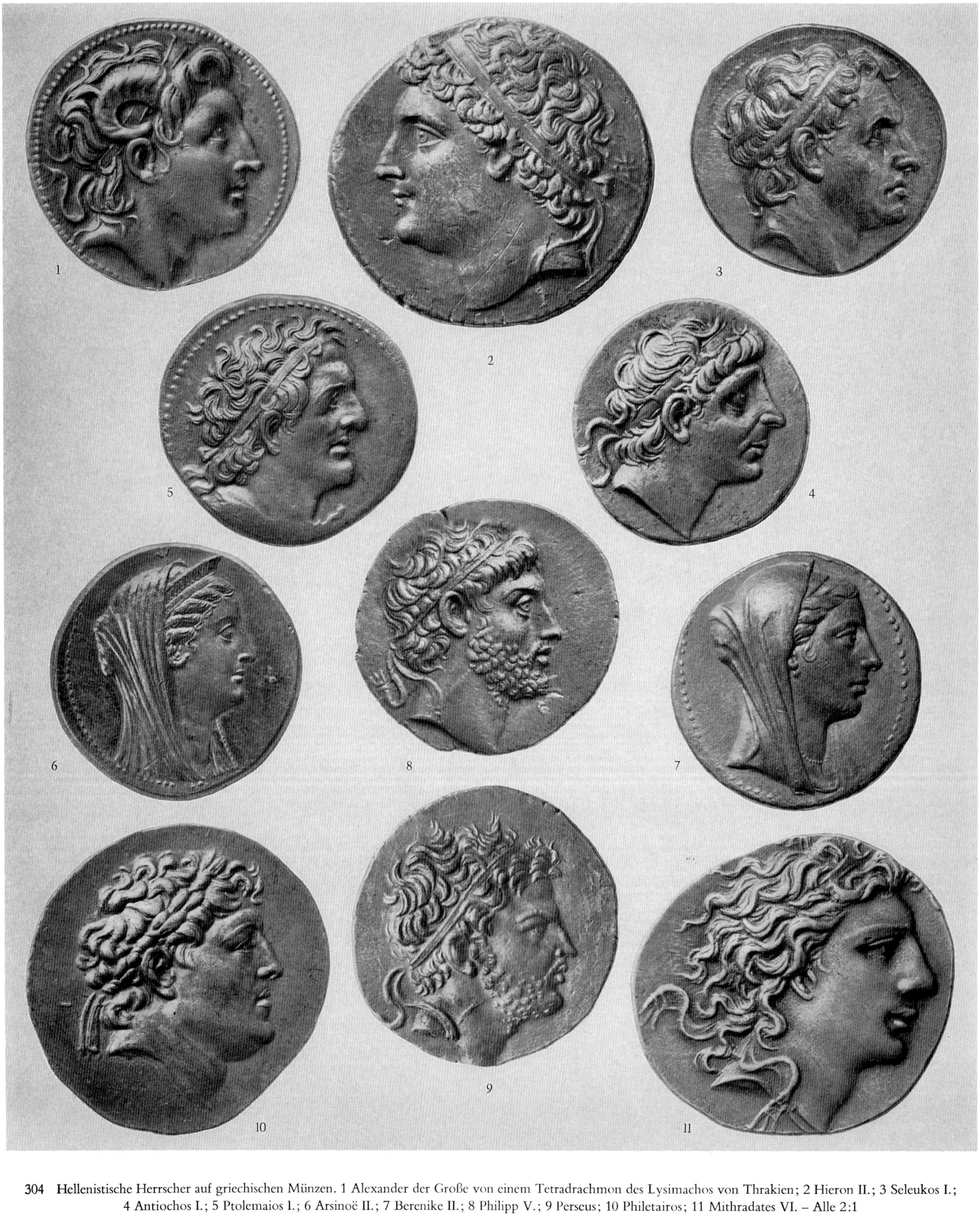

304 Hellenistische Herrscher auf griechischen Münzen. 1 Alexander der Große von einem Tetradrachmon des Lysimachos von Thrakien; 2 Hieron II.; 3 Seleukos I.; 4 Antiochos I.; 5 Ptolemaios I.; 6 Arsinoë II.; 7 Berenike II.; 8 Philipp V.; 9 Perseus; 10 Philetairos; 11 Mithradates VI. – Alle 2:1